THE NEWEST HERBOLOGY

최신 본초학

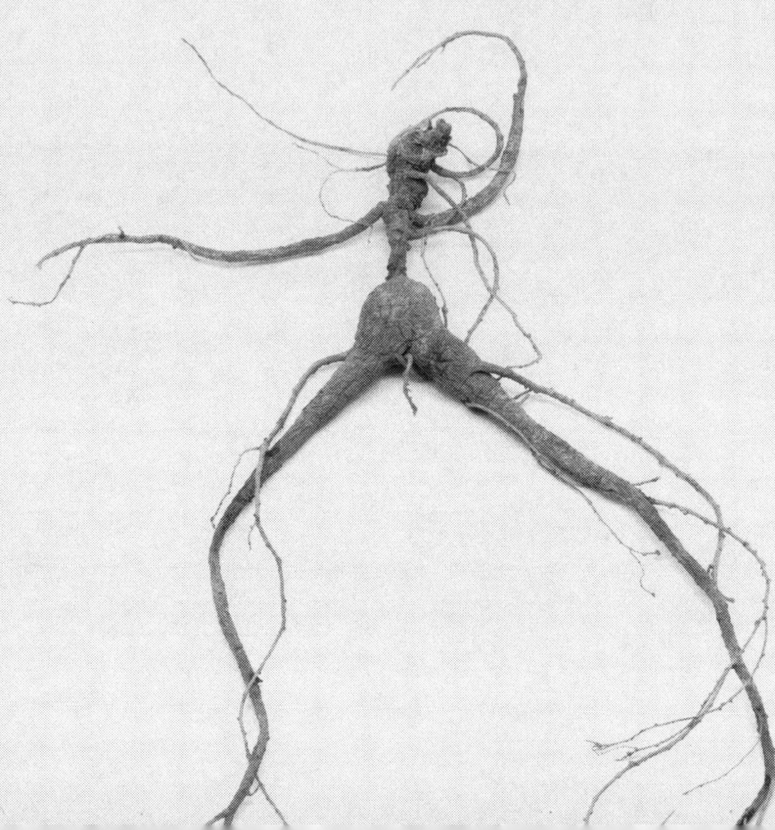

각 론

부 록

제 1 장 본초학의 정의

약으로 이용되는 근원 자원으로는 식물, 동물, 광물 등이 있으며, 이 약의 근원 자원 중에서 식물이 절대 다수를 점하고, 응용범위도 광범하다. 그러므로, 고대로부터 한의학의 약물학을 본초학(本草學)이라고 하여 대대로 전하여 오고 있다.

한의학에서 한의학의 기본이론을 바탕으로 하여 질병의 예방이나 치료를 위하여 사용하는 천연물 또는 가공된 약재를 본초(本草) 또는 한약재(韓藥材)라고 한다. 또한, 한의학의 기본이론을 활용하면서 질병의 예방이나 치료를 위하여 본초(本草) 또는 한약재(韓藥材)를 혼합 조제하여 만들어진 약물을 한약(韓藥)이라고 한다.

한약의 기초이론과 약물의 기원(起源), 채취, 포제(炮製), 약물의 성능(性能) 및 효능, 그 응용하는 방법 등을 연구하는 전문 과목을 본초학(本草學)이라고 한다.

제 2 장 한약재(韓藥材)의 명명법(命名法)

한약재의 이름을 붙이는 방법에는 여러 가지가 있는데, 그 명명(命名)의 방법을 이해한다면, 약물의 효능이나 약용부위 등 약물을 이해하는데 많은 도움이 될 수 있다.

1 . 형태로 명명(命名)한 경우

약물의 형태는 각각 다르다. 그러므로 형태의 특징으로 명명(命名)하는 경우가 매우 많다. 예를 들면 다음과 같은 약물이 해당된다.

① 유향(乳香) : 나무에서 수지(樹脂)가 밑으로 떨어져서 엉겨서 마치 유두(乳頭)와 같이 된 약재이며, 그 향기가 그윽하게 퍼진다.

② 오두(烏頭) : 그 모양이 검은 갈까마귀(오아(烏鴉))의 머리를 닮았다.

③ 마두령(馬兜鈴) : 잎이 떨어질 때 과실(果實)이 오히려 아래로 쳐지며, 그 모양이 마치 말목의 방울과 같다.

④ 우슬(牛膝) : 이 약초의 줄기마디가 팽대(膨大)하여 마치 소의 무릎 관절을 닮았다.

⑤ 패모(貝母) : 모양이 모여 있는 패자(貝子 ; 조개껍질)와 같다.

⑥ 저령(猪苓) : 검은색으로 모양이 저시(猪屎 ; 돼지똥)와 비슷하게 생겼고, 복령(茯苓)과 같은 모양이면서도 큰 나무의 사이에 기생하고 약효도 신령스럽다.

2. 색(色)으로 명명(命名)한 경우

약용부위의 색으로 명명(命名)한 약재 또한 그 수가 적지 않다.

① 색이 노란 것에는 앞에 황(黃), 금(金)을 붙이는데, 예를 들어 황기(黃芪), 황정(黃精), 황금(黃芩), 황련(黃連), 황백(黃柏), 금령자(金鈴子), 금앵자(金櫻子) 등이 있다.

② 색이 붉은 것에는 대부분 앞에 적(赤), 단(丹), 홍(紅), 주(朱)를 붙이는데, 예를 들면 적작약(赤芍藥), 적복령(赤茯苓), 단삼(丹參), 홍화(紅花), 홍삼(紅蔘), 주사(朱砂) 등이 있다.

③ 색이 흰 것에는 앞에 백(白), 은(銀) 등의 글자를 붙이는데, 예를 들어 백출(白朮), 백작약(白芍藥), 백모근(白茅根), 백복령(白茯苓), 백지(白芷), 은이(銀耳), 금은화(金銀花) 등이 있다.

④ 녹색으로는 녹반(綠礬), 녹두(綠豆) 등이 있다.

⑤ 청색으로는 청대(靑黛), 청피(靑皮), 대청엽(大靑葉) 등이 있다.

⑥ 흑색인 경우에는 흑(黑), 현(玄)을 붙이는데, 예를 들어 현삼(玄參), 흑축(黑丑), 흑지마(黑脂麻), 흑대두(黑大豆) 등이 있다.

⑦ 자색(紫色)으로는 자소엽(紫蘇葉), 자초(紫草), 자단(紫檀), 자삼(紫蔘) 등이 있다.

3. 기미(氣味)로써 명명(命名)한 경우

특이한 기미(氣味)(냄새와 맛)를 지닌 약재가 있기 때문에, 기미(氣味)(냄새와 맛)의 특징으로 약물의 이름을 명명(命名)하면 약물의 특징을 충분히 나타낼 수 있다.

1) 향기(香氣)로 명명(命名)한 경우

① 목향(木香), 곽향(藿香), 소회향(小茴香), 강향(降香) 등은 모두 특이한 방향(芳香) 향기를 갖고 있기 때문에 얻은 이름이다.

② 어성초(魚腥草) : 특수한 생선 비린내가 있다.

③ 패장초(敗醬草) : 묵고 오래된 간장 냄새가 난다.

④ 취오동(臭梧桐) : 그 잎의 향기를 맡으면 취기(臭氣)가 있다.

⑤ 사향(麝香) : 그 향기가 진하고 또한 원사(遠射)한다.

2) 맛으로 명명(命名)한 경우

① 산조인(酸棗仁), 산장(酸漿) 등에는 모두 신맛이 있다.

② 고삼(苦參), 고련자(苦楝子) 등에는 모두 쓴맛이 있다.

③ 감국(甘菊), 감초(甘草), 첨행인(甛杏仁) 등에는 모두 단맛이 있다.

④ 세신(細辛), 신이(辛夷) 등에는 매운 맛이 있다.

⑤ 함추석(鹹秋石)에는 짠맛이 있다.

⑥ 담두시(淡豆豉), 담죽엽(淡竹葉) 등은 모두 담백하고 특별한 맛이 없다.

⑦ 오미자(五味子)는 그 껍질과 살의 맛은 시고 달며, 핵(核)의 맛은 맵고 쓰며 짜서, 다섯 가지의 맛을 모두 갖추어 얻은 이름이다.

4. 산지(産地)로써 명명(命名)한 경우

산지(産地)로 명명(命名)된 약재들에는 대부분 '도지약재(道地藥材)' 즉 그 지방 특산물의 뜻을 지니고 있다.

① 품질이 좋은 궁궁(芎藭)의 주요 산지는 사천(四川)이기 때문에 천궁(川芎)이라고 부른다. 천오(川烏), 천련자(川楝子), 천패모(川貝母), 천초(川椒), 천속단(川續斷) 등은 모두 사천(四川)에서 생산되는 것이 품질이 특히 우수하기 때문에 붙여진 이름이다.

② 구기자(枸杞子)는 영하(寧夏) 지방에서 생산되는 것이 품질이 제일 좋으므로 또한 영하구기(寧夏枸杞)라고도 한다.

③ 하남(河南)의 회경부(懷慶府)가 주산지인 약재로는 회산약(懷山藥), 회지황(懷地黃), 회우슬(懷牛膝), 회국화(懷菊花) 등이 있다.

④ 광동(廣東)이 주산지인 약재로는 광곽향(廣藿香), 신회피(新會皮), 양춘사(陽春砂), 고량강(高良薑)(현재의 고주(高州)이며, 옛명칭은 고량군(高良郡)) 등이 있다.

⑤ 절강(浙江)이 주산지인 약재로는 절패모(浙貝母), 항백작(杭白芍), 항백지(杭白芷), 항국화(杭菊花), 어출(於朮) 등이 있다.

⑥ 원산지가 중국의 소수민족 지역에서 생산되는 약재들은 특별히 구분하여 약재명 앞머리에 강(羌), 호(胡), 번(番) 등을 붙인다. 예를 들어, 강활(羌活), 호황련(胡黃連), 번목별(番木鱉) 등이 있다.

⑦ 원산지가 외국이며 수입해 들어온 약재들은 약재명의 앞에 나라이름을 붙인다. 예를 들어, 소합향(蘇合香)의 원산지는 옛 소합국(蘇合國)(현재의 이란)이며, 소방목(蘇方木)의 원산지는 옛 소방국(蘇方國)이다.

5. 자라는 특성으로 명명(命名)한 경우

약재들의 특수한 생장 습성에 따라서 명명(命名)한 약재들도 있다.

① 하고초(夏枯草) : 여름철 하지(夏至)가 되면 꽃 이삭이 시든다.

② 인동(忍冬) : 겨울이 되어도 시들지 않는다.

③ 인진(茵陳) : 겨울이 되어도 죽지 않고, 봄이 되면 오히려 묵은 싹에서 다시 자란다.

④ 관동화(款冬花) : 겨울이 되어서야 꽃을 피운다.

⑤ 석위(石韋) : 돌 위에서 많이 자라며, 자라는 잎이 마치 껍질과 같다.

⑥ 상기생(桑寄生) : 뽕나무에 기거하며 생성한다.

⑦ 맥문동(麥門冬), 동청(冬青) : 겨울에도 시들지 않는다.

⑧ 동충하초(冬蟲夏草) : 겨울잠을 자는 편복아(蝙蝠蛾)의 유충(幼蟲)에 동충하초균(冬蟲夏草菌)이 기생(寄生)하여, 여름철이 되면 기생균(寄生菌)이 길게 나오게 된 자좌(子座)이다.

⑨ 반하(半夏) : 음력 오월이 되면 반하(半夏)가 생산되는데, 이때가 대개 여름의 반이 되었다.

6. 약용부위(藥用部位)로 명명(命名)한 경우

약용부위(藥用部位)에 따라서 명명(命名)하는 것 또한 상당히 보편적이다.

① 뿌리가 약재로 쓰이는 경우 : 양제근(羊蹄根), 저마근(苧麻根) 등

② 줄기와 가지가 약재로 쓰이는 경우 : 계지(桂枝), 상지(桑枝) 등

③ 잎이 약재로 쓰이는 경우 : 자소엽(紫蘇葉), 담죽엽(淡竹葉), 상엽(桑葉), 죽엽(竹葉) 등

④ 과실(果實)이나 종자(種子) 혹은 종인(種仁)이 약재로 쓰이는 경우 : 초과(草果), 백과(白果), 래복자(萊菔子), 백개자(白芥子), 행인(杏仁), 도인(桃仁) 등

⑤ 꽃이 약재로 쓰이는 경우 : 국화(菊花), 금은화(金銀花), 관동화(款冬花) 등

⑥ 껍질이 약재로 쓰이는 경우 :

㉠ 과피(果皮) : 대복피(大腹皮), 청피(青皮), 석류피(石榴皮), 동과피(冬瓜皮) 등

㉡ 수피(樹皮) : 진피(秦皮), 해동피(海桐皮), 계피(桂皮) 등

㉢ 근피(根皮) : 오가피(五加皮), 목단피(牧丹皮), 지골피(地骨皮), 저근백피(樗

根白皮), 백선피(白鮮皮), 상근백피(桑根白皮) 등

⑦ 동물 약재 중에서 뿔이 약재로 쓰이는 경우 : 서각(犀角), 수우각(水牛角), 영양각(羚羊角), 녹용(鹿茸), 녹각(鹿角) 등

⑧ 동물 약재 중에서 껍질이 약재로 쓰이는 경우 : 선의(蟬衣) 등

⑨ 동물 약재 중에서 골격(骨格)이 약재로 쓰이는 경우 : 호골(虎骨), 녹경골(鹿脛骨), 용골(龍骨) 등

7. 효능으로 명명(命名)한 경우

약재가 지니고 있는 어떤 특정한 치료 효과로 명명(命名)하는 것도 자주 사용되는 방법이며, 이 또한 약물의 적응증(適應症)을 파악하는 데 큰 도움이 된다.

① 방풍(防風) : 풍(風)을 치료하는데, 아주 광범위하게 사용된다.

② 익모초(益母草) : 부인의 월경, 출산 관련 질환을 치료하는 좋은 약재이다.

③ 대풍자(大風子) : 대풍라질(大風癩疾) 즉 문둥병을 치료하는데 효과가 있어 얻은 이름이다.

④ 속단(續斷) : 근골(筋骨)의 손상을 잘 이어 붙일 수 있다.

⑤ 골쇄보(骨碎補) : 주로 부러진 뼈를 치료하고 골절(骨節)을 보(補)한다.

⑥ 육종용(肉從蓉) : 보익(補益)하는 힘이 완만하고 종용(從容)하게 작용한다.

⑦ 원지(遠志) : 이 약을 복용하면 익지강지(益智强志)하게 한다.

⑧ 결명(決明) : 눈을 밝게 하는 효능이 있다.

⑨ 위령선(威靈仙) : '위(威)'란 성질이 맹렬(猛烈)하다는 뜻이며, '령선(靈仙)'은 그 효능이 신선(神仙)과 유사하다는 의미이다. 풍습비통(風濕痺痛)을 치료하는 효능이 아주 좋다.

8. 사람의 이름 혹은 전설, 고사(故事)에 따라 명명(命名)한 경우

어떤 약재들은 처음으로 사용한 사람 혹은 습관적으로 사용한 사람을 기념하기 위해서 약명이 붙여진 것도 있고, 고대로부터 전해져온 전설을 근거로 하여 얻어진 이름도 있다.

① 두중(杜仲) : 두중(杜仲)이라는 사람이 자주 복용해서 득도(得道)하였다.

② 류기노(劉寄奴) : 송(宋) 고조(高祖) 류유(劉裕)의 어릴 적 이름이 기노(寄奴)였는데, 그가 이 약의 지통(止痛), 활혈(活血)의 약효를 밝혔다.

③ 서장경(徐長卿) : 서장경(徐長卿)이라는 사람이 항상 이 약재로 풍습비통(風濕痺痛)을 치료했다.

④ 사군자(使君子) : 곽사군(郭使君)이 소아의 질병을 이 약재로 치료했다.

⑤ 견우자(牽牛子) : 들에서 일하는 노인이 소를 끌고 와서 이 약의 약값을 대신 지불하였다.

⑥ 음양곽(淫羊藿) : 장양작용(壯陽作用)이 있는 풀인데, 양(羊)이 이 나물(곽(藿))을 먹은 후에 음욕(淫欲)을 일으키며, 1일에 백회(百回)의 교합(交合)이 가능하다는 데서 유래되었다.

⑦ 사상자(蛇床子) : 사류(蛇類)가 이 초(草)의 엽하(葉下)에서 잠을 자기를 좋아하고 잘 지낸다는 데서 유래하였다.

9. 음역(音譯)하거나 혹은 같거나 비슷한 음(音)으로 명명(命名)한 경우

수입된 약재들의 경우, 그 수입하는 나라이름을 약재명에 붙이는 경우도 하지만, 어떤 약재들은 음역(音譯)하여 발음을 그대로 약재명으로 사용하는 경우가 있다. 예를 들면 만타라(曼陀羅), 가려륵(訶黎勒), 아편(阿片), 필징가(蓽澄茄) 등이다.

어떤 약재들은 같거나 비슷한 음(音)으로 바꾸어서 명명(命名)하였는데, 예를 들어 산칠(山漆)을 삼칠(三七)이라고 비슷하게 부르는 것 등이다.

10. 기타의 방식으로 명명(命名)한 경우

한약재의 명명(命名) 방법은 위에서 크게 서술한 9가지 방법 외에도 더 있다.

① 위품(僞品)이 많은 약재이기 때문에 진품(眞品)이라야 한다는 데서 명명(命名)된 경우가 있다. 예를 들면 진서각(眞犀角), 진침향(眞沈香) 등이 있다.

② 저장시간에 따라서 명명(命名)한 경우 : 진피(陳皮), 진창미(陳倉米), 선하엽(鮮荷葉), 선생지(鮮生地) 등

③ 채집하는 시간에 따라 명명(命名)한 경우 : 춘시호(春柴胡), 상상엽(霜桑葉), 동마(冬麻) 등

④ 효능의 발휘 시간이 빠르고 느린 것으로 명명(命名)한 경우 : 위령선(威靈仙), 육종용(肉蓯蓉) 등

⑤ 진귀(珍貴)하여 얻기 힘들어서 명명(命名)한 경우 : 진주(珍珠) 등

⑥ 탁자(拆字)하여 명명(命名)한 경우가 있다. 예를 들면, 붕사(硼砂)를 또한 월석(月石)이라 한다. 신석(信石)을 또한 인언(人言)이라고도 한다.

⑦ 약재나 약재명이 함유하고 있는 뜻을 연장시켜 명명(命名)한 경우가 있다. 예를 들어, 혈여탄(血餘炭)은 곧 두발탄(頭髮炭)으로 머리털은 혈지여(血之餘)가 되기 때문이다. 견우자(牽牛子)는 나팔꽃 씨앗인데, 흑백(黑白)의 두 가지 색이며, 소는 띠 중에서 축(丑)에 속하니, 또한 흑축(黑丑), 백축(白丑)이라고 한다.

⑧ 어떤 약재들은 봉건사회에서 선인(仙人)들의 휘(諱)를 피하기 위해서 약재명을 바꾸었다. 예를 들어 서여(薯蕷)는 당대(唐代) 중기에 대종(代宗) 이예(李豫)의 휘(諱)를 피하기 위해서 서약(薯藥)으로 이름이 바뀌어 졌으며, 북송(北宋)에 이르러서는 또 영종(英宗) 조서(趙曙)의 휘(諱)를 피하기 위해서 다시 산약(山藥)으로 이름이 바뀌어 졌다.

⑨ 몇 가지의 명명법(命名法)을 종합하는 방식으로 이름이 붙여진 것도 있다. 예를 들어 황련(黃連)은 근경(根莖)의 색은 황색(黃色)이며, 그 모양은 연주(連珠)를 닮아 얻은 이름이다. 이것은 색과 형태의 특징을 근거로 하여 명명(命名)한 것이다. 백렴(白蘞)은 그 뿌리의 색이 백색(白色)이고 렴창(斂瘡)에 장점을 발휘한다. 이것은 색과 그 효능을 합하여 명명(命名)한 것이다. 산조인(酸棗仁)은 그 과육(果肉)이 신맛이고 그 모양은 대추를 닮았으며 약용부위(藥用部位)는 종인(種仁)이다. 이것은 맛, 형태 그리고 약용부위(藥用部位)를 결합하여 명명(命名)한 것이다.

⑩ 품질이 상등품(上等品)으로 투명(透明)하다는 데서 명명(命名)한 경우가 있다. 예를 들면, 명유향(明乳香), 명반(明礬) 등이 있다.

⑪ 약물의 원품(原品)을 의미하여 명명(命名)한 경우가 있다. 예를 들어 원두충(元杜沖), 원시호(元柴胡) 등이 있다.

⑫ 약물을 생용(生用)하는 것이 아닌 건조품이라야 한다는 데서 명명(命名)한 경우가

있다. 예를 들면 건지황(乾地黃), 건강(乾薑) 등이 있다.

⑬ 포제(炮製) 방법으로 명명(命名)한 경우 : 자감초(炙甘草), 염지모(鹽知母), 포강(炮薑), 숙지황(熟地黃), 초백출(炒白朮), 법반하(法半夏), 청반하(淸半夏), 강반하(薑半夏), 강자죽여(薑炙竹茹), 초원호(醋元胡) 등

⑭ 약물을 포제(炮製)한 것이라는 데서 명명(命名)한 경우가 있다. 예를 들면 제향부자(製香附子), 법반하(法半夏) 등이 있다.

⑮ 약물의 절제(切製)방법에 따라서 명명(命名)한 경우가 있다. 예를 들면 편부자(片附子), 편산약(片山藥), 편금(片芩) 등은 편상(片狀)으로 약물을 자른 데서 명명(命名)한 것이다.

제 3 장 약성론(藥性論)

제1절 사기(四氣)와 오미(五味)

1. 사기(四氣)(약성(藥性))

사기(四氣)는 음양(陰陽)에 입각한 약성(藥性)의 분류체계로, 약이 인체에 미치는 반응 즉, 생리활성도를 크게 나누어서 네 가지 온(溫)·열(熱)·량(凉)·한(寒)으로 나타낸 것이다.

소문(素問)의 지진요대론(至眞要大論)에서는 "한(寒)은 이를 열(熱)하게 하고, 열(熱)은 이를 한(寒)하게 한다."라고 하였으며, 신농본초경(神農本草經)에서는 "한(寒)을 치료하는 데는 열약(熱藥)을 쓰고, 열(熱)을 치료하는 데는 한약(寒藥)을 사용한다."라고 설명하고 있는데, 바로 이러한 것이 약물의 한량온열(寒凉溫熱)의 작용을 귀납하여 치료하는 약을 사용하는 원칙이 되고 있다.

한열온량(寒熱溫凉)을 개괄하여 말하면, 한량(寒凉)은 음(陰), 온열(溫熱)은 양(陽)이며, 한(寒)과 량(凉), 온(溫)과 열(熱)은 다만 정도의 차이이다. 이 외에 기(氣)의 편향이 심하지 않고 성질이 온화하기 때문에 평성(平性)이라고 부르는 것이 있으나, 일반적으로는 사기(四氣)로 총칭하여 약물의 성능(性能)을 설명하고 있다.

온성(溫性)은 계절적으로 보면, 만물이 소생하는 기운을 받아 발육(發育)을 위주로 하는 봄의 기운에 해당이 되는데, 온성(溫性)을 지닌 약물은 주로 완화(緩和), 강장(强壯), 승제(升提), 보양(補陽), 개위(開胃), 난단전(煖丹田), 체온상승, 산한(散寒), 통경락(通經絡), 리기(理氣), 익기(益氣), 행혈(行血), 지한(止汗), 지사(止瀉), 거담(祛痰), 안신(安神) 등의 효능을 발휘하는 것으로 알려져 있다.

열성(熱性)은 계절적으로 보면, 성장력이 왕성하고 번영하는 기운을 받아 창달(暢達)을 주로 하는 여름에 해당이 되는데, 열성(熱性)을 지닌 약물은 주로 발열(發熱), 흥분(興奮), 발한(發汗), 자극(刺戟) 등의 효능을 발휘한다.

량성(凉性)은 계절적으로 보면, 만물이 수렴하는 기운을 받아 숙청(肅淸)을 위주로 하는 가을에 해당이 되며, 량성(凉性)을 지닌 약물은 주로 보음(補陰), 지혈(止血), 강화(降

火)의 효능을 발휘하며, 청열(淸熱)의 효능이 있어서 조열(潮熱), 기열(肌熱), 번열(煩熱)에 많이 활용될 수 있다.

한성(寒性)은 계절적으로 보면, 만물이 침장(沈藏)하는 기운을 받아 살벌(殺伐)을 위주로 하는 겨울철에 해당이 되며, 한성(寒性)을 지닌 약물은 주로 해열(解熱), 소염(消炎), 진정(鎭靜), 강화(降火), 지혈(止血), 사하(瀉下) 등의 효능을 발휘하게 된다.

그 외에 평성(平性)은 성질이 비교적 부드러운 약물이며, 여러 가지 약의 전체적인 조화를 맞추어 주는 효능을 발휘한다. 또한 사기(四氣)에 해당되지는 않지만 향기(香氣)를 지니고 있는 약물도 존재하는데, 이러한 약물은 일반적으로 방향성(芳香性) 정유성분을 많이 함유하고 있으며, 주로 진심(鎭心), 통규(通竅), 리기(利氣), 안신(安神), 개위(開胃), 지통(止痛), 흥분(興奮), 경건(敬虔), 벽취(辟臭), 살충(殺蟲), 온중(溫中), 조혈(調血) 등의 효능을 발휘한다.

2. 오미(五味)(약미(藥味))

오미(五味)란 산(酸), 고(苦), 감(甘), 신(辛), 함(鹹)의 다섯 가지 맛을 말하는데, 여기서 말하는 맛은 단순히 구강내의 미각세포를 통해서 느끼는 실질적인 맛만을 말하는 것이 아니라, 체내에서 생리적 기능을 항진시키기도 하고 감약(減弱)시키기도 하면서 평형을 이루는 조절기능을 갖추는 역할도 한다.

오미(五味)의 음양(陰陽)에 대하여서는 소문(素問)의 지진요대론(至眞要大論)에서 "신감미(辛甘味)는 발산(發散)하여 양(陽)이 되고, 산고미(酸苦味)는 용설(涌泄)하여 음(陰)이 되며, 함미(鹹味)는 용설(涌泄)하여 음(陰)이 되고, 담미(淡味)는 삼설(滲泄)하여 양(陽)이 된다."라고 설명하고 있다.

오미(五味)는 오장(五臟)과도 밀접한 관계가 있는데, 내경(內經)에서는 "신맛은 간(肝)에 들어가고, 매운맛은 폐(肺)로 들어가며, 쓴맛은 심(心)으로 들어가고, 짠맛은 신(腎)에 들어가며, 단맛은 비(脾)에 들어간다."라고 설명하고 있다. 이것은 식물이 인체의 생리·병리의 상황에 영향을 주는 것을 설명한 것이다. 동시에 음식에서의 오미(五味)의 부족과 과잉은 반드시 장부(臟腑)의 음양(陰陽)에 치우침, 부족과 과잉을 초래하여 질병을 일으킬 수 있다. 한의학에서는 바로 오장(五臟)과 오미(五味)와의 이러한 관계를 활용하여 장부

(臟腑) 사이의 음양(陰陽)의 치우침, 과잉과 부족을 조정한다.

오미(五味)의 작용에 대해서 소문(素問)의 장기법시론(藏氣法時論)에서는 "매운맛은 산(散)하고, 신맛은 수(收)하며, 단맛은 완(緩)하게 하고, 쓴맛은 견(堅)하게 하며, 짠맛은 유(柔)하게 한다."라고 언급하고 있다. 현대 본초학에서는 이와 같은 소문(素問)의 내용을 많이 발전시켜서 오미(五味)의 작용을 설명하고 있는데, 그 구체적인 내용은 다음과 같다.

신맛은 능수(能收), 능삽(能澁)하는 성질이 있는데, 체내에 들어가서 수렴(收斂), 고삽(固澀)하는 작용을 발휘하며, 주로 지수(止嗽), 렴열(斂熱), 렴산(斂散), 색장(濇腸), 고삽생진(固澀生津)의 약효를 발휘하게 되고, 유정(遺精), 소변불금(小便不禁), 설사, 허한(虛汗) 등의 증상을 치료한다. 약물을 예로 들면, 가자(訶子)·석류피(石榴皮)·오배자(五倍子)는 구리(久痢)와 탈항(脫肛)을 잘 치료하고, 산수유(山茱萸)·오미자(五味子)는 허한(虛汗)을 잘 치료하며, 정기(精氣)를 몸 밖으로 새어나가지 않게 견고하게 붙잡아 두는 역할을 발휘한다.

쓴맛은 능설(能泄)(능강(能降), 능사(能瀉)), 능조(能燥), 능견(能堅)하는 성질이 있는데, 주로 침정(沈靜), 청열(淸熱), 강설(降泄), 견취(堅脆), 조습(燥濕), 소종(消腫), 해독(解毒), 소염(消炎), 양혈(養血), 보음(補陰), 사화(瀉火), 사하(瀉下), 강역(降逆), 진해(鎭咳), 진통(鎭痛), 거담(祛痰), 최토(催吐), 지혈(止血), 마취(痲醉), 최면(催眠), 해열(解熱), 완하(緩下), 이뇨(利尿), 강심(强心), 건위(健胃) 등의 작용을 발휘한다. 예를 들면, 황백(黃柏)·황련(黃連)은 습(濕)을 조(燥)하고 화(火)를 사(瀉)하며, 대황(大黃)은 실열(實熱)을 사(瀉)하고 대변(大便)을 통하게 하며, 창출(蒼朮)은 조습건비(燥濕健脾) 하는 등이다.

단맛은 능보(能補), 능화(能和), 능완(能緩)하는 성질이 있다. 근육을 이완(弛緩)하는 작용이 있고, 기아(饑餓)를 해소하고 피로를 회복시켜 주며, 윤장(潤腸), 발생(發生), 상행(上行), 보기(補氣), 보양(補陽), 해독(解毒), 완화(緩和), 지갈생진(止渴生津), 자양(滋養), 강장(强壯), 영양(營養), 강심(强心), 이뇨(利尿), 모유촉진(母乳促進) 등의 효능을 발휘한다. 예를 들면 인삼(人參)·황기(黃芪)는 보기(補氣)하며, 숙지황(熟地黃)·맥문동(麥門冬)은 양음(養陰)하며, 감초(甘草)·교이(膠飴)는 보비화중(補脾和中)하는 등이다.

매운 맛은 신랄(辛辣)하거나 혹은 신량(辛凉)한 맛인데, 능산(能散), 능행(能行)하는 성질이 있다. 주로 조열(助熱), 발산(發散), 이규(利竅), 윤조(潤燥), 개주리(開腠理), 상승(上昇), 발한(發汗), 건위(健胃), 식욕증진(食慾增進), 행기(行氣), 활혈(活血), 이뇨(利尿),

방부(防腐), 지통(止痛), 강심(强心), 진정(鎭靜), 통경(通經), 진해(鎭咳), 거담(祛痰), 구충(驅蟲), 흥분(興奮) 등의 효능을 발휘한다. 예를 들면 생강(生薑)·자소엽(紫蘇葉)·형개(荊芥)·박하(薄荷)는 표사(表邪)를 발산(發散)할 수 있고, 진피(陳皮)·향부자(香附子)·사인(砂仁)은 기(氣)를 돌게 하는 효능이 있다.

짠맛은 능하(能下), 능연(能軟)하는 성질이 있는데, 유연(柔軟)하게 하는 작용을 일으키며, 연견(軟堅), 산결(散結), 침하(沈下)한다. 사하(瀉下)하여 변비(便秘)를 치료하며, 연견산결(軟堅散結)하는 효능 때문에 라력(瘰癧), 영류(癭瘤), 비괴(痞塊), 결핵(結核)을 치료한다. 예를 들면 해조(海藻)·해부석(海浮石)은 담결(痰結), 라력(瘰癧)을 잘 치료하며, 망초(芒硝)는 조결(燥結)을 잘 통하여 윤장사하(潤腸瀉下)한다.

이상의 다섯 가지 맛 외에 담미(淡味)가 있는데, 담(淡)하면서 무미(無味)한 것으로, 능삼(能滲), 능리(能利)하는 성질이 있다. 주로 삼습리수(滲濕利水), 통리소변(通利小便), 해열(解熱), 모유촉진(母乳促進) 등의 효능을 발휘하는데, 예를 들면 복령(茯苓)·통초(通草)·활석(滑石)은 모두 습(濕)을 잘 삼출(滲出)하여 소변을 이(利)하게 한다.

3. 사기(四氣)와 오미(五味)

이상에서 사기(四氣)와 오미(五味)의 작용을 개별적으로 살펴보았다. 그러나, 약물에는 기(氣)와 미(味)가 독립적으로 존재하는 것이 아니라, 기미(氣味)가 같이 결합되어 약물의 성능을 발휘하게 된다. 또 많은 약물 중에는 하나의 기(氣)에 몇 가지 미(味)를 겸한 것도 있으므로, 이러한 복잡한 기미(氣味)의 조합에 의하여 약물은 다양한 작용을 발휘하게 된다. 따라서, 약물의 성능(性能)을 제대로 파악하기 위해서는 사기(四氣)와 오미(五味)의 작용을 연계하여야 가능하다고 할 수 있다.

제 2 절 승강부침(昇降浮沈)

1. 승강부침(升降浮沈)의 정의

승강부침(升降浮沈)은 질병에 대한 약물의 치료 작용을 말하는데, 승(升)은 상승(上升)

을 말하고, 강(降)은 하강(下降)을 말하며, 부(浮)는 위로 뜨는 것을 말하고 바깥으로 행(行)하고 발산(發散)함을 말하며, 침(沈)은 아래로 가라앉는 것을 말하며 설리작용(泄利作用)을 한다. 승(升), 부(浮)는 양(陽)의 성질에 속하며, 침(沈), 강(降)은 음(陰)의 성질에 속한다. 사시(四時)와 승강부침(升降浮沈)을 비교해 보면 춘승(春升), 하부(夏浮), 추강(秋降), 동침(冬沈)이다.

2. 승강부침(升降浮沈)의 효능과 적응증

승·부(升·浮) 약물은 위로 행하고 바깥으로 향하려는 성질이 있는데, 주로 승양(升陽), 발표(發表), 최토(催吐), 산한(散寒), 거풍(祛風), 투진(透疹), 통락(通絡), 개규(開竅) 등의 효능을 지니고 있으며, 상한초기(傷寒初起)의 표증(表證), 중기하함(中氣下陷), 내장하수(內臟下垂), 오식독물(誤食毒物), 복냉(腹冷), 중풍마비(中風麻痺), 사지동통(四肢疼痛), 자궁탈수(子宮脫垂), 구사(久瀉)로 인한 탈항(脫肛), 비양하함(脾陽下陷)으로 인한 구설(久泄) 등의 증상을 치료한다.

일반적으로 병(病)이 상(上)에 있거나 표(表)에 있으면 승부(升浮)의 약을 사용해야 하고, 침강(沈降)의 약을 써서는 안 된다.

약재가 가볍고 속이 비어 있는 약재의 경우에는 부(浮)하거나 승(升)한다. 약의 부위로는 화(花), 엽(葉)의 경우에는 거의가 승부(升浮)의 작용을 지닌다. 예를 들면 신이(辛夷), 박하(薄荷), 승마(升麻)가 있다. 그러나, 일부 약물의 경우에는 공통되는 성질 가운데 각각의 특징을 지니고 있는 약도 있는데, 선복화(旋覆花)는 화(花)이면서도 강(降)하는 성질을 지니고 있다. 소자(蘇子)는 신온(辛溫)하고, 침향(沈香)은 신미온(辛微溫)한데 성미(性味)를 보면 모두 승(升)에 해당하지만 질(質)이 중(重)한 까닭으로 강(降)한다.

침·강(沈·降) 약물은 하행(下行)하고 안쪽으로 향하는 성질이 있다. 주로 음성(陰性)을 띠고 수렴(收斂)하며 역(逆)한 기운을 내리고 삼리(滲利)하며, 설사(泄瀉), 안신(安神), 잠양(潛陽), 강역(降逆), 청열(清熱), 삼습(滲濕), 사하(瀉下) 등의 작용을 한다. 침강(沈降) 약물은 주로 간양상항(肝陽上亢)으로 인한 두통(頭痛)·현훈(眩暈), 이실(裏實)로 인한 변비(便秘), 심신불안(心神不安), 애역(呃逆), 애기(噯氣), 구토(嘔吐), 수종(水腫) 등의 증상에 활용할 수 있다.

병(病)이 이(裏)와 하(下)에 있을 때는 침강제(沈降劑)를 쓰고, 승부제(升浮劑)를 써서는 안 된다. 자실(子實)이나 질(質)이 중(重)한 약물은 거의가 침강작용(沈降作用)을 하는데, 예를 들면 소자(蘇子), 지실(枳實), 숙지황(熟地黃), 자석(磁石) 등을 예로 들 수 있다.

수치(修治)에 따라서도 승강부침(升降浮沈)의 성질이 변화될 수 있는데, 주제(酒製)를 거치면 승(升)하고, 강즙초(薑汁炒)하면 부산(浮散)하며, 염수초(鹽水炒)하면 하행(下行)한다.

제 3 절 약물의 귀경(歸經)

귀경론(歸經論)은 본초(本草)의 성능(性能)을 설명하는 중요한 기본이론이다. 귀경(歸經)에 있어서 '귀(歸)'는 약물이 가지고 있는 특징적 작용의 귀속(歸屬)을 가리키는 것이며, '경(經)'이란 장부경락계통(臟腑經絡系統)을 총칭하는 말로 인체의 구조 또는 기능에 있어서 어떤 한 부분을 가리킨다. 그러므로 귀경(歸經)은 약물 작용의 정위(定位) 개념이며, 약물의 주요한 효능과 운용범위를 설명하고, 약물의 효능이 인체의 장부경락계통(臟腑經絡系統)사이에 밀접한 관계가 있음을 밝히고 있다. 즉, 귀경(歸經)은 약물이 각기 다른 부위에 선택적(選擇的)으로 작용함을 설명하고 있다.

1. 귀경(歸經)의 결정 방법

1) 직접귀경법(直接歸經法)

직접적으로 약물의 효과가 뚜렷한 부위를 귀경(歸經)으로 표기하는 방법이다. 예를 들면 마두령(馬兜鈴)는 지해평천(止咳平喘)하므로, 폐(肺)에 귀경(歸經)하고, 등심초(燈心草)는 청심화(淸心火)하여 심(心)에 귀경(歸經)하고, 동규자(冬葵子)는 윤장통변(潤腸通便)하여 대장(大腸)에 귀경(歸經)하는 등이다.

2) 간접귀경법(間接歸經法)

어느 한 장(臟)과 한 부(腑)의 기능을 조절하는 것을 통해 결과적으로는 다른 장(臟)과

다른 부(腑)의 질병을 치료하는 목적에 도달하는 특징이 있는 약물이 있을 경우, 조절하는 어느 한 장(臟)과 한 부(腑)의 명칭으로 약물의 귀경(歸經)을 표기하는 방법이다.

예를 들면 보골지(補骨脂)는 비신양허(脾腎陽虛)로 인한 구설(久泄)을 치료하여 그 분명한 치료부위는 장(腸)에 있지만, 보골지(補骨脂)의 귀경(歸經)을 장(腸)이라고 하지 않고, 비신(脾腎)의 양(陽)을 온보(溫補)하는 것을 통해 치료 작용에 도달하기 때문에 그 귀경(歸經)을 비신(脾腎)이라고 한다. 또한 복분자(覆盆子)는 신기불고(腎氣不固)를 치료하여 축뇨지유(縮尿止遺)의 효능을 발휘하고, 상표초(桑螵蛸)는 조양고정(助陽固精)하는 효능을 통해서 축뇨(縮尿)하는 효과에 도달하므로, 이 두 가지 약재의 귀경(歸經)을 오줌과 관련된 방광경(膀胱經)이라고는 하지 않고, 신경(腎經)이라고 한다.

3) 상관귀경법(相關歸經法)

약물의 치료와 어느 장부경락(臟腑經絡)과 관련이 있는 질병으로 약물의 귀경(歸經)을 구분하는 방법이다. 즉, 약물이 치료하는 것이 어느 장부경락(臟腑經絡)과 오행(五行)의 귀류(歸類)와 연계하여 관련이 있는 질병일 경우에 그 장부경락(臟腑經絡)을 약물의 귀경(歸經)으로 결정하는 방법이다.

예를 들면 두중(杜仲)은 강근골(强筋骨)의 효능이 있는데 '신주골(腎主骨)', '간주근(肝主筋)'으로 그 귀경(歸經)을 간신(肝腎)이라 하는 것이고, 백지(白芷)는 주로 양명경(陽明經)의 풍습사(風濕邪)를 소산(疏散)시키는데, 양명경(陽明經)은 위(胃)에 속하므로 그 귀경(歸經)을 위(胃)라고 하는 것 등의 예이다.

4) 병기귀경법(病機歸經法)

약물로 병증(病證)을 치료하는데 있어서, 병인(病因), 병기(病機)와 서로 관련이 있는 장부경락(臟腑經絡)으로 그 귀경(歸經)을 표기하는 방법이다.

예를 들면 한의학에서는 충(蟲)은 습(濕)으로 인해 발생하고, 비(脾)는 습(濕)을 주관한다고 보기 때문에 구충(驅蟲)이 주된 효과인 구충약(驅蟲藥)의 귀경(歸經)은 대부분 비(脾)에 속한다고 한다. 또한 모든 통양창(痛痒瘡)은 심(心)에 속한다고 보기 때문에 옹종창양(癰腫瘡瘍)을 치료하는 약물은 대부분 심경(心經)에 들어간다고 하는 것 등이 그 예이다.

5) 정향귀경법(定向歸經法)

약물이 어떤 장부경락(臟腑經絡) 등의 병증(病證)이나 인체 부위에 특별한 효능이 있는 경우에 그 것을 귀경(歸經)으로 결정하는 방법이다.

예를 들면 십이경인경약(十二經引經藥)·제경두통인경약(諸經頭痛引經藥) 등인데, 이 약물들은 장부(臟腑)·경락(經絡)·조직(組織)·기관(器官) 등에 특정한 선택성이 있을 뿐 아니라 다른 약물과는 다른 특이한 효능이 있으므로 이것을 이용하여 모든 약을 직접 병이 있는 곳으로 도달하게 하는 것 등의 예이다.

2. 귀경(歸經)의 의의(意義)와 임상 응용

1) 약물의 작용원리를 분명히 한다.

귀경(歸經) 학설은 약물이 작용하는 부위가 어디인가를 분명하게 하고, 약물의 작용원리를 전체적으로 해석하여 분명하게 하는데 매우 중요한 역할을 한다. 귀경(歸經) 이론의 탄생은 같은 종류의 약물이나 효능이 비슷한 약물들이 귀경(歸經)의 차이로 인하여 서로 다른 치료효과를 나타나게 됨을 제시해 주었다. 가령 같은 고(苦)·한(寒)의 청열조습(淸熱燥濕)하는 약물이라도, 각기 다른 귀경(歸經)을 이용하여 치료를 정확하게 할 수 있는데, 예를 들면, 황백(黃柏)은 신화(腎火)를 사(瀉)하고, 황련(黃連)은 심화(心火)를 청(淸)하는 작용이 우수하고, 황금(黃芩)은 폐화(肺火)를, 용담초(龍膽草)는 간화(肝火)를 청(淸)하는 작용이 우수하다.

또한 귀경이론(歸經理論)은 비록 귀경(歸經)이 같은 약물이라 할지라도 그 기미(氣味)의 차이에 의하여 약물의 작용이 온(溫)·청(淸)·보(補)·사(瀉)의 차이가 있다는 것을 제시하여 준다. 가령 폐(肺) 질환의 해수(咳嗽)에 사용하는 절패모(浙貝母), 건강(乾薑), 황정(黃精), 합개(蛤蚧), 정력자(葶藶子)는 모두 폐경(肺經)에 귀경(歸經)하지만 실제 응용할 때는 각기 다른 것이다. 고한(苦寒)한 절패모(浙貝母)는 주로 폐열(肺熱)을 청(淸)하고, 신열(辛熱)한 건강(乾薑)은 폐한(肺寒)을 온(溫)하게 하며, 함평(鹹平)한 합개(蛤蚧)은 폐허(肺虛)를 보(補)하고, 감평(甘平)한 황정(黃精)은 윤폐(潤肺)하고, 신고(辛苦), 대한(大寒)한 정력자(葶藶子)는 폐실(肺實)을 사(瀉)한다. 또한 간경(肝經)에 귀경(歸經)하는 약물이지만, 향부자(香附子)는 맛이 신(辛)하여 소간이기(疏肝理氣)하고, 용담초(龍膽草)는 맛이 고(苦)하여 사간청화(瀉肝清火)하며, 산수육(山茱肉)은 맛이 산(酸)하여 수렴보간(收斂補肝)하고, 아교(阿膠)는 맛이 감(甘)하여 보양간혈(補養肝血)하며, 별갑(鼈甲)은 맛이 함(鹹)하여 산결소징(散結消癥)하는 것 등의 예이다.

이상과 같이 귀경(歸經)은 사기오미(四氣五味)·승강부침(升降浮沈) 등의 약성이론(藥性理論)과 결합하여야 더욱 완전하게 효능의 특징을 설명할 수 있다.

2) 임상에서 합리적으로 약물을 사용하는 지침이 된다.

임상경험을 통해 약물의 귀경이론(歸經理論)이 형성되었지만, 반대로 임상에서 약물을 사용하는데 귀경이론(歸經理論)이 응용된다. 임상에서 귀경(歸經)에 따라 약물을 선택하여야만 목적에 맞게 투여할 수 있다.

천증(喘證)을 예로 들면, 한열(寒熱)·허실(虛實)을 구별하고 나서도 질병의 원인이 폐(肺)에 있는지, 신(腎)에 있는지를 판별하여야 한다. 만일 그 원인이 폐기불선(肺氣不宣)에 의한 경우이라면 폐경(肺經)으로 귀경(歸經)하는 마황(麻黃), 행인(杏仁) 등의 약물로 폐기(肺氣)를 선강(宣降)시켜 평천(平喘)하여야 하고, 신불납기(腎不納氣)로 인한 경우라면 호도(胡桃), 합개(蛤蚧), 보골지(補骨脂) 등을 사용하여 보신납기(補腎納氣)하여 정천(定喘)하여야 한다.

이 외에도 장부경락(臟腑經絡)의 병변(病變)은 다른 장부경락(臟腑經絡)과 서로 영향을 주고받는 것이기 때문에 약물을 사용할 경우에도 단순히 한 경(經)의 약물만을 사용해서는 안 되는 경우가 많다. 가령 폐(肺)의 질환에서 비허(脾虛)의 증후가 나타나면 비경약(脾經藥)을 선택하여 보비익폐(補脾益肺)하고, 간양상항(肝陽上亢)에 신음(腎陰) 부족의 증후가 나타나면 신경약(腎經藥)을 선택하여 자신양간(滋腎養肝)하는 것 등 예이다. 따라서 반드시 약물의 귀경(歸經)을 파악하여야 할 뿐 아니라, 장부경락(臟腑經絡)의 상호관계를 이해하여야만 임상에서 정확하게 약물을 사용할 수 있다.

3) 약물의 포제(炮製)에 지침이 된다.

귀경학설(歸經學說)은 포제가공(炮製加工)의 이론적 근거 중의 하나가 된다. 가령 감미(甘味)의 밀(蜜)은 비(脾)에 작용하므로, 황기(黃芪), 감초(甘草)를 밀자(蜜炙)하면 보중익기(補中益氣) 효능이 강해진다. 함미(鹹味)는 신(腎)에 작용하므로, 염(鹽)을 이용하여 파극(巴戟), 보골지(補骨脂)를 염자(鹽炙)하면 보간신(補肝腎) 효능이 좋아지고, 황백(黃柏), 지모(知母)를 초(炒)하면 신(腎)에 작용하여 들어가 사화(瀉火)하는 작용을 증강시킬 수 있고, 산미(酸味)는 간(肝)에 작용하므로, 향부자(香附子)를 초자(醋炙)하면 소간지통(疏肝止痛)하는 작용을 증강시킨다.

제 4 절 인경(引經)

인경약(引經藥)은 귀경(歸經) 이론과 약물의 군신좌사(君臣佐使) 이론이 서로 결합하여 형성된 것으로, 복방(複方) 중에 인사(引使) 약물과 경락이론의 결합이 주요한 것이다. 또한 인경약(引經藥)은 경락이론과 약물의 치료효과가 주요한 이론적 근거가 된다.

인경보사(引經報使) 즉, 인경(引經) 이론은 귀경(歸經) 학설에 기초를 두고 있는데, 인경약(引經藥)의 운용(運用)에 있어서 그 본래의 의미는 주된 귀경(歸經)이 아니거나 또는 질병이 소재(所在)하는 장부경맥(臟腑經脈)으로 귀입(歸入)하지 않는 약물을 질병이 있는 그 장부(臟腑)와 경맥(經脈)으로 인입(引入)하여 치료효과를 나타내는 것이다.

그러나, 최근에는 인경약(引經藥)의 실질(實質) 작용이 '인제약직달병소(引諸藥直達病所)' 라기보다는 병이 있는 장부경맥(臟腑經脈)의 기능을 조절함으로써 제약(諸藥)을 이(利)하는 효능이 더욱 발휘(發揮)되어 그 치료 작용이 높아지도록 하는데 있다고 생각하고 있다. 다시 말하면, 인경약(引經藥)은 질병이 있는 장부경맥(臟腑經脈)의 기능을 조절하는 작용이 있기 때문에 치료 처방의 운용에 따라 치료효과가 달라진다. 병사(病邪)가 어떤 장부(臟腑)와 경락(經絡)에 있다는 의미는 이 장부(臟腑)와 경락(經絡)의 기능 활동이 실조(失調)되어 있다는 것을 의미하므로, 공사(攻邪)를 하고자 할 때에는 장부경맥(臟腑經脈)의 기능을 조절하면 공사(攻邪)하는 약물의 약효가 더욱 잘 발휘된다고 할 수 있다.

예를 들면 자신환(滋腎丸)은 음허화항(陰虛火亢)하고 습열(濕熱)이 하초(下焦)에 막히고 울체되어 신장(腎臟)이 기화불리(氣化不利)한 륭폐(癃閉)를 치료하는데, 만일 이 처방에서 거습열(祛濕熱)·사신화(瀉腎火)하는 지모(知母)·황백(黃柏)의 이미(二味)만을 사용하였다면, 신(腎)의 기화(氣化) 기능은 회복되지 않고 륭폐(癃閉)도 빨리 통(通)하지 않지만, 여기에 육계(肉桂)를 가하여 좌(佐)로 하면 신(腎)의 기화(氣化)를 돕고 륭폐(癃閉)도 통(通)하게 된다. 이 처방에서 육계(肉桂)는 이미 다른 약재들이 신장(腎臟)으로 들어가서 효능을 발휘하고 있기 때문에 '인제약직달병소(引諸藥直達病所)'의 의미만으로 활용하기는 곤란하다.

1. 인경약(引經藥)의 역사

인경약(引經藥)에 대해서는 금원(金元) 시대 장원소(張元素)의 의학계원(醫學啓源)과 진주낭(珍珠囊)에서 이론이 제시되었고, 이동원(李東垣)의 수증용약범례(隨證用藥凡例), 이시진(李時珍)의 본초강목(本草綱目) 등에서 구체적인 발전이 이루어졌다.

장원소(張元素)는 진주낭(珍珠囊)의 인경보사약(引經報使藥) 중에서 "수소음심경(手少陰心經)에 황련(黃連)을 사용하고, 족소음신경(足少陰腎經)에 육계(肉桂)·지모(知母)를 사용하며, 수태음폐경(手太陰肺經)에 길경(桔梗)·총백(葱白)을 사용한다."라고 하여 이들 인경약(引經藥)이 질병이 소재하는 장부경맥(臟腑經脈)으로 약력(藥力)을 이끎고 감을 설명하였다.

2. 인경약(引經藥)의 분류

1) 십이경인경약(十二經引經藥)

십이경(十二經) 인경약(引經藥)은 본초서적에 많이 기재되어 있는 보편적인 인경약(引經藥)으로 끊임없이 발전되어 왔다.

십이경인경약(十二經引經藥)은 외감육경병증(外感六經病證) 각 처방의 주요약물로 많이 활용된다. 예를 들면 육경변증(六經辨證) 중 육경(六經) 주방(主方)의 주약(主藥)으로 활용되는 것들이 있는데, 계지(桂枝), 백작약(白芍藥), 세신(細辛), 갈근(葛根), 시호(柴胡), 부자(附子), 오수유(吳茱萸), 황련(黃連), 황백(黃柏), 석고(石膏), 지모(知母) 등이 있다. 또한 외감표증(外感表證)을 치료하는 처방 중에 주약(主藥)으로 활용되는데, 강활(羌活), 독활(獨活), 백지(白芷), 고본(藁本), 총백(葱白), 승마(升麻), 창출(蒼朮), 천궁(川芎), 청피(青皮) 등이 있다. 이와 같은 약들은 약을 이끌고 경(經)으로 들어가게 할 뿐만 아니라, 처방 중에 그 주요한 치료 작용을 발휘하고 있다. 다만, 내과(內科) 잡증(雜症)의 처방에서는 인경보사(引經報使)의 쓰임으로 대부분 활용되고 있다.

(1) 의학계원(醫學啓源)의 각경인용(各經引用)

○ 태양경(太陽經) : 강활(羌活) ; 하(下)에 있는 경우에는 황백(黃柏). 소장(小腸), 방광(膀胱).

○ 소양경(少陽經) : 시호(柴胡) ; 하(下)에 있는 경우에는 청피(靑皮). 담(膽), 삼초(三焦).

○ 양명경(手陽明經) : 승마(升麻), 백지(白芷) ; 하(下)에 있는 경우에는 석고(石膏). 위(胃), 대장(大腸).

○ 태음경(手太陰經) : 백작약(白芍藥). 비(脾), 폐(肺).

○ 소음경(足少陰經) : 지모(知母). 심(心), 신(腎).

○ 궐음경(手厥陰經) : 청피(靑皮) ; 하(下)에 있는 경우에는 시호(柴胡), 간(肝), 포락(包絡).

(2) 본초강목(本草綱目)의 인경보사(引經報使)(원주(原注)는 결고(潔古)의 진주낭(珍珠囊)에서 인용됨)

○ 수소음심(手少陰心) : 황련(黃連), 세신(細辛)

○ 수태양소장(手太陽小腸) : 고본(藁本), 황백(黃柏)

○ 족소음신(足少陰腎) : 독활(獨活), 계(桂), 지모(知母), 세신(細辛)

○ 족태양방광(足太陽膀胱) : 강활(羌活)

○ 수태음폐(手太陰肺) : 길경(桔梗), 승마(升麻), 총백(葱白), 백지(白芷)

○ 수양명대장(手陽明大腸) : 백지(白芷), 승마(升麻), 석고(石膏)

○ 족태음비(足太陰脾) : 승마(升麻), 창출(蒼朮), 갈근(葛根), 백작약(白芍藥)

○ 족양명위(足陽明胃) : 백지(白芷), 승마(升麻), 석고(石膏), 갈근(葛根)

○ 수궐음심포(手厥陰心包) : 시호(柴胡), 목단피(牧丹皮)

○ 수소양삼초(手少陽三焦) : 연교(連翹), 시호(柴胡), 상지골피(上地骨皮), 중청피(中靑皮), 하부자(下附子)

○ 족궐음간(足厥陰肝) : 청피(靑皮), 오수유(吳茱萸), 천궁(川芎), 시호(柴胡)

○ 족소양담(足少陽膽) : 시호(柴胡), 청피(青皮)

(3) 만병회춘(萬病回春)의 장부인경약(臟腑引經藥)

○ 간(肝) : 행상(行上)-시호(柴胡), 천궁(川芎). 행하(行下)-청피(青皮)

○ 담(膽) : 행상(行上)-시호(柴胡), 천궁(川芎). 행하(行下)-청피(青皮)

○ 심(心) : 독활(獨活), 세신(細辛)

○ 소장(小腸) : 행상(行上)-고본(藁本), 강활(羌活). 행하(行下)-황백(黃柏)

○ 비(脾) : 승마(升麻), 주백작약(酒白芍藥)

○ 위(胃) : 행상(行上)-갈근(葛根), 승마(升麻), 백지(白芷). 행하(行下)-석고(石膏)

○ 폐(肺) : 백지(白芷), 승마(升麻), 총백(葱白).

○ 대장(大腸) : 행상(行上)-갈근(葛根), 승마(升麻). 행하(行下)-백지(白芷), 석고(石膏)

○ 신(腎) : 독활(獨活), 육계(肉桂), 염(鹽), 주(酒)

○ 방광(膀胱) : 행상(行上)-고본(藁本), 강활(羌活). 행하(行下)-황백(黃柏)

○ 심포(心包) : 행상(行上)-시호(柴胡). 행하(行下)-천궁(川芎), 청피(青皮)

○ 삼초(三焦) : 행상(行上)-시호(柴胡), 천궁(川芎). 행하(行下)-청피(青皮)

2) 병증인경약(病症引經藥)

병증인경약(病症引經藥)은 십이경인경약(十二經引經藥)과 연계되어 있으면서도 또한 구별이 있으며, 그 작용은 인자약(引子藥)과 비슷하지만, 왕왕 경락(經絡) 이론과 연계되어 있고, 그 주요한 것은 약물의 치료효과를 강화하는 것이다.

병증인경약(病症引經藥)은 대부분 어떤 병증(病證) 혹은 어떤 방제(方劑)에 특수한 작용을 지니고 있는 약물이며, 해당되는 병증(病證)에 대하여 뚜렷한 치료효과를 지니고 있다. 이러한 약은 주방(主方)의 치료효과를 증강할 뿐만 아니라, 또한 약을 이끌어서 병이 있는 부위로 도달하게 하는 의미도 있다. 또한, 이러한 약은 인경약(引經藥)이라고 불리면서도, 임상에서 변증론치(辨證論治) 중에서 수증가감약(隨症加減藥)과 실제로는 비슷하다.

(1) 이동원(李東垣)의 증상별 인경약(引經藥)

○ 두통(頭痛)에는 모름지기 천궁(川芎)을 사용해야 한다.

○ 전정통(巓頂痛)에는 모름지기 고본(藁本)을 사용해야 한다.

○ 지절통(肢節痛)에는 모름지기 강활(羌活)을 사용해야 한다.

○ 복통(腹痛)에는 모름지기 작약(芍藥)을 사용해야 하며, 오한(惡寒)에는 계(桂)를 가(加)하고, 오열(惡熱)에는 황백(黃柏)을 가(加)한다.

○ 음수(飮水)가 많은 경우에는 모름지기 백출(白朮), 복령(茯苓), 저령(猪苓)을 사용해야 한다.

○ 경계(驚悸)·황홀(恍惚)에는 모름지기 복신(茯神)을 사용해야 한다.

○ 심하비(心下痞)에는 모름지기 지실(枳實)·황련(黃連)을 사용해야 한다.

○ 기열(肌熱)에는 모름지기 황금(黃芩)을 사용해야 한다.

○ 복창(腹脹)에는 모름지기 후박(厚朴)을 사용해야 한다.

○ 협하통(脇下痛)·한열(寒熱)에는 모름지기 시호(柴胡)를 사용해야 한다.

○ 비위(脾胃)에 습담(濕痰)이 있어 태타(怠惰)하는 경우에는 모름지기 백출(白朮)을 사용해야 한다.

○ 체기(滯氣)를 파(破)하는 경우에는 모름지기 지각(枳殼)을 사용해야 한다.

○ 체혈(滯血)을 파(破)하는 경우에는 모름지기 도인(桃仁)·소목(蘇木)을 사용해야 한다.

○ 혈(血)이 부족한 경우에는 모름지기 감초(甘草)를 사용해야 한다.

○ 거담(祛痰)하는 경우에는 모름지기 반하(半夏)를 사용해야 하고, 열(熱)에는 황금(黃芩)을 가(加)하고, 풍(風)에는 남성(南星)을 가(加)한다.

○ 한담비색(寒痰痞塞)의 경우에는 진피(陳皮)·백출(白朮)을 사용해야 한다.

○ 복중착협(腹中窄狹)의 경우에는 모름지기 창출(蒼朮)을 사용해야 한다.

○ 조기(調氣)에는 모름지기 목향(木香)을 사용해야 한다.

○ 보기(補氣)에는 모름지기 인삼(人蔘)을 사용해야 한다.

○ 화혈(和血)에는 모름지기 당귀(當歸)를 사용해야 한다.

○ 하초습열(下焦濕熱), 아울러 방광(膀胱)에 화사(火邪)가 있는 경우에는 모름지기 주세방기(酒洗防己)·초용담(草龍膽)·황백(黃柏)·지모(知母)를 사용해야 한다.

○ 내상허한(內傷虛汗)의 경우에는 모름지기 황기(黃芪)를 사용해야 한다.

○ 상초열(上焦熱)의 경우에는 모름지기 편금(片芩)을 사용해야 한다.

○ 중초습열(中焦濕熱)의 경우에는 모름지기 황련(黃連)을 사용해야 한다.

○ 체기(滯氣)를 제거하는 경우에는 모름지기 청피(靑皮)를 사용해야 한다.

○ 갈증(渴症)의 경우에는 모름지기 건갈(乾葛)·복령(茯苓)을 사용해야 한다.

○ 수(嗽)의 경우에는 모름지기 오미자(五味子)를 사용해야 한다.

○ 천(喘)의 경우에는 모름지기 아교(阿膠)를 사용해야 한다.

○ 숙식불소(宿食不消)의 경우에는 모름지기 황련(黃連)·지실(枳實)을 사용해야 한다.

○ 흉중번열(胸中煩熱)의 경우에는 모름지기 치자(梔子)를 사용해야 한다.

○ 수사(水瀉)에는 모름지기 백출(白朮)·복령(茯苓)·작약(芍藥)을 사용해야 한다.

○ 기자통(氣刺痛)의 경우에는 모름지기 지각(枳殼)을 사용해야 한다.

○ 혈자통(血刺痛)의 경우에는 모름지기 당귀(當歸)를 사용해야 한다.

○ 창통(瘡痛)의 경우에는 모름지기 황련(黃連)·황금(黃芩)·황백(黃柏)을 사용해야 한다.

○ 안통(眼痛)의 경우에는 모름지기 황련(黃連)·당귀(當歸)를 사용해야 하고, 아울러 주제(酒製)로 해야 한다.

○ 소변황(小便黃)의 경우에는 모름지기 황백(黃柏)을 사용해야 한다.

○ 소변삽삭(小便澁數)의 경우에는 모름지기 택사(澤瀉)를 사용해야 한다.

○ 복중열통(腹中熱痛)의 경우에는 모름지기 대황(大黃)·망초(芒硝)를 사용해야 한다.

○ 소복통(小腹痛)의 경우에는 모름지기 청피(靑皮)를 사용해야 한다.

○ 경중통(莖中痛)의 경우에는 모름지기 감초초(甘草梢)를 사용해야 한다.

○ 위완통(胃脘痛)의 경우에는 모름지기 초두구(草豆蔲)를 사용해야 한다.

○ 무릇 순한(純寒), 순열(純熱)의 약을 사용하는 경우에도 반드시 감초(甘草)를 사용하여서 그 효력을 완화시켜야 한다. 한열(寒熱)이 서로 섞여 있어도 또한 감초(甘草)로 이것을 조화하여야 한다.

(2) 두통인경약(頭痛引經藥)

두통(頭痛)에는 천궁(川芎)을 기본으로 사용하고, 발생되는 부위를 경락(經絡)으로 구분하여 인경약(引經藥)을 가한다.

황도연(黃度淵)은 태음경(太陰經)에 반하(半夏), 소음경(少陰經)에 세신(細辛), 궐음경(厥陰經)에 오수유(吳茱萸), 태양경(太陽經)에 만형자(蔓荊子), 양명경(陽明經)에 백지(白芷), 전정통(巓頂痛)에 고본(藁本)을 인경약(引經藥)으로 사용한다고 하였다.

이동원(李東垣)은 태음경(太陰經)에 창출(蒼朮), 소음경(少陰經)에 세신(細辛), 궐음경(厥陰經)에 오수유(吳茱萸), 태양경(太陽經)에 천궁(川芎), 양명경(陽明經)에 백지(白芷), 소양경(少陽經)에 시호(柴胡)를 인경약(引經藥)으로 사용하고, 전정통(巓頂痛)에 반드시 고본(藁本)을 가하고 천궁(川芎)을 거(去)한다고 하였다.

(3) 장부(臟腑)의 화(火)를 제거하는 인경약(引經藥)

장원소(張元素)는 장부(臟腑)의 화(火)를 사(瀉)하는 인경약(引經藥)을 다음과 같이 설정하였다.

○ 사심화(瀉心火) : 황련(黃連)

○ 사폐화(瀉肺火) : 황금(黃芩)

○ 사간화(瀉肝火) : 백작약(白芍藥)

○ 사신화(瀉腎火) : 지모(知母)

○ 사소장화(瀉小腸火) : 목통(木通)

○ 사대장화(瀉大腸火) : 황금(黃芩)

○ 사위화(瀉胃火) : 석고(石膏)

○ 사삼초화(瀉三焦火) : 시호(柴胡). 모름지기 황금(黃芩)을 사용하여 좌(佐)한다.

○ 사간화(瀉肝火) : 시호(柴胡). 모름지기 황련(黃連)을 사용하여 좌(佐)한다. 담경(膽經) 또한 그러하다.

○ 사방광화(瀉膀胱火) : 황백(黃柏). 또한 용화(龍火)라고도 하는데, 방광(膀胱)은 수(水)의 부(府)이므로 용화(龍火)라고 한다.

3) 부위인경약(部位引經藥)

부위인경약(部位引經藥)은 외과(外科)와 상과(傷科) 병증(病證)을 치료하는 방제(方劑)에서 많이 보인다. 외과 창양(瘡瘍)을 치료하는 중에 창양(瘡瘍)이 발생하는 부위와 경락(經絡)에 근거하여 국소부위 인경약(引經藥)을 가하여 사용하였다. 예를 들면 옹저(癰疽) 초기에 사용하는 선방활명음(仙方活命飮)을 활용할 때 옹저(癰疽)가 발생하는 부위에 근거하여 다른 인경약(引經藥)을 사용하였는데, 《증치준승(證治準繩)》에 의하면, 액저(額疽)로 양명위경(陽明胃經)의 적열(積熱)인 경우에는 승마(升麻), 길경(桔梗), 강활(羌活)을 가하였고, 비저(鼻疽)로 태음폐경(太陰肺經)의 풍열(風熱)과 상초울화(上焦鬱火)로 인한 경우에는 치자(梔子), 목통(木通), 박하(薄荷), 길경(桔梗)을 가하였다. 이러한 인경약(引經藥)은 십이경인경약(十二經引經藥)의 범위를 초과하는 부위인경약(部位引經藥)이라고 볼 수 있다. 또한, 내과(內科) 병증(病證) 중에도 부위인경약(部位引經藥)이 나타나는데, 예를 들면 우슬(牛膝)은 인약하행(引藥下行)하고, 계지(桂枝)는 횡행지비(橫行肢臂)하고, 길경(桔梗)은 주즙지제(舟楫之劑)의 역할을 하는 것이 여기에 해당된다.

3. 인경약(引經藥)의 운용(運用)

첫째, 인경약(引經藥)은 어떤 질병을 치료하는 처방을 구성함에 있어서 가감(加減) 응용의 기준이 될 수 있다. 예를 들면 두통(頭痛)에는 고본(藁本)·천궁(川芎)을 사용하며, 항배통(項背痛)에는 강활(羌活)·방풍(防風), 요척통(腰脊痛)에는 선모(仙茅)·구척(狗脊), 수비통(手臂痛)에는 계지(桂枝)·상지(桑枝), 슬통(膝痛)에는 독활(獨活)·우슬(牛膝) 등의 인경약(引經藥)을 가하여 사용한다.

둘째, 인경약(引經藥)은 군신좌사(君臣佐使) 이론을 활용하여 구성되는 처방에서 사약(使藥)의 의미로 활용되고 있다. 예를 들면, 이동원(李東垣)의 청위산(淸胃散)은 위화(胃火)가 상공(上攻)하여 치은종통(齒齦腫痛)하고 두뇌(頭腦)를 견인(牽引)하는 등의 증상에 사용하는데, 황련(黃連)·생지황(生地黃)·목단피(牧丹皮)는 청열(淸熱)·사화(瀉火)하면서, 또 당귀(當歸)는 혈분(血分)으로 들어가서 그 경맥(經脈)을 순환하게 하고, 승마(升麻)의 신량(辛凉)은 본경(本經)의 사약(使藥)이 되어 약을 이끌고 질병이 있는 머리와 잇몸 부위로 도달하게 하는 역할을 한다.

4. 인경약(引經藥)의 운용 방법

1) 한 가지의 인경약(引經藥) 단독으로 사용하는 경우

어떤 병을 치료하는 방제(方劑)에 한 가지의 인경약(引經藥)을 넣어 다만 질병을 치료하고자 하는 부위로 약물을 인도(引導)하는 작용만 있게 하는 것이다. 예를 들면 지각(枳殼)을 창양(瘡瘍)을 치료하는 방제(方劑)에 넣어 약력(藥力)을 창양(瘡瘍)이 있는 부위로 이끌어 준다.

2) 다른 인경약(引經藥)이나 다른 약물과 결합하여 사용하는 경우

첫째는 두 가지의 인경약(引經藥)을 결합하여 사용하는 경우이다. 예를 들면 석고(石膏)와 백지(白芷)를 같이 사용하여 아래 부위의 이빨이 아픈 증상을 치료하는데, 하나는 주(主)가 되고 하나는 차(次)가 되어 인경(引經)을 하며, 두 가지 모두 양명경(陽明經)의 인경약(引經藥)이다.

둘째는, 인경약(引經藥)과 인경약(引經藥)이 아닌 약물을 결합하여 사용하는 경우이다. 예를 들면, 시호(柴胡)와 용담(龍膽)을 같이 사용하는 경우인데, 인경약(引經藥)은 시호(柴胡)가 주(主)이며 인경약(引經藥)이 아닌 용담(龍膽)이 사(使)가 되어 목적(目赤)·정창(睛脹)·어육고기(瘀肉高起)·통불가인(痛不可忍)의 증상을 치료한다.

3) 포제(炮製)하여 사용하는 경우

포제(炮製) 과정을 거치게 된 후에 인경(引經) 효과를 나타낸다.

예를 들어 지모(知母)를 주초(酒炒)하면 머리 부위로 인경(引經)시켜 주는 효과가 있는데, 원래는 침강(沈降)하는 효과를 지니고 있는 약이다.

5. 인자약(引子藥)

약인(藥引) 혹은 인약(引藥)이라고도 불리는 인자약(引子藥)은 인경약(引經藥)을 제외한 그 외에 약물을 인도하여 치료효과를 발휘하거나 증강하거나 확대하는 약물을 말한다. 엄격하게 말하면 인경약(引經藥)도 인약(引藥)에 속한다고 본다. 즉, 넓은 의미로 보면, 인경약(引經藥)은 또한 부분적으로 인자약(引子藥)의 범위를 포괄한다고 볼 수 있다.

약인(藥引)은 다른 약물을 병소(病所)에 이르게 하는 점은 인경약(引經藥)과 비슷하나, 인경약(引經藥)은 방(方) 중의 주약(主藥)이 되지만, 약인(藥引)은 단지 좌사(佐使) 작용을 하고, 주요 치료작용을 하지 못한다.

다만, 인경약(引經藥)은 엄격하게 경락학설(經絡學說)과 귀경(歸經) 이론의 영향을 받지만, 인자약(引子藥)은 대부분 경락(經絡) 이론의 제한을 받지 않고, 그 인도(引導) 작용이 더욱 더 광범위하다. 응용형식에 있어서도 인경약(引經藥)은 직접적으로 방제(方劑)나 성방(成方)에 가하여 배합되어 있고, 어떤 경우에는 방(方) 중의 주요 조성부분이 되기도 하지만, 인자약(引子藥)은 비록 방(方) 중의 조성부분이 되기는 하지만, 대부분은 증상에 따라 혹은 수시로 가감(加減) 응용되는 약물이며, 또한 성약(成藥)을 복용하는 중에 많이 응용된다.

1) 인자약(引子藥)의 특징과 활용법

고방(古方)에서 좌사(佐使), 인약(引藥)의 용법이 있기는 하지만, 어떤 것이 인약(引藥)이라고 분명하게 말하기는 어렵다. 송대(宋代)에 화제국방(和劑局方)을 개설하여 환약(丸藥), 산약(散藥), 고대(古代) 탕제(湯劑)를 변경한 자산(煮散) 등의 약을 본격적으로 확대사용하게 되면서 적응범위를 넓히고 약물의 치료효과를 증강하기 휘하여 약인(藥引)을 명확하게 많이 활용하게 되었다.

인자약(引子藥)은 특징을 지니고 있는데, 첫째, 성약(成藥)에서 병의 증상에 따라 가감(加減)하는 약이 된다. 둘째, 탕제(湯劑)에서 약을 달일 때 임시적으로 가하여 활용하는 보조약품이 되거나, 복용할 때 가하는 약품이 된다. 셋째, 대부분 약방(藥房)이나 의원에서 구비되어 있지 않고, 환자가 스스로 준비하는 약품이다.

인자약(引子藥)을 활용하는 방법으로는 첫째, 처방 중에 기타 약을 같이 넣어서 달이는 방법을 활용할 수 있고, 둘째, 인약(引藥)을 단독으로 달여서 주약(主藥)이나 성약(成藥)을 먹을 때 마시는 음료로 활용할 수 있고, 셋째, 인약(引藥)의 달인 즙을 용제(溶劑)로 활용할 수 있고, 넷째 액체 약인(藥引)인 경우에는 직접적으로 약을 복용하는데 활용할 수 있는데, 음료로 활용하여 환산제(丸散劑)를 먹을 수도 있고, 약제(藥劑) 중에 넣어서 섞어 복용할 수도 있다.

2) 인자약(引子藥)의 분류

작용하는 성질에 따라, 인자약(引子藥)을 병정인자약(病情引子藥)과 시령인자약(時令引子藥)으로 구분할 수 있다.

(1) 병정인자약(病情引子藥)

방제(方劑)를 응용할 때, 증상에 따라 가감(加減)하는 인자약(引子藥)인데, 질병의 정황에 따라 일정한 인자약(引子藥)을 활용하여 그 질병을 잘 치료함과 동시에 질병이 있는 부위로 약물을 이끌고 도달하게 한다. 예를 들면, 비위(脾胃)를 조리(調理)하는 경우에는 생강(生薑)과 대조(大棗)를 가하고, 발표(發表)하는 처방 중에는 생강(生薑)과 총백(葱白)을 가한다. 또 거풍활혈(祛風活血)에는 주(酒)를 가하고, 보신(補腎)하는 환제에는 염탕(鹽湯)으로 복용하며, 중풍담옹(中風痰壅)에는 강즙(薑汁)과 죽력(竹瀝)을 가하며, 부인의 출산 후에는 동변(童便)을 많이 활용한다.

이 외에도 약물을 수치(修治)함으로써 보료(輔料)의 특성을 이용하여 병정(病情)에 적응하는 방법도 있다. 약재에 보료(輔料)를 가함은 약인(藥引)의 뜻이 있다. 예를 들면, 초초(醋炒)를 함으로써 간(肝)으로 들어가게 하고, 밀자(蜜炙)함으로써 폐(肺)로 들어가게 하여 윤폐(潤肺)하도록 하며, 토초(土炒)나 미초(米炒)함으로써 비(脾)로 들어가게 하여 보비(補脾)하게 한다.

(2) 시령인자약(時令引子藥)

시령인자약(時令引子藥)은 다른 발병(發病) 계절에 따라 유관한 약물을 가하여 사용하는 것을 말한다. 여기에는 생장화수장(生長化收藏)의 사시(四時)의 기(氣)에 순응하도록 처방을 구성하는 의미가 있다.

예를 들면, 이시진(李時珍)은 본초강목에서 금원(金元)의 사시용약법(四時用藥法)을 총결하고, 약물의 승강부침(升降浮沈)을 결합하여 사시용약례(四時用藥例)를 총괄하였는데, "봄에는 신온(辛溫)한 약을 가하여서 춘승(春升)하는 기(氣)에 순응하고자 하여 박하(薄荷)·형개(荊芥)와 같은 약을 가하고, 여름철에는 신열(辛熱)한 약을 가하여 하부(夏浮)하는 기(氣)에 순응하고자 하여 향유(香薷)·생강(生薑)과 같은 약을 가하였다. 장하(長夏)에는 감고신온(甘苦辛溫)한 약을 가하여서 화성(化成)한 기(氣)에 순응하고자 하여 인삼(人蔘)·백출(白朮)·창출(蒼朮)·황백(黃柏)과 같은 약을 가하며, 가을에는 산온(酸溫)한 약을 가하여 추강(秋降)한 기(氣)에 순응하고자 하여 작약(芍藥)·오매(烏梅)와 같은 약을 가하고, 겨울철에는 고한(苦寒)한 약을 가하여서 동침(冬沈)하는 기(氣)에 순응하고자 황금(黃芩)·지모(知母)와 같은 약을 가한다."고 하였다.

◎ **本草備要에 記載된 歸經理論**

○ 上下內外各以其類相從

凡藥 (1) 根之在土中者, 半身以上則上升, 半身以下則下降.

(2) 藥之爲枝者達四肢, 爲皮者達皮膚, 爲心爲幹者內行臟腑

(3) 質之輕者上入心肺, 重者下入肝腎

(4) 中空者發表, 內實者攻裏

(5) 枯燥者入氣分, 潤澤者入血分

○ 諸藥入經..

凡藥 (1) 色青味酸氣臊, 性屬木者, 皆入足厥陰肝, 足少陽膽經.

(2) 色赤味苦氣焦, 性屬火者, 皆入手少陰心, 手太陽小腸經.

(3) 色黃味甘氣香, 性屬土者, 皆入足太陰脾, 足陽明胃經.

(4) 色白味辛氣腥, 性屬金者, 皆入手太陰肺, 手陽明大腸經.

(5) 色黑味鹹氣腐, 性屬水者, 皆入足少陰腎, 足太陽膀胱經.

제 5 절 보사(補瀉)

1. 보사(補瀉)의 운용

보(補)는 인체의 기능을 증강하고, 인체 휴손(虧損)을 자보(滋補)하며, 인체의 질병에 대한 방어작용을 높여주는 것으로, 기혈음양(氣血陰陽)의 부족을 보충하여서 장부(臟腑)의 기능을 개선하고, 체질을 증강하고, 허증(虛證)을 치료한다. 예를 들면, 보기(補氣), 보음(補陰), 보혈(補血), 보양(補陽), 양심안신(養心安神), 보신고정(補腎固精) 등의 효능이 보(補)의 범주에 들어간다.

사(瀉)는 사기(邪氣)를 제거하는 것으로, 인체의 기능을 조정하여 항진되는 것을 억제하여 병세(病勢)의 발전을 막는 것이다. 예를 들면, 발한해표(發汗解表), 온리거한(溫裏祛寒), 준하축수(峻下逐水), 활혈거어(活血祛瘀), 이뇨통림(利尿通淋), 파기행기(破氣行氣), 청열조습(淸熱燥濕), 소식(消食) 등이 사(瀉)의 범주에 해당된다.

그러나, 질병에는 허실(虛實)이 혼잡되어 있는 경우가 있는데, 질병의 정황에 따라 사(瀉)를 주로 하면서 보(補)를 하는 경우와 보(補)를 주로 하면서 사(瀉)를 하는 경우, 보사(補瀉)를 겸시(兼施)해야 하는 경우처럼 허실(虛實)을 동시에 치료해야 할 경우도 있고, 선보후사(先補後瀉), 선사후보(先瀉後補)해야 하는 경우도 있다.

약물을 활용하여 보사(補瀉)를 운용할 때는 사기오미(四氣五味)가 기초가 된다. 보(補)하는 경우에는 감미(甘味)가 많은 역할을 한다. 기허(氣虛), 양허(陽虛)를 치료하는 경우에는 감온(甘溫)한 약물이 많고, 음허(陰虛), 혈허(血虛)에는 감량(甘凉)하거나 감한(甘寒)한 약물이 많다. 사(瀉)하는 경우에는 사기(邪氣)의 종류에 따라 다양한 성미(性味)가 관여한다. 만약 한사(寒邪)가 관련된 질환의 경우에는 온성(溫性), 열성(熱性)이 많은 역할을 하는데, 표한(表寒), 이한(裏寒)을 치료하는 경우에는 신온(辛溫), 신열(辛熱)한 약물이 많다. 열사(熱邪)가 관련된 질환에는 량성(凉性), 한성(寒性)이 많은 역할을 하는데, 표열(表熱)인 경우에는 신량(辛凉), 신한(辛寒)한 약물이, 이열(裏熱)인 경우에는 고한(苦寒), 고량(苦凉)한 약물이 많은 역할을 한다. 기체혈어(氣滯血瘀)인 경우에는 울체된 것을 풀어줘야 하므로, 신미(辛味), 고미(苦味)가 있으면서 열상(熱象)이 있는 경우에는 량성(凉性), 한성(寒性)의 약재가, 한상(寒象)이 있는 경우에는 온성(溫性), 열성(熱性)의 약재가 효능을 발휘한다.

2. 오장(五臟)의 보사(補瀉) 《동의보감, 본초강목》

허(虛)하면 그 어머니 격인 장기(臟器)를 보(補)하고, 실(實)하면 그 아들격인 장기(臟器)를 사(瀉)해야 한다. 예를 들어, 간(肝)은 심(心)의 어머니 격에 해당하여, 심(心)이 허약할 때는 간(肝)을 보(補)해야 하고, 비(脾)는 심(心)의 아들 격이므로 심(心)이 실(實)할 때는 비(脾)를 사(瀉)해야 한다는 것이다. 다른 장기(臟器)에도 모두 해당된다.

장부(臟腑)를 사(瀉)하는 것과 보(補)하는 것이 오미(五味)에 달려 있으니, 때에 맞추어서 기(氣)(혹은 약성(藥性))을 바꾸어 주어야 한다.

간(肝)과 담(膽)의 경우를 보면, 맛이 매운 것이 보(補)하는 것이 되고, 신맛은 사(瀉)하는 것이 되며, 성질이 따뜻한 약이 보(補)가 되고, 서늘한 약은 사(瀉)하는 것이 된다.

심(心)과 소장(小腸)의 경우를 보면, 맛이 짠 것이 보(補)하고, 단맛은 사(瀉)하는 것이 되며, 성질이 뜨거운 약이 보(補)하고, 찬 약은 사(瀉)하는 것이 된다.

삼초(三焦)와 명문(命門)의 경우를 보면, 보(補)하는 것과 사(瀉)하는 것이 심(心)과 소장(小腸)의 경우와 같다.

비(脾)와 위(胃)의 경우를 보면, 단맛이 보(補)하는 것이 되고, 쓴맛은 사(瀉)하는 것이 되며, 성질이 따뜻한 약이 보(補)하는 것이 되고, 찬 약은 사(瀉)하는 것이 된다.

폐(肺)와 대장(大腸)의 경우를 보면, 신맛은 보(補)하는 것이 되고, 매운맛은 사(瀉)하는 것이 되며, 성질이 서늘한 약은 보(補)하고, 따뜻한 약은 사(瀉)하는 것이 된다.

신(腎)과 방광(膀胱)의 경우를 보면, 쓴맛은 보(補)하는 것이 되고, 짠맛은 사(瀉)하는 것이 되며, 성질이 찬 약이 보(補)하는 것이 되고, 뜨거운 약이 사(瀉)하는 것이 된다.

《六臟六腑用藥의 氣味補瀉法》 출전 : 本草綱目

〔肝·膽〕 溫補凉瀉, 辛補酸瀉
〔心·小腸〕 熱補寒瀉, 鹹補甘瀉
〔脾·胃〕 溫熱補寒凉瀉, 各從其宜, 甘補苦瀉
〔肺·大腸〕 凉補溫瀉, 酸補辛瀉
〔腎·膀胱〕 寒補熱瀉, 苦補鹹瀉
〔三焦·命門〕 心과 같다.

1) 심(心)과 소장(小腸)의 온량보사(溫凉補瀉)

(1) 심(心)

○ 온(溫) : 당귀(當歸), 작약(芍藥), 오수유(吳茱萸), 육계(肉桂), 창출(蒼朮), 백출(白朮), 석창포(石菖蒲)

○ 량(凉) : 서각(犀角), 생지황(生地黃), 우황(牛黃), 죽엽(竹葉), 주사(朱砂), 맥문동(麥門冬), 황련(黃連), 연교(連翹)

○ 보(補) : 원지(遠志), 복신(茯神), 천문동(天門冬), 토사자(菟絲子), 인삼(人蔘), 금은박(金銀箔), 초염(炒鹽)

○ 사(瀉) : 황련(黃連), 고삼(苦蔘), 패모(貝母), 전호(前胡), 울금(鬱金)

(2) 소장(小腸)

○ 온(溫) : 파극(巴戟), 회향(茴香), 오약(烏藥), 익지(益智)

○ 량(凉) : 모근(茅根), 통초(通草), 황금(黃芩), 천화분(天花粉), 활석(滑石), 차전자(車前子)

○ 보(補) : 모려(牡蠣), 석곡(石斛), 감초초(甘草梢)

○ 사(瀉) : 총백(葱白), 소자(蘇子), 속수자(續隨子), 대황(大黃)

2) 간(肝)과 담(膽)의 온량보사(溫凉補瀉)

(1) 간(肝)

○ 온(溫) : 목향(木香), 육계(肉桂), 반하(半夏), 육두구(肉豆蔻), 진피(陳皮), 빈랑(檳榔), 필발(蓽撥)

○ 량(凉) : 별갑(鱉甲), 황금(黃芩), 황련(黃連), 초용담(草龍膽), 초결명(草決明), 시호(柴胡), 영양각(羚羊角)

○ 보(補) : 목과(木瓜), 아교(阿膠), 천궁(川芎), 황기(黃芪), 산수유(山茱萸), 산조인(酸棗仁), 오가피(五加皮)

○ 사(瀉) : 청피(青皮), 작약(芍藥), 시호(柴胡), 전호(前胡), 서각(犀角), 진피(秦皮), 초용담(草龍膽)

(2) 담(膽)

○ 온(溫) : 귤피(橘皮), 반하(半夏), 생강(生薑), 천궁(川芎), 계피(桂皮)

○ 량(凉) : 황련(黃連), 황금(黃芩), 죽여(竹茹), 시호(柴胡), 초용담(草龍膽)

○ 보(補) : 당귀(當歸), 산수유(山茱萸), 산조인(酸棗仁), 오미자(五味子)

○ 사(瀉) : 청피(青皮), 시호(柴胡), 황련(黃連), 목통(木通), 작약(芍藥)

3) 비(脾)와 위(胃)의 온량보사(溫凉補瀉)

(1) 비(脾)

○ 온(溫) : 향부자(香附子), 축사(縮砂), 강(薑), 계(桂), 목향(木香), 육두구(肉豆蔻), 익지

(益智), 곽향(藿香), 정향(丁香), 부자(附子)

○ 량(凉) : 치자(梔子), 황련(黃連), 석고(石膏), 백작약(白芍藥), 승마(升麻), 연교(連翹), 황금(黃芩), 고다(苦茶)

○ 보(補) : 인삼(人蔘), 황기(黃芪), 백출(白朮), 복령(茯苓), 진피(陳皮), 반하(半夏), 건강(乾薑), 맥아(麥芽), 산약(山藥)

○ 사(瀉) : 파두(巴豆), 삼릉(三稜), 지실(枳實), 적작약(赤芍藥), 대황(大黃), 청피(靑皮), 신국(神麯), 산사자(山楂子)

(2) 위(胃)

○ 온(溫) : 정향(丁香), 백두구(白豆蔲), 초두구(草豆蔲), 건강(乾薑), 후박(厚朴), 익지(益智), 오수유(吳茱萸)

○ 량(凉) : 석고(石膏), 연교(連翹), 활석(滑石), 승마(升麻), 건갈(乾葛), 천화분(天花粉), 치자(梔子), 황금(黃芩)

○ 보(補) : 백출(白朮), 산약(山藥), 연실(蓮實), 검인(芡仁), 백편두(白扁豆), 인삼(人蔘), 황기(黃芪), 축사(縮砂)

○ 사(瀉) : 파두(巴豆), 대황(大黃), 지실(枳實), 망초(芒硝), 후박(厚朴), 견우자(牽牛子)

4) 폐(肺)와 대장(大腸)의 온량보사(溫凉補瀉)

(1) 폐(肺)

○ 온(溫) : 진피(陳皮), 반하(半夏), 생강(生薑), 관동화(款冬花), 백두구(白豆蔲), 행인(杏仁), 소자(蘇子), 천초(川椒)

○ 량(凉) : 지모(知母), 패모(貝母), 과루인(瓜蔞仁), 길경(桔梗), 천문동(天門冬), 편금(片芩), 치자(梔子), 석고(石膏)

○ 보(補) : 인삼(人蔘), 황기(黃芪), 아교(阿膠), 오미자(五味子), 천문동(天門冬), 사삼(沙參), 산약(山藥), 녹각교(鹿角膠)

○ 사(瀉) : 정력자(葶藶子), 상백피(桑白皮), 방풍(防風), 행인(杏仁), 마황(麻黃), 지각(枳殼), 자소엽(紫蘇葉)

(2) 대장(大腸)

○ 온(溫) : 인삼(人蔘), 강(薑), 계(桂), 반하(半夏), 목향(木香), 호초(胡椒), 오수유(吳茱萸)

○ 량(凉) : 황금(黃芩), 괴화(槐花), 천화분(天花粉), 치자(梔子), 연교(連翹), 석고(石膏)

○ 보(補) : 앵속각(鶯粟殼), 오배자(五倍子), 모려(牡蠣), 육두구(肉豆蔻), 목향(木香), 가자(訶子)

○ 사(瀉) : 망초(芒硝), 대황(大黃), 속수자(續隨子), 도인(桃仁), 마인(麻仁), 지각(枳殼), 빈랑(檳榔), 총백(葱白), 견우자(牽牛子)

5) 신(腎)과 방광(膀胱)의 온량보사(溫凉補瀉)

(1) 신(腎)

○ 온(溫) : 침향(沈香), 토사자(菟絲子), 부자(附子), 육계(肉桂), 파고지(破故紙), 백자인(柏子仁), 오약(烏藥), 파극(巴戟)

○ 량(凉) : 지모(知母), 황백(黃柏), 목단피(牡丹皮), 지골피(地骨皮), 현삼(玄蔘), 생지황(生地黃)

○ 보(補) : 숙지황(熟地黃), 구기자(枸杞子), 녹용(鹿茸), 귀판(龜板), 오미자(五味子), 육종용(肉蓯蓉), 우슬(牛膝), 두충(杜冲)

○ 사(瀉) : 택사(澤瀉), 복령(茯苓), 저령(豬苓), 호박(琥珀), 목통(木通)

○ 신(腎)에는 본래 실(實)이 없으므로, 사(瀉)할 수 없다. 복령(茯苓), 택사(澤瀉)를 사용하여 단지 그 사수(邪水), 사화(邪火)를 벌(伐)할 뿐이다.

(2) 방광(膀胱)

○ 온(溫) : 회향(茴香), 오약(烏藥), 육계(肉桂), 침향(沈香), 오수유(吳茱萸)

○ 량(凉) : 생지황(生地黃), 방기(防己), 황백(黃柏), 지모(知母), 활석(滑石), 감초초(甘草梢)

○ 보(補) : 익지(益智), 창포(菖蒲), 속단(續斷)

○ 사(瀉) : 차전자(車前子), 구맥(瞿麥), 활석(滑石), 망초(芒硝), 택사(澤瀉), 저령(猪苓), 목통(木通)

6) 삼초(三焦)와 명문(命門)의 온량보사(溫凉補瀉)

(1) 삼초(三焦)

○ 온(溫) : 부자(附子), 파고지(破故紙), 당귀(當歸), 숙지황(熟地黃), 토사자(菟絲子), 오수유(吳茱萸), 회향(茴香)

○ 량(凉) : 지모(知母), 초용담(草龍膽), 목통(木通), 차전자(車前子), 지골피(地骨皮), 황백(黃柏), 치자(梔子)

○ 보(補) : 인삼(人蔘), 황기(黃芪), 건강(乾薑), 감초(甘草), 백출(白朮), 계지(桂枝), 익지(益智)

○ 사(瀉) : 황백(黃柏), 치자(梔子), 저령(猪苓), 택사(澤瀉), 적복령(赤茯苓), 대황(大黃), 빈랑(檳榔)

(2) 명문(命門)

○ 온(溫) : 부자(附子), 육계(肉桂), 파고지(破故紙), 회향(茴香), 침향(沈香), 오약(烏藥), 건강(乾薑)

○ 량(凉) : 황백(黃柏), 치자(梔子), 시호(柴胡), 지모(知母), 활석(滑石), 망초(芒硝)

○ 보(補) : 육종용(肉蓯蓉), 침향(沈香), 황기(黃芪), 육계(肉桂), 토사자(菟絲子), 파고지(破故紙)

○ 사(瀉) : 오약(烏藥), 지각(枳殼), 대황(大黃), 망초(芒硝), 황백(黃柏), 치자(梔子)

3. 오장(五臟)의 보(補)하고 사(瀉)하는 뜻 《본초비요(本草備要)》

간(肝)은 급(急)해지면 고통스러워하므로[1], 급히 감미(甘味)를 먹어서 그것을 완화(緩和)한다. 간(肝)은 흩어지고자 하므로[2], 급히 신미(辛味)를 먹어서 그것을 흩는데, 신미(辛味)로써 그것을 보(補)하고 산미(酸味)로써 그것을 사(瀉)한다[3].

심(心)은 느슨한 것에 고통스러워하므로[4], 급히 산미(酸味)를 먹어서 그것을 수렴한다.

---

1) 혈(血)이 조(燥)해지면 급(急)함에 고생한다.
2) 목(木)은 조달(條達)함을 좋아한다.
3) 흩는 것으로써 보(補)하고, 수렴시키는 것으로써 사(瀉)한다.
4) 느슨하면 산일(散逸)한다.

심(心)은 부드러워 지고자 하므로 급히 함미(鹹味)를 먹어서 그것을 부드럽게 하는데, 함미(鹹味)로써 그것을 보(補)하고[5], 감미(甘味)로써 그것을 사(瀉)한다.

비(脾)는 습(濕)한 것에 고통스러워하므로 급히 고미(苦味)를 먹어서 그것을 조(燥)하게 한다. 비(脾)는 완화(緩和)[6]해지고자 하므로 급히 감미(甘味)를 먹어서 그것을 완만하게 하는데, 감미(甘味)로써 그것을 보(補)하고 고미(苦味)로써 그것을 사(瀉)한다.

폐(肺)는 기(氣)가 상역(上逆)하는 것에 고통스러워하므로[7] 급히 고미(苦味)를 먹어서 그것을 사(瀉)한다. 폐(肺)는 수렴하고자 하므로 급히 산미(酸味)를 먹어서 그것을 수렴시키는데, 산미(酸味)로써 그것을 보(補)하고 신미(辛味)로써 그것을 설(泄)한다.

신(腎)은 마르는 것에 고통스러워하므로 급히 신미(辛味)를 먹어서 그것을 윤(潤)하게 한다. 신(腎)은 견고하고자 하므로[8] 급히 고미(苦味)를 먹어서 그것을 견고하게 하는데, 고미(苦味)로써 그것을 보(補)하고 함미(鹹味)로써 그것을 사(瀉)한다.

《五臟補瀉之義》

肝苦急(血燥苦急), 急食甘以緩之. 肝欲散(木喜條達), 急食辛以散之, 以辛補之, 以酸瀉之(以散爲補, 以歛爲瀉). 心苦緩(緩則散逸), 急食酸以收之. 心欲軟, 急食鹹以軟之, 以鹹補之(按水能剋火, 然心以下交於腎爲補, 取旣濟之義也), 以甘瀉之. 脾苦濕, 急食苦以燥之. 脾欲緩(舒和), 急食甘以緩之, 以甘補之, 以苦瀉之. 肺苦氣上逆(火旺剋金), 急食苦以瀉之. 肺欲收, 急食酸以收之, 以酸補之, 以辛泄之. 腎苦燥, 急食辛以潤之. 腎欲堅(堅固則無狂蕩之患), 急食苦以堅之, 以苦補之, 以鹹瀉之.

---

5) 살펴보건대, 수(水)는 능히 화(火)를 극(剋)할 수 있다. 그런데, 심(心)은 아래에서 신(腎)과 교통(交通)하는 것으로써 보(補)를 삼는데, 기제(旣濟)의 뜻을 취한 것이다.

6) 완만하고 화(和)하고자 한다.

7) 화(火)가 왕성하면 금(金)을 극(剋)한다.

8) 견고하면 광탕(狂蕩)하는 질환이 없다.

제 6 절 유독약(有毒藥)과 무독약(無毒藥)

1. 약물 독성(毒性)의 개념

약물의 독성(毒性)의 함축된 의미는 고대(古代)부터 비교적 광범위하게 사용되었는데, 독약(毒藥)은 약물의 총칭(總稱)으로 인식하고 있었으며, 독성(毒性)은 약물의 편성(偏性)으로 인식하고 있었을 뿐만 아니라, 또한 독성(毒性)은 약물의 독부작용(毒副作用) 크기의 표식(標識)으로 인식하였다. 그런데, 후세(後世) 본초서적에서 그 약물의 성미(性味) 아래에 표명된 "유독(有毒)", "대독(大毒)", "소독(小毒)" 등의 기재는 대부분 약물의 독부작용(毒副作用)의 크기를 의미하게 되었다.

그러나, 과학과 의학이 발달함에 따라 현대에 와서 약물 독성(毒性)에 대한 인식도 깊어지게 되었다. 이에 따라 독성(毒性)은 일반적으로 약물이 인체에 유발시키는 좋지 않은 영향 및 손해성(損害性)을 의미하는 것으로 변화되었는데, 여기에는 급성 독성, 아급성(亞急性) 독성, 아만성(亞慢性) 독성, 만성 독성과 특수 독성(예를 들면, 발암성, 돌연변이 유발, 기형아 유발, 두드러기 유발 등)을 포함하게 되었다.

현대 개념에서 보면, 독약(毒藥)은 인체에 대하여 화학 혹은 물리작용을 유발하여 인체를 손해(損害)하고 기능장애, 질병, 심한 경우에는 사망을 일으키는 물질을 가리키게 되었다. 극독약(劇毒藥)은 한편으로는 중독제량(中毒劑量)과 치료제량(治療劑量)이 비교적 접근되어 있거나 몇몇 치료량이 이미 중독제량(中毒劑量)의 범위에 도달하여 이로 인하여 약을 활용하여 치료할 때 안전계수(安全係數)가 작거나, 또 다른 의미로는 독성(毒性)이 인체 조직, 기관에 대하여 손해(損害)가 극렬하여 엄중하거나 불가역적인 결과를 발생시키는 것이다.

2. 한약의 부작용(副作用)의 특징

한약의 부작용(副作用)은 독성작용(毒性作用)과 의미에서 구별이 있는데, 불량반응(不良反應)의 의미로 볼 수 있다. 부작용(副作用)은 상용제량(常用劑量) 시에 출현하는 것으로, 치료 수요와는 관련이 없이 나타나는 적합하지 않은 반응이며, 일반적으로 비교적 가볍고, 인체에 대한 위해(危害)가 크지 않으며, 약의 투약을 중지한 후에는 저절로 없어진다. 예를 들면, 임상에서 몇몇의 한약을 복용하면서 자주 나타나는 오심(惡心), 구토, 위통(胃痛), 설사 혹은 피부소양(皮膚瘙痒) 등의 적합하지 않은 반응이 부작용에 해당된다. 약을 활용하는 경우에 발생하는 부작용(副作用)은 약물 자체의 특성, 포제(炮製), 배합, 제제(製劑) 등의 여러 가지 요인과 관련이 있으며, 한의사는 부작용(副作用)과 불량반응(不良反應)이 적게 발생할 수 있도록 각별하게 주의할 필요가 있다.

과민반응(過敏反應) 또한 불량반응(不良反應)의 범위에 속하는데, 그 증상으로는 가벼운 경우 소양(瘙痒), 피진(皮疹), 흉민(胸悶), 기급(氣急)이 나타나며, 중(重)한 경우에는 과민성 쇼크가 나타날 수 있는데, 약물의 인소(因素) 외에도 환자의 체질과 관련이 있을 수 있다.

이 외에도 한약은 한 가지 약에 여러 가지 효능이 있는데, 예를 들면 상산(常山)은 해학(解瘧), 최토(催吐)할 수 있는 효능이 있는데, 만약 학질(瘧疾)을 치료하는 경우라면 최토(催吐)는 부작용(副作用)이 된다. 이와 같이 한약의 부작용(副作用)은 또한 일정한 상대성(相對性)이 있게 된다.

3. 독성(毒性) 약재의 분류

한약 독성(毒性)의 등급구분의 정황은 서로 다르지만, 《중화인민공화국약전》에 근거하면 독성(毒性) 약재는 독성(毒性)의 강도에 따라, 대독(大毒), 유독(有毒), 소독(小毒)의 세 가지로 분류하고 있으며, 대부분의 우리나라 본초서(本草書)에서도 비슷하게 언급하고 있다.

1) 대독(大毒)

(1) 중독표현 : 한약 중독 후에 중독증상은 매우 엄중하고, 중요 장기(臟器)의 엄중한 손상을 일으키고, 심하면 사망을 일으킨다.

(2) 반수치사량 : 한약을 복용한 경우 반수치사량(LD_{50})은 5g/kg 보다 작다.

(3) 유효량과 중독량은 매우 접근해 있다.

(4) 제량(劑量) : 성인이 매회 3g 이내를 복용할 경우 중독을 일으킬 수 있다.

(5) 중독의 잠복기 : 중독 후 약 10분이내에 중독반응이 나타난다.

(6) 약물례 : 《중화인민공화국약전》 (2010년판 1부)에 대독(大毒)으로 나열된 약재와 중국의 국가중의약관리국에서 1992년에 반포한 28종의 독성(毒性) 한약재가 여기에 해당이 된다. 그 품목을 예시하면 29종으로, 다음과 같다.

> 감수(甘遂), 경분(輕粉), 남성(南星), 낭독(狼毒), 뇨양화(鬧羊花), 등황(藤黃), 마전자(馬錢子)(마전자분(馬錢子粉) 포함), 반모(斑蝥), 반하(半夏), 백강단(白降丹), 백부자(白附子), 부자(附子), 비상(砒霜), 비석(砒石)(홍비(紅砒), 백비(白砒)), 설상일지호(雪上一枝蒿), 섬소(蟾酥), 수은(水銀), 양금화(洋金花), 웅황(雄黃), 천금자(千金子), 천선자(天仙子), 천오(川烏), 청랑충(青娘蟲), 초오(草烏), 파두(巴豆), 파두상(巴豆霜), 홍랑충(紅娘蟲), 홍분(紅粉), 홍승단(紅升丹)

2) 유독(有毒)

(1) 중독표현 : 한약 중독 후에 중독증상은 비교적 엄중하고, 심한 경우에는 중요 장기의 손상을 일으키고, 용량이 비교적 클 경우에는 사망을 일으킨다.

(2) 반수치사량 : 한약을 복용한 경우 반수치사량(LD_{50})은 5-15g/kg 이다.

(3) 유효량과 중독량의 간격이 비교적 멀다.

(4) 제량(劑量) : 성인이 매회 3-12g을 복용할 경우 중독을 일으킬 수 있다.

(5) 중독의 잠복기 : 한약을 복용한 후 약 10-30분에 중독반응이 나타난다.

(6) 약물례 : 《중화인민공화국약전》 (2010년판 1부)에 유독(有毒)으로 나열된 약재를 예시하면 31종으로, 모두 다음과 같다.

건칠(乾漆), 견우자(牽牛子), 경대극(京大戟), 고련피(苦楝皮), 금전백화사(金錢白花蛇), 기사(蘄蛇), 목별자(木鱉子), 백과(白果), 백굴채(白屈菜), 산두근(山豆根), 삼과침(三棵鍼), 상산(常山), 상륙(商陸), 선모(仙茅), 앵속각(罌粟殼), 양두첨(兩頭尖), 오공(蜈蚣), 원화(芫花), 유황(硫黃), 전갈(全蝎), 제천남성(製天南星), 제천오(製川烏), 제초오(製草烏), 주사(朱砂), 창이자(蒼耳子), 천금자상(千金子霜), 취령단초(臭靈丹草), 토형피(土荊皮), 피마자(蓖麻子), 향가피(香加皮), 화산삼(華山參)

3) 소독(小毒)

⑴ 중독표현 : 한약을 복용한 후에 약간의 독부반응(毒副反應)이 나타나고, 일반적으로 중요 장기의 손상을 일으키는 것이 쉽지 않고, 또한 사망을 일으키는 것도 쉽지 않다.

⑵ 반수치사량 : 한약을 복용한 경우 반수치사량(LD_{50})은 16-50g/kg 이다.

⑶ 유효량과 중독량의 간격이 매우 멀다.

⑷ 제량(劑量) : 성인이 매회 13-30g을 복용하여야만 비로소 독부반응(毒副反應)을 일으킬 수 있다.

⑸ 중독의 잠복기 : 한약을 복용한 후 30분 혹은 축적되어 일정한 정도에 이르러야 비로소 독부반응(毒副反應)이 나타난다.

⑹ 약물례 : 《중화인민공화국약전》 (2010년판 1부)에 소독(小毒)으로 나열된 약재를 예시하면 31종으로, 모두 다음과 같다.

고목(苦木), 고행인(苦杏仁), 구리향(九里香), 금철쇄(金鐵鎖), 급성자(急性子), 남학슬(南鶴蝨), 대조각(大皂角), 면마관중(綿馬貫衆), 면마관중탄(綿馬貫衆炭), 북두근(北豆根), 비양초(飛揚草), 사상자(蛇床子), 소엽련(小葉蓮), 수질(水蛭), 아담자(鴉膽子), 애엽(艾葉), 양면침(兩面鍼), 오수유(吳茱萸), 익수초(翼首草), 자기관중(紫萁貫衆), 저아조(猪牙皂), 정공등(丁公藤), 중루(重樓), 지풍피(地楓皮), 질려(蒺藜), 천련자(川楝子), 초오엽(草烏葉), 토별충(土鱉蟲), 학슬(鶴蝨), 합등자(榼藤子), 홍대극(紅大戟)

4. 유독(有毒) 한약재의 응용 방법

유독(有毒) 한약재의 경우에도 독약의 특수한 독성 작용을 활용하면 좋은 효과를 발휘할 수도 있다. 임상에서는 다양한 환자들이 많이 발생하므로, 독성약(毒性藥)을 적절하게 활용하는 것이 난치병을 치료하는 좋은 방법이 될 수도 있다.

1) 제량(劑量)의 조절

유독(有毒) 한약재의 임상 상용제량(常用劑量)은 불변하는 것은 아니며, 만일 제량(劑量)이 부족하면 치료효과가 떨어질 수 있고, 일정한 제량(劑量)을 초과하면 또한 독성반응을 일으킬 수 있으므로, 임상에서 사용하는 과정 중에 병정(病情)의 경중(輕重), 허실(虛實) 및 제형(劑型), 배오(配伍) 등의 상황을 참작하여 용량을 증감(增減)해야 약효를 더욱 더 잘 발휘할 수 있다.

작용이 강렬한 약물이나 혹은 극독약(劇毒藥)인 경우에는 제량(劑量)을 엄격하게 제어해야 하고, 처음 투약을 시작할 때에는 용량을 가볍게 하고 점차로 용량을 추가해야 하며, 일단 병정(病情)이 호전된 후에는 바로 제량(劑量)을 줄이거나 투약을 중지해야 하며, 병이 다 낫게 되면 투약을 그치게 하여, 과량이나 축적으로 인한 중독을 예방해야 한다. 독성이 크면 클수록 용량이 작아야 하고, 독성이 작을수록 용량을 증가할 수 있다.

2) 포제해독(炮製解毒)

유독(有毒) 한약재의 경우에는 포제(炮製)를 통하여 약물의 독성을 없애거나 낮출 수 있다. 다양한 포제법(炮製法)을 실시하면 한약이 지니고 있는 독을 제압하고 적절한 약효를 발휘하게 할 수 있다. 예를 들면, 부자(附子)는 포(炮)하여 가열법을 실시하면 독성이 줄어들며, 반하(半夏), 천남성(天南星)의 경우에는 수침법(水浸法)을 실시하면 독성이 줄어들며, 파두(巴豆), 속수자(續隨子)의 경우에는 제상법(製霜法)을 실시하면 독성이 줄어들게 된다.

3) 배오제독(配伍制毒)

독약의 경우에 배오(配伍)를 적절하게 실시하면 독성을 줄이거나 없앨 수 있다. 칠정(七情) 배합에서 상외(相畏), 상살(相殺)의 배오(配伍)가 독성을 없애는 배합법이 될 수 있다.

제 4 장 한약의 배합(配合)

1. 약물의 상호작용(칠정(七情))

고대(古代)의 의료인들은 장기간에 걸친 임상 경험을 통하여 약물의 배합에서 상호간에 일정한 작용이 있음을 파악하게 되었으며, 이것을 약정(藥情)이라고 부르게 되었다. 약물의 배합에서 상호간에 발생하는 작용으로는 단행(單行)(단미(單味))·상수(相須)·상사(相使)·상외(相畏)·상오(相惡)·상반(相反)·상살(相殺) 작용이 있는데, 이것을 총칭(總稱)하여 약의 '칠정(七情)'이라 불렀다.

1) 단행(單行)

다른 약의 보조(輔助)를 필요로 하지 않고 한 가지 약물만으로 예방이나 치료효과를 발휘하는 경우이다. 그 예가 독삼탕(獨參湯)이고 단미(單味)의 인삼(人蔘)으로서 허탈증(虛脫證)을 치료한다.

2) 상수(相須)

두 가지 종류 이상의 효능이 서로 유사한 약물을 배합하여 상승작용을 하게 하여 본래부터 가지고 있는 효능을 현저하게 증강시킬 수 있는 것을 말한다. 예를 들면 석고(石膏)와 지모(知母)는 함께 청열사화(淸熱瀉火)·생진(生津)의 효능이 있으므로 이 두 가지 약물의 배합에서 청열(淸熱) 작용은 강화된다. 또한 대황(大黃)과 망초(芒硝)는 모두 사하통변(瀉下通便) 작용이 있으며, 두 가지 약을 배합하면 사하(瀉下)하는 효능은 더욱 증강해지는 등의 예이다.

3) 상사(相使)

두 가지 종류 이상의 효능이 서로 다른 약물을 주약(主藥)(군약(君藥))과 보좌약(輔佐藥)(신(臣)·좌(佐)·사약(使藥))으로 구분 배합하여, 주약(主藥)의 예방이나 치료효과를 강화할 수 있다. 예를 들면 황기(黃耆)에 복령(茯苓)을 배합하면 복령(茯苓)은 황기(黃耆)의 보기(補氣), 이수(利水) 작용을 강화하는 작용을 한다.

4) 상외(相畏)

두 가지의 약물을 배합했을 경우, 그 중 하나의 약물이 다른 하나의 약물의 규제를 받아 그 약물의 독성(毒性)이나 극성(劇性)이 억제되어 감소되거나 혹은 소멸(消滅)하게 되는 작용을 말한다. 예를 들면, 반하(半夏)는 생강(生薑), 파두(巴豆)는 흑축(黑丑), 유황(硫磺)은 망초(芒硝), 정향(丁香)은 울금(鬱金), 인삼(人蔘)은 오령지(五靈脂), 길경(桔梗)은 용담(龍膽), 황기(黃耆)는 방풍(防風), 목단피(牡丹皮)는 토사자(兎絲子)를 외(畏)하는 작용이 있다.

5) 상살(相殺)

하나의 약물이 다른 약물의 독성반응(毒性反應)을 소멸(消滅)하는 작용을 한다. 예를 들면 녹두(綠豆)가 파두(巴豆)를 살(殺)한다 하는 것은 파두(巴豆)의 중독(中毒)을 녹두(綠豆)로 해독(解毒)한다는 뜻이다. 또, 생강(生薑)은 생반하(生半夏) 생남성(生南星), 방풍(防風)은 비석(砒石), 백지(白芷)는 석웅황(石雄黃), 방풍(防風)은 부자(附子), 석위(石葦)는 주사(朱砂)의 독성(毒性)을 경감(輕減)시키거나 소멸(消滅)시킨다.

6) 상오(相惡)

두 가지 종류의 약물을 배합했을 경우, 배합에 의해서 일종의 약물이 다른 약물의 본래의 효능을 저하시키거나 심한 경우에는 상실(喪失)하게 할 수 있는 것을 말한다. 예를 들면 생강(生薑)은 황금(黃芩)과 상오(相惡)이다. 즉 황금(黃芩)은 생강(生薑)의 온성(溫性)을 감소시키거나 혹은 소멸하게 한다. 인삼(人蔘)은 래복자(萊菔子)와 배합하면 인삼(人蔘)의 보기(補氣) 작용이 감소되거나 파괴된다. 또한 생강(生薑)은 황금(黃芩), 방풍(防風)은 생강(生薑), 천궁(川芎)은 황련(黃連), 황기(黃耆)는 생강(生薑)의 효능을 감퇴 혹은 소멸시킨다.

7) 상반(相反)

두 가지 종류의 약물을 배합했을 경우, 상호작용으로 독성반응(毒性反應)이나 혹은 극렬(劇烈)한 부작용을 발생시키는 것을 말한다. 오두(烏頭)는 반하(半夏)에 반(反)하고, 감초(甘草)는 감수(甘隧)에 반(反)하는 등이 그 예이다.

2. 십팔반(十八反)·십구외(十九畏)

약물의 사용에 있어서 상호 배합할 때에 독이나 부작용을 일으키는 것이 있고 길항(拮抗) 작용을 하거나 약효를 강저(降低)시키고 혹은 상실케 하는 것이 있는데, 이를 십팔반(十八反)·십구외(十九畏)라 한다.

1) 십팔반(十八反)

십팔반(十八反)은 18종의 상반(相反) 약물을 말하며, 《태평성혜방(太平聖惠方)》의 "약상반(藥相反)"에 기록되어 있으며, 이 약물들끼리 배오(配伍)하면 독성을 증강하거나 효능의 간섭을 일으킬 수 있다.

감초(甘草)는 감수(甘遂), 대극(大戟), 원화(芫花), 해조(海藻)에 반(反)한다.

오두(烏頭)는 반하(半夏), 패모(貝母), 과루(瓜蔞), 백급(白芨), 백렴(白蘞)에 반(反)한다.

여로(藜蘆)는 인삼(人蔘), 단삼(丹蔘), 현삼(玄蔘), 사삼(沙蔘), 고삼(苦蔘), 세신(細辛), 작약(芍藥)에 반(反)한다.

2) 십구외(十九畏)

십구외(十九畏) 배오금기(配伍禁忌)는 《의경소학(醫經小學)》의 십구외가(十九畏歌)에 처음으로 나오며, 약물의 효능을 제어할 수 있기 때문에 배오(配伍)의 금기가 된다.

류황(硫黃)은 박초(朴硝)를 외(畏)하고, 수은(水銀)은 비상(砒霜)을 외(畏)하고, 파두(巴豆)는 견우자(牽牛子)를 외(畏)하고, 정향(丁香)은 울금(鬱金)을 외(畏)하고, 아초(牙硝)는 삼릉(三稜)을 외(畏)하고, 인삼(人蔘)은 오령지(五靈脂)를 외(畏)하고, 천오(川烏)·초오(草烏)는 서각(犀角)을 외(畏)하고, 육계(肉桂)는 적석지(赤石脂)를 외(畏)하고, 랑독(狼毒)은 밀타승(密陀僧)을 외(畏)한다.

3. 약물의 배합 방법

두 가지 이상의 약물을 배합하여 처방을 만들거나 임상에서 활용하는 경우에는 배합하는 방법을 적절히 활용하여야 한다.

첫째로, 약물을 배합할 때, 그 약물이 가지는 우수한 장점을 최대한 발휘할 수 있어야 한다.

일반적으로 약물은 각기 한 가지 이상의 효능과 용도를 가지고 있으며, 여러 가지 다른 증상을 치료하기 위하여 사용되는데, 그 중에서도 비교적 중요한 효능이 반드시 한 두 가지가 있다. 예를 들면 빈랑(檳榔)은 강기행체(降氣行滯)·화습이수(化濕利水)·살충(殺蟲)하는 세 가지 효능이 있으나 이 효능 중에 특히 조충(絛蟲)을 구제(驅除)하는 효력이 뛰어나며, 남과자(南瓜子)와 배합하면 그 효능은 더욱 증강된다. 자소엽(紫蘇葉)과 곽향(藿香)은 다 같이 해표작용(解表作用)이 있으며 감모(感冒)를 치료하는 효능은 서로 비슷하다. 그러므로 이 두 가지 약은 항상 해표약(解表藥)에 배합하여 사용되고 있으나 그 중에서도 자소엽(紫蘇葉)은 특히 이기작용(理氣作用)이 뛰어나므로 감모(感冒)로 인하여 발생하는 토사(吐瀉)에 흔히 사용한다. 그러므로 임상에서 처방의 배합에 있어서는 약물의 모든 작용을 이해할 뿐만 아니라 그 중 특히 우수한 효능을 파악하여 이용하는 방법이 중요한 것이다.

둘째로는 약물의 상호촉진 작용을 파악하여 치료효과를 증강할 수 있어야 한다.

약물의 치료효과를 증강하기 위하여서는 같은 효능을 가진 약물을 선택하는 '상수(相須)'의 방법을 활용해야 한다. 예를 들면 천문동(天門冬)과 맥문동(麥門冬)을 배합하여 윤폐생진(潤肺生津)에 사용하고, 지모(知母)와 황백(黃柏)을 배합하여 자음강화(滋陰降火)에 사용하며, 금은화(金銀花)와 연교(連翹)를 배합하여 청열해독(淸熱解毒)에 사용하고, 부자(附子)와 육계(肉桂)를 배합하여 인화귀원(引火歸源) 치료방법에 사용한다. 이렇게 상수(相須)의 배합 방법을 활용하면, 단방(單方)으로 사용하는 것 보다는 두 가지 약재를 배합함으로써 그 중 일미(一味)의 효력이 증강된다는 예가 될 수 있다.

또한 효능이 다른 약물을 배합하여 주된 약물의 치료효과를 증강하는 '상사(相使)'의 배합방법을 활용하는 경우도 있는데, 이것은 상보상성(相輔相成)작용을 발휘하여 치료효과를 증강시키는 것이다. 예를 들면 황기(黃耆)와 당귀(當歸)를 배합하여 익기생혈(益氣生血) 작용을 증강하고, 대황(大黃)과 지실(枳實)을 배합하여 행기통변(行氣通便) 작용을 증강하며, 작약(芍藥)과 감초(甘草)를 배합하여 완급지통(緩急止痛) 작용을 증강하는 등의 예이다. 이것은 모두 성미(性味)나 효능(效能)이 다른 약을 배합함으로써 치료효과를 더욱 증강시키고 있다.

셋째로는 약물을 배합함으로써 상호 억제하는 작용을 이용할 수 있어야 한다.

몇 가지의 약물은 편성(偏性) 혹은 독성(毒性)이 있어서 부작용을 일으키거나 또는 어떤 종류의 질병에 대하여 불리하게 작용하는 일이 있으므로, 만약 그 편성(偏性)을 억제하거나 독성(毒性)을 완해(緩解)하는 약물을 배합하면 불리한 요소를 없애고, 유리한 요소를 촉진시켜 치료목적을 달성할 수 있다. 이것이 즉 '상외(相畏)·상살(相殺)'이다. 예를 들면 생강(生薑)은 반하(半夏)의 독성(毒性)을 억제하는 작용이 있으므로, 두 약을 배합하면 독성이 억제되고 강역지구(降逆止嘔)의 작용이 증강한다. 대조(大棗)는 감수(甘遂)의 독성(毒性)을 완해(緩解)하므로, 두 약을 배합하면 감수(甘遂)가 위장(胃腸)에 미치는 자극을 완화(緩和)하여 수음(水飮)을 공축(攻逐)하는 등의 효과를 얻을 수 있는 등의 예이다.

넷째로는 어느 장부(臟腑)의 질병인지를 정확하게 변증(辨證)한 다음 약물의 치료 특징과 결부시켜서 적절하게 배합하여야 한다.

각 장부(臟腑)의 생리병리(生理病理)에는 각기의 특징이 있으므로 임상에 임해서는 동일한 약물을 사용하여 같지 않는 장부(臟腑)의 병증(病證)을 치료할 경우에는 장부(臟腑)에 따라 배합을 적절하게 바꾸어야 한다. 예를 들면 구기자(枸杞子)는 간신(肝腎)을 자보(滋補)하는 효능이 있으나, 신음(腎陰)을 자양(滋養)하는 데는 숙지황(熟地黃)을 배합하며, 간혈(肝血)을 자보(滋補)할 경우에는 당귀(當歸)를 배합하는 것이 효과적이다. 지모(知母)는 폐(肺)·신(腎)·위(胃)의 삼경(三經)에 작용하여 자음강화(滋陰降火)하는 작용이 있다. 지모(知母)를 사용하여 위화(胃火)를 사(瀉)하는 데는 맥문동(麥門冬)을 배합하면 자음윤조(滋陰潤燥)할 수가 있다. 장부간(臟腑間)의 생리(生理)에서 상호관계(相互關係), 병리상(病理上)의 상호영향을 고려하여 선약(選藥)하고 배합(配合)할 경우에는 또한 같은 주의가 필요하다.

4. 칠방(七方)

처방에 대한분류법으로 가장 오랜 것은 내경(內經)의 지진요대론(至眞要大論)에 기재된 칠방(七方)이다.

칠방(七方)은 방제(方劑)의 분류로, 병정(病情)에는 경중(輕重)이 있고, 병위(病位)에는 상하(上下)가 있으며, 병세(病勢)에는 완급(緩急)이 있고, 약미(藥味)에는 기우(奇偶) 등이 있어서, 방제(方劑)를 작성(作成)할 때는 이에 의거하여 대(大)·소(小)·완(緩)·급(急)·기(奇)·우(偶)·복(複)의 일곱 가지로 분류하였다.

1) 대방(大方)

첫째, 약미(藥味)가 많거나, 약미(藥味)는 적지만 약량(藥量)이 많은 것이다. 량(量)의 대방(大方)인 소승기탕(小承氣湯), 수(數)의 대방(大方)인 강활유풍탕(羌活愈風湯)이 있다.

둘째, 병사(病邪)가 왕성하여 중제(重劑)로 치료하지 않으면 안 될 때, 작용이 강한 약으로 치열한 병의 세력을 꺾는 것이다. 예를 들면 대승기탕(大承氣湯), 대청룡탕(大青龍湯)과 같은 것이다.

셋째, 병이 간(肝)이나 신장(腎臟)과 같이 하초(下焦)에 있는 질환을 치료할 때 량(量)을 중(重)하게 사용하여 한 번에 많이 먹게 하는 방제(方劑)를 말한다.

2) 소방(小方)

대방(大方)과 반대의 개념이다.

첫째, 약미(藥味)가 적거나 또는 약미(藥味)는 많으나 약량(藥量)이 적은 것이다.

둘째로, 병사(病邪)가 비교적 경(輕)하여 경제(輕劑)로 치료하는 것이다.

셋째, 병이 심장(心臟), 폐장(肺臟)과 같이 상초(上焦)에 있는 질환을 치료할 때 약재의 분량을 적게 하여 자주 먹게 하는 방제(方劑)이다.

3) 완방(緩方)

약성(藥性)이 완화(緩和)하여 일반적으로 만성(慢性)의 허약(虛弱) 병증(病證)에 장기간 복용하여 점차적으로 치유(治癒)시키는 방제(方劑)이다.

완방(緩方)에는 감초(甘草), 엿, 꿀과 같은 맛이 단 약을 넣어 약의 맹렬한 성능을 중화시키는 완방(緩方)이 있다. 예를 들면 소건중탕(小建中湯), 자감초탕(炙甘草湯)과 같은 것들이다.

물약이나 가루약보다 소화와 흡수가 완만히 되게 알약을 쓰는 완방(緩方)도 있다. 예를 들면 오매환(烏梅丸)과 같은 약으로 오래된 이질(痢疾)을 치료하는 것과 허약증(虛弱證)에 쓰는 보약(補藥)을 알약으로 많이 하는 것들이다.

약의 품종을 많이 넣어 서로 중화(中和) 조절하여 작용이 완화하게 하는 완방(緩方)도 있다. 예를 들면 인삼회생단(人蔘回生丹), 서여환(薯蕷丸)이다.

이 밖에도 약의 성질이 독이 없는 것(작용이 세지 않은 것)들로 구성된 것, 냄새나 맛이 세지 않은 약들로 구성된 완방(緩方)도 있다.

4) 급방(急方)

약성(藥性)이 맹준(猛俊)하여 병세(病勢)가 위급할 때에 사용하여 급속한 효과를 얻기 위한 방제(方劑)이다. 예를 들면, 비급환(備急丸)으로 명치 아래가 끊어질듯이 아프고 대소변이 막혔을 때 치료하는 것이다.

급성 질환에 소화 흡수가 빠른 물약을 덥게 하여 많이 먹이는 급방(急方)도 있다. 작용이 센 약으로 토(吐)하게 하거나 설사하게 하여 위급한 증세를 회복시키는 것도 급방(急方)의 한 가지이다. 이 밖에 약의 냄새와 맛이 센 약으로 바로 효력을 내게 하는 급방(急方)도 있다.

5) 기방(奇方)

한 가지 약미(藥味)로 구성된 처방으로, 병이 초기이고 단순하거나 허탈과 장애가 급진적으로 진행되었을 때에 작용이 단순하고 다른 약의 중화와 조절을 받지 않게 한 가지 약재만 쓰는 단방(單方)이다. 예를 들면 독삼탕(獨蔘湯), 귤피일물탕(橘皮一物湯)과 같은 것들이다.

또한 구성된 약물의 수(數)가 기수(奇數)인 방제(方劑)이다.

6) 우방(偶方)

두 가지 약미(藥味)로 구성되었거나 또는 구성된 약물의 수(數)가 우수(偶數)인 방제(方劑)이다.

7) 복방(複方)

병세(病勢)의 복잡한 정도에 따라 이방(二方) 혹은 여러 가지 방제(方劑)를 합용(合用)한 방제(方劑)이다. 비교적 복잡한 병증(病證)을 치료한다. 예를 들면 시호계지탕(柴胡桂枝湯), 오적산(五積散), 방풍통성산(防風通聖散) 같은 처방들이다.

5. 십제(十劑)

십제(十劑)는 약물의 효능에 따라 분류한 것으로 선(宣)·통(通)·보(補)·설(泄)·경(輕)·중(重)·활(滑)·삽(澀)·조(燥)·습제(濕劑)가 있다.

1) 선제(宣劑)

기운이 막혀 옹색(壅塞)한 것을 서선개포(敍宣開布)하는 것으로 대개가 방향성(芳香性) 약이다.

(예) 생강(生薑), 진피(陳皮), 향부자(香附子), 곽향(藿香) ; 과황산(瓜黃散)

2) 통제(通劑)

정체(停滯)한 것을 유통(流通)시키는 약으로, 대개 이뇨제(利尿劑)이다.

(예) 목통(木通), 방기(防己), 복령(茯苓), 택사(澤瀉), 저령(豬苓) ; 십조탕(十棗湯)

3) 보제(補劑)

허쇠(虛衰)를 보익(補益)시키는 것으로 대개 자양제(滋養劑)이다.

(예) 인삼(人蔘), 양육(羊肉), 황기(黃芪), 숙지(熟地), 당귀(當歸), 백출(白朮) ; 사군자탕(四君子湯)

4) 설제(泄劑)

결체(結滯)된 것을 사하(瀉下)시키는 것으로 대개 침강제(沈降劑)이다.

(예) 대황(大黃), 삼릉(三稜), 봉출(蓬朮), 지실(枳實), 망초(芒硝) ; 대승기탕(大承氣湯)

5) 경제(輕劑)

발한(發汗), 통규(通竅)하는 약이다. 해표제(解表劑)이다. 상부(上部)가 실(實)한 것을 없애는 약이다.

(예) 마황(麻黃), 갈근(葛根), 소엽(蘇葉), 형개(荊芥), 계지(桂枝) ; 마황탕(麻黃湯)

6) 중제(重劑)

진정제(鎭靜劑) 등에 속하는 광물약(鑛物藥), 패류(貝類)이다. 하부(下部)가 겁약(怯弱)한 것을 없애는 것이다.

(예) 석고(石膏), 주사(朱砂), 용골(龍骨), 모려(牡蠣) ; 주사안신환(朱砂安神丸)

7) 활제(滑劑)

들러붙어 있어서 결체난삽(結滯難澁)한 것을 활리(滑利)시키는 것이다. 이뇨윤변제(利尿潤便劑)가 여기에 속한다.

(예) 마자인(麻子仁), 차전자(車前子), 봉밀(蜂蜜) ; 밀전도법(蜜煎導法)

8) 삽제(澀劑)

활(滑)하고 탈실(脫失)하는 것을 방지하는 약이다.

(예) 오미자(五味子), 오매(烏梅), 용골(龍骨), 모려(牡蠣) ; 적석지우여량탕(赤石脂禹餘粮湯)

9) 조제(燥劑)

습(濕)을 승(勝)하는 거습이뇨제(祛濕利尿劑)이다.

(예) 창출(蒼朮), 목향(木香), 반하(半夏) ; 평위산(平胃散)

10) 습제(濕劑)

윤제(潤劑)라고도 하며, 조제(燥劑)의 반대이다. 체내 수분의 부족으로 건조한 경우에 윤택(潤澤)하게 하는 방제(方劑)이다.

(예) 숙지황(熟地黃), 구기자(枸杞子) ; 경옥고(瓊玉膏)

이 외에도 대황(大黃), 박초(朴硝)와 같이 열증(熱證)을 낫게 하는 한제(寒劑)가 있고, 부자(附子), 관계(官桂)와 같이 한증(寒證)을 낫게 하는 열제(熱劑)가 있다. 이 두 가지를 보충하면 십이제(十二劑)가 된다.

6. 군신좌사(君臣佐使) 이론

1) 정의

처방의 구성에 있어서 약물을 배합하는데 약물 상호간의 협력하는 작용을 표시한 것으로, 군신좌사(君臣佐使)는 조방(組方)의 원칙이며, 이것은 처방 중에서 약물 배오(配伍)의 주종(主從) 관계를 설명한 것이므로, 방제(方劑) 구성의 중요한 부분이 된다. 이 조방(組方) 원칙에 따라서 방제(方劑)를 구성할 때에는 명확한 구분이 있으면서 상호간에 긴밀하게 배합되어야 방제(方劑)의 효능이 잘 발휘되어 치료효과를 얻을 수 있다.

2) 유래

(1)《신농본초경(神農本草經)》

①「상약(上藥)이 군(君), 중약(中藥)이 신(臣), 하약(下藥)이 좌사(佐使)」라고 하였다.

② 서례(序例)에서 「약의 군신좌사(君臣佐使)란 것이 있어서 서로 선섭(宣攝)한다. 이것을 합화(合和)하는데는 일군이신삼좌오사(一君二臣三佐五使)로 하거나 일군삼신구좌사(一君三臣九佐使)로 할 것이다」라고 하였다.

(2)《내경(內經), 지진요대론(至眞要大論)》에서는 「병을 주(主)로 하는 것은 군(君)이고, 군(君)을 좌(佐)하는 것은 신(臣)이며, 신(臣)에 응(應)하는 것을 좌사(佐使)라 한다.」라고 하였다.

(3) 가백제(柯伯齊)는 주치약(主治藥)을 군약(君藥)으로, 보치약(輔治藥)을 신약(臣藥)으로 삼고, 서로 협조하고 인경(引經)하는 약을 사약(使藥)으로 하였다.

(4) 성무기(成無己)는 처방 중의 군신(君臣)을 지정하였다.

(예) 계지탕(桂枝湯)에서 계지(桂枝)를 주(主)(군(君)), 작약(芍藥)과 감초(甘草)를 신(臣), 생강(生薑)과 대조(大棗)를 사(使)로 함.

(5) 이고(李杲)

① 질증별(疾症別)로 군약(君藥)을 지정하였다.

(예) "증(症)을 주(主)하는 것이 군(君)으로, 예를 들면 풍(風)을 치료하는 데는 방풍(防風), 상초열(上焦熱)을 치료하는 데는 황금(黃芩), 중초열(中焦熱)을 치료하는 데는 황련(黃連), 습(濕)을 치료하는 데에는 방기(防己), 한(寒)을 치료하는 데에는 부자(附子)의 류

(類)가 각각 군(君)이다"라고 함.

② 군신좌사(君臣佐使)를 약량(藥量)의 다소(多少)에 의하여 구별해야 한다고 강조하고, 《비위론(脾胃論)》에서 「군약(君藥)은 분량이 가장 많고, 신약(臣藥)이 그 다음이며, 좌사(佐使)가 또 다음이다. 신(臣)이 군(君)보다 많은 것은 옳지 못하다. 군신(君臣)이 차례가 있어서 서로 선섭(宣攝)하여야 어사(御邪)하여 병을 없앤다.」라고 하였다.

③「병을 주(主)하는 것을 군(君)이라 하는데, 겸하여 어떤 병이 있는 가를 볼 것 같으면 좌사약(佐使藥)으로 사용하여서 이것을 나누어 구별한다. 이것이 처방을 만드는 요점이다(주병지위군, 겸견하병, 칙이좌사약분별지, 차제방지요야(主病之謂君, 兼見何病, 則以佐使藥分別之, 此制方之要也))」라고 하여, 《내경(內經)》의 설에서 진일보하여 주병(主病)에 겸병(兼病)이 있을 때의 용약(用藥)의 배오(配伍) 방법을 지적하였다.

(6) 장원소(張元素)는 약의 용량의 많고 적음으로써, 군신(君臣)을 구별하였다.

(7) 본초강목(本草綱目)에서는 처방을 구성하는 약물의 수량(水量)의 여하에 따라 군신좌사(君臣佐使)로 삼아 약효(藥效)가 군신(君臣)의 행령(行令)에 화합(和合)함과 같다고 하였다.

(8) 의학입문(醫學入門)에서는 군신좌사(君臣佐使)를 약의 분량(分量)과 그 가감(加減)으로 설명하여 방제(方劑)의 지침(指針)을 삼았다.

3) 의미

(1) 군약(君藥)

처방중의 약물 가운데 주제(主劑)로서 가장 주효(主效)한 치료 효과가 있는 약물이다. 달리 말하면, 한 방(方)의 주약(主藥)으로 주증(主證)에 대하여 정면으로 작용하는 약물이다.

(2) 신약(臣藥)

주약(主藥)의 보조약(輔助藥)이므로 주약(主藥)의 역량부족을 도와주는 약물을 지칭한다. 즉 주약(主藥)에 다른 약을 가미(加味)하여 보조(輔助)케 하므로 주약(主藥)의 약력(藥力)을 배증(倍增)하는 것이다.

(3) 좌약(佐藥)

① 군약(君藥)의 유독(有毒)한 것이나 또는 약성(藥性)이 준렬(峻烈)한 것을 썼을 때 이것을 제약(制約)하는 작용을 하는 약물이다. 주약(主藥)이 유독(有毒)하거나 심히 편중된 성질일 경우에 이용한다.

② 주약(主藥)을 보조해서 부수적(附隨的)인 증상을 해제(解除)하는 것으로서, 겸증(兼證)을 치료하거나 또는 두 번째 주요(主要)한 증(證)을 치료하는 약물이다.

③ 반좌(反佐) 작용으로 병세(病勢)가 거약(拒藥)하는 경우에 수가(須加)하여 종치(從治)를 할 때 사용한다.

(4) 사약(使藥)

① 인경약(引經藥)의 의미이다.

② 모든 약성(藥性)을 조화(調和)하는 약물이다.

3) 군신좌사(君臣佐使) 배합의 실례

마황탕(麻黃湯)은 마황(麻黃) 18.75g, 계지(桂枝) 7.5g, 감초(甘草) 3.75g, 행인(杏仁) 3.75g으로 구성된 처방이다. 마황탕(麻黃湯)은 태양병(太陽病)인 감기로 두통이 있고 발열, 오풍한(惡風寒), 무한(無汗)하면서 천식(喘息)이 있는 풍한표실증(風寒表實證)에 사용하는 처방이다. 마황탕(麻黃湯)의 조성(組成)을 살펴보면, 마황(麻黃)은 군약(君藥)으로 성질이 땀을 내어 발산(發散)시킨다. 계지(桂枝)는 신약(臣藥)으로 마황(麻黃)을 보조하여 발한작용을 충분히 시킨다. 행인(杏仁)은 좌약(佐藥)으로 마황(麻黃)의 건조하게 하는 성질을 제재(制裁)하여 습윤(濕潤)하게 하는 동시에 마황(麻黃)의 천식을 진정하는 작용을 강화한다. 감초(甘草)는 사약(使藥)으로 다른 약들을 조화시켜 원만히 작용하게 한다.

계지탕(桂枝湯)은 계지(桂枝) 11.25g, 작약(芍藥) 7.5g, 감초(甘草) 3.75g, 생강(生薑) 3쪽, 대조(大棗) 2개로 구성된 처방으로, 감기 등으로 두통, 오한(惡寒)이 나고, 땀이 나며 열성병의 초기 증세가 드러나는 풍한표허증(風寒表虛證)에 사용하는 처방이다. 이 처방에서 계지(桂枝)는 군약(君藥)으로 발한(發汗), 해열(解熱)시킨다. 건강(乾薑), 대조(大棗)는 신약(臣藥)으로 계지(桂枝)를 보조하여 발산(發散)시킨다. 작약(芍藥)은 좌약(佐藥)으로 계지(桂枝), 건강(乾薑)의 과격한 성질을 제재(制裁)하며 혈액 순환을 조절하여 적당하게 땀을 내게 한다. 감초(甘草)는 사약(使藥)으로 다른 약들을 조화시켜 원만한 작용을 하게 한다.

제 5 장 한약 달이기

환자의 약을 달이는 경우에는 반드시 믿을 수 있고 공손하고 정성을 들일 수 있는 사람을 써야 하며, 약탕관은 묵은 때와 비린내 나는 것을 깨끗이 씻어내고 깨끗한 첨수(甛水)를 사용해야 한다. 물량을 적당하게 하고, 만화(慢火)에 달여서 여과한 즙을 먹으면 효과를 반드시 볼 수 있다.

일반적으로 보약(補藥)의 경우에는 물을 많이 붓고 탕약(湯藥)의 분량을 적게 하여 먹고, 설사시키는 약의 경우에는 물을 적게 붓되 탕약(湯藥)의 분량을 많게 하여야 한다.

이동원(李東垣)에 의하면, 높은 곳의 병(病)을 다스리는 경우에는 술을 가하여 달이고, 습(濕)을 다스리는 경우에는 생강(生薑)을 가하여 달이고, 원기(元氣)를 돕는 경우에는 대조(大棗)를 가하여 달이고, 풍한(風寒)을 발산(發散)하는 경우에는 총백(葱白)을 가하여 달이고, 흉격(胸膈) 위의 병을 다스리는 경우에는 꿀을 넣어 달인다.

1. 약을 달이는 물

약을 달이는 물은 청결한 물을 사용하는데, 물의 양은 보통 약재가 30g인 경우에 달이는 물은 200~300cc가 적당하다. 약재를 달일 때 물의 량이 적당해야 하는데, 물의 양이 너무 적으면 약물의 유효성분이 쉽게 추출되지 않고, 너무 많으면 달이는 시간이 길어져서 일부 성분들이 파괴될 수 있다.

일반적으로 물의 양은 다릴 약물을 적당히 눌러서 수면이 약물보다 2㎝ 정도를 넘지 않도록 하는 것이 적당하다. 또 방향성이나 휘발성이 강한 약물 및 조직이 성근 약물은 물에 잠길 정도로 하는 것이 적당하다. 조직이 단단하고 점도가 강하여 오래 달여야 할 약물은 물의 양도 일반 약물에 비해 약간 많게 한다.

2. 약을 달이기 전에 약재를 물에 담가두는 방법

약물을 일정한 시간동안 물에 담가 두면 유효성분을 쉽게 추출할 수 있으며, 만일 물에 담가 두지 않고 약을 달이기 직전에 마르고 딱딱한 약재를 넣고 바로 열을 가하면 약물의 표면에 있는 전분이나 단백질이 응고되어 유효성분의 추출을 방해할 수 있다. 일반적으로 30~60분 정도 물에 담가두는 것이 적당하다. 여름에는 온도가 높으므로 이 시간을 줄이는 것이 좋고 겨울에는 온도가 낮으므로 연장하는 것이 좋으나, 너무 오래 담가두어서 약물이 부패되거나 변질되게 해서는 안 된다.

약물을 담가 둘 때에 사용하는 물은 상온이나 또는 25~50℃ 사이의 따뜻한 물이 적당하며, 끓는 물을 사용하면 절대로 안 된다.

3. 약을 달이는 용기

옛날 사람들은 은으로 만든 그릇이 제일 좋고, 자기(磁器) 그릇을 그 다음으로 좋은 것으로 생각하였으며, 구리로 만든 그릇, 주석으로 만든 그릇, 철로 만든 그릇을 사용하는 것을 꺼렸다. 특히 약물을 달일 때 철기(鐵器)에 달이면 침전물이 발생하여 용해도가 떨어지고 화학변화를 일으켜 부작용이 생겨서 치료효과에도 영향을 준다. 현재는 도자기(陶瓷器), 질그릇을 많이 사용하고 있기도 하는데, 별다른 화학변화가 발생하지 않는 것으로 알려져 있어 괜찮다.

4. 약을 달이는 경우의 불의 조절

불의 조절은 각 약물의 성질과 조직에 근거하여 결정하며, 일반적으로 먼저 센 불을 사용한 후 약한 불을 사용하고, 끓기 전에는 센 불을, 끓은 후에는 약한 불을 사용하여 약액(藥液)이 끓어 넘치거나 쉽게 졸아들어 마르지 않도록 한다.

발산약(發散藥)이나 방향성(芳香性) 약물은 센 불을 수 분 동안 달인 후에 약한 불에 잠깐 달이는 것이 좋은데, 너무 오래 달이면 향기가 발산되어 약효가 손실될 수 있기 때문이다. 보익(補益)하는 약물 중 성질이 끈적끈적하고 두터운 약물은 대부분 오래 달여야 유효성분이 충분히 추출되어 약효를 온전하게 발휘할 수 있으며, 기타 조개껍질류, 갑각류(甲殼類), 화석 및 광물약은 단단한 약재이므로 더욱 더 오래 달여야 한다.

5. 약을 달이는 여러 가지 방법

1) 먼저 달이기(선전(先煎))

대자석(代赭石), 한수석(寒水石), 자석(磁石)과 같은 광석류 약재나 석결명(石決明), 모려(牡蠣)와 같은 개각류(介殼類) 약물, 서각(犀角), 영양각(羚羊角)과 같은 뿔 종류의 약재와 용골(龍骨)과 같은 화석류 약재, 호골(虎骨)과 같은 뼈류 약재 등은 무겁고 재질이 딱딱하여 약효가 잘 우러나지 않으므로, 두들겨 부수어서 먼저 달여서 끓고 난 10분 후에 다른 약물을 넣어야 한다. 복룡간(伏龍肝), 나도근(糯稻根) 등 흙성분이 많은 약물도 먼저 달여서 약즙을 취하고 그 약즙을 물로 대신하여 다른 약을 넣어서 달인다.

2) 나중에 달이기(후하(後下))

박하(薄荷), 목향(木香), 사인(砂仁), 백두구(白荳蔲), 침향(沈香), 청호(靑蒿) 등과 같은 방향성(芳香性) 약물은 그 휘발성분(정유)에 약효가 있기 때문에 일반적으로 다른 약물을 먼저 달인 후에 넣어서 4~5분쯤 더 달이면 된다. 오랫동안 달이면 유효성분이 달아나 흩어지게 되기 때문이다.

이 외에 청열약(淸熱藥)의 약물도 센 불로 급히 달여 내는 것이 약효의 저하와 약성(藥性)의 변화를 방지할 수 있다.

3) 싸서 달이기(포전(包煎))

달인 후에 약액(藥液)이 혼탁하여 소화관에서 흡수가 감소되거나, 인후 등에 좋지 않은 자극을 방지하기 위해서 약물을 가제(Gaze)나 면포에 싸서 약탕기에 넣어 달이는 방법이다. 예를 들면 적석지(赤石脂), 선복화(旋覆花), 복룡간(伏龍肝) 등이 있다. 먼저 달여 찌꺼기를 제거하고 후에 다른 약을 넣어 같이 달이는 방법을 사용하기도 한다.

4) 따로 달이기(별전(別煎))

인삼(人參), 서양삼(西洋參), 녹용(鹿茸) 같은 귀한 약물은 다른 약물과 구분하여 장시간 달이는 경우가 있는데, 이렇게 따로 달이게 되면 유효성분을 제대로 보존할 수가 있으며, 같이 달일 때 다른 약물에 흡수되는 것을 방지할 수도 있다.

또한 귀중하거나 달여도 약성(藥性)이 잘 우러나지 않는 약물인 영양각(羚羊角), 서각(犀角) 등은 잘게 썰어서 박편(薄片)으로 하여 1~2시간 따로 달인다.

5) 녹이기(용화(熔化))

아교(阿膠), 계혈등교(鷄血藤膠), 구판교(龜板膠)와 같은 끈끈한 교질(膠質)이나 이당(飴糖)과 같이 점성이 많아 쉽게 용해되는 약물은 같이 달이면 점성이 용기 밑바닥에 눌어붙거나 또는 점성이 다른 약에 달라붙어서 유효성분이 우러나오게 하는데 방해가 되므로 다른 약물을 다 달여서 찌꺼기를 제거한 후 약액(藥液) 중에 넣어 녹이거나, 약간 달여서 용해(溶解)한 것을 사용한다.

6) 우려내어 복용하기(포복(泡服))

장홍화(藏紅花), 육계(肉桂) 등과 같이 휘발성(정유) 성분을 함유하여 성분의 휘발이 쉽게 되는 약물이나 용량이 적은 약물은 달인 약물에 담가 두어 우려내어 복용한다.

7) 잘 섞어서 복용하기(충복(冲服))

가루약, 단제(丹劑), 작은 환약, 자연적이고 신선한 약액(藥液)의 즙의 경우에는 다른 약액이나 물에 이것들을 잘 섞어서 충복(冲服)한다.

8) 오래 달이기(구전(久煎))

맛이 투터운 자보(滋補) 약물의 경우, 약효성분을 모두 우러나오게 하기 위해서는 약한 불로 오랫동안(보통 2~3 시간) 달여야 한다.

또한 부자(附子), 오두(烏頭), 낭독(狼毒) 등의 독성약은 약한 불로 30시간 정도로 오랫동안 달여야 그 독성이 줄어들기도 한다.

6. 기타 약을 달이기 위한 자세

약을 달이기 전에 우선 약물을 용기에 넣고 차가운 물에 약물의 표면이 충분히 잠길 정도로 하여 일정 시간 담가 두었다가 다시 달이게 되면 약물이 충분히 눅눅하게 되어 유효성분이 쉽게 잘 우러나오게 된다.

약을 달이는 중에는 달이는 약액(藥液)이 감소되고, 휘발성 성분이 감소될 수 있으므로, 자주 뚜껑을 열어 보는 것은 좋지 않다.

제 6 장 한약을 복용하는 방법

제 1 절 약을 복용하는 시간과 방법

1. 약을 복용하는 시간

약을 복용할 때는 그 간격이 일정해야 하며, 모두 식사를 하기 전후에 1-2시간으로 해서 약물의 치료효과에 영향을 미치지 않도록 해야 한다.

일반적으로 보양약(補養藥)은 식전(食前)에 복용한다. 그러나 위장(胃腸)에 자극을 주는 약물과 안과(眼科)의 질병을 치료하는 약물은 식후(食後)에 복용하고, 약이 끈적끈적하고 성질이 두터운 보익약(補益藥)은 빈속에 복용하는 것이 좋다.

질병이 상초(上焦)에 있으면 약의 효력을 상초(上焦)에 조금이라도 오래 머물 수 있도록 하기 위하여 식후(食後)에 복용하는 것이 좋고, 질병이 하초(下焦)에 있으면 약의 효력을 신속하게 아래로 도달하게 하기 위하여 식전(食前)에 복용하는 것이 좋다. 병(病)이 사지(四肢)와 혈맥(血脈)에 있으면 공복(空腹)이나 아침에 복용하는 것이 좋고, 골수(骨髓)에 병(病)이 있으면 밤에 포식(飽食)한 뒤에 복용한다.

또한 병(病)이 위에 있으면 자주 먹고 량을 적게 하며, 아래에 있으면 돈복(頓服)하고 량을 많이 하는 것이 좋다. 적게 먹으면 위쪽을 자양(滋養)하고, 많이 먹으면 아래를 준보(峻補)하기 때문이다.

질병에 종류에 따라서 약을 복용하는 시간이 달라질 수 있는데, 예를 들면 학질을 치료하는 약물은 발작하기 2시간 전에 복용하고, 안신약(安神藥)은 취침 전에 복용하며, 응급질병의 경우에는 시간에 구애받지 않고 복용한다. 만성병에는 일정한 시간에 복용해야 한다.

질병의 정황에 따라서 1일에 몇 차례 복용하는 것도 있고, 또한 달인 약액(藥液)을 차처럼 시간에 관계없이 수시로 복용하는 경우도 있다.

2. 약을 복용하는 방법

첩약의 경우에는 일반적으로 2첩을 한 번에 달여서 하루에 2회 혹은 3회로 나누어 복용하는데, 요즘에는 탕액(湯液)을 추출기로 추출하여 팩으로 포장된 상태로 환자에게 공급하기 때문에 하루에 3회, 각 1팩씩 먹으면 된다. 과거에는 아침과 점심에는 1첩씩 달여 먹고, 저녁에는 이것을 재탕(再湯)하여 복용한 경우도 있었으나, 재탕(再湯)할 경우에 약효성분이 매우 미약한 것으로 밝혀졌기 때문에 이 방식은 사용하지 않는 것이 좋다.

그러나 질병의 정황이 위급하게 되면 1회에 2첩 분량을 복용하여 약의 효력을 증강시키기도 한다.

탕제(湯劑)는 보통 따뜻하게 복용하는 것이 일반적이다. 그러나, 약의 효력을 더 증강시켜 주기 위해서 열증(熱證)에는 차게 복용하는 것이 좋고, 한증(寒證)에는 뜨겁게 해서 복용하는 것이 효과가 더 좋다. 때로는 한열(寒熱)이 뒤섞여서 서로 배척하여 복용한 후 구토가 나타나는 경우도 있는데, 이 경우에 진한가열(眞寒假熱) 같으면 열약(熱藥)을 차게 복용해야 하고, 만약 진열가한(眞熱假寒) 같으면 한약(寒藥)을 뜨겁게 해서 복용해야 한다.

약의 성질이 강렬하거나 또는 독성이 있는 약을 사용해야 할 경우, 처음에는 조금씩 복용하기 시작하고, 병이 제거되면 복용을 중지하되, 제거되지 아니하면 점차로 약의 용량을 증가하여 효력이 나타나면 복용을 중지해야 한다. 만일 복용량이 과도하면 중독이 발생할 우려가 있으므로 주의해야 한다.

만약에 약을 복용한 후에 구토를 하면 생강즙을 조금 먼저 복용하거나 또는 진피(陳皮)를 조금 씹고 난 다음에 탕약(湯藥)을 복용하거나 또는 약액(藥液)을 차게 해서 복용하거나 조금씩 자주 복용하는 방법을 사용할 수도 있다. 만약에 환자가 정신이 혼미하여 탕액(湯液)을 삼키기가 곤란할 때에는 탕액(湯液)을 코로 공급하는 방법을 사용할 수도 있다.

제 2 절 약물의 용량

약물을 활용하는 경우에는 일반적인 용량이 정해져 있으나, 환자마다 개별적인 차이나 특징을 지니게 되므로, 한의사는 체질의 강약(强弱)과 질병의 경중(輕重) 및 약물의 성질에 근거하여 약의 용량의 많고 적음을 적절하게 결정하여 치료에 임해야 한다.

1. 약물의 성질과 용량

약재의 성미(性味)가 박(薄)하여 독성이 없는 약물의 경우에는 사용량을 약간 많게 해도 되며, 성미(性味)가 악후(惡厚)하고 작용이 준렬(峻烈)하고 독성이 있는 약물의 경우에는 먼저 소량으로 시작하여 반응을 살펴가며, 낫지 않으면 약량을 조금씩 늘이면서 투여하는 것이 필요하다.

약재의 질(質)이 무거운 약물은 다량(多量)으로 사용해야 하며, 질(質)이 가벼운 약재의 경우에는 비교적 소량으로 사용해도 약효를 볼 수 있다.

2. 약물의 배오(配伍)와 용량

한 가지 약을 단독으로 사용하는 처방에 사용되는 약물이나 복방(複方) 중에 주약(主藥)으로 사용하는 약물의 경우에는 많은 용량을 사용해야 한다. 반면에, 단방(單方)이 아닌 복방(複方)에 들어가는 약물이나 복방(複方) 중의 보약(輔藥)의 경우에는 소량을 사용한다.

3. 약물의 제형(劑型)과 용량

일반적으로 탕제(湯劑)보다는 환제(丸劑)나 산제(散劑)가 약량(藥量)이 적다.

4. 질병의 완급(緩急)과 용량

약량(藥量)은 병증(病證)의 구체적 정황과 변화에 상응하며 환자의 상태에 따라 결정되는데, 가벼운 질병, 오래된 질병, 만성질병의 경우에는 소량으로 사용한다. 무거운 질병, 금방 감염된 질병, 급성 질환인 경우에는 비교적 많은 용량을 사용해야 한다.

5. 계절, 지역과 용량

여름에 차가운 성질의 약 혹은 겨울에 뜨거운 성질의 약을 쓸 때는 약량을 좀 더 넣어주는 것이 좋으며, 여름에 뜨거운 성질의 약이나 겨울에 차가운 성질의 약을 사용할 때는 약량을 좀 줄여서 사용하는 것이 좋다.

북방(北方)에서는 약물의 용량을 많이 사용해야 약효가 나타나며, 남방(南方)에서는 소량으로 사용하는 것이 적합하다.

지대가 높고 추운 지역은 온조(溫燥)한 약을 많이 사용하고, 차고 서늘한 성질의 약을 적게 사용하는 것이 좋다. 반면에 따뜻하거나 뜨거운 지역에서는 청열약(淸熱藥)을 많이 사용하고, 온열(溫熱)한 성질의 약을 적게 사용하는 것이 좋다.

6. 연령이나 성별에 따른 약물의 용량

체질이 강한 사람이나 장년(壯年), 남자의 경우에는 복용량이 좀 많아야 한다. 체질이 약한 자, 노인, 아동, 부녀자의 경우에는 약의 용량을 좀 적게 해야 효과를 제대로 볼 수 있다. 특히 여자들의 월경기, 임신기, 해산 후에는 평소보다 약의 용량을 적게 써야 한다.

나이에 따라서도 약의 용량을 달리 해야 하는데, 만 2세 이하의 애기인 경우에는 성인 용량의 1/4보다도 적게 먹여야 한다. 5세 이하의 어린이인 경우에는 성인 용량의 1/4이 적당하며, 6세 이상의 어린이인 경우에는 성인 용량의 1/2이 적당하다.

제 3 절 한약을 복용하는 경우의 금기사항

약을 복용하는 기간 중에 해로운 음식물, 약물을 피해야 하거나 절제해서 복용해야 하는 것이 있는데, 만일 이것을 잘 지키지 않으면 약효를 감소하고, 병정(病情)에 영향을 주며, 부작용을 발생할 수 있다.

어떤 한약을 복용할 경우에 어떤 음식을 금기해야 약효를 제대로 발휘할 수 있으며, 부작용을 예방할 수도 있는데, 이것을 복약금기(服藥禁忌)라고 하며, 식기(食忌)라고도 한다.

1. 일반적인 한약을 복용하는 경우의 식품 금기사항

일반적으로 한약을 복용하는 경우에 금하는 것으로는, 닭이나 돼지고기를 먹지 않게 하는데, 지방질이 많아서 설사하기 쉽기 때문이다.

술은 흥분작용이 있어 과음하면 열을 조장하거나 승산(升散)을 조장하게 되어 약효에 지장을 초래할 수 있다. 따라서, 염증성 질환이나 열이나 습열(濕熱)이 원인이 된 질환에 술을 먹으면 병을 악화시킬 수 있다. 또한 술의 성질은 뜨거우므로, 한약을 먹으면서 술을 먹게 되면 한약의 약성(藥性)과 상충되게 하거나 한약의 약성(藥性)을 가중하게 하여 질병의 치료에 영향을 미칠 수 있다. 그 외에도 술을 먹게 되면 간이 해독하는 과정에 무리를 하게 되어, 한약의 좋은 성분들이 모두 흡수되지 못하게 될 수 있다.

밀가루 음식의 경우에는 성질이 서늘하므로 소화불량을 일으키는 경향이 많으며, 그 외에도 소화 장애를 일으키는 음식, 생냉(生冷)하거나 점니(粘膩)하거나 성취(腥臭) 등의 음식, 설사를 일으키는 음식, 자극성이 강한 음식 등을 섭취하는 것을 피하는 것이 좋다.

2. 개별 한약재를 복용하는 경우의 식품 금기 사항

또, 다음과 같은 한약을 복용하는 경우에는 제시해주는 식품을 금해야 약효를 제대로 발휘할 수 있다. 예를 들면, 다음과 같다.

○ 황련(黃連)……냉수를 먹지 말아야 한다.

○ 지황(地黃), 하수오(何首烏)를 복용하는 경우……파, 마늘, 무를 먹지 말아야 한다. 혈(血)을 소모하고 수염과 머리털을 일찍 희게 할 수 있다.

○ 하수오(何首烏)……비늘이 없는 물고기를 먹지 말아야 한다.

○ 박하(薄荷)……자라고기를 금해야 한다.

○ 별갑(鱉甲)……현채(莧菜)(비름나물)을 금해야 한다.

○ 상산(常山)……생파를 금해야 한다.

○ 토복령(土茯苓), 사군자(使君子), 위령선(威靈仙)……차를 금해야 한다.

○ 상륙(商陸)……개고기를 금해야 한다.

○ 복령(茯苓)……식초를 금해야 한다.

○ 밀(蜜)……총(葱), 와거(萵苣)를 금해야 한다.

○ 황련(黃連), 감초(甘草), 길경(桔梗), 오매(烏梅)……돼지고기를 금해야 한다.

○ 호황련(胡黃蓮)……돼지고기를 먹지 말아야 한다. 만일 이것을 어기면 루정(漏精)한다.

○ 세신(細辛)……생채(生菜)를 먹지 말아야 한다.

○ 파고지(破故紙)……양고기를 먹지 말아야 한다.

○ 목단피(牧丹皮)……생호유(生胡荽)를 먹지 말아야 한다.

○ 후박(厚朴)……두(豆)를 먹지 말아야 하는데, 동기(動氣)하기 때문이다.

○ 황정(黃精)……매실(梅實)을 먹지 말아야 한다.

○ 위령선(威靈仙)……명(茗)과 면탕(麵湯)을 금해야 한다.

○ 우슬(牛膝)……소고기를 먹지 말아야 한다.

○ 구기(枸杞)……유락(乳酪)과 상오(相惡)한다.

○ 용골(龍骨)……물고기를 기(忌)한다.

○ 사향(麝香)……마늘을 먹지 말아야 한다.

○ 보혈약(補血藥)……차를 금해야 한다.

○ 창출(蒼朮), 백출(白朮)……복숭아, 오얏, 참새고기, 고수(호유(胡荽)), 마늘을 먹지 말아야 한다.

○ 각(角)……모두 소금을 기(忌)해야 한다.

○ 반하(半夏), 창포(菖蒲)……엿, 양고기, 해조(海藻)를 먹지 말아야 한다.

○ 행인(杏仁)……속미(粟米)를 꺼려야 한다.

3. 임신 중 한약 복용 시 주의할 점(임신금기(妊娠禁忌))

임신 중에 한약을 잘 못 복용하면 뱃속의 태아를 손상시키거나 유산시키는 부작용을 야기 시킬 수 있기 때문에 임신 중에 한약을 복용할 경우에 주의해야 할 약이 많이 있다.

임신 중에는 독성이 비교적 강하거나 약성(藥性)이 맹렬한 약물인 오두(烏頭), 부자(附子), 마전자(馬錢子), 수은(水銀), 경분(輕粉), 웅황(雄黃), 반묘(斑猫), 섬소(蟾酥), 비상(砒霜), 담반(膽礬), 조반(皂礬), 여로(藜蘆), 과체(瓜蒂), 천오(川烏), 오공(蜈蚣), 망초(芒硝) 등의 한약재를 복용하지 말아야 한다. 또한 파기(破氣), 파혈(破血)의 작용이 있는 약물인 건칠(乾漆), 조각(皂角), 사향(麝香), 삼릉(三稜), 봉출(蓬朮), 수질(水蛭), 맹충(蝱蟲) 등의 약을 복용하지 말아야 하고, 강설(降泄)하고, 강하게 설사시키는 약인 파두(巴豆), 견우자(牽牛子), 대극(大戟), 감수(甘遂), 원화(芫花), 상륙(商陸), 번사엽(番瀉葉), 노회(蘆薈) 등의 약을 복용하지 말아야 하는데, 유산될 가능성이 있기 때문이다. 자궁을 수축하는 약을 복용해서도 안 되는데, 홍화(紅花), 산사(山楂), 소계(小薊), 생포황(生蒲黃), 계혈등(鷄血藤), 합환피(合歡皮) 등의 한약재가 있다. 이상의 약들은 임신 중에는 복용하지 말아야 한다.

이상의 임신 중에는 반드시 복용하지 말아야 할 한약재 외에도, 질병의 정황에 따라 신중하게 사용할 수도 있으나 임신부와 태아에게 무리를 줄이기 위하여 일반적으로 사용하지 않는 것이 더 좋은 약재도 있다. 활혈통락(活血通絡), 행기도체(行氣導滯)시키며 신렬(辛烈), 침강(沈降), 활리(滑利)시키는 효능이 있는 약물이 여기에 해당되는데, 도인(桃仁), 대황(大黃), 지실(枳實), 익모초(益母草), 목단피(牧丹皮), 목통(木通), 유향(乳香), 몰약(沒藥), 오령지(五靈脂), 왕불류행(王不留行), 지각(枳殼), 관중(貫衆), 우슬(牛膝), 의이인(薏苡仁), 대자석(代赭石), 구맥(瞿麥), 괴각(槐角), 동규자(冬葵子) 등을 예로 들 수 있다. 그 외에도 조열(燥熱)의 작용이 있는 약물도 조심하는 것이 좋은데, 건강(乾薑), 육계(肉桂), 반하(半夏) 등이 여기에 해당된다.

현대의 임상 응용과 실험 연구 결과들을 살펴보면, 극독약(劇毒藥)에 속한 수은(水銀), 비상(砒霜), 구문(鉤吻), 경분(輕粉), 반모(斑蝥), 과체(瓜蒂) 등의 약물은 임신부와 태아에 미치는 손상이 매우 크다. 준하(峻下)하고 축수(逐水)하는 약물인 대황(大黃), 파두상(巴豆霜), 원화(芫花), 대극(大戟), 견우자(牽牛子) 등의 약물은 자궁강을 충혈(充血)시키거나 유산시키게 할 가능성이 크다. 사향(麝香) 홍화(紅花) 우슬(牛膝) 아출(莪朮) 강황(薑黃) 선의(蟬衣) 등의 약물은 자궁이나 임신자궁을 흥분시키거나 수축시키는 작용이 있으며, 천궁(川芎) 등은 소량을 사용하면 흥분시키고 대량을 사용하면 마비시킨다. 욱리인(郁李仁), 도인(桃仁), 고삼(苦蔘), 주(酒) 등은 어떤 활성성분이 포함되어 태아에 기형을 유발시키는 작용을 하기도 한다.

4. 증후금기(證候禁忌)

환자가 앓고 있는 증후(證候)에 따라서 사용하지 말아야 할 약재들이 있는데, 이것을 증후금기(證候禁忌)라고 한다.

예를 들면, 표실증(表實證)의 경우에는 수렴(收斂)하는 약재나 공하(攻下)하는 약을 사용해서는 안 되며, 표허증(表虛證)의 경우에는 파기(破氣), 승발(升發), 신열(辛熱)의 약재를 사용해서는 안 된다.

좀 더 구체적으로, 병증(病證)이나 질환의 경우에 복용주의 사항을 살펴보자.

○ 마진(痲疹)이나 표증(表證)의 경우에는 유니(油膩)하여 기름기가 많거나 산삽(酸澁)한 식물을 금해야 한다.

○ 창양종독(瘡瘍腫毒), 피부소양(皮膚瘙痒) 등 피부질환……어(魚), 하(蝦), 게, 우(牛), 양육(羊肉) 등의 성전(腥羶) 및 자극적인 식품을 금해야 한다.

○ 열증(熱證)……신랄(辛辣), 유니(油膩)한 식물을 금해야 한다. 아주 맵거나 기름기가 많은 음식은 맞지 않다.

○ 한증(寒證)……생냉(生冷), 과과(瓜果)한 음식물을 금해야 한다. 찬 음식이 맞지 않다.

○ 두통(頭痛), 두훈(頭暈), 실면(失眠)과 성정(性情)이 조급한 사람……후추(호초(胡椒)), 고추(랄초(辣椒)), 술, 차를 금해야 한다.

○ 수종(水腫)……소금을 많이 먹는 것을 금해야 한다.

○ 위병(胃病)으로 범산(泛酸)하는 사람……식초를 먹는 것을 금해야 한다.

○ 소화가 불량한 경우……유성점니(油性粘膩)한 음식물을 금해야 한다.

○ 간양상항(肝陽上亢)……신열(辛熱)하고 조양(助陽)하는 음식을 금해야 한다.

5. 배오금기(配伍禁忌)

일부 한약재들끼리는 상오(相惡), 상반(相反)인 관계가 있는데, 이런 약들끼리는 같은 처방 안에 배합을 해서는 안 되는데, 약효가 줄어들거나 없어지며, 혹은 강렬한 부작용이 발생할 수 있다.

제 7 장 방제(方劑)의 제형(劑型)과 용법

1. 탕(湯)·산(散)·환(丸)의 법(法)

약성(藥性)이 환(丸)에 마땅한 것과 산(散)에 마땅한 것과 수자(水煮)로 적합한 것과, 주지(酒漬)에 적합한 것과 고(膏)나 전(煎)에 마땅한 것이 있으며, 또한 재료가 여러 가지 성미(性味)를 겸한 것도 있고, 또한 탕주(湯酒)에 넣지 못할 것이 있으니, 모두 약성(藥性)에 따라서 적절하게 활용해야 한다.

일반적으로 산(散)이라는 것은 세말(細末)을 의미하는데, 경락(經絡)을 순행하지 않고 다만 흉격(胸膈) 위의 병과 장부(臟腑)의 적기(積氣)를 제거하는 것인데, 기미(氣味)가 두터운 것은 백탕(白湯)에 조하(調下)하고 기미(氣味)가 엷은 것은 달여서 찌꺼기째로 먹는다.

하부(下部)의 병을 치료하는 것은 환(丸)이 매우 크고 광택이 있고 또 둥근 것이 좋다. 중초(中焦)를 치료하는 경우에는 그 다음이고, 상초(上焦)의 병을 치료하는 것은 매우 작다. 빽빽한 밀가루 풀로 환(丸)을 만든 것은 소화를 더디게 하여서 하부(下部)에까지 내려가라는 의미이고, 혹은 술로 혹은 식초로 하는 것은 발산(發散)하고 수렴(收斂)하는 의미를 취한 것이다. 남성(南星)이나 반하(半夏)로 습(濕)을 다스리고자 하면 생강즙(生薑汁)으로써 그 독을 제어해야 한다. 멀건 밀가루 풀로 환(丸)을 만드는 것은 소화를 쉽게 하려는 것이고, 수침(水浸)하고 재어 두었다가 쪄서 병(餠)으로 만든 것도 소화를 쉽게 하려는 것이며, 적수환(滴水丸)도 쉽게 소화하고자 하는 것이다. 연밀(煉蜜)에 잘 섞어서 환(丸)으로 만드는 것은 더디게 소화하여 기(氣)가 경락(經絡)에 순행하도록 하려는 것이고, 납환(蠟丸)하는 것은 소화를 더디게 하여 점진적으로 효과를 보도록 하는 것이다.

대체로 탕(湯)은 '탕(蕩)' 자와 의미가 통하는데, 오래된 병에 사용하여 질병을 탕척(蕩滌)하려는 것이고, 산(散)이라는 것은 흩어버리는 것이니 급병(急病)에 쓰는 것이며, 환(丸)이라는 것은 '완(緩)' 자와 뜻이 같으니, 빠르지 않고 천천히 다스린다는 의미이다.

2. 주로 활용되는 제형(劑型)

각종 제형(劑型)은 임상에 항상 활용된다. 서로 다른 제형(劑型)의 사용은 병정(病情)의 수요에 따라 결정된다.

일반적으로 병정(病情)이 급하여 신속한 효과를 내려고 하면 탕제(湯劑)를 많이 사용한다. 만성질환은 오랫동안 복용하여 완만하게 치료하는 것이 적합한데, 대부분 환제(丸劑)나 고제(膏劑)를 많이 활용한다. 산제(散劑)의 효능은 탕제(湯劑)에 비하여 느리고 환제(丸劑)에 비해서는 신속하다. 풍습비통(風濕痺痛)에는 주제(酒劑)를 많이 사용한다.

1) 탕제(湯劑)

탕제(湯劑)는 약물을 물로 끓여 탕액(湯液)을 만들어서 찌꺼기는 제거하고 따뜻하게 복용한다. 한약재는 대부분 식물에 속하기 때문에 물로 끓이는 것이 유효성분의 용출(溶出)이 잘 되어서 복용 후 흡수되기에 쉽고 그 작용이 비교적 강하다. 또한 처방의 활용과 각종 병정(病情)에의 적응에 편리하여 각종 제형(劑型) 중 가장 많이 사용되고 있다. 복잡하면서도 많이 변하는 병증(病證)에 대해 탕제(湯劑)를 사용함이 마땅하다. 탕제(湯劑)의 단점은 끓이는 것이 불편하고 어린 아이가 복용하기가 불편하다는 점이다.

2) 산제(散劑)

산제(散劑)는 약물을 가루로 만들어서 복용한다. 장점은 약물의 효능을 발휘하기가 좋다. 내복(內服)과 외용(外用)으로 구분된다. 내복(內服)하는 산제(散劑)는 끓인 물로 복용하거나 혹은 잘 섞어 먹거나 혹은 탕제(湯劑)에 넣어 포전(包煎)한다. 외용(外用)하는 산제(散劑)는 환부(患部)에 살포(撒布)하거나 잘 섞어 개어서 고루 붙인다. 대부분 외과(外科), 상과(傷科), 후과(喉科), 안과(眼科) 등 각종 질환에 많이 사용한다.

3) 환제(丸劑)

약물을 잘게 가루 내어 물이나 꿀이나 쌀가루 풀(미호(米糊)), 밀가루 풀(면호(麵糊)) 술, 식초, 약즙 등의 재료를 이용하여 만들어진 원형(圓形)의 과립형태이기 때문에 환제(丸劑)라고 부른다. 복용이 편리하고 일반적으로 만성 질병에 많이 쓴다. 또한 준렬(峻烈)한 약품에 있어서 그것을 완만하게 용해(溶解)시키기 위해서 환제(丸劑)를 이용하기도 하는데, 예를 들면 십조환(十棗丸), 저당환(抵當丸) 등이다. 또한 사향(麝香), 빙편(冰片) 등과 같이 달여서 복용하기에 맞지 않는 방향성(芳香性) 약품이나 급병(急病)이 있을 때 응용하는 경우에는 반드시 먼저 환제(丸劑)를 만들어 놓고 때때로 편리하게 복용하는 것도 있는데, 예를 들면 개규제(開竅劑)이다.

4) 고제(膏劑)

약물을 끓여서 즙을 내서 반고체로 농축하기 때문에 고제(膏劑)라고 부른다. 내복(內服)과 외용(外用)으로 구분한다.

내복(內服) 고제(膏劑)는 약물을 진하게 달여서 찌꺼기를 제거한 후 다시 약한 불에 농축하고 빙당(冰糖)이나 꿀을 가하여서 끈적끈적한 고(膏)를 만든다. 사용할 때는 끓인 물로 충복(冲服)한다. 고제(膏劑)의 장점은 약물의 유효성분을 충분히 이용하고, 진하게 농축하고 맛을 교정할 수 있어서 복용하기에 편리하다. 만성병을 자보조리(滋補調理)하는데 고제(膏劑)를 사용하는 것이 적합하다. 그러나, 고제(膏劑)를 아주 오랫동안 보존하기가 쉽지 않으므로, 겨울철에 많이 이용한다.

외용(外用) 고제(膏劑)에는 고약(膏藥)과 유고(油膏)가 있다. 유류(油類)를 사용하여 약을 끓여서 찌꺼기를 버리고 황단(黃丹) 등을 넣어서 경고(硬膏)를 만들고, 녹인 후에 종이나 베 위에 펴서 늘어놓으면 고약(膏藥)이 된다. 창면(瘡面)이나 아픈 부위에 끈적끈적하게 붙인다. 유류(油類)와 약의 가루를 조제(調製)하여 만드는 유고(油膏)를 연고(軟膏)라고 부르는데, 외과(外科) 창면(瘡面)에 붙여 덮어둘 때 많이 사용한다.

5) 주제(酒劑)

약물을 술에 담가서 일정한 시간 동안 놓아두거나 혹은 격탕(隔湯)으로 증자(蒸煮)한 후에 찌꺼기를 제거하고 술을 마신다. 일반적으로는 약주(藥酒)라고 부른다. 술의 성질이 행산(行散)을 잘하므로 혈맥(血脈)을 통하게 하고 약력(藥力)이 전신에 퍼져나가는 것을 도와주기 때문에 풍습비통(風濕痺痛) 등에 많이 활용된다.

6) 단제(丹劑)

환(丸)의 큰 것을 말한다. 단제(丹劑)는 제련(提煉)하거나 정제(精製) 과정을 거쳐서 만들어진 환(丸) 또는 산(散)이다. 승단(升丹), 흑석단(黑錫丹), 홍령단(紅靈丹) 등과 같은 것이 있다.

이 외에도 신서단(神犀丹), 지보단(至寶丹) 등과 같이 약효를 표시하여 단(丹)이라 부르는 것도 있다. 단제(丹劑)는 산(散), 환(丸), 정(錠) 등이 있어서 모양이 일정하지 않으며, 내복(內服) 또는 외용(外用)할 수 있다.

7) 약로(藥路)

약물을 증류해서 로(露)를 만든다. 혹은 마시고 혹은 물을 대신하여 약을 끓이는데 사용한다. 금은화로(金銀花露), 잠두화로(蠶豆花露) 등이 있다. 기미(氣味)는 분방(芬芳)하고 청담(淸淡)하고 색깔이 없다.

8) 다제(茶劑)

다제(茶劑)는 약물을 아주 잘게 갈아 점합제(粘合劑)와 혼합하여 만든 고체의 제형(劑型)으로, 사용할 때 적당한 용기에 넣고 끓는 물을 부어 다(茶) 대신으로 복용한다. 외부 형태는 일정하지 않고, 소방괴형(小方塊形), 장방괴형(長方塊形), 병상(餠狀) 등이 있으며 주로 감모(感冒)나 적체(積滯) 등의 질환에 사용하며, 만드는 방법이 간단하고 복용이 간편하여 널리 사용되고 있다.

9) 정제(錠劑), 병제(餠劑)

약을 갈아서 아주 잘게 부순 다음 나미분(糯米粉) 등 점성(粘性)을 지닌 액체를 사용하여서 잘 섞어서 정(錠)을 만든다. 정(錠)에는 일정한 제량(劑量)이 있고 신속히 사용할 때 편리하다. 예를 들면 자금정(紫金錠) 등이다. 정제(錠劑)는 모양이 일정하지 않은 고체의 제형(劑型)으로서 내복(內服)하거나 혹은 외용(外用)하며, 분말(粉末)하여 조복(調服)하거나 마즙(磨汁)으로 하여 복용하거나 또는 마즙(磨汁)을 환처(患處)에 도포(塗布)하기도 한다.

특히 병상(餠狀)으로 제제(製劑)한 것을 병제(餠劑)라 한다.

10) 편제(片劑)(압축한 정제(錠劑))

편제(片劑)는 한 가지 또는 여러 가지 약재를 가공 정제(精製)하여 보료(輔料)와 혼합한 후, 원편상(圓片狀)으로 압축시켜 만든 제형(劑型)이다. 당의(糖衣)를 입힌 편제(片劑)는 약물의 고미(苦味)나 취미(臭味)를 포의(包衣)하여 복용을 쉽게 한다. 편제(片劑)는 용량이 정확하고 부피가 적으며, 복용과 휴대가 간편하다.

제 8 장 약재의 채집, 건조와 저장

제 1 절 한약재의 채취

한약재를 채취하는 것은 약으로 사용하는 부분의 유효 성분이 가장 많이 함유된 시기에 하는 것이 중요하며, 채취시기와 약재의 품질과 치료 효능에는 매우 밀접한 관계가 있다. 일반적으로 뿌리를 캐는 약재의 경우, 봄에는 될수록 일찍 캐는 것이 좋고 가을에는 늦게 캐는 것이 좋다. 꽃, 열매, 줄기, 잎은 각각 그의 성숙할 때를 따라서 따는 것이 좋다.

또한 같은 생장 발육 단계에 있는 약재라도 토질, 채집 시기, 시간에 따라 각기 다르다. 그러므로 품질이 좋은 한약재를 채취하려면 우선 개개 한약재의 기원 식물과 그 사용 부위를 명확히 알아야 하는 동시에 채취시기를 정확히 선택하여야 한다.

한약재를 채취할 때는 각종 불순물이 혼합되어 들어가거나, 원래의 약재가 아닌 다른 식물의 뿌리가 들어가지 않도록 해야 하고, 또한 약재 자체가 품질이 변했거나, 병이 들었거나, 벌레의 피해를 입은 것은 채취하지 말아야 한다. 이런 불순물이 섞이면 한약재의 질이 낮아지고 약의 효력이 약화될 뿐만 아니라 때로는 부작용이 나타나거나 효력이 없어질 수 있다.

1. 근(根)과 근경(根莖) 약재

뿌리와 뿌리줄기를 약재로 사용하는 경우에는 늦가을이나 겨울에 줄기와 잎이 말라들기 시작할 때 혹은 이른 봄에 식물이 단단해져 싹트기 전에 채취해야 한다. 이 시기에는 뿌리와 근경류(根莖類) 계통에 식물의 영양 물질이 제일 많이 축적되어 있기 때문이다. 뿌리나 뿌리줄기를 이용하는 한약재는 습한 날에 채취하는 것이 편리하다. 이런 때는 토양에 습기가 많아서 캐기 쉽고 또 캐낸 다음 약재를 깨끗이 씻기도 쉽다.

채취한 것을 물에 씻을 때에는 너무 오래 씻지 말아야 하는데, 개별적인 한약재의 특성에 따라 그 속에 함유된 유효 성분이 물에 녹아 치료 효과가 적어지기 때문이다.

이상과 같은 방법으로 채취하여야 할 약재는 대표적으로 다음과 같은 것들이다.

갈근(葛根), 감초(甘草), 강활(羌活), 독활(獨活), 고본(藁本), 고삼(苦蔘), 길경(桔梗),

반하(半夏), 남성(南星), 황련(黃連), 백두옹(白頭翁), 당귀(當歸), 대극(大戟), 대황(大黃), 여로(藜蘆), 노근(蘆根), 용담(龍膽), 만삼(蔓蔘), 면마(綿馬), 방기(防己), 목향(木香), 사삼(沙蔘), 방풍(防風), 백급(白芨), 백렴(白蘞), 백모근(白茅根), 백미(白薇), 백부(百部), 백작약(白芍藥), 적작약(赤芍藥), 백지(白芷), 백하수오(白何首烏), 사간(射幹), 백합(百合), 산삼(山蔘), 산약(山藥), 삼칠근(三七根), 지유(地楡), 지황(地黃), 창출(蒼朮), 창포(菖蒲), 천궁(川芎), 천마(天麻), 상륙(商陸), 상산(常山), 속단(續斷), 승마(升麻), 옥죽(玉竹), 우슬(牛膝), 건지황(乾地黃), 위령선(威靈仙), 은시호(銀柴胡), 인삼(人蔘), 자초(紫草), 전호(前胡), 지모(知母), 택사(澤瀉), 향부자(香附子), 현삼(玄蔘), 황금(黃芩), 황정(黃精), 호장근(虎杖根), 황기(黃芪) 등이다.

이 외에 다년근(多年根)일 경우는 최대로 자랐을 때 채취해야 하는데, 예를 들면 인삼(人蔘)의 경우에는 4~6년 된 뿌리를 채취해서 사용한다.

2. 줄기, 잎 약재

줄기, 잎을 사용하는 약재의 경우에는 식물이 생장하는 전성기에 채취해야 효과를 최대한 볼 수 있다. 보통 꽃봉오리가 개화(開花)하려 할 때나 꽃이 활짝 피었을 때 채집하면 되는데, 과실과 종자가 성숙하기 전에 채취해야 한다. 특수한 식물의 경우에는 꽃이 먼저 피고 잎이 늦게 나는 식물도 있는데, 이런 경우에는 잎이나 줄기가 생장이 왕성한 시기에 채취하면 된다.

나무의 어린 가지를 채취하는 경우에는 나무가 상하지 않도록 조심스럽게 하여야 한다. 직접 손으로 채취한 다음에는 손을 깨끗이 씻어야 한다.

만약 독성이 있는 약재를 만지던 손으로 눈이나 연약한 피부를 만지면 발진(發疹)이 생기며 중독 증상과 부작용을 일으킬 수 있으므로 주의해야 한다.

이렇게 채취하여야 할 대표적인 잎 종류 약재로는 박하엽(薄荷葉), 소엽(蘇葉), 애엽(艾葉), 측백엽(側柏葉), 죽엽(竹葉), 다엽(茶葉) 등이며, 가지를 이용하는 한약재로는 상지(桑枝)이다.

이 외에 개별 약재에 따라 특별한 예외의 경우가 있는데, 상엽(桑葉)은 서리를 맞은 후에 채취해야 한다.

3. 꽃과 꽃가루 약재

꽃과 꽃가루를 활용하는 약재의 경우에는 일반적으로 꽃망울이 개방하여 꽃이 피기 시작할 때부터 활짝 피기 전까지 채취하는 것이 좋은데, 너무 꽃이 만발하게 피어있는 상태에 채취하는 것은 좋지 않다. 꽃을 채취할 때는 향기가 산실(散失)되고 화판(花瓣)이 탈락하는 것을 방지해야 하며, 특별히 채취할 때 주의해야 하고, 저장에도 각별히 신경을 기울여야 한다. 일반적으로 식물의 꽃은 질이 대단히 연약하고 가볍기 때문에 채취한 재료를 많이 겹쳐 놓지 말아야 한다. 채취하는 시기는 맑은 날 이른 아침이 가장 좋으며 채집한 후에 신속히 그늘진 곳에서 건조하여 매란(霉爛)(곰팡이 피는 것)을 방지해야 한다.

채취하는 개별적인 약재에 따라 채취 시기와 채취 부분이 다를 수 있다. 일반적인 꽃을 사용하는 약재로 꽃이 피기 시작할 때나 만개(滿開)하기 직전에 채취하는 약재로는 형개(荊芥), 갈화(葛花), 금은화(金銀花), 선복화(旋覆花) 등이 있다.

반면에 신이(辛夷)는 꽃이 피지 않은 꽃봉오리만을 약재로 사용한다. 홍화(紅花)는 화관(花冠)이 있으면서 홍색으로 될 때 채취해야 한다. 송화분(松花粉), 포황(蒲黃)은 꽃이 활짝 피었을 때 꽃가루를 채취한다.

4. 수피(樹皮)와 근피(根皮) 약재

수피(樹皮)는 늦봄에서 여름 즉 5~7월 사이에 채집하는 것이 좋다. 이때는 식물 체내에 즙액이 충만하고 유효성분이 비교적 많고 피층과 목질부의 분리가 쉽다. 껍질을 벗기는 칼은 끝이 뾰족해야 하며, 일상생활에서 사용하는 철로 만든 칼은 식물에 함유된 탄닌 성분에 작용하기 때문에 나무나 참대로 만든 것이 좋다.

봄에 껍질을 벗겨내는 약재로는 진피(秦皮), 해동피(海桐皮), 황백(黃柏) 등이 있다.

근피(根皮)는 가을 이후에 채취한다. 예를 들면, 목단피(牧丹皮)는 가을에 채취한다.

5. 전초(全草) 약재

풀 전체를 이용하는 한약재는 일반적으로 꽃이 피기 전에 채취한다. 일반적으로 낫이나 기타 도구를 이용하여 식물의 지상부(地上部)를 베거나 또는 뿌리까지 캐내어서 전체를 말려 이용한다. 지상부를 이용하는 한약재의 채취는 일기가 건조한 대낮, 즉 이슬이 전부 말랐을 때 채취한다. 이때 채취하여야 한약재 자체가 비교적 쉽게 마르고 보관 저장하기가 쉽다.

전초(全草)를 이용하는 한약재로는 목적(木賊), 용아초(龍牙草), 마치현(馬齒莧), 익모초(益母草), 편축(萹蓄), 희렴초(豨薟草), 현초(玄草), 곽향(藿香), 권백(卷柏), 향유(香薷) 등이다.

이 외에 인진호(茵蔯蒿)는 식물이 돋아난 다음 어린 식물을 채취하여 약으로 사용한다.

6. 과실 약재

일반적으로 과실을 이용하는 한약재는 과실이 완전히 익은 다음에 채취한다. 예외로 완전히 익으면 쉽게 떨어지는 것은 완전히 익기 전에 채취하는 것이 있다.

과실을 채취할 때는 특별한 도구를 이용하지 않고 그대로 손으로 따며, 햇볕이 강하게 내려 쪼이는 낮에 채취하면 변질되기 쉬우므로 아침이나 저녁 때 햇볕이 강하지 않은 때에 채취하는 것이 좋다. 채취한 과실은 자주 만지거나 물에 씻지 말아야 하며, 과실을 한 곳에 많이 담아두면 서로 접촉하여 상처를 받아 부패나 변질되기 쉽고 변색되어서 약재의 질이 낮아지므로 주의해야 한다.

과실류의 약재로는 구기자(枸杞子), 대조(大棗), 남과(南瓜), 연교(連翹), 마두령(馬兜鈴), 만형자(蔓荊子), 백과(白果), 백질려(白蒺藜), 사과락(絲瓜絡), 산사(山楂), 산수유(山茱萸), 오미자(五味子), 창이자(蒼耳子), 조협(皂莢), 천초(川椒) 등이다.

일부 청피(靑皮), 지실(枳實), 오매(烏梅)의 경우에는 미성숙(未成熟) 시에 채취해서 약으로 활용한다.

7. 종자 약재

종자를 채취할 때는 일반적으로 성숙하였거나 거의 익은 상태에서 채취하고, 종자(種子)가 패락(敗洛)하는 것을 방지하기 위해 이른 아침에 채집하는 것이 좋다. 종자를 이용하는 한약재는 완전히 익은 다음에 채취한다. 채취할 때 쉽게 떨어지는 과실은 과실이 거의 익은 때에 과실이 붙은 열매 꼬투리를 따서 저장하여 말린 다음에 털어서 쓴다.

종자(種子) 종류 계통의 약재로는 견우자(牽牛子), 결명자(決明子), 검실(芡實), 도인(桃仁), 산조인(酸棗仁), 동규자(冬葵子), 나복자(萊菔子), 연실(蓮實), 화마인(火麻仁), 소자(蘇子), 우방자(牛蒡子), 의이인(薏苡仁), 차전자(車前子), 정력자(葶藶子), 청상자(靑葙子), 충울자(茺蔚子), 지부자(地膚子), 피마자(蓖麻子), 토사자(菟絲子) 등이다.

특별히 성숙한 후 아직 열매 꼬투리가 벌어지지 않았을 경우에 채취해야 하는 약재로는 우방자(牛蒡子), 백개자(白芥子) 같은 종자류가 해당된다.

8. 동물 약재

동물성 약재는 동물의 종류가 서로 다르기 때문에 채취 시기, 채취 방법 등이 각기 다르다. 동물성 약재를 채취하기 위해서는 해당한 개별적 약재의 특성과 그 동물의 생활 특성들을 잘 알아야 한다.

상표초(桑螵蛸)는 사마귀의 알집인데, 사마귀는 3월에 알을 까게 되므로 채취도 이 시기에 하게 된다. 특히 사마귀 알이 부화되기 전인 청명(淸明) 후 45~60일 사이 (5월 중순에서 7월 상순)에 채취해야 한다.

아교(阿膠)를 만들기 위해서 채취하는 려피(驢皮)는 그 피(皮)가 두껍고 지방질이 많은 겨울에 채취해야 좋은 약효를 볼 수 있다.

지룡(地龍)은 6~9월에 잡는 것이 적당하고, 오공(蜈蚣)은 봄, 여름, 가을 중에 언제나 잡아도 되는데, 독이 있으므로, 활동을 개시하려고 할 때 즉시에 채취하는 것이 좋다. 특히 청명(淸明)을 계기로 하여 즉 4월경에 채취한다.

반묘(斑猫), 맹충(虻蟲) 등 곤충류 약재의 경우에는 아침 일찍이 채취하는 것이 좋은데, 이슬을 맞은 다음에는 잘 날 수 없으므로 이런 때 잡기가 쉽기 때문이다.

또 일정한 계절과 채취시기에 관계없이 채취해도 되는 것이 있는데, 예를 들면 계내금(鷄內金) 같은 것은 일정한 채집 시기가 없이 언제든지 채취할 수 있다.

제 2 절 한약재의 건조

한약재를 말리는 목적은 약재가 썩거나 변질되는 것을 막고 유효성분을 그대로 보존하며 운반 및 보관에 편리하게 하는 데에 있다. 말릴 때에는 바람이 잘 통하고 서늘한 곳에서 온도와 환기를 적당히 조절하여야 한다. 그리고 약재의 질을 보장하며 외관도 그대로 보존하도록 해야 한다. 약재를 빨리 말리려면 온도를 높이거나 바람을 잘 통하게 하여야 하지만, 약재마다 들어있는 성분이 다르므로 일률적으로 높은 온도로 말릴 수는 없다. 일반적으로 정유성분이 들어 있는 약재는 25~40℃ 이하의 그늘에서 말리며, 배당체나 알칼로이드 성분이 들어 있는 한약재는 50~60℃가 적당하며, 비타민이 들어있는 즙이 많은 열매 약재는 70~80℃ 정도에서 말리는 것이 적당하다. 대개 화력으로 말릴 때는 60℃ 이상의 온도에서 말리는 것을 피하여야 한다.

한약재를 말릴 때 굵은 뿌리나 뿌리줄기 등은 일정한 크기로 잘라서 말리면 빨리 건조하게 할 수 있으며, 점액질이나 녹말 등이 많이 들어있는 일부 약재들은 증기로 쪄서 말리면 약재에 들어있는 효소가 파괴되어 유효성분이 분해되는 것을 막아주며 변질을 예방할 수도 있다.

약재를 다 말린 후 약재속의 수분의 함량은 껍질류 약재에서 11~12%, 뿌리류 약재에서 11~15%, 꽃 종류 약재에서 13~14%, 잎 종류 약재에서 12~13%, 전초(全草) 종류 약재에서 13~14%, 과실 종류 약재에서 10~25% 정도가 적당하다.

한약재의 건조 후 감모률은 약재의 채취시기 및 약재의 종류에 따라 다르나, 일반적으로 약재 100g을 말리면 껍질 종류 약재는 40~50g, 꽃 종류 약재는 15~25g, 잎 종류 약재 또는 전초(全草) 종류 약재는 20~35g, 뿌리 종류 약재는 20~25g 정도 된다. 산지에서 가공을 끝낸 한약재는 잘 포장하여 마르고 서늘한 곳에 보관하여야 한다.

1. 자연건조

자연건조는 약재를 햇볕 아래에서 쇄건(曬乾)하거나, 그늘지고 서늘하며 통풍이 잘 되는 곳에서 양건(凉乾)하는 두 가지 방법이 있다. 이러한 자연건조는 특수한 시설이 필요하지 않아서 비용이 들지 않는 것이 장점이지만, 넓은 장소가 필요하며 기후변화에 영향을 많이 받고 시간이 많이 걸리는 단점을 지니고 있다.

자연건조법은 보통 약재를 절제(切製)한 후에 적당한 날씨와 환경에 따라 깨끗한 땅위에 놓고 가끔씩 뒤집으며 건조하면 된다.

1) 쇄건법(曬乾法)(양건법(陽乾法) ; 햇볕에 말리는 방법)

양건법(陽乾法)은 직사하는 햇볕에 쬐어서 햇볕의 열과 바깥의 기류(氣流)를 이용하여 직접 건조시키는 방법이다. 이 방법은 일기가 좋은 더운 계절에만 이용할 수 있고, 기후조건의 제한성을 받는다. 그러나, 온도의 조절과 특별한 비용을 필요하지 않는 장점이 있다.

대개 견실(堅實)한 식물 혹은 과실 등은 하루 종일 햇볕이 직사(直射)하는 곳에서 건조시켜야 하며, 대개 대자리에 펴서 햇볕에 쬔다. 일반적으로 탄닌, 알칼로이드가 들어있는 약재, 식물의 뿌리, 줄기, 껍질, 종자, 열매의 약재들은 쇄건법(曬乾法)을 이용한다. 약재를 햇볕에 말리는 경우에는 밤이 되면 약재를 걷어 들이거나 이슬을 맞지 않도록 약재를 덮어놓아야 하며, 만일 이렇게 하지 않으면 유효성분의 함량이 낮아지고, 말리는 시간이 길어진다.

햇볕에 말린 약재는 완전히 식힌 다음에 포장하여 보관해야 하는데, 따뜻한 채로 포장하면 약재가 발효될 수 있다.

그러나, 쇄건법(曬乾法)을 이용해서는 안 되는 약재도 있는데, 정유가 들어있는 약재는 햇볕에 말리면 햇볕에 의한 가열로 정유가 날아갈 수 있고, 색소가 들어 있는 꽃, 잎, 전초류(全草類) 약재를 햇볕에 말리게 되면 색소가 파괴되고, 약재의 고유한 색이 변하여 황갈색(黃褐色)으로 된다. 또, 즙이 있는 열매의 경우에는 처음에는 햇볕에 말리고, 나중에는 건조실에서 말리는 것이 좋다.

예를 들면, 지유(地楡)에는 탄닌이 들어있는데, 햇볕에 말린 것이 그늘에서 말린 것보다 탄닌 함량이 많고 건조 속도도 빠르다. 대황(大黃)은 햇볕에 말린 것이 그늘에서 말린 것보다 탄닌 함량이 2~4배 더 높다.

2) 음건법(陰乾法)(그늘에서 말리기)

공기와 바람이 잘 통하고 서늘한 방이나 혹은 그늘에서 말리는 방법이다. 약재를 대자리 혹은 멍석위에 잘 펼쳐 놓거나 혹은 달아맨다. 이 방법은 통풍(通風)에 의한 수분을 자연적으로 증발시키는 방법으로서, 방향성이 함유되어 있는 잎, 꽃 등의 약물을 말리는데 흔히 적용되며, 이런 종류의 약은 햇볕의 직사(直射)를 받으면 수분이 증발되기도 하지만 약효도 같이 없어지게 된다. 특히 좋은 것은 지붕이 양철로 된 집안에서 말리는 것이다.

정유나 색소가 들어있어 햇볕에 말릴 수 없거나 직사광선에 영향을 받는 잎, 줄기부분의 약재들은 그늘에서 말린다. 약재를 그늘에 말릴 때 빨리 말리지 않으면 색이 검게 되고 변하게 되어 약용으로는 적당하지 못하며, 전초(全草)에서 잎이 다 떨어지게 되며 변질되기 쉬우므로, 바람을 잘 통하게 하여야 한다. 또한 각양각색의 꽃 계통의 약재들도 일광에서는 그의 색소들이 파괴되고, 색은 변화하여 고유한 천연 색채를 상실하게 된다. 때문에 잎과 꽃 계통의 약재에는 음건법(陰乾法)을 사용하는 것이 적합하다.

또한 햇볕은 일련의 유효 성분에도 좋지 않은 영향을 미치게 하는데, 예를 들면, 마황(麻黃)이나 만다라엽(曼陀羅葉)은 태양광선에 의하여 알칼로이드 함량이 대단히 저하될 수 있다.

2. 인공건조

건조실, 건조기 등을 이용하여 약재를 말리는 방법이다. 온도를 마음대로 조절할 수 있고, 약재를 빨리 말릴 수 있으며, 빠른 시간 내에 다량의 약재를 건조할 수 있고, 대기 중의 습도가 높거나 비가 오는 경우에도 약재를 말릴 수 있는 장점이 있다. 또, 온도를 조절할 수 있기 때문에 모든 약재를 말리는데 다 쓸 수 있다.

말리는 온도는 40~60℃ 범위가 적당하며, 각 약재의 특성을 고려하여 조절하면 된다.

불을 이용하여 건조실에서 말릴 때에는 습기와 수분이 많은 약재는 위에 놓고, 일부 건조된 약재는 아래에 내려가게 수시로 교체해 놓아야 한다. 그 외에도 직접 불에 볶아서 건조하는 방법, 금망, 조루 등에 넣어서 진동시키면서 말리는 방법, 줄이나 종이에 재료를 싸서 불 속에 넣어서 구워내는 방법도 있고, 석회 상자에 넣어서 천천히 말리는 방법과 색의 변화를 피하기 위하여 석회분말과 같이 말리는 방법도 있다.

이 외에 끓는 물에 잠그거나 증기에 찐 후에 일광에 말리거나 그늘에서 말리는 방법도 있다. 이 방법은 전분 과립을 호화(糊化)시켜 질을 치밀하게 함으로써 말리기 쉽게 하며 또 벌레가 먹는 것을 방지하는 데도 좋다. 동시에 그 속에 함유된 효소의 작용을 억제하여 유효 성분과 영양 물질의 분해과정을 저지시키기도 한다.

제 3 절 한약재의 저장·보관

한약재를 채취한 후 올바른 방법으로 저장하는 것은 약재가 지니고 있는 치료 효능을 높이는데 있어 매우 중요하다. 약재의 품질에 영향을 주는 요소로는 습기, 부적당한 온도, 일광, 공기, 먼지 등의 환경 조건과 기타 곤충, 미생물 등이 있기 때문에, 가능하면 약재의 품질에 영향을 미치는 요소들을 멀리하면서 보관하는 것이 좋다.

1. 약재 저장·보관 시 고려해야 할 요소

1) 수분(습도)

습도가 많게 되면 효소의 작용을 쉽게 하게 하여 약재의 약성(藥性)을 변화시키며, 유효 성분에 영향을 준다. 또한 높은 습도는 세균, 곰팡이, 해충의 성장에 유리한 조건을 만들어 주기 때문에, 규정된 이상의 습도를 넘기지 말아야 한다. 특히 장마철에는 고온다습하여 곰팡이가 쉽게 발생하고, 또한 발효되거나 부패하기 쉬우므로 충분히 건조시켜야 한다. 대개 약재는 수분함량을 10% 이하로 건조하여 저장하는 것이 적합하다.

다만, 일부 약재의 경우에는 예외가 있을 수 있는데, 골쇄보(骨碎補)는 음습(陰濕)한 곳에 보관해야 하며 햇볕에 말리지 말아야 한다.

2) 온도

한약재를 저장함에 있어서 온도가 품질의 변화에 미치는 영향이 크다. 효소는 온도가 45℃ 이상이 되면 작용이 활발하게 되며, 만일 여기에 일정한 수분이 추가되면 한약재 중에 있는 유효 성분을 분해시키는 효소의 활동이 급격히 강해진다. 또한 높은 온도는 한약재를 너무 건조시켜 본래의 형태와 중량에 좋지 않은 영향을 주며, 당귀(當歸), 천궁(川芎), 백지(白芷)와 같이 유류(油類) 성분이 함유된 것이나 목단피(牧丹皮), 목향(木香)과 같이 휘발성 성분 또는 승화성(昇華性) 성분이 함유된 것은 온도가 높음에 따라 그 함유된 성분이 쉽게 휘발되어 흩어지게 된다.

반대로 낮은 온도에서는 세균과 곰팡이의 포자와 충란의 생장 번식을 억제하기 때문에 한약재를 보관할 때는 낮은 온도가 더 유리하다.

3) 햇볕

일반적으로 한약재는 차광(遮光) 상태에서 저장한다. 한약재가 색이 있는 경우에는 태양의 직사광선에 의하여 색이 변한다. 특히, 잎이나 꽃, 전초류를 사용하는 약재들은 햇볕을 피하여 그늘에서 보관해야 한다. 예를 들면 자초(紫草), 홍화(紅花) 같은 것은 햇볕으로 말미암아 변화하거나 퇴색하기가 쉽다.

4) 해충

약재 가운데 뿌리 및 근경류(根莖類), 꽃, 열매 등은 특히 충해(蟲害)가 심하다. 한약재에 잘 침범하는 해충 종류로는 진드기, 좀벌레, 불나방, 쥐 등이다. 해충은 약재를 채집하는 과정에서 오염을 받았거나, 보관 과정에 바깥에서 침입할 수도 있고, 저장용기가 불결하여 그 속에 충란이 부착되어 있을 수도 있다. 해충은 약재 내부를 파먹어 파괴를 일으킨다.

해충이 성장번식하려면 온도는 16~35℃사이, 상대습도는 60% 이상, 약재 중의 수분함량은 11%이상이 적절하다고 한다.

지방질을 많이 함유한 약재(예를 들면 행인(杏仁), 도인(桃仁), 백자인(栢子仁), 산조인(酸棗仁))과 전분(澱粉)이 풍부한 약재(예를 들면, 검인(芡仁), 의이인(薏苡仁), 백지(白芷), 산약(山藥) 등)와 단백질을 함유한 한약재(예를 들면 녹편(鹿鞭), 오공(蜈蚣), 백화사(白花蛇) 등)는 좀 벌레가 먹기 쉽다. 그런데, 약재를 법제(法製)하여 보관하면 벌레가 끼지 않고 변질도 잘 안 된다.

예를 들면, 택사(澤瀉)는 벌레가 아주 잘 먹는데, 만일 소금물과 같이 처리하여 끓이거나 초(炒)하면 부패와 해충의 침습을 받지 않는다. 그러나 밀자(蜜炙)한 감초(甘草)나 황기(黃芪)는 곰팡이를 방지할 수 있으나, 벌레가 쉽게 먹는다.

5) 기타 변질 사항

약재를 저장하는 과정에서 자연적으로 분해되어 변질되는 경우도 있다. 예를 들면 대마(大麻), 면마(綿馬), 계관화(鷄冠花) 등의 약재는 오래 보관할 수 없다.

휘발성 물질을 함유한 약재는 저장과정에서 산화 분해되어 유효성분이 자연히 휘발되면서 약 효과가 저하된다. 예를 들면 장뇌(樟腦), 용뇌(龍腦), 사향(麝香) 등이 있다.

질이 유연하고 가벼운 약재는 적당하게 저장하지 못하면 부서지고, 부서진 약재는 쉽게 해충의 침습을 받아 변질하게 된다. 예를 들면 동물성 약재, 꽃 등이 여기에 해당한다.

또 습기를 과다하게 흡수하여 단단한 약재가 액화(液化) 되거나 성분이 분해하는 경우도 있다.

2. 저장·보관하기 전의 처리

한약재를 저장하기 전에는 반드시 약재를 충분히 건조시켜야 하고, 약물의 충란을 없애는 과정을 거쳐야 한다.

일반적으로 꽃, 잎, 전초류(全草類)와 휘발성 물질, 유지(油脂) 등이 들어 있는 약재는 20℃~30℃의 온도에서 건조시키는 것이 좋고, 근경(根莖), 근(根), 수피(樹皮) 등은 30℃~60℃의 온도에서 건조하는 것이 가장 적합하다.

이 외에 해충과 충란(蟲卵)을 없애기 위해서는 60℃의 온도에서 약물을 훈증(熏蒸)하기도 한다.

3. 한약재의 저장·보관 방법

1) 건조한 후 저장·보관하는 법

약재를 채취하여 깨끗하게 씻고 산지에서 가공하여 말려서, 높고 건조하고 공기가 잘 통하는 곳에 두면 습기와 벌레를 방지한다.

2) 저온에서 저장·보관하는 방법

영하 5℃ 이하에서 약재를 저장하면 해충과 곰팡이의 생장과 번식을 완전히 억제하고 약재 색의 변화와 약재 내에 함유된 기름이 베어 나와 오염되는 현상을 방지한다. 이 방법은 소수의 귀중한 약재나 보통 조건으로서는 보관이 극히 곤란한 일련의 약재들에 적용한다. 예를 들어 인삼(人蔘), 구기자(枸杞子), 전갈(全蝎), 녹용(鹿茸), 육종용(肉蓯蓉) 등이다. 이 밖에도 감초(甘草), 당귀(當歸), 백작약(白芍藥), 목향(木香) 등도 서늘한 장소에 보관한다.

3) 화학약재를 이용하여 저장·보관하는 방법

한약재의 성질을 변화시키지 않고, 인체에 대하여 안전한 화학약재를 이용하여 훈증(薰蒸)하여 해충을 죽이고 그의 발생을 방지할 수 있다.

4) 한약재의 저장 및 보관의 실례

① 약 재료에 또는 용기 내에 술을 뿌리면 술의 기운이 벌레와 곰팡이를 방지할 수 있다. 예를 들면 과루(瓜蔞)에 술이나 에틸 알콜을 뿌린 다음 보관하면 살균, 살충 작용을 하고 곰팡이가 피지 않게 한다.

② 두 가지 이상의 한약재를 함께 보관하여 서로 변질하거나 벌레가 먹는 것을 방지할 수 있다. 예를 들면 택사(澤瀉)와 목단피(牧丹皮)를 함께 저장하면, 택사(澤瀉)는 벌레나 좀이 먹지 않고, 목단피(牧丹皮)는 색깔이 바래지 않는다. 또한 비린 냄새가 나는 동물성 약재(예 : 해마(海馬), 해룡(海龍)과 화초(花椒)를 같이 보관하면 화초(花椒)에 들어있는 휘발성 물질 때문에 동물성 약재의 해충(害蟲)의 침습과 변질을 막을 수 있다.

③ 교제(膠劑)(예 : 아교(阿膠), 녹각교(鹿角膠)) 약재는 날씨가 더우면 녹고 추우면 부스러지기 때문에 보관하기에 불편하다. 이런 약재들은 흔히 유지(油紙)로 싸서 쌀겨에 파묻어 밀폐하여 보관한다. 여름철에는 석회 상자 내에 넣어서 건조한 다음 다시 쌀겨에 파묻어 보관한다. 이렇게 하면 녹거나 혹은 부서지는 경우가 드물다.

④ 백지(白芷), 만삼(蔓蔘), 과루(瓜蔞), 백화사(白花蛇) 등은 유질(油質)과 가루분이 많고 방향성 맛과 냄새가 농후하며 단맛이 많은 특징이 있어서, 빨리 해충(害蟲)이 발생된다. 이들 약재는 분리해서 보관하고 자주 훈(熏)하여야 한다. 대개 5월부터 9월까지 매월 한 차례 정도 훈(熏)하는 것이 좋다.

⑤ 원지(遠志), 반하(半夏), 목향(木香), 숙지황(熟地黃) 등은 계절에 따라 기후의 영향을 많이 받아서 곰팡이가 잘 발생되는 약재이므로, 저장과정에서 항상 바람이 잘 통하게 해야 한다.

⑥ 오매(烏梅), 천축황(天竺黃)은 바람에 잘 말라 중량(重量)이 손실을 볼 수 있는 약재이므로, 밀봉하여 저장해야 한다.

⑦ 빙편(冰片), 박초(朴硝) 등은 바람을 맞으면 쉽게 풍화(風化)되어 변하는 약재이므로, 바람을 피하여 저장해야 한다.

⑧ 황랍(黃蠟), 석납(石蠟) 등 납류(蠟類)의 약재는 열을 피하여 저장해야 녹지 않는다.

⑨ 생것으로 선선한 약재들을 사용하여야 하는 경우에는 얼지 않도록 적당한 온도로 서늘하게 보관해 주어야 하며, 동시에 습기가 없도록 하여야 한다.

⑩ 수분을 잘 흡수하는 약재는 따로 분리해서 보관하는 것이 좋다.

⑪ 귀중한 약재는 다른 약재들과 구분하여 보관하는 것이 좋은데, 예를 들면, 산삼(山蔘), 인삼(人蔘), 녹용(鹿茸), 영양각(羚羊角), 사향(麝香), 우황(牛黃), 침향(沈香), 서각(犀角), 경분(輕粉), 서양삼(西洋蔘), 삼칠(三七), 웅황(雄黃), 진주(珍珠), 호박(琥珀), 해마(海馬), 대모(玳瑁), 금박(金箔) 등이다.

⑫ 유독성인 약재, 예를 들면, 부자(附子), 초오(草烏), 천오(川烏), 천남성(天南星), 반하(半夏), 여로(藜蘆), 아편(阿片), 앵속각(罌粟殼), 섬소(蟾酥), 반묘(斑猫), 오공(蜈蚣) 등의 경우에는 다른 약재와 별도로 분리하여 보관하는 것이 좋으며, 만일에 발생할 수 있는 의료사고를 방지하기 위해서 이다.

⑬ 해충의 피해를 잘 입는 약재는 따로 보관하는 것이 좋은데, 예를 들면, 근경류(根莖類) 약재인 당귀(當歸), 전호(前胡), 백지(白芷), 방풍(防風), 만삼(蔓蔘), 길경(桔梗), 독활(獨活), 택사(澤瀉), 지황(地黃), 황정(黃精), 사삼(沙蔘), 백작약(白芍藥) 등의 약재와 과실류(果實類)에 속하는 대조(大棗), 행인(杏仁), 영실(營實), 도인(桃仁), 구기자(枸杞子) 등 약재와 종자류(種子類) 약재인 의이인(薏苡仁), 산조인(酸棗仁), 산사(山楂), 산수유(山茱萸), 조협(皂莢), 비자(榧子) 등이 있다.

⑭ 약재의 기원별(동물성, 광물성, 기타), 약재의 형태별(껍질, 전초, 잎, 꽃, 뿌리, 근경, 종자, 과실류 등) 또는 채취년도 별, 약재의 등급별로 별도로 구분하여 보관하는 것이 좋다.

⑮ 냄새가 나는 약재나 방향성 냄새를 지닌 약재들을 따로 보관해야 한다. 만약 이런 약재들을 다른 약재와 혼합하여 보관하면 다른 약재에 냄새가 배어 들어가서 약재의 성미(性味)를 변화시킬 수 있다.

제 4 절 육진팔신약(六陳八新藥)

1. 육진약(六陳藥)

육진약(六陳藥)은 시간이 많이 경과할수록 약의 품질이 좋아지는 약이다. 채집 후 수 개월이 지나는 동안 불쾌한 취기(臭氣)나 이로 인한 구토증을 일으키는 부작용을 방지하기 위한 목적으로 이용되는 약이다. 그러나, 약이 부패되거나 충해(蟲害)를 받아도 좋은 의미는 아니다. 여기에 해당되는 약재로는 오수유(吳茱萸), 귤피(橘皮), 반하(半夏), 지실(枳實), 마황(麻黃), 랑독(狼毒) 등이 이에 속하며, 이 외에도 신국(神麯), 목적(木賊), 대황(大黃), 원화(芫花), 형개(荊芥) 등도 오래된 진구품(陳久品)이 좋다고 한다.

2. 팔신약(八新藥)

팔신약(八新藥)은 채집한 약재를 가능하면 시일이 경과하지 않고 빠른 기간 동안에 신선한 것을 사용하면 좋은 약이다. 대부분 화류(花類)에 속하는 약물로서 채취 후에 오랜 시간이 경과하면 약효 물질이 발산(發散)되어 목적하는 약효를 거둘 수 없기 때문이다. 여기에 해당되는 약재로는 소엽(蘇葉), 박하엽(薄荷葉), 국화(菊花), 도화(桃花), 적소두(赤小豆), 택란(澤蘭), 괴화(槐花), 관동화(款冬花)가 여기에 속하며, 이 8종 외에도 홍화(紅花), 백매화(白梅花), 앵도(櫻桃) 등도 신품(新品)을 사용하는 것이 좋다.

제 9 장 포제(炮製)

제 1 절 포제(炮製)의 개요(槪要)

포제(炮製)는 조제(調劑)의 한 분과(分科)인데, 수치(修治) 혹은 포자(炮炙)라고도 한다. 약물의 대부분은 생약(生藥)이기 때문에 그 일부는 필수적으로 일정한 포제(炮製)를 거쳐야 비로소 치료의 수요에 부합하게 할 수 있고, 약효를 충분히 발휘하게 된다. 포제(炮製)는 바로 이 변증치료(辨證治療)의 용약(用藥)을 기초로 하여 발전된 제약기술(製藥技術)을 말한다.

포제(炮製)는 방제(方劑)하기 전이나 또는 각종 제형(劑型)으로 만들기 전에 가공하는 과정으로, 세정(洗淨)과 절제(切製) 등 약물에 대한 일반적인 손질과 비교적 복잡한 포제(炮製)의 기술 즉 약물의 정형(整形)·잡질의 제거·가열(加熱)처리·보조물(輔助物)(주(酒)·초(醋)·밀(蜜) 등)의 첨가·제형(製形) 등의 기술을 포함한다.

제 2 절 포제(炮製)의 목적과 기본 작용

포제(炮製)를 하면, 첫째로 약재의 일정한 정도(淨度)와 순도(純度)의 표준에 부합시킬 수 있다. 약재를 씻어서 깨끗하게 하거나 약으로 사용하지 않는 부분을 제거한다면 깨끗한 약재를 정확하게 활용할 수 있을 것이다. 약으로 사용하는 부위만을 골라내고 물에 씻으며 물에 일고 체로 치며 키로 다듬는 등은 모두 약재를 깨끗하게 하기 위한 공정이며, 핵(核), 잔털, 노두, 억센 껍질(특히 코르크층), 목질 부분(심), 날개, 다리, 대가리 등을 제거하는 것은 모두 약용 부위가 아니기 때문이다. 이렇게 함으로써 치료 효능이 높아진다. 이는 법제(法製)에서의 가장 초보적인 공정(工程)이기는 하나 그의 질(質)을 높이는 데서 매우 중요하다.

둘째로, 약물의 독성(毒性)과 부작용(副作用)을 제거하거나 감소시킨다. 예를 들면, 부자(附子), 초오(草烏), 백부자(白附子)의 경우에는 가열처리하면 독성이 매우 센 알칼로이드인 아코니틴이 분해되어 독성이 많이 약해진다.

셋째, 치료효과를 높인다. 예를 들면 현호색(玄胡索)을 식초와 함께 자(炙)하면 알칼로이드의 용해도가 높아져서 진통작용이 강해진다. 또한 포제(炮製)하는 과정에서 보조재료와 협력작용을 발휘하여 포제(炮製)한 약재의 치료효과를 높인다. 반하(半夏)를 생강(生薑)과 함께 법제(法製)하면 협력작용에 의하여 그의 진토(鎭吐) 작용이 증대되는 것이라든지, 화단(火煅)을 거쳐서 만들어진 고반(枯礬)의 수렴작용이 백반(白礬)보다 강한 것 등은 치료 효능을 높이는 좋은 실례로 된다.

넷째, 분쇄하기가 쉽고, 조제(調劑)와 제제(製劑)에 편리하다. 절제(切製) 과정을 거치게 되면 약재의 유효성분이 잘 우러나게 되며, 광물성 약재나 조개류 약재의 경우 단제(煅製)를 거친 후에는 약재의 재질이 푸석푸석하게 되어 약재를 가루내기가 쉽고 유효성분이 잘 우러나오게 된다.

일반적으로 한약재의 분쇄는 어느 때나 말리는 공정(工程)을 거쳐서 진행된다. 식물성 약재는 낮은 온도(45℃ 정도)에서 말려서 분쇄하나, 아교(阿膠) 등의 교질(膠質)의 동물성 약재 및 자석(磁石), 자연동(自然銅) 등 무기 광물성 약재는 높은 온도(200~300℃ 때로는 500~700℃ 정도)에서 화단(火煅)하는 방법으로 분쇄하여 가루로 만든다.

다섯째, 부패, 변질을 막아주어 저장(貯藏)에 편리하다. 배당체가 들어있는 약재를 가열처리하면 효소가 파괴되어 약재보관 과정에서 배당체의 성분이 분해되는 것을 막을 수 있으며, 약재를 적절하게 잘라서 건조한다면 저장 공간을 줄일 수 있으며, 장기간 약재를 보관할 수 있을 것이다. 한약재는 수분 함량이 일반적으로 14% 이하일 경우에 곰팡이가 슬지 않으며 따라서 부패나 변질도 되지 않는다. 한약재를 가열하는 방법으로 법제(法製)하여 수분함유량을 감소시키며 미생물을 사멸시킨다. 따라서 이렇게 법제(法製)된 약재는 부패나 변질이 없이 보관할 수 있다. 포제품(炮製品) 중 신국(神麯), 맥아(麥芽)를 비롯한 대부분의 화기(火氣)의 영향을 받는 모든 약재들은 수분이 제거 또는 감소됨으로써 보관에 유리하게 된다. 예를 들면 상표초(桑螵蛸)를 포제(炮製)(가열)하면 안전하게 보관할 수 있다.

여섯째, 포제(炮製)를 거친 후에는 약물의 성능(性能)을 전화(轉化)시키거나 완화시킬 수 있다. 생지황(生地黃)은 고한(苦寒)하여 청열양혈(淸熱凉血)의 효능을 주로 지니지만, 증제(蒸製)를 거친 숙지황(熟地黃)은 보혈자음(補血滋陰) 작용이 강하게 되며, 청열(淸熱) 효능은 없어지게 된다. 또한 황련(黃連)을 약성(藥性)이 뜨거운 약재인 오수유(吳茱

萸)로 포제(炮製)하게 되면 약성(藥性)이 찬 황련(黃連)이 뜨거워져서 찬 약재를 뜨겁게 사용할 필요가 있을 경우에 적용한다.

일곱째, 인약귀경(引藥歸經) 한다. 약재를 식초로 수치(修治)하면 간경(肝經)으로 약효를 발휘하게 하며, 소금으로 포제(炮製)하게 되면 신경(腎經)으로 약효를 발휘하게 한다.

여덟째, 맛과 냄새를 바로 잡아 복용하기 편리하다. 일부 동물성 한약재의 경우에는 좋지 않은 맛이나 냄새를 가지고 있는데, 이것을 보조재료를 이용하여 같이 포제(炮製)하면 냄새나 맛이 개선될 수 있다. 예를 들면 백강잠(白殭蠶)은 비린내가 나는데 부초(麩炒)한 후에는 그 냄새가 제거된다.

제 3 절 약물의 정선(淨選)

약물의 정선(淨選)은 포제(炮製) 과정 중의 맨 처음 단계에 속한다. 포제(炮製)하는 경우 제일 먼저 하는 중요한 과정이며, 원약재(原藥材)를 물로 깨끗이 씻어 선별 처리하는 과정이다. 정선(淨選)은 약물 중의 흙과 잡질, 변질품 및 기타 약으로 쓸 수 없는 비약용(非藥用) 부분을 제거하거나, 혹은 성질이 다른 약용(藥用) 부분, 곰팡이가 있는 것 등을 분리하여 약물을 일정한 약용(藥用)의 정도(淨度)와 순도(純度)가 규정된 표준에 도달하게 하는 것이다.

1. 정선(淨選)의 목적

첫째, 약물을 일정한 정도(淨度)의 표준에 도달하게 하여 약을 사용하는 제량(劑量)의 정확성을 도모할 수 있다.

길경(桔梗)과 노근(蘆根) 등의 뿌리류와 뿌리줄기류 약물은 항상 흙이 붙어 있으므로 반드시 깨끗이 씻은 후에 방약(方藥)에 넣을 수 있고, 해조(海藻), 곤포(昆布), 전갈(全蝎) 등은 항상 소금기가 남아 있으므로 반드시 물에 깨끗이 씻은 후 방약(方藥)에 넣을 수 있다. 또한 마황(麻黃)은 지상(地上)의 부위와 지하(地下)의 부위가 약효가 상반되므로 분리한 후 구별해서 방약(方藥)에 넣을 수 있고, 연자(蓮子)도 반드시 연육(蓮肉)과 연심(蓮心)을 분별해서 방약(方藥)에 넣는다.

둘째, 여러 가지 제형(劑型)으로 만들거나 조제(調劑)하기에 편리하다.

임상에서는 병증(病證)을 근거로 처방(處方)을 하고 대부분 수시로 조제(調劑)하므로 약물들을 정선(淨選)해서 일정한 표준품으로 하여 약을 사용하여야 한다. 예를 들면 활석(滑石) 같은 것은 먼저 수비(水飛)하고 가는 분말로 준비해서 사용해야 하며, 또 속수자(續隨子), 파두(巴豆) 등은 반드시 상(霜)(유박(油粕))으로 준비해서 사용해야 한다.

셋째, 절제(切製)와 포자(炮炙)에 편리하다.

약물은 자연 상태의 건조품으로 같은 약재라도 크기가 모두 일정하지 않으며 두께나 굵기가 다르므로, 음편(飮片)의 절제(切製)와 포자(炮炙)를 하기 전에 반드시 깨끗하게 씻고 크기나 굵기 등에 따라 분류해 놓아야 한다. 그렇게 함으로써 연화(軟化), 침윤(浸潤)하는데 축이는 습도(濕度)를 조정하기에 편리하고, 또한 절제(切製)하기에도 편리하다. 포제(炮製)할 때는 불길의 조정을 잘 할 수 있어서 음편(飮片)의 품질을 보증할 수 있다.

2. 일반적인 정선법(淨選法)

정선(淨選)은 약물의 재질이 일정하지 않기 때문에 약물에 맞게 적당한 정선법(淨選法)을 실시한다.

1) 조선(挑選)

약물에 섞여 있는 비약용(非藥用) 부위나 잡질, 변질품 등을 깨끗이 제거하고, 약물을 크기와 굵기에 따라 규격을 분류해서 선별하는 과정이다. 예를 들면, 유향(乳香) 몰약(沒藥) 오령지(五靈脂) 등의 약물에는 나무부스러기, 모래 등의 잡질이 섞여 있고, 곽향(藿香) 자소엽(紫蘇葉) 담죽엽(淡竹葉) 등의 약물에는 마른 나뭇가지, 변질된 잎, 잡초 등이 섞여 있으며, 구기자(枸杞子) 백합(百合) 해백(薤白) 등에는 곰팡이가 피어 있는 것이 섞여 있으므로 모두 골라내어 제거한다.

2) 사선(篩選)

약물과 잡질은 체적(體積)의 크기가 각각 다르므로 이에 근거하여 적절한 규격의 체 혹은 그물을 사용하여 약물 중의 흙이나 모래 및 기타의 잡물 등을 제거하여 약물을 깨끗하게 하는 것이다. 또한 약용으로서의 규격의 크기를 체로 구분하면 침표(浸漂), 자제(煮製) 등의 포제(炮製) 과정을 실시할 때 열을 받게 하는 정도를 고르게 하여 품질을 균일하게 할 수 있다.

3) 풍선(風選)

약물과 잡질은 무게의 차이가 있으므로, 바람의 힘을 빌려서 키질을 하거나 또는 풍차(風車) 등을 이용하여 약과 잡질을 분리하는 방법이다. 예를 들면, 부평(浮萍) 부소맥(浮小麥) 정력자(葶藶子) 차전자(車前子) 청상자(靑葙子) 등은 이 방법을 사용하여 잡질을 제거한다. 풍선(風選)을 활용하면 약물의 꽃자루, 잎줄기 등의 비약용(非藥用) 부위를 제거할 수 있다.

4) 세정(洗淨)

깨끗한 물로 약물에 붙은 흙 또는 불순물을 깨끗이 세척하여 씻어내는 과정이다. 씻을 때 시간을 계산하여 약재가 물속에서 오랫동안 잠겨 있어서 약효가 소실되는 일이 없도록 주의한다. 주의할 점은 유효 성분이 용해되어 나가지 않도록 적은 분량의 물로 짧은 시간 내에 씻어야 한다.

5) 표정(漂淨)

약물을 물에 충분한 시간 담그어 자주 물을 갈아주어 우려내는(침표(浸漂)) 방법이며, 여러 번 뒤집어 주고 물을 자주 갈아 주어서 약물에 있는 독성(毒性)과 염분(鹽分) 그리고 잡질(雜質)을 분리시킨다. 예를 들면 염종용(鹽蓯蓉), 곤포(昆布) 등은 소금기를 제거하고, 산조인(酸棗仁)은 표(漂)하여 핵각(核殼)을 제거한다.

6) 도(淘)(이는 공정)

대부분의 종자 약재와 일부 과실 약재들은 일반적으로 그 형태가 비교적 작다. 그리고 흔히 먼지와 모래 또는 흙이 섞여 있는 경우가 많다. 이 경우에는 쌀을 이는 것처럼 이는 과정이 필요하다.

3. 비약용(非藥用) 부위의 분리와 제거

1) 노두(蘆頭)를 제거하기

일반적으로 근두(根頭), 근경(根莖), 잔경(殘莖), 엽기(葉基) 등의 부위를 제거한다. 노두(蘆頭)는 비약용(非藥用) 부위로 이것을 먹으면 토하게 할 수 있다. 인삼(人蔘), 현삼(玄蔘), 남사삼(南沙參), 길경(桔梗), 지유(地楡), 방풍(防風), 속단(續斷), 우슬(牛膝), 초오(草烏), 천초근(茜草根), 시호(柴胡), 단삼(丹蔘), 백전(白前) 등은 노묘(蘆苗) 혹은 노두(蘆頭)를 제거한다.

2) 잔근(殘根)을 제거하기

일반적으로 줄기를 사용하는 약물이나 지상부(地上部)의 전초(全草)를 사용하는 약물의 경우에는 잔근(殘根)을 제거해야 한다. 석위(石葦), 인진(茵蔯), 어성초(魚腥草), 권백(卷柏) 등은 지상부(地上部) 전초(全草)를 약으로 사용해야 하고, 석곡(石斛), 마황(麻黃)은 줄기를 약으로 사용하는 약물이므로, 잔근(殘根)을 제거해야 한다.

3) 잔경(殘莖)을 제거하기

뿌리를 약으로 사용하는 약물은 줄기는 비약용(非藥用) 부위가 되므로, 남아 있는 줄기를 제거하고 약으로 사용해야 한다. 예를 들면 백전(白前), 시호(柴胡), 우슬(牛膝) 등은 근(根) 혹은 근경류(根莖類) 약물이므로 잔경(殘莖)을 제거해야 한다.

4) 심(心)을 제거하기

뿌리 종류 약재의 목질부나 종자의 배아를 제거하고 약으로 사용하는 경우가 있다. 목질부는 약용 부위가 아니므로, 지골피(地骨皮), 오가피(五加皮), 목단피(牧丹皮) 등은 목심(木心)을 제거한다. 이 외에 연자(蓮子)의 경우는 심(心)과 육(肉)의 약효에 차이가 나는데, 배아인 연자심(蓮子心)은 청심열(淸心熱), 제번(除煩)하지만, 연자육(蓮子肉)은 보비(補脾), 삽정(澀精)하므로 구분해서 약을 사용해야 한다.

5) 지경(枝梗)을 없애기

과실, 꽃, 잎 류의 약물의 경우에 비약용(非藥用) 부위인 지경(枝梗)[9]을 제거하여야 한다. 예를 들면, 연교(連翹), 소회향(小茴香), 측백엽(側柏葉) 등에 있는 지경(枝梗)을 제거한다.

6) 피각(皮殼)을 제거하기

어떤 약물의 경우에는 전피(栓皮), 표피(表皮) 혹은 종피(種皮) 등이 비약용(非藥用) 부위에 속하거나 유효성분의 함량이 매우 적은 경우 혹은 과피(果皮)와 종자가 약효가 다른 경우에는 모두 껍질을 제거하거나 분리하여 약물의 순도(純度)를 높이거나 분별하여 사용하여야 한다.

예를 들면 육계(肉桂)는 겉에 두텁고 거친 코르크층이 있는데, 이 부위는 휘발유(揮發油)가 매우 적게 함유되어 있고, 황백(黃柏)의 허연(虛軟)한 코르크층은 약용(藥用) 가치가 없기 때문에 제거하는 것이 옳다.

또한 초과(草果), 익지인(益智仁) 등과 같은 과실, 종자류의 약물의 경우 피각(皮殼)을 부수고 인(仁)을 취하여 약으로 사용하는 경우가 있다.

7) 모(毛)를 없애기

일부 약물의 표면과 내부에 아주 많은 융모가 달라 붙어 있어서 인후를 자극하여 기침을 일으키거나 기타 해로운 작용을 할 수 있으므로 제거하는 것이 좋다.

① 탕거모(燙去毛) : 골쇄보(骨碎補), 구척(狗脊) 등의 경우에는 표면에 황갈색의 인편(鱗片)이나 융모(絨毛)가 있는데, 사탕초(沙燙炒)를 이용하여 모(毛)를 탕초(燙焦)하고 꺼내어 식힌 다음 털을 탁탁 두드리면 털을 제거할 수 있다.

② 료거모(燎去毛) : 녹용(鹿茸)의 표면에 있는 융모는 알콜 램프를 이용하여 털을 료초(燎焦)한 다음 칼로 가볍게 벗겨서 깨끗하게 한다. 이 때 녹용(鹿茸)의 껍질이 너무 과하게 료초(燎焦)하여 갈라져서 껍질이 파쇄되게 해서는 안 된다.

③ 쇄거모(刷去毛) : 비파엽(枇杷葉), 석위(石葦) 등의 잎의 뒷면에 빽빽하게 있는 융모(絨毛)의 경우에는 솔로 닦아서 털을 제거하거나 기계를 활용하여 대량으로 털을 제거할 수 있다.

---

9) 지경(枝梗) : 과병(果柄), 화병(花柄), 엽병(葉柄) 및 눈지(嫩枝) 등을 포함한다.

④ 알거모(挖去毛) : 금앵자(金櫻子)는 과실 내부에 담황색의 융모가 달라 붙어 있는데, 항상 산지에서 신선할 때 두 조각으로 쪼개어서 파서 그 모(毛)와 핵(核)을 제거한다.

8) 핵(核)을 제거하기

일부 과실류 약물들은 과육(果肉)을 사용하면서도 핵(核)이나 종자(種子)를 사용하지 않는 경우가 있으므로, 이것들을 제거하여야 한다. 예를 들면 산수유(山茱萸)는 과핵(果核)이 효과가 없고 오히려 활정(滑精)한다고 과거부터 한의학자들은 믿고 있으므로, 핵(核)을 반드시 제거하고 약으로 사용한다. 산사(山楂), 오매(烏梅)의 경우에도 약효는 없으며 중량만 늘어나게 하므로 제거해야 한다.

9) 머리, 꼬리, 날개, 다리를 제거하기

일부 동물류와 곤충류의 약재는 독이 있거나 혹은 비약용(非藥用) 부위라는 이유로 머리, 꼬리, 날개, 다리를 제거하고 사용한다. 예를 들면, 기사(蘄蛇), 오초사(烏梢蛇), 백화사(白花蛇) 등은 머리와 꼬리를 제거하고, 합개(蛤蚧)는 머리와 다리 및 인편(鱗片)을 제거하며, 반무(斑蝥), 맹충(虻蟲)은 머리와 다리, 날개를 제거한다.

제 4 절 약물의 절제(切製)

절제(切製)는 포제(炮製)의 두 번째 공정이다. 깨끗하게 선별된 순수한 약물을 수처리(水處理)를 거쳐서 연화(軟化)한 다음 다시 일정한 규격의 박편(薄片)·중편(中片)·후편(厚片)·소단(小段)·세사(細絲)·피사(皮絲)·방편(鎊片)·소방괴(小方塊) 등으로 절단하는 과정이다.

약재는 반드시 절제(切製) 과정을 거친 후에 비로소 사용할 수 있다. 절제품(切製品)을 일반적으로 『생편(生片)』이라고 통칭한다.

1. 절제음편(切製飮片)의 작용과 목적

1) 약효성분을 잘 우러나오게 한다.

약물을 절제(切製)해서 소박편(小薄片)·세사(細絲)·피사(皮絲), 소단(小段) 혹은 소괴(小塊)로 만들면 표면적(表面的)이 증대하고 내부의 조직이 드러나며 용제(溶劑)(용매제)와 쉽게 접촉하게 하여서, 약을 달이면 유효성분이 잘 우러나오게 하므로, 탕제(湯劑)의 품질을 높인다.

2) 포제(炮製)하기가 편리하다.

많은 음편(飮片)을 포제(炮製)할 경우 황주(黃酒)·미초(米醋)·염수(鹽水)·강즙(薑汁)·봉밀(蜂蜜)·약즙(藥汁) 등의 액체 보료(輔料)를 자주 사용하는데, 절제(切製)한 생편(生片)과 보료(輔料)를 혼합하면 보료(輔料)를 음편(飮片)과 접촉을 증대하고 조직내부에 잘 스며들게 하여서 포제(炮製)의 효과를 좋게 한다. 또한 절제(切製)한 후에는 포제(炮製)할 때에 열을 골고루 받게 하여 포제(炮製)의 효과를 높여주기도 한다.

3) 저장과 감별이 편리하다.

음편(飮片)은 절제(切製) 과정을 거쳐서 건조한 상태로 보존하면 곰팡이가 피거나 벌레 먹는 것을 막기가 편리하고, 저장 공간을 일정하게 조절할 수 있어서 일정한 형태로 보존하기 편리하다. 또 절제(切製)한 약재의 경우에는 횡절면(橫切面) 혹은 종절면(縱切面)의 조직특징이 드러나서 약재의 감별에 도움이 된다.

4) 처방(處方)의 조제(調劑)에 편리하다.

음편(飮片)은 원약재(原藥材)의 체적(體積) 보다 훨씬 작기 때문에, 처방(處方)을 조제(調劑)할 경우 약량(藥量)을 측정하기가 편리하며, 수고로움을 줄일 수 있다.

2. 절제(切製) 전의 수처리(水處理)

건조한 약재를 절제(切製)하기 전에 적당한 수처리(水處理)를 하면 일정량의 수분을 약재 내부에까지 잘 스며들게 하고 재질을 부드럽게 만들어서 절제(切製)하기 편리하게 할 수 있다. 수처리(水處理)를 시행할 경우에는 약재의 종류와 질(質), 계절과 온도 등을 고려하여 적합한 방법을 선택해야 한다.

1) 세(洗)

약재를 물속에 넣고 빨리 세척하고 바로 꺼내어서 물에 약간 적시게 하는 방법이다. 물로써 약물 표면상의 니토(泥土)와 잡질을 세척하는 것이다.

(1) 응용 범위 : 일반 약재 전부 가능하지만, 화류(花類) 약재의 경우에는 유효성분이 물에 쉽게 용해되므로 이 방법을 사용하지 않는 것이 좋다.

(2) 주의 점 : 수세(水洗)하는 시간이 짧아야 한다. 특히 질(質)이 거칠고 속이 성글며 유연한 약재의 경우에는 주의해야 한다.

2) 도법(淘法)

비교적 세소(細小)한 종자 혹은 과실류 약재의 수세법(水洗法)이다. 주의할 점은 점액질을 함유한 종자류 약재는 물에 넣게 되면 점결(粘結)하여 덩어리로 되기 때문에 도세법(淘洗法)을 사용해서는 안 된다. 예를 들면 차전자(車前子), 정력자(葶藶子) 등이 있다. 이런 약재는 키를 이용하거나 체로 쳐서 잡질을 제거하는 것이 좋다.

3) 수표(水漂)

약재를 청수(淸水)에 침(浸)하고, 자주 환수(換水)하여 반복적으로 청세(淸洗)함으로써 약재중의 염분(鹽分), 독성, 성취미(腥臭味) 등 비약용(非藥用) 잡질을 용해(溶解)·표세(漂洗)하여 제거하는 것이다.

(1) 응용약재 : 곤포(昆布), 해조(海藻), 자하거(紫河車), 염종용(鹽蓯蓉)

4) 임윤(淋潤)

소량의 청수(淸水)를 사용해서 약재에 반복적으로 뿌리고, 습윤(濕潤)해졌을 때 마대로 포과(包裹)하거나 아니면 습(濕)마대로 덮어둠으로써 윤투(潤透)케 하는 방법이다.

(1) 목적 : 수분을 점점 삼투(滲透)케 하여 약재를 유연하게 하고 절제가공(切製加工)에 편리하게 한다.

(2) 이용 범위 : 침포(浸泡)한 후에 약효가 쉽게 유실(流失)되는 약재에 이용한다.

(예) 박하(薄荷), 패란(佩蘭), 향유(香薷)

5) 침포법(浸泡法)

(1) 침법(浸法) : 약재를 물로 짧은 시간 침포(浸泡)하여서 물이 약재에 다 스며들 정도까지 하는 것으로 주로 식물성 약재에 응용한다.

① 목적 : 약재를 침연(浸軟)케 해서 절제(切製)하기 편리하다.

(2) 포법(泡法) : 약재를 물속에 넣고 비교적 장시간에 걸쳐서 포침(泡浸)하는 것이다.

① 목적 : ㉠ 견경(堅硬)한 조직을 연화(軟化)시켜 절제(切製) 혹은 기타 가공을 하는데 편리하게 한다. 예를 들면 삼릉(三稜), 천화분(天花粉)이 해당된다.

㉡ 잡질을 제거하거나 독성을 감소하여 치료에 적합하게 한다. 예를 들면 반하(半夏), 천남성(天南星)이 해당된다.

㉢ 동물류 약재의 경우 피(皮), 갑(甲), 골격(骨格)에 부착되어 있는 불순물질을 쉽게 제거할 수 있다. 예를 들면 귀판(龜板), 별갑(鼈甲)이 여기에 해당된다.

3. 약물의 절제음편(切製飮片)

음편(飮片)의 두께와 형상(形狀)은 일반적인 전통경험에서 얻은 것으로, 약물의 재질(材質), 연경(軟硬) 등 약물의 자연적인 상황과 절제(切製)하는 목적 및 음편(飮片)의 외관적인 요구 등에 의해서 결정되었다.

만약 약물의 재질이 단단하면 박편(薄片)으로 썰고, 재질이 느슨한 것은 후편(厚片)으로 썰면 된다. 피류(皮類)·엽류(葉類) 등 질(質)이 얇고 넓게 생긴 약재는 세사(細絲)·피사(皮絲)로 너비로 자른다. 전초류(全草類)와 가는 눈지(嫩枝) 등은 소단(小段)으로 썬다. 동물의 뿌리 그리고 목류(木類) 등은 매우 단단한 약재이므로 방도(鎊刀)로 아주 얇게 극박편(極薄片)으로 깎는다. 일부 뿌리나 뿌리줄기, 목심부 약재의 경우에는 소괴(小塊)의 형태로 작은 입체모양으로 자르기도 한다.

일반적인 음편(飮片)의 유형과 그 규격은 다음과 같이 나눌 수 있다.

1) 편(片)으로 자르기

① 박편(薄片) : 일반적으로 2㎜의 두께이하로 썬 것을 말하며, 재질이 치밀하고 견실(堅實)하며 편(片)이 얇아도 쉽게 부수어지지 않는 약재에 활용된다. 예를 들면 오약(烏藥), 백작약(白芍藥), 백급(白芨), 적작약(赤芍藥), 당귀(當歸) 등이다.

② 후편(厚片) : 일반적으로 2~4㎜의 두께로 썬 것을 말하며, 재질이 성글고, 분성(粉性)이 크고, 박편(薄片)으로 절제(切製)하면 쉽게 부수어지는 약재에 활용된다. 예를 들면 산약(山藥), 대황(大黃), 천화분(天花粉), 백출(白朮) 등이다.

③ 극박편(極薄片) 혹은 방편(鎊片) : 일반적으로 1㎜ 이하 정도로 깎는 것(鎊切)을 말하며, 예를 들면 소목(蘇木), 강향(降香), 녹각(鹿角) 등이다.

④ 직편(直片) : 일반적으로 2~4㎜의 두께로 직각으로 썬 것을 말하며, 그 감별의 특징이 뚜렷하거나 음편(飮片)의 외형적인 미관이 아름다운 약재에 활용된다. 예를 들면 대황(大黃), 천화분(天花粉), 당귀신(當歸身) 등이다.

⑤ 사편(斜片) : 일반적으로 2~4㎜의 두께로 비스듬하게 썬 것을 말하며, 길이가 길고 막대기 모양이며 섬유성(纖維性)이 강하거나 분성(粉性)이 큰 약재에 활용되어서 절제(切製)에 편리하고 그 조직구성의 특징을 잘 드러나게 하기 위하여 활용된다. 예를 들면 감초(甘草), 황기(黃耆), 산약(山藥), 계혈등(鷄血藤) 등이다.

2) 단(段)으로 자르기

① 소단(小段) : 일반적으로 10~15㎜ 정도의 길이로 자른 것을 말하며, 긴 것은 절(節), 짧은 것은 저(咀)라고 한다. 전초류(全草類)와 형태가 가늘고 길며, 성분이 또한 쉽게 우러나오는 약재에 활용된다. 예를 들면 청호(靑蒿), 마황(麻黃), 박하(薄荷), 향유(香薷) 등이다.

3) 괴(塊)로 자르기

① 소괴(小塊) : 일반적으로 약 8~12㎜의 소립방괴(小粒方塊)로 자른 것을 말한다. 포제(炮製)에 편리하다. 예를 들면 대황(大黃), 하수오(何首烏), 건강(乾薑)이 있다.

4) 사(絲)로 자르기

피류(皮類), 넓고 큰 엽류(葉類)와 비교적 얇은 과피류(果皮類)의 약재에 활용한다.

① 세사(細絲) : 일반적으로 2~3㎜ 정도의 너비로 써는 것을 말하며, 예를 들면 황백(黃柏), 상백피(桑白皮), 후박(厚朴) 등이다.

② 관사(寬絲) : 일반적으로 5~10㎜ 정도의 넓은 너비로 써는 것을 말하며, 예를 들면 비파엽(枇杷葉), 석위(石葦), 대청엽(大靑葉) 등이다.

제 5 절 포제(炮製)의 상용보료(常用輔料)

약물을 포제(炮製)할 때는 약물 이 외에 추가되는 재료 즉 보료(輔料)를 가하여 함께 포제(炮製)하는데, 이러한 것은 의료(醫療)의 요구에 부합되는 것이며, 변증(辨證)에 따라서 약을 적절하게 사용하기 위함이다. 그래서 일정한 보료(輔料)를 선택하여 사용하는 것은 한약(韓藥)의 포제법(炮製法)에 있어서 매우 중요한 의미를 갖는다.

약물의 포제(炮製)에 사용하는 보료(輔料)의 종류가 아주 많기 때문에 각기 다른 성질과 작용이 있으며, 이 때문에 포제(炮製)한 약물이 일으키는 효능의 변화도 각기 다르다. 어떤 약물은 어떤 종류의 보료(輔料)를 가해서 서로 제약(制約)하거나 서로 촉진하는 작용을 발휘하게 할 수 있고, 또한 어떤 약물은 약의 사용 범위를 넓힐 수 있으며, 어떤 약물은 약물의 독성을 약하게 하고 맹렬한 성질을 완화시킬 수 있으며, 어떤 약물은 성능(性能)을 변하게 하거나 혹은 치료효과를 증강시킬 수 있으며, 어떠한 약물은 보료(輔料)를 가한 후에 가공(加工)이나 제제(製劑)를 편리하게 하는 등의 작용을 발휘할 수 있다.

현재 상용(常用)되는 보료(輔料)는 고체보료(固體輔料)와 액체보료(液體輔料)로 크게 구분할 수 있으며, 아래와 같이 여러 가지 보료(輔料)가 있다.

1. 고체보료(固體輔料)

상용(常用)되는 고체보료(固體輔料)로는 맥부(麥麩), 쌀, 백반(白礬), 두부, 흙, 합분(蛤粉), 활석분(滑石粉), 하사(河沙) 등이 있다. 약성(藥性)의 성질과 치료의 목적에 맞게 선택해서 사용해야 한다.

1) 맥부(麥麩)(밀기울)

밀기울은 밀을 갈아서 밀가루로 만든 후에 남는 밀의 껍질이다. 맥부(麥麩)의 맛은 달고 슴슴하며, 성질은 평(平)하다. 건비개위(健脾開胃), 화중화체(和中化滯) 등의 효능을 지니고 있다. 맥부(麥麩)로 약물을 포제(炮製)하면, 약물의 조성(燥性)을 완화하고, 치료효과를 강하게 하며, 맥부(麥麩)의 향기를 빌려서 어떤 약물의 비린내와 불쾌한 기미(氣味)를 제거하여 복용하는 것을 도와준다.

2) 쌀

쌀 즉 도미(稻米)의 맛은 달고, 성질은 평(平)하며, 건비(健脾), 익위(益胃), 제번지갈(除煩止渴), 지사리(止瀉痢) 등의 효능을 지니고 있다. 포제(炮製)에 활용되는 쌀로는 멥쌀(대미(大米))과 찹쌀(나미(糯米))을 많이 사용한다. 약물과 같이 포제(炮製)하면 건비익위(健脾益胃)하는 약물의 효능을 증강하고, 자극성과 독성을 감소시킨다.

3) 백반(白礬)

백반(白礬)의 맛은 시고, 성질은 차다. 해독살충(解毒殺蟲), 수렴조습(收斂燥濕), 거담(祛痰), 방부(防腐)의 효능이 있다. 백반(白礬)으로 포제(炮製)한 후에는 약물의 부란(腐爛)을 방지하고, 독성을 감소시키며, 치료효과를 강하게 한다.

4) 두부

두부의 맛은 달고, 약성은 평(平)하다. 익기화중(益氣和中), 청열해독(淸熱解毒), 생진윤조(生津潤燥) 등의 효능을 지니고 있다. 두부로 포제(炮製)하면 약물의 독성을 제거하고, 더러운 물질을 제거한다.

5) 토(土)

포제(炮製)에 자주 이용하는 것은 복룡간(伏龍肝)이며, 또한 황토나 적석지(赤石脂) 등을 응용하기도 한다. 복룡간(伏龍肝)의 맛은 매우며, 약성(藥性)은 따뜻하다. 온중(溫中), 화위(和胃), 지구(止嘔), 지혈(止血), 삽장지사(澁腸止瀉)의 치료효과를 지니고 있다. 흙으로 포제(炮製)한 후에는 약물의 자극성을 줄여주고, 약물의 보비안위(補脾安胃), 지구

(止嘔), 지사(止瀉)하는 치료효과를 증강시켜 준다.

6) 합분(蛤粉)

합분(蛤粉)은 참조개과(Veneridae)에 속한 문합(文蛤)(무명조개) 또는 청합(青蛤)(모시조개)의 조개 껍질을 단제(煅製)한 후에 분쇄한 회백색(灰白色)의 분말이다. 합분(蛤粉)은 맛이 짜고, 약성(藥性)이 차며, 주로 청열화담(清熱化痰), 연견산결(軟堅散結) 등의 효능을 지니고 있다. 합분(蛤粉)으로 포제(炮製)하면 약물의 비린내를 제거하고, 청열화담(清熱化痰)의 치료효과를 강하게 한다.

7) 활석분(滑石粉)

활석분(滑石粉)은 규산염류(硅酸鹽類)의 광물인 활석(滑石)을 수비(水飛)하거나 아주 가느다란 가루로 만든 것이다. 활석(滑石)은 맛이 달고 약성이 차며, 이수통림(利水通淋), 청열거서(清熱祛暑)의 효능을 지니고 있다. 일반적으로 활석분(滑石粉)은 중간 전열체(傳熱體)로 사용되는데, 약물을 뒤섞어 볶을 때 사용되어 약물이 골고루 열을 받게 하며, 약재의 재질을 성글어지게 하여 유효성분을 달여서 잘 우러나오기 쉽게 하고, 약물을 분쇄하기 쉽게 해주어 제제(製劑)에 편리하게 한다. 아울러 일부 동물성 약재의 표면에 있는 미생물과 충란(蟲卵)을 없앨 수도 있다.

8) 하천의 모래

체로 걸러서 얻은 중간 굵기의 하천의 모래로, 진흙을 일어서 흙을 씻어내고 잡질을 모두 없앤 다음 말려 두었다가 사용한다. 하사(河沙)는 중간 전열체(傳熱體)로서 온도가 높아질 때 열을 골고루 받게 하는데, 딱딱한 약물을 모래로 볶은 후에는 질이 성글어지게 하여서 분쇄와 유효성분을 달일 때 잘 우러나오게 한다. 또한 약물의 독성을 감소하게 하고, 비약용(非藥用) 부위를 쉽게 제거한다.

9) 주사(朱砂)

포제(炮製)하는 데에 사용되는 주사(朱砂)는 반드시 수비(水飛)를 하여 아주 가느다란 가루로 만든 후에 사용한다. 주사(朱砂)의 맛은 달고, 약성(藥性)은 미한(微寒)하며, 독이 있다. 청심(淸心), 진경(鎭驚), 안신(安神), 해독(解毒)하는 효능이 있다. 주사(朱砂)로 포제(炮製)한 후에는 약물과 협동작용을 발휘하여 안신(安神) 등의 치료효과가 증강된다.

2. 액체보료(液體輔料)

상용(常用)되는 액체보료로는 술, 식초, 꿀, 생강즙, 식염수, 감초즙(甘草汁), 흑두즙(黑豆汁), 미감수(米泔水), 담즙, 마유(麻油), 양지유(羊脂油), 유(乳), 뇨(尿), 석회수, 오수유즙(吳茱萸汁), 나복즙(蘿菔汁), 식용유, 별혈(鱉血) 등이 있다. 약성(藥性)의 성질과 치료의 목적에 맞게 선택해서 사용해야 한다.

1) 주(酒)

현재, 제약(製藥)에 사용하는 술에는 황주(黃酒), 백주(白酒) 크게 두 가지 종류가 있다. 황주(黃酒)는 쌀, 보리, 메기장 등이 누룩과 발효된 것으로, 에틸 알콜의 농도는 15~20% 정도 되며, 일반적으로 담황색(淡黃色)의 액체이다. 백주(白酒)는 쌀, 보리, 메기장, 수수 등이 누룩과 발효된 것으로 증류(蒸餾)한 후에 얻어진 것이며, 에틸 알콜 농도는 50~70%이며, 일반적으로 맑고 투명한 흰색 액체이다.

술의 맛은 달고 매우며, 성질은 매우 뜨겁다. 혈맥(血脈)을 통하게 하고 약의 기운을 행(行)하게 하며 산한(散寒)하는 등의 효능이 있으며, 맛과 냄새를 바로 잡아 주는 효능이 있다.

주제(酒製)한 후에는 활혈통락(活血通絡)의 작용을 증강하며, 약성(藥性)의 변화로 상행(上行)하게 하는 작용이 있고, 냄새를 바로잡아 주는 효과가 있게 하며, 산한(散寒)하는 효능을 발휘하고, 간신(肝腎)을 온보(溫補)하는 효과가 있게 된다. 동시에 또한 좋은 유기용매로 약물의 여러 가지 성분, 예를 들어 알칼로이드 및 염류, 배당체류, 탄닌, 고미질(苦味質), 유기산, 휘발유, 수지, 당류 및 부분 색소(엽록소, 엽황소) 등이 모두 술 속에서 잘 용해되므로, 약물을 술로 법제(法製)한 후에는 유효 성분의 용출(溶出)에 도움을 주게 되어 치료효과를 증강시킨다. 약을 자(炙)하는 경우에는 황주(黃酒)를 많이 사용한다.

2) 초(醋)

초(醋)는 맛이 시고 쓰며, 성질은 따뜻하다. 산어지혈(散瘀止血), 이기(理氣), 지통(止痛), 이수(利水), 소종(消腫), 해독(解毒), 교미교취(矯味矯臭) 등의 효능이 있으며, 또한 약을 이끌고 간경(肝經)으로 들어가게 할 수 있다.

초제(醋製)한 후에는 약을 간경(肝經)으로 들어가게 하여 활혈거어(活血去瘀)와 이기지통(理氣止痛)의 작용을 증강시킨다. 동시에 초(醋)는 좋은 유기용매로서, 약물 중에 함유되어 있는 유리 알카로이드 등의 성분을 변화시키고 용해도를 증강시켜서 유효성분을 쉽게 전출(煎出)하게 하여 치료 효과를 높인다. 아울러 약물의 비린 냄새를 없애고, 약물의 독성을 약화시켜 주며, 일부 견실(堅實)한 약물의 경우에는 초제(醋製)(예를 들면 초쉬제(醋淬製))를 거친 후에 약재의 재질을 파삭파삭하게 하여 분쇄(粉碎)하기 쉽게 하여 조제(調製)와 제제(製劑)를 편리하게 한다. 초(醋)는 보관이 오래 될수록 약효가 좋아서 '진초(陳醋)'라고도 부른다.

3) 봉밀(蜂蜜)

포제(炮製)할 때 상용(常用)되는 것은 열(熱)을 가(加)하여 연숙(煉熟)한 봉밀(蜂蜜)이다. 봉밀(蜂蜜)의 맛은 달고, 약성은 평(平)하다. 보중익기(補中益氣), 윤폐지해(潤肺止咳), 윤장통변(潤腸通便), 완급지통(緩急止痛), 해독(解毒), 교미교취(矯味矯臭) 등의 효능이 있으며, 약물과의 협동작용으로 약물의 효력을 증강한다.

약물을 밀제(蜜製)한 후에는 윤폐지해(潤肺止咳)의 효능을 증강시키며, 보중익기(補中益氣)의 작용을 강하게 하고, 약성(藥性)을 완화시킨다.

4) 생강즙(生薑汁)

생강즙(生薑汁)은 신선한 생강의 뿌리줄기를 짓찧고 짜서 낸 액즙을 말하거나, 혹은 건강(乾薑)에 적당한 량의 물을 넣어서 함께 달인 다음 찌꺼기를 버리고 얻어진 황백색의 액체이다. 생강(生薑)은 맛이 맵고, 약성(藥性)이 따뜻하다. 발한해표(發汗解表), 온중산한(溫中散寒), 강역지구(降逆止嘔), 온폐화담(溫肺化痰), 해독(解毒) 등의 효능이 있다.

강즙제(薑汁製)한 후에는 약물의 차가운 성질을 억제하고, 치료효과를 증강시키며, 독성과 부작용을 감소시킨다.

5) 감초즙(甘草汁)

감초즙(甘草汁)은 감초(甘草)를 물로 달인 후 찌꺼기를 버리고 얻어진 황갈색의 액체이다. 감초(甘草)의 맛은 달고 약성(藥性)은 평(平)하다. 보비윤폐(補脾潤肺), 완급지통(緩急止痛), 조화제약(調和諸藥), 해독(解毒) 등의 효능을 지니고 있다. 감초즙(甘草汁)으로 포제(炮製)한 후에는 주로 약성(藥性)을 완화하고, 약물의 독성을 감소한다.

6) 흑두즙(黑豆汁)

흑두즙(黑豆汁)은 흑대두(黑大豆)에 적당량의 물을 가하여 달이고 찌꺼기를 버린 다음, 얻은 검은색의 혼탁한 액체이다. 흑두(黑豆)의 맛은 달고 성질은 평(平)하며, 자보간신(滋補肝腎), 양혈거풍(養血祛風), 활혈(活血), 이수(利水), 해독(解毒) 등의 효능을 지니고 있다. 약물을 흑두즙(黑豆汁)으로 포제(炮製)한 후에는 간신(肝腎)을 자보(滋補)하는 작용이 증강하고 약물의 독성이나 부작용을 감소시킨다.

7) 미감수(米泔水)

미감수(米泔水)는 쌀을 씻을 때 생기는 혼탁한 회백색의 액체이다. 미감수(米泔水)는 맛이 달고, 성질이 차다. 청열량혈(清熱凉血), 이소변(利小便)의 효능이 있다. 약물을 미감수(米泔水)로 포제(炮製)하면 유지(油脂)를 제거하여서 약물의 신조(辛燥)한 성질을 감소하고, 보비화중(補脾和中)의 작용을 증강한다.

8) 식염수(食鹽水)

식염수는 식염(食鹽)에 적당한 량의 물을 가하여 녹인 다음 여과한 맑은 액체이다. 식염(食鹽)의 맛은 짜고, 성질은 차다. 강근골(强筋骨), 연견산결(軟堅散結), 청열(清熱), 양혈(凉血), 해독(解毒), 방부(防腐) 등의 효능을 지니고 있으며, 약을 신(腎)으로 인경(引經)하고, 아울러 교미교취(矯味矯臭)의 효과도 있다.

약물을 식염수(食鹽水)로 포제(炮製)한 후에는 약물의 성능(性能)을 변화시키고, 또한 약물을 신(腎)으로 들어가게 해서 약물의 보신고정(補腎固精), 이뇨(利尿) 작용을 증강하게 하며, 산증(疝症) 등을 치료하는 작용을 강하게 한다. 또한 자음강화(滋陰降火)의 작용을 증강시키기도 한다.

9) 담즙(膽汁)

담즙(膽汁)은 소, 돼지, 양의 신선한 담즙인데, 우담즙(牛膽汁)을 사용하는 것이 좋다. 담즙의 맛은 쓰고, 성질은 매우 차다. 청간명목(淸肝明目), 이담(利膽), 통장(通腸), 해독소종(解毒消腫), 윤조(潤燥) 등의 효능이 있다. 약물을 담즙으로 포제(炮製)한 후에는 약물의 독성과 조성(燥性)이 감소되는데, 담즙제(膽汁製)는 주로 담남성(膽南星)을 만드는데 사용되며, 천남성(天南星)의 독성을 낮추고 천남성(天南星)의 성능(性能)을 변하게 한다.

10) 마유(麻油)

마유(麻油)는 지마(芝麻)의 성숙한 종자를 냉압(冷壓)하거나 열압(熱壓)하여 만들어낸 기름이다. 마유(麻油)의 맛은 달고, 약성(藥性)은 서늘하며, 청열(淸熱), 윤조(潤燥), 생기(生肌)하는 효능을 지니고 있다. 이것을 이용하여 포제(炮製)하면 약재를 파삭파삭하게 하여 재질을 성글게 하고, 독성을 저하시킨다.

11) 양지유(羊脂油)

산양, 양 등의 지방을 저온으로 끓여서 정제(精製)하여 얻은 기름이다. 양지(羊脂)의 맛은 달고, 약성(藥性)은 따뜻하며, 보허조양(補虛助陽), 윤조(潤燥), 거풍(祛風), 해독(解毒)하는 효능이 있다. 약물을 양지(羊脂)로 같이 포제(炮製)한 후에는 보허조양(補虛助陽) 작용을 증강한다.

12) 유(乳)

포제(炮製)하는데 활용되는 젖으로는 주로 우유, 말젖, 당나귀젖, 양젖과 사람의 젖이 있다. 예를 들어 면양의 젖으로 도두(刀豆)를 포제(炮製)하면 강보익신(强補益腎)하는 작용이 증강하며, 우유로 유황(硫黃)을 포제(炮製)하면 특이하게 나는 맛을 없애주고 약성(藥性)을 완화시켜 주며, 우유로 산약(山藥)을 포제(炮製)하면 자보(滋補) 작용을 증강하여 산후에 몸이 약한 경우, 소화불량 등의 증상에 사용할 수 있으며, 산양젖으로 웅황(雄黃)을 포제(炮製)하면 웅황(雄黃)을 깨끗하게 하여 독성을 떨어뜨리고 치료효과를 증강한다.

13) 뇨(尿)

포제(炮製)하는 경우에 주로 어린 남자아이의 오줌을 활용하고 있다. 동뇨(童尿)는 맛이 짜고, 약성(藥性)이 차가우며, 주로 자음강화(滋陰降火), 지혈(止血), 소어(消瘀)하는 효능을 지니고 있다.

예를 들면 선학초(仙鶴草)를 동뇨제(童尿製)하면 지혈작용이 증강되며, 용골(龍骨)을 동뇨(童尿)로 쉬제(淬製)하면 자음강화(滋陰降火), 소종(消腫) 작용이 증강되며, 대황(大黃)을 동뇨제(童尿製)하면 지혈작용이 증강한다.

이 외에도 누렁소의 오줌도 포제(炮製)로 활용되기도 하는데, 대극(大戟)을 황우뇨제(黃牛尿製)하면 독성이 저하되고 치료효과가 증강된다.

14) 석회수(石灰水)

석회를 물속에 가라앉혀서 담가두었다가 잘 뒤섞은 다음, 석회를 침전시킨 후의 맑은 물을 포제(炮製)할 때 활용한다. 석회(石灰)는 맛이 맵고 약성(藥性)이 따뜻하며, 독이 있다. 조습(燥濕), 살충(殺蟲), 지혈(止血), 지통(止痛), 식악육(蝕惡肉)의 효능을 지니고 있다. 예를 들어, 반하(半夏)를 석회수제(石灰水製)하면 반하(半夏)의 독성이 저하되고 그 진해화담(鎭咳化痰)하는 효능이 증강된다.

제 6 절 초제법(炒製法)

초제(炒製)는 볶는 것을 말하는데, 순수한 약물 혹은 생편(生片)을 초제(炒製) 용기에 넣고 불을 가열하여 계속 저으면서, 음편(飮片)이 골고루 열을 받게 볶는 방법을 말한다. 치료의 방향과 약물의 성질에 따라 일반적으로 청초법(清炒法)과 가보료초법(加輔料炒法)으로 크게 구분한다.

1. 청초법(清炒法)

어떠한 보료(輔料)도 가하지 않고 약물 혹은 생편(生片)을 초제(炒製) 용기에 넣고 불로 가열하여 쇠 주걱 혹은 죽추(竹帚 ; 대나무로 만든 빗자루)를 사용해서 계속 저으면서 일정하게 볶은 후에 꺼내어 시원한 그늘에서 서늘하게 두어서 식히는 방법이다. 청초법(清炒法)에는 단계에 따라 초황(炒黃)·초초(炒焦)·초탄(炒炭)으로 구분한다.

청초법(淸炒法)의 목적은 다음과 같이 살펴볼 수 있는데, 첫째는 약물의 치료효과를 증강하게 한다. 약재의 종피(種皮)나 과피(果皮)를 열로 인하여 갈라져 터지게 하면 유효성분의 전출(煎出)과 도쇄(搗碎)하기가 편리해진다. 일반적으로 종피(種皮)가 단단한 종자류(種子類) 약물, 예를 들면 결명자(決明子), 우방자(牛蒡子), 산조인(酸棗仁) 등은 초제(炒製) 후에 그 재질이 연해지고, 종피(種皮)는 부풀거나 혹은 터져, 탕제(湯劑)할 경우 유효성분을 추출하기가 좋고 방제(方劑)할 때 쉽게 찧어서 넣을 수 있다. 또한 초향기(焦香氣)를 발생하게 하여 건비(健脾), 소도(消導) 작용을 증강시킨다. 임상에서 자주 쓰는 소도(消導)의 약물은 산사(山楂) 맥아(麥芽) 신국(神麴) 빈랑(檳榔) 등인데 초제(炒製) 후 약물이 부분적으로 초화(焦化)하고, 따라서 건비소도(健脾消導)의 작용이 증강된다. 또 일부의 약물의 경우에는 탄화(炭化)하게 하면 지혈(止血)작용을 증강하거나 생기게 한다.

둘째는 음편(飮片) 품질의 보존이 편하다. 종자류(種子類) 약물과 생품(生品)은 일정한 습도와 온도에서 약재가 변질이 되기 쉬운데, 약물이 열을 받으면 남아 있던 수분이 제거되고 곰팡이균과 해충(害蟲)을 살멸(殺滅)하여서, 음편(飮片)의 품질을 유지하기가 편리하다. 또한 가열(加熱)하여 초제(炒製)한 후에는 여러 가지 분해 효소가 열을 받아서 활력(活力)을 잃게 되므로, 고유의 유효물질을 보존하기가 편리하다.

셋째는 제제(製劑)에 편리하다. 약물에 열이 가해지게 되면 약재의 질이 성글어지므로 분쇄(粉碎)와 제제(製劑)에 편리하게 된다.

넷째, 가열하면 일부 약물의 경우에는 독성을 저하시키거나 없앨 수 있다.

다섯째, 약물을 초(炒)하거나 가열의 과정을 거치면 성능(性能)을 완화하거나 변화시킬 수 있다.

1) 초황(炒黃)

약물을 용기에 넣고 약한 불(문화(文火))이나 중간 불(중화(中火))로 표면이 황색이 될 정도로 가열하는데, 원래의 색보다 좀 더 진해지고, 껍질이 일어나며, 종피(種皮)가 파열되어 고유의 향기가 스며 나오게 하는 방법이다.

초황(炒黃)의 주요 목적은 치료효과를 높이고, 약성(藥性)을 완화하며, 독성(毒性)을 제거하고, 약물의 효소를 파괴하여 배당체 성분을 보존하게 하고, 저장에 편리하게 한다.

2) 초초(炒焦)

초초법(炒焦法)을 활용하면 약물이 초향기미(焦香氣味)를 지니게 되므로 초초(炒焦)라고 한다. 약물을 초제(炒製) 용기에 넣고 중간 불(중화(中火))이나 센 불(무화(武火))로 저으면서 가열하여 약물의 표면이 초황(焦黃) 혹은 초갈색(焦褐色)이 되고, 속은 황색이 될 정도로 초(炒)하는 방법이다. 이 때 소량의 물을 뿌려 불꽃을 끄고 꺼내 시원한 그늘에 널어 건조한다.

초초(炒焦)의 주요 목적은 치료효과를 높이고, 약물의 성능(性能)을 완화하는 데에 있다.

3) 초탄(炒炭)

탄제(炭製)는 원약재(原藥材) 혹은 생편(生片)을 무화(武火) 혹은 중화(中火) 등 비교적 고온으로 처리해서, 약물의 외부(外部)를 초흑색(焦黑色), 내부는 초황색(焦黃色) 혹은 초갈색(焦褐色)으로 탄화(炭化)시키는데, 내부(內部)는 고유성능(固有性能)을 보유하게 하는 일종의 포제(炮製) 방법이다.

초탄(炒炭)한 후에는 지혈작용(止血作用)을 증강시키거나 생기게 할 수 있는데, 그 예를 들면 대계(大薊), 괴화(槐花), 지유(地楡), 우절(藕節) 등의 지혈(止血) 약물, 또한 황금(黃芩), 황백(黃柏), 치자(梔子), 목단피(牧丹皮), 하엽(荷葉) 등의 청열(淸熱) 약물은 탄제(炭製) 후에 지혈작용을 증강할 수 있다. 어떤 약물의 경우에는 지리(止痢) 작용을 증강할 수 있다. 또한 약물의 부작용을 감소시킬 수가 있는데, 예를 들면 건칠(乾漆)은 탄제(炭製) 후에 자극성이 감소된다.

2. 가보료초법(加輔料炒法)(보료(輔料)를 가하여 볶는 방법)

보료(輔料)를 초제(炒製) 용기에 넣고 가열하여 일정한 정도가 되면 약물을 함께 넣고 초(炒)하는 방법을 가보료초(加輔料炒)라고 한다. 보료(輔料)는 열을 전달하는 매개(媒介) 작용을 하므로 약물이 열을 골고루 받도록 하고, 초(炒)한 후에는 약재의 질(質)이 부드러워지며, 독성(毒性)을 감소시키고, 약성(藥性)을 완화하며, 치료효과를 높인다. 보통 사용되는 가보료초법(加輔料炒法)에는 부초(麩炒)·미초(米炒)·토초(土炒) 등의 방법이 있다.

1) 부초(麩炒)

부초제(麩炒製)는 약물의 생편(生片)과 적당한 양의 밀기울(맥부(麥麩)과 함께 가열(加熱)하여 훈초(薰炒)하는 일종의 포제(炮製) 방법이다.

부초제(麩炒製)는 먼저 무화(武火)로 초제(炒製) 용기를 가열한 다음, 일정량의 밀기울(맥부(麥麩))을 골고루 뿌려 넣고, 계속 뒤집으면서 밀기울이 열을 받아 초화(焦化)하고 진한 연기가 날 때를 기다렸다가, 바로 순수한 약물 혹은 생편(生片)을 집어넣어 쇠 주걱으로 급히 저으면서 초(炒)하는데, 표면이 연한 황색 혹은 진한 황색을 띨 때 꺼내어 체로 밀기울과 찌꺼기를 쳐내고 시원한 그늘에서 식힌다(약물 100kg당 맥부(麥麩) 10~15kg의 비율).

부초(麩炒)를 하면, 첫째, 보비(補脾), 개위(開胃) 작용을 증강시킨다. 상용(常用)하는 건비이습(健脾利濕)의 약물, 산약(山藥) 의이인(薏苡仁) 검실(芡實) 신국(神麯) 등은 부초제(麩炒製) 후에, 비경(脾經)에 작용하여 성비화위(醒脾和胃)의 효능을 증강시킨다.

둘째, 약성(藥性)을 완화시킨다. 창출(蒼朮)은 기미(氣味)가 신렬(辛烈)한데, 부초(麩炒) 후에는 그 신조(辛燥)한 성질이 줄어들어 위장에 자극을 덜 주게 된다. 또, 지각(枳殼), 지실(枳實) 등의 약물은 작용이 맹렬한데, 부초제(麩炒製) 후에 그 파기(破氣) 작용이 완화된다.

셋째, 교미교취(矯味矯臭) 작용을 한다. 백강잠(白殭蠶) 및 곤충류(昆蟲類) 약물 등은 일정한 비린내가 나서 복용하기가 곤란한데, 부초(麩炒) 후 맛과 냄새를 바로 잡아 주는 역할을 한다.

2) 미초(米炒)

미초(米炒)는 생편(生片)과 일정량의 쌀을 넣고 같이 초(炒)하는 포제(炮製) 방법이다. 먼저 초제(炒製) 용기를 가열하고 일정량의 쌀을 넣은 다음 연기가 날 때까지 초(炒)한 후 순수한 약물을 넣고 끊임없이 뒤집으면서 같이 초(炒)하여 쌀이 황갈색이 되고 약물이 변색되거나 혹은 규정된 정도에 도달하게 되면 꺼내어서 체로 쳐서, 불에 탄 쌀을 제거하고 서늘한 곳에서 식힌다(약물 100kg당 쌀 20kg의 비율).

포제(炮製)에 주로 사용되는 것은 멥쌀이나 혹은 찹쌀이다. 도미(稻米)는 맛이 달고, 성질이 평(平)하며, 보중익기(補中益氣)·건비화위(健脾和胃)·제번지갈(除煩止渴)·지사리(止瀉痢)하는 효능이 있다. 따라서, 도미(稻米)와 약물을 같이 포제(炮製)하면 자극성과 독성이 약화되거나, 혹은 보중익기(補中益氣)의 효능이 증강된다.

3) 토초(土炒)

토초제(土炒製)는 약물의 생편(生片)과 정량의 복룡간(伏龍肝)의 아주 가는 가루를 함께 볶는 포제(炮製) 방법이다. 토초제(土炒製)는 먼저 정량의 복룡간(伏龍肝)을 아주 가는 가루로 만들고 초제(炒製) 용기에 넣은 후 약한 불(문화(文火))로 볶아서 복룡간(伏龍肝)이 가볍고 부드러운 상태가 되면 순수한 약물 혹은 생편(生片)을 넣고 표면이 토색(土色)을 띠고 음편(飮片)의 고유(固有) 향기가 나면 꺼내 체로 복룡간(伏龍肝)을 쳐내고 음편(飮片)은 시원한 그늘에 널어서 식힌다(약물 100kg당 복룡간(伏龍肝) 가는 가루 20kg의 비율).

복룡간(伏龍肝)의 맛은 맵고, 성질은 따뜻하며, 온중지구(溫中止嘔)· 건비(健脾)·지혈(止血)의 작용이 있다. 토초제(土炒製)를 하면, 보비(補脾)·안위(安胃)의 작용을 증강할 수 있다.

제 7 절 탕제법(燙製法)

탕제법(燙製法)은 달리 사초(砂炒), 합분초(蛤粉炒), 활석분초(滑石粉炒)라고도 하는데, 순수한 약물과 가열한 조사(粗砂), 해합분(海蛤粉), 활석분(滑石粉) 등 고체보료(固體輔料)를 같이 초탕(炒燙)하는 일종의 포제방법(炮製方法)이다. 일반적으로 사자탕(砂子燙), 합분탕(蛤粉燙), 활석분탕(滑石粉燙) 등 세 가지 방법이 있다. 탕제(燙製) 온도는 초제(炒製) 온도보다 높고 열을 골고루 받게 한다.

탕제(燙製)를 하면, 약물의 재질을 부드럽고 파삭파삭하게 하거나 또한 약물을 팽창시켜 부풀어 오르게 하여서 쉽게 분쇄(粉碎)되도록 하는 동시에 유효성분을 쉽게 우려내게 할 수 있다. 초탕(炒燙)을 하는 과정 중에서 약재의 외부에 있는 모용(毛茸)을 제거하기에 유리하다.

사용하는 약의 목적과 약재의 성질에 따라 일반적으로 사탕초(砂燙炒), 합분탕초(蛤粉

燙炒), 활석분탕초(滑石粉燙炒) 등으로 구분한다.

1. 사탕초(砂燙炒)

과립이 고르고 깨끗한 고운 모래를 선택해서 약재의 2~3배 정도 되는 모래를 초제(炒製) 용기에 넣고, 비교적 맹렬(猛烈)한 화력(火力)으로 일정한 온도에 도달하게 초열(炒熱)한 다음에, 약물을 넣고 쇠 삽으로 모래를 펴서 잠시 동안 덮었다가 즉시 신속하게 뒤집으면서 초(炒)하여 약물로 하여금 고르게 열을 받도록 하여 표면이 점차 부풀게 되며 내부조직이 푸석푸석하게 되고 아울러 황색(黃色)으로 변화될 때까지 탕초(燙炒)한 후 꺼내어 체로 모래를 쳐서 제거한다.

사탕초(沙燙炒)를 하면, 첫째, 질(質)이 딱딱한 약재는 사초(砂炒)하면 질(質)이 부드럽고 푸석푸석해지므로 유효성분이 쉽게 전출(煎出)되고 분쇄하기 쉽게 되어서 조제(調劑)와 제제(製劑)를 편리하게 한다. 구척(狗脊), 천산갑(穿山甲), 호골(虎骨) 등에 응용한다. 둘째로, 독성(毒性)이 있는 약물은 사초(砂炒)한 후에는 부분적으로 독성(毒性) 성분을 파괴하므로 독성(毒性)이 제거된다. 그 예가 마전자(馬錢子)이다. 셋째로, 기미(氣味)가 불량한 약물은 사초(砂炒)한 후에 기미(氣味)가 일정한 정도로 교정(矯正)된다. 넷째, 약재의 비약용(非藥用) 부분은 사초(砂炒)한 후에 쉽게 제거할 수 있으므로, 약재를 깨끗하게 할 수 있다. 그 예가 골쇄보(骨碎補), 마전자(馬錢子) 등이다.

2. 합분탕초(蛤粉燙炒)

합분(蛤粉)을 이용해서 약물과 같이 초(炒)하는 방법이다. 그 조작방법은 사탕초법(砂燙炒法)과 같다. 이 합분탕초(蛤粉燙炒)는 주로 교질류(膠質類) 약물에 많이 사용하며, 일반적으로 약물의 색이 누런색이 되거나 혹은 기포(起泡)가 될 정도로 하는 것이다.

합분(蛤粉)은 비교적 가늘고 부드럽기 때문에 열을 받는 것이나 혹은 열을 전달하는 것 모두가 모래에 비하여 완만해서 합분(蛤粉)으로 약재를 탕초(燙炒)할 경우에는 약물을 탕초(燙焦)하기가 쉽지 않다.

합분탕초(蛤粉燙炒)를 하면, 첫째, 약물의 질(質)을 부드럽고 연하게 하여 제제(製劑)와 조제(調劑)에 편리하게 한다. 예를 들면 아교(阿膠)를 기포가 생기게 합분초(蛤粉炒)하면 아교주(阿膠珠)가 되는데, 약효가 잘 우러나게 된다. 둘째, 약재(藥材)의 니체(膩滯)한 성질을 제거하고, 교미교취(矯味矯臭) 작용을 한다. 셋째, 약물의 청열화담(淸熱化痰)의 효과를 증강시킨다.

3. 활석분탕초(滑石粉燙炒)

이는 활석분(滑石粉)을 이용한 것으로, 그 방법은 합분탕초법(蛤粉燙炒法)과 같다.

활석분탕초(滑石粉燙炒)를 하면, 첫째, 약물의 질(質)을 부드럽고 연하게 하여 약효를 잘 우러나오게 할 수 있으며, 부수기가 쉽다. 그 예로 상피(象皮), 황구신(黃狗腎) 등이다. 둘째, 약재의 독성을 줄이고, 역한 냄새를 교정(矯正)한다. 그 예가 수질(水蛭) 등이다.

제 8 절 자제법(炙製法)

자법(炙法)은 음편(飮片)을 일정량의 액체보료(液體輔料)와 함께 초(炒)함으로써 보료(輔料)가 약물의 조직 내부에 스며들게 하는 포제(炮製) 방법이다. 자법(炙法)은 가보료초법(加輔料炒法) 중의 액체보료(液體輔料)를 활용하는 방법으로 이해하면 되는데, 일반적으로, 자법(炙法)은 온도가 비교적 낮은 반면 시간이 약간 길고, 가보료초법(加輔料炒法)은 온도는 비교적 자법(炙法)에 비하여 높은 반면 가공(加工)하는 시간이 짧다.

1. 주자법(酒炙法)

주자법(酒炙法)은 약물에 일정한 양의 술을 넣고 초(炒)하는 방법이다.

생편(生片)을 깨끗이 씻어 그릇에 넣고, 일정한 량의 황주(黃酒)를 골고루 뿌려 축인 후 2~4시간쯤 밀폐시켜 술이 약재조직 내부까지 스며들면, 초제(炒製) 용기에 넣고 중간 불로 저으면서 초(炒)하는데, 표면이 약간 노르스름하게 화색(火色)을 띠거나 또는 색채가 진해지면 꺼내어 그늘에 널어두어 식히면서 건조한다(약물 100kg당 황주(黃酒) 10~20kg의 비율).

주자법(酒炙法)을 실시하면, 첫째, 약의 성질을 변화시켜 위로 가게 한다. 예를 들면, 황금(黃芩), 황련(黃連), 대황(大黃)과 같이 맛이 쓰고 성질이 차가운 약은 침강(沈降)을 주로 하여 중(中)·하초(下焦)의 습열(濕熱)을 제거하는데, 주자(酒炙)하면 차가운 성질이 완화되어 비위(脾胃)의 양기(陽氣)의 손상(損傷)을 막아주고, 술의 승제작용(昇提作用)을 빌려서 위로 약효가 발휘되게 하며, 상초(上焦)의 사열(邪熱)을 제거하는 효능을 나타낸다.

둘째, 주자(酒炙)하면 활혈통락(活血通絡)하는 효능을 높이게 한다. 예를 들면, 당귀(當歸)를 주자(酒炙)하면 술과 협동작용을 일으켜서 활혈산어(活血散瘀)의 효능이 더욱 증강되고, 상지(桑枝)를 주자(酒炙)하면 통락(通絡) 효능을 증강시킨다.

셋째, 교취(矯臭) 효과를 나타낸다. 예를 들면 백화사(白花蛇), 오초사(烏梢蛇)는 주자(酒炙)한 후에 비린내가 줄어들거나 제거된다.

넷째, 유효성분을 잘 우러나오게 한다. 일반 알칼로이드, 정유(精油) 등의 물질은 모두 술에 쉽게 용해되기 때문에, 주자(酒炙)하면 유효성분을 쉽게 우려낼 수 있다.

2. 염자법(鹽炙法)

염자법(鹽炙法)은 약물에 일정량의 식염수를 넣고 초(炒)하는 방법이다. 염제(鹽製)에 사용하는 식염수용액(食鹽水溶液)은 일반적으로 일정량의 식염(食鹽)에 적당량의 물(1 : 3 혹은 1 : 6)을 넣어 용해시킨 다음, 일정시간 가만히 두어 위층의 맑은 액(液)을 취하여 사용한다.

염자제(鹽炙製)는 먼저 염수(鹽水)를 혼합한 후에 초(炒)하는 방법과 먼저 초(炒)한 후에 염수(鹽水)를 혼합하는 두 가지의 방법이 있다. 일반적으로 약물 100kg당 식염(食鹽) 2~3kg의 비율을 사용하면 된다.

먼저 염수(鹽水)를 혼합한 후에 초(炒)하는 방법을 보면, 순수한 약물 또는 생편(生片)을 일정량의 염수(鹽水)와 고루 혼합하고 밀폐하여 축인 후, 염수(鹽水)가 약물의 조직 내부까지 스며들면, 초제(炒製) 용기에 넣고 약한 불로 볶으면서 표면이 건조되며 약간 노르스름하게 화색(火色)이 되고 향기가 날 때 꺼내어 그늘에 널어 두어 식힌다.

점액질이 비교적 많은 약물의 경우에는 먼저 초(炒)하다가 나중에 염수(鹽水)를 혼합하는 방법을 사용하는데, 깨끗한 약물을 초제(炒製) 용기에 넣고 약한 불로 가열하여 초(炒)하여 표면이 약간 노르스름하게 화색(火色)이 되면서 약간 부풀어 오를 정도가 되면,

일정량의 염수(鹽水)를 뿌려가면서 약한 불로 초(炒)하여 약재가 건조되면 꺼내어서 그늘에 널어 두어 식히면서 건조한다.

염자법(鹽炙法)은 첫째, 약효를 하행(下行)하게 하여 보신고정(補腎固精), 치산(治疝), 이뇨(利尿)의 치료효과를 높여 준다. 예를 들면 파극천(巴戟天), 두중(杜仲), 보골지(補骨脂) 등의 보신(補腎) 약물은 염자(鹽炙)한 후에 보신(補腎)하는 효능이 증강되고, 소회향(小茴香), 귤핵(橘核), 여지핵(荔枝核) 등의 약물은 염자(鹽炙)한 후에 지통(止痛) 효능이 증강되어 산증(疝證)에 대한 치료효과를 높여 준다. 또한 차전자(車前子) 등의 약물은 염자(鹽炙)한 후에 이뇨작용(利尿作用)이 증강된다.

둘째, 자음강화(滋陰降火)의 효능을 강하게 한다. 예를 들면 황백(黃柏), 지모(知母) 등의 약물은 염자(鹽炙)하면 자음강화(滋陰降火), 청열량혈(淸熱凉血)의 효능이 높아진다.

이 외에도 염자(鹽炙)하면 교미(矯味), 방부(防腐)의 효과를 발휘할 수도 있다.

3. 초자법(醋炙法)

약물에 일정량의 미초(米醋)를 넣고 초(炒)하는 방법을 초자법(醋炙法)이라고 한다. 초자(醋炙)에는 약물의 재질에 의하여, 먼저 미초(米醋)에 버무린 후 초(炒)하는 경우와 먼저 초(炒)한 후 미초(米醋)에 버무리는 두 가지 방법이 있다.

먼저 미초(米醋)에 버무리고 나중에 초(炒)하는 방법의 경우에는 약물 100kg당 미초(米醋) 20~30kg의 비율을 사용한다. 깨끗한 생편(生片)을 용기에 넣고 일정량의 미초(米醋)를 뿌려 골고루 축여 잠시 밀폐한 후 초액(醋液)이 약물조직 내부에 스며들면 초제(炒製) 용기에 넣고 문화(文火)로 적당하게 볶다가 꺼내서 그늘에 널어두어 식혀 건조한다.

먼저 볶은 다음 미초(米醋)에 버무리는 방법은 수지류(樹脂類)와 동물분변류(動物糞便類)의 약물에 많이 적용되는데, 일반적으로 약물 100kg당 미초(米醋) 10~15kg의 비율로 활용된다. 깨끗한 약물을 초제(炒製) 용기에 넣고 약한 불(문화(文火))로 표면이 약간 용화(熔化)되어 기름이 번들거릴 때 일정량의 미초(米醋)를 뿌리면서 초(炒)하는데, 약간 촉촉할 때 꺼내 그늘에 널어 두어 식힌다.

초자법(醋炙法)은 첫째, 약물이 간(肝)으로 작용하게 하여 활혈(活血)·지통(止痛)·이기(理氣)의 효능을 높인다. 예를 들면 삼릉(三棱), 아출(莪朮), 유향(乳香), 몰약(沒藥) 등은 초자(醋炙)한 후에 활혈산어(活血散瘀)의 효능을 높인다. 청피(靑皮), 시호(柴胡), 향부자(香附子), 현호색(玄胡索) 등은 초자(醋炙)한 후에 소간지통(疏肝止痛)의 효능이 증강된다.

둘째, 교미교취(矯味矯臭)의 효과가 있다. 예를 들면 유향(乳香), 몰약(沒藥), 오령지(五靈脂) 등은 초자(醋炙) 후에는 산어(散瘀), 활혈(活血)의 효능을 높일 뿐만 아니라 좋지 않은 기미(氣味)를 감소시켜 복용에 편리하게 한다.

셋째, 초자법(醋炙法)을 실시하면 독성(毒性)을 제거하고 부작용을 감소시킨다. 예를 들면 대극(大戟), 감수(甘隧), 원화(芫花), 상륙(商陸) 등은 초자(醋炙)한 후에 독성이 감소되고, 강렬하게 설사시키는 작용이 완화된다.

넷째, 유효성분을 잘 우러나오게 한다. 초자(醋炙)를 하면 식초에 들어있는 초산(醋酸)이 약물 중에 함유된 알칼로이드와 결합하여 알칼로이드염(鹽)이 되어서 물속에서 용해도가 증가하게 되고 유효성분이 쉽게 잘 우러나와서 신속한 치료효과를 발휘하게 한다. 예를 들면 현호색(玄胡索)은 초자(醋炙)한 후 진통(鎭痛), 진정(鎭靜) 작용이 증강된다.

4. 밀자법(蜜炙法)

밀자법(蜜炙法)은 음편(飮片)에 일정량의 숙밀(熟蜜)을 넣고 섞어서 초(炒)하는 방법이다. 포제(炮製)할 때 사용하는 밀(蜜)은 연제(煉製)한 후에 사용해야 하는데, 생밀(生蜜)을 동(銅) 솥에 넣고 약한 불로 가열하여 봉밀(蜂蜜)이 끓어오르면 거품을 걷어내고 위에 뜨는 납질(蠟質)을 비롯한 잡질을 깨끗이 걸러서 제거하여 두었다가 사용하면 된다.

밀제(蜜製)는 음편(飮片)의 재질에 따라서 먼저 꿀(밀(蜜))을 혼합한 후 자(炙)하는 방법과 먼저 자(炙)하다가 혼합하는 두 방법으로 나눌 수 있다.

먼저 약재(藥材)에 꿀을 섞은 후 자(炙)하는 법은 약물 100kg당 연숙(煉熟) 봉밀(蜂蜜) 20~25kg을 사용한다. 적당량의 끓인 물과 숙밀(熟蜜)을 약 3 : 1의 비율로 희석한 것을 생편(生片)에 넣고 고루 혼합하여 축인 후 밀폐하여 꿀이 약물 조직 내부에까지 스며들면, 용기에 넣고 약한 불로 자(炙)하는데, 표면이 짙어지면서 손으로 만져도 끈적끈적하게 달라붙지 않을 정도가 되면 꺼내어 그늘에 널어 두어서 식힌다.

먼저 약물을 자(炙)한 후 꿀을 섞는 법의 경우에는 약물 100kg당 연숙(煉熟) 봉밀(蜂蜜) 10kg의 비율로 사용한다. 생편(生片)을 초제(炒製) 용기에 넣고 약한 불로 볶아 약간 노르스름하게 화색(火色)이 되면 신속하게 일정량의 꿀을 희석한 물을 넣고 손에 달라붙지 않을 정도로 초(炒)하여 그늘에서 식힌다.

밀자법(蜜炙法)은 먼저, 보비익기(補脾益氣)하는 작용을 강화한다. 예를 들면 감초(甘草), 황기(黃芪) 등을 밀자(蜜炙)하면 꿀과 협동작용을 일으켜서 중기(中氣)를 보익(補益)하는 효능이 증강된다.

둘째, 윤폐지해(潤肺止咳)의 효능을 강하게 한다. 예를 들면 백합(百合), 백부근(百部根), 관동화(款冬花), 자완(紫菀), 비파엽(枇杷葉) 등의 약물은 밀자(蜜炙)하면 윤폐지해(潤肺止咳)의 효능이 좋아진다.

셋째, 약물의 편성(偏性)을 완화한다. 예를 들면 마황(麻黃)은 생용(生用)하면 발한(發汗)작용이 매우 강하여 상음(傷陰)하게 하는 폐해(弊害)가 있는데, 밀자(蜜炙)한 후에는 발한(發汗) 작용이 약화되는 반면 지해평천(止咳平喘) 작용을 강화한다.

넷째, 교미(矯味)의 효과가 있으며, 부작용을 제거한다. 예를 들면 마두령(馬兜鈴)은 맛이 너무 쓰고, 약성(藥性)이 차가워서, 위(胃)를 자극하여 용토(涌吐)하게 하는 부작용이 있는데, 밀자(蜜炙)한 후에는 약물의 본래 효능인 지해(止咳)작용이 강해지는 외에 교미(矯味)의 효과도 있게 되어 구토(嘔吐)를 유발하지 않게 된다.

5. 강자법(薑炙法)

강자법(薑炙法)은 약물의 음편(飮片)에 일정한 량의 강즙(薑汁)을 넣고 고루 섞어서 자(炙)하는 방법이다. 강자법(薑炙法)을 하기 위해서는 먼저 강즙(薑汁)을 만들어 준비해 두어야 하는데, 착즙(搾汁)의 방법으로 생강즙(生薑汁)을 만드는 경우에는 생강(生薑)을 깨끗이 씻어서 쇄편(碎片)이 되게 썰어 용기에 넣고 맑은 물과 함께 짓찧어서 압착기로 즙(汁)을 짠다. 남은 찌꺼기에 다시 맑은 물을 가하여 고루 섞은 후 짓찧어서 다시 한 번 압착기로 즙(汁)을 짜되, 이렇게 2~3차례 반복하고 남은 찌꺼기는 버린다. 이런 방법으로 약 1 : 1의 비율로 강즙(薑汁)을 준비해 놓고 그 때 그 때 사용한다. 또 전즙(煎汁)을 활용하는 경우에는 생강(生薑)이나 건강(乾薑)을 편(片)으로 만든 다음 용기에 넣고 적당량의 물을 가하여 달이고 즙을 여과하며, 찌꺼기에 다시 물을 가하여 달인 다음 다시 여과한다. 두 번의 여과한 여액(濾液)을 적당하게 농축해 두었다가 사용한다.

강자(薑炙)의 방법(方法)을 활용하는 경우에는 일반적으로 약물 100kg당 신선한 생강(生薑) 10kg으로 만든 즙(汁)을 쓰거나 건강(乾薑) 3~5kg으로 만든 전탕(煎湯)을 사용한다. 생편(生片)을 용기에 넣고 일정량의 강즙(薑汁)을 뿌려 고루 축인 후 밀폐해 두어 강즙(薑汁)이 약재 조직의 내부까지 스며들면, 용기에 넣고 약한 불로 적당하게 자(炙)한 후 꺼내 그늘에 널어 두어 식힌다.

강자법(薑炙法)은 첫째, 약재의 부작용을 완화하고 치료효과를 높인다. 예를 들면 후박(厚朴)은 인후(咽喉)를 자극하는 부작용이 있는데, 강자(薑炙)한 후에는 그 자극성이 완화되고, 온중화습(溫中化濕), 지구(止嘔)의 작용을 증강시켜 준다.

둘째로는, 약물의 고한(苦寒)한 성질을 억제하고 화위지구(和胃止嘔)의 효능을 강하게 한다. 예를 들면 황련(黃連)은 고한(苦寒)한 성질이 완화되고 지구(止嘔) 작용이 증강되어 위열(胃熱)로 인한 구토에 상용(常用)할 수 있다. 또한 죽여(竹茹)는 강자(薑炙)한 후에 한성(寒性)이 완화되고, 화담지해(化痰止咳), 화위지구(和胃止嘔)의 효능이 강화된다.

※ 유제법(油製法)

유제법(油製法)은 음편(飮片)에 일정량의 식용유(食用油)를 넣고 가열하는 방법이다. 유제법(油製法)을 세분하면 유초(油炒 ; 유자(油炙))와 유작(油炸), 유지도소홍고(油脂塗酥烘烤)의 방법이 있다. 포제(炮製)에 사용하는 유(油)는 식물유와 동물유를 포괄하는데, 전통적으로 마유(麻油)(식용유(食用油)), 양지유(羊脂油) 두 가지가 있으며, 이 외에도 채유(菜油), 소유(酥油) 또한 사용할 수 있다.

양지(羊脂)로 자(炙)하는 방법의 경우에는 약물 100kg당 연숙(煉熟) 양지유(羊脂油) 20kg의 비율로 하는데, 양지(羊脂)를 용기에 넣고 가열해서 녹이고 찌꺼기를 제거한 다음, 약물의 음편(飮片)과 적당량의 양지유(羊脂油)를 골고루 섞어서, 초제(炒製) 용기에 넣고 약한 불로 가열하면서 기름이 전부 흡수되도록 자(炙)하는데, 표면(表面)이 윤택해지면 꺼내 시원한 그늘에 널어 두어 식힌다.

유작(油炸)은 기름 솥에 넣고 약재를 튀기는 방법이다. 유(油)의 용량을 일반적으로 반과(半鍋)가 되도록 하는 것이 적당하고, 튀길 때 유(油)가 넘쳐흐르지 않도록 한다. 방법은 먼저 식물유를 용기 내에 넣고 가열하여 끓으면 약물을 넣고 약한 불로 작(炸)하여 일정한 정도가 되면 꺼내어 기름을 제거하고 약재를 파쇄(破碎)한다.

유지도소홍고(油脂塗酥烘烤)는 동물의 뼈 종류를 톱 등으로 잘라서 노(爐)에 넣고 소유(酥油)로 도포(塗布)한 다음 가열하여 소유(酥油)가 뼈 안으로 스며든 후에 다시 불로 가열하여 반복하여 골질(骨質)이 성글게 되면 꺼내어 식힌 후 약재를 파쇄(破碎)한다.

유제법(油製法)을 실시하면, 치료효과를 높일 수 있다. 예를 들어 음양곽(淫羊藿)을 양지유(羊脂油)로 자(炙)하면 보신장양(補腎壯陽)의 효능을 강화한다.

둘째, 분쇄(粉碎)하기 쉬워서 제제(製劑)하기가 편리해 진다. 예를 들어 호골(虎骨), 표골(豹骨) 등은 유작(油炸)을 실시한 후에는 그 재질이 파삭파삭하게 부드러워 분쇄하기 쉬워지고 제제(製劑)하기 편리해 진다.

제 9 절 단제법(煅製法)

단제법(煅製法)은 명단법(明煅法), 단쉬법(煅淬法), 밀폐단법(密閉煅法)(암단법(暗煅法))[10]으로 구분된다. 단제법(煅製法)은 순수한 약물을 내화성(耐火性)이 좋은 용기에 넣어 간접적으로 불에 달구거나, 직접 난로 위에 놓고(혹은 약 굽는 난로 안에 넣는다) 높은 온도(300-700℃)로 단(煅)하는 포제(炮製)방법이다.

단제(煅製)를 실시하면, 약재의 질을 파삭파삭하고 부드러워지게 하여 잘 부수어지게 하는데 있다. 예를 들면, 용골(龍骨), 용치(龍齒), 모려(牡蠣), 합각(蛤殼) 등 재질이 단단한 약물과 결정수(結晶水)를 함유한 백반(白礬) 붕사(硼砂) 등의 약물은 단제(煅製) 후 그 재질이 파삭파삭하게 변하여 분쇄하기 쉬워진다.

1. 명단법(明煅法)

명단제(明煅製)는 약물의 재질이 각각 다른 것을 근거로 해서, 직화단(直火煅), 과단(鍋煅) 두 가지 방법을 사용한다. 직화단(直火煅)은 순수한 약물을 완전 연소된 난로 위에

10) 밀폐단법(密閉煅法)은 달리 단탄법(煅炭法)이라고도 하며, 일부 학자들은 밀폐단법(密閉煅法)이 일반적인 단법(煅法)과는 약간 가공방법을 달리 하므로, 초탄법(炒炭法)과 단탄법(煅炭法)을 합쳐서 제탄법(製炭法)이라는 제법(製法)으로 구분하여 설명하는 경우도 있다.

직접 굽거나 혹은 약 굽는 난로 안에 넣어서 센 불로 가열해서 단(煅)하는데 약재가 빨갛게 되면 꺼내 식힌 후 분쇄(粉碎)하는 방법이다. 주로 광석(鑛石), 화석(化石), 갑각류(甲殼類) 등을 분쇄하기 쉽게 한다. 과단(鍋煅)은 결정수(結晶水)를 제거하는 목적으로 실시하는데, 약물을 사과(沙鍋 ; 질그릇) 혹은 철과(鐵鍋)에 넣고, 약한 불(150-200℃)로 가열해서 단(煅)하고, 완전히 건조한 후 꺼내 식힌 후 분쇄한다.

이렇게 명단법(明煅法)을 사용하면 첫째, 약물을 파삭파삭하고 부드럽게 하거나 결정수(結晶水)를 제거함으로써 부수기에 편리하고, 약재를 달여서 유효성분을 잘 우러나게 할 수 있는데, 예를 들면 백반(白礬), 붕사(硼砂), 석결명(石決明), 대자석(代赭石) 등이 있다. 둘째, 약물의 수렴(收斂) 작용을 강하게 할 수도 있는데, 예를 들면 모려(牡蠣), 적석지(赤石脂) 등이 있다. 셋째, 약물의 성능(性能)을 변화시키거나 완화할 수 있는데, 예를 들면, 한수석(寒水石), 석고(石膏) 등이 있다.

2. 단쉬법(煅淬法)

단쉬법(煅淬法)은 약물을 명단법(明煅法)으로 단소(煅燒)하여 빨갛게 달군 다음, 식기 전에 일정량의 쉬액(淬液)이나 찬물에 담가두어 냉각시킴으로써 약물의 재질(材質)을 파삭파삭하고 부드럽게 하는 방법이다. 단쉬(煅淬)는 질(質)이 딱딱하여 높은 온도로 포제(炮製)하여도 파삭파삭하고 부드럽게 잘 되지 않는 광물류(鑛物類), 패각류(貝殼類) 및 임상(臨床)에서 특별한 목적으로 사용되는 약물에 적용한다.

단쉬법(煅淬法)을 적용하게 되면, 첫째, 약물의 이화학적 성질을 변화시키고, 치료효과를 높이며, 부작용을 감소시키고, 또한 불순물을 제거한다. 예를 들면, 대자석(代赭石), 자연동(自然銅), 노감석(蘆甘石) 등이 있다. 둘째로는 약물을 파삭파삭하고 부드럽게 하여 유효성분의 추출을 쉽게 하는데, 예를 들면, 자석(磁石), 자석영(紫石英) 등이 있다.

3. 단탄(煅炭)(폐과단(閉鍋煅)·밀폐단법(密閉煅法))

밀폐단법(密閉煅法)은 약물을 고온(高溫)의 진공상태에서 단소(煅燒)하여 탄(炭)으로 만드는 방법이며, 또한 민단법(悶煅法), 암단법(暗煅法)이라고도 한다. 이 방법은 단(煅)하면 약재의 질(質)이 너무 파삭파삭하게 되거나, 초탄(炒炭)하면 쉽게 회화(灰化)되는 약물에 적용한다.

약물을 초제(炒製) 용기에 넣고 위에는 솥의 직경이 조금 작은 솥을 덮어 두 솥의 틈을 진흙으로 봉하고 위에 무거운 것을 눌러 놓고, 진흙이 조금 마르기를 기다렸다가 센 불로 가열한다. 2~4시간 약물을 단소(煅燒)[11]한 후 불을 끄고 난로의 불구멍을 막는다. 약 10시간쯤 경과한 후 솥이 완전히 식으면, 덮어 놓은 솥을 열고 단탄(煅炭)한 약을 꺼낸다.

단탄(煅炭)한 후에는 초탄법(炒炭法)과 같이, 지혈작용을 증강시키거나 생기게 할 수 있으며, 약물의 부작용을 감소시킬 수도 있다.

제 10 절 외제법(煨製法)

외제(煨製)는 보료(輔料)(축축한 밀가루 반죽 혹은 활석분(滑石粉), 축축하게 물에 축인 습지(濕紙) 등)를 이용하여 약물의 생편(生片)의 겉을 둘러싸서 연기가 나지 않는 뜨거운 잿불에 파묻어 가열하여 굽는 포제(炮製) 방법이다.

외제(煨製)의 목적은 약물 중에서 치료에 이롭지 못한 휘발성 성분과 자극성 성분을 제거함으로써 독성과 부작용을 제거하거나 완화시키고 약물의 약성(藥性)을 완화하고, 치료효과를 적당하게 개선시키기 위한 것이다. 일반적으로 육두구(肉荳蔻), 가자(訶子) 등의 고삽(固澀) 약물은 외제(煨製) 후 고장지사(固腸止瀉) 작용을 증강한다.

1. 면과외(麵裹煨)

밀가루에 물을 가하여 반죽하여 편(片)으로 만들어서 약물을 싸서 초제(炒製) 용기에 넣고 열사토(熱沙土)로 탕외(燙煨)하거나, 혹은 불이 붙은 잿불(화탄(火炭)) 속에 넣고 외(煨)하여 면색(麵色)이 초황색(焦黃色) 혹은 황흑색(黃黑色)이 될 정도로 해서 꺼내어 냉각된 후에 면피(麵皮)를 벗겨낸다.

이 방법은 원구형(圓球形)이면서 비교적 큰 과실류 약재에 이용하는데, 육두구(肉豆蔻), 가자(訶子) 등이 있다.

---

11) 단소(煅燒) : 불길이 약물 전체에 고루 퍼지도록 태우는 것으로, 경험자는 뒤집어 놓은 솥에서 물이 떨어지는 것을 보거나, 혹은 먼저 흰 종이 한 장을 뒤집어 놓은 솥 밑에 붙여서 초황색(焦黃色)이 나타날 때까지 굽는 것으로 안다.

2. 지장외(紙漿煨)

초지(草紙)로 3겹 이상 싸서 물속에 넣어 습기가 완전히 침투되게 한 후에 초제(炒製) 용기의 열사(熱沙) 속이나 혹은 화탄(火炭) 속에 묻어서 초지(草紙)가 초흑색(焦黑色)이 되고, 약재의 표면이 약간 노르스름하게 될 때까지 탕외(燙煨)한 다음에 꺼내어 냉각되면 초지(草紙)를 제거하고 사용한다.

이 방법은 잘 잘려진 음편(飮片)이나 덩어리 모양의 약재에 응용되는데, 외갈근(煨葛根)이 있다.

3. 활석분외(滑石粉煨)

약물에다 일정한 양의 물을 뿌려서 축축하게 한 다음, 활석분(滑石粉)을 3~4층 정도로 뿌려 약 3㎜의 두께로 만들고, 그늘에서 70% 정도 말린다. 또 별도로 일정량의 활석분(滑石粉)을 초제(炒製) 용기에 넣어 약한 불로 가열한 후, 활석분(滑石粉)으로 싼 약물을 가열해 둔 활석분(滑石粉)에 묻어 외탕(煨燙)하는데, 초황화색(焦黃火色)을 띠고 향기가 나면 꺼내 체로 쳐서 활석분(滑石粉)을 제거하고 시원한 그늘에 널어 식으면 약물을 쌌던 보료(輔料)를 벗긴다.

4. 흡유지외(吸油紙煨)

제일 밑에는 목판(木板)을 한 개 깔고 기름기를 흡수할 수 있는 종이를 펼쳐 놓은 다음, 그 위에 약물의 절편(切片)을 평평하게 깔고, 또 한 층은 흡유지(吸油紙) 또 한 층은 약물을 반복해서 층층이 쌓아 놓는다. 마지막으로 흡유지(吸油紙)의 위에는 다시 목판(木板)으로 덮은 다음, 줄로서 양쪽의 목판을 묶어서 긴밀하게 흡유지(吸油紙)와 약재가 접촉하게 한 다음, 화로(火爐) 옆이나 따뜻한 곳에 놓아 쬐어 말림으로써 약물 속의 정유(精油) 성분 및 유지(油脂) 등을 흡유지(吸油紙)에 스며들게 하여 약물의 자극성과 부작용을 감소시킨다.

이 방법은 유질(油質)을 비교적 많이 함유하고 있는 음편(飮片)에 활용되는데, 외목향(煨木香)이 있다.

5. 홍외(烘煨)

약물의 절편을 철사 망 위에 올려놓고 화로 위에 놓거나, 혹은 홍방(烘房) 중에 넣어 홍외(烘煨)함으로써 약물중의 휘발 성분을 제거하기 위한 것이다.

6. 기타

약물을 직접 무염(無焰)의 열회(熱灰) 속에 묻어 소외(燒煨)하여 약물로 하여금 열을 받아 발포(發泡)되도록 하거나, 혹은 거의 갈라지게 함으로써 그 재질을 파삭파삭하게 하고 부드럽게 하는 방법도 있다.

제 11 절 증법(蒸法)

증법(蒸法)은 찜통이나 혹은 시루 속에 넣어 격수(隔水)로 가열함으로써 끓는 물의 열기와 수증기를 이용하여 약물을 찌는 방법이다.

증제(蒸製)할 경우에는 보료(輔料)를 집어넣을 수도 있으며 또한 단증(單蒸)도 할 수 있다.

증제법(蒸法)의 목적을 보면, 첫째, 약물의 성능(性能)을 변화시켜 용약(用藥)의 범위를 넓혀 주는데, 주로 온보(溫補)작용을 강화시켜 준다. 예를 들어 생지황(生地黃)을 술로 반복하여 쪘다 말렸다하면 숙지황(熟地黃)이 됨으로써 성질이 변화되어 자음보혈(滋陰補血) 작용을 증강한다. 하수오(何首烏)의 경우에도 증제(蒸製)를 거치면 간신(肝腎)을 보익(補益)하는 작용이 증강된다.

둘째, 부작용을 감소시킨다. 예를 들면 생대황(生大黃)을 증제(蒸製)하면 숙대황(熟大黃)이 되어 사하(瀉下) 작용이 줄어들고, 황정(黃精)은 증제(蒸製)를 거치면 인후(咽喉)를 자극하는 부작용이 없어진다.

셋째, 약효를 보존하고 저장하는 데에 편리하게 한다. 예를 들면 황금(黃芩), 상표초(桑螵蛸)의 경우에 해당된다.

넷째, 가공이나 절편(切片)하기 편리하도록 한다. 예를 들면, 목과(木瓜)는 증제(蒸製)를 거친 후 절편(切片)한다.

이 외에도 찐 후에는 약재의 착색(着色)이 증가하고, 단맛이 증가하며, 약성(藥性)이나 한약재중의 성분도 변화시켜 주며, 교취(矯臭), 교미(矯味)작용을 한다.

제 12 절 자법(煮法)

자법(煮法)은 약물을 과내(鍋內)에 넣어 두고, 적당량의 청수(淸水)를 가하거나 혹은 다시 일정량의 보료(輔料)를 가하고, 약물이 물에 잠길 정도로 한 다음, 일정한 정도에 이를 때까지 가열하여 삶아서 펄펄 끓이는 방법을 말한다.

자법(煮法)을 하면, 첫째로 약물의 독성(毒性), 자극성 또는 기타 부작용을 제거하거나 감소시킨다. 예를 들면 원화(芫花)를 초자(醋煮)하면 그 독성이 감소된다. 또한 천오(川烏)를 자(煮)하면 독성이 줄어든다.

둘째, 약성(藥性)을 완화시키고, 약효를 높인다. 예를 들면 원지(遠志)를 감초수(甘草水)로 자(煮)하면, 인후의 점막에 대한 자극성을 완화시키고, 안신(安神益智)의 효능을 증강한다.

셋째, 자(煮)한 후에는 가공이나 저장에 편리하게 한다.

넷째, 약물을 깨끗하고 순수하게 한다. 예를 들면, 진주(珍珠)를 두부(豆腐)로 자(煮)하면 약재가 깨끗해지고, 또한 분쇄하기도 쉬어진다. 또한 망초(芒硝)와 나복즙(蘿菔汁)을 함께 자(煮)하여 냉각시키면 원명분(元明粉)이 되어 재질이 비교적 깨끗해진다.

일반적으로 자(煮)하는 시간은 각종 약물의 차이에 따라 정해야 되나, 일반적으로는 약물의 속심에 백색이 없어질 정도로 끓인다. 자(煮)하는 경우에는 물의 양을 잘 조절해야 하는데, 만일 물의 양이 지나치게 많으면 우러난 약즙(藥汁)이 재흡수 되지 못하게 됨으로써 약효의 손실을 가져오게 되기 때문에 적당치 못하다. 또한 물의 양이 너무 적어도 쉽게 자투(煮透)할 수가 없으므로 역시 약재의 품질에 영향을 미치게 된다. 그러므로 일반적인 약재는 약액(藥液)이 모두 흡수될 때까지 끓이는 것이 적당하나, 유독(有毒)한 약재에 대해서는 일정한 정도까지 끓인 뒤에 건져냄으로써 보료탕즙(輔料湯汁) 속의 독성이나 잡질 등을 제거하는데 편리하도록 하는 것이 적당하다.

제 13 절 제상법(製霜法)

제상법(製霜法)은 유지(油脂)를 함유하고 있는 약물에서 유지(油脂) 성분을 제거하여 분말(粉末)로 만들거나, 혹은 신선한 과과(瓜果) 등을 사용해서 거기에 약물을 배입(配入)하고 풍화작용(風化作用)을 거쳐서 흰색의 잘고 가는 상(霜)으로 만드는 방법을 말하거나, 혹은 승화(昇華), 전자(煎煮)하여 가루모양의 찌꺼기를 만드는 방법을 말한다.

제상법(製霜法)을 실시하면, 첫째로, 치료 상의 불필요한 유지(油脂)를 제거하고, 약물의 극렬(劇烈)한 작용을 일으키는 독성을 감소시키기 위한 것이다. 예를 들면 파두상(巴豆霜), 속수자상(續隨子霜) 등의 예이다.

둘째, 새로운 치료효과를 나타내게 하여, 약의 사용범위를 확대할 수 있다. 그 예를 들면 서과상(西瓜霜) 등의 예이다.

상용(常用)되는 제상(製霜)의 방법에 네 가지가 있는데, 이를 소개하면 다음과 같다.

1. 거유제상법(去油製霜法)

주로 종자류(種子類)의 약물에 적용하며, 흡유지(吸油紙)를 이용하여 거유(去油)하거나 뜨겁게 쪄서 압착하여 거유(去油)하는 방법을 활용한다.

일반적으로 우선 종자(種子)를 햇볕에 건조하거나 혹은 열을 가하여 찐 다음, 단단한 껍질을 제거하고 종인(種仁)을 취해서 진흙의 형태로 찧어서 여러 겹의 초지(草紙)로 잘 싸서 햇볕에 말리거나 홍(烘)하거나 혹은 압착기로 압착하여 유지(油脂)가 초지(草紙)에 흡수되게 하는데, 자주 종이를 갈아주어서 유지(油脂)가 종이에 완전히 흡수될 때까지 반복적으로 실시하여, 약물이 부드럽고도 잘 흩어지며 뭉치지 않도록 하는 것이다. 예를 들면 파두상(巴豆霜), 과루인상(瓜蔞仁霜), 호도상(胡桃霜) 등이 있다.

2. 전자제상법(煎煮製霜法)

약물을 여러 차례 장시간 달인 후에 생기는 가루찌꺼기를 별도의 약으로 사용하는 방법을 말한다. 예를 들면 녹각상(鹿角霜) 등이 있다.

3. 삼석제상법(滲析製霜法)

과과(瓜果) 같은 약물에 어떤 보료(輔料)를 집어 넣어서 미세하고 고운 결정(結晶)을 만들어 내는 방법이다. 서과상(西瓜霜)을 예로 들 수 있는데, 먼저 서과(西瓜) 위에 하나의 작은 구멍을 파서 망초(芒硝)를 집어넣고, 그 구멍을 원래의 과편(瓜片)으로 잘 막아서 통풍이 잘 되는 곳에 매달아 두어 망초(芒硝)의 성질을 스며나오게 함으로써 풍화(風化) 작용에 의해 서과(西瓜)의 표면에 흰색의 고운 서리(상(霜))가 생기게 되는데, 이것이 서과상(西瓜霜)으로 쓸어 모아서 약용으로 한다.

4. 승화제상법(昇華製霜法)

비상(砒霜) 등의 약물을 만들 때에 활용하는 방법으로, 약물을 높은 온도로 승화(昇華)시켜서 결정(結晶) 혹은 가느다란 가루를 만드는 방법을 말한다.

제 14 절 수비법(水飛法)

이 방법은 일부의 물에 녹지 않는 광물약과 패각류(貝殼類) 약물에 적용되는데, 약재를 물과 함께 갈아서, 고운 가루가 물에 뜨는 성질을 이용하여 물중의 현탁(懸濁)한 부분을 분리시켜 미세한 분말(粉末)을 취하는 하나의 방법이다.

수비법(水飛法)을 실시하면, 첫째, 약재를 연마(硏磨)할 때에 약재의 가루가 공기 중으로 날아가 버려 손실되는 것을 방지하는데, 특히 약간의 독약이나 귀중한 약재에 활용한다. 예를 들면 웅황(雄黃), 진주(珍珠) 등의 경우에 활용한다.

둘째로는, 물에 용해되는 잡질을 분리해서 약물을 정결(淨潔)하게 만들 수도 있고, 특히 약물을 극세(極細)하고 부드러운 분말로 만들 수 있어서, 내복(內服)할 때 흡수되기 쉽게 하고, 외용(外用)할 때에는 자극을 감소시킬 수가 있다. 예를 들면 주사(朱砂), 활석(滑石), 노감석(爐甘石) 등을 취후(吹喉), 점안(點眼)하고자 할 때와 환약(丸藥), 괘의(挂衣)로 만들 때에 이 방법을 사용한다.

수비법(水飛法)의 구체적인 조작 방법을 살펴보면, 우선 약물을 조말(粗末)로 만들어서 유발(乳鉢)에 넣고 청수(淸水)를 약재가 잠길 정도로 부어서 함께 갈아서 풀모양이 되고 유발(乳鉢)의 밑바닥에서 약을 가는 소리가 나지 않을 정도까지 간다. 다시 청수(清水)를 넣고 저어줌으로써 미세한 약물은 물속에 떠다니고 굵은 가루나 덩어리는 물에 가라앉게 되는데, 상층(上層)의 혼탁(混濁)된 약액을 즉시 기울여서 다른 큰 용기에 부어 넣어 둔다. 그리고 나머지의 조말(粗末)을 계속 같은 방법으로 간다. 이렇게 반복적으로 조작하되 전부 혼탁액이 될 때까지 하는 것이다. 그리고 난 뒤에 혼탁액을 장시간 가만히 놓아 두어 침전시키고 맑은 물은 기울여서 버리며, 침전된 고운 가루를 꺼내어 햇볕에 건조하면 매우 가늘고 부드러운 가루를 얻을 수 있다.

제 15 절 천법(燀法)

약물을 끓는 물속에 넣고 가라앉혀서 단시간 내에 자(煮)하고 꺼내어 종피(種皮)를 분리하여 제거하는 방법을 말한다.

그 목적은 첫째, 유효성분을 보존하고자 하는데 있는데, 예를 들면 행인(杏仁)이 있다.

둘째, 주로 치료목적에서 불필요한 부분을 제거하는데 있으며, 행인(杏仁), 도인(桃仁) 등과 같은 종자류(種子類)의 껍질을 벗기나, 육질(肉質)과 즙(汁)이 많은 약물의 건조처리하는데 주로 상용(常用)한다.

천(燀)하는 방법은 우선 맑은 물을 끓을 때까지 가열하고, 끓는 물에 약물을 넣은 다음, 5~10분간 가열하면서 계속 뒤집어서 쭈글쭈글한 껍질의 주름이 팽창하고 쉽게 비벼서 껍질이 벗겨질 정도까지 기다렸다가 즉시 꺼내어서, 냉수 중에 담가 두었다가 꺼내어 외피(外皮)를 문질러서 종인(種仁)과 분리하여 제거하고 햇볕에 건조한다. 천(燀)하는 시간은 유효성분의 감소를 방지하기 위하여 너무 오래도록 해서는 안 된다.

제 16 절 홍배법(烘焙法)

홍배법(烘焙法)은 약물을 약한 불로 간접 혹은 직접 가열하여 충분히 건조시키는 방법이다.

홍법(烘法)과 배법(焙法)으로 구분할 수 있는데, 홍법(烘法)은 화력을 비교적 약하게 하며, 다만 약물을 건조시키는 목적에 도달하도록 한다. 약물을 불 가까운 곳이나 용기나 건조실 등의 설비를 이용하여 함유된 수분을 서서히 증발시키는 방법이다. 예를 들면 홍자하거(烘紫河車)가 있다.

배법(焙法)은 화력은 약하지만 홍법(烘法)보다는 강하며, 약물의 표면이 약간 누렇게 되어 푸석푸석하게 되도록 한다. 약물이 용기 내에서 약한 불로 단시간 가열하면서 계속 휘저어서 약물의 표면색이 짙어지고 질이 성글어지면 꺼낸다. 예를 들면 수질(水蛭), 맹충(虻蟲)의 경우에 배법(焙法)을 적용한다.

제 17 절 발효법(醱酵法)

발효법은 일정한 온도 조건하에서 곰팡이균을 이용하여 약물로 하여금 발효하도록 해서 곰팡이가 생기게 하는 일종의 방법이다. 그 목적은 발효를 거쳐서 원래의 성질이 변화되도록 함으로써 별도의 약품을 만들어 새로운 치료효과가 생기도록 하여 치료의 수요에 부합되도록 하기 위한 것이다.

발효할 때에는 온도와 습도가 발효에 미치는 영향이 매우 크므로 주의해야 한다. 온도가 너무 낮거나 너무 건조하면 발효가 더디거나 발효되지 않으며, 온도가 너무 높으면 누룩이 죽으므로 발효시킬 수 없기 때문이다. 발효법(醱酵法)은 약물을 각각 가공처리한 후 온도·습도가 적당한 환경에서 발효를 시키는데, 일반적으로 온도는 30~37℃, 상대습도는 70~80%가 적당하다. 우선 일정량의 약물과 보료(輔料)를 취하여 가공한 다음 재차 용기 속에 넣고 일정한 온도조건 하에 두면 효소작용으로 발효되어 곰팡이가 생기게 되며 약물에서 향기가 나는 동시에 백색 혹은 황색의 곰팡이 꽃이 완전히 자라나게 되는데 이 때 꺼내서 햇볕에 건조하면 곧 완성되는 것이다.

일반적으로 발효한 후에 기미(氣味)에 방향성이 있어야 하고, 메케한 냄새가 없어지며, 약물의 표면이 황의(黃衣)로 덮이고, 내부에는 반점이 생기는 것이 잘 된 것이며, 현미경으로 균사(菌絲)와 미성숙한 포자를 관찰할 수 있어야 한다.

발효법(醱酵法)을 이용하여 만들어지는 약물로는 신국(神麯), 두시(豆豉) 등이 있다.

제 18 절 발아법(發芽法)

발아법(發芽法)은 완전히 성숙한 과실이나 종자를 일정한 온도와 습도에서 싹이 나게 하는 방법을 말하는데, 『얼법(櫱法)』이라고도 한다. 곡(穀)·맥(麥)·두류(豆類)를 발아법으로 처리하면 어린 싹이 돋아 나오므로 원래 가지고 있는 성능(性能)을 변화시켜 약효를 발생하게 할 수가 있다. 주로 곡(穀)·맥(麥)·두류(豆類)를 침습(浸濕)하게 하여 물을 뿌려 발아(發芽)하도록 하는 방법을 많이 이용한다. 그러나 어린 싹(유아(幼芽))가 너무 길게 자라게 해서도 안 되며, 또한 싹이 나오자마자 바로 사용해서도 안 되는데, 모두 치료효과에 영향을 미칠 수 있기 때문이다.

발아하기 위해서는 햇볕이 직접 내려쬐는 장소는 피하여야 하고, 아울러 충분하게 산소의 공급이 이루어지며 통풍이 잘 되는 곳이나 용기에서 발아시킨다.

구체적으로 발아(發芽)시키는 방법을 살펴보면, 발아시킬 필요가 있는 약재를 취하여 6~12시간 물에 담가두었다가 건져서 물이 잘 빠지는 용기 속에 넣어서 매일 수차례에 걸쳐 물을 뿌려 준다. 그런데, 뿌려주는 물은 적당한 온도와 습도를 유지시켜 주는 것이 중요한데, 여름철에는 냉수를 뿌려 발열(發熱)되어 썩어 문드러지지 않게 하는 것이 좋고, 겨울철에는 온수를 뿌려 너무 차지 않게 하여 발아(發芽)가 지연되는 것을 막아 주어야 한다. 발아과정 중에도 자주 검사하고 자주 물을 뿌려서 산패되어 발효에 이상이 생기는 것을 막아야 한다. 물에 담그는 시간은 기후에 따라서 적당히 늘이거나 줄여서 조절 하여야 한다. 그리고 발아할 때에는 잔뿌리가 먼저 나온 후 싹이 나오므로 반드시 싹이 일정한 정도로 자란 다음에 꺼내 건조하는데, 발아(發芽)하여 0.6~1㎝ 정도 자랄 때까지 기다렸다가 꺼내서 햇볕에 말려서 약으로 사용한다.

발아법(發芽法)을 이용하여 만들어지는 약물로는 곡아(穀芽), 맥아(麥芽), 대두황권(大豆黃卷) 등이 있다.

제 19 절 건류법(乾餾法)

건류법(乾餾法)은 임상에서 원하는 치료효과를 얻기 위해서 활용하는데, 약물을 용기에 넣고 불로 가열하여 즙액(汁液)을 만드는 방법이다.

건류법(乾餾法)을 이용할 때의 온도는 비교적 높은데 일반적으로 120℃~450℃ 정도이다. 그러나 약물에 따라서 약물의 온도도 다르다. 예를 들면, 죽력유(竹瀝油)는 350~400℃, 단황유(蛋黃油)는 280℃ 정도이고, 흑두류유(黑豆餾油) 등 두류(豆類)는 400~450℃ 정도로 한다.

방법은 사욕(砂浴)에서 가열하는데, 건류기 상부에 응결된 액체나 용기 주위를 가열하여 아래에 모인 액체를 약으로 활용한다.

제 20 절 제정법(提淨法)

제정법(提淨法)은 약물을 깨끗하게 하고, 치료효과를 높이며, 약성(藥性)을 완화시키고, 독성을 감소시키기 위하여 실시한다. 제정법(提淨法)은 일부 광물성 약물 특히 일부 가용성(可溶性) 무기염류(無機鹽類)의 약물을 용해(溶解)하고, 여과하며, 재결정(再結晶) 처리하여 잡질을 제거하는 방법이다.

약물의 종류에 따라 제정(提淨)하는 방법도 각기 다른데, 냉결정법(冷結晶法)과 열결정법(熱結晶法)으로 구분할 수 있다. 어떤 약물은 보료(輔料)와 약물에 물을 넣고 같이 끓인 후 여과하여 잡질을 제거하고 여과액을 그늘진 서늘한 곳에서 냉각시키면 새로운 결정이 만들어지는데, 예를 들면 망초(芒硝)이다.

또한 어떤 약물은 먼저 적당하게 부수고 적당량의 물을 넣고 가열하여 녹인 다음, 잡질을 여과한 여과액을 용기에 담아 일정량의 식초를 넣고 다시 용기에서 격수가열(隔水加熱)하여 액면(液面)에 결정물이 완전히 석출(析出)될 때까지 가열한다. 또는 약물과 식초를 함께 끓인 후 잡질을 제거하고, 그 여과액을 가열하여 증발시켜 일정한 농도로 되면 다시 자연 건조시키는 경우도 있는데, 예를 들면 뇨사(硇砂)이다.

각 론

제 1 장 해표약(解表藥)

1. 해표약(解表藥)의 정의

주로 표(表)에 있는 사기(邪氣)를 발산(發散)하여 표증(表證)을 없애는 작용이 있는 약물을 해표약(解表藥)이라 한다. 해표약(解表藥)은 일반적으로 발한(發汗)시키는 효능을 가지고 있어 발한(發汗)을 통하여 표사(表邪)를 발산(發散)시켜 표증(表證)을 없애는 목적이 있는데, 이는 바로 내경(內經)의 "그 피부에 병이 있는 경우에는 땀을 내어서 그것을 발산시킨다"의 뜻에 해당한다.

따라서, 해표약(解表藥)은 대부분 맛이 매우며, 질이 가볍고, 주로 폐경(肺經)과 방광경(膀胱經)에 들어가서 효능을 발휘한다. 왜냐하면 폐(肺)는 피모(皮毛)에 합(合)하고, 방광(膀胱)은 온몸의 표(表)를 주관하는데, 해표약(解表藥)은 기표(肌表)로 잘 주(走)하여서 기표(肌表)와 주리(腠理)를 소해(疏解)하여 발한(發汗)을 촉진함으로써 외사(外邪)를 땀으로 풀어주어 표사(表邪)를 발산(發散)하여 표증(表證)을 제거한다.

2. 해표약(解表藥)의 효능과 적응증

해표약(解表藥)은 주로 발한해표(發汗解表)하는데, 이러한 작용 외에도 어떤 약물은 이뇨퇴종(利尿退腫)하고 지해평천(止咳平喘)과 투진지통(透疹止痛)하는 작용을 겸하고 있다.

따라서 해표약(解表藥)은 ① 외사(外邪)의 침입을 받아서 오한(惡寒), 발열, 두통, 신통(身痛), 무한(無汗) 혹은 유한(有汗), 맥부(脈浮) 등의 증상이 나타나는 표증(表證)에 사용되며, ② 수종(水腫)에 표증(表證)을 겸하였거나 허리이상의 부종으로 발한(發汗)시킬 필요가 있을 때에 사용되며, ③ 표사(表邪)가 폐경(肺經)에 침입하여 해천(咳喘)하는 경우에 사용되며, ④ 풍진(風疹), 마진(痲疹 ; 홍역) 등의 질환에서 투발(透發)이 제대로 이루어지지 않아 표사(表邪)가 풀리지 않았거나 투발(透發)이 필요할 때 사용되며, ⑤ 그 외에 두통, 신통(身痛)의 극렬한 증상 혹은 풍습비통(風濕痺痛) 등 표증(表證)을 겸한 증상에 응용된다.

3. 해표약(解表藥)의 배합법

해표약(解表藥)을 응용할 때는 반드시 외감풍한(外感風寒)과 풍열(風熱)의 증(證)이 같지 않으므로 발산풍한약(發散風寒藥)과 발산풍열약(發散風熱藥)을 선택해서 사용해야 하며, 환자의 정기(正氣)가 부족한 상태에 따라 조양익기제(助陽益氣劑)나 양음지제(養陰之劑) 등 부정(扶正)하는 약물을 배합해야 하며, 증(證)에 따라서 적절하게 가감(加減)하여야 좋은 치료효과를 기대할 수 있다. 그리고 외감병(外感病) 중에도 온병초기(溫病初起)에 표증(表證)이 있을 때는 발산풍열약(發散風熱藥)을 활용하는 외에 청열해표약(清熱解表藥)을 배합하여 적용해야 한다.

4. 해표약(解表藥)을 활용하는 경우 금기증과 주의할 점

발한력(發汗力)이 비교적 강한 해표약(解表藥)을 응용할 때는 발한과다로 인하여 양기(陽氣)와 진액이 소모될 수 있으므로 주의해야 하며, 또 양허자한(陽虛自汗), 음허도한(陰虛盜汗) 및 창옹(瘡癰)을 오래 앓은 환자, 임병(淋病), 실혈(失血) 등의 환자는 비록 외감표증(外感表證)이 있더라도 사용에 신중을 기해야 한다. 또한 심한 구토와 설사를 하고 있는 경우에는 진액이 모자라는 경우이므로 발한약을 사용해서는 안 되며, 여름은 땀이 많이 나는 계절이므로 약의 량을 적게 사용하는 것이 좋으며, 반대로 겨울에는 좀 더 많이 사용하는 것이 좋다. 해표약(解表藥)을 달이는 경우에는 짧은 시간 달이는 것이 좋은데, 너무 오래 달이면 방향성분이 날아가서 효과가 약해진다.

5. 해표약(解表藥)의 분류

해표약(解表藥)은 그 약물의 성능(性能)과 임상응용에 있어 크게 발산풍한약(發散風寒藥)(신온해표약(辛溫解表藥))과 발산풍열약(發散風熱藥)(신량해표약(辛凉解表藥))으로 분류된다.

발산풍한약(發散風寒藥)은 약물의 성질은 따뜻하고 맛은 대부분 매운 맛에 속하여 신온해표약(辛溫解表藥)이라고도 한다. 주로 마황(麻黃), 계지(桂枝), 자소엽(紫蘇葉), 형개(荊芥), 강활(羌活), 백지(白芷), 방풍(防風), 고본(藁本), 신이(辛夷), 세신(細辛), 생강(生

薑), 향유(香薷), 총백(葱白), 정류(檉柳), 창이자(蒼耳子) 등의 약재가 있다. 발산풍열약(發散風熱藥)은 맛이 맵고 성질이 서늘하여 신량해표약(辛凉解表藥)이라고도 하며, 박하(薄荷), 우방자(牛蒡子), 상엽(桑葉), 국화(菊花), 갈근(葛根), 시호(柴胡), 승마(升麻), 만형자(蔓荊子), 담두시(淡豆豉), 선태(蟬蛻), 부평(浮萍), 목적(木賊) 등의 약재가 있다.

제 1 절 발산풍한약(發散風寒藥)

발산풍한약(發散風寒藥)의 성미(性味)는 대체로 신온(辛溫)하며, 또한 신온해표약(辛溫解表藥)이라고도 부른다. 매운 맛은 발산(發散)하고, 따뜻한 성질은 거한(祛寒)하여 주로 풍한(風寒)을 발산(發散)시키므로, 오한(惡寒)이 심하고, 발열, 무한(無汗), 두신통(頭身痛), 비색류체(鼻塞流涕), 설태박백(舌苔薄白), 맥부긴(脈浮緊) 등의 한상(寒象)이 비교적 돌출된 표증(表證)에 응용한다. 또한 표증(表證)을 가지고 있는 해천(咳喘), 수종(水腫), 창양(瘡瘍), 풍한비통(風寒痺痛) 등의 증(證)에도 응용하여 치료효과를 높일 수 있다.

마황(麻黃) 【신농본초경(神農本草經)】 EPHEDRAE HERBA

【기원】 마황과(Ephedraceae)에 속한 여러 해 살이 초본 모양의 소관목인 초마황(草麻黃) *Ephedra sinica* Stapf., 중마황(中麻黃) *E. intermedia Schrenk* et C.A. Mey. 혹은 목적마황(木賊麻黃) *E. equisetina* Bge.의 풀 모양의 줄기를 건조시킨 것으로, 가을에 녹색의 풀 모양의 줄기를 채취하여 햇볕에 말린다.

【성미】 성은 따뜻하고, 맛은 맵고, 약간 쓰다.

【귀경】 폐, 방광경.

【효능 및 주치】 1. 발한해표(發汗解表) : 외감풍한(外感風寒)으로 인한 표실무한증(表實無汗證), 풍진소양(風疹瘙痒), 마진초기(麻疹初起)

2. 선폐평천(宣肺平喘) : 풍한해수(風寒咳嗽), 효천(哮喘), 담음해천(痰飮咳喘)

3. 이수소종(利水消腫) : 양수(陽水)(허리이상의 부종), 일음(溢飮)

4. 산한통비(散寒通痺) : 풍한습비(風寒濕痺), 손상어종(損傷瘀腫)

【해설】 본품은 맛이 맵고 성질이 따뜻하며 재질이 가벼운데, 매운 맛은 발산(發散)하

고, 따뜻한 성질은 거한(祛寒)하며, 몸이 가벼워서 승부(升浮)하는 작용을 발휘한다. 따라서, 본품은 발한해표(發汗解表)시키고 산한(散寒)시키는 효능이 있어 외감풍한(外感風寒)으로 표실무한(表實無汗)한 증(證)을 치료한다. 마황(麻黃)에 함유되어 있는 휘발유는 한선(汗腺)의 분비를 자극하여 비교적 강한 발한해표(發汗解表)작용을 발휘한다.

또한 매운 맛은 폐기(肺氣)를 열어주고 펴주어서 외사(外邪)가 폐(肺)에 침범하여 폐기(肺氣)가 막혀서 발생한 해천(咳喘)을 치료하는데 좋은 효과가 있어 발한(發汗)과 평천(平喘)의 효능을 발휘하는 중요한 약물이 된다.

이 외에도 마황(麻黃)은 폐기(肺氣)를 열어주고 펴주어서 발한(發汗)하고 또한 수도(水道)를 통조(通調)케 함으로써 방광(膀胱)으로 하수(下輸)하여 이수(利水)케 하므로 수종(水腫)에 표증(表證)을 겸한 증(證)에 가장 적합하다. 따라서 수종(水腫) 환자가 마황(麻黃)을 먹게 되면 약간의 땀이 나면서 소변이 뚜렷하게 증가하여 수종(水腫)이 점차 제거된다.

또 매운 맛은 흩어주고 따뜻한 성질은 통(通)하게 하므로, 풍한습비(風寒濕痺), 피부질환, 옹저종통(癰疽腫痛), 손상어종(損傷瘀腫) 등증(等證)에 활용이 가능하다.

【약효감별】 마황(麻黃)의 발한력(發汗力)은 계지(桂枝)와 배합되는 정도에 따라서 달라진다. 마황(麻黃)의 용량이 계지(桂枝)보다 많으면 발한력(發汗力)이 강력하고, 마황(麻黃)과 계지(桂枝)가 같은 양으로 배합되면 발한력(發汗力)이 완화(緩和)하며, 계지(桂枝)가 마황(麻黃)보다 많으면 발한력(發汗力)이 미미하다.

마황(麻黃)은 활용되는 부위에 따라서 효능의 변화가 있는데, 발한(發汗)하는 경우에는 줄기를 쓰고, 지한(止汗)하는 경우에는 뿌리를 사용해야 한다. 대한(大汗)을 발(發)하려면 줄기의 마디를 없애야 하는데 이것을 정마황(淨麻黃)이라고 한다. 소한(小汗)을 발(發)하려면 수자(水炙)하거나 밀자(蜜炙)하는 것이 좋으며, 마황융(麻黃絨)은 발한력(發汗力)이 이 중에서 제일 약하다.

【포제】 잡질을 제거하고 사용한다. 발한하는 경우에는 생용하면 효과가 강해진다. 윤폐지해평천(潤肺止咳平喘)하는 경우에는 밀자(蜜炙)해서 사용하는데, 밀자(蜜炙)하면 발한하는 효력이 약해지며 윤폐(潤肺)시키는 효능이 있게 된다.

【용량과 용법】 1.5~10g을 달여 먹는다. 달일 때에는 먼저 달여서 위에 뜬 거품을 없애는 것이 좋은데, 이 거품은 심번(心煩), 구오(嘔惡) 등의 증상을 유발할 수 있다.

【금기증】 본품은 발한(發汗)시키는 효능이 강하여 표허자한(表虛自汗)이나 폐허천해(肺虛喘咳)에는 복용을 하지 말아야 하며, 신체가 허약하면서 자한(自汗), 도한(盜汗), 천증(喘症)이 있는 경우에도 복용하지 말아야 한다. 고혈압, 불면증, 동맥경화, 심장에 기질적으로 장애 있는 사람, 폐(肺)나 몸이 허한 사람, 코피 흘리는 사람, 목이 마르는 사람, 임질을 앓는 자 등도 복용을 하지 말아야 한다.

【임상응용】 ① 외감풍한(外感風寒)으로 두통, 신동(身疼), 비색(鼻塞), 무한(無汗) 등의 증상이 나타나는 표실증(表實證)을 치료하는 경우에는 계지(桂枝), 행인(杏仁) 등을 배합하여 발한해표(發汗解表), 선폐평천(宣肺平喘)한다.(예 : 마황탕(麻黃湯)[상한론(傷寒論)]).

② 감모풍한(感冒風寒)으로 비색성중(鼻塞聲重), 어음불출(語音不出)하거나 혹은 상풍(傷風), 상냉(傷冷)으로 두통, 목현(目眩), 해수다담(咳嗽多痰), 흉만기단(胸滿氣短)하는 경우에는 행인(杏仁) 등을 배합하여 선폐평천(宣肺平喘)한다(예 : 삼요탕(三拗湯)[화제국방(和劑局方)]).

③ 풍수증(風水證)으로 오풍(惡風), 일신악종(一身惡腫), 발열(發熱), 혹은 무대열(無大熱), 한출(汗出), 혹은 무한(無汗), 맥부(脈浮) 등의 증상이 나타나는 것을 치료하는 경우에는 석고(石膏), 생강(生薑) 등을 배합한다(예 : 월비탕(越婢湯)[금궤요략(金匱要略)]).

④ 양허한응증(陽虛寒凝證)으로 인하여 음저만종(陰疽漫腫), 담핵결괴(痰核結塊), 학슬풍(鶴膝風), 첩골저(貼骨疽), 탈저(脫疽), 유주(流注) 등의 질환에 환처(患處)가 만종무두(漫腫無頭)하며 피부색이 변하지 않고 구중불갈(口中不渴), 설태담백(舌苔淡白), 맥침세(脈沈細)한 증상이 있는 경우에는 육계(肉桂), 녹각교(鹿角膠) 등을 배합하여 온양보혈(溫陽補血), 산한통체(散寒通滯)한다(예 : 양화탕(陽和湯)[외과전생집(外科全生集)]).

⑤ 외감풍한(外感風寒)의 표실증(表實證)에 이열(裏熱)을 겸하여 오한발열(惡寒發熱), 신동통(身疼痛)하고, 땀이 나오지 않으면서 번조(煩躁)하며, 설태(舌苔)는 박백(薄白)하거나 미황(微黃)하며, 맥(脈)이 부긴(浮緊)하고 유력(有力)한 증상이 나타나는 것을 치료하는 경우에는 행인(杏仁), 석고(石膏) 등을 배합하여 발한해표(發汗解表), 청열제번(淸熱除煩)한다(예 : 대청룡탕(大靑龍湯)[상한론(傷寒論)]).

⑥ 본래부터 양허(陽虛)한데 외감풍한(外感風寒)으로 무한(無汗), 오한(惡寒), 발열,

권와(蜷臥), 맥반침(脈反沉)한 경우에는 부자(附子), 세신(細辛)을 배합하여 조양해표(助陽解表)한다(예 : 마황부자세신탕(麻黃附子細辛湯)[상한론(傷寒論)]).

계지(桂枝) 【신농본초경(神農本草經)】 CINNAMOMI RAMULUS

【기원】 녹나무과(Lauraceae)에 속한 상록교목인 육계 *Cinnamomum cassia* Presl. 또는 월남육계 *C. loureiri* Nees. 및 스리랑카육계 *C. zeylanicum* Blume.의 어린 가지를 건조시킨 것으로, 3~7월 사이에 가지를 베어내어 햇볕에 말린다.

【성미】 성은 따뜻하고, 맛은 맵고 달다.

【귀경】 심, 폐, 방광경.

【효능 및 주치】 1. 발한해기(發汗解肌) : 풍한표증(風寒表證)

2. 온통경맥(溫通經脈) : 자궁에 한(寒)이 체(滯)하여 나타나는 월경부조(月經不調), 폐경(閉經), 비증(痺症)(특히 풍습비(風濕痺), 풍한비(風寒痺)를 치료), 징가(癥瘕), 월경통, 흉비(胸痺), 심계(心悸), 완복냉통(脘腹冷痛)

3. 조양화기(助陽化氣) : 담음(痰飮), 소변불리, 수종(水腫)

【해설】 본품의 매운 맛은 산(散)하고 따뜻한 성질은 통행(通行)케 하여 바깥으로는 표(表)에 작용하여 오로지 기표(肌表)의 풍한(風寒)을 발산(發散)하며, 팔과 다리로 달려가서 경락(經絡)을 통하게 하며 관절을 이(利)하게 한다. 또한 따뜻한 성질은 통(通)하게 하므로 활혈통경(活血通經)하고 산한지통(散寒止痛)하는 효능이 있어 외감풍한(外感風寒)과 풍한습비(風寒濕痺) 및 폐경(閉經), 통경(痛經), 흉비(胸痺) 등의 증상을 치료하는 중요 약물이 된다.

본품에 함유되어 있는 cinnamic aldehyde는 말초혈관을 확장하고 혈액순환을 조정하여 혈액을 체표(體表)로 잘 순환되게 하고, 아울러 한선(汗腺)의 분비를 자극하여서 발한해표산열(發汗解表散熱)하는데 좋은데, 그 발한작용은 온경통맥(溫經通脈)하고 영위(營衛)를 조화하는 기반 위에서 발휘되므로, 본품의 발한작용은 마황(麻黃)에 비하여 부드러워서 풍한표증(風寒表證)에 땀이 나는 경우와 땀이 나지 않는 경우를 논하지 않고 적용할 수 있으며, 특히 몸이 허한 상태에 감모(感冒)로 상지와 어깨 팔이 아픈 증상 등에 사용하는 것이 적합하다.

담음수(痰飮水)는 모두 습사(濕邪)가 병이 된 것으로 비(脾) · 폐(肺) · 신(腎) 세 개의 장(臟)이 기능을 제대로 발휘하지 못하여 발생한다. 이 담음수(痰飮水)는 음사(陰邪)로 양기(陽氣)를 얻게 되면 저절로 제거되는데, 계지(桂枝)는 맵고 따뜻하여 양기(陽氣)를 떨쳐 일어나게 하고 주리(腠理)를 열어주어 발산(發散)하며, 수도(水道)를 통조(通調)하고 삼초(三焦)의 양기(陽氣)를 도와주므로 담음수(痰飮水)를 제거하는데 반드시 필요한 약이다. 따라서, 계지(桂枝)의 통양화기(通陽化氣)의 효능을 응용하여 화습이수(化濕利水)의 효과를 증강케 하고 이수화습약(利水化濕藥)과 배합하여 항상 사용함으로써 양기(陽氣)가 운행되지 못하여 수습(水濕)이 정류(停留)되어 나타나는 담음(痰飮)과 축수(蓄水)의 증(證)을 치료하게 된다.

이른 바 계지(桂枝)가 "땀이 없는 경우에는 땀을 나게 하고, 땀이 나는 경우에는 땀을 그치게 한다."라는 학설이 있는데, 이러한 것은 계지(桂枝)와 함께 배오(配伍)된 약물의 효과이며, 실제로 계지(桂枝)는 맵고 따뜻하여 발산(發散)시키는 약으로 땀을 그치게 하는 작용은 없다. 예를 들면, 계지(桂枝)는 한출(汗出), 오풍(惡風)의 표허증(表虛證)을 치료하는데, 맛이 시어서 수렴시키는 약물을 배오(配伍)함으로써, 한편으로는 발산(發散)시키고 또 한편으로는 수렴하여 영위(營衛)를 조화케 하여 산풍(散風) · 렴영(斂營)하고 표사(表邪)를 풀어지게 하며, 크게 땀을 내게 하는 폐해가 없이 병증(病證)이 치료된다.

【포제】 물에 담가 물기가 충분히 스며들면 건져 물기가 없어지면 썰어서 건조한다. 밀자(蜜炙)한 후에는 신온(辛溫)하여 발산(發散)하는 성질이 약해지고, 온중보허(溫中補虛)나 산한지통(散寒止痛)하는 작용에 장점을 발휘하므로, 허한(虛寒)으로 인한 위통(胃痛), 복중급통(腹中急痛), 흉비(胸痺), 흉통(胸痛)에 많이 활용된다.

【용량과 용법】 해표(解表)하는 경우에는 1~3g을 사용하며, 온경통맥(溫經通脈), 온양화기(溫陽化氣)하는 경우에는 3~10g을 사용한다.

【금기증】 온열병(溫熱病), 음허양성증(陰虛陽盛證), 혈증(血證)(출혈(出血)), 임신부는 금하며, 월경과다의 경우에는 출혈이 많으면 허화(虛火)가 될 우려가 있으므로 금하는 것이 좋다. 또한 음허도한(陰虛盜汗)의 경우에 계지(桂枝)를 잘못 사용하면 화사(火邪)가 심해져 도한(盜汗)이 더욱 심하게 되어 망양증(亡陽證)을 일으켜 동풍(動風) 또는 동혈(動血) 등의 증상이 나타난다.

【임상응용】 ① 외감풍한(外感風寒)으로 두통, 신동(身疼), 비색(鼻塞), 무한(無汗) 등

의 증상이 나타나는 표실증(表實證)을 치료하는 경우에는 마황(麻黃), 행인(杏仁) 등을 배합하여 발한해표(發汗解表), 선폐평천(宣肺平喘)한다(예 : 마황탕(麻黃湯)[상한론(傷寒論)]).

② 외감풍한표증(外感風寒表證)의 허증(虛證)으로, 두통(頭痛), 발열(發熱)하고, 한출(汗出), 오풍(惡風)하며, 비색류체(鼻塞流涕)하고, 건구(乾嘔)하며, 입에는 갈증이 없고, 설태(舌苔)는 박백(薄白)하면서 활윤(滑潤)하며, 맥(脈)은 부완(浮緩)하거나 혹은 부약(浮弱)한 증상을 치료하는 경우에는 작약(芍藥), 자감초(炙甘草) 등을 배합하여 해기발표(解肌發表), 조화영위(調和營衛)한다(예 : 계지탕(桂枝湯)[상한론(傷寒論)]).

③ 풍한습비(風寒濕痺)로 사기(邪氣)가 초기에 열(熱)로 화(化)하거나, 혹은 풍한습사(風寒濕邪)가 오래 착비(着痹)되어 부분적으로 열(熱)로 화(化)하여, 관절동통(關節疼痛)·종대(腫大)하고, 종통(腫痛) 부위에 작열감(灼熱感)이 수반되며, 신체는 수약(瘦弱)하고, 각종(脚腫)하여 탈(脫)하는 것 같고, 두현(頭眩), 단기(短氣), 심(心) 중이 답답하고 불서(不舒)하며, 욕토(欲吐), 설태(舌苔)는 박황니(薄黃膩)하고, 맥삭(脈數)하는 증상을 치료하는 경우에는 작약(芍藥), 지모(知母), 생강(生薑) 등을 배합하여 거풍습(祛風濕), 양음(養陰), 청열(淸熱), 통양(通陽), 행비(行痺), 지비통(止痺痛)한다(예 : 계지작약지모탕(桂枝芍藥知母湯)[금궤요략(金匱要略)]).

④ 부녀(婦女)의 소복(小腹)에 오래된 어혈(瘀血), 적괴(積塊)가 있어서 만지면 통증을 느끼고, 복부가 련급(攣急)한 것을 치료하며, 월경곤란(月經困難), 혹은 경폐복통(經閉腹痛), 혹은 산후오로부진(産後惡露不盡) 등의 증상에 복통(腹痛)이 있으면서 손을 대지 못하게 하는 증상이 있는 경우에는 목단피(牡丹皮), 도인(桃仁), 작약(芍藥) 등을 배합하여 활혈화어(活血化瘀), 소산징괴(消散癥塊)한다(예 : 계지복령환(桂枝茯苓丸)[금궤요략(金匱要略)]. 본방(本方)은 현대 임상에서 자궁내막염, 염증으로 인한 월경부조(月經不調), 통경(痛經), 불잉(不孕) 등 증(證)을 치료한다. 또한 유산후의 출혈이 그치지 않는 경우 및 자궁근종, 난소낭종 등의 질환에 어혈(瘀血)이나 징괴(癥塊)가 있다면 치료할 수 있다.

⑤ 풍한습비(風寒濕痺), 주신관절동통(周身關節疼痛)의 경우에는 계지(桂枝), 생강(生薑), 대조(大棗), 자감초(炙甘草)를 배합하여 산한거습(散寒祛濕), 지통, 온경통락(溫經通絡)한다(예 : 계지부자탕(桂枝附子湯)[상한론(傷寒論)]).

⑥ 심비양허(心脾陽虛)로 양기(陽氣)가 불행(不行)하여 수습(水濕)이 내정(內停)하여

서 담음증(痰飮證)이 발생한 경우에는 복령(茯苓), 백출(白朮) 등을 배합하여 온양이수(溫陽利水)한다(예 : 영계출감탕(苓桂朮甘湯)[금궤요략(金匱要略)]).

⑦ 비위허한(脾胃虛寒)으로 인한 위완통(胃脘痛)을 치료하는 경우에는 작약(芍藥), 감초(甘草), 이당(飴糖) 등을 배합하여 온중보허(溫中補虛), 화리(和裏), 완급(緩急), 지통(止痛)한다(예 : 소건중탕(小建中湯)[상한론(傷寒論)]. 또한 이 처방은 허로(虛勞)로 양허발열(陽虛發熱)이 있고, 복통, 음식물의 섭취가 줄어드는 증상을 치료한다. 또, 심기부족(心氣不足)으로 심계(心悸), 허번(虛煩), 불녕(不寧), 면색무화(面色無華)의 증상이 나타나는 것을 치료한다. 또한, 허로리급(虛勞裏急)으로 배가 때때로 아프고 온안(溫按)하는 것을 좋아하며 만져보면 통증이 줄어들고 설담태백(舌淡苔白)하는 증상이 나타나는 것을 치료한다.

⑧ 산후의 허리부족(虛羸不足)으로 복중교통부지(腹中疝痛不止), 호흡소기(呼吸少氣), 혹은 소복구급(少腹拘急), 통인복배(痛引腹背), 불욕음식(不欲飮食)하는 증상이 나타나는 경우에는 감초(甘草), 이당(飴糖), 당귀(當歸) 등을 배합하여 온중보기보혈(溫中補氣補血), 화리완급(和裏緩急)한다(예 : 당귀건중탕(當歸建中湯)[천금익(千金翼)]).

자소엽(紫蘇葉) 【본초경집주(本草經集注)】 PERILLAE FOLIUM

【기원】 꿀풀과(Labiatae)에 속한 일년생 초본인 차조기 *Perilla frutescens* (L.) Britt. 또는 주름소엽(첨자소(尖紫蘇)) *P. frutescens* (L.) Britt. var. *crispa* Decne.의 잎을 건조한 것으로, 9월 상순(백로 전후)에 가지와 잎이 무성하고 화서(花序)가 나오기 시작할 때에 채취하여 그늘에서 말린다.

【성미】 성은 따뜻하고, 맛은 맵다.

【귀경】 폐, 비경.

【효능 및 주치】 1. 해표산한(解表散寒) : 풍한속표(風寒束表), 외감협습(外感挾濕), 기체겸표(氣滯兼表), 양조외감(凉燥外感)

2. 행기관중(行氣寬中) : 비위기체증(脾胃氣滯證)(흉민(胸悶), 복부창통(腹部脹痛), 오심구토(惡心嘔吐), 애기(噯氣), 토산(吐酸) 등증(等症))

3. 행기안태(行氣安胎) : 임신오조(妊娠惡阻)

4. 해어해독(解魚蟹毒) : 사견상(蛇犬傷), 어해독(魚蟹毒)

【해설】 본품은 성미(性味)가 맵고 따뜻하고 방향(芳香)이 있어, 폐(肺) · 비경(脾經)에 들어가 풍한(風寒)의 사기(邪氣)를 발산(發散)시킬 뿐 아니라, 또한 행기관중(行氣寬中)시켜 외감풍한(外感風寒)으로 오한발열(惡寒發熱)하고 무한(無汗)한 표실증(表實證)과 비폐기체(脾肺氣滯)로 인한 해수담다(咳嗽痰多) 및 흉민(胸悶), 구오(嘔惡) 등의 증(證)에 적용한다. 그러므로 풍한표증(風寒表證)에 흉민(胸悶), 구오(嘔惡) 등 증(證)이 겸하여 나타나면 자소(紫蘇)를 사용하는 것이 가장 적합하다.

본품의 발한작용(發汗作用)은 마황(麻黃)과 계지(桂枝)의 효력에 미치지 못하므로 외감풍한(外感風寒)의 가벼운 증(證)에 항상 사용하며, 행기(行氣)시키면 기기(氣機)가 잘 소통하게 되어 태기(胎氣)가 저절로 안정되기 때문에 안태(安胎)하는 효능이 있다.

어해(魚蟹)의 성질은 차서 비위(脾胃)를 상하게 할 수 있어서 많이 먹거나 혹은 과민한 경우에는 복통, 복창(腹脹), 구토, 설사 등의 증상이 일어날 수 있다. 그런데, 자소(紫蘇)의 성질은 따뜻하고 비교적 강한 방향성이 있어 벽예(辟穢), 해독방부(解毒防腐)하는 작용이 있다.

【약효감별】 자소엽(紫蘇葉)은 발표산한(發表散寒) 작용이 우수하고, 자소경(紫蘇梗)은 이기안태(理氣安胎) 작용이 우수하며, 자소자(紫蘇子)는 강기소담(降氣消痰) 작용이 우수하다. 따라서, 외감풍한(外感風寒)에는 소엽(蘇葉)을 많이 사용하고, 흉민구오(胸悶嘔惡)와 기체(氣滯) 및 태동불안(胎動不安)에는 소경(蘇梗)을 많이 사용하며, 담다천해(痰多喘咳)에는 소자(蘇子)를 많이 사용한다.

【포제】 잡질과 묵은 줄기를 제거하고 사용한다.

【용량】 4~12g. 오래 달여서는 안 된다. 단미(單味)로 해독하는 경우에는 50~100g을 사용한다.

【금기증】 매워서 발산(發散)하는 약이므로 발한(發汗)이 많은 사람의 경우에는 사용해서는 안 되며, 기허(氣虛)나 표허(表虛)한 증(證)에도 복용을 하지 말아야 한다. 약성(藥性)이 따뜻하므로 온병(溫病)에는 조심해서 사용해야 한다.

【임상응용】 ① 풍한(風寒)에 외감(外感)하고, 내(內)에는 기체(氣滯)가 있어서 형한(形寒), 신열(身熱), 두통, 흉완비민(胸脘痞悶), 애기(噯氣), 불사음식(不思飮食), 설태박백(舌苔薄白), 맥부(脈浮) 등의 증상이 나타나는 경우에는 향부자(香附子), 진피(陳皮) 등

을 배합하여 발산풍한(發散風寒), 이기화중(理氣和中)한다(예 : 향소산(香蘇散)[태평혜민화제국방(太平惠民和劑局方)]).

형개(荊芥) 【신농본초경(神農本草經)】 SCHIZONEPETAE HERBA

【기원】 꿀풀과(Labiatae)에 속한 일년생 초본인 형개 *Schizonepeta tenuifolia* Briq.의 땅위에 나온 부분을 건조한 것으로, 여름과 가을에 꽃이 피고 이삭이 파랄 때 베어 잡질을 제거하고 햇볕에 말린다.

【성미】 성은 따뜻하고, 맛은 맵다.

【귀경】 폐, 간경.

【효능 및 주치】 1. 거풍해표(祛風解表) : 풍한표증(風寒表證), 풍열표증(風熱表證)

2. 선독투진(宣毒透疹) : 마진(痲疹), 풍진(風疹), 창양초기(瘡瘍初起)에 표증(表證)이 있을 때

3. 이혈지혈(理血止血)(초탄(炒炭)) : 각종 출혈(변혈(便血), 비혈(鼻血) 등), 산후혈훈(産後血暈)

【해설】 본품은 성미(性味)가 맵고 따뜻하고 방향(芳香)은 청향(淸香)하고 가벼워서 폐경(肺經)에 들어가서 선폐해표(宣肺解表)하는 효능을 발휘한다. 그런데, 본품은 맛이 맵되 강렬하지 않고 약성(藥性)이 따뜻하되 조(燥)하지 않아 그 성질이 비교적 화평(和平)하므로, 신산소풍(辛散疏風)하는 효능이 있으면서도 풍한(風寒)의 사기(邪氣)를 발산(發散)시키고 또한 풍열(風熱)을 소산(疏散)하여 외감표증(外感表證)이 풍한(風寒)이나 풍열(風熱)을 막론하고 모두 배합하여 응용할 수 있다.

형개(荊芥)의 방향(芳香)은 경양소산(輕揚疏散)하므로 풍열(風熱)이 상부에 울체되고 막혀서 두통목적(頭痛目赤)하고 인후(咽喉)가 종통(腫痛)한 증(證)에 적용하는 것이 더욱 더 마땅하며, 또한 맵고 따뜻한 성미(性味)가 병사(病邪)를 투사(透邪)시켜 밖으로 나가게 함으로써 마진투발불창(麻疹透發不暢)과 풍진소양(風疹瘙痒) 및 창양초기(瘡瘍初起)에 표증(表證)이 있는 경우 등에 적용하여 치료할 수 있다.

이와 같이 본품은 승산(升散)시키고자 하는 병증(病證)에 응용하는데, 단 초탄(炒炭)한 후에는 그 성미(性味)가 쓰고 떫은맛으로 변하여 혈분(血分)에 들어가 지혈(止血)시키는

작용이 있게 되어 각종 출혈증을 치료한다.

이 외에도 형개(荊芥)의 화수(花穗)는 방향(芳香)의 기(氣)가 더욱 더 격렬하므로 거풍발한(祛風發汗)하는 작용이 형개(荊芥)보다 강하여 처방에서는 형개수(荊芥穗)가 들어가는 경우가 많다.

【포제】 잡질을 제거하고 사용한다. 생용(生用)하면 형개(荊芥)는 거풍(祛風)하고 발표발한(發表發汗)하는 작용이 있다. 초형개(炒荊芥)는 거풍발표(祛風發表)하는 효력이 비교적 완화되어 있다. 형개초탄(荊芥炒炭)은 지혈(止血)하는데 사용되며, 아울러 산후혈훈(産後血暈)을 치료한다.

【용량과 용법】 4~12g.

【금기증】 표허유한(表虛有汗)과 발열이 심하고 오한(惡寒)이 가벼운 자, 혈허발열(血虛發熱), 음허화성(陰虛火盛)으로 인하여 두통과 눈이 아픈 경우에는 모두 복용을 하지 말아야 한다.

【임상응용】 ① 풍사(風邪)가 폐(肺)를 침범한 외감해수(外感咳嗽)로, 해수(咳嗽), 인양(咽痒)하고, 오랫동안 그치지 않으며, 해담불창(咳痰不暢), 혹은 가벼운 정도의 오한(惡寒), 두통이 있고, 설태(舌苔)는 백(白)하고, 맥(脈)은 부완(浮緩)한 증상이 나타나는 것을 치료하는 경우에는 길경(桔梗), 자완(紫菀), 백부(百部) 등을 배합하여 지해화담(止咳化痰), 선폐(宣肺), 소표(疏表)한다(예 : 지수산(止嗽散)[의학심오(醫學心悟)]).

② 유행성 감기, 감모(感冒) 등의 외감열병(外感熱病) 초기에 사용하는데, 파냉(怕冷), 발열, 극렬한 두통, 지체산통(肢體痠痛), 흉민(胸悶), 해수(咳嗽), 무한(無汗), 비색(鼻塞), 태박백(苔薄白), 맥부삭(脈浮數) 등의 증상이 있거나 목적종통(目赤腫痛), 차시(痄腮), 창양초기(瘡瘍初起)에 표증(表證)을 갖추고 있는 경우에는 방풍(防風), 강활(羌活) 등을 배합하여 해표사(解表邪), 거풍습(祛風濕), 지동통(止疼痛), 패독(敗毒), 소종(消腫), 거담지해(祛痰止咳)한다(예 : 형방패독산(荊防敗毒散)[섭생중묘방(攝生衆妙方)]).

강활(羌活) 【신농본초경(神農本草經)】 NOTOPTERYGII RHIZOMA

【기원】 산형과(Umbelliferae)에 속한 여러해살이 풀인 강활(羌活) *Notopterygium incisum* Tinc. 혹은 관엽강활(寬葉羌活) *N. forbesii* Bo iss.의 뿌리줄기를 건조한 것으

로, 봄과 가을에 채취하여 수염뿌리와 진흙과 모래를 제거하고 햇볕에 말린다.

우리나라에서는 같은 과에 속한 강활 *Ostericum koreanum* (Max.) Kitagawa.의 뿌리를 대신 사용하고 있다.

【성미】 성은 따뜻하고, 맛은 맵고 쓰다.

【귀경】 방광, 간, 신경.

【효능 및 주치】 1. 해표산한(解表散寒) : 풍한감모(風寒感冒), 태양두통(太陽頭痛), 창양초기(瘡瘍初起)

2. 거풍습지통(祛風濕止痛) : 풍한습비(風寒濕痺), 경증(痙證), 풍수부종(風水浮腫), 풍습재표(風濕在表), 풍습(風濕)으로 인한 관절동통(關節疼痛), 두통

【해설】 본품은 맛이 맵고 쓰고 성질은 따뜻하며, 휘발유를 함유하고 있고, 기미(氣味)가 웅렬(雄烈)하여 기분(氣分)으로 잘 주(走)하여 산(散)하고 행(行)하며, 상승발표(上升發表)시키는 작용이 강하여 방광경(膀胱經)에 들어가 기표(肌表)에 있는 풍한(風寒)의 사기(邪氣)를 발산(發散)시키는 효능이 있어 풍한표증(風寒表證)에 두통, 신통(身痛)을 겸한 증(證)에 좋은 치료효과가 있고, 간(肝)과 신경(腎經)에 들어가 근육과 뼈 사이의 풍습(風濕)을 없애어서 풍한습비(風寒濕痺)를 치료하는 약으로, 특히 상반신의 기육풍습통(肌肉風濕痛)에 더욱 마땅하다.

임상에서 본품은 퇴열(退熱)시키는 효능이 좋아 청열약(淸熱藥)인 포공영(蒲公英)과 판람근(板藍根)을 배합하여 풍열표증(風熱表證)을 치료하며, 퇴열(退熱)되면 다시 발열하는 증상이 나타나지 않는다.

【약효감별】 강활(羌活)과 독활(獨活)은 거풍습(祛風濕)하는 중요한 약인데, 강활(羌活)은 두항척배(頭項脊背)의 통증을 잘 치료하고, 독활(獨活)은 요퇴족경(腰腿足脛)의 통증을 잘 치료하므로, 상반신의 풍습통(風濕痛)에는 강활(羌活), 하반신의 풍습통(風濕痛)에는 독활(獨活)을 사용하는 것이 마땅하다. 이 두 가지 약을 같이 사용하면 상수(相須)가 되어 온몸의 풍습동통(風濕疼痛)을 치료할 수 있다.

【약재감별】 한약재 유통시장에서 강활(羌活)은 북강활(北羌活)과 남강활(南羌活)로 구분 및 혼재되어 유통되고 있으며, 수익성이 좋고 재배가 수월한 북강활(北羌活)이 주로 재배되고 있는 추세이다. 그러나 분류학적으로는 동일한 식물이지만 성분과 효능의 차이를 야기할 수 있다. 농촌진흥청에서는 천연물화학의 분리 및 구조해석 기술

을 이용하여 북강활(北羌活)과 남강활(南羌活)의 함유성분들을 분리하고 지표물질을 찾아내는데 성공하였는데, 남강활(南羌活)에 존재하지 않는 성분인 2H4M(2-hydroxy-4-methylacetophenone)의 신규물질을 북강활(北羌活)의 에탄올 추출물로부터 유기용매를 이용하여 분리하였고, 기기분석을 통하여 그 화학구조를 구명하였다.

두 가지 약재의 형태학적 구분점을 보면, 남강활(南羌活)은 여름이 가도 색이 변하지 않지만, 북강활(北羌活)은 절단면에 붉은 점이 생기기 시작한다. 남강활(南羌活)은 뿌리줄기가 짧고 잔뿌리가 많으며 길고, 전분입자가 많고, 주로 종자번식을 하므로, 개체 간 형태적 변이가 관찰된다. 북강활(北羌活)은 뿌리줄기 위주이며 잔뿌리가 적고, 전분입자가 적으며, 꽃이 거의 피지 않고 꽃이 피더라도 결실하지 않으므로 노두로 번식을 한다.

따라서, 남강활(南羌活)과 북강활(北羌活)은 식물분류학적으로 동일한 식물(*Ostericum koreanum*)이지만, 북강활(北羌活)이 수익성이 좋고, 재배가 수월해서 북강활(北羌活)이 주로 재배된다. 형태적으로, 생리적으로 많은 차이점이 있어서 학명을 달리해야 한다는 의견도 있다.

【포제】 잡질을 제거하고 깨끗이 씻어서 절편(切片)해서 사용한다.

【용량과 용법】 4~12g. 그런데, 강활(羌活)은 기미(氣味)가 진하고 강렬하므로, 과량을 복용하면 구토가 일어날 수 있다.

【금기증】 본품은 승산(升散)시키고 온조(溫燥)한 성질이 강하여 음혈(陰血)을 소모시키므로 혈허비통(血虛痺痛)과 음허(陰虛)로 인한 경우, 외감표허(外感表虛)로 땀이 많이 나는 증상, 허약자에게는 복용을 시키지 말아야 한다.

【임상응용】 ① 풍습(風濕)이 표(表)에 있어 견배통(肩背痛)으로 돌아 볼 수가 없으며, 두통, 신중(身重)하거나 요척동통(腰脊疼痛)하며 전측(轉側)하기가 어려운 경우에는 독활(獨活), 고본(藁本), 방풍(防風) 등을 배합하여 거풍습(祛風濕), 지동통(止疼痛)한다(예 : 강활승습탕(羌活勝濕湯)[내외상변혹론(內外傷辨惑論)]).

② 외감풍한(外感風寒)으로 두통, 항강(項强), 비색(鼻塞)하는 경우에는 방풍(防風), 백지(白芷), 세신(細辛) 등을 배합하여 산풍한(散風寒), 지두통(止頭痛)한다(예 : 구미강활탕(九味羌活湯)[차사난지(此事難知)]).

백지(白芷) 【신농본초경(神農本草經)】 ANGELICAE DAHURICAE RADIX

【기원】 산형과(Umbelliferae)에 속한 2~3년생 풀인 구릿대 *Angelica dahurica* (Fisch.) Benth. et Hooker f.의 뿌리를 건조한 것으로, 여름과 가을 사이에 잎이 누렇게 될 때 채취하여 수염뿌리와 진흙과 모래를 제거하고 햇볕에 말리거나 또는 저온에서 건조한다.

중국에서는 항백지(抗白芷) *A. dahurica* (Fisch. ex Hoffm.) Benth. et Hook. f var. *formosana* (Boiss.) Shan et Yuan.의 뿌리를 같이 쓰고 있다.

【성미】 성은 따뜻하고, 맛은 맵다.

【귀경】 폐, 위, 대장경.

【효능 및 주치】 1. 산풍제습(散風除濕) : 풍한감모(風寒感冒), 풍한습비(風寒濕痺), 한습대하(寒濕帶下), 파상풍, 피부조양(皮膚燥痒), 개선(疥癬)

2. 통규지통(通竅止痛) : 풍한두통(風寒頭痛), 풍습두통(風濕頭痛), 편두통, 요퇴동통(腰腿疼痛), 비연두통(鼻淵頭痛)

3. 소종배농(消腫排膿) : 창양종독(瘡瘍腫毒), 질타손상(跌打損傷)

【해설】 본품은 성미(性味)가 맵고 따뜻하고 방향(芳香)이 있으면서 강렬하다. 주로 폐(肺)·위(胃)의 2경(經)에 들어가 매운 맛은 발산(發散)시키고 거풍(祛風)하며, 따뜻하고 조(燥)한 성질은 제습(除濕)시키고, 방향(芳香)은 통규(通竅)시키고 지통(止痛)시키며, 또한 2경(經)의 풍습사(風濕邪)를 발산(發散)한다.

본품은 족양명위경(足陽明胃經)의 주약(主藥)이 되는데, 족양명경맥(足陽明經脈)은 머리와 얼굴로 순행하므로 풍한습(風寒濕)으로 인한 두액통(頭額痛)과 미릉골통(眉稜骨痛), 치은종통(齒齦腫痛) 및 비연(鼻淵) 등 머리와 얼굴부위의 모든 질환을 치료하는 중요한 약이 된다.

또한 본품의 신산향조(辛散香燥)의 성미(性味)는 소종배농(消腫排膿)시키고 조습지양(燥濕止痒)시키는 효능이 있어 외과(外科)의 창양통종(瘡瘍痛腫)과 부인의 한습대하(寒濕帶下) 및 피부병, 풍습소양(風濕瘙痒) 등 증(證)에 상용(常用)하는 약물이 된다.

【약효감별】 백지(白芷)와 고본(藁本)은 모두 외감두통(外感頭痛)을 치료하는데, 백지(白芷)는 양명(陽明)의 전액통(前額痛), 미릉골통(眉稜骨痛)을 치료하고, 고본(藁本)은

독맥(督脈), 태양경(太陽經)의 두통과 전정(巓頂)이 아픈 경우를 치료한다.

백지(白芷)와 세신(細辛)은 모두 아통(牙痛)을 치료하는데, 세신(細辛)은 아수동통(牙髓疼痛)을 치료하고, 백지(白芷)는 아은종통(牙齦腫痛)을 치료한다.

【포제】 잡질을 제거하고 물에 담가 물기가 스며들면 두껍게 썰어 건조하여 사용한다.

【용량과 용법】 4~12g.

【금기증】 본품은 승산온조(升散溫燥)하여 모혈상기(耗血傷氣)하므로, 음허화왕(陰虛火旺)이나 혈허유열(血虛有熱)한 병증(病證)에는 응용함이 마땅하지 않다. 또한 옹저(癰疽)가 이미 궤파(潰破)된 경우에는 용량을 줄여서 사용한다.

【임상응용】 ① 비연(鼻淵), 비삽(鼻澀)으로 탁체(濁涕)의 유출(流出)이 그치지 않고, 전액(前額)의 통증이 있는 것을 치료하는 경우에는 창이자(蒼耳子), 신이화(辛夷花), 박하(薄荷)를 배합하여 소풍통규(疏風通竅)한다(예 : 창이산(蒼耳散)[제생방(濟生方)]). 현대에는 만성비염, 부비동염에 활용하기도 한다.

② 양명경두통(陽明經頭痛), 미릉골통(眉稜骨痛), 두풍통(頭風痛), 치통을 치료하는 경우에는 천궁(川芎), 방풍(防風), 형개(荊芥) 등을 배합하여 거풍지통(祛風止痛)한다(예 : 천궁다조산(川芎茶調散)[화제국방(和劑局方)]).

③ 옹저이성미궤(癰疽已成未潰)에는 천산갑(穿山甲), 승마(升麻), 조각자(皂角刺) 등을 배합한다(탁리투농탕(托裏透膿湯)[의종금감(醫宗金鑑)]).

④ 외감풍한(外感風寒)으로 두통, 항강(項强), 비색(鼻塞)하는 경우에는 방풍(防風), 강활(羌活), 세신(細辛) 등을 배합하여 산풍한(散風寒), 지두통(止頭痛)한다(예 : 구미강활탕(九味羌活湯)[차사난지(此事難知)]).

⑤ 창양종독(瘡瘍腫毒)인데 기혈양허(氣血兩虛)하여 농(膿)이 오래되었으나 난궤(難潰)한 경우 혹은 궤농(潰膿)한지 오래되었으나 수렴하지 못하는 경우에는 당귀(當歸), 천궁(川芎), 백출(白朮) 등을 배합하여 소종배농(消腫排膿)한다(예 : 탁리산(托裏散)[본초발휘(本草發揮)]).

⑥ 하원(下元)이 허약하여 적백대하(赤白帶下)하거나 혹은 경행부지(經行不止)한 경우에는 오적골(烏賊骨) 등을 배합하여 조습지대(燥濕止帶)한다(예 : 백지산(白芷散)[부인양방(婦人良方)]).

방풍(防風)【신농본초경(神農本草經)】LEDEBOURIELLAE RADIX

【기원】 산형과(Umbelliferae)에 속한 여러 해 살이 풀인 방풍(防風) *Ledebouriella divaricata* (Turcz.) Hiroe.의 뿌리를 건조한 것으로, 봄과 가을에 꽃대가 나오지 않은 것을 채취하여 수염뿌리와 흙과 모래를 제거하고 햇볕에 말린다.

【성미】 성은 약간 따뜻하고, 맛은 맵고 달다.

【귀경】 방광, 간, 비경.

【효능 및 주치】 1. 해표거풍(解表祛風) : 풍한표증(風寒表證), 풍열표증(風熱表證)

2. 거풍승습(祛風勝濕), 해경(解痙) : 풍한습비(風寒濕痺), 온몸의 골절동통(骨節疼痛), 척통항강(脊痛項强), 사지련급(四肢攣急), 파상풍

3. 지사(止瀉)(초(炒)) : 복통, 설사, 과민성 장염

4. 지혈(초탄(炒炭)) : 붕루(崩漏), 변혈(便血)

【해설】 본품은 맛이 맵고 달며, 성질은 약간 따뜻하고, 약재의 재질이 부드럽고 윤기가 있다. 주로 방광(膀胱)·간(肝)·비(脾)의 3경(經)에 들어가 온몸을 선행(善行)하고 풍사(風邪)를 거(祛)하여 풍(風)을 치료하는 경우에 일반적으로 많이 활용되는 중요한 약재가 된다.

본품은 풍한(風寒)의 사(邪)를 없애어서 해표(解表)하고, 또한 풍습(風濕)을 없애어서 지통(止痛)케 하므로 풍한(風寒)의 표증(表證)과 풍습(風濕)으로 인한 비통(痺痛)을 치료하는데 상용된다.

그런데, 본품의 발한(發汗)하는 힘은 마황(麻黃)이나 계지(桂枝)보다 약하고 거습(祛濕)하는 효력은 강활(羌活)에 미치지 못하며, 또한 방풍(防風)의 성미(性味)가 약간 따뜻하되 조(燥)하지 않고 감완(甘緩)하여 준렬(峻烈)하지 않으며 성질이 비교적 부드러우므로, 이동원(李東垣)은 방풍(防風)을 풍약(風藥) 중의 윤제(潤劑)라고 불렀다. 그러므로 본품을 외감풍한(外感風寒)이나 풍열(風熱)에 관계없이 또한 유한(有汗)이나 무한(無汗)을 막론하고 모두 응용할 수가 있다.

따라서, 본품은 풍한(風寒)으로 발생하는 질환 외에도, 풍열(風熱)로 인한 목적(目赤)과 인통(咽痛) 등 증(證)에 응용된다. 그리고, 풍진소양(風疹瘙痒)과 파상풍에 거풍승습(祛風勝濕)함으로써 지양지경(止痒止痙)시키나, 지경(止痙)의 효능이 약하므로 파상풍에

응용할 경우에는 단지 보조약으로 사용하는 것이 옳으며, 단독으로 사용해서는 그 효능을 발휘할 수 없다.

본품을 초탄(炒炭)하면 지혈(止血)시키는 효능이 있어 장풍변혈(腸風便血)과 붕루(崩漏) 등의 증상에 사용할 수 있다. 또한 녹두(綠豆), 감초(甘草), 홍당(紅糖 ; 흑설탕) 등과 배합하면 비소의 독을 물리칠 수 있으므로 만성 비소중독을 치료할 수 있다.

【약효감별】 현재 우리나라에서 유통되고 있는 방풍(防風)은 주로 식방풍(植防風), 방풍(防風), 해방풍(海防風) 등 3가지 종류가 있다. 식방풍(植防風)은 갯기름나물 *Peucedanum japonicum* Thunb.의 뿌리를 기원으로 하고 있으며, 해방풍(海防風)은 갯방풍 *Glehnia littoralis* F. Schmidt ex Miq.의 뿌리를 기원으로 하고 있으며, 방풍(防風)은 방풍 *Ledebouriella divaricata*(Turcz.) Ukei.[=*Saposhnikovia divaricata* (Turcz.) Schischk.]의 뿌리를 기원으로 하고 있다. 이 세 가지 외에도 기름나물 *Peucedanum terebinthaceum* Fisch.의 뿌리도 방풍(防風)으로 대신 사용되고 있다.

그런데, 방풍(防風)만이 방풍(防風)의 기원으로 적합하며, 식방풍(植防風)은 방풍(防風) 대용(代用)으로 사용되고 있으나, 중국에서는 빈해전호(濱海前胡)로 사용되고 있으며, 성미(性味)는 신(辛), 한(寒)하고, 소독(小毒)이 있으며, 청열지해(淸熱止咳)하는 효능이 있어서 폐열해수(肺熱咳嗽)를 치료하며, 이뇨(利尿)효과가 있어서 습열림통(濕熱淋痛)을 치료하며, 해독(解毒)효과가 있어서 창옹홍종(瘡癰紅腫) 등의 증상을 치료한다.

기름나물 *Peucedanum terebinthaceum* Fisch.의 뿌리는 중국에서 "석방풍(石防風)(산호채(珊瑚菜))"라는 한약재로 이용되고 있는데, 감모해수(感冒咳嗽), 기관지염으로 인한 해천(咳喘), 임신해수(妊娠咳嗽) 등을 치료하는 효능으로 활용하고 있으나, 이 약의 성미(性味)가 고신량(苦辛凉)한 것으로 되어 있어 약성(藥性)이 방풍(防風)과는 맞지 않는다. 따라서, 식방풍(植防風)과 석방풍(石防風)은 약성(藥性)이 방풍(防風)과는 맞지 않는다. 따라서, 우리나라에서 사용하고 있는 식방풍(植防風)과 석방풍(石防風)을 방풍(防風)으로 대용(代用)하여 처방할 경우 약성(藥性)이 맞지 않을 수도 있음을 알아야 한다.

해방풍(海防風)은 북사삼(北沙蔘)이라는 한약재로 활용되는데, 맛은 달고 슴슴하며, 약성(藥性)은 서늘하다. 양음청폐(養陰淸肺), 거담지해(祛痰止咳)하여 폐열조해(肺熱燥咳), 허로구해(虛癆久咳), 음상인건(陰傷咽乾), 구갈(口渴) 등의 증상을 치료하는 약재이니 만큼, 해표(解表)하는 방풍(防風)으로 이용해서는 안 되는데, 사기(邪氣)를 발산(發散)

하지 못하고 몸 안에 붙잡아 둘 수 있기 때문이다.

【포제】 잡질을 제거하여 물에 담가 수분이 흡수되면 절편(切片)하여 사용한다. 초방풍(炒防風)은 해표력(解表力)이 완화되지만, 또한 고삽(固澀)하는 효능이 생기게 되어 지사(止瀉)할 수 있으며, 황기(黃芪), 백출(白朮) 등과 배합되면 고표지한(固表止汗)하는 효능을 발휘하게 된다. 방풍탄(防風炭)은 지혈(止血)할 수 있어 붕루(崩漏)에 혈색(血色)이 청담(淸淡)한 것을 치료한다. 그리고 방풍탄(防風炭)의 지혈(止血) 효과는 온경지혈(溫經止血)하는 포강(炮薑)과 비교해 보면 효능은 비슷하나 약간 뒤떨어진다.

【용량과 용법】 2~12g.

【금기증】 음허화왕(陰虛火旺)이나 풍한습(風寒濕)의 사(邪)가 없을 때에는 복용을 모두 하지 말아야 한다. 또한 혈허(血虛)로 인한 경급(痙急), 두통이 풍사(風邪)로 인하지 않은 경우에는 복용을 하지 말아야 한다.

【임상응용】 ① 유행성 감기, 감모(感冒) 등의 외감열병(外感熱病) 초기에 사용하는데, 파냉(怕冷), 발열, 극렬한 두통, 지체산통(肢體痠痛), 흉민(胸悶), 해수(咳嗽), 무한(無汗), 비색(鼻塞), 태박백(苔薄白), 맥부삭(脈浮數) 등의 증상이 있거나 목적종통(目赤腫痛), 차시(痄腮), 창양초기(瘡瘍初起)에 표증(表證)을 갖추고 있는 경우에는 형개(荊芥), 강활(羌活) 등을 배합하여 해표사(解表邪), 거풍습(祛風濕), 지동통(止疼痛), 패독(敗毒), 소종(消腫), 거담지해(祛痰止咳)한다(예 : 형방패독산(荊防敗毒散)[섭생중묘방(攝生衆妙方)]).

② 외감풍한(外感風寒)으로 발열, 오풍(惡風), 유한(有汗)하는 경우에는 형개(荊芥), 갈근(葛根)을 배합한다(예 : 방풍탕(防風湯)[증인맥치(症因脈治)].

③ 표허자한(表虛自汗) 및 허약한 사람이 쉽게 풍사(風邪)에 감(感)하는 것을 치료하는데, 자한(自汗), 오풍(惡風), 면색광백(面色皖白), 설담태백(舌淡苔白), 맥부허연(脈浮虛軟)의 증상이 나타나는 경우에는 황기(黃芪), 방풍(防風)을 배합하여 익기건비(益氣健脾), 고표(固表), 지한(止汗)한다(예 : 옥병풍산(玉屛風散)[세의득효방(世醫得效方)]).

④ 풍습(風濕)이 상박(相搏)하여 근골(筋骨)에 풍습(風濕)이 머물러 있어서 영위양허(營衛兩虛)하고, 풍습비통(風濕痺痛), 견항비통(肩項臂痛), 수족마목(手足麻木), 요슬침중(腰膝沈重), 거동곤란(擧動困難) 등의 증상이 나타나는 경우에는 당귀(當歸), 황기(黃芪), 강활(羌活) 등을 배합하여 익기활혈화영(益氣活血和營), 거풍승습(祛風勝濕)한다

(예 : 견비탕(蠲痺湯)[백일선방(百一選方)]).

⑤ 비증(痺證)이 오래되어 간신양휴(肝腎兩虧), 기혈부족(氣血不足)하게 되어 요슬동통(腰膝疼痛), 관절의 굴신불리(屈伸不利), 마목불인(麻木不仁) 등의 증상이 나타나는 경우에는 상기생(桑寄生), 두중(杜仲), 우슬(牛膝) 등을 배합하여 거풍습(祛風濕), 보기혈(補氣血), 익간신(益肝腎), 지비통(止痺痛)한다(예 : 독활기생탕(獨活寄生湯)[비급천금요방(備急千金要方)]).

⑥ 파상풍(破傷風)으로 아관긴급(牙關緊急), 구촬순긴(口撮脣緊), 신체강직(身體强直), 각궁반장(角弓反張)하는 경우에는 남성(南星), 백지(白芷), 천마(天麻) 등을 배합하여 거풍지경(祛風止痙)한다(예 : 옥진산(玉眞散)[외과정종(外科正宗)]).

⑦ 간울비허(肝鬱脾虛)하여 장명(腸鳴), 복통, 대변설사하고, 설사하면 반드시 복통이 있고, 매번 정서(情緖)로 인하여 영향을 받아서 발작하고, 설태(舌苔)는 박백(薄白)하고, 맥(脈)은 현(弦)하면서 완(緩)한 경우에는 방풍(防風), 진피(陳皮), 백작약(白芍藥)을 배합하여 소간(疏肝), 보비(補脾), 지사(止瀉), 거습(祛濕), 지통(止痛)한다(예 : 통사요방(痛瀉要方)[경악전서(景岳全書)]).

⑧ 풍열(風熱)이 장위(腸胃)를 작상(灼傷)하여 장풍변혈(腸風便血)이 발생하여 혈색이 선홍(鮮紅)하거나 혹은 붕루하혈(崩漏下血)하는 경우에는 괴각탄(槐角炭), 측백엽(側柏葉), 지유(地楡) 등을 배합하여 거풍지혈(祛風止血)한다.

고본(藁本) 【신농본초경(神農本草經)】 LIGUSTICI RHIZOMA

【기원】 산형과(Umbelliferae)에 속한 여러 해 살이 풀인 고본(藁本) *Ligusticum sinense* Oliv. 혹은 료고본(遼藁本) *L. jeholense* Nakai. et Kitag.의 뿌리줄기와 뿌리를 건조한 것으로, 가을에 줄기와 잎이 말랐을 때나 또는 다음 봄에 새싹이 나올 때 채취하여 햇볕에 말린다. 우리나라에서는 고본 *Ligusticum tenuissimum* (Nakai.) Kitag. [=*Angelica tenuissima* Nakai.]의 뿌리를 사용하고 있다.

【성미】 성은 따뜻하고, 맛은 맵다.

【귀경】 방광경.

【효능 및 주치】 1. 발표해표(發表解表) : 외감풍한(外感風寒)

2. 거습지통(祛濕止痛) : 풍한두통(風寒頭痛), 풍습두통(風濕頭痛), 풍한습비(風寒濕痺), 한습복통(寒濕腹痛), 한습설사(寒濕泄瀉), 전정두통(巓頂頭痛)

3. 지양(止痒) : 피부습진, 외음부 습진, 두부백선(頭部白癬)

【해설】 본품은 성미(性味)가 맵고 따뜻하고, 방향(芳香)의 기(氣)가 웅렬(雄烈)하여 주찬(走竄)하고 승산(升散)을 잘 하는데, 위로는 머리부위의 전정(巓頂)에 도달하여 거풍산한(祛風散寒)하고 비교적 좋은 지통(止痛)작용이 있어, 외감풍한(外感風寒)을 치료하고, 풍습(風濕)이나 풍한(風寒)으로 인한 두통과 신통(身痛) 등 증(證)에 상용하며, 특히 국부성(局部性) 두통인 전정통(巓頂痛)의 치료에 중요한 약재가 된다. 그러나 혈부족(血不足)으로 인한 두통에 응용하는 것은 마땅하지 않다.

또한 맵고 따뜻한 성미(性味)는 한습(寒濕)이나 풍습(風濕)으로 인한 비통(痺痛)과 한습복통(寒濕腹痛) 및 설사를 치료한다.

이 외에 본품을 단독으로 달여서 씻어 내면 산풍지양(散風止痒)하는 효능이 있어 개선(疥癬), 풍양(風痒)을 치료할 수 있다.

【포제】 잡질을 제거하고 세정(洗淨)해서 윤투(潤透)한 후에 절편(切片)하여 햇볕에 말려서 사용한다.

【용량과 용법】 4~12g.

【금기증】 본품은 맵고 따뜻하고 향(香)이 있으면서 조(燥)하여 무릇 혈허두통(血虛頭痛), 간양두통(肝陽頭痛)에 사용해서는 안 된다. 또한 허열(虛熱)이 있는 자는 복용을 해서는 안 된다.

【임상응용】 ① 풍습(風濕)이 표(表)에 있어 견배통(肩背痛)으로 돌아 볼 수가 없으며, 두통, 신중(身重)하거나 요척동통(腰脊疼痛)하며 전측(轉側)하기가 어려운 경우에는 강활(羌活), 방풍(防風), 독활(獨活) 등을 배합하여 거풍습(祛風濕), 지동통(止疼痛)한다(예 : 강활승습탕(羌活勝濕湯)[내외상변혹론(內外傷辨惑論)]).

신이(辛夷) 【신농본초경(神農本草經)】 MAGNOLIAE FLOS

【기원】 목련과(Magnoliaceae)에 속한 낙엽관목인 자목련 *Magnolia liliflora* Desr. 혹은 백목련 *M. denudata* Desr.의 꽃봉오리를 건조한 것으로, 이른 봄에 아직 피어나지

않은 꽃봉오리를 채취하여 지경(枝梗)을 제거하고 그늘에서 말린다.

【성미】 성은 따뜻하고, 맛은 맵다.

【귀경】 폐, 위경.

【효능 및 주치】 1. 거풍산한(祛風散寒), 지두통(止頭痛) : 풍한감모(風寒感冒), 풍한두통(風寒頭痛)

2. 통비규(通鼻竅) : 비색류체(鼻塞流涕), 향취불문(香臭不聞)

【해설】 본품은 성미(性味)가 맵고 따뜻하며, 향(香)이 있는데, 폐경(肺經)에 들어가 위로는 코를 통(通)하게 하고 코 점막의 혈관을 수축하여 종창(腫脹)을 없애고 풍한(風寒)을 산(散)하여 비연(鼻淵)을 치료하는 중요한 약재가 된다.

본품이 비록 풍한(風寒)을 발산(發散)시키는 작용이 있으나 일반적으로는 외감표증(外感表證)에는 많이 응용하지 않고 주로 비연(鼻淵)을 치료하는 약재로 활용되고 있으며, 더러는 치통(齒痛)을 치료하는데 응용된다.

【포제】 잡질을 제거하고 포편(苞片)을 벗겨 속의 예심(蕊心)을 약한 불에 약간 말린 후 파쇄(破碎)하여 사용한다.

【용량과 용법】 4~12g.

【사용상의 주의점】 본품에는 융모가 있어서 모름지기 사포(紗布)로 둘러싸서 달여 융모가 전탕액(煎湯液)에 섞여 나와 인후를 자극함으로써 반사성 기침이나 구토가 일어나는 것을 막는 것이 좋다. 또한 본품을 많이 복용해서는 안 되는데, 과량으로 복용하면 두혼(頭昏), 목적(目赤)이 일어날 수 있다.

【금기증】 음허화왕(陰虛火旺), 기허(氣虛), 두뇌통(頭腦痛)이 혈허화치(血虛火熾)에 속한 경우, 치통이 위화(胃火)에 속한 경우에는 모두 복용을 하지 말아야 한다.

【임상응용】 ① 비연(鼻淵)인데, 편한(偏寒)인 경우에는 세신(細辛), 백지(白芷), 방풍(防風), 고본(藁本), 창이자(蒼耳子) 등을 배합한다. 편열(偏熱)인 경우 박하(薄荷), 황금(黃芩) 등을 배합한다.

② 비연(鼻淵), 비삽(鼻澀)으로 탁체(濁涕)의 유출(流出)이 그치지 않고, 전액(前額)의 통증이 있는 것을 치료하는 경우에는 백지(白芷), 신이화(辛夷花), 박하(薄荷)를 배합하여 소풍통규(疏風通竅)한다(예 : 창이산(蒼耳散)[제생방(濟生方)]).

세신(細辛) 【신농본초경(神農本草經)】 ASARI HERBA CUM RADICE

【기원】 쥐방울덩굴과(Aristolochiaceae)에 속한 여러 해 살이 풀인 족도리 *Asarum sieboldii* Miq. 또는 민족도리풀 *A. heterotropides* Fr. var. *mandshuricum* (Maxim.) Kitag., 한성세신(漢城細辛) *A. sieboldii* Miq. var. *seoulense* Nakai.의 전초(全草)와 뿌리를 건조한 것으로, 5~7월에 캐서 진흙을 제거하고 그늘에서 말린다.

【성미】 성은 따뜻하고, 맛은 맵다.

【귀경】 심, 폐, 신경.

【효능 및 주치】 1. 거풍산한(祛風散寒) : 풍한표실증(風寒表實證), 양허감한(陽虛感寒)

2. 지통(止痛) : 풍한습(風寒濕)→비통(痺痛), 풍랭두통(風冷頭痛), 풍한치통(風寒齒痛), 위화아통(胃火牙痛)

3. 통규(通竅) : 풍한비색(風寒鼻塞), 비연농체(鼻淵膿涕), 이롱실청(耳聾失聽), 졸연혼부(卒然昏仆)

4. 온폐화음(溫肺化飮) : 외한내음(外寒內飮)→해수(咳嗽), 한담해천(寒痰咳喘)

【해설】 본품은 휘발유를 함유하고 있고, 맛이 맵고 향(香)이 있어서 주찬(走竄)하여 승부(升浮)하는 성질이 있으며, 안으로는 상행(上行)하고, 횡주(橫走)하며, 온몸의 기(氣)를 통하게 하고, 밖으로는 풍한(風寒)을 온산(溫散)하고 머리와 얼굴부위의 모든 풍질(風疾)을 없앤다.

본품은 약성(藥性)이 따뜻하면서 맹렬(猛烈)하여 밖으로는 풍한(風寒)의 사기(邪氣)를 발산(發散)시키고, 안으로는 한음(寒飮)을 화(化)하고 아울러 개규(開竅)하여 지통(止痛)시키는 효능이 있어 외감풍한(外感風寒)으로 인한 두통, 신통(身痛), 폐한정음(肺寒停飮), 담다해천(痰多咳喘) 등 증(證)을 치료하는 중요한 약재가 된다. 그런데, 본품은 해열진통(解熱鎭痛)의 효능은 있으나, 발한력(發汗力)은 약하여 보좌하는 작용을 발휘하므로, 본품은 일반적인 해표(解表)의 방제(方劑)에는 응용되지 않고 양허(陽虛)로 인한 외감병증(外感病證)을 치료하는 마황부자세신탕(麻黃附子細辛湯)에 응용하여 마황(麻黃)의 발한해표(發汗解表)작용을 도우며, 한편으로는 부양온신(扶陽溫腎)시키는 부자(附子)의 작용을 도와준다.

또한 본품은 신향주찬(辛香走竄)하는 성질이 있어 가루로 갈아서 코에 불어 넣으면 통규성신(通竅醒神)의 효능이 있고, 오두(烏頭)를 배합하면 아통(牙痛)을 치료하며, 두통에는 천궁(川芎), 비통(痺痛)에는 계지(桂枝)를 배합하면 거풍지통(祛風止痛)하는 좋은 효능이 있다.

본품을 외용(外用)하면 진통 및 국부적인 마취작용이 있어서 점막마취(粘膜麻醉), 침윤마취(浸潤麻醉), 전도마취(傳導麻醉)에 모두 효과가 있으며, 아울러 간신(肝腎)에 유체(留滯)한 습사(濕邪)를 잘 찾아 치료하므로 요척(腰脊)의 비통(痺痛)을 치료한다.

【포제】 잡질을 제거하고 습윤(濕潤)시킨 다음 절단(切斷)하고 양건(晾乾)하여 사용한다.

세신(細辛)은 풍한(風寒)을 발산(發散)하고 찬투개체(竄透開滯)하는데, 생(生)으로 사용하면 온산력(溫散力)이 강하며, 발표산한(發表散寒)한다. 밀자(蜜炙)한 세신(細辛)은 온산(溫散)하는 성질이 줄어들며, 또한 윤폐지해(潤肺止咳)할 수 있다.

【용량과 용법】 2~4g.

【금기증】 본품은 신산력(辛散力)이 강하고 승산온조(升散溫燥)하여 용량을 과다하게 하여서는 안 되며, 정기(正氣)를 모산(耗散)시키므로 기허한다(氣虛汗多)나 음허화왕(陰虛火旺), 음허해수(陰虛咳嗽), 혈허내열(血虛內熱)로 인한 건해무담(乾咳無痰)의 증(證)에는 복용을 시켜서는 안 된다.

피부가 과민하거나 쉽게 자극이 되는 경우에는 가루로 만들어 외부(外敷)해서는 안 된다. 여로(藜蘆)에 반(反)한다.

【임상응용】 ① 본래부터 양허(陽虛)한데 외감풍한(外感風寒)으로 무한(無汗), 오한(惡寒), 발열, 권와(踡臥), 맥반침(脈反沉)한 경우에는 마황(麻黃), 부자(附子)를 배합하여 조양해표(助陽解表)한다(예 : 마황부자세신탕(麻黃附子細辛湯)[상한론(傷寒論)]).

② 풍한(風寒)에 외감(外感)하고 수음(水飮)이 몸 안에 머물러 있어서 나타난다. 외감(外感)이 복사(伏邪)를 인동(引動)하여 오한발열(惡寒發熱), 무한(無汗)하고, 기침하면 담다(痰多)하고 색깔이 희고 청희(淸稀)하며, 심하면 천식(喘息)하고, 더러는 사지(四肢)와 얼굴에 부종이 있고, 설태(舌苔)가 박백(薄白)하고 활윤(滑潤)하며, 맥(脈)이 부긴(浮緊)한 증상이 나타나는 경우에는 마황(麻黃), 계지(桂枝), 반하(半夏) 등을 배합하여 해표산한(解表散寒), 온폐화음(溫肺化飮), 평천지해(平喘止咳)한다(예 : 소청룡탕(小靑龍湯)[상한론(傷寒論)]).

생강(生薑)【명의별록(名醫別錄)】ZINGIBERIS RHIZOMA RECENS

【기원】 생강과(Zingiberaceae)에 속한 여러 해 살이 풀인 생강 *Zingiber officinale* Rosc.의 신선한 뿌리줄기인데, 가을과 겨울에 채취하여 수염뿌리와 진흙과 모래를 제거한 것이다.

【성미】 성은 따뜻하고, 맛은 맵다.

【귀경】 폐, 비, 위경.

【효능 및 주치】 1. 발한해표(發汗解表) : 외감풍한(外感風寒)(경증(輕症))

2. 온중지구(溫中止嘔) : 위한구토(胃寒嘔吐), 담음구토(痰飮嘔吐), 위한(胃寒)→식욕부진·상복부팽만(上腹部膨滿)·설사

3. 온폐화담지해(溫肺化痰止咳) : 풍한해수(風寒咳嗽), 풍한천(風寒喘), 한음해수(寒飮咳嗽)

4. 산한제습(散寒除濕) : 한습설사(寒濕泄瀉), 한산(寒疝), 비증(痺症)(풍한습비(風寒濕痺))

5. 해독 : 반하(半夏)·남성독(南星毒), 조수육독(鳥獸肉毒)

【해설】 본품은 맛이 맵고 성질은 따뜻하여 폐경(肺經)에 들어가 풍한(風寒)의 사기(邪氣)를 산(散)하여 해표(解表)하는데, 그 효능이 약하여 가벼운 증(證)의 감모(感冒)에 많이 활용된다. 다만 외감풍한(外感風寒)의 증(證)이 중증(重症)일 때는 반드시 다른 신온해표약(辛溫解表藥)을 같이 사용해야 하고, 생강(生薑)은 일반적으로 보조약으로 응용된다.

생강(生薑)은 맵고 따뜻한 성질이 있어 비위(脾胃)로 들어가면 온중화습(溫中化濕)하는 성질이 있게 되고, 강역(降逆)시켜 지구(止嘔)시키는 중요한 약이 된다. 생강(生薑)은 구가(嘔家)의 성약(聖藥)이라고 하여 외감풍한(外感風寒), 내정수음(內停水飮), 임신오조(姙娠惡阻) 등의 원인으로 위기(胃氣)가 상역(上逆)하여 발생하는 구오(嘔惡)의 경우에 모두 사용할 수 있으며, 위열구토(胃熱嘔吐)에도 상응(相應)하는 약물과 배합하여 사용하여도 또한 좋은 효능이 있다.

생강(生薑)은 폐경(肺經)에 들어가서 맵고 따뜻한 성미(性味)로 폐기(肺氣)를 선창(宣暢)하고 온폐산한(溫肺散寒)하여 지해(止咳)하는 효능이 있으므로 풍한해수(風寒咳嗽), 한담해수(寒痰咳嗽) 등증(等症)에 자주 활용된다.

이 외에도 본품은 자소(紫蘇)와 배합되면 어해(魚蟹)를 먹은 후에 일어나는 복통(腹痛), 토사(吐瀉)를 치료하며, 반하(半夏)와 남성(南星)의 독부작용(毒副作用)을 풀어주는 효과가 있어 이들 약물을 포제(炮製)하는 경우에 활용된다. 또한 대조(大棗)와 배합되어 영위(營衛)의 기(氣)를 조화할 수 있으며, 보익제(補益劑) 중에 같이 들어가면 비위(脾胃)를 건운(健運)하는 역할을 발휘하게 된다.

【약효감별】 생강즙(生薑汁)은 생강(生薑)을 짓찧어서 그 즙을 짜낸 것으로, 맛은 맵고 약성(藥性)은 약간 따뜻하며, 화담지구(化痰止嘔)하는 효능이 있다. 구오담옹(嘔惡痰壅)의 경우에 배합하는 약 중에 몇 방울씩 넣을 수 있는데, 예를 들면 담열천촉(痰熱喘促)에 강즙(薑汁) 10방울을 죽력(竹瀝)에 같이 넣어 관복(灌服)하면 활담(豁痰)의 효과가 증강될 뿐만 아니라, 또한 죽력(竹瀝)의 차가운 약성(藥性)을 줄일 수 있다. 구역(嘔逆)의 증(證)이 있어서 약을 먹기가 곤란한 경우에는 먼저 강즙(薑汁) 몇 방울을 삼키게 하면 구역(嘔逆)이 완화되어 탕약(湯藥)을 복용할 수 있게 된다.

본품의 외피(外皮)를 생강피(生薑皮)라고 하는데, 성미(性味)가 맵고 서늘하며, 비(脾)·위(胃) 2경(經)에 들어가 행수소종(行水消腫)시키는 효능이 있어 풍수(風水), 수종(水腫), 피하부종(皮下浮腫)을 치료하는데 주로 응용되며, 복령피(茯苓皮)·상백피(桑白皮)·대복피(大腹皮) 등을 배합하여 이수퇴종(利水退腫)하여 부종(浮腫)을 치료한다.

외강(煨薑)은 생강(生薑)을 외배(煨焙)한 것으로, 신온발산(辛溫發散)의 성질은 줄어들고 온중지구지사(溫中止嘔止瀉)의 효력은 증강되어 주로 감한(感寒)으로 인한 완복냉통(脘腹冷痛), 구토, 설사의 증상을 치료하는데 이용되는데, 그 효능은 생강(生薑)과 건강(乾薑)의 중간 정도에 위치한다.

【포제】 잡질을 제거하고, 달일 때는 절편(切片)하여 탕약(湯藥)에 넣는다.

【용량과 용법】 전탕(煎湯)하는 경우에는 3~10g을 사용하는데, 일반적으로 1~3편(片)을 달이는 약에 넣는다. 또는 도즙(搗汁)해서 충복(沖服)한다. 외용(外用)하는 경우에는 도부(搗敷)한다. 혹은 상처 부위에 문지르거나 초(炒)하여 열위(熱熨)한다.

【금기증】 음허내열(陰虛內熱), 음허해수토혈(陰虛咳嗽吐血)의 경우에는 복용을 하지 말아야 한다.

【임상응용】 ① 음(飮)이 위(胃) 중에 정체하고 비(脾)가 운화(運化)하지 못하고 청양(淸陽)이 승(升)하지 못하여 구토수액(嘔吐水液), 심하비만(心下痞滿), 현훈심계(眩暈心

悸) 등이 나타나는 경우에는 반하(半夏), 생강(生薑) 등을 배합하여 화위지구(和胃止嘔), 건비이수(健脾利水)한다(예 : 소반하가복령탕(小半夏加茯苓湯)[금궤요략(金匱要略)]).

② 위허(胃虛)하고 열(熱)이 있어서 애역(呃逆), 혹은 건구(乾嘔), 오심(惡心)이 있고, 겸하여 허번불안(虛煩不安), 소기(少氣), 구건(口乾), 수족심열(手足心熱), 설(舌)은 홍눈(紅嫩)하고, 맥(脈)은 허삭(虛數)한 증상이 나타나는 경우에는 죽여(竹茹), 인삼(人參), 생강(生薑) 등을 배합하여 화위강역(和胃降逆), 지구(止嘔), 익기(益氣), 청열(淸熱)한다(예 : 귤피죽여탕(橘皮竹茹湯)[금궤요략(金匱要略)]).

향유(香薷)【명의별록(名醫別錄)】ELSHOLTZIAE HERBA

【기원】 꿀풀과(Labiatae)에 속한 여러 해 살이 풀인 꽃향유 *Elsholtzia splendens* Nakai. 또는 향유 *E. ciliata* (Thunb.) Hylander.의 땅위부분을 건조한 것으로, 여름부터 가을에 걸쳐 과실이 성숙하면 지상부분을 잘라서 햇볕에 말리거나 또는 그늘에서 말린다.

【성미】 성질은 약간 따뜻하고, 맛은 맵다.

【귀경】 폐, 위경.

【효능 및 주치】 1. 발한해표(發汗解表), 거서(祛暑)(서습(暑濕)) : 서습감모(暑濕感冒), 풍한감모(風寒感冒), 상한두통(傷寒頭痛)

2. 화습화중(化濕和中) : 곽란토사(霍亂吐瀉)(=습곽란(濕霍亂)), 구토, 설사, 복통

3. 이수소종(利水消腫) : 수종(水腫), 소변불리(小便不利)

【해설】 본품은 성미(性味)가 맵고 약간 따뜻하며 방향(芳香)이 있어 폐(肺)로 들어가고 표(表)로 주(走)하여 기주(肌腠)의 풍한(風寒)을 선산(宣散)하고 발한해표(發汗解表)한다. 그런데, 그 발산(發散)하는 효력은 사납지 않으며, 맵고 따뜻하되 조렬(燥烈)하지는 않다.

방향(芳香)은 위(胃)로 들어가서 조중(調中)하고, 중초(中焦)의 습탁(濕濁)을 화(化)하며, 중초(中焦)의 양기(陽氣)를 발월(發越)시키고 울폐(鬱閉)된 것을 열어주어서 거서리습(祛暑利濕)하는 효능을 발휘한다. 따라서 본품은 바깥으로는 서사(暑邪)를 없애어서 해표(解表)하고, 안으로는 습독(濕毒)을 화(化)하여 화중(和中)하므로 거서해표(祛暑解表)하는 중요한 약이 된다. 그러므로 옛날 사람들은 여름철에 향유(香薷)를 응용하는 것은 겨

울철에 마황(麻黃)을 사용하는 것과 같다고 하였다. 이와 같이 향유(香薷)는 발한시키는 효능이 좋아서 여름철에 한(寒)으로 외상(外傷)되었다든가 습사(濕邪)로 내상(內傷)되어 양기(陽氣)가 음사(陰邪)의 울알(鬱遏)을 받아 오한(惡寒), 발열, 흉민(胸悶), 무한(無汗) 및 복통, 토사(吐瀉) 등 음서병증(陰暑病證)이 나타나는 것을 치료하며, 서습(暑濕)에 열상(熱象)을 겸하였을 때는 황련(黃連)을 배합하여 응용하여야 한다.

다만, 여름철에 서열(暑熱)로 인한 장열(壯熱), 번갈(煩渴), 대한(大汗) 등 양서병증(陽暑病證)은 향유(香薷)의 적응증이 아니므로 모든 서증(暑證)을 전부 치료하는 것으로 보아서는 안 된다.

본품은 방향(芳香)이 있어 주찬(走竄)하여 울폐(鬱閉)를 열어주고 습탁(濕濁)을 화(化)하는데, 방광(膀胱)으로 들어가서 하규(下竅)를 통리(通利)하여 수도(水道)를 통하여 수기습사(水氣濕邪)를 소변을 통해서 배설하게 하므로, 본품은 해표(解表)작용과 함께 소변을 통하게 하여 소변불리(小便不利), 수종(水腫)을 치료하는 효과가 좋다고 할 수 있다.

【포제】 잡질을 제거하고 절단(切斷)하여 사용한다.

【용량과 용법】 4~12g. 해표화습(解表化濕)하는 경우에는 가볍게 달이는 것이 좋고, 이수소종(利水消腫)하는 경우에는 진하게 달이는 것이 좋다.

본품은 달인 후에 서늘하게 해서 복용해야 하는데, 뜨겁게 해서 복용하면 쉽게 구토를 유발할 수 있다. 만일 황금(黃芩), 황련(黃連), 행인(杏仁), 후박(厚朴) 등의 고강(苦降)한 한약재를 같이 사용하면 그 구토하는 폐해를 없앨 수 있다.

【금기증】 본품은 모기상음(耗氣傷陰)하므로, 표허한다(表虛汗多), 표증(表證)이 없는 경우 및 음허유열(陰虛有熱)의 경우에는 복용을 하지 말아야 한다.

【임상응용】 ① 풍한(風寒)이 표(表)에 객(客)하고 서습(暑濕)이 중초(中焦)에 조체(阻滯)되어, 오한(惡寒), 발열, 두통, 무한(無汗), 맥부(脈浮) 등의 표한증(表寒證)이 나타나는 경우 및 흉민(胸悶), 범오(泛惡), 심하면 구토, 복통, 복사(腹瀉), 설태백니(舌苔白膩) 등 습탁중조(濕濁中阻)의 증후가 나타나는 것을 치료하는 경우에는 백편두(白扁豆), 후박(厚朴)을 배합하여 발한해표(發汗解表), 거서화습(祛暑化濕), 화중(和中)한다(예 : 향유산(香薷散)[태평혜민화제국방(太平惠民和劑局方)]).

총백(葱白) 【신농본초경(神農本草經)】 ALLII RADIX

【기원】 백합과(Liliaceae)에 속한 여러해살이 풀인 파 *Allium fistulosum* L.의 비늘줄기로, 채취 후 수염뿌리와 잎을 잘라 제거하고 바깥 부분의 막을 벗겨 버리고 쓴다.

【성미】 성은 따뜻하고, 맛은 맵다.

【귀경】 폐, 위경.

【효능 및 주치】 1. 발한해표(發汗解表) : 풍한감모(風寒感冒)

2. 통양산한(通陽散寒) : 한응복통(寒凝腹痛), 음한리성(陰寒裏盛)→하리(下痢)·설사·복통·맥미(脈微), 질타손상(跌打損傷), 풍한습비(風寒濕痺)

3. 이뇨소종(利尿消腫) : 양수(陽水), 일음(溢飮), 배뇨곤란

4. 살충 : 회충, 담도회충증(膽道蛔蟲證), 적백리(赤白痢), 장기생충(腸寄生蟲)

【해설】 본품은 매워서 산(散)하고 약성(藥性)이 따뜻하여 통(通)하게 하며, 능히 상하(上下)의 양기(陽氣)를 선통(宣通)하고, 표리(表裏)를 투달(透達)하게 하며, 바깥으로는 한선(汗腺)의 분비를 자극하여 발한(發汗)하고 풍한사(風寒邪)를 산(散)하여 해표(解表)하며, 안으로는 음한(陰寒)을 제거하고 양기(陽氣)를 통하게 하여 지통(止痛)하게 하고, 방광(膀胱)의 기화(氣化)를 고무(鼓舞)시키므로 외감풍한(外感風寒)으로 인한 오한발열(惡寒發熱)과 혹은 한사(寒邪)가 이(裏)로 들어가 하리맥미(下痢脈微)하고 한응기조(寒凝氣阻)로 인한 복통과 요폐(尿閉) 등 증(證)에 모두 응용한다. 그러나 발한(發汗)시키는 효능이 비교적 약하여 감모(感冒)의 경증(輕證)에 주로 응용하고, 또는 다른 해표약(解表藥)과 같이 사용하여 보조약으로 응용된다.

이 외에도 총백(葱白)은 유즙을 통하게 하는 효능이 있어 포천산갑(炮穿山甲), 왕불류행(王不留行), 통초(通草), 저전제(猪前蹄), 즉어(鯽魚) 등을 배합하여 같이 삶아 먹으면 좋다.

【약효감별】 청총관(青葱管), 총엽(葱葉)은 맥락(脈絡)을 소통(疏通)하는 효능이 있어 맥락(脈絡)이 울체(鬱滯)하고 기혈(氣血)이 불창(不暢)하여 발생하는 흉협동통(胸脇疼痛)을 치료하는 효능이 있다.

【용량과 용법】 3~10g. 외용(外用)하는 경우에는 적당량을 사용한다.

【금기증】 표허한다(表虛汗多), 음허양항(陰虛陽亢), 진열가한(眞熱假寒)에는 복용하

지 말고, 지황(地黃)·상산(常山)이나 꿀과 함께 먹지 말아야 한다.

【임상응용】 ① 외감풍한(外感風寒)의 초기에 오한발열(惡寒發熱), 무한(無汗), 두통, 신통(身痛), 비색류체(鼻塞流涕), 맥부(脈浮) 등의 증상이 나타나는 경우에는 담두시(淡豆豉)를 배합하여 통양발한(通陽發汗), 해표산한(解表散寒)한다(예 : 총시탕(葱豉湯)[주후방(肘后方)]).

② 방광기(膀胱氣)로 인한 종통(腫痛)에는 차전자(車前子), 회향(茴香), 사삼(沙參)을 배합한다(예 : 삼산탕(三疝湯)[의학집성(醫學集成)]).

정류(檉柳) 【개보본초(開寶本草)】 TAMARICIS RAMULUS

【기원】 위정류과(Tamaricaceae)에 속한 낙엽관목인 위정류(檉柳) *Tamarix chinensis* Lour.의 어린 가지와 잎을 건조한 것으로, 5~6월 사이에 꽃이 피기 전에 채취하여 햇볕에 말린다.

【성미】 성은 따뜻하고, 맛은 달고 맵다.

【귀경】 심, 폐, 위경.

【효능 및 주치】 1. 해표소풍산한(解表疏風散寒) : 풍한감모(風寒感冒), 해수(咳嗽), 천식

2. 승산투진(升散透疹) : 마진불투(麻疹不透), 풍진신양(風疹身痒)

3. 거풍제습(祛風除濕) : 풍습비통(風濕痺痛)

【해설】 본품은 맛이 달고 매우며, 약성(藥性)은 평(平)하다. 본품은 매운 맛이 있고 질이 가벼워서 승산(升散)하고 개발(開發)하는 성질이 있어 산풍(散風), 해표(解表), 투진(透疹), 거풍습(祛風濕)시키는 중요한 효능을 지니고 있는 약이다. 따라서, 본품은 마진(麻疹)의 투발(透發)이 불창(不暢)한 경우나 혹은 풍한(風寒)이 외속(外束)하여 진독(疹毒)이 내함(內陷)한 증(證)을 치료하며, 달인 약액(藥液)으로 씻으면 풍진소양(風疹瘙痒)을 치료하고, 거풍습약(祛風濕藥)과 같이 사용하여 풍습(風濕)으로 인한 비통(痺痛)을 치료한다.

【포제】 잡질을 제거하고 깨끗하게 씻은 다음 가늘게 잘라서 사용한다.

【용량과 용법】 3~10g. 외용(外用)하는 경우에는 적당량을 사용한다.

【금기증】 마진(麻疹)이 이미 투발(透發)한 자, 체표한다(體表汗多) 자의 경우에는 복용하지 않는 것이 좋다.

【임상응용】 ① 사진(痧疹)인데 투발불창(透發不暢)하고, 번민(煩悶), 천해(喘咳) 및 인후종통(咽喉腫痛)이 있는 경우에 담죽엽(淡竹葉), 우방자(牛蒡子), 선태(蟬蛻) 등을 배합하여 투진해독(透疹解毒), 청설폐위(清泄肺胃)한다(예 : 죽엽류방탕(竹葉柳蒡湯)[선성재의학광필기(先醒齋醫學廣筆記)]).

창이자(蒼耳子) 【신농본초경(神農本草經)】 XANTHII FRUCTUS

【기원】 국화과(Compositae)에 속한 일년생 풀인 도꼬마리 *Xanthium strumarium* L.의 성숙한 과실을 건조한 것으로, 가을철에 과실이 성숙하였을 때 채취하여 햇볕에 말린다.

【성미】 성은 따뜻하고, 맛은 맵고 쓰다.

【귀경】 폐경.

【효능 및 주치】 1. 산풍습(散風濕) : 풍한습비(風寒濕痺), 사지련통(四肢攣痛), 피부소양(皮膚瘙痒), 여풍(癘風), 개창(疥瘡)(옴)

2. 통비규(通鼻竅) : 비색(鼻塞), 비연(鼻淵)

3. 발한해표(發汗解表) : 풍한감모(風寒感冒), 풍한협습감모(風寒挾濕感冒), 풍한두통(風寒頭痛), 풍한(風寒)→아치동통(牙齒疼痛)

【해설】 본품은 맛이 맵고 쓰면서 약성(藥性)은 따뜻하여 소산(疏散)시키고 선통(宣通)시키는 특징이 있는데, 위로는 전정(巔頂)에 도달하여 통규투뇌(通竅透腦)하면서도 발한력(發汗力)은 약한 편이어서 주로 비연(鼻淵)을 전문적으로 치료하는 약으로 많이 활용되며, 풍습(風濕)이 위로 울알(鬱遏)하여 된 두통비연(頭痛鼻淵)을 치료한다.

본품은 또한 아래로는 족슬(足膝)로 주(走)하고, 안으로는 골수(骨髓)를 통하게 하며, 바깥으로는 피모(皮毛)를 투(透)하고, 혈맥(血脈)을 선통(宣通)하며, 관절을 원활하게 하고, 거풍제습(祛風除濕)하며 산한지통(散寒止痛)하므로 풍습(風濕)이 근골(筋骨)에 침습(侵襲)하여 된 풍습비통(風濕痺痛) 및 피부에 침입하여 된 창진소양(瘡疹瘙痒) 등 證에 응용하여 치료한다.

【약효감별】 창이(蒼耳)의 경엽(莖葉)은 거풍지양(祛風止痒)하는 효능이 있어서 달인 물로 씻으면 습창(濕瘡), 개선(疥癬), 풍진(風疹) 등의 증상을 치료한다.

【포제】 잡질을 제거하고 청초(淸炒)하여 사용한다. 창이자(蒼耳子)는 독이 있으므로, 생것으로 사용하는 것은 적합하지 않으며, 초황(焦黃)이 되도록 초(炒)하여야만 독성분이 파괴되어서 약을 사용하는데 안전하다. 초제(炒製)한 후에는 독성이 줄어들고, 단단한 가시가 약해져서 부수어서 갈기 쉬우며, 약효의 유효성분이 잘 우러나오게 된다.

【용량과 용법】 4~12g. 그런데, 과량을 복용하면 쉽게 중독증이 일어날 수 있다.

【사용상의 주의점】 전초(全草)와 과실(果實)에는 독이 있다. 과실이 가장 독성이 강하고, 신선한 잎은 건조한 잎에 비하여 독성이 더 강하며, 어린 가지는 오래된 가지에 비하여 독이 더 강하다. 그러므로 창이자(蒼耳子)를 대량으로 복용하면 중독의 위험이 있어 과량이나 오래 복용하는 것은 마땅하지 않다.

【중독증상과 해독법】 본품에는 xanthostrumarin이라는 성분이 약간의 독성이 있어서 용량을 너무 많이 썼을 경우 중독증상이 일어날 수 있다. 그 중독증상은 비교적 더디게 나타나는 편이며, 항상 복용 후 2일쯤이 되면 발병하는데, 주로 윗배가 창민(脹悶)하며, 심한 두통, 어지러움, 갈증, 오심(惡心), 구토, 복통, 때때로 설사, 핍력(乏力), 번조(煩躁)의 증상이 나타난다. 중독이 심한 경우에는 간장(肝臟)이 손상을 받아서 황달이 나타나고 모세혈관의 투과성이 높아져서 출혈과 반점이 발생하며, 심하면 혼미(昏迷), 경궐(驚厥), 호흡·순환 혹은 신장(腎臟) 기능의 쇠갈(衰竭)로 사망하게 된다.

가벼운 중독인 경우에는 잠시 음식을 몇 시간 내지 하루 정도 거르고 대량의 설탕물을 마신다. 중독이 심한 경우에는 빨리 위(胃)를 세척하고, 설사를 시키며 2% 식염수를 이용하여 관장하고, 동시에 25% 포도당액에 비타민 C 500㎎를 가하여 주사하고, 출혈을 예방하기 위해서는 비타민 K1을 주사하고 필요할 경우에는 혈장(血漿)을 공급하는 것을 고려해야 한다. 간(肝)을 보호하기 위해서는 기름기가 적은 음식을 복용한다. 또한 감초(甘草)·녹두탕(綠豆湯)으로 해독할 수 있다.

【금기증】 혈허(血虛)로 인한 두통, 비통(痺痛)의 경우에는 복용하지 말아야 하며, 돼지고기, 말고기를 같이 먹지 말아야 한다.

【임상응용】 ① 비연(鼻淵), 비삽(鼻澀)으로 탁체(濁涕)의 유출(流出)이 그치지 않고, 전액(前額)의 통증이 있는 것을 치료하는 경우에는 백지(白芷), 신이화(辛夷花), 박하(薄

荷)를 배합하여 소풍통규(疏風通竅)한다(예 : 창이산(蒼耳散)[제생방(濟生方)]).

② 풍한습비(風寒濕痹)로 통증이 돌아다니면서 아픈 경우에는 위령선(威靈仙), 계심(桂心), 천궁(川芎), 음양곽(淫羊藿) 등을 배합하여 거풍지통(祛風止痛)한다(예 : 선령비산(仙靈脾散)[태평성혜방(太平聖惠方)]).

제 2 절 발산풍열약(發散風熱藥)

발산풍열약(發散風熱藥)의 맛은 맵고 약성(藥性)은 대체로 서늘하여, 매운맛은 발산(發散)하고, 서늘한 성질은 해열(解熱)하여서 풍열(風熱)을 발산(發散)시키는 작용을 주로 하는데, 또한 신량해표약(辛凉解表藥)이라고도 부른다. 풍열표증(風熱表證) 혹은 온병초기(溫病初起)에 오한(惡寒)이 가볍고 발열이 무거우며, 인건(咽乾), 구갈, 인통(咽痛), 설태박황(舌苔薄黃), 맥부삭(脈浮數) 등의 증상이 나타나는 경우에 응용된다.

발산풍열약(發散風熱藥)은 부분적으로 청두목(淸頭目), 이인후(利咽喉) 혹은 선폐지해(宣肺止咳), 산사투진(散邪透疹) 등의 효능을 겸하여 지니고 있어서 풍열해수(風熱咳嗽), 인후종통(咽喉腫痛), 풍열안질(風熱眼疾), 마진(麻疹)과 풍진(風疹)의 투발(透發)이 불창(不暢)한 경우 등의 여러 가지 증상에 또한 사용할 수 있는데, 항상 청열(淸熱)시키는 약물을 배합하여 사용해야 한다.

박하(薄荷) 【신수본초(新修本草)】 MENTHAE HERBA

【기원】 꿀풀과(Labiatae)에 속한 여러 해 살이 풀인 박하 *Mentha arvensis* L. var. *piperascens* Malinv.의 지상부분을 건조한 것으로, 중국에서는 박하(薄荷)(양박하) *M. haplocalyx* Briq.를 여름과 가을에 잎이 무성하고 꽃이 세 둘레 피었을 때 날씨가 맑은 날을 택하여 잘라서 그늘에서 말린다.

【성미】 성은 서늘하고, 맛은 맵다.

【귀경】 폐, 간경.

【효능 및 주치】 1. 소산풍열(疏散風熱) : 감모풍열(感冒風熱), 온병초기(溫病初起)(유표증(有表證)), 풍열두통(風熱頭痛), 풍열해수(風熱咳嗽)

2. 청리두목(淸利頭目), 청리인후(淸利咽喉) : 인후종통(咽喉腫痛), 두통, 목적(目赤)

3. 투진(透疹) : 마진초기(麻疹初起), 풍열외속기표(風熱外束肌表)→진발불창(疹發不暢)

4. 소간해울(疏肝解鬱) : 간기울체(肝氣鬱滯)

【해설】 본품은 맛이 맵고 약성(藥性)이 서늘하며, 질(質)이 가볍고 향기가 있는데, 가벼운 것은 산풍(散風)하고 서늘한 성질은 청열(淸熱)하며, 상초(上焦)의 풍열(風熱)을 소산(疏散)시키는 효능이 있어 두목(頭目)을 청(淸)하고 인후(咽喉)를 이(利)하며 또한 폐기(肺氣)를 소통(疏通)케 하고 예악(穢惡)한 기(氣)를 막아 준다. 이와 같은 효능은 본품에 함유되어 있는 휘발성 정유의 작용으로 소량을 복용하였을 경우에는 체온조절 중추신경을 흥분시켜 피부의 모세혈관을 확장하여 한선(汗腺)의 분비를 촉진하고 신체의 열을 발산(發散)시키는 기능을 증가하여 발한해열(發汗解熱)하며, 또한 복내(腹內)의 이상발효를 억제하여 흉복창만(胸腹脹滿)을 치료하며, 외용(外用)하면 피부의 점막과 혈관을 수축하여 국소부위에 청량감을 발생케 하며 동시에 신경말초를 마비시켜 소염, 지통, 지양(止痒)의 작용이 있게 된다.

본품의 방향은 주찬(走竄)하여 간경(肝經)의 기분(氣分)의 울결(鬱結)을 풀어주며, 여름철의 예악(穢惡)한 기(氣)를 물리쳐 주므로 비배(痱痦)의 서독(暑毒)을 치료하고, 또한 청서해독(淸暑解毒), 소간개울(疏肝開鬱), 벽예성뇌(辟穢醒腦)에 좋은 효능을 발휘하는 약이 된다.

【포제】 오래된 줄기와 잡질을 제거하고 절단하여 사용한다. 만일 땀이 나는 적응증인 경우에는 박하(薄荷)를 초(炒)하여 그 매운맛을 감약시켜 주표(走表)하는 힘을 약화시킴으로써, 발한이 과다하게 되는 것을 막아 준다.

박하탄(薄荷炭)은 혈분(血分)·음분(陰分)에 들어가서 혈분(血分)·음분(陰分)의 풍열(風熱)과 허열(虛熱)을 청(淸)하게 한다.

【용량과 용법】 4~9g(전제(煎劑)에 넣을 때는 후하(後下)함)사용하며, 외용(外用)하는 경우에는 적당량을 활용한다. 본품은 휘발성이 커서 군약(君藥)으로는 쓰지 못하며 다침소전(多沈少煎)하여 휘발을 줄여야 한다. 달이는 경우에는 20분 이내로 하며, 후하(後下)해야 한다. 또한 휘발성이 강하므로 밀봉하여 보관해야 하며, 가능하면 신선한 약을 쓰는 것이 좋다.

【금기증】 본품은 방향신산(芳香辛散)하여 발한모기(發汗耗氣)하므로 몸이 약하고

땀이 많이 흐르는 사람에게는 복용을 금해야 한다. 또한 음허발열(陰虛發熱)과 해수(咳嗽), 자한(自汗), 다한(多汗) 및 표허(表虛), 혈허(血虛)의 경우에는 사용을 금한다. 그리고, 수유기 여성의 경우에는 부작용 시 유즙분비억제가 있을 수 있으므로 사용하지 않는 것이 좋다.

【임상응용】 ① 풍열(風熱)이 객폐(客肺)하여 발생한 외감열병(外感熱病)의 초기로 해수담황(咳嗽痰黃), 인후양통(咽喉痒痛), 발열, 미오풍한(微惡風寒)하는 것을 치료하는 경우에는 형개(荊芥), 연교(連翹), 감초(甘草), 길경(桔梗) 등을 배합하여 신량투표(辛凉透表), 청열해독이인(淸熱解毒利咽)한다(예 : 은교산(銀翹散)[온병조변(溫病條辨)]).

② 비연(鼻淵), 비삽(鼻澀)으로 탁체(濁涕)의 유출(流出)이 그치지 않고, 전액(前額)의 통증이 있는 것을 치료하는 경우에는 백지(白芷), 신이화(辛夷花), 박하(薄荷)를 배합하여 소풍통규(疏風通竅)한다(예 : 창이산(蒼耳散)[제생방(濟生方)]).

우방자(牛蒡子)【명의별록(名醫別錄)】 ARCTII FRUCTUS

【기원】 국화과(Compositae)에 속한 2년생 풀인 우엉 *Arctium lappa* L.의 성숙한 과실을 건조한 것으로, 8~9월에 과실이 성숙할 때 채취하여 잡질을 제거하고 햇볕에 말린다.

【성미】 성은 차고, 맛은 쓰고 맵다.

【귀경】 폐, 위경.

【효능 및 주치】 1. 소산풍열(疏散風熱) : 감모풍열(感冒風熱), 풍열해수(風熱咳嗽), 아통(牙痛)

2. 선폐투진(宣肺透疹) : 피부풍진(皮膚風疹), 소아마진(小兒痲疹)

3. 해독산종(解毒散腫), 이인(利咽) : 차시(痄腮), 인후종통(咽喉腫痛)

【해설】 본품은 맛이 맵고 쓰며, 약성(藥性)이 찬데, 매운 맛은 발산(發散)하고 쓴맛은 설(泄)하여 능히 풍열(風熱)을 소산(疏散)하고, 또한 청폐이인(淸肺利咽), 청열해독(淸熱解毒), 투진(透疹)하는 효능이 있어 투발(透發)하는 가운데 청설(淸泄)하는 효과가 있다.

본품은 투발(透發)하는 효력은 비록 약하지만, 청설(淸泄)하는 중에 저절로 투발(透發)하는 효능이 있으므로, 풍열병독(風熱病毒)으로 발생되는 마진(痲疹)에 투발(透發)하는 약으로 항상 사용되며, 열독창옹(熱毒瘡癰), 차시발이(痄腮發頤)에도 모두 표해이소(表

解裏消)하는 효능이 있게 된다.

【포제】 잡질을 제거하고 사용할 때 짓찧어 부수어 사용하거나, 미초(微炒)하여 짓찧어서 사용한다. 초제(炒製)한 후에는 한활(寒滑)한 성질이 완화되어 활장(滑腸)하여 설사하게 하는 것을 피할 수 있으며, 과피(果皮)가 팽창되어 찢어져 있어서 분쇄하기가 쉽고, 유효성분이 잘 우러나오게 된다.

【용량과 용법】 4~12g. 두들겨 부수어서 달인다.

【금기증】 두진(痘疹)이 기허(氣虛)로 색백(色白)한 경우, 옹저(癰疽)가 이미 허물어졌는데 잘 아물지 않는 경우에는 사용을 금한다. 또한 약성이 차갑고 활리(滑利)하여 설사와 기허변당(氣虛便溏)의 경우에는 사용을 금한다.

【임상응용】 ① 소아의 인후종통(咽喉腫痛)에는 승마(升麻), 현삼(玄參), 길경(桔梗) 등을 배합한다(예 : 우방자탕(牛蒡子湯)[증치준승(證治準繩)]).

② 마진(痲疹)이 투발불창(透發不暢)하고, 번민조란(煩悶躁亂), 인후종통(咽喉腫痛)하는 경우에는 서하류(西河柳), 박하(薄荷), 선태(蟬蛻), 담죽엽(淡竹葉), 현삼(玄參) 등을 배합하여 투진해표(透疹解表), 청열생진(清熱生津)한다(예 : 죽엽류방탕(竹葉柳蒡湯)[선성재의학광필기(先醒齋醫學廣筆記)]).

③ 대두온(大頭瘟)(두면부(頭面部) 단독(丹毒))으로 오한발열(惡寒發熱), 두면홍종(頭面紅腫)하며, 눈을 뜰 수가 없고, 인후가 불리(不利)하며, 설조구갈(舌燥口渴), 설홍(舌紅), 태백(苔白)하거나 혹은 황(黃)하며, 맥(脈)이 부삭유력(浮數有力)한 증상이 나타나는 경우에는 판람근(板藍根), 연교(連翹), 황금(黃芩), 황련(黃連) 등을 배합하여 소산풍열(疏散風熱), 청열해독(清熱解毒)한다(예 : 보제소독음(普濟消毒飮)[동원시효방(東垣試效方)]). 이 처방은 또한 두면부(頭面部) 단독(丹毒) 외에도 또한 시선염(腮腺炎), 급성 중이염 등으로 고열(高熱)이 나거나, 치은(齒齦)이 종통발열(腫痛發熱)하거나, 면부(面部)에 무명종독(無名腫毒)의 증상이 있을 때를 치료한다.

상엽(桑葉) 【신농본초경(神農本草經)】 MORI FOLIUM

【기원】 뽕나무과(Moraceae)에 속한 낙엽교목인 뽕나무 *Morus alba* L. 및 동속 근연식물의 잎을 건조한 것으로, 첫 서리가 내린 후에 따서 잡질을 제거하고 햇볕에 말린다.

【성미】 성은 차고, 맛은 달고 쓰다.

【귀경】 폐, 간경.

【효능 및 주치】 1. 소산풍열(疏散風熱) : 외감풍열(外感風熱), 온병초기(溫病初起)

2. 청폐윤조(清肺潤燥) : 폐조해수(肺燥咳嗽), 인조열상폐(因燥熱傷肺)→인건(咽乾)

3. 청간명목(清肝明目) : 목적종통(目赤腫痛), 안목혼화(眼目昏花), 두훈목현(頭暈目眩)

4. 양혈지혈(涼血止血) : 각혈(咯血), 뉵혈(衄血)

【해설】 본품은 맛이 쓰고 약성(藥性)이 차며 약용부위가 잎이어서 가벼우므로 경청발산(輕清發散)하고, 맛이 달고 성질이 차서 청윤(清潤)하여 풍열(風熱)을 소산(疏散)하며, 또한 간화(肝火)를 청설(清泄)하는 효능이 있다. 따라서 풍열(風熱)의 사기(邪氣)가 폐(肺)에 침습(侵襲)하여 나타나는 발열(發熱), 해수(咳嗽)와 혹은 조열상폐(燥熱傷肺)로 인한 건해무담(乾咳無痰) 및 풍열(風熱)이 상공(上攻)하였다든가 또는 간화(肝火)가 상염(上炎)하여 나타나는 목적종통(目赤腫痛) 등의 증(證)에 항상 사용하는 좋은 약재가 된다.

이 외에도 양혈(涼血)시키는 작용을 겸하였으므로 혈열(血熱)로 인한 토혈(吐血)에도 응용할 수 있으나 약의 힘이 비교적 완화하다.

본품에는 뚜렷한 항염작용이 있고, 기관지와 장평활근의 경련을 완화시켜 풀어주며, 관상동맥을 확장시켜 심근에 혈액공급을 개선시켜 주고, 인체의 단백의 합성을 촉진하며, cholesterol을 없애 주고, 혈액 속의 지질성분과 혈당을 내려주는 작용도 한다.

【포제】 잡질을 제거하고 깨끗하게 씻어서 사용하거나, 밀수(蜜水)를 적셔서 사용한다.

상엽(桑葉)은 풍열(風熱)을 소해(疏解)하고, 청간명목(清肝明目), 양혈지혈(涼血止血)한다. 밀자(蜜炙)한 후에는 청폐윤조(清肺潤燥)의 작용이 증가되므로, 조열상폐(燥熱傷肺)로 인한 해수(咳嗽), 인건(咽乾) 등의 증상에 많이 활용한다.

【용량과 용법】 6~12g.

【금기증】 폐허무화(肺虛無火)와 풍한(風寒)으로 인한 해수(咳嗽), 그리고 저혈압(低血壓)이 있을 경우에는 금한다. 또 쇠를 금해야 하므로, 쇠로 된 용기로 달이지 말아야 한다.

【임상응용】 ① 풍온(風溫) 초기에 해수(咳嗽)하고, 신열(身熱)이 심하지 않으며, 약간의 갈증이 있고, 태(苔)는 박백(薄白)하고, 맥(脈)은 부삭(浮數)한 증상이 나타나는 것을 치료하는 경우에는 행인(杏仁), 연교(連翹), 박하(薄荷), 국화(菊花) 등을 배합하여 소풍청열(疏風清熱), 선폐지해(宣肺止咳)한다(예 : 상국음(桑菊飮)[온병조변(溫病條辨)]).

② 간신부족(肝腎不足)으로 양쪽 눈이 혼암(昏暗)하고 피부가 조삽(燥澀)하는 등의 증상이 나타나는 경우에는 흑지마(黑芝麻)를 같은 량으로 배합하여 가루로 만들어 나미반(糯米拌)하고 짓찧어서 환을 만들면 보익간신(補益肝腎), 양혈윤조(養血潤燥)한다(예 : 쌍마환(桑麻丸)[의급(醫級)]).

국화(菊花) 【신농본초경(神農本草經)】 CHRYSANTHEMI FLOS

【기원】 국화과(Compositae)에 속한 여러 해 살이 풀인 국화 *Chrysanthemum morifolium* Ramat.의 두상화서(頭狀花序)를 건조한 것으로, 9~11월 사이에 꽃이 활짝 피었을 때 채취하여 그늘에서 말리거나 또는 배건(焙乾)하고, 또한 훈증(熏蒸)한 후 햇볕에 말리기도 한다.

【성미】 성질은 약간 차고, 맛은 달고 쓰다.

【귀경】 폐, 간경.

【효능 및 주치】 1. 소산풍열(疏散風熱) : 감모풍열(感冒風熱), 풍열해수(風熱咳嗽), 풍열두통(風熱頭痛)

2. 청간(淸肝), 평간(平肝), 명목(明目) : 간경풍열(肝經風熱)→목적종통(目赤腫痛), 간신부족(肝腎不足)→안목혼화(眼目昏花), 간양상항(肝陽上亢)→두통현훈(眩暈), 예막(翳膜), 고혈압

3. 청열해독(淸熱解毒) : 정창종독(疔瘡腫毒), 흉중번열(胸中煩熱), 위열증(胃熱證)

【해설】 본품은 향(香)이 맑고 질(質)이 가벼우며, 폐경의 풍열(風熱)을 발산(發散)시키고, 맛이 쓰고 성질은 약간 차서 간경(肝經)의 열(熱)을 청설(淸泄)하는데, 청열(淸熱)의 효능이 소풍(疏風)의 효능보다 더 강하다. 따라서, 본품은 산풍열(散風熱), 평간양(平肝陽), 명목(明目)하는 효능이 있어 외감풍열(外感風熱)로 인한 감모(感冒), 두운목현(頭暈目眩) 혹은 목적다루(目赤多淚) 등의 증상을 치료한다.

본품의 맛은 달고 쓰면서 약간 차가운 약성(藥性)은 모든 풍열(風熱)이나 간양상승(肝陽上昇)으로 일어나는 머리와 눈의 모든 병을 치료하며, 비교적 좋은 효능을 발휘한다. 또한 혈압을 내려주고 혈관을 확장하며 관상동맥의 혈류량을 증가시켜서 심근의 영양을 개선하고, 흉비(胸痺), 심교통(心絞痛)을 완화시켜주는 효능이 있다.

또, 본품은 해독(解毒)하는 효능이 있어 정창종독(疔瘡腫毒)을 치료하는데, 내복(內服)이나 외부(外敷) 모두 가능하다.

풍열(風熱)을 소산(疏散)하는 경우에는 황국화(黃菊花)를 많이 사용하고, 평간명목(平肝明目)하는 경우에는 백국화(白菊花)를 많이 사용한다.

【약리작용】 국화(菊花)의 전제(煎劑)는 항균작용과 병독(病毒)을 억제하는 작용이 있고, 모세혈관의 투과성을 억제하여서 청열해독소염(清熱解毒消炎)의 효능을 발휘하는데, 그 작용은 야국화(野菊花)가 더 우세하다.

【포제】 잎자루와 꽃자루를 없애고 사용한다. 초탄(炒炭)한 후에는 소산풍열(疏散風熱) 작용은 매우 약해지고, 지혈(止血)의 효능이 있게 된다. 경증(輕症)의 객혈(喀血)에 사용할 수 있지만, 임상에서는 드물게 활용되고 있다.

【용량과 용법】 6~12g.

【금기증】 기허위한(氣虛胃寒)과 식소(食少), 설사의 병증(病證)에는 사용을 금한다.

【임상응용】 ① 풍온(風溫) 초기에 해수(咳嗽)하고, 신열(身熱)이 심하지 않으며, 약간의 갈증이 있고, 태(苔)는 박백(薄白)하고, 맥(脈)은 부삭(浮數)한 증상이 나타나는 것을 치료하는 경우에는 상엽(桑葉), 행인(杏仁), 연교(連翹), 박하(薄荷) 등을 배합하여 소풍청열(疏風清熱), 선폐지해(宣肺止咳)한다(예 : 상국음(桑菊飮)[온병조변(溫病條辨)]).

② 고혈압, 간풍두통(肝風頭痛) 및 간양상항(肝陽上亢)으로 인한 두통, 현훈(眩暈) 등의 증상에는 석결명(石決明), 백작약(白芍藥), 구등(鉤藤) 등을 배합한다.

③ 간신음허(肝腎陰虛)로 인한 목혼암(目昏暗)에는 구기자(枸杞子), 숙지황(熟地黃) 등을 배합하여 양간명목(養肝明目), 보익간신(補益肝腎)한다(예 : 기국지황환(杞菊地黃丸)[의급(醫級)]).

갈근(葛根) 【신농본초경(神農本草經)】 PUERARIAE RADIX

【기원】 콩과(Leguminosae)에 속한 여러 해 살이 덩굴성 활엽 나무인 칡 *Pueraria thunbergiana* Benth.[=*P. lobata* (Willd.) Ohwi.]의 뿌리를 건조한 것이다. 이 외에도 중국에서는 감갈(甘葛)(분갈(粉葛)) *Pueraria thomsonii* Benth.의 뿌리를 봄과 가을에 채취하여 외피를 벗겨 햇볕에 말린다.

【성미】 성질은 평(혹은 서늘하다)하고, 맛은 달고 맵다.

【귀경】 비, 위, 폐경.

【효능 및 주치】 1. 해기발표(解肌發表) : 풍열감모(風熱感冒), 반진불투(斑疹不透), 고혈압, 심교통(心絞痛)

2. 제번지갈(除煩止渴) : 구갈, 소갈(消渴)

3. 승양지사(升陽止瀉) : 비허설사(脾虛泄瀉), 이롱(耳聾)

4. 청열해독(淸熱解毒) : 정창(疔瘡), 독사교상(毒蛇咬傷), 토혈(吐血), 뉵혈(衄血), 습열이질(濕熱痢疾)

【해설】 본품은 주로 비위(脾胃)로 들어가서 효능을 발휘하는 양명경(陽明經)의 중요한 약이 된다. 맛이 맵고 달며, 약성(藥性)이 평(平)한데, 신산(辛散)하는 성질이 있고 기(氣)가 경양(輕揚)하여 밖으로는 풍열(風熱)을 발산(發散)하고 해열(解熱)하며, 해기(解肌)하고 마진(麻疹)을 투발(透發)하는 효능이 있으며, 비록 발한력이 강하지는 않지만 외감(外感)의 풍한(風寒) 혹은 풍열(風熱), 유한(有汗) 혹은 무한(無汗), 갈증(渴症) 혹은 불갈(不渴)이든 관계없이 오직 사기(邪氣)가 기표(肌表)에 있어서 신열(身熱)이 불퇴(不退)하는 경우에 모두 응용할 수 있다. 따라서, 발열구갈(發熱口渴), 항배강(項背强), 무한오풍(無汗惡風)하는 외감표증(外感表證)과 선열후한(先熱後寒), 왕래부지(往來不止)하는 온학(溫瘧)을 치료할 수 있다. 안으로는 양명경(陽明經)의 열(熱)을 청(淸)하는데, 그 해열하는 작용이 아주 뚜렷하다.

본품은 또한 비위(脾胃)의 청양(淸陽)한 기(氣)를 상행(上行)시키는 작용을 하여 생진지갈(生津止渴)하는 효능이 있다.

이 외에 갈근(葛根)은 주독(酒毒)을 풀어주며, 또한 승산투발(升散透發)하여 비위(脾胃)의 청양(淸陽)한 기(氣)를 상행(上行)시키는 효능이 있어서 비위(脾胃)가 허약하여 발생하는 설사와 표증(表證)이 있는 이질을 치료하며, 마진초기(麻疹初起)에 쉽게 투발(透發)되지 않는 증상도 치료한다.

이 외에도 현대에는 고혈압병으로 인한 경항강통(頸項强痛)과 관상동맥경화증으로 인한 협심증에도 상용(常用)되고 있다.

【약리작용】 갈근(葛根)에 포함되어 있는 puerarin, daidzein, β-sitosterol 등은 심과 뇌혈관을 뚜렷하게 확장하여 관상동맥과 뇌혈류량을 개선하여서 혈관과 기육(肌肉)의

경련을 완화시켜 주고, 혈압을 내려주어서 심과 뇌혈관병에서 주요한 효능을 발휘한다. 또한 혈당을 내려주는 효능도 있다.

【비고】 갈화(葛花)는 칡의 활짝 피어나지 않은 꽃봉오리를 기원으로 하는 한약재이다. 맛은 달고 성질은 평(平)하며, 성비화위(醒脾和胃), 해주독(解酒毒)하는 효능이 있어서, 주로 음주과도로 인한 두통, 두혼(頭昏), 번갈(煩渴), 구토, 흉격포창(胸膈飽脹) 등의 증상에 사용된다. 주로 청피(靑皮), 사인(砂仁), 초신곡(炒神麯), 택사(澤瀉) 등의 약을 배합하여 사용하며, 일반적인 용량은 3~12g이다.

【포제】 잡질을 없애고 세정(洗淨)하여 사용한다. 갈근(葛根)을 생용(生用)하면 해표(解表), 투진(透疹), 생진(生津)하고, 외용(煨用)하면 지사(止瀉)하게 한다.

【용량과 용법】 6~12g.

【금기증】 위한(胃寒)으로 구토하는 자와 표허한다(表虛汗多)한 자는 복용을 금한다.

【임상응용】 ① 풍한표증(風寒表證)을 치료하는 경우에는 계지(桂枝), 마황(麻黃) 등을 배합하여 해표산사(解表散邪)한다(예 : 갈근탕(葛根湯)[상한론(傷寒論)]).

② 외감(外感)으로 발열하고, 표증(表證)이 아직 풀리지 않고 이열(裏熱)이 이미 성(盛)하여 파랭(怕冷), 장열(壯熱), 무한(無汗), 두통, 지체산통(肢體痠痛), 비건(鼻乾), 구고(口苦), 번조(煩躁), 태(苔)는 백(白)하면서 조(燥), 설질(舌質)은 미홍(微紅), 맥활삭(脈滑數) 등의 증상이 나타나는 것을 치료하는 경우에는 시호(柴胡), 강활(羌活), 백지(白芷) 등을 배합하여 해기청열(解肌淸熱)한다(예 : 시갈해기탕(柴葛解肌湯)[상한육서(傷寒六書)]).

③ 마진초기(麻疹初起)에는 승마(升麻) 등을 배합하여 투진(透疹)한다(예 : 승마갈근탕(升麻葛根湯)[염씨소아방론(閻氏小兒方論)]).

④ 외감표증(外感表證)이 아직 풀리지 않은 상태에서 열사(熱邪)가 입리(入裏)하여 고열(高熱), 흉완번열(胸脘煩熱), 하리부지(下利不止), 심하비(心下痞), 분변취예(糞便臭穢), 천이한출(喘而汗出), 구건이갈(口乾而渴), 설홍(舌紅), 태황(苔黃), 맥삭(脈數) 등의 증상이 나타나는 것을 치료하는 경우에는 황금(黃芩), 황련(黃連) 등을 배합하여 해기투표(解肌透表), 표리쌍해(表裏雙解), 청열조습(淸熱燥濕), 지리(止痢)한다(예 : 갈근황금황련탕(葛根黃芩黃連湯)[상한론(傷寒論)]).

⑤ 비허설사(脾虛泄瀉)를 치료하는 경우에는 인삼(人參), 백출(白朮), 목향(木香) 등을 배합하여 건비익위(健脾益胃), 승발청영(升發淸陽)한다(예 : 칠미백출산(七味白朮散)[화

제국방(和劑局方)]).

⑥ 열병구갈(熱病口渴)을 치료하는 경우에는 주로 맥문동(麥門冬), 천화분(天花粉), 지황(地黃) 등과 배합되어 생진지갈(生津止渴)한다.

시호(柴胡) 【신농본초경(神農本草經)】 BUPLEURI RADIX

【기원】 산형과(繖形科)(Umbelliferae)에 속한 여러 해 살이 풀인 시호 *Bupleurum falcatum* L.의 뿌리를 건조한 것이다. 중국에서는 시호(柴胡)(북시호(北柴胡)) *B. chinense* DC.와 협엽시호(狹葉柴胡)(남시호(南柴胡)) *B. scorzonerifolium* Willd.의 뿌리를 봄과 가을에 채취하여 줄기, 잎, 흙과 잡질을 제거하고 건조한다.

【성미】 성질은 약간 차고, 맛은 쓰고 맵다.

【귀경】 간, 담, 삼초경.

【효능 및 주치】 1. 화해퇴열(和解退熱) : 감모발열(感冒發熱), 상한소양증(傷寒少陽證)→한열왕래(寒熱往來), 학질

2. 소간화위(疎肝和胃) : 심복결기(心腹結氣), 음식적취(飮食積聚), 협통복창(脇痛腹脹)

3. 승양거함(升陽擧陷) : 비위기허(脾胃氣虛)→중기하함(中氣下陷), 기허하함(氣虛下陷)→구설(久泄)·탈항(脫肛)·자궁하수

4. 서간해울(舒肝解鬱) : 울증(鬱證), 경수부조(經水不調), 열입혈실(熱入血室)

5. 청설상화(淸泄相火)(간화(肝火)) : 두통, 현훈(眩暈), 목혼(目昏), 예장(翳障), 이명(耳鳴), 이롱(耳聾)

【해설】 본품은 맛이 쓰고 매우며, 약성(藥性)이 약간 차고, 기향(氣香)하고 질경(質輕)하여 경청(輕淸), 승발(升發), 소설(疏泄)의 효능을 가지고 있다. 따라서 비교적 좋은 퇴열(退熱)작용이 있고 소양경(少陽經)의 반표반리(半表半裏)의 사기(邪氣)를 소산(疏散)하여서 감모발열(感冒發熱), 한열왕래(寒熱往來) 등의 증상을 치료하며, 또한 청양(淸陽)의 기(氣)를 승(升)하게 하여 하함(下陷)된 기(氣)를 승거(升擧)하여 기허하함(氣虛下陷)으로 인한 구사(久瀉), 탈항(脫肛), 자궁하수, 위하수 등의 증상을 치료하며, 간기(肝氣)를 조달(條達)케 하여 해울(解鬱)하게 함으로써 사기(邪氣)가 소양경(少陽經)에 있는 것을 치료하여 간기울결(肝氣鬱結), 흉협창통(胸脇脹痛) 및 부인의 월경부조(月經不調)

등 증(證)에 자주 활용되는 중요한 약이 된다.

본품은 주치(主治) 증상에 따라 다른 약물과 적절하게 배합하여 응용할 수 있다. 예를 들어, 갈근(葛根)을 배합하면 해표퇴열(解表退熱)하고, 황금(黃芩)을 배합하면 표리(表裏)를 화해(和解)하며, 백작약(白芍藥)을 배합하면 소간지통(疏肝止痛)하고, 백출(白朮)을 배합하면 간비(肝脾)를 조화하며, 향부자(香附子)를 배합하면 소간해울(疏肝解鬱)하고, 당귀(當歸)를 배합하면 조경(調經)하며, 상산(常山)을 배합하면 절학(截瘧)하는 효능이 있다.

【약리작용】 saikosaponin 등에는 해열, 진정(鎭靜), 진통, 절학(截瘧)의 효능이 있다. saikosaponin에는 hepatic glycogen, 간세포핵의 RNA, 간장의 단백합성을 촉진하여 간을 보호하는 작용이 있다.

시호(柴胡)는 혈중의 지질(脂質)을 감소시켜주고, 혈압을 저하시켜 준다.

【포제】 잡질을 없애고 사용한다. 외감(外感)에는 생용(生用)하고, 내상승기(內傷升氣)에는 주초용(酒炒用)하며, 음허(陰虛)한 사람에게 사용할 때는 초초(醋炒) 또는 별혈초(鱉血炒)하여 사용한다. 별혈자(鱉血炙)한 경우에는 승부(升浮)하는 성질이 억제되며, 청간퇴열(淸肝退熱), 절학(截瘧)의 효능이 증강되어서, 허로(虛勞), 골증로열(骨蒸勞熱), 학질(瘧疾)에 주로 활용된다. 초자(醋炙)한 후에는 시호(柴胡)의 승산(升散), 신산(辛散)하는 작용이 완화되고, 소간해울(疏肝解鬱) 작용이 증강하므로, 간울기체(肝鬱氣滯)로 인한 협통(脇痛), 복통(腹痛) 및 월경부조(月經不調) 등에 활용한다.

【용량과 용법】 4~12g. 발한해열(發汗解熱)을 강하게 하는 경우에는 15~18g을 사용할 수 있으며, 아울러 구전농전(久煎濃煎)한다. 소간해울(疏肝解鬱)하는 경우에는 3~5g을 사용한다.

【금기증】 시호(柴胡)는 오직 성질이 승발(升發)하므로 허약한 사람의 기역(氣逆)이나 혹은 음허화왕(陰虛火旺), 진음(眞陰)이 휴손(虧損)된 경우 및 간양(肝陽)이 상승하는 경우에는 응용함이 마땅하지 않다.

【임상응용】 ① 질타손상(跌打損傷)으로 악혈(惡血)이 협하(脇下)에 머물러서 통증이 심하거나 소복작통(小腹作痛)하거나 국부홍종(局部紅腫), 청암(靑黯)하는 것을 치료하는 경우에는 당귀(當歸), 천산갑(穿山甲), 도인(桃仁) 등을 배합하여 활혈거어(活血祛瘀), 소간통락(疏肝通絡)한다(예 : 복원활혈탕(復元活血湯)[의학발명(醫學發明)]).

② 중기하함(中氣下陷), 내장하수(內臟下垂)(탈항, 자궁하수 등) 및 부녀(婦女)의 붕루(崩漏)가 기(氣)가 섭혈(攝血)할 수 없어서 발생하는 증상에는 황기(黃芪), 인삼(人參), 백출(白朮), 감초(甘草) 등을 배합하여 익기승양(益氣升陽), 조보비위(調補脾胃), 보중익기(補中益氣)한다(예 : 보중익기탕(補中益氣湯)[비위론(脾胃論)]).

③ 외감(外感)으로 발열하고, 표증(表證)이 아직 풀리지 않고 이열(裏熱)이 이미 성(盛)하여 파랭(怕冷), 장열(壯熱), 무한(無汗), 두통, 지체산통(肢體痠痛), 비건(鼻乾), 구고(口苦), 번조(煩躁), 태(苔)는 백(白)하면서 조(燥), 설질(舌質)은 미홍(微紅), 맥활삭(脈滑數) 등의 증상이 나타나는 것을 치료하는 경우에는 갈근(葛根), 강활(羌活), 백지(白芷) 등을 배합하여 해기청열(解肌淸熱)한다(예 : 시갈해기탕(柴葛解肌湯)[상한육서(傷寒六書)]).

④ 소양병(少陽病)으로 인한 한열왕래(寒熱往來), 흉협고만(胸脇苦滿), 불욕음식(不欲飮食), 심번희구(心煩喜嘔), 구고(口苦), 인건(咽乾), 목현(目眩), 설태박백(舌苔薄白) 혹은 미황니(微黃膩), 맥현(脈弦) 등의 증상이 나타나는 것을 치료하는 경우에는 황금(黃芩), 반하(半夏), 인삼(人蔘) 등을 배합하여 화해소양(和解少陽), 부정거사(扶正祛邪)한다(예 : 소시호탕(小柴胡湯)[상한론(傷寒論)]). 이 처방은 혹은 부인(婦人)의 상한(傷寒)으로 열(熱)이 혈실(血室)로 들어간 경우, 학질(瘧疾), 황달(黃疸) 등의 잡병에 소양증(少陽證)이 나타나는 경우에도 사용할 수 있다.

⑤ 간기울결(肝氣鬱結)로 협륵동통(胸脇疼痛), 위완창통(胃脘脹痛), 한열왕래(寒熱往來)하는 등의 경우에는 지각(枳殼), 향부자(香附子), 천궁(川芎) 등을 배합하여 소간해울(疏肝解鬱)한다(예 : 시호소간산(柴胡疎肝散)[경악전서(景岳全書)]).

⑥ 간울혈허(肝鬱血虛)하고, 비(脾)가 건운(健運)하지 못하여 양협창만(兩脇脹滿) 혹은 동통(疼痛)하고, 두통목현(頭痛目眩), 구조인건(口燥咽乾), 신피(神疲), 소식(少食), 번조이노(煩躁易怒), 한숨을 잘 쉬는 증상이 있거나 혹은 한열왕래(寒熱往來), 혹은 복통(腹痛)이 있으면서 설사(泄瀉)하려고 하는 증상이 있으며, 장명시기(腸鳴矢氣)가 있거나, 혹은 월경부조(月經不調), 유방작창(乳房作脹), 설담홍(舌淡紅), 설태백(舌苔白), 맥상(脈象)은 현완(弦緩)한 증상을 치료하는 경우에는 백작약(白芍藥), 당귀(當歸), 백출(白朮) 등을 배합하여 소간해울(疏肝解鬱)하고, 화비(和脾)하며, 양혈(養血), 조경(調經)한다(예 : 소요산(逍遙散)[화제국방(和劑局方)]).

⑦ 소양병(少陽病)에 양기(陽氣)가 내울(內鬱)하여 발생하는 열궐증(熱厥證)으로 수족

궐냉(手足厥冷)하고 혹은 흉협완복(胸脇脘腹)이 동통(疼痛)하며 혹은 해(咳)하고, 혹은 계(悸)하며, 혹은 소변이 불리(不利)하고, 혹은 설리하중(泄利下重)하며, 설담태백(舌淡苔白)하고, 맥(脈)은 현(弦)한 증상이 나타나는 경우에는 백작약(白芍藥), 지실(枳實), 감초(甘草)를 배합하여 소간리비(疏肝理脾), 해울투열(解鬱透熱)한다(예 : 사역산(四逆散)[상한론(傷寒論)]). 이 처방은 또한 간울기체(肝鬱氣滯)로 흉협완복(胸脇脘腹)이 동통(疼痛)하고, 혹은 창만불서(脹滿不舒)하며, 맥(脈)은 현(弦)한 것을 치료한다. 또한 부녀(婦女)의 월경(月經)이 부조(不調)하여 흉협(胸脇)이 인통(引痛)하고, 복중창통(腹中脹痛)하며, 맥현(脈弦)한 것을 치료한다.

승마(升麻) 【신농본초경(神農本草經)】 CIMICIFUGAE RHIZOMA

【기원】 미나리아재비과(Ranunculaceae)에 속한 여러 해 살이 풀인 승마 *Cimicifuga heracleifolia* Kom.과 눈빛승마 *C. dahurica* (Turcz.) Maxim. 및 황새승마 *C. foetida* L.의 뿌리줄기를 건조한 것으로, 가을에 채취하여 흙을 없애고 햇볕에 말려서 잔뿌리가 건조될 때 잔뿌리를 없애고 햇볕에 말린다.

【성미】 성질은 약간 차고, 맛은 맵고 약간 달면서 쓰다.

【귀경】 비, 위, 폐, 대장경.

【효능 및 주치】 1. 발표투진(發表透疹) : 한열두통(寒熱頭痛), 투진불창(透疹不暢)

2. 청열해독(清熱解毒) : 위화항성(胃火亢盛)→아은부란(牙齦腐爛), 구설생창(口舌生瘡), 창양종독(瘡瘍腫毒), 인후종통(咽喉腫痛)

3. 승양거함(升陽擧陷) : 기허하함(氣虛下陷)→구설(久泄)·탈항·자궁하수

【해설】 본품은 맛이 달고 매우며, 약성(藥性)이 약간 차고, 가벼워서 위로 뜨고 상행(上行)하여 승산(升散)시키는 좋은 약이 되고, 기(氣)를 승제(升提)케 하여 기허하함(氣虛下陷)의 증상인 탈항(脫肛), 자궁탈수(子宮脫垂) 등을 치료하고, 또 발표투진(發表透疹)하여 마진(麻疹)의 초기에 쉽게 투발(透發)되지 못하는 증상이나 양독발반(陽毒發斑)을 치료한다. 그 다음으로는 청열해독(清熱解毒)의 효능이 있어 위화열독(胃火熱毒)으로 인한 인후종통(咽喉腫痛), 구창(口瘡), 아통(牙痛)을 치료한다.

승마(升麻)가 승거(升擧)시키고 투발(透發)하는 효능은 시호(柴胡)나 갈근(葛根)보다

더 강한데, 시호(柴胡)와 같이 사용하면 승제(升提)하는 효과가 증강되고, 갈근(葛根)과 같이 배합하여 사용하면 투진(透疹)시키는 작용이 더 강해진다.

본품은 또한 해독(解毒)작용이 강하여 석고(石膏)와 같이 배합되면 위화치통(胃火齒痛)을 치료하고, 대청엽(大青葉)과 같이 배합되면 열병(熱病)으로 인한 발반(發斑)을 치료한다.

【약효감별】 승마(升麻)와 시호(柴胡)는 모두 풍열(風熱)을 소산(疏散)하고 양기(陽氣)를 승제(升提)하지만, 시호(柴胡)는 소양(少陽)을 선발(宣發)하고, 소간해울(疏肝解鬱)하며, 승마(升麻)는 양명(陽明)을 선투(宣透)하고, 투진해독(透疹解毒)한다. 이 두 가지의 약은 항상 보중익기(補中益氣)의 약에 함께 사용된다.

승마(升麻), 갈근(葛根), 시호(柴胡)는 모두 승거투발(升擧透發)하는 효능이 같은데, 승마(升麻)가 그 효능이 비교적 강하고, 승제(升提)하는 경우에는 항상 시호(柴胡)와 배합하며, 투진(透疹)하는 경우에는 갈근(葛根)과 배합된다.

【포제】 잡질을 없애고 사용한다. 발표투진(發表透疹)과 청열해독(淸熱解毒)하는 경우에는 생용(生用)한다. 승마(升麻)에 열(熱)을 가하여 포제(炮製)한 초승마(炒升麻), 밀자승마(蜜炙升麻)는 신산(辛散) 작용이 줄어들고, 비양(脾陽)을 승(升)하는 작용이 주가 되며, 아울러 위(胃)에 대한 자극성이 감소된다. 밀자(蜜炙)하면 발표력(發表力)이 약해지고, 약간 감보(甘補)의 성질을 겸하게 되어서, 주로 중기허약(中氣虛弱)으로 인한 핍력(乏力), 단기(短氣), 권태(倦怠) 및 중기하함(中氣下陷)으로 인한 탈항(脫肛), 자궁하수, 구사(久瀉), 구리(久痢), 붕루(崩漏) 등에 활용된다. 밀자(蜜炙)하면 오로지 인삼(人參)과 황기(黃芪)를 도와서 양기(陽氣)를 승거(升擧)케 하는데 활용된다.

【용량과 용법】 4~12g.

【금기증】 본품은 상행(上行)하고 승산(升散)하는 성질이 강하므로, 상성하허(上盛下虛), 음허화왕(陰虛火旺), 간양상항(肝陽上亢) 및 기역불강(氣逆不降)에는 금해야 하며, 마진(麻疹)이 이미 투발(透發)된 자는 복용을 금해야 한다.

【임상응용】 ① 중기하함(中氣下陷), 내장하수(內臟下垂)(탈항, 자궁하수 등) 및 부녀(婦女)의 붕루(崩漏)가 기(氣)가 섭혈(攝血)할 수 없어서 발생하는 증상에는 황기(黃芪), 인삼(人參), 백출(白朮), 감초(甘草) 등을 배합하여 익기승양(益氣升陽), 조보비위(調補脾胃), 보중익기(補中益氣)한다(예 : 보중익기탕(補中益氣湯)[비위론(脾胃論)]).

② 위중적열(胃中積熱)로 안하여 상하아통(上下牙痛)하여 참을 수 없고 머리까지 당기게 하여 아픈 경우에는 생지황(生地黃), 황련(黃連), 목단피(牧丹皮) 등을 배합하여 청열해독(淸熱解毒)한다(예 : 청위산(淸胃散)[비위론(脾胃論)]).

③ 소아의 인후종통(咽喉腫痛)에는 우방자(牛蒡子), 현삼(玄參), 길경(桔梗) 등을 배합한다(예 : 우방자탕(牛蒡子湯)[증치준승(證治準繩)]).

④ 폐옹(肺癰)으로 농혈(膿血)을 뱉어내고 취기(臭氣)가 있으며, 가슴과 젖이 모두 아픈 경우에는 길경(桔梗), 의이인(薏苡仁), 목단피(牧丹皮) 등을 배합한다(예 : 승마탕(升麻湯)[본사방(本事方)]).

만형자(蔓荊子) 【신농본초경(神農本草經)】 VITICIS FRUCTUS

【기원】 마편초과(Verbenaceae)에 속한 낙엽관목인 순비기나무 *Vitex rotundifolia* L. fil.와 만형(蔓荊) *V. trifolia* L.의 성숙한 과실을 건조한 것으로, 가을에 과실이 성숙했을 때 채취하여 햇볕에 말린다.

【성미】 성질은 약간 차고, 맛은 맵고 쓰다.

【귀경】 방광, 간, 위경.

【효능 및 주치】 1. 소산풍열(疏散風熱) : 풍열감모(風熱感冒), 두풍(頭風)

2. 청리두목(淸利頭目) : 풍열두통(風熱頭痛), 고혈압증 두통, 풍사(風邪)→목적종통(目赤腫痛)·두혼목암(頭昏目暗)

3. 거풍제습(祛風除濕) : 지체관절산통(肢體關節酸痛), 연급(攣急), 풍수범람(風水泛濫)

【해설】 본품은 맛이 맵고 쓰며, 약재가 가볍고 뜨는 성질이 있어서 풍사(風邪)를 발산(發散)하고, 약성(藥性)이 약간 차서 청열(淸熱)하며, 질(質)이 가벼워서 상부(上部)로 들어가 머리와 얼굴 부위의 풍열(風熱)을 발산(發散)하고 두목(頭目)을 청리(淸利)하는 효능이 있어 외감풍열(外感風熱)로 인해 나타나는 두통, 두훈(頭暈), 목적종통(目赤腫痛) 및 두풍통(頭風痛) 등을 치료하는데 자주 활용되는 약이 되며, 또한, 목통(目痛), 다루(多淚)의 눈 질환을 치료하는 데도 좋다.

본품은 치통(齒痛)을 치료하는데, 치아는 신(腎)에 속하여 골지여(骨之餘)가 되지만, 윗잇몸은 족양명경(足陽明經)에 속하고, 아랫잇몸은 수양명경(手陽明經)에 속하여 양명

풍열(陽明風熱)이 상공(上攻)하면 동요(動搖)하고 종통(腫痛)하게 되는데, 본품은 풍열(風熱)을 소산(疏散)하여 치통(齒痛)을 치료한다.

본품은 또 산풍승습(散風勝濕)의 효능이 있어 풍습비통(風濕痺痛), 사지구련(四肢拘攣), 부득굴신(不得屈伸)을 치료한다. 그러나 약재가 가벼워서 상승하므로 하지(下肢)의 습비구련(濕痺拘攣)을 치료하기가 어렵다.

【포제】 잡질을 제거하고, 사용할 때에 도쇄(搗碎)하여 사용한다. 생품은 재질이 단단하고 질긴데, 초제(炒製)한 후에는 꼭지와 껍질의 제거가 쉽게 되고, 질(質)을 성글게 하여 파쇄(破碎)와 유효성분의 전출(煎出)을 쉽게 한다. 또한 신산(辛散)시키는 효능을 완화시키고, 차가운 성질이 완화되어져 청양(淸陽)의 기(氣)를 올려주고 거습지통(祛濕止痛)하는데 장점을 발휘하게 되어 이목실총(耳目失聰), 풍습비통(風濕痺痛)에 활용된다.

【용량과 용법】 4~12g.

【금기증】 혈허유화(血虛有火)로 인한 두통목현(頭痛目眩)과 비위(脾胃)가 허한(虛寒)한 자는 복용을 금한다.

【임상응용】 ① 풍열(風熱)로 목적종통(目赤腫痛)하는 경우에는 감국(甘菊), 백질려(白蒺藜), 황금(黃芩), 방풍(防風), 치자(梔子) 등을 배합하여 간경(肝經)의 풍열(風熱)을 산(散)한다(예 : 세간명목산(洗肝明目散)[만병회춘(萬病回春)]).

② 풍습(風濕)으로 지체산마구련(肢體痠麻拘攣), 기육관절동통(肌肉關節疼痛), 활동불편하는 경우에는 강활(羌活), 방풍(防風), 위령선(威靈仙), 당귀(當歸), 창이자(蒼耳子) 등을 배합하여 거풍제습(祛風除濕), 통락지통(通絡止痛)한다.

③ 풍열상요(風熱上擾)로 인하여 목적종통(目赤腫痛)하거나 혹은 두훈(頭暈), 두통을 겸하고 있는 경우에는 국화(菊花), 만형자(蔓荊子), 황금(黃芩), 강활(羌活) 등을 배합한다(예 : 결명자산(決明子散)[제생방(濟生方)]).

청두시(淸豆豉)【명의별록(名醫別錄)】SOJAE SEMEN PRAEPARATUM

【기원】 콩과(Leguminosae)에 속한 일년생 풀인 콩(대두) *Glycine max* (L.) Merr.의 성숙한 종자를 발효, 가공하여 건조한 것이다.

상엽(桑葉)과 청호(靑蒿) 각 70~100g을 물로 달여서 여과하고, 깨끗이 씻은 대두(大豆)

1,000g에 달인 액을 혼합하여 달인 약액이 모두 흡수된 후 쪄서 약간 햇볕에 말린 다음 용기에 넣고, 삶아 두었던 상엽(桑葉)과 청호(青蒿) 찌꺼기를 덮어 황의(黃衣)가 될 때까지 발효시킨 다음 꺼내어 약의 찌꺼기를 제거하고 깨끗이 씻는다. 이 깨끗이 씻은 콩을 다시 용기에 넣고 15~20일간 충분히 발효시켜 뜨는 냄새가 날 때 꺼내 약간 쪄서 건조하여 만든다.

【성미】 성은 차고, 맛은 쓰고 매우면서 달다.

【귀경】 폐, 위경.

【효능 및 주치】 1. 발한해표(發汗解表) : 풍열표증(風熱表證)(외감초기(外感初期))

2. 선울제번(宣鬱除煩) : 번조(煩躁), 흉민(胸悶), 허번부득면(虛煩不得眠)

3. 화위소식(和胃消食) : 완복포창(脘腹飽脹), 애기산부(噯氣酸腐), 불능식(不能食)

【해설】 본품은 맛이 쓰고 매우며, 약성(藥性)이 차갑고, 소산선투(疏散宣透)하는 성질이 있어 표사(表邪)를 투해(透解)하고 울열(鬱熱)을 선산(宣散)하는 효능이 있다. 그러나 발한력이 다른 약물보다 평온(平穩)하여 발한(發汗)작용이 있지만 음액(陰液)을 손상시키지 않아 온병표증(溫病表證)을 치료하는 주약(主藥)이 된다.

본품은 해표발한(解表發汗)하는 효능이 있어 감모(感冒) 혹은 온병초기(溫病初起), 한열두통(寒熱頭痛), 무한(無汗)을 치료하고, 번열(煩熱)을 청제(淸除)하는 효능이 있어 흉중불서(胸中不舒), 번열불면(煩熱不眠) 등의 증상을 치료한다. 이 외에도 습열(濕熱)로 인한 장기(瘴氣)를 치료한다.

본품은 사열(邪熱)이 가슴 속에 울체되어 나타나는 흉중번민(胸中煩悶)과 불면증에는 선발(宣發)시키는 효능을 취하여 사용하지만, 청열(淸熱)의 작용이 약하므로 치자(梔子)를 같이 배합하여 치료하고, 가슴속의 울열(鬱熱)을 선청(宣淸)하므로 온사(溫邪)의 초기 감염이나 여열(餘熱)이 내요(內擾)하여 투발(透發)하고자 하는 데 자주 활용하는 좋은 약이 된다.

두시(豆豉)는 가공할 때 이용되는 보료(輔料)에 따라 성질이 달라지는데, 상엽(桑葉)과 청호(青蒿)를 같이 이용하여 만드는 청두시(淸豆豉)는 약성(藥性)이 차가운 쪽에 치우쳐서 풍열표증(風熱表證), 온병초기(溫病初起)에 주로 응용한다. 마황(麻黃)과 자소엽(紫蘇葉)을 같이 이용하여 만드는 담두시(淡豆豉)의 경우에는 약성(藥性)이 약간 따뜻하고 발산력(發散力)도 강하며, 풍한표증(風寒表證)에 주로 적용된다.

【포제】 잡질을 제거하고 청수(淸水)에 세정(洗淨)하여 햇볕에 말려서 사용하거나 또는 초향(焦香)하여 사용한다.

【용량과 용법】 8~16g.

【금기증】 상한(傷寒)이 음경(陰經)에 전입(轉入)하거나 삼음(三陰)에 직중(直中)한 자는 금해야 한다. 산모의 경우에는 본품이 유즙의 분비를 억제하는 작용을 가지므로 사용하지 않는 것이 좋다.

【임상응용】 1. 청두시(淸豆豉)

① 열병(熱病) 후에 나타나는 허번(虛煩), 흉중번민(胸中煩悶), 허번불면(虛煩不眠)을 치료하는 경우에는 산치자(山梔子)를 배합하여 제번(除煩)한다(예 : 치자시탕(梔子豉湯)[상한론(傷寒論)]).

② 온병초기(溫病初起)에 발열, 미오풍한(微惡風寒)하고, 무한(無汗)하거나 혹은 유한부다(有汗不多)하며, 두통, 구갈(口渴)하는 경우에는 금은화(金銀花), 연교(連翹), 박하(薄荷) 등을 배합하여 신량투표(辛凉透表), 청열해독(淸熱解毒)한다(예 : 은교산(銀翹散)[온병조변(溫病條辨)]).

③ 음허(陰虛)한데 외사(外邪)를 감수(感受)하여 두통, 신열(身熱), 미오풍한(微惡風寒), 해수인건(咳嗽咽乾), 구갈(口渴), 심번(心煩), 설적(舌赤), 맥삭(脈數)하는 경우에는 위유(萎蕤), 길경(桔梗), 백미(白薇) 등을 배합하여 자음청열(滋陰淸熱), 발한해표(發汗解表)한다(예 : 가감위유탕(加減葳蕤湯)[통속상한론(通俗傷寒論)]).

2. 담두시(淡豆豉)

① 풍한감모(風寒冒感)를 치료하는 경우에는 총백(葱白), 생감초(生甘草), 길경(桔梗) 등을 배합한다(예 : 총시길경탕(葱豉桔梗湯)[통속상한론(通俗傷寒論)]).

② 외감풍한(外感風寒)의 초기에 오한발열(惡寒發熱), 무한(無汗), 두통, 신통(身痛), 비색류체(鼻塞流涕), 맥부(脈浮) 등의 증상이 나타나는 경우에는 총백(葱白)을 배합하여 통양발한(通陽發汗), 해표산한(解表散寒)한다(예 : 총시탕(葱豉湯)[주후방(肘后方)]).

선태(蟬蛻) 【명의별록(名醫別錄)】 CICADAE PERIOSTRACUM

【기원】 매미과(Cicadidae)에 속한 곤충인 곤선(昆蟬) *Cryptotympana pustulata*

Fabr. 또는 흑선(黑蟬) *C. atrata* Fabr.의 유충이 땅 속에서 나와 성충이 될 때 탈락한 피각(皮殼)으로, 여름과 가을에 수집하여 니사(泥砂)를 제거하고 햇볕에 말린다.

【성미】 성질은 약간 차고, 맛은 달다.

【귀경】 폐, 간경.

【효능 및 주치】 1. 소산풍열(疏散風熱) : 풍열감모(風熱感冒)

2. 투진지양(透疹止痒) : 마진초기(麻疹初起), 풍진(風疹), 담마진(蕁麻疹), 피부소양(皮膚瘙痒)

3. 명목퇴예(明目退翳) : 간경풍열(肝經風熱)→목적(目赤)·목예(目翳)·다루(多淚)

4. 거풍지경(祛風止痙) : 파상풍, 소아경간(小兒驚癎), 경풍(驚風), 소아야제(小兒夜啼)

5. 이인후(利咽喉) : 외감풍열(外感風熱)→인후종통(咽喉腫痛)·실음(失音)

【해설】 본품은 맛이 달고 약성(藥性)이 차며, 질(質)이 가볍고 폐경(肺經)에 들어가서 폐경(肺經)의 풍열(風熱)을 선산(宣散)하므로 풍열감모(風熱感冒)와 온병초기(溫病初起)의 발열을 치료하고, 투진(透疹)하여 마진(麻疹), 풍진초기(風疹初起)에 쉽게 투발(透發)되지 못하는 증상을 치료한다. 또 간경(肝經)에 들어가서 양간식풍(凉肝熄風)시켜 경축(驚搐)을 그치게 하므로, 소아의 경풍(驚風)이나 파상풍(破傷風)으로 인한 추축(抽搐)을 치료한다.

또, 본품은 퇴예(退翳)하는 효능이 있어 예장(翳障)이 발생하여 눈동자를 가리는 증상을 치료하고, 그 외에 소아의 몸이 마르고 배만 큰 감적병(疳積病)과 풍열(風熱)로 일어나는 실음증(失音症)을 치료하기도 한다.

본품은 특히 껍질을 약재로 사용하기 때문에 소풍지양(疏風止痒)하여 피부의 창개(瘡疥), 은진(癮疹), 풍진소양(風疹瘙痒)의 증후를 치료하는데 많이 이용한다.

【약리작용】 해열, 진정(鎭靜), 항경궐(抗驚厥), 반사저하(反射低下)의 작용이 있다.

【포제】 잡질을 제거하고 깨끗이 씻은 다음 햇볕에 말려서 사용한다.

【용량과 용법】 3~10g을 달여 먹는다. 항경궐(抗驚厥)하는 경우에는 연말(研末)하여 매회 1~2g을 충복(沖服)한다.

【금기증】 흩어주는 성질이 있으므로 임신부에는 사용을 금해야 하고, 약성(藥性)이 약간 차므로 허한(虛寒) 또는 찬 성질이 있는 병에는 복용을 금한다.

【임상응용 ① 풍열감모(風熱感冒)나 온병초기(溫病初起)에는 박하(薄荷), 연교(翹),

국화(菊花) 등을 배합한다.

② 습(濕)이 혈맥(血脈)에 침음(浸淫)하여 창개소양(瘡疥瘙痒)하거나 풍열은진(風熱癮疹)이 나타나는 경우에는 방풍(防風), 지모(知母), 형개(荊芥), 우방자(牛蒡子) 등을 배합하여 소풍청열(疏風淸熱), 제습지양(除濕止痒)한다.

③ 예막차정(翳膜遮睛), 적종동통(赤腫疼痛), 시물불명(視物不明), 은삽난개(隱澀難開), 치루(眵泪)가 많이 발생하는 등의 증상이 나타나는 경우에는 곡정초(穀精草), 백질려(白蒺藜), 초결명(草決明) 등을 배합한다(예 : 선화산(蟬花散)[화제국방(和劑局方)]).

④ 경풍(驚風), 야제(夜啼), 교아(咬牙), 해수(咳嗽), 인후종동(咽喉腫痛) 등의 증상에는 백강잠(白殭蠶), 감초(甘草), 연호색(延胡索) 등을 배합한다(예 : 선화산(蟬花散)[소아약증직결(小兒藥證直訣)]).

부평(浮萍)【신농본초경(神農本草經)】SPIRODELAE HERBA

【기원】 개구리밥과(Lemnaceae)에 속한 여러 해 살이 수표식물인 개구리밥 *Spirodela polyrhiza* (L.) Schleid.와 좀개구리밥 *Lemna minor* L.의 전초(全草)를 건조한 것이다. 6~9월 사이에 채취하여 깨끗이 씻고 잡질을 제거한 다음 햇볕에 말린다.

【성미】 성은 차고, 맛은 맵다.

【귀경】 폐경.

【효능 및 주치】 1. 발한해표(發汗解表) : 풍열표증(風熱表證), 마진초기(麻疹初起)

2. 청열해표(淸熱解表) : 단독(丹毒), 구내염

3. 행수소종(行水消腫) : 양수표증(陽水表證), 급성신염→부종, 수종(水腫)(열증(熱證)), 소변불리(小便不利)

4. 거풍지양(祛風止痒) : 풍진(風疹), 피부소양(皮膚瘙痒), 담마진(蕁麻疹)

【해설】 본품은 맛이 맵고 약성(藥性)이 차가우며, 약의 몸체가 가벼워서 성질이 위로 뜬다. 따라서 폐경(肺經)에 들어가 승산(升散)하고 모규(毛竅)를 선개(善開)하여 발한해표(發汗解表)하고 투진(透疹)시키는 효능이 있다. 따라서, 외감풍열(外感風熱)로 발열무한(發熱無汗)하거나 마진불투(麻疹不透), 풍진소양(風疹瘙痒)을 치료한다.

또, 본품은 폐기(肺氣)를 통리(通利)하여 수(水)를 방광(膀胱)으로 하달(下達)하게 하여 습사(濕邪)가 조체(阻滯)되어 나타나는 부종, 소변불리(小便不利) 등을 치료하는데, 특히 약성(藥性)이 차가우므로 표열증(表熱證)을 동반하는 수종(水腫)이나 소변불리(小便不利)에 더욱 적합하다.

【약효감별】 본품은 행수(行水)에 특징이 있고, 마황(麻黃)은 발한(發汗)에 특징이 있는데, 마황(麻黃)은 맛이 맵고 약성(藥性)이 따뜻하여 모규(毛竅)를 온개(溫開)하여 풍한(風寒)을 발산(發散)시키는 효능이 우수하고, 본품은 약성(藥性)이 차가워서 풍열(風熱)을 승산(升散)시키는 효능이 마황(麻黃)보다 강하다.

【포제】 잡질을 제거하고 사용한다.

【용량과 용법】 4~12g.

【금기증】 표기(表氣)가 허(虛)하여 자한(自汗)하는 경우, 실열(實熱)이 아닌 열(熱), 혈허(血虛)로 피부가 말라 있는 경우, 기허풍통(氣虛風痛) 및 몸이 허약한 사람의 수종(水腫)에는 사용하지 않는다.

【임상응용】 ① 완선(頑癬)을 치료하는 경우에는 창출(蒼朮), 고삼(苦蔘), 황금(黃芩) 등을 배합한다(완선부평환(頑癬浮萍丸)[외과정종(外科正宗)]).

목적(木賊) 【가우보주본초(嘉祐補注本草)】 EQUISETI HIEMALIS HERBA

【기원】 속새과(Equisetaceae)에 속한 여러 해 살이 상록 풀인 속새 *Equisetum hiemale* L.의 지상부를 건조한 것으로, 봄과 가을에 채취하여 햇볕이나 그늘에서 말린다.

【성미】 성질은 평하고, 맛은 달고 쓰다.

【귀경】 폐, 간, 담경.

【효능 및 주치】 1. 소풍청열(疏風清熱) : 풍열감모(風熱感冒), 인후종통(咽喉腫痛), 옹종(癰腫)

2. 명목퇴예(明目退翳) : 목적다루(目赤多淚), 목생운예(目生雲翳)

3. 양혈지혈(涼血止血) : 월수부단(月水不斷), 혈리(血痢), 치창출혈(痔瘡出血)

【해설】 본품은 맛이 달고 쓰며, 약성(藥性)은 평(平)하다. 풍열(風熱)을 산(散)하고 명목퇴예(明目退翳)하는 효능이 있어, 주로 외감풍열(外感風熱)로 인한 목적다루(目赤多淚)와 예막차정(翳膜遮睛) 등의 눈 질환을 치료하는데 이용된다.

이 외에 본품은 지혈화어(止血化瘀)하는 작용이 있어 어혈(瘀血)로 인한 적취(積聚)를 치료할 뿐만 아니라, 초흑(炒黑)하여 사용하면 월경과다(月經過多)를 치료할 수 있으며, 청열지혈약(淸熱止血藥)을 배합하면 혈열(血熱)로 인하여 장풍하혈(腸風下血), 혈리(血痢), 치창출혈(痔瘡出血) 등의 증상이 발생하는 것을 치료할 수 있다.

【포제】 잡질을 제거하고 사용한다. 여러 가지 출혈증을 치료하는 경우에는 초흑(炒黑)하여 사용하고, 발산(發散)하는 경우에는 세정(洗淨)하고 마디를 없앤 다음 사용한다.

【용량과 용법】 6~12g.

【금기증】 서열(暑熱)(서사(暑邪), 열사(熱邪))로 상혈(傷血)하여 눈이 갑자기 붉게 되고 붓고 아픈 증상이 있는 경우, 구예(久翳) 및 혈허증(血虛證)에는 복용을 금한다.

【임상응용】 ① 각막염, 각막운예내장(角膜雲翳內障) 및 녹내장 등에는 국화(菊花), 밀몽화(密蒙花), 석결명(石決明) 등을 배합하여 청간열(淸肝熱)한다(예 : 밀몽화산(密蒙花散)[화제국방(和劑局方)]).

제 2 장 청열약(淸熱藥)

1. 청열약(淸熱藥)의 정의

주로 이열(裏熱)을 청해(淸解)하는 작용을 지니고 있는 약물들을 포괄하며, 이열증(裏熱證)을 치료하는 중요한 효능을 지니고 있는 약물이다.

청열약(淸熱藥)들은 《내경(內經)》의 '열자한지(熱者寒之)'의 치료 원칙을 근거로 하여 응용하는 것을 목적으로 하였다. 청열(淸熱)작용을 하는 약물들은 모두 차거나 서늘한 약성(藥性)을 구비하고 있으며, 맛은 대부분 쓰고 약성(藥性)은 찬데, 일부 약물에서 단맛, 짠맛을 지니고 있다. 청열약(淸熱藥)은 청열사화(淸熱瀉火), 해독, 양혈(凉血), 청허열(淸虛熱) 등의 효능을 지니고 있으므로, 열병고열(熱病高熱), 온역(瘟疫), 열리(熱痢), 옹종창양(癰腫瘡瘍), 목적종통(目赤腫痛), 인후종통(咽喉腫痛) 및 음허내열(陰虛內熱) 등의 각종 이열증(裏熱證)에 응용된다.

청열약(淸熱藥)의 작용범위는 비교적 광범위한데, 무릇 심(心), 폐(肺), 위(胃), 간(肝), 담(膽) 등 여러 경(經)의 열증(熱證)에 모두 응용이 가능하다.

2. 청열약(淸熱藥)의 분류

청열약(淸熱藥)의 약성(藥性)이 서로 같지 않을 뿐만 아니라, 질병에 있어서도 병인(病因), 병정(病情)이 서로 같지 않으므로 병인(病因)과 병정(病情)의 차이에 따라서 각기 다른 종류의 청열약(淸熱藥)을 응용하여야 한다. 따라서 다음과 같이 그 특징을 근거로 삼아 일곱 가지로 분류할 수 있다.

1) 청열사화약(淸熱瀉火藥)

청열사화약(淸熱瀉火藥)은 대개 기분(氣分)에 작용해서 기분(氣分)의 실열증(實熱證)에 대하여 직접 그 화세(火勢)를 제거하는 작용을 한다.

2) 청열명목약(淸熱明目藥)

청열명목약(清熱明目藥)은 간화(肝火)를 청해(清解)함으로써 명목(明目)시키는 작용을 하므로, 흔히 간화항성(肝火亢盛)으로 인한 목적종통(目赤腫痛) 등의 병증(病證)을 치료하는 작용을 한다.

3) 청열양혈약(清熱凉血藥)

청열양혈약(清熱凉血藥)은 혈분(血分)에 작용하여 혈분(血分)의 실열증(實熱證)을 제거한다. 일부의 어떤 약물들은 보음(補陰) 작용이 있는 약물을 배합함으로써 음허발열(陰虛發熱)(허열(虛熱))을 치료하는 작용을 한다.

4) 청열조습약(清熱燥濕藥)

청열조습약(清熱燥濕藥)은 대개 맛이 쓰고 약성(藥性)이 차가운 약물로서, 맛이 쓰기 때문에 조습(燥濕)작용을 할 수 있으며, 약성(藥性)이 차가우면 승열(勝熱)할 수 있으므로 흔히 습열(濕熱)의 병증(病證)을 치료하는 작용을 한다.

5) 청열해독약(清熱解毒藥)

청열해독약(清熱解毒藥)은 청열약(清熱藥) 중 해독(解毒) 작용을 겸비하고 있는 약물로서, 흔히 온역(瘟疫), 독리(毒痢) 및 옹종(癰腫), 창종(瘡腫) 등의 모든 열독증(熱毒證)에 대하여 치료작용을 한다.

6) 청퇴허열약(清退虛熱藥)

청퇴허열약(清退虛熱藥)은 허열(虛熱)을 청해(清解)하며 골증조열(骨蒸潮熱)을 제거하는 작용을 하므로, 흔히 오후조열(午後潮熱), 미열불퇴(微熱不退) 등의 병증(病證)을 치료하는 작용을 한다.

7) 청열해서약(清熱解暑藥)

청열해서약(清熱解暑藥)은 청열약물(清熱藥物) 중 해서(解暑) 작용을 겸하고 있는 약물로서, 흔히 서열(暑熱), 서습병(暑濕病) 등의 병증을 치료하는 작용을 한다.

3. 청열약(淸熱藥)의 응용 시 주의점

① 병정(病情)의 요구에 따라서 서로 배합하여 응용할 수 있는데, 대개 청열(淸熱)을 목적으로 사용하는 경우에는 포제(炮製)를 하지 않고 생용(生用)한다.

② 응용할 때에는 반드시 기혈(氣血)의 허실(虛實)을 잘 구분하여 청열(淸熱)시켜야 하며, 병정(病情)의 주(主)·차(次)와 선(先)·후(後)를 잘 파악하여 결정하여야 한다. 다시 말하면, 그 열상(熱象)이 기분(氣分)의 열(熱)인지 또는 혈분(血分)의 열(熱)인지를 구별해야 하며, 또한 허열(虛熱)인지, 실열(實熱)인지를 알아야 하고, 진열가한(眞熱假寒)인지 진한가열(眞寒假熱)인지도 명확하게 진단하여 투여하지 않으면 안 된다. 즉 사물의 정면만을 보지말고 그 이면(裏面)까지도 확실하게 보아야 한다는 것이다.

③ 표리허실(表裏虛實)을 잘 구분해야 한다. 표증(表證)의 발열인 경우에는 해표(解表)해야 하고, 이실열증(裏實熱證)인 경우에는 청리(淸裏)해야 하며, 음허내열(陰虛內熱)인 경우에는 자음청열(滋陰淸熱)해야 하고, 기허발열(氣虛發熱)인 경우에는 감온제열(甘溫除熱)해야 하며, 표리구열(表裏俱熱)인 경우에는 먼저 해표(解表)하거나 표리쌍해(表裏雙解)해야 한다.

④ 열(熱)이 기분(氣分), 영분(營分), 혈분(血分) 중 어디에 있는 지를 명확하게 구분해야 한다. 열이 기분(氣分)에 있으면 청기(淸氣)해야 하고, 영분(營分)에 들어갔으면 청영설열(淸營泄熱)해야 하며, 혈분(血分)에 들어갔으면 청열량혈(淸熱凉血)해야 한다.

⑤ 열증(熱證)이 있는 장부(臟腑)를 구별해야 한다. 열(熱)이 폐(肺)에 있으면 폐열(肺熱)을 청설(淸泄)해야 하고, 열이 심(心)에 있으면 청심(淸心)해야 하며, 간담화성(肝膽火盛)인 경우에는 간담(肝膽)을 청설(淸泄)하는 등 그 병소(病所)를 살핀 다음 해당 장부(臟腑)를 청설(淸泄)하는 약물을 선택하여 치료해야 한다.

⑥대개 맛이 쓰고 약성(藥性)이 차갑기 때문에 양기(陽氣)를 손상시킬 우려가 있으므로 양기(陽氣)가 부족하거나 비위(脾胃)가 허한(虛寒)한 병증(病證)에는 신중하게 복용해야 한다.

⑦ 위납불가(胃納不佳), 장활이사(腸滑易瀉)의 증상에는 사용을 삼가야 한다.

⑧ 음성격양(陰盛格陽), 진한가열(眞寒假熱) 등의 증상에는 망투(妄投)하지 말아야 한다.

⑨ 장기간 또는 대량 복용하면 인체에 나쁜 영향을 미치게 되므로, 열상(熱象)이 없어지면 응용을 중지하여 정기(正氣)가 손상되지 않도록 해야 한다.

4. 청열약(淸熱藥) 응용 시 배합법

① 이열(裏熱)에 표증(表證)이 겸했을 때는 마땅히 먼저 해표(解表)시키거나, 혹은 표리(表裏)를 동시에 치료하여야 한다.

② 기분(氣分)의 열증(熱證)에 혈분(血分)의 열증(熱證)이 겸했을 때는 기분(氣分)의 열과 혈분(血分)의 열을 청해(淸解)시켜야 하지만, 만약 기분(氣分)의 열증(熱證)이 있으면서 열사(熱邪)가 영혈(營血)로 전입(傳入)되지 않았을 때에 양혈약(涼血藥)을 일찍 응용하는 것은 적당치 못한 것이다.

③ 청열약(淸熱藥)은 약성(藥性)이 차거나 서늘한 것이 많아서 비위(脾胃)를 상하여 운화(運化)에 영향을 미치므로, 비위(脾胃)가 허약한 환자는 먼저 건위(健胃)하는 약물로 보하여야 한다.

④ 열병(熱病)은 진액(津液)을 손상하기 쉽고, 청열조습약(淸熱燥濕藥)은 성질 또한 매우 조(燥)하므로 진액(津液)을 상하기 쉬워서 음허(陰虛)의 환자는 양음약(養陰藥)으로 보한 다음에 병사(病邪)를 제거하면서도 부정(扶正)하는 것을 잊지 말아야 한다.

제 1 절 청열사화약(淸熱瀉火藥)

열(熱)은 화(火)가 점차적으로 일어나는 것이며, 화(火)는 열(熱)이 매우 심한 상태이므로, 열(熱)은 가벼운 상태이고, 화(火)는 중(重)한 상태이다. 열(熱)과 화(火)는 성질이 비슷하며, 단지 정도에서 차이가 있을 뿐이다. 청열사화약(淸熱瀉火藥)은 주로 청열사화(淸熱瀉火)의 작용을 가지고 있는데, 이 약들은 온열독사(溫熱毒邪)가 기분(氣分)에 머물러 정체되어 있는 실열증(實熱證)을 치료한다. 여기에 해당되는 약은 대부분 성미(性味)가 감한(甘寒)하거나 고한(苦寒)하고, 폐위(肺胃)의 기분(氣分)의 실열(實熱)을 청(淸)하는 것을 주로 하며, 일부는 심열(心熱)과 서열(暑熱)을 청(淸)하거나 청간명목(淸肝明目)하는 경우도 있다. 여기에 해당되는 약들은 주로, 고열(高熱), 번갈인음(煩渴引飮), 한다(汗多), 섬어(譫語), 발광(發狂), 설홍(舌紅), 설태황조(舌苔黃燥), 맥홍대(脈洪大) 혹은 활삭(滑數) 등의 증상에 적용되는데, 이러한 증상은 기분실열(氣分實熱)의 증후(證候)에 해당된다. 따라서, 청열사화약(淸熱瀉火藥)은 또한 폐열(肺熱), 위열(胃熱), 심열(心熱), 서열

(暑熱)로 나타나는 여러 종류의 실열증(實熱證)에 포괄하여 응용된다.

다만 허약한 사람이 이 약을 사용할 때에는 정기(正氣)를 고려하여 부정(扶正)의 약물을 배합해야 하며, 또한 각 약물의 작용부위가 서로 다르므로, 약물의 성질에 따라 선택하여 사용하여야 한다.

석고(石膏) 【신농본초경(神農本草經)】 GYPSUM FIBROSUM

【기원】 황산염류(黃酸鹽類)에 속한 광물인 석고(石膏) Gypsum으로, 주로 함수황산(含水黃酸)칼슘($CaSO_4 \cdot 2H_2O$)을 함유하고, 채취한 후에 니사(泥砂)와 잡석(雜石)을 제거한다.

【성미】 성질은 매우 차고, 독이 없으며, 맛은 맵고 달다.

【귀경】 폐, 위경.

【효능 및 주치】 1. 청열사화(清熱瀉火)(생용(生用)) : 기분실열증(氣分實熱證), 폐열증(肺熱證), 위화증(胃火證), 구설생창(口舌生瘡)

2. 지갈제번(止渴除煩)(생용(生用)) : 구갈인건(口渴咽乾), 번갈(煩渴)

3. 해기발표(解肌發表)(생용(生用)) : 외감유실열자(外感有實熱者)

4. 해독소종(解毒消腫)(생용(生用)) : 피부홍종동통(皮膚紅腫疼痛), 열독(熱毒)→발반(發斑), 열창(熱瘡)

5. 렴창생기지혈(斂創生肌止血)(煅用) : 외상출혈(外傷出血), 금창출혈(金瘡出血), 옹저생창(癰疽生瘡)→궤불수구(潰不收口), 탕화상(燙火傷), 습진

【해설】 본품은 맛이 맵고 달며, 약성(藥性)이 매우 차고, 폐위(肺胃) 2경에 들어가 매운맛은 기표(肌表)의 열(熱)을 산(散)하고, 매우 차가운 약성(藥性)은 폐위(肺胃)의 화(火)를 청(清)하게 하며, 퇴열생진(退熱生津)하고 제번지갈(除煩止渴)하므로 폐위기분(肺胃氣分)의 실열(實熱)을 청해(清解)하는 중요한 약이 된다. 따라서 열(熱)이 기분(氣分)에 있어 장열번갈(壯熱煩渴)과 맥홍대(脈洪大) 또는 폐열천급(肺熱喘急)의 증상이 있을 때 주약으로 사용된다.

본품은 폐위(肺胃)의 기분열(氣分熱)을 없애고 혈약(血藥)을 도와 양혈해독(涼血解毒)하기 때문에, 울폐(鬱閉)하여 된 발진(發疹)과 사열(邪熱)이 영혈(營血)에까지 파급된 발

반(發斑)에 사용할 수 있다.

본품을 생용(生用)하면 감신(甘辛)하고, 대한(大寒)하게 되어, 청열사화(淸熱瀉火), 제번지갈(除煩止渴) 효능이 강하여 온열병(溫熱病)으로 오는 심번(心煩), 구갈(口渴), 신혼(神昏), 발광(發狂) 등을 치료하고, 위화(胃火)의 상승에 의한 두통, 치통 등도 치료한다. 반면에 단소(煅燒)한 후에 사용하면 매우 차가운 약성(藥性)이 변해서 차갑게 되고, 맛도 감신(甘辛)하면서도 삽(澁)하게 되어 청열사화(淸熱瀉火)하는 효력은 줄어들지만, 수렴작용이 강해져서 수습렴창(收濕斂瘡), 지혈생기(止血生肌)의 작용이 증가되어 외용(外用)으로 많이 이용되므로, 습진, 도상(刀傷), 수화탕상(水火燙傷), 창양(瘡瘍)이 물크러진 다음 잘 유합되지 않는 증상, 외상출혈(外傷出血) 등을 치료한다.

【포제】 생석고(生石膏)는 잡질과 니토(泥土)를 제거하고 깨끗이 한 다음, 두들겨 부수어서 사용한다. 단석고(煅石膏)는 깨끗한 석고(石膏) 덩어리를 취하여 무연(無烟) 노화(爐火) 중에 놓고 무화(武火)로 가열하여 질이 성글어 질 때까지 단(煅)한 다음에 꺼내어 서늘한 곳에 펼쳐 두었다가 연쇄(碾碎)하여 사용한다.

【용량과 용법】 15~60g을 사용하는데, 중증(重證)에는 병의 정황을 참작하여 양을 늘릴 수 있다. 내복(內服)하는 경우에는 생석고(生石膏)를 사용하는데, 탕제(湯劑)에 넣을 때 타쇄(打碎)하여 선전(先煎)해야 한다. 단석고(煅石膏)는 세말(細末)로 갈아서 사용하며, 외용(外用)으로도 이용한다.

【금기증】 비위허한(脾胃虛寒) 및 혈허(血虛), 음허발열(陰虛發熱)자는 복용을 하지 말아야 한다.

그런데, 석고(石膏)는 광석류(礦石類) 약으로 질(質)이 중(重)하고, 용해도 또한 낮으므로 용량이 일반 약 보다는 많아야 하며, 중증(重證)의 경우에 전제(煎劑)에 넣을 때 100g 정도를 사용하는 경우도 있으며, 선전(先煎)해야 한다. 또한 어떤 학자는 세말(細末)로 갈아서 충복(沖服)하기를 주장하는 사람도 있는데, 이 경우에는 용량을 적당하게 줄여야 한다.

【임상응용】 ① 외감풍한(外感風寒)의 표실증(表實證)에 이열(裏熱)을 겸하여 오한발열(惡寒發熱), 신동통(身疼痛)하고, 땀이 나오지 않으면서 번조(煩躁)하며, 설태(舌苔)는 박백(薄白)하거나 미황(微黃)하며, 맥(脈)이 부긴(浮緊)하고 유력(有力)한 증상이 나타나는 것을 치료하는 경우에는 마황(麻黃), 행인(杏仁) 등을 배합하여 발한해표(發汗解表), 청열제번(淸熱除煩)한다(예 : 대청룡탕(大靑龍湯)[상한론(傷寒論)]).

② 외감열병(外感熱病)으로 기분(氣分)의 열이 성(盛)하여 고열(高熱), 번조(煩躁), 구갈욕음(口渴欲飮), 면홍(面紅), 대한출(大汗出), 오열(惡熱), 맥홍대(脈洪大) 혹은 활삭(滑數) 등의 증상이 보이는 경우에는 지모(知母), 감초(甘草), 갱미(粳米)를 배합하여 청기분열(淸氣分熱), 사위화(瀉胃火), 생진지갈(生津止渴)한다(예 : 백호탕(白虎湯)[상한론(傷寒論)]). 또 이 처방은 위화(胃火)가 왕성하여 두통, 치통, 비뉵(鼻衄), 아은출혈(牙齦出血) 등의 증상이 나타나는 것을 치료한다.

③ 열이 폐(肺)에 옹체(壅滯)되어 해수기천(咳嗽氣喘), 담황(痰黃)하면서 조(稠)하고 혹은 발열, 구갈(口渴), 맥활삭(脈滑數), 태황(苔黃) 등의 증상이 있는 경우에는 마황(麻黃), 행인(杏仁), 감초(甘草) 등을 배합하여 선폐설열평천(宣肺泄熱平喘)한다(예 : 마행감석탕(麻杏石甘湯)[상한론(傷寒論)]).

④ 신음(腎陰)은 부족하고 양명위열(陽明胃熱)은 넘쳐나서 두통, 치통, 번열(煩熱), 구갈(口渴)이 나타나는 경우에는 숙지황(熟地黃), 지모(知母), 맥문동(麥門冬), 우슬(牛膝) 등을 배합하여 청위자음(淸胃滋陰)한다(예 : 옥녀전(玉女煎)[경악전서(景岳全書)]).

⑤ 습열(濕熱)이 기표(肌表)에 침습(侵襲)하여 발생한 습진에는 청대(靑黛), 황백(黃柏) 등을 배합하여 청열조습(淸熱燥濕), 수습렴창(收濕斂瘡)한다.

⑥ 온열병(溫熱病)에 열이 기분(氣分)으로 들어가서 고열, 번조(煩躁), 대갈다음(大渴多飮), 한다(汗多), 맥홍대(脈洪大) 등의 증상이 있는 경우에는 지모(知母), 감초(甘草) 등을 배합하여 청열사화(淸熱瀉火), 제번지갈(除煩止渴)한다(예 : 백호탕(白虎湯)[상한론(傷寒論)]). 만약 기분(氣分)에 열이 왕성하여 맥부대무력(脈浮大無力)하는 경우에는 기진(氣津)이 모두 손상한 것에 속하는데, 이 때에는 다시 인삼(人參)을 배합한다(예 : 백호가인삼탕(白虎加人蔘湯)[상한론(傷寒論)]).

⑦ 열사(熱邪)가 심입(深入)하여 기혈(氣血)이 양번(兩燔)하여 고열, 발광(發斑)하는 경우에는 생감초(生甘草), 서각(犀角), 현삼(玄參) 등을 배합하여 청기양혈(淸氣涼血)한다. (예 : 화반탕(化斑湯)[온병조변(溫病條辨)]).

지모(知母) 【신농본초경(神農本草經)】 ANEMARRHENAE RHIZOMA

【기원】 지모과(Haemodoraceae)에 속한 여러 해 살이 풀인 지모(知母) *Anemarrhena*

asphodeloides Bunge.의 뿌리줄기를 건조한 것으로, 봄과 가을에 채취하여 수근(鬚根)과 니사(泥砂)를 제거하고 햇볕에 말린 것을 모지모(毛知母)라 하고, 외피(外皮)를 제거한 후 햇볕에 말린 것을 지모육(知母肉)이라 한다.

【성미】 성은 차고, 독이 없으며, 맛은 쓰고 달다.

【귀경】 폐, 위, 신경.

【효능 및 주치】 1. 청열사화(淸熱瀉火) : 양명열증(陽明熱證), 양명이열태성(陽明裏熱太盛)→진기양상(津氣兩傷), 온학(溫瘧), 온열병사입기분(溫熱病邪入氣分), 폐위실열증(肺胃實熱證), 폐열해수(肺熱咳嗽), 번열(煩熱)

2. 자음윤조(滋陰潤燥) : 음허해수(陰虛咳嗽), 풍조상폐(風燥傷肺), 음허발열(陰虛發熱), 소갈(消渴), 골증(骨蒸), 노열(勞熱)

3. 윤장통변(潤腸通便) : 이변불리(二便不利), 대변조결(大便燥結)

4. 이수소종(利水消腫) : 고창(臌脹), 임증(淋症), 융폐(癃閉)

【해설】 본품은 약성(藥性)이 차고 맛이 쓰고 달며, 질(質)이 부드러우면서 윤기가 있고, 폐(肺)·위(胃)·신(腎) 3경에 들어가서 효능을 발휘한다. 맛이 쓰고 약성(藥性)이 차가워서 청열사화(淸熱瀉火)하고, 맛이 달고 약성(藥性)이 차가우며 질(質)이 윤(潤)하여 자음윤조(滋陰潤燥)하며, 뚜렷한 해열(解熱)작용을 지니고 있으므로 실화(實火)를 청(淸)하고 허열(虛熱)을 물리치는 중요한 역할을 하는 약물이다. 따라서 본품은 조열상음(燥熱傷陰)의 경우에 실증(實證)과 허증(虛證)을 막론하고 모두 응용할 수 있으며, 온열병(溫熱病)으로 인한 고열번갈(高熱煩渴) 및 소갈(消渴), 골증로열(骨蒸勞熱), 유한(有汗)의 골증(骨蒸), 도한(盜汗), 해수담불이출(咳嗽痰不易出) 등의 증상을 치료한다. 아울러 혈당을 떨어뜨리는 효능이 있다.

본품은 또 한윤(寒潤)한 성질로 인하여 윤조활장(潤燥滑腸)하는 효능이 있어서 대변조결(大便燥結)을 치료하는 효능이 있으나, 비허변당(脾虛便溏)이나 한음해수(寒飮咳嗽)에는 사용을 금해야 한다.

【약효감별】 지모(知母)와 생석고(生石膏)는 폐위(肺胃)의 실열(實熱)을 청(淸)하게 하면서 제번지해(除煩止咳)하는 효능을 지니고 있어서 이 두 가지 약은 상수(相須) 배합으로 사용되어 장열번갈(壯熱煩渴), 폐열해천(肺熱咳喘) 등의 증상을 치료한다.

다만, 지모(知母)는 맛이 쓰고 달며 약성(藥性)이 차서 폐위신화(肺胃腎火)를 청(淸)하여서 자음(滋陰)하며, 청(清)하는 가운데에 윤(潤)하게 하여서 이열(裏熱)로 이미 상진(傷津)한 경우에 사용되며, 청열윤조(清熱潤燥)하여 조해(燥咳)를 치료하는 경우에 많이 사용된다. 그런데, 석고(石膏)는 맛이 맵고 달며 약성(藥性)이 매우 차서 청해(清解)하는데 치우치고 기분(氣分)의 실열(實熱)을 잘 풀어주며 청(清)하는 중에 산(散)하고 영분(營分)의 열(熱)을 기분(氣分)으로 이끌어 내어 투산(透散)할 수 있어, 이열(裏熱)인데 진액(津液)이 아직 손상되지 않은 경우에 사용되며 폐열실천(肺熱實喘)을 청선(清宣)하는 경우에 많이 사용된다.

【포제】 잡질을 없애고 절편(切片)하여 사용한다. 생용(生用)하면 사화력(瀉火力)이 강하며, 염수자(鹽水炙)하면 점액질을 파괴하여서 유효성분이 잘 우러날 수 있도록 도와준다. 또한 약을 이끌고 하행(下行)하여 오로지 신(腎)에 들어가 자음강화(滋陰降火)하는 작용을 도와주고 아울러 허열(虛熱)을 청(清)하게 한다.

【용량과 용법】 3~9g, 달여서 복용한다.

【금기증】 비위허한(脾胃虛寒)으로 변당(便溏)하거나 표증(表證)이 아직 풀리지 않아서 발열하는 병증(病證)에는 사용하는 것이 적당하지 않다.

【임상응용】 ① 외감열병(外感熱病)으로 기분(氣分)의 열이 성(盛)하여 고열(高熱), 번조(煩躁), 구갈욕음(口渴欲飮), 면홍(面紅), 대한출(大汗出), 오열(惡熱), 맥홍대(脈洪大) 혹은 활삭(滑數) 등의 증상이 보이는 경우에는 석고(石膏), 감초(甘草), 갱미(粳米)를 배합하여 청기분열(清氣分熱), 사위화(瀉胃火), 생진지갈(生津止渴)한다(예 : 백호탕(白虎湯)[상한론(傷寒論)]). 또 이 처방은 위화(胃火)가 왕성하여 두통, 치통, 비뉵(鼻衄), 아은출혈(牙齦出血) 등의 증상이 나타나는 것을 치료한다.

② 간심음허(肝心陰虛)로 허화(虛火)가 상염(上炎)하여 골증조열(骨蒸潮熱), 도한(盜汗), 해수(咳嗽), 객혈(喀血), 이명(耳鳴), 유정(遺精), 족슬동열(足膝疼熱) 등의 증상이 나타나는 경우에는 지모(知母), 숙지황(熟地黃), 귀판(龜板)을 배합하여 자보강화(滋補降火)한다(예 : 대보음환(大補陰丸)[단계심법(丹溪心法)]).

③ 풍한습비(風寒濕痺)로 사기(邪氣)가 초기에 열(熱)로 화(化)하거나, 혹은 풍한습사(風寒濕邪)가 오래 착비(着痹)되어 부분적으로 열(熱)로 화(化)하여, 관절동통(關節疼痛)·종대(腫大)하고, 종통(腫痛) 부위에 작열감(灼熱感)이 수반되며, 신체는 수약(瘦弱)하고, 각종(脚腫)하여 탈(脫)하는 것 같고, 두현(頭眩), 단기(短氣), 심(心) 중이 답답하고 불

서(不舒)하며, 욕토(欲吐), 설태(舌苔)는 박황니(薄黃膩)하고, 맥삭(脈數)하는 증상을 치료하는 경우에는 계지(桂枝), 작약(芍藥), 백출(白朮), 생강(生薑) 등을 배합하여 거풍습(祛風濕), 양음(養陰), 청열(淸熱), 통양(通陽), 행비(行痺), 지비통(止痺痛)한다(예 : 계지작약지모탕(桂枝芍藥知母湯)[금궤요략(金匱要略)]).

④ 신음(腎陰)은 부족하고 양명위열(陽明胃熱)은 넘쳐나서 두통, 치통, 번열(煩熱), 구갈(口渴)이 나타나는 경우에는 숙지황(熟地黃), 지모(知母), 맥문동(麥門冬), 우슬(牛膝) 등을 배합하여 청위자음(淸胃滋陰)한다(예 : 옥녀전(玉女煎)[경악전서(景岳全書)]).

⑤ 내열상진(內熱傷津)으로 인한 소갈(消渴)의 경우에는 천화분(天花粉), 갈근(葛根), 산약(山藥) 등을 배합하여 자음윤조(滋陰潤燥), 생진지갈(生津止渴)한다(예 : 옥액탕(玉液湯)[의학충중참서록(醫學衷中參書錄)]).

⑥ 신허화왕(腎虛火旺)으로 골증조열(骨蒸潮熱), 도한(盜汗), 유정(遺精)하는 경우에는 황백(黃柏), 산약(山藥), 산수유(山茱萸) 등을 배합하여 자음강화(滋陰降火)한다(예 : 지백지황환(知柏地黃丸)[의종금감(醫宗金鑑)]).

노근(蘆根)【명의별록(名醫別錄)】PHRAGMITIS RHIZOMA

【기원】 벼과(Gramineae)에 속한 여러 해 살이 풀인 갈대 *Phragmites communis* Trin.의 신선한 뿌리줄기 또는 뿌리줄기를 건조한 것이다. 늦봄과 초여름 및 가을철에 채취하여 신선한 것을 사용하거나 햇볕에 말려서 사용한다.

【성미】 성은 차고, 독이 없으며, 맛은 달다.

【귀경】 폐, 위경.

【효능 및 주치】 1. 청열생진지갈(淸熱生津止渴) : 열병상진(熱病傷津), 번열구갈(煩熱口渴), 폐열해수(肺熱咳嗽), 소갈객열(消渴客熱)

2. 청위지구(淸胃止嘔) : 열격반위(噎膈反胃), 위열구토(胃熱嘔吐)

3. 해독배농(解毒排膿) : 하돈독(河豚毒), 어해독(魚蟹毒), 폐옹(肺癰)으로 토농(吐膿)·흉통(胸痛)하는 증상, 주독(酒毒)

4. 선독투진(宣毒透疹) : 마진투발불창(麻疹透發不暢), 마진초기(麻疹初起)

5. 청열이뇨(淸熱利尿) : 열림뇨소(熱淋尿少)

【해설】 본품은 맛이 달고 약성(藥性)이 차가우며, 뿌리줄기에는 마디가 있고 속이 비어 있어 재질이 가벼워서, 폐위경(肺胃經)에 들어가서 효능을 발휘하는데, 폐열(肺熱)을 청(淸)하게 하고 위열(胃熱)을 청(淸)하게 하는 효능이 있다. 청열강화(淸熱降火)하고, 제번생진(除煩生津)하며, 청위지구(淸胃止嘔)하는 효능이 있어 온열병(溫熱病) 초기의 발열, 번갈(煩渴)과 위열(胃熱)로 진액이 상하여 발생하는 구토, 애역(呃逆) 및 폐열(肺熱)로 흉통(胸痛)하고 해토농혈(咳吐膿血)하는 폐옹(肺癰) 등의 증상을 치료한다. 이 외에 폐위(肺胃)의 울열(鬱熱)로 소변이 빈삭(頻數)하는 증상을 치료하며, 선투(宣透)하는 작용이 있어 진투불창(疹透不暢)에 적용된다.

본품은 기(氣)가 박(薄)하고 미(味)가 담(淡)하여 약력(藥力)이 화평(和平)하므로 많은 량을 사용해야 하며, 위에서 서술한 주치증(主治症)을 치료할 때에 보조하는 좌사(佐使)의 약물로 활용할 수 있다. 선노근(鮮蘆根)이 건노근(乾蘆根)보다 약효가 우수하다.

【약리작용】 β-용혈성 연쇄구균에 대하여 항균작용이 있다.

【포제】 잡질을 제거하고 세절(細切)하여 사용하거나, 신선한 노근(蘆根)은 축축한 모래 속에 묻어 두었다가 사용한다.

【용량과 용법】 15~30g을 사용하고, 선노근(鮮蘆根)인 경우에는 30~60g을 사용하며, 달여서 복용한다. 신선한 노근(蘆根)의 경우에는 짓찧어 즙을 짜서 복용하는 것이 더욱 좋다.

【금기증】 비위허한(脾胃虛寒), 만성장염, 한(寒)으로 인한 구토의 경우에는 복용하지 말아야 한다.

【임상응용】 ① 폐옹(肺癰)으로 성취황담(腥臭黃痰)과 농혈(膿血)을 해토(咳吐)하고, 흉중은통(胸中隱痛)하는 경우에는 동과자(冬瓜子), 의이인(薏苡仁), 도인(桃仁)을 배합하여 청폐화담(淸肺化痰), 축어배농(逐瘀排膿)한다(예 : 위경탕(葦莖湯)[천금방(千金方)]).

천화분(天花粉) 【신농본초경(神農本草經)】 TRICHOSANTHIS RADIX

【기원】 박과(Cucurbiraceae)에 속한 여러 해 살이 풀인 하늘타리 *Trichosanthes kirilowii* Max. 또는 노랑하늘타리 *T. japonica* Rerel.의 덩이뿌리를 건조한 것으로, 가을과 겨울에 채취하여 外皮를 제거하고 절단하거나 쪼개서 건조한다.

【성미】 성질은 약간 차고, 독이 없으며, 맛은 달고 약간 쓰면서 시다.

【귀경】 폐, 위경.

【효능 및 주치】 1. 생진지갈(生津止渴) : 열병상진(熱病傷津), 구갈, 소갈(消渴)

2. 윤조강화(潤燥降火) : 위열구토(胃熱嘔吐), 폐조해혈(肺燥咳血), 노상조열(勞傷燥熱)

3. 배농소종(排膿消腫) : 옹종(癰腫), 치루(痔瘻), 질부손상(跌仆損傷)

【해설】 본품은 맛이 달고 약간 쓰며 신데, 달고 신맛은 생진(生津)하여 지갈윤고(止渴潤枯)하고, 맛이 약간 쓰고 서늘한 약성(藥性)은 청열강화(淸熱降火)하며, 단맛은 위(胃)를 상하지 않게 한다. 따라서, 본품은 청열제번(淸熱除煩)하고 생진지갈(生津止渴)하는 작용이 있어 열병상진(熱病傷津)으로 인한 번열구갈(煩熱口渴), 출산 후의 허열(虛熱)을 치료한다.

아울러 소종해독배농(消腫解毒排膿)하는 효능이 있어 옹종창독(癰腫瘡毒)을 치료하는데, 미궤(未潰)한 것은 소종(消腫)하고, 이궤(已潰)한 것은 배농(排膿)을 도와준다. 다만 창옹(瘡癰)을 치료하는 경우에는 반드시 청열해독(淸熱解毒), 배농탁독(排膿托毒)하는 약물을 배합하여야만 비로소 효능을 발휘할 수 있으며, 보조하는 효능으로만 사용할 수 있다.

본품은 또한 열담(熱痰)을 화(化)하는데 좋은 효능을 발휘하므로, 폐(肺)에 열담(熱痰)이 있어 발생하는 해수(咳嗽)를 치료한다.

본품은 분상(粉狀)으로 된 것이 상품(上品)이며, 목질화된 것은 품질이 좋지 않은 것이다.

【포제】 잡질을 제거하고 세절(細切)하여 사용한다.

【용량과 용법】 3~10g을 사용하며, 달여서 복용한다. 외용(外用)하는 경우에는 적당량을 활용한다.

【금기증】 비위허한(脾胃虛寒)으로 대변이 활설(滑泄)하는 경우, 임신부는 복용해서는 안 된다.

【임상응용】 ① 폐조(肺燥)로 담(痰)이 있는데, 담(痰)이 점조(粘稠)하여 각담(咯痰)이 불리(不利)하고, 상기(上氣), 천급(喘急)하며, 인후(咽喉)가 건조하고, 설홍(舌紅), 소태(少苔)하는 것을 치료하는 경우에는 패모(貝母), 과루(瓜蔞) 등을 배합하여 윤폐청열(潤肺淸熱), 이기화담(理氣化痰)한다(예 : 패모과루산(貝母瓜蔞散)[의학심오(醫學心悟)]).

② 소갈(消渴)로 물을 자주 마시고자 하는 경우에는 인삼(人參), 맥문동(麥門冬)을 배합한다(예 : 옥호환(玉壺丸)[인재직지방론(仁齋直指方論)]).

죽엽(竹葉)【명의별록(名醫別錄)】PHYLLOSTACHYS FOLIUM

【기원】 벼과(Gramineae)에 속한 여러 해 살이 상록교목인 솜대 *Phyllostachys nigra* var. *henonis* Stapf.의 잎을 건조한 것으로, 일년 내내 언제든지 필요할 때 채취하여 햇볕에 말린다.

【성미】 성은 차고, 독이 없으며, 맛은 맵고 달며 담(淡)하고 쓴맛이다.

【귀경】 심(心), 폐(肺), 담(膽), 위경(胃經).

【효능 및 주치】 1. 청열사화제번(淸熱瀉火除煩) : 두통, 후비(喉痺), 목적(目赤), 심번불매(心煩不寐), 열병(熱病)으로 인한 번열구갈(煩熱口渴), 심화상염(心火上炎), 구미설창(口糜舌瘡)

2. 생진이뇨(生津利尿) : 소갈(消渴), 소변불리(小便不利), 뇨삽(尿澀), 열림(熱淋)

【해설】 맛이 맵고 쓰고 달면서 습습하며, 청열(淸熱), 제번(除煩), 지갈(止渴)하는 작용이 있다. 쓰고 차가운 성미(性味)는 심위(心胃)의 열(熱)을 청(淸)하여 온열병(溫熱病)으로 인한 심번구갈(心煩口渴), 수면불안(睡眠不安) 등의 증상을 치료하고, 맵고 차가운 성미(性味)는 상초(上焦)의 풍열(風熱)을 산(散)하며, 달고 습습한 맛은 심경(心經)의 화(火)를 이끌어서 소변을 이(利)하게 하므로 소변이 단적(短赤)하며 삽통(澀痛)하고 구설생창(口舌生瘡)하는 등의 증상을 치료하므로 청상도하(淸上導下)의 효능이 있어 청리(淸利)하는 좋은 약이 된다.

아울러 화담지천(化痰止喘)하는 효능이 있으므로 폐열(肺熱)로 인한 해수기천(咳嗽氣喘)을 치료한다.

이 약은 신선한 것이 효능이 더 좋으며, 달일 경우에는 너무 오랫동안 달이지 말아야 한다. 죽엽(竹葉) 중에서 처음 나온 것을 죽엽권심(竹葉卷心)이라 하는데, 죽엽(竹葉)보다 심열(心熱)을 청(淸)하는 효능이 우수하여 심경(心經)의 실열(實熱)로 인한 번열(煩熱), 뇨적(尿赤), 구설생창(口舌生瘡), 온병(溫病)으로 신혼섬어(神昏譫語)하는데 응용된다.

【포제】 잡질을 제거하고 세절(細切)하여 사용하거나, 신선한 것을 사용한다.

【용량과 용법】 8~16g.

【금기증】 음허화왕(陰虛火旺)으로 인한 조열골증(潮熱骨蒸)에는 사용하지 말아야 한다. 비위허한(脾胃虛寒) 및 변당(便溏)에도 사용해서는 안 된다.

【임상응용】 ① 상한(傷寒), 온열(溫熱), 서병(暑病)을 앓은 후에 여열(餘熱)이 완전히 제거되지 않고, 기진(氣津)이 둘 다 손상되어서 신열다한(身熱多汗), 심흉번민(心胸煩悶), 구건희음(口乾喜飮), 혹은 허번불매(虛煩不寐)하는 경우에는 석고(石膏), 반하(半夏), 맥문동(麥門冬), 인삼(人參) 등을 배합한다(예 : 죽엽석고탕(竹葉石膏湯)[상한론(傷寒論)]).

② 외감열병(外感熱病)으로 열입영혈(熱入營血)하여 고열(高熱), 신열야심(身熱夜甚), 번조(煩躁), 신혼섬어(神昏譫語), 구갈(口渴)하거나 불갈(不渴)하며, 설홍강(舌紅絳), 맥세삭(脈細數) 등의 증상이 나타나는 경우를 치료하는 경우에는 생지황(生地黃), 현삼(玄參), 금은화(金銀花) 등을 배합하여 청영(淸營), 양혈(凉血), 투열(透熱), 해독(解毒), 양음(養陰), 활혈(活血)한다(예 : 청영탕(淸營湯)[온병조변(溫病條辨)]).

치자(梔子) 【신농본초경(神農本草經)】 GARDENIAE FRUCTUS

【기원】 꼭두서니과(Rubiaceae)에 속한 상록관목인 치자나무 *Gardenia jasminoides* for. *grandiflora* Makino. 또는 동속식물의 성숙한 과실을 건조한 것으로, 9~11월에 과실이 성숙하여 홍황색을 띨 때 채취하여 건조한다.

【성미】 성은 차고, 독이 없으며, 맛은 쓰다.

【귀경】 심, 간, 폐, 위, 삼초경.

【효능 및 주치】 1. 사화제번(瀉火除煩) : 열병허번불면(熱病虛煩不眠), 심번불안(心煩不安), 화독치성(火毒熾盛)→고열번조(高熱煩躁)·섬어조광(譫語躁狂), 온열병(溫熱病) 사열객심(邪熱客心)→심번울민(心煩鬱悶)·조요불녕(躁擾不寧) 등증

2. 청열이습(淸熱利濕) : 습열황달(濕熱黃疸), 구창(口瘡), 구취(口臭), 열림(熱淋), 혈림(血淋)

3. 양혈지혈(凉血止血) : 혈열망행(血熱妄行)→토혈(吐血)·뉵혈(衄血)·혈림삽통(血淋澁痛) 등증, 혈리(血痢)

4. 청열해독(淸熱解毒) : 옹종창독(癰腫瘡毒)

5. 소종지통(消腫止痛) : 외상성종통(外傷性腫痛), 뉴좌상(扭挫傷), 질복손상(跌扑損傷)

【해설】 맛이 쓰고 성질이 차며, 경청상행(輕淸上行)하여 심폐(心肺)와 흉격(胸膈)의

열을 사(瀉)하고 사열(邪熱)을 청해(淸解)하므로, 사화청열(瀉火淸熱)의 작용으로 심흉(心胸)의 번열(煩熱)로 인해 조요불녕(躁擾不寧)한 것을 치료하고, 일체의 열병(熱病)으로 열이 흉격에 온결(蘊結)하여 된 심번오뇌(心煩懊憹)를 치료한다.

또한 맛이 쓰고 약성(藥性)이 차서 청강(淸降)하여 청열이습(淸熱利濕)하므로 삼초(三焦)의 화(火)를 사(瀉)하고 소변을 이(利)하여 열이 소변을 따라 배출되도록 하며, 따라서, 울열(鬱熱)이나 습열(濕熱)의 온결(蘊結)로 인한 목적종통(目赤腫痛), 황달, 임폐(淋閉), 소변불리(小便不利), 대소변 출혈 및 열독옹종(熱毒癰腫) 등의 증상을 치료한다.

본품은 심(心)·간경(肝經)에 들어가서 양혈지혈(涼血止血)의 작용을 발휘하여 열이 혈분(血分)에 울체(鬱滯)하여 망행(妄行)되어 나타나는 토혈(吐血), 뉵혈(衄血), 하혈(下血) 등의 출혈증을 치료한다.

본품을 생용(生用)하면 청열사화(淸熱瀉火)의 작용이 강하고, 초탄(炒炭)하면 지혈효과가 강해진다.

과실의 껍질인 치자피(梔子皮)는 겸하여 표열(表熱)을 청(淸)하기 때문에 표(表)에 도달하여 기육(肌肉)의 열을 제거하고, 치자인(梔子仁)은 이(裏)로 달려가서 내열(內熱)을 청(淸)하게 하고 겸하여 청심제번(淸心除煩)하는 효능이 좋다. 야생인 산치자(山梔子)는 크기가 작고 쓴맛이 더 강하다.

【포제】 잡질을 제거하고 상중초(上中焦)를 치료할 때는 껍질을 있는 상태로 사용하고, 하초(下焦)를 치료할 때는 껍질을 제거하고 초황(炒黃)한다.

생품은 차가운 약성(藥性)을 그대로 활용할 수 있으므로, 사화이습(瀉火利濕), 양혈해독(涼血解毒)하는 효능이 강하다. 다만, 생용(生用)하면 치자(梔子)의 쓰고 차가운 성미(性味)가 비교적 강하여 중기(中氣)가 쉽게 상하며, 또한 위(胃)에 대하여 일정한 자극성이 있어서 비위허약(脾胃虛弱)한 사람의 경우에는 오심(惡心)이 쉽게 일어날 수 있는데, 초(炒)한 후에는 쓰고 차가운 성미(性味)가 완화되어 위(胃)를 상하게 하는 부작용이 없어진다.

초치자(炒梔子)와 초치자(焦梔子)는 효능이 비슷하고, 청열제번(淸熱除煩)하여 열울심번(熱鬱心煩)에 활용한다. 다만, 초치자(炒梔子)는 초치자(焦梔子)에 비하여 쓰고 차가운 성미(性味)가 약간 강하다. 초탄(炒炭)하면 그 지혈(止血) 작용이 증가되어 혈분(血分)의 울열(鬱熱)을 청(淸)하게 하면서 지혈(止血)한다. 강자치자(薑炙梔子)는 청위열(淸胃

熱), 지번구(止煩嘔) 작용이 뛰어나서, 번열구토(煩熱嘔吐) 또는 위열(胃熱)로 인한 동통구토(疼痛嘔吐)에 사용할 수 있다.

【용량과 용법】 3~10g.

【금기증】 맛이 쓰고 성질이 차서 위(胃)를 상하게 하므로, 비위허한(脾胃虛寒)이나 식소변당(食少便溏)하는 경우에는 사용을 삼가야 한다.

【임상응용】 ① 간담실화(肝膽實火)의 상염(上炎)으로 일어나는 두통, 두훈(頭暈), 목적(目赤), 구고(口苦), 흉협작통(胸脇灼痛), 이명(耳鳴), 이롱(耳聾), 이종통(耳腫痛) 등의 증상을 치료하는 경우에는 용담초(龍膽草), 차전자(車前子), 목통(木通) 등을 배합하여 사간담실화(瀉肝膽實火), 청삼초습열(淸三焦濕熱)한다(예 : 용담사간탕(龍膽瀉肝湯)[의방집해(醫方集解)]). 이 처방은 또한 간화(肝火), 습열(濕熱)이 하주(下注)하여 발생하는 소변임통혼탁(小便淋痛混濁), 외생식기의 소양종통(瘙痒腫痛), 부녀대하(婦女帶下) 등의 증상을 치료한다.

② 일체의 실열화독(實熱火毒), 삼초열성(三焦熱盛)의 증(證)을 치료한다. 대열번갈(大熱煩渴), 구조인건(口燥咽乾), 착어(錯語), 불면(不眠)하는 것을 치료하거나 혹은 열병(熱病)으로 인한 토혈(吐血), 뉵혈(衄血)을 치료하는 경우에는 황련(黃連), 황금(黃芩), 황백(黃柏)을 배합하여 사화해독(瀉火解毒), 청화습열(淸化濕熱)한다(예 : 황련해독탕(黃連解毒湯)[외대비요(外臺秘要)]). 이 처방은 또한 열(熱)이 심하여 발반(發斑), 신열(身熱), 하리(下利), 습열황달(濕熱黃疸)이 나타나는 것을 치료하며, 외과적으로는 옹저정독(癰疽疔毒)으로 소변황적(小便黃赤), 설홍(舌紅), 태황(苔黃), 맥삭유력(脈數有力)한 증상을 치료한다.

③ 습열황달(濕熱黃疸)을 치료하는 경우에는 인진(茵蔯), 대황(大黃)을 배합하여 청열이습(淸熱利濕), 퇴황달(退黃疸)한다(예 : 인진호탕(茵陳蒿湯)[상한론(傷寒論)]). 이 때 웅담(熊膽)을 배합하면 퇴황(退黃) 효과는 더 좋아진다.

④ 열병(熱病) 후에 나타나는 허번(虛煩), 흉중번민(胸中煩悶), 허번불면(虛煩不眠)을 치료하는 경우에는 청두시(淸豆豉)를 배합하여 사열제번(瀉熱除煩)한다(예 : 치자시탕(梔子豉湯)[상한론(傷寒論)]).

하고초(夏枯草) 【신농본초경(神農本草經)】 PRUNELLAE SPICA

【기원】 꿀풀과(Labiatae)에 속한 여러 해 살이 풀인 꿀풀 *Prunella vulgaris* var. *lilacina* Nakai.의 화수(花穗)를 건조한 것으로, 여름철에 화수(花穗)가 반쯤 말라 홍갈색을 띨 때에 채취하여 햇볕에 말린다.

【성미】 성은 차고, 독이 없으며, 맛은 맵고 쓰다.

【귀경】 간, 담경.

【효능 및 주치】 1. 청간사화명목(淸肝瀉火明目) : 목주야통(目珠夜痛), 수명유루(羞明流淚), 두목현훈(頭目眩暈), 간양상항증(肝陽上亢證), 간화상염증(肝火上炎證)

2. 청열산결(淸熱散結) : 나력(瘰癧), 영류(瘿瘤), 유옹(乳癰), 유암(乳癌)

3. 강혈압(降血壓) : 고혈압

【해설】 본품은 맛이 쓰고 매우며, 성질이 차다. 쓰고 찬 성미(性味)로 설열(泄熱)하고, 매운 맛은 산결(散結)하며, 주로 간경(肝經)에 들어가 간화(肝火)를 청(淸)하게 하고 울결(鬱結)을 산(散)하는 효능이 있어 간화(肝火)와 기(氣)의 울결(鬱結) 및 담(痰)·화(火)가 울결(鬱結)되어 나타나는 질환에 중요한 약이 되어 나력(瘰癧), 영류(瘿瘤), 목적종통(目赤腫痛), 두통, 현훈 등에 자주 활용된다. 이 외에도 본품은 복부의 결괴(結塊)를 소산(疏散)하고, 풍습비통(風濕痺痛)을 치료하기도 한다.

현대에 와서 여러 종류의 근종(筋腫), 결절(結節) 등에 사용되는데, 특히 간암에 자주 활용되며, 간열(肝熱)에 속하는 고혈압병을 치료한다.

중국에서는 통상 화수(花穗)를 사용하고 전초(全草)를 사용하는 경우는 드물다. 다만, 화학성분과 강압의 약리작용을 살펴보건대 전초(全草)가 화수(花穗)보다 효능이 더 우수하다는 견해도 있다. 전초(全草)도 하고초(夏枯草)의 기원으로 활용하는 것이 필요하다.

【약리작용】 줄기와 잎, 꽃이삭 및 전초(全草)에는 모두 강압작용이 있지만, 꽃이삭의 작용이 비교적 약하다. 전제(煎劑)의 강압작용은 신속하게 나타난다. 강압효과는 함유되어 있는 칼륨염이나 혈관확장작용과 관련이 있으나, 견해가 여러 가지이다.

하고초(夏枯草)는 초기 염증에 대하여 현저하게 억제작용이 있다. 또한 전제(煎劑)는 상한간균(傷寒杆菌), 포도구균, 인형결핵간균(人型結核杆菌), 변형간균(變形杆菌), 대장간균(大腸杆菌), 곽란호균(霍亂弧菌) 등에 억제작용을 한다. 수침제(水浸劑)는 피부 진균에 대하여 일정한 억제 작용이 있다.

이 외에도 erlich 복수암 및 육류(肉瘤) 180에 대하여 억제작용이 있었으나, 불량반응이 많이 나타나서 임상에서는 가치가 없는 것으로 인식되고 있다. 전제(煎劑)는 적출 토끼의 자궁을 흥분시키고, 장의 윤동운동을 증강한다.

【포제】 잡질을 제거하고 細片하여 사용한다.

【용량과 용법】 12~20g.

【금기증】 비위(脾胃)가 허약한 경우, 기허(氣虛)한 사람, 울결(鬱結)이 없는 사람은 복용하지 않는다.

【임상응용】 ① 나력(瘰癧), 담핵(痰核), 영류(癭瘤)의 경우에는 절패모(浙貝母), 현삼(玄參), 모려(牡蠣) 등을 배합하여 화담연견(化痰軟堅)한다(예 : 내소나력환(內消瘰癧丸)[의학심오(醫學心悟)]).

② 간혈허(肝血虛)로 야간에 심해지는 안구동통에는 당귀(當歸), 백작약(白芍藥), 감초(甘草), 현삼(玄參) 등을 배합한다(예 : 하고초산(夏枯草散)[장씨의통(張氏醫通)]).

담죽엽(淡竹葉) 【본초강목(本草綱目)】 LOPHATHERI HERBA

【기원】 벼과(Gramineae)에 속한 여러 해 살이 풀인 조릿대풀 *Lophatherum gracile* Brongn.의 줄기와 잎을 건조한 것으로, 5~6월 아직 꽃이 피지 않았을 때에 채취하여 잔 수염뿌리를 제거한 후에 햇볕에 말린다.

【성미】 성은 차고, 독이 없으며, 맛은 달고 슴슴하다.

【귀경】 심, 위, 소장경.

【효능 및 주치】 1. 청심제번(淸心除煩) : 열병심번(熱病心煩), 불매(不寐)

2. 청열해독(淸熱解毒) : 구설생창(口舌生瘡), 아치종통(牙齒腫痛), 치창종통(痔瘡腫痛)

3. 통리소변(通利小便) : 열림(熱淋), 소변적삽(小便赤澁), 임탁(淋濁)(열감(熱感)이 있음), 뇨혈(尿血)

【해설】 본품은 맛이 달고 슴슴하며 성질은 차다. 본품은 차가운 성질로 인하여 청심제번(淸心除煩)하여 열병상진(熱病傷津)으로 인한 심번구갈(心煩口渴)을 치료하며, 심화치성(心火熾盛)으로 인한 구설생창(口舌生瘡)을 치료한다. 맛이 달고 슴슴하며 차가운 약성(藥性)은 소변을 통리(通利)하여 열림삽통(熱淋澁痛), 황달뇨적(黃疸尿赤), 수종뇨소(水腫尿少) 등의 증상을 치료한다.

【약효비교】 본품의 효능은 죽엽(竹葉)과 비슷하여 청심제번(淸心除煩)과 이뇨(利尿)하는 작용이 있다. 다만 죽엽(竹葉)은 심열(心熱)을 청(淸)하는 효능이 좋으며, 본품은 이뇨(利尿)작용이 더 강하다.

【포제】 잡질을 제거하고 세편(細片)한 다음, 햇볕에 말려서 사용한다.

【용량과 용법】 6~15g

【금기증】 임신부는 복용을 금한다.

【임상응용】 ① 마진(痲疹)이 투발불창(透發不暢)하고, 번민조란(煩悶躁亂), 인후종통(咽喉腫痛)하는 경우에는 서하류(西河柳), 박하(薄荷), 선태(蟬蛻), 우방자(牛蒡子), 현삼(玄參) 등을 배합하여 투진해표(透疹解表), 청열생진(淸熱生津)한다(예 : 죽엽류방탕(竹葉柳蒡湯)[선성재의학광필기(先醒齋醫學廣筆記)]).

밀몽화(密蒙花) 【개보본초(開寶本草)】 BUDDLEJAE FLOS

【기원】 마전과(馬錢科)(Loganiaceae)에 속한 낙엽관목인 밀몽화(密蒙花) *Buddleja officinalis* Maxim.의 꽃봉오리와 화서(花序)를 건조한 것으로, 봄에 꽃이 아직 피지 않았을 때 채취하여 건조한다.

【성미】 성질은 약간 차고, 독이 없으며, 맛은 달다.

【귀경】 간경.

【효능 및 주치】 1. 소풍청열(疏風淸熱) : 풍열상요(風熱上擾)→양안혼암(兩眼昏暗)·치루수명(眵泪羞明), 풍열상요(風熱上擾)→편두통

2. 청간퇴예(淸肝退翳) : 간화상공(肝火上攻)→목적종통(目赤腫痛)·다치다루(多眵多淚)·수명예장(羞明翳障)

3. 양간명목(養肝明目) : 간음부족(肝陰不足)·음휴화왕(陰虧火旺)→안목혼화(眼目昏花)·구시무력(久視無力)

【해설】 본품은 맛이 달고 약성(藥性)이 약간 차며, 청양(淸養)하는 효능이 있어, 주로 간경(肝經)에 들어가 간열(肝熱)을 청(淸)하게 하고 간조(肝燥)를 윤(潤)하는 작용이 있어 청간양혈명목(淸肝養血明目)하는 좋은 약으로 안과에서 상용(常用)된다. 즉 본품은 청열(淸熱)하고 양간(養肝)하기 때문에 허실(虛實)을 막론하고 눈 질환에 응용할 수 있으며,

간신(肝腎)이 허(虛)하여 열(熱)이 있는 자에게 가장 적합하다.

본품은 주로 실증(實證)으로 인한 목적예장(目赤翳障)에 많이 사용하는데, 소아의 감기로 인한 눈 질환에도 많이 사용한다.

【포제】 잡질을 제거하고, 햇볕에 말린다.

【용량과 용법】 6~10g.

【금기증】 양허(陽虛)한 자는 조심해서 사용해야 한다. 본품은 동공을 확산하는 작용이 있으므로 동공산대(瞳孔散大)의 경우에는 사용을 하지 말아야 한다.

【임상응용】 ① 각막염, 각막운예내장(角膜雲翳內障) 및 녹내장 등에는 국화(菊花), 목적(木賊), 석결명(石決明) 등을 배합하여 청간열(淸肝熱)한다(예 : 밀몽화산(密蒙花散)[화제국방(和劑局方)]).

청상자(靑葙子)【신농본초경(神農本草經)】CELOSIAE SEMEN

【기원】 비름과(Amaranthaceae)에 속한 일년생 초본인 개맨드라미 *Celosia argentea* L.의 성숙한 종자를 건조한 것으로, 가을철에 과실이 성숙할 때 채취하여 건조한다.

【성미】 성질은 약간 차고, 독이 없으며, 맛은 쓰다.

【귀경】 간경.

【효능 및 주치】 1. 청간진간(淸肝鎭肝) : 간화상염(肝火上炎)·간양상항(肝陽上亢)→두통·현훈·고혈압

2. 청간명목(淸肝明目) : 목적종통(目赤腫痛), 목건삽(目乾澀), 목예(目翳), 야맹증

3. 거풍열(祛風熱) : 풍열두통(風熱頭痛), 간경풍열(肝經風熱)→유루(流淚), 풍습열비(風濕熱痹)

4. 청열조습(淸熱燥濕) : 피부풍열소양(皮膚風熱瘙痒), 개창(疥瘡)

【해설】 본품은 맛이 쓰고 약성(藥性)이 약간 차며, 약으로 사용하는 부위가 종자이므로 청강(淸降)하여 오로지 간경실화(肝經實火)를 사(瀉)하여 명목퇴예(明目退翳)하는 효능이 있어 안과에서 상용(常用)하는 중요한 약이 된다. 따라서, 본품은 간화열독(肝火熱毒)으로 안정(眼睛)이 갑자기 홍종작통(紅腫作痛)하거나 목예(目翳), 시물모호(視物模

糊) 등의 증상이 나타나는 경우에 사용하며, 사물을 보아도 보이지 않는 청맹증(青盲症)에도 복용할 수 있다.

그런데, 본품은 청열(清熱)하는 힘이 비교적 강하고 동공(瞳孔)을 확산하는 작용이 있기 때문에 간신(肝腎)이 허(虛)하거나 동공(瞳孔)이 산대(散大)한 경우에는 복용을 하지 말아야 한다.

【포제】 잡질을 제거하고, 세정(洗淨)한 다음 햇볕에 말려서 사용한다. 생품은 청간평간(清肝平肝)하는 효능이 비교적 강하여서, 간화목적(肝火目赤), 고혈압에 많이 이용된다. 초(炒)한 후에는 차가운 성질이 완화되고, 유효성분이 쉽게 잘 우러나오게 된다.

【용량과 용법】 12~20g.

【금기증】 동공을 확대하는 작용이 있으므로, 녹내장 환자에게는 사용을 하지 말아야 한다.

【임상응용】 ① 열독(熱毒)이 눈을 공격하여 목적종통(目赤腫痛)하고 겸하여 면열구고(面熱口苦), 번조이노(煩躁易怒)하는 경우에는 대황(大黃), 황련(黃連), 치자(梔子), 승마(升麻) 등을 배합하여 청간사화(清肝瀉火)한다(예 : 청상자환(青葙子丸)[태평성혜방(太平聖惠方)]).

② 고혈압에는 지룡(地龍), 구등(鉤藤), 국화(菊花), 하고초(夏枯草) 등을 배합한다.

③ 간허적열(肝虛積熱)로 양쪽 눈이 홍종동통(紅腫疼痛)하고, 밝은 곳을 보면 싫어하고 눈물이 자주 흐르는 증상이 때때로 발생하고 오래 지속되며, 목생예막(目生翳膜), 시물혼화(視物昏花)하는 경우에는 생지황(生地黃), 토사자(菟絲子), 충울자(茺蔚子), 차전자(車前子) 등을 배합하여 양간익신(養肝益腎), 청열명목(清熱明目)한다(예 : 청상환(青葙丸)[의종금감(醫宗金鑑)]).

괴각(槐角) 【신농본초경(神農本草經)】 SOPHORAE FRUCTUS

【기원】 콩과(Leguminosae)에 속한 낙엽소교목인 회화나무 *Sophora japonica* L.의 성숙한 과실을 건조한 것으로, 겨울철에 채취하여 건조한다.

【성미】 성은 차고, 독이 없으며, 맛은 쓰다.

【귀경】 간, 대장경.

【효능 및 주치】 1. 청열사화(清熱瀉火) : 간열두통(肝熱頭痛), 현훈목적(眩暈目赤)

2. 양혈지혈(凉血止血) : 치종출혈(痔腫出血), 장풍사혈(腸風瀉血), 붕루(崩漏), 혈림(血淋), 혈리(血痢), 토혈(吐血), 객혈(咯血), 비뉵(鼻衄)

3. 윤장(潤腸) : 장열변비(腸熱便秘)

【해설】 본품의 성미(性味)와 효능이 괴화(槐花)와 비슷하나 지혈작용이 괴화(槐花)보다 약하고 청열강화(清熱降火)의 작용이 강하다.

본품은 맛이 쓰고 약성(藥性)이 차가워서 청열사화(清熱瀉火), 양혈지혈(凉血止血), 조습(燥濕)하는 효능이 있어 전음(前陰)부위의 창(瘡)으로 황수(黃水)가 흐르고 소양증(瘙痒症)이 있는 증상을 치료하며, 변혈(便血)과 치창출혈(痔瘡出血) 등의 증상에 많이 사용한다. 또한 간경(肝經)의 실화(實火)를 사(瀉)하여 간화상염(肝火上炎)으로 인한 고혈압성 두혼(頭昏)과 두통 및 목적종통(目赤腫痛) 등의 증상에 좋은 치료효과가 있다.

【포제】 잡질을 제거하고 생용(生用)하거나 또는 밀자(蜜炙)하여 사용한다. 탄(炭)한 후에는 차가운 성질이 크게 줄어들고, 아울러 수삽(收澀)하는 성질을 지니게 되어 수렴지혈(收斂止血)하는데 장점을 발휘한다. 밀자(蜜炙)하면 쓰고 차가운 성미(性味)가 줄어들며, 아울러 윤장(潤腸) 작용이 있게 되어 변혈(便血), 치혈(痔血)에 사용되며, 특히 비위(脾胃)가 튼튼하지 못하거나 더러 변비(便秘)가 있는 환자에게 적합하다.

【용량과 용법】 8~20g.

【금기증】 비위(脾胃)가 허한(虛寒)한 자와 임신부는 복용을 조심해야 한다.

【임상응용】 ① 대장에 열사(熱邪)가 울적(鬱積)하여 치루종통(痔瘻腫痛), 장풍하혈(腸風下血)하는 경우에는 지유(地楡), 황금(黃芩), 당귀(當歸), 방풍(防風), 지각(枳殼)을 배합하여 청장거풍(清腸祛風), 양혈지혈(凉血止血)한다(예 : 괴각환(槐角丸)[단계심법(丹溪心法)]).

제 2 절 청열조습약(清熱燥濕藥)

1. 청열조습약(清熱燥濕藥)의 정의

① 대개 맛이 쓰고 약성(藥性)이 차가운 약으로 구성되어 있는데, 쓴맛은 조습(燥濕)작용을 할 수 있고, 성질은 차거나 서늘하여 청열(淸熱)할 수 있기 때문에 주로 습열(濕熱)의 내온(內蘊)이나 습사화열(濕邪化熱)의 병증(病證)에 응용한다.

② 주로 항균·해열·소염 등의 작용이 있다.

2. 적응범위

① 습열(濕熱)이 내온(內蘊)하여 발열(發熱), 태이(苔膩), 뇨소(尿少) 등의 증상이 나타나는 경우

② 장위(腸胃)에 습열(濕熱)로 인하여 설사, 이질(痢疾), 치루(痔瘻) 등의 증상이 나타나는 경우

③ 간담습열(肝膽濕熱)로 인하여 협륵창통(脇肋脹痛), 황달, 구고(口苦) 등의 증상이 나타나는 경우

③ 하초습열(下焦濕熱)로 인하여 소변임력삽통(小便淋瀝澀痛), 대하(帶下)가 나타나는 경우

⑤ 관절종통(關節腫痛), 습진, 창절옹종(瘡癤癰腫)(화농증(化膿症)), 이통유농(耳痛流膿) 등의 증상

⑥ 기타 습열(濕熱)과 관계가 있는 증상

3. 배합법

① 여기에 해당되는 약물들은 사화해독(瀉火解毒) 작용을 겸하고 있어 청열사화약(淸熱瀉火藥)과 청열해독약(淸熱解毒藥)을 상호 배합하여 응용한다.

② 여기에 속하는 약물 중에서 황련(黃連)·황금(黃芩)·황백(黃柏)·용담(龍膽) 등은 청열조습(淸熱燥濕) 작용 외에 사화해독(瀉火解毒) 작용도 지니고 있으므로, 임상에 응용할 때는 그 병증(病證)을 잘 파악하여 응용해야 한다.

4. 주의할 점

① 여기에 해당되는 약물들은 위(胃)를 상하게 하므로, 비위(脾胃)가 허약한 경우에는 사용을 삼가야 하며, 사용할 때는 익위(益胃)시키는 약물을 배합하여 응용한다.

② 여기에 해당되는 약물들은 조성(燥性)이 있어 상음(傷陰)시키므로, 진액(津液)이 휴모(虧耗)된 자에게는 사용을 삼가야 하며, 사용할 때는 양음(養陰)시키는 약물을 배합하여 응용한다.

황금(黃芩) 【신농본초경(神農本草經)】 SCUTELLARIAE RADIX

【기원】 꿀풀과(Labiatae)에 속한 여러 해 살이 풀인 황금 *Scutellaria baicalensis* Georgi.의 뿌리를 건조한 것으로, 가을에 채취하여 수염뿌리를 제거하고 햇볕에 말린다.

눈근(嫩根)으로 내외(內外)가 모두 충실하며 황색(黃色)으로 약간의 녹색을 띤 것을 자금(子芩) 또는 조금(條芩)이라 하고, 노근(老根)으로 중심이 비어 있고 흑색을 띤 것을 고금(枯芩)이라 한다.

【성미】 성은 차고, 독이 없으며, 맛은 쓰다.

【귀경】 폐, 담, 위, 대장경.

【효능 및 주치】 1. 청열조습(淸熱燥濕) : 습열사리(濕熱瀉痢), 습열온병(濕熱溫病), 소변단적(小便短赤), 황달, 열림(熱淋)

2. 사화해독(瀉火解毒) : 폐열해수(肺熱咳嗽), 장열번갈(壯熱煩渴), 목적두통(目赤頭痛), 구고(口苦)

3. 청열안태(淸熱安胎) : 태동불안(胎動不安)

4. 양혈지혈(凉血止血) : 화독치성(火毒熾盛), 박혈망행(迫血妄行)→토혈(吐血) · 뉵혈(衄血)

5. 강저혈압(降低血壓) : 고혈압

【해설】 본품은 맛이 쓰고 약성(藥性)이 차가운데, 쓴맛은 조습(燥濕)하고 차가운 성질은 청열(淸熱)하여 청열조습(淸熱燥濕)하는 상용(常用) 약물이 되어 습열(濕熱)의 여러 가지 증(證)에 사용된다. 특히 폐경(肺經)의 화(火)를 사(瀉)하는데 더욱 우수하여 사열(邪熱)이 폐(肺)를 침범하여 나타나는 신열해수(身熱咳嗽), 담황점조(痰黃粘稠) 등에 반드시 사용하므로 상초열(上焦熱)에 필요한 약이 된다. 이 외에도 본품은 습열(濕熱)로 유발되

는 황달과 옹종창양(癰腫瘡瘍) 등의 증상에도 모두 응용이 가능하다. 또 청열안태(淸熱安胎)하는 효능이 있어 임신부가 열이 있어 태동불안(胎動不安)하는 증상을 치료하며, 청열지혈(淸熱止血)하여 토혈(吐血), 뉵혈(衄血)을 치료한다.

본품을 생용(生用)하면 청열사화(淸熱瀉火)하는 작용이 강하고, 초용(炒用)하면 차가운 약성(藥性)이 줄어들어 안태(安胎)에 사용할 수 있으며, 저담즙초(猪膽汁炒)하면 간담(肝膽)의 열을 청(淸)하며, 황금탄(黃芩炭)으로 하면 청열지혈(淸熱止血) 효능을 지니게 된다. 주자(酒炙)하면 술의 힘을 빌려서 상승하고 바깥으로 작용하며, 약을 이끌고 혈분(血分)으로 들어가서, 상초(上焦)의 화열(火熱) 및 목적종통(目赤腫痛), 두현(頭眩) 등을 치료하며, 상부(上部)의 혈열출혈(血熱出血), 상초(上焦)의 폐열해수(肺熱咳嗽) 및 사지기부(四肢肌膚)의 습열(濕熱)을 치료한다. 동시에 술의 성질은 매우 뜨거워서 황금(黃芩)의 쓰고 차가운 성미(性味)를 완화시킴으로써, 비양(脾陽)을 손상하여 복통이 발생되는 부작용을 피하게 한다.

본품은 어릴수록 뿌리의 속이 차 있어 무겁고 오래되면 속이 비게 된다. 그래서 고금(枯芩)은 몸체가 가벼워서 위쪽으로 도달하여 폐화(肺火)를 청(淸)하는 경우에 좋으므로 폐(肺)에 열이 있어 해수(咳嗽)하는 것을 치료하고, 조금(條芩)(자금(子芩))은 몸체가 무거워서 아래쪽으로 도달하여 대장열(大腸熱)을 청(淸)하는 경우에 좋으므로 대장(大腸)에 열이 있어 이질(痢疾), 설사하는 것을 치료한다.

그러나 본품은 맛이 쓰고 약성(藥性)이 차가운 약물이기 때문에 비위(脾胃)를 상하게 할 수 있으며 실열(實熱)이 아닌 경우에는 사용할 수 없다.

【포제】 잡질을 제거하고 윤투(潤透)시킨 다음 절편(切片)하여 건조하여 사용한다.

【용량과 용법】 4~12g.

【금기증】 맛이 쓰고 약성(藥性)이 차가우므로, 비위(脾胃)가 허한(虛寒)한 경우와 임신부가 태한(胎寒)인 경우에는 복용을 하지 말아야 한다.

【임상응용】 ① 모든 실열화증(實熱火證)을 치료하는데, 예를 들면, 외감열병(外感熱病)으로 고열(高熱), 면홍(面紅), 목적(目赤), 번조(煩躁), 신혼발광(神昏發狂), 설태황니(舌苔黃膩)하는 증상이 나타나는 경우에는 대황(大黃), 황련(黃連)을 배합하여 사화해독(瀉火解毒), 청화습열(淸化濕熱)한다(예 : 사심탕(瀉心湯)[금궤요략(金匱要略)]). 또한 이 처방은 열(熱)이 심하여 박혈망행(迫血妄行)하여 토혈(吐血), 뉵혈(衄血)의 증상이 나타

나는 것을 치료한다. 또, 정창주황(疔瘡走黃), 단독(丹毒), 옹종(癰腫), 패혈증(敗血症), 안목홍종(眼目紅腫), 습열황달(濕熱黃疸) 및 하리농혈(下痢膿血) 등의 증상을 치료한다.

② 소양병(少陽病)으로 인한 한열왕래(寒熱往來), 흉협고만(胸脇苦滿), 불욕음식(不欲飮食), 심번희구(心煩喜嘔), 구고(口苦), 인건(咽乾), 목현(目眩), 설태박백(舌苔薄白) 혹은 미황니(微黃膩), 맥현(脈弦) 등의 증상이 나타나는 것을 치료하는 경우에는 황금(黃芩), 반하(半夏), 인삼(人蔘) 등을 배합하여 화해소양(和解少陽), 부정거사(扶正祛邪)한다(예 : 소시호탕(小柴胡湯)[상한론(傷寒論)]). 이 처방은 혹은 부인(婦人)의 상한(傷寒)으로 열(熱)이 혈실(血室)로 들어간 경우, 학질(瘧疾), 황달(黃疸) 등의 잡병(雜病)에 소양증(少陽證)이 나타나는 경우에도 사용할 수 있다.

③ 습온(濕溫)의 사기(邪氣)가 중초(中焦)에 있어서 발열, 신통(身痛)하고, 한출불해(汗出不解)하여 계속해서 다시 발열하고, 구갈(口渴)이 있으나 다음(多飮)하지 않고, 혹은 구갈(口渴)이 없으며, 흉민(胸悶), 설태(舌苔)가 담황(淡黃)하면서 활(滑)한 경우에는 활석(滑石), 통초(通草), 백두구(白荳蔻) 등을 배합하여 청열리습(淸熱利濕)한다(예 : 황금활석탕(黃芩滑石湯)[온병조변(溫病條辨)]).

④ 상초열독(上焦熱毒)으로 발생하는 대두온(大頭瘟)(두면부(頭面部) 단독(丹毒))으로 오한발열(惡寒發熱), 두면홍종(頭面紅腫)하며, 눈을 뜰 수가 없고, 인후(咽喉)가 불리(不利)하며, 설조구갈(舌燥口渴), 설홍(舌紅), 태백(苔白)하거나 혹은 황(黃)하며, 맥(脈)이 부삭유력(浮數有力)한 증상이 나타나는 경우에는 판람근(板藍根), 우방자(牛蒡子), 황련(黃連) 등을 배합하여 소산풍열(疏散風熱), 청열해독(淸熱解毒)한다(예 : 보제소독음(普濟消毒飮)[동원시효방(東垣試效方)]). 이 처방은 또한 두면부(頭面部) 단독(丹毒) 외에도 또한 시선염(腮腺炎), 급성 중이염 등으로 고열(高熱)이 나거나, 치은(齒齦)이 종통발열(腫痛發熱)하거나, 면부(面部)에 무명종독(無名腫毒)의 증상이 있을 때를 치료한다.

황련(黃連) 【신농본초경(神農本草經)】 COPTIDIS RHIZOMA

【기원】 미나리아재비과(Ranunculaceae)에 속한 여러 해 살이 풀인 황련(黃連)(미련(味連)) *Coptis chinensis* Franch., 삼각엽황연(三角葉黃連)(아련(雅連)) *C. deltoidea* C.Y. Cheng et Hsiao. 또는 운련(雲連) *C. teeta* Wall. 및 일본산 황련(黃連) *C. japonica*

Makino var. *dissecta* Nakai.의 뿌리줄기를 건조한 것으로, 가을에 채취하여 수염뿌리와 진흙을 제거하고 건조한다.

【성미】 성은 차고, 독이 없으며, 맛은 쓰다.

【귀경】 심, 간, 위, 대장경.

【효능 및 주치】 1. 청열조습(淸熱燥濕) : 열독제리(熱毒諸痢), 구토, 탄산(呑酸), 애기(噯氣)

2. 청열사화(淸熱瀉火) : 심경실화증(心經實火證), 위화상염증(胃火上炎證), 간화범위증(肝火犯胃證), 혈열망행(血熱妄行)→토혈(吐血)·뉵혈(衄血)·열독하혈(熱毒下血), 심번(心煩), 구건(口乾), 불매(不寐)

3. 사화해독(瀉火解毒) : 구창(口瘡), 옹종(癰腫), 발진발반(發疹發斑), 후비(喉痺), 발이(發頤), 이목종통(耳目腫痛)

【해설】 본품은 맛이 매우 쓰고, 약성(藥性)이 매우 차다. 차가운 성질은 청열(淸熱)하고 쓴맛은 조습(燥濕)하여 사화조습(瀉火燥濕)의 효능을 가지고 있어 심화(心火)를 사(瀉)하고, 장위(腸胃)의 습열(濕熱)을 청(淸)하게 하는 특징이 있어 습열(濕熱)이 울결(鬱結)된 것을 치료하는 약이 된다.

본품은 심화(心火)를 사(瀉)하여 심화항성(心火亢盛)으로 인하여 번열신혼(煩熱神昏), 심번불면(心煩不眠)하는 경우와 열병(熱病)으로 심번(心煩)하거나 혹은 신혼섬어(神昏譫語)하는 증상을 치료하며, 또 혈열망행(血熱妄行)으로 토혈(吐血)·뉵혈(衄血)하는 것을 치료한다.

청열조습(淸熱燥濕)하여 장위(腸胃)의 습열(濕熱)로 인한 비만구토(痞滿嘔吐)와 사리복통(瀉痢腹痛) 등을 치료하는 약이 되며, 또한 심(心)·폐(肺)·위(胃)의 열을 사(瀉)하여 상소(上消)·중소(中消)로 인한 구갈(口渴)을 치료한다. 아울러 청열명목(淸熱明目)하는 효능이 있으므로 목적종통(目赤腫痛)을 치료한다.

내복(內服) 또는 외용(外用)으로 강력한 사화양혈해독(瀉火涼血解毒) 작용이 있기 때문에 화독옹양(火毒癰瘍), 이목종통(耳目腫痛), 구설생창(口舌生瘡) 등의 증상에 모두 좋은 효과를 나타낸다.

그런데, 황련(黃連)을 오래 달이는 것이 좋지 않으며, 실화(實火)나 습열(濕熱)로 인한 증상이 아니면 복용하지 말아야 한다.

【포제】 잡질을 없애고 생용(生用)하거나, 주자(酒炙), 강자(薑炙), 오수유자(吳茱萸炙)하여 사용한다.

생품(生品)은 쓰고 차가운 성미(性味)가 비교적 강하므로, 사화(瀉火), 조습(燥濕), 해독(解毒)에 많이 활용한다. 강자황련(薑炙黃連)은 쓰고 차가운 성질이 완화되고, 아울러 그 지구(止嘔) 작용이 증강되어, 위열(胃熱)로 인한 구토를 잘 치료한다. 주자황련(酒炙黃連)은 술의 힘 때문에 차가운 성질이 억제되고 약을 상행(上行)하도록 하여 상초열증(上焦熱證)을 청열(淸熱)하고 두목(頭目)의 화(火)를 청(淸)하게 하는데 좋은 효능을 발휘하여, 주로 간화편왕(肝火偏旺)으로 인한 목적종통(目赤腫痛) 등에 많이 활용한다. 오수유자황련(吳茱萸炙黃連)은 그 쓰고 차가운 성질을 억제하여 황련(黃連)으로 하여금 한(寒)하되 체(滯)하지 않게 하여서, 기분(氣分)의 습열(濕熱)을 청(淸)하고, 간담(肝膽)의 울화(鬱火)를 산(散)하게 하므로, 간기범위(肝氣犯胃)로 인한 구토(嘔吐)·탄산(呑酸) 등의 증상에 많이 활용한다.

【용량과 용법】 2~6g.

【금기증】 위한구토(胃寒嘔吐)와 비허설사(脾虛泄瀉)의 증(證)에는 복용을 하지 말아야 하고, 많이 복용하거나 오랫동안 복용하는 것은 마땅하지 않다.

【임상응용】 ① 심화항성(心火亢盛)으로 인하여 토혈(吐血)·뉵혈(衄血) 하는 것을 치료하는 경우에는 대황(大黃)을 배합한다(예 : 대황황련사심탕(大黃黃連瀉心湯)[상한론(傷寒論)]).

② 복부동통(腹部疼痛), 이하적백(痢下赤白), 이급후중(裏急後重)을 치료하는 경우에는 목향(木香)을 배합한다(예 : 향련환(香連丸)[악부수집방(岳部手集方)]).

③ 심화항성(心火亢盛)으로 음혈(陰血)이 작상(灼傷)하여 심신불안(心神不安), 정충실면(怔忡失眠), 흉중번열(胸中煩熱), 야수다몽(夜睡多夢), 설홍(舌紅), 맥세삭(脈細數)하는 경우에는 생지황(生地黃), 주사(朱砂), 당귀(當歸), 감초(甘草)를 배합하여 진심안신(鎭心安神), 양음(養陰), 양혈(養血), 청열(淸熱)한다(예 : 주사안신환(朱砂安神丸)[의학발명(醫學發明)]).

④ 일체의 실열화독(實熱火毒), 삼초열성(三焦熱盛)의 증(證)을 치료한다. 대열번갈(大熱煩渴), 구조인건(口燥咽乾), 착어(錯語), 불면(不眠)하는 것을 치료하거나 혹은 열병(熱病)으로 인한 토혈(吐血), 뉵혈(衄血)을 치료하는 경우에는 황금(黃芩), 황백(黃柏), 치

자(梔子)를 배합하여 사화해독(瀉火解毒), 청화습열(淸化濕熱)한다(예 : 황련해독탕(黃連解毒湯)[외대비요(外臺秘要)]). 이 처방은 또한 열(熱)이 심하여 발반(發斑), 신열(身熱), 하리(下利), 습열황달(濕熱黃疸)이 나타나는 것을 치료하며, 외과적으로는 옹저정독(癰疽疔毒)으로 소변황적(小便黃赤), 설홍(舌紅), 태황(苔黃), 맥삭유력(脈數有力)한 증상을 치료한다.

⑤ 흉중번열(胸中煩熱), 비민불서(痞悶不舒)하고, 기역(氣逆)하여 구토(嘔吐)하려고 하는 증상이 있으며, 복통(腹痛)이 있거나 혹은 장명설사(腸鳴泄瀉)하고, 설태(舌苔)는 백활(白滑)하고, 맥현(脈弦)한 증상을 치료하는 경우에는 반하(半夏), 감초(甘草), 건강(乾薑) 등을 배합하여 한열병조(寒熱幷調), 화위강역(和胃降逆), 청상온하(淸上溫下)한다(예 : 황련탕(黃連湯)[상한론(傷寒論)]).

⑥ 담열(痰熱)이 심하(心下)에 호결(互結)하여 흉중비만창통(胸中痞滿脹痛)하고 눌러보면 아프고, 혹은 해담황조(咳痰黃稠)하고, 구고(口苦), 설태(舌苔)가 황니(黃膩)한 증상이 나타나는 경우에는 반하(半夏), 과루(瓜蔞)를 배합하여 청열화담(淸熱化痰), 관흉산결(寬胸散結)한다(예 : 소함흉탕(小陷胸湯)[상한론(傷寒論)]).

⑦ 간화범위(肝火犯胃), 위실화강(胃失和降)으로 구토탄산(嘔吐呑酸), 건구범오(乾嘔泛惡), 완협창통(脘脇脹痛), 번민불서(煩悶不舒) 등이 나타나는 경우에는 오수유(吳茱萸)를 배합하여 청간사화(淸肝瀉火), 강역지구(降逆止嘔)한다(예 : 좌금환(左金丸)[단계심법(丹溪心法)]).

황백(黃柏) 【신농본초경(神農本草經)】 PHELLODENDRI CORTEX

【기원】 운향과(芸香科)(Rutaceae)에 속한 낙엽교목인 황벽나무(관황백(關黃柏)) *Phellodendron amurense* Rupr.와 황피수(黃皮樹)(천황백(川黃柏)) *P. chinens* Schneid.의 나무껍질을 건조한 것으로, 3~6월에 채취하여 햇볕에 말린다.

【성미】 성은 차고, 독이 없으며, 맛은 쓰다.

【귀경】 신, 방광, 대장경.

【효능 및 주치】 1. 청열조습(淸熱燥濕) : 열리(熱痢), 임탁(淋濁), 적백대하(赤白帶下), 습열하주(濕熱下注)→관절통(關節痛)

2. 사화해독(瀉火解毒) : 변혈(便血), 치창(痔瘡), 창양종통(瘡瘍腫痛), 목적창질(目赤瘡疾), 구중생창(口中生瘡)

3. 청퇴허열(淸退虛熱) : 골증로열(骨蒸勞熱), 음허발열(陰虛發熱), 음허도한(陰虛盜汗)

【해설】 이 약은 맛이 쓰고 약성(藥性)이 차서 성질이 침강(沈降)하여 신화(腎火)를 사(瀉)하고, 하초(下焦)의 습열(濕熱)을 청열조습(淸熱燥濕)시키는 특징이 있다. 따라서 황백(黃柏)은 몸의 아랫부분의 습열(濕熱)을 없애는데 좋은 효능을 발휘하므로, 습열(濕熱)로 인한 사리(瀉痢), 변혈(便血), 황달, 임탁(淋濁), 대하 및 족슬종통(足膝腫痛)과 습열창독(濕熱瘡毒) 등을 치료하는 중요한 약이 된다.

본품은 허열(虛熱)을 물리치는 효능이 있어 음허화왕(陰虛火旺)으로 인한 골증조열(骨蒸潮熱), 노열(勞熱), 도한(盜汗), 유정(遺精) 등의 증상을 치료하는 효능이 있지만, 그 작용이 다만 신화(腎火)를 사(瀉)하여 음(陰)이 상하지 않게 하는 것이지 자음(滋陰)작용이 있는 것은 아니다. 일반적으로 자음강화(滋陰降火)의 효과를 거두기 위해서 지모(知母)와 함께 사용하는 경우가 많은데, 여기에는 황백(黃柏)으로 명문(命門)·방광의 화(火)를 사(瀉)하고 지모(知母)로 청폐(淸肺)하여 신수(腎水)의 화원(化源)을 자(滋)하여 금수(金水)가 상생(相生)하게 하는 의미가 담겨 있다.

【포제】 잡질을 제거하고 실화(實火)를 사(瀉)하려면 생용(生用)한다. 주자황백(酒炙黃柏)은 차가운 성질이 완화되고, 술의 승등(升騰)하는 효력에 힘입어 약을 이끌고 상행(上行)하게 하여 상초(上焦)의 습열(濕熱)을 치료한다. 염자황백(鹽炙黃柏)은 고조(苦燥)한 성질이 완화되고, 비위(脾胃)를 상(傷)하지 않으며, 약을 하행(下行)하게 하여 상화(相火)를 사(瀉)하게 하는 효능과 하초(下焦)의 습열(濕熱)을 청열(淸熱)하는 작용이 강하게 되고, 자음강화(滋陰降火)에 장점을 발휘한다. 황백탄(黃柏炭)은 고한(苦寒)한 성질이 크게 줄어들게 되고, 습열(濕熱)을 청(淸)하게 하는 가운데에 수삽(收澀)하는 성질이 있게 되어서 양혈지혈(凉血止血) 작용이 증강된다.

【용량】 4~16g.

【금기증】 본품은 맛이 쓰고 약성(藥性)이 차가워서 위기(胃氣)를 쉽게 상하기 때문에, 비위허한(脾胃虛寒)자는 복용을 금해야 한다.

【임상응용】 ① 습열(濕熱)이 하주(下注)하여 일어나는 요슬(腰膝)이나 관절의 산통(痠痛), 각기종통(脚氣腫痛), 습창(濕瘡) 및 대하, 임탁(淋濁) 등의 증상이 나타나는 경우

에는 황백(黃柏), 창출(蒼朮)을 같은 량으로 하여 청열조습(淸熱燥濕)한다(예 : 이묘산(二妙散)[단계심법(丹溪心法)]).

② 습열하주(濕熱下注)로 하지침중(下肢沉重)하고 심하면 마목(麻木)하는 경우에는 창출(蒼朮), 우슬(牛膝)을 배합하여 하초습열(下焦濕熱)을 청(淸)한다(예 : 삼묘환(三妙丸)[의학정전(醫學正傳)]).

③ 습열(濕熱)이 내온(內蘊)하여 황달(黃疸)이 나타나는 경우에는 감초(甘草), 치자(梔子) 등을 배합하여 청열리습퇴황(淸熱利濕退黃)한다(예 : 치자백피탕(梔子柏皮湯)[상한론(傷寒論)]).

④ 간심음허(肝心陰虛)로 허화(虛火)가 상염(上炎)하여 골증조열(骨蒸潮熱), 도한(盜汗), 해수(咳嗽), 객혈(咯血), 이명유정(耳鳴遺精), 족슬동열(足膝疼熱) 등의 증상이 나타나는 경우에는 지모(知母), 숙지황(熟地黃), 귀판(龜板)을 배합하여 자음강화(滋補降火)한다(예 : 대보음환(大補陰丸)[단계심법(丹溪心法)]).

⑤ 비허습열(脾虛濕熱)로 인하여 대하(帶下)가 점조(粘稠)하고 량이 많으며 백색(白色)에 황색(黃色)을 겸하고 비린내가 나며, 두현(頭眩), 두중(頭重), 핍력(乏力), 설태백(舌苔白), 맥유삭(脈濡數)하는 경우에는 백과(白果), 차전자(車前子), 산약(山藥)을 배합하여 건비제습(健脾除濕), 청열지대(淸熱止帶)한다(예 : 역황탕(易黃湯)[부청주여과(傅靑主女科)]).

⑥ 신허화왕(腎虛火旺)으로 골증조열(骨蒸潮熱), 도한(盜汗), 유정(遺精)하는 경우에는 황백(黃柏), 산약(山藥), 산수유(山茱萸) 등을 배합하여 자음강화(滋陰降火)한다(예 : 지백지황환(知柏地黃丸)[의종금감(醫宗金鑑)]).

용담초(龍膽草) 【신농본초경(神農本草經)】 GENTIANAE RADIX

【기원】 용담과(Gentianaceae)에 속한 여러 해 살이 풀인 용담 *Gentiana scabra* var. *buergeri* (Miq.) Max., 조엽룡담(條葉龍膽) *G. manshurica* Kitag., 삼화룡담(三花龍膽) *G. triflora* Pall.의 뿌리와 뿌리줄기를 건조한 것으로, 봄과 가을에 채취하여 햇볕에 말린다.

【성미】 성은 차고, 독이 없으며, 맛은 쓰다.

【귀경】 간, 담, 위경.

【효능 및 주치】 1. 청열조습(清熱燥濕) : 습열황달(濕熱黃疸), 음종음양(陰腫陰痒), 음낭종통(陰囊腫痛), 습진소양(濕疹瘙痒)

2. 사간담화(瀉肝膽火) : 목적(目赤), 이롱(耳聾), 협륵동통(脇肋疼痛), 구고(口苦), 경간추축(驚癎抽搐), 경풍(驚風), 간화두통(肝火頭痛)

【해설】 용담(龍膽)은 맛이 매우 쓰고 약성(藥性)이 매우 차며 성질이 침강(沈降)하여 하초(下焦)에 직접 도달하여 하초습열(下焦濕熱)을 청열조습(清熱燥濕)하고 간담(肝膽)의 실화(實火)를 사(瀉)하는 장점이 있어 간경열성(肝經熱盛)과 하초습열(下焦濕熱)을 다스리는 중요한 약이 된다. 따라서 간화(肝火)가 상승하여 발생하는 목적두통(目赤頭痛), 흉협자통(胸脇刺痛), 인통(咽痛), 구고(口苦)와 간경(肝經)의 열(熱)이 성(盛)하여 발생하는 번열(煩熱), 경궐(驚厥), 경간추축(驚癎抽搐)과 하초(下焦)의 습열(濕熱)로 발생하는 습열황달(濕熱黃疸), 음낭종통(陰囊腫痛), 음양대하(陰痒帶下) 및 임탁(淋濁) 등의 증상을 치료한다.

본품은 맛이 쓰고 약성(藥性)이 차가워서 너무 많이 복용하면 비위(脾胃)를 손상시키므로, 많이 복용하거나 오랫동안 복용하는 것은 마땅하지 않고, 비위(脾胃)가 허한(虛寒)한 사람은 복용을 하지 않는 것이 좋다.

【포제】 잡질을 제거하고 세정(洗淨)한 다음, 세절(細切)하고 건조하여 사용한다.

【용량과 용법】 4~6g.

【금기증】 비위(脾胃)가 허한(虛寒)한 사람은 복용을 하지 말아야 한다.

【임상응용】 ① 간담실화(肝膽實火)의 상염(上炎)으로 일어나는 두통, 두훈(頭暈), 목적(目赤), 구고(口苦), 흉협작통(胸脇灼痛), 이명(耳鳴), 이롱(耳聾), 이종통(耳腫痛) 등의 증상을 치료하는 경우에는 차전자(車前子), 목통(木通), 치자(梔子) 등을 배합하여 사간담실화(瀉肝膽實火), 청삼초습열(清三焦濕熱)한다(예 : 용담사간탕(龍膽瀉肝湯)[의방집해(醫方集解)]). 이 처방은 또한 간화(肝火), 습열(濕熱)이 하주(下注)하여 발생하는 소변임통혼탁(小便淋痛混濁), 외생식기의 소양종통(瘙痒腫痛), 부녀대하(婦女帶下) 등의 증상을 치료한다.

② 습열황달(濕熱黃疸), 급황(急黃)으로 면목(面目)이 누렇고, 번조(煩躁), 갈욕음수(渴欲飮水)하는 경우에는 목통(木通), 치자인(梔子仁), 대황(大黃) 등을 배합하여 청열조

습(清熱燥濕), 사화(瀉火)한다(예 : 용담산(龍膽散)[태평성혜방(太平聖惠方)]).

③ 경감열(驚疳熱)로 목적조열(目赤潮熱), 담연옹성(痰涎壅盛), 아관긴급(牙關緊急)하는 경우에는 방풍(防風), 우황(牛黃), 구등(鉤藤) 등을 배합한다(예 : 양경환(凉驚丸)[소아약증직결(小兒藥證直訣)]).

고삼(苦蔘) 【신농본초경(神農本草經)】 SOPHORAE RADIX

【기원】 콩과(Leguminosae)에 속한 여러 해 살이 풀인 고삼 *Sophora flavescens* Ait.의 뿌리를 건조한 것으로, 봄과 가을에 채취하여 햇볕에 말린다.

【성미】 성은 차고, 독이 없으며, 맛은 쓰다.

【귀경】 심, 간, 위, 대장, 소장, 방광경.

【효능 및 주치】 1. 청열조습(清熱燥濕) : 열리(熱痢), 변혈(便血), 적백대하(赤白帶下), 장풍하혈(腸風下血), 온병혈리(溫病血痢)

2. 거풍살충(祛風殺蟲) : 음종음양(陰腫陰痒), 피부소양(皮膚瘙痒), 습진, 개선(疥癬), 호혹(狐惑), 마풍(麻風)

3. 청열이뇨(清熱利尿) : 황달, 뇨폐(尿閉), 소변불리(小便不利), 작열삽통(灼熱澀痛)

【해설】 이 약은 맛이 쓰고 약성(藥性)이 차서 조습청열(燥濕清熱)의 효능이 있어 습열이질(濕熱痢疾)을 치료하며, 하초습열(下焦濕熱)을 없애어서 습열황달(濕熱黃疸)과 적백대하(赤白帶下) 등에 응용된다. 또한 본품은 침강(沈降)한 성질로 이뇨(利尿)의 효과도 있다.

또한 고삼(苦蔘)은 거풍해독살충(祛風解毒殺蟲)하고 지양(止痒)하는 효능이 있어 피부개선(皮膚疥癬), 습진, 농포창(膿疱瘡), 마풍병(麻風病) 등을 치료하여 피부질환의 중요한 약이 되며, 또한 부녀의 음도적충(陰道滴蟲)을 치료한다.

본품은 맛이 쓰고 약성(藥性)이 차가우므로 복용할 경우에는 과량을 복용해서는 안 되며, 비위(脾胃)가 허한(虛寒)하여 식소변당(食少便溏)한 경우에는 복용을 하지 말아야 한다.

【포제】 잡질을 제거하고 세절(細切)하여 사용한다. 고삼탄(苦參炭)은 쓰고 차가운 성미(性味)가 줄어들고, 떫은맛이 증가되어서 지혈(止血)의 효능을 주로 발휘하여, 혈리(血痢), 변혈(便血) 및 치창출혈(痔瘡出血) 등을 치료한다.

【용량】 4~12g.

【금기증】 맛이 쓰고 약성(藥性)이 차가우므로 비위(脾胃)가 허한(虛寒)한 사람은 복용을 하지 말아야 한다.

【임상응용】 ① 열독리(熱毒痢)를 치료하는 경우에는 귤피(橘皮), 황련(黃連), 황백(黃柏) 등과 배합하여 청열조습(淸熱燥濕)한다(예 : 고삼귤피환(苦參橘皮丸)[비급천금요방(備急千金要方)]).

② 편신소양(遍身瘙痒), 선개(癬疥), 창양(瘡瘍)을 치료하는 경우에는 현삼(玄參), 황련(黃連), 지각(枳殼) 등을 배합한다(예 : 고삼환(苦參丸)[증치준승(證治準繩)]).

③ 음양(陰痒)에는 학슬초(鶴虱草), 위령선(威靈仙), 사상자(蛇床子) 등을 배합하여 살충지양(殺蟲止痒)한다(예 : 탑양탕(塌痒湯)[양의대전(瘍醫大全)]).

④ 신낭(腎囊)의 풍습열(風濕熱)로 질병이 되어서 흘탑(疙瘩)으로 가렵고, 긁으면 아픈 증상이 나타나는 경우에는 사상자(蛇床子), 당귀(當歸), 위령선(威靈仙)을 배합하여 청열조습(淸熱燥濕), 거풍(祛風), 지양(止痒)한다(예 : 사상자탕(蛇床子湯)[외과정종(外科正宗)]).

백선피(白鮮皮) 【신농본초경(神農本草經)】 DICTAMNI RADICIS CORTEX

【기원】 운향과(芸香科)(Rutaceae)에 속한 여러 해 살이 풀인 백선 *Dictamnus dasycarpus* Turcz.의 뿌리껍질을 건조한 것으로, 봄과 가을에 채취하여 니사(泥砂)와 코르크층을 제거하고 뿌리껍질을 벗겨 내어 햇볕에 말린다.

【성미】 성은 차고, 독이 없으며, 맛은 쓰다.

【귀경】 비, 위, 방광경.

【효능 및 주치】 1. 청열조습(淸熱燥濕) : 습열창독(濕熱瘡毒), 습진, 풍진(風疹), 황달(黃疸), 뇨적(尿赤), 마진(痲疹), 풍습비통(風濕痺痛)

2. 거풍청열해독(祛風淸熱解毒) : 개선(疥癬), 풍열창독(風熱瘡毒), 음중종통(陰中腫痛)

【해설】 이 약은 맛이 쓰고 약성(藥性)이 차가우며, 청열제습(淸熱除濕)하는 효능이 있어서 습열(濕熱)로 일어나는 개선(疥癬), 창양(瘡瘍), 풍진(風疹), 단독(丹毒) 및 관절종통(關節腫痛), 황달 등의 증상을 치료하는데, 비교적 좋은 효능을 발휘한다.

특히 이 약은 피부진균에 대한 억제작용이 있고, 청열해독(淸熱解毒), 이습지양(利濕止痒)의 작용이 우수하여 습열(濕熱)로 인해 발생하는 피부질환에 자주 활용하는 약물이 된다.

【포제】 잡질을 제거하고, 세절(細切)하여 사용한다.

【용량】 6~12g.

【금기증】 하부허한증(下部虛寒證)에는 복용을 하지 말아야 한다.

【임상응용】 ① 개선(疥癬), 우피선(牛皮癬)을 치료하는 경우에는 백부근(百部根), 학슬(鶴虱), 황백(黃柏) 등을 배합한다(예 : 백부고(百部膏)[의학심오(醫學心悟)]).

② 각종 피부염으로 소양(搔痒)이 주요 증상인 경우에 부평(浮萍), 금은화(金銀花), 연교(連翹), 포공영(蒲公英), 백반(白礬), 붕사(硼砂)를 가하여 달인 액으로 씻는다.

대두황권(大豆黃卷) 【신농본초경(神農本草經)】 GLYCINE SEMEN GERMINATUM

【기원】 콩과(Leguminosae)에 속한 한 해 살이 풀인 검정콩 *Glycine max* Merr.을 발아시켜 햇볕에 말린 것으로, 봄과 가을에 물에 담가 씻은 다음 용기에서 발아시켜 뿌리가 1.5~2㎝정도 되었을 때 꺼내 햇볕에 말린다.

【성미】 성질은 평하고, 독이 없으며, 맛은 달다.

【귀경】 비, 위경.

【효능 및 주치】 1. 청해표사(淸解表邪) : 습온초기(濕溫初起), 서온협습(暑溫挾濕), 습열불화(濕熱不化)

2. 분리습열(分利濕熱) : 신중체통(身重體痛)(하월감모(夏月感冒)), 습열설사(濕熱泄瀉), 습비근련(濕痺筋攣), 소변불리(小便不利), 수종창만(水腫脹滿)

【해설】 이 약은 맛이 달고 약성(藥性)이 평(平)하다. 청열리습(淸熱利濕)시키는 효능이 있어 습서(濕暑), 습온(濕溫), 습열(濕熱)이 내온(內蘊)하여 된 발열(發熱), 소한(少汗), 흉비불서(胸痺不舒), 골절번통(骨節煩痛), 신중(身重) 등의 증상에 좋은 효과를 나타낸다. 또 습열(濕熱)로 발생하는 수종창만(水腫脹滿), 습비근련(濕痺筋攣) 등의 증상을 치료한다.

이 약은 해표거서(解表祛暑)하는 효능이 있으며, 주로 곽향(藿香)과 배합되어 서습(暑

濕), 습온초기(濕溫初起)로 오한(惡寒), 발열, 신중(身重), 흉민(胸悶), 태니(苔膩) 등의 증상을 치료한다.

【비고】 본품을 청수(淸水)로 만든 경우에는 청수두권(淸水豆卷)이라고 하며 양성(凉性)이어서 청열이습(淸熱利濕)하는 데에 장점이 있고, 마황수(麻黃水)로 만든 경우에는 대두황권(大豆黃卷)이라고 하며 온성(溫性)이어서 발한해표(發汗解表)에 장점이 있다.

【포제】 잡질을 제거하고 미초(微炒)한다. 또는 담죽엽(淡竹葉), 등심(燈心)을 배합하여 전자(煎煮)하고 그 약액(藥液) 중에 대두황권(大豆黃卷)을 넣고 물이 다 흡수될 때까지 약한 불로 삶아서 꺼내 햇볕에 말린다(대두황권(大豆黃卷) 10kg : 담죽엽(淡竹葉) 2 kg : 등심(燈心) 1kg).

초대두황권(炒大豆黃卷)은 표사(表邪)를 청해(淸解)하는 작용이 매우 약해지며, 이습서근(利濕舒筋)하는데 장점을 발휘하여, 항상 습비(濕痺)로 인한 근련동통(筋攣疼痛), 수종창만(水腫脹滿)에 사용된다. 제대두황권(製大豆黃卷)은 선발(宣發) 작용이 줄어들고 청열리습(淸熱利濕)의 작용이 증강되어 서습(暑濕), 습온(濕溫)에 사용된다.

【용량】 12~20g.

【금기증】 풍한(風寒)을 외감(外感)한 사람과 땀이 많이 나는 사람은 복용을 하지 말아야 한다.

【임상응용】 ① 여름철 감모(感冒)로 오한(惡寒), 발열하는 경우에는 자소(紫蘇) 등을 배합한다.

② 열병(熱病)에 담연옹성(痰涎壅盛)으로 인한 전광(癲狂), 전간(癲癇), 경풍(驚風), 중풍(中風), 현훈(眩暈), 구안왜사(口眼歪斜), 언어불리(言語不利) 등을 치료하는 경우에는 당귀(當歸), 천궁(川芎), 빙편(冰片), 주사(朱砂), 사향(麝香) 등을 배합하여 청심화담(淸心化痰), 진경거풍(鎭驚祛風)한다(예 : 우황청심환(牛黃淸心丸)[화제국방(和劑局方)]).

제 3 절 청열양혈약(淸熱凉血藥)

청열양혈약(淸熱凉血藥)은 영분(營分)과 혈분(血分)의 열사(熱邪)를 청해(淸解)하는 작용을 가지고 있어, 주로 혈분실열증(血分實熱證)인 혈열망행(血熱妄行)과 발반(發斑), 발진(發疹) 혹은 토혈(吐血), 뉵혈(衄血), 변혈(便血) 등의 출혈증상과 설강번조(舌絳煩

躁), 신혼(神昏), 섬어(譫語) 등 증(證)을 치료한다. 열사(熱邪)가 영혈(營血)에 들어가면 종종 음액(陰液)을 손상하는데, 청열양혈약(淸熱凉血藥) 중에는 양음(養陰)작용을 같이 가지고 있는 약물도 있으며, 예를 들면 생지황(生地黃) 현삼(玄參) 등은 열병상음(熱病傷陰)의 증(證)에도 사용된다.

서각(犀角) 【신농본초경(神農本草經)】 RHINOCERI CORNU

【기원】 무소과(Rhinocerotidae)에 속한 동물인 외코뿔소 *Rhinoceros unicornis* L., 애기코뿔소 *R. sondaicus* Desmarest., 수마트라코뿔소 *R. sumatrensis* (Fischer)의 뿔을 서각(犀角)이라 하고, 미국코뿔소 *R. bicornis* L.와 백서(白犀) *R. simus* Burchell.의 뿔을 광각(廣角)이라 하며, 뿔을 잘라 햇볕에 말린다.

【성미】 성은 차고, 독이 없으며, 맛은 쓰고 짜다.

【귀경】 심, 간, 위경.

【효능 및 주치】 1. 청열안신정경(淸熱安神定驚) : 열입혈분(熱入血分)→ 번조(煩躁)·섬망(譫妄)·경광(驚狂), 소아경풍(小兒驚風)

2. 청열사화해독(淸熱瀉火解毒) : 옹저종독(癰疽腫毒), 인후종통(咽喉腫痛), 적안종통(赤眼腫痛), 여드름

3. 양혈지혈(凉血止血) : 열성박혈(熱盛迫血)→토혈(吐血)·뉵혈(衄血)·하혈(下血), 적리(赤痢), 열독치성(熱毒熾盛)→신발반진(身發斑疹)·안색암자(顔色暗紫)

【해설】 본품의 성질은 음한(陰寒)에 속하고, 맛은 쓰고 짜다. 심간경(心肝經)에 들어가 양혈지혈(凉血止血)하고 정경(定驚)하므로, 일체의 혈증(血證)과 사기(邪氣)가 심영(心營)에 들어가 고열신혼(高熱神昏)하고 경궐추축(驚厥抽搐)하거나 온독(溫毒)이 혈분(血分)에 내함(內陷)하여 일어나는 발반(發斑)과 발황(發黃) 및 열성(熱盛)으로 박혈망행(迫血妄行)하여 나타나는 토뉵하혈(吐衄下血) 등의 증상을 치료하는 중요한 약이 된다. 또한 양명경(陽明經)에 들어가 청열해독(淸熱解毒)하므로 정창종독(疔瘡腫毒) 혹은 독사교상(毒蛇咬傷), 독사(毒蛇)가 내함(內陷)하여 신지혼미(神志昏迷)하는 등의 증상을 치료한다.

본품은 희귀하여 보존 동물이기 때문에 일반적으로 수우각(水牛角)으로 대체하여 사

용하는데 수우각(水牛角)을 이용하는 경우 서각(犀角)의 5~10배의 량을 사용해야 한다.

【포제】 방(鎊)으로 마(磨)하여 사용한다.

【용량과 용법】 2~8g(전탕(煎湯)). 0.5~1.5g을 가루로 만들거나 마즙(磨汁)으로 충복(沖服)하여 환산제(丸散劑)로 활용한다.

【금기증】 상한음증(傷寒陰證)으로 발조(發躁)하는 경우, 두창(痘瘡)이 기허(氣虛)로 발생하여 대열(大熱)이 없는 경우에는 복용을 금해야 한다. 약의 힘이 날카롭기 때문에 태기(胎氣)에 손상을 줄 수 있으므로 임신부는 복용을 금한다. 천오(川烏), 초오(草烏)를 외(畏)한다.

【임상응용】 ① 열성동혈(熱盛動血)로 토혈(吐血), 뉵혈(衄血), 변혈(便血)이 있는 경우를 치료한다. 축혈(蓄血)로 발광(發狂)하고, 수수(漱水)하지만 삼키려고는 하지 않고, 복부는 만(滿)하지는 않으며, 다만 자언(自言)하고, 비만(痞滿)하며, 대변이 검으면서 쉽게 풀리는 증상을 치료하는 경우에는 생지황(生地黃), 적작(赤芍), 목단피(牧丹皮)를 배합하여 청열해독(清熱解毒), 양혈(凉血), 산어(散瘀)한다(예 : 서각지황탕(犀角地黃湯)[천금방(千金方)]). 또한 이 처방은 열(熱)이 심영(心營)을 요란하여 신혼섬어(神昏譫語)하고, 반색(斑色)이 자흑(紫黑)하며, 설강기자(舌絳起刺)하는 것을 치료한다.

② 외감열병(外感熱病)으로 열입영혈(熱入營血)하여 고열(高熱), 신열야심(身熱夜甚), 번조(煩躁), 신혼섬어(神昏譫語), 구갈(口渴)하거나 불갈(不渴)하며, 설홍강(舌紅絳), 맥세삭(脈細數) 등의 증상이 나타나는 경우를 치료하는 경우에는 생지황(生地黃), 현삼(玄蔘), 금은화(金銀花) 등을 배합하여 청영(清營), 양혈(凉血), 투열(透熱), 해독(解毒), 양음(養陰), 활혈(活血)한다(예 : 청영탕(清營湯)[온병조변(溫病條辨)]).

③ 열성병(熱性病)으로 열(熱)이 영혈(營血)로 들어가서, 규폐(竅閉), 신혼(神昏)이 나타나고, 심하면 경궐(痙厥)한 증상이 나타나는 경우에는 우황(牛黃), 울금(鬱金), 주사(朱砂) 등을 배합하여 청열해독(清熱解毒), 개규진경(開竅鎮痙)한다(예 : 안궁우황환(安宮牛黃丸)[온병조변(溫病條辨)]). 이 처방은 또한 중풍(中風)으로 규폐(竅閉)한 경우와 담열(痰熱)이 심규(心竅)를 내폐(內閉)하여 발생하는 소아의 경궐(驚厥)을 치료한다.

선지황(鮮地黃) 【신농본초경(神農本草經)】 REHMANNIAE RADIX

【기원】 현삼과(Scrophulariaceae)에 속한 여러 해 살이 풀인 지황 *Rhemannia glutinosa* (Gaertn.) Libosch.과 회경지황(懷慶地黃) *R. glutinosa* Libosch. f. *hueichingensis* (Chao et Schih) Hsiao.의 신선한 뿌리를 선지황(鮮地黃)(생지황(生地黃))이라 하고, 덩이뿌리를 천천히 불에 쪼여 건조한 것을 생지황(生地黃)(건지황(乾地黃))이라 한다. 봄과 가을에 채취한다.

【성미】 성은 차고, 독이 없으며, 맛은 쓰고 달다.

【귀경】 심, 간, 신경.

【효능 및 주치】 1. 청열자음(淸熱滋陰) : 심화항성(心火亢盛), 소변불통(小便不通), 온열병(溫熱病)(열입영혈(熱入營血))

2. 양혈지혈(凉血止血) : 토혈(吐血), 뉵혈(衄血), 아은출혈(牙齦出血), 변혈(便血), 월경과다(月經過多)

3. 양음생진(養陰生津) : 열병상음(熱病傷陰), 번갈(煩渴), 소갈(消渴), 장조변비(腸燥便秘)

【해설】 본품은 맛이 쓰고 달며, 약성(藥性)이 차갑고, 성질이 윤(潤)하다. 달고 차가운 성미(性味)는 신경(腎經)에 들어가 신음(腎陰)을 자(滋)하고 윤조(潤燥)하며, 맛이 쓰고 차가운 성질은 심간(心肝)의 혈분(血分)에 들어가 청열량혈(淸熱凉血)하므로 사열(邪熱)을 설(泄)하게 한다. 따라서 온열병(溫熱病)의 열이 영혈(營血)에 들어갔거나 혹은 열(熱)이 음액(陰液)을 손상하고, 또한 혈열망행(血熱妄行) 등으로 나타나는 각종 병증(病證)에 적용된다.

본품은 혈액의 응고를 촉진하여 지혈시키고 혈당을 저하시키는 작용이 있어 당뇨에 응용할 수 있다. 또한 강심작용이 있는데 특히 쇠약한 심장에 미치는 작용이 더욱 현저하다. 그러나 과량을 복용하면 심장에 중독증상을 일으키므로 주의해야 한다.

【약효감별】 중국 의학서적에서 기재되고 있는 선지황(鮮地黃)은 우리나라의 생지황(生地黃)을 말하고, 생지황(生地黃)은 우리나라의 건지황(乾地黃)을 말하는데, 모두 양음양혈(養陰凉血)한다. 다만 선지황(鮮地黃)(생지황(生地黃))은 쓴맛이 단맛보다 강하고 약성(藥性)이 매우 차가워서 청열량혈(淸熱凉血)하는 효능이 우수하고, 생지황(生地黃)(건지황(乾地黃))은 단맛이 쓴맛보다 강하고 약성(藥性)은 서늘하며, 자음양혈(滋陰養血)하는 효능이 강하다. 따라서 급성 열병에는 선지황(鮮地黃)(생지황(生地黃))을 적용하고, 만

성 음허혈소(陰虛血少)한 증(證)에는 생지황(生地黃)(건지황(乾地黃))을 적용하는 것이 마땅하다.

【포제】 잡질을 제거하고 세정(洗淨)한 다음 절편(切片)하여 사용한다.

【용량과 용법】 선지황(鮮地黃) 20~60g. 생지황(生地黃) 10~30g.

【금기증】 비허습체(脾虛濕滯), 복만변당(腹滿便溏)의 경우에는 복용을 금해야 한다.

【임상응용】 ① 혈허변비(血虛便秘)를 치료하는 경우에는 당귀(當歸), 도인(桃仁), 화마인(火麻仁) 등을 배합하여 윤장통변(潤腸通便)한다(예 : 윤장환(潤腸丸)[심씨존생서(沈氏尊生書)]).

② 열성동혈(熱盛動血)로 토혈(吐血), 뉵혈(衄血), 변혈(便血)이 있는 경우를 치료한다. 축혈(蓄血)로 발광(發狂)하고, 수수(漱水)하지만 삼키려고는 하지 않고, 복부는 만(滿)하지는 않으며, 다만 자언(自言)하고, 비만(痞滿)하며, 대변이 검으면서 쉽게 풀리는 증상을 치료하는 경우에는 서각(犀角), 적작(赤芍), 목단피(牧丹皮)를 배합하여 청열해독(淸熱解毒), 양혈(凉血), 산어(散瘀)한다(예 : 서각지황탕(犀角地黃湯)[천금방(千金方)]). 또한 이 처방은 열(熱)이 심영(心營)을 요란하여 신혼섬어(神昏譫語)하고, 반색(斑色)이 자흑(紫黑)하며, 설강기자(舌絳起刺)하는 것을 치료한다.

③ 기허혈소(氣虛血少)로 인한 맥결대(脈結代)를 치료하는 경우에는 자감초(炙甘草), 인삼(人參), 계지(桂枝) 등을 배합하여 익기복맥(益氣復脈)한다(예 : 자감초탕(炙甘草湯)[상한론(傷寒論)]).

④ 간신음허(肝腎陰虛)하고 간기(肝氣)가 불서(不舒)한 증(證)을 치료하는데, 흉완협통(胸脘脇痛), 탄산(呑酸), 구고(口苦), 인건구조(咽乾口燥), 설홍소진(舌紅少津), 맥세약(脈細弱) 혹은 허현(虛弦)하는 증상이 나타나는 것을 치료하는 경우에는 북사삼(北沙蔘), 맥문동(麥門冬), 당귀(當歸) 등을 배합하여 자양간신(滋養肝腎), 소간리기(疏肝理氣)한다(예 : 일관전(一貫煎)[유주의화(柳洲醫話)]). 또한 이 처방은 산기(疝氣), 가취(瘕聚)를 치료한다. 혹은 간음부족(肝陰不足)하고 위액(胃液)이 휴모(虧耗)하여 구건(口乾), 설광강(舌光絳), 흉협불서(胸脇不舒) 혹은 동통(疼痛)이 발생하는 경우를 치료한다.

⑤ 열극생풍(熱極生風)으로 수족추축(手足抽搐)하는 경궐(痙厥) 등의 증상을 치료하는 경우에는 조구등(釣鉤藤), 국화(菊花), 선지황(鮮地黃), 백작약(白芍藥) 등을 배합하여 청간식풍(淸肝熄風), 화담(化痰)한다(예 : 영각구등탕(羚角鉤藤湯)[통속상한론(通俗傷

寒論)]). 이 처방은 또한 간양상항(肝陽上亢)으로 인하여 두통(頭痛), 두훈(頭暈), 진전(震顫) 등의 증상이 나타나는 것을 치료한다.

⑥ 음허화왕(陰虛火旺)으로 인한 노채(癆瘵)에는 작약(芍藥), 천문동(天門冬), 구기자(枸杞子) 등을 배합하여 자음강화(滋陰降火), 양혈청간(凉血淸肝)한다(예 : 지황고(地黃膏)[고금의통(古今醫統)]).

현삼(玄參) 【신농본초경(神農本草經)】 SCROPHULARIAE RADIX

【기원】 현삼과(Scrophulariaceae)에 속한 여러 해 살이 풀인 현삼(북현삼(北玄參)) *Scrophularia buergeriana* Miq.과 현삼(玄參) *S. ningpoensis* Hemsl.의 뿌리를 건조한 것으로, 겨울철에 줄기와 잎이 말랐을 때 채취하여 깨끗이 씻은 다음 햇볕에 말리거나 홍건(烘乾)하여 반쯤 마른 것을 3~6일 동안 쌓아 놓고 내부를 검게 변색시켜서 여러 번 반복하여 건조한다.

【성미】 성질은 차갑고(서늘하고), 독이 없으며, 맛은 쓰고 달며 짜다.

【귀경】 폐, 위, 신경.

【효능 및 주치】 1. 자음강화(滋陰降火) : 열병(熱病)→번조(煩躁)·구갈(口渴), 골증로열(骨蒸勞熱), 폐음휴모증(肺陰虧耗證), 소갈(消渴), 심번불매(心煩不寐), 음허발열(陰虛發熱), 진상변비(津傷便秘), 산후혈허발열(産後血虛發熱), 자한(自汗), 도한(盜汗)

2. 청열사화(淸熱瀉火) : 폐열해수(肺熱咳嗽), 풍열두통(風熱頭痛), 위열치성증(胃熱熾盛證)

3. 해독산결(解毒散結) : 옹종창독(癰腫瘡毒), 나력담핵(瘰癧痰核), 인후종통(咽喉腫痛)

【해설】 본품은 맛이 쓰고 달며 짜고, 약성(藥性)이 차가운데, 쓰고 차가운 성미(性味)는 해독하고, 달고 차가운 성미(性味)는 자수양음(滋水養陰)하며, 짜고 차가운 성미(性味)와 질이 윤(潤)한 것은 연견윤조(軟堅潤燥)한다.

따라서 본품은 자음강화(滋陰降火)하는 중요한 약이 되므로 신음부족(腎陰不足)을 보할 수 있으며, 특히 사열(邪熱)이 내성(內盛)하여 신음(腎陰)이 부족하여 된 증(證)에 필요한 약이 된다. 또한 온열병(溫熱病)에 음액(陰液)이 손상하여 구갈심번(口渴心煩), 발반(發斑)하는 증상을 치료하고, 음허(陰虛)로 인한 골절번열(骨節煩熱)을 치료한다. 그리고,

윤조(潤燥), 연견해독(軟堅解毒)의 효능이 있어 음허증(陰虛證)과 열독증(熱毒證)에 적용하여 치료할 수 있으며, 허화(虛火)가 상승하여 발생한 인후종통(咽喉腫痛)을 치료한다.

그런데, 본품은 약성(藥性)이 차가워서 활장(滑腸)하므로, 비위허한(脾胃虛寒)이나 식소변당(食少便溏)의 경우에는 복용을 금해야 한다. 또한 음허화성(陰虛火盛)하는 경우에 적합하며, 음허(陰虛)하되 화(火)가 성(盛)하지 않은 경우에 오랫동안 복용하는 것은 적합하지 않다.

【포제】 잡질을 제거하고 절단(切斷)하여 사용한다.

【용량과 용법】 12~20g.

【금기증】 비위(脾胃)가 허한(虛寒)하여 흉민식소(胸悶食少)한 사람은 복용을 하지 말아야 한다. 여로(藜蘆)에 반(反)한다.

【임상응용】 ① 외감열병(外感熱病)으로 열입영혈(熱入營血)하여 고열(高熱), 신열야심(身熱夜甚), 번조(煩躁), 신혼섬어(神昏譫語), 구갈(口渴)하거나 불갈(不渴)하며, 설홍강(舌紅絳), 맥세삭(脈細數) 등의 증상이 나타나는 경우를 치료하는 경우에는 서각(犀角), 생지황(生地黃), 금은화(金銀花) 등을 배합하여 청영(淸營), 양혈(凉血), 투열(透熱), 해독(解毒), 양음(養陰), 활혈(活血)한다(예 : 청영탕(淸營湯)[온병조변(溫病條辨)]).

② 소아의 인후종통(咽喉腫痛)에는 승마(升麻), 우방자(牛蒡子), 길경(桔梗) 등을 배합한다(예 : 우방자탕(牛蒡子湯)[증치준승(證治準繩)]).

③ 열독(熱毒)이 치성(熾盛)하여 발생한 탈저(脫疽)로 환지(患肢)의 피부(皮部)가 암홍(暗紅)하면서 종(腫)하고, 궤란동통(潰爛疼痛)하며, 농수임리(膿水淋漓)하는 경우에는 금은화(金銀花), 감초(甘草), 당귀(當歸)를 배합하여 청열해독(淸熱解毒), 산결소옹(散結消癰), 활혈지통(活血止痛)한다(예 : 사묘용안탕(四妙勇安湯)[험방신편(驗方新編)]이다.

④ 나력(瘰癧), 담핵(痰核)이 있으면서 인건(咽乾), 설홍(舌紅)하는 경우에는 모려(牡蠣), 패모(貝母)를 배합하여 청열화담(淸熱化痰), 연견산결(軟堅散結)한다(예 : 소라환(消瘰丸)[의학심오(醫學心悟)]).

목단피(牧丹皮) 【신농본초경(神農本草經)】 PAEONIAE SUFFRURICOSAE CORTEX

【기원】 미나리아재비과(Ranunculaceae)에 속한 낙엽 소관목인 모란 *Paeonia*

suffruricosa Andr.의 뿌리 껍질을 건조한 것으로, 가을에서 초봄 사이에 뿌리를 캐서 수염뿌리와 경아(莖芽)를 제거하고 뿌리껍질을 벗겨 내어 건조한다.

【성미】 성질은 약간 차고 독이 없으며 맛은 쓰고 맵다.

【귀경】 심, 간, 신경.

【효능 및 주치】 1. 청열량혈(淸熱凉血)(생용(生用)) : 열입영혈증(熱入營血證), 소아경풍(小兒驚風), 혈열출혈(血熱出血)(토뉵혈(吐衄血)), 골증로열(骨蒸勞熱)(무한(無汗))

2. 활혈거어(活血祛瘀)(주초(酒炒)) : 질타손상(跌打損傷), 경폐(經閉), 경통(經痛), 장옹(腸癰), 징가적취(癥瘕積聚)

【해설】 본품은 맛이 쓰고 매우며, 약성(藥性)이 약간 차갑다. 혈분(血分)에 들어가 쓰고 약간 차가운 성미(性味)는 혈열(血熱)을 청(淸)하게 하고, 매운맛은 어혈(瘀血)을 행하게 하여 양혈산어(凉血散瘀)하는 효능이 있어 어혈(瘀血)을 머무르지 않게 하고 활혈(活血)하여도 망행(妄行)하지 않게 하는 장점이 있다.

따라서 본품은 어혈(瘀血)을 산(散)하고 월경을 통하게 하는 효능이 있어 어혈정체(瘀血停滯)로 인한 월경불통(月經不通)이나 옹저종독(癰疽腫毒)을 치료하며, 아울러 청열량혈(淸熱凉血)하는 효능이 있어 혈분(血分)에 열이 있어 일어나는 토혈(吐血), 비혈(鼻血), 발반(發斑), 발진(發疹) 등에 모두 사용할 수 있다. 또한 허열(虛熱)을 물리치므로 음허발열(陰虛發熱), 야열조량(夜熱早凉)과 무한(無汗)의 허로골증번열(虛勞骨蒸煩熱)을 치료하는데 자주 사용한다.

그런데, 본품은 활혈행어(活血行瘀)하는 효능이 있으므로 월경과다(月經過多)나 임신부에는 삼가서 사용해야 하고, 혈열(血熱)을 청(淸)하게 하는 데는 생용(生用)하며, 산어(散瘀)에는 주초(酒炒)하고, 지혈에는 탄(炭)으로 만들어 사용하는 것이 좋다.

【포제】 잡질을 제거하고 절편(切片)하여 생용(生用)하거나 초탄(炒炭)하여 사용한다.

【용량과 용법】 8~16g.

【금기증】 혈허유한(血虛有汗), 임신부 및 월경과다(月經過多)의 경우에는 복용을 금해야 한다.

【임상응용】 ① 장옹(腸癰)으로 소복종비(少腹腫痞)하고, 누르면 통증이 심하고, 발열, 오한(惡寒)하는 것을 치료하는 경우에는 대황(大黃), 도인(桃仁), 동과인(冬瓜仁), 망초(芒硝)를 배합하여 사열파어(瀉熱破瘀), 산결소종(散結消腫)한다(예 : 대황모단피탕

(大黃牡丹皮湯)[금궤요략(金匱要略)]).

② 음허(陰虛)로 인한 조열(潮熱) 혹은 저열(低熱)을 치료하는 경우에는 별갑(鱉甲), 생지황(生地黃), 지모(知母) 등을 배합하여 양음(養陰), 투열(透熱), 양혈(凉血), 청열생진(淸熱生津)한다(예 : 청호별갑탕(靑蒿鱉甲湯)[온병조변(溫病條辨)]). 예를 들면 열병(熱病)의 후기에 사열(邪熱)이 아직 완전히 제거되지 않고 음액(陰液)은 이미 손상되어 저열(低熱)이 물러가지 않는 경우를 치료한다. 또한 폐로(肺癆)(폐결핵) 혹은 기타 만성 질병의 진행 과정 중에 나타나는 조열(潮熱), 골증(骨蒸), 혹은 기타 음허화왕(陰虛火旺)으로 인한 허열(虛熱), 골증(骨蒸), 도한(盜汗), 심번불면(心煩不眠), 설홍소태(舌紅少苔), 맥세삭(脈細數) 등의 증상이 나타나는 경우를 치료한다.

③ 온병(溫病)의 열입혈분(熱入血分)으로 열성(熱盛), 고열불퇴(高熱不退), 토뉵발반(吐衄發斑), 설질홍강(舌質紅絳)하는 경우에는 현삼(玄參), 감초(甘草), 서각(犀角) 등을 배합하여 청열양혈(淸熱凉血), 해독화반(解毒化斑)한다(예 : 화반탕(化斑湯)[온병조변(溫病條辨)]).

④ 부녀(婦女)의 소복(小腹)에 오래된 어혈(瘀血), 적괴(積塊)가 있어서 만지면 통증을 느끼고, 복부가 연급(攣急)한 것을 치료하며, 월경곤란(月經困難), 혹은 경폐복통(經閉腹痛), 혹은 산후오로부진(産後惡露不盡) 등의 증상에 복통(腹痛)이 있으면서 손을 대지 못하게 하는 증상이 있는 경우에는 계지(桂枝), 도인(桃仁), 작약(芍藥) 등을 배합하여 활혈화어(活血化瘀), 소산징괴(消散癥塊)한다(예 : 계지복령환(桂枝茯苓丸)[금궤요략(金匱要略)]. 본방(本方)은 현대 임상에서 자궁내막염, 염증으로 인한 월경부조(月經不調), 통경(痛經), 불잉(不孕) 등 증(證)을 치료한다. 또한 유산후의 출혈이 그치지 않는 경우 및 자궁근종, 난소낭종 등의 질환에 어혈(瘀血)이나 징괴(癥塊)가 있다면 치료할 수 있다.

⑤ 혈열망행(血熱妄行)으로 인한 토혈(吐血), 뉵혈(衄血) 등의 경우에는 대계탄(大薊炭), 소계탄(小薊炭), 측백엽탄(側柏葉炭) 등을 배합하여 양혈지혈(凉血止血)한다(예 : 십회산(十炭散)[십약신서(十藥神書)]).

적작약(赤芍藥) 【신농본초경(神農本草經)】 PAEONIAE RADIX RUBRA

【기원】 미나리아재비과(Ranunculaceae)에 속한 여러 해 살이 풀인 적작약 *Paeonia*

lactiflora Pall.과 천적작(川赤芍) *P. veitchii* Lynch.의 뿌리를 건조한 것으로, 봄과 가을에 채취하여 수염뿌리를 제거하고 햇볕에 말린다.

【성미】 성질은 약간 차고, 독이 없으며, 맛은 쓰다.

【귀경】 간, 비경.

【효능 및 주치】 1. 청열량혈(淸熱凉血) : 온독발반(溫毒發斑), 토혈(吐血), 뉵혈(衄血), 목적종통(目赤腫痛), 혈리(血痢), 열리(熱痢), 장풍하혈(腸風下血), 옹저종독(癰疽腫毒), 개창(疥瘡)

2. 거어지통(祛瘀止痛) : 흉협복통(胸脇腹痛), 경폐(經閉), 경통(經痛), 어혈복통(瘀血腹痛), 어혈변결(瘀血便結), 징가적취(癥瘕積聚), 산증(疝症), 타박상(打撲傷), 좌상(挫傷)

【해설】 본품은 맛이 쓰고 약성(藥性)이 약간 차가우며, 주로 간경(肝經)에 들어가 혈분(血分)의 실열(實熱)을 청(淸)하게 하고 어혈(瘀血)이 머물러 응체(凝滯)되어 있는 것을 선산(宣散)하여 양혈거어(凉血祛瘀)하는 중요한 약이 된다. 따라서 일체의 혈열(血熱)과 혈어(血瘀)의 증후에 모두 응용할 수 있다.

본품은 산어지통(散瘀止痛)하고 통경(通經)하는 효능이 있어 어혈(瘀血)이 운행되지 못하여 나타나는 월경정폐(月經停閉), 혈행(血行)이 조체(阻滯)하여 나타나는 각종 동통(疼痛)을 치료하는데 적용된다. 또 옹종(癰腫)을 산(散)하는 효능이 있어 열독옹종(熱毒癰腫)을 치료하며, 또 간화(肝火)를 사(瀉)하는 효능도 지니고 있다. 그러나, 본품을 출산한 후에 기혈(氣血)이 허약한 환자에게는 사용해서는 안 된다.

【약효감별】 본품은 성질이 목단피(牧丹皮)와 비슷하여 양혈산어(凉血散瘀)하는데 사용되지만, 목단피(牧丹皮)는 청열량혈(淸熱凉血) 작용이 비교적 좋아 혈분(血分)의 실열(實熱)을 청(淸)하게 하고 음허발열(陰虛發熱)을 치료하며, 본품은 활혈거어(活血祛瘀)의 작용이 좋고 지통(止痛)시키는 작용을 겸하고 있다.

【포제】 잡질을 제거하고 세정(洗淨)한 다음 윤투(潤透)하여 절편(切片)하고 건조하여 사용한다.

【용량과 용법】 8~16g.

【금기증】 허한성(虛寒性)의 경폐(經閉)와 통경(痛經)에는 복용을 금한다. 또한 간(肝)의 조절기능을 상실한 환자에게 대량으로 사용하는 것은 금해야 한다. 여로(藜蘆)에 반(反)한다.

【임상응용】 ① 중풍후유증을 치료하는데, 반신불수(半身不遂), 구안와사(口眼窩斜), 언어건삽(言語蹇澁), 구각유연(口角流涎), 혹은 절탄(截癱), 하반신위폐(下半身痿廢), 소변빈삭(小便頻數) 혹은 유뇨불금(遺尿不禁), 태백(苔白), 맥완(脈緩) 등의 증상이 나타나는 경우에는 황기(黃芪), 당귀미(當歸尾), 홍화(紅花), 구인(蚯蚓) 등을 배합하여 보기(補氣), 활혈(活血), 통락(通絡)한다(예 : 보양환오탕(補陽還五湯)[의림개착(醫林改錯)]).

자초(紫草) 【신농본초경(神農本草經)】 LITHOSPERMI RADIX

【기원】 지치과(Borraginaceae)에 속한 여러 해 살이 풀인 지치 *Lithospermum erythrorhizon* Sieb.의 뿌리를 건조한 것으로, 봄과 가을에 채취하여 햇볕에 말린다.

【성미】 성은 차고 독이 없으며, 맛은 달고 짜다.

【귀경】 심, 간경.

【효능 및 주치】 1. 양혈지혈(涼血止血) : 자전(紫癜), 토혈(吐血), 뉵혈(衄血), 뇨혈(尿血), 혈리(血痢)

2. 청열해독(淸熱解毒), 활혈(活血), 투진(透疹) : 옹저창양(癰疽瘡瘍), 개선(疥癬), 탕화상(燙火傷)(소상(燒傷)), 단독(丹毒), 마진불투(麻疹不透), 두창(痘瘡), 수두(水痘), 온독발반(溫毒發斑)

3. 청열리습(淸熱利濕) : 습열반진(濕熱斑疹), 습진, 임탁(淋濁), 습열황달(濕熱黃疸), 여성의 외음부 염증, 음양(陰痒)

4. 윤장통변(潤腸通便) : 대변비결(大便秘結)

【해설】 본품은 맛이 달고 약성(藥性)이 차가우며, 질(質)이 윤(潤)하여 청윤(淸潤)하는 약물이 되어 혈분(血分)에 들어가 양혈(涼血), 해독, 투진(透疹)하는 효능이 있어 마진(麻疹)을 치료하고 예방하는데 사용되며, 혈열독성(血熱毒盛)하여 마진(麻疹)이 불창(不暢)하고 반진(斑疹)이 자흑(紫黑)하고 대변이 비결(秘結)된 경우에도 적당하다. 또한 양혈해독(涼血解毒)하여 창양(瘡瘍), 소상(燒傷), 습진 등의 증상에 외용(外用)하기도 하며, 혈분유열(血分有熱)의 반진두독(斑疹痘毒)을 치료하는데 매우 좋은 효능을 발휘한다.

또한 본품은 활장(滑腸)하여 대변을 통하게 하는 효능이 있고, 이수(利水)하여 수종(水腫)을 없애는 효능이 있어 통규(通竅)하는 효능이 있다.

【포제】 잡질을 제거하고, 절단(切斷)하여 사용한다.

【용량과 용법】 4~12g.

【금기증】 본품은 가벼운 사하(瀉下)작용이 있어 비허변당자(脾虛便溏者)는 복용을 금한다.

【임상응용】 ① 온독발반(溫毒發斑), 혈열독성(血熱毒盛)으로 반진자흑(斑疹紫黑)한 경우에는 적작약(赤芍藥), 당귀(當歸), 감초(甘草) 등을 배합한다(예 : 자초쾌반탕(紫草快斑湯)[증치준승(證治準繩)]).

② 옹저창양(癰疽瘡瘍)이 궤란(潰爛)하고, 부육(腐肉)이 탈락되지 않는 경우에는 백지(白芷), 감초(甘草), 당귀(當歸), 혈갈(血竭) 등을 배합하여 오래 동안 졸여서 고약으로 만들어 상처 부위에 바른다(예 : 생기옥홍고(生肌玉紅膏)[의종금감(醫宗金鑑)]).

제 4 절 청열해독약(淸熱解毒藥)

청열해독(淸熱解毒)작용이 있는 약물로 각종 열독증(熱毒證), 예를 들면 옹창(癰瘡), 단독(丹毒), 반진(斑疹), 인종(咽腫), 후비(喉痺)와 독리(毒痢) 등을 치료하는데 사용한다. 임상에서는 청열해독(淸熱解毒) 약을 사용할 때 반드시 열독(熱毒)의 다양한 증상에 근거하여 정확한 약물을 선택해야 하며, 배합도 중시해야 한다. 만일 표사(表邪)를 겸하였으면 해표약(解表藥)을 배합하고, 기분(氣分)에 고열(高熱)이 나타나면 청열사화약(淸熱瀉火藥)을 배합해야 한다. 청열해독약(淸熱解毒藥)은 보편적으로 항균(抗菌), 항병독(抗病毒)작용이 있으며, 일부 약물은 해독(解毒), 소염작용을 가지고 있어 화농성, 감염성질환을 치료하는데 사용할 수 있다.

금은화(金銀花) 【명의별록(名醫別錄)】 LONICERAE FLOS

【기원】 인동과(Caprifoliaceae)에 속한 여러 해 살이 반상록(半常綠) 덩굴성 활엽 관목인 인동 *Lonicera japonica* Thunb., 홍선인동(紅腺忍冬) *L. hypoglaus* Miq., 산은화(山銀花) *L. confusa* DC. 및 모화주인동(毛花柱忍冬) *L. dasystyla* Rehd.의 꽃봉오리를 건조한 것으로, 여름철 꽃이 피기 전에 채취하여 건조한다.

【성미】 성은 차고, 독이 없으며, 맛은 달다.

【귀경】 폐, 위, 심경.

【효능 및 주치】 1. 청열해독(淸熱解毒) : 옹종창독(癰腫瘡毒), 장옹복통(腸癰腹痛), 폐옹해토농혈(肺癰咳吐膿血), 후비(喉痺), 인후종통(咽喉腫痛), 나력(瘰癧), 서창(鼠瘡)

2. 양혈지리(凉血止痢) : 열독혈리(熱毒血痢)

3. 소산풍열(疏散風熱) : 풍습성(風濕性) 관절염(關節炎), 외감풍열(外感風熱), 온병초기(溫病初起), 풍열감모(風熱感冒)

【해설】 본품은 맛이 달고 약성(藥性)이 차가워서 청열(淸熱)하고 해독하는 효능이 있어 열독창옹(熱毒瘡癰)을 치료하는 중요한 약이 된다. 옹종창독(癰腫瘡毒)의 초기에 아직 화농(化膿)되지 않은 경우에는 종기(腫氣)를 삭이고, 이미 농(膿)이 형성된 경우에는 탁독배농(托毒排膿)하여 궤파(潰破)를 촉진시킨다. 또한 본품은 몸체가 가벼워서 폐경(肺經)에 들어가 사열(邪熱)을 선산(宣散)하여 풍열표증(風熱表證)을 치료하는 좋은 약이 된다. 그리고 본품을 초탄(炒炭)하면 혈분(血分)으로 들어가서 양혈지리(凉血止痢)하게 되어 혈리(血痢)를 치료한다.

본품을 이용하여 열독옹종(熱毒癰腫)을 치료하려면 용량을 많이 사용하고, 온병발열(溫病發熱)을 치료하는 경우에는 용량을 비교적 적게 사용하고 생용(生用)하며, 혈리혈변(血痢血便)에는 초탄(炒炭)하여 사용한다.

【약효감별】 인동의 줄기와 가지인 인동등(忍冬藤)은 인동(忍冬)보다 청열해독(淸熱解毒) 작용이 약하나 통경락(通經絡)작용이 우수하여 경락(經絡)의 풍열(風熱)을 제거하고 진통(鎭痛)하여 풍열비통(風熱痺痛) 및 관절의 적종열통(赤腫熱痛) 등 경락불서증(經絡不舒症)을 치료한다.

【포제】 잡질을 제거하고, 생용(生用)하거나 초탄(炒炭)하여 사용한다. 탄(炭)한 후에는 차가운 성질이 줄어들고, 아울러 떫은 성질을 지니게 되어 지혈(止血)하는 효능이 있게 된다.

【용량과 용법】 8~20g. 일반적으로는 생용(生用)한다. 해표(解表)하는 경우에는 경용(輕用)하고, 해독하는 경우에는 중용(重用)한다.

【금기증】 양허작설(陽虛作泄)의 경우에는 복용을 하지 말아야 하고, 외양(外瘍)이 기허농청(氣虛膿淸)하는 경우에는 복용을 금해야 한다.

【임상응용】 ① 풍열(風熱)이 객폐(客肺)하여 발생한 외감열병(外感熱病)의 초기로 해수담황(咳嗽痰黃), 인후양통(咽喉痒痛), 발열, 미오풍한(微惡風寒)하는 것을 치료하는 경우에는 박하(薄荷), 형개(荊芥), 연교(連翹), 감초(甘草), 길경(桔梗) 등을 배합하여 신량투표(辛凉透表), 청열해독리인(清熱解毒利咽)한다(예 : 은교산(銀翹散)[온병조변(溫病條辨)]).

② 열독(熱毒)이 치성(熾盛)하여 발생한 탈저(脫疽)로 환지피부(患肢皮部)가 암홍(暗紅)하면서 종(腫)하고, 궤란동통(潰爛疼痛)하며, 농수임리(膿水淋漓)하는 경우에는 현삼(玄參), 감초(甘草), 당귀(當歸)를 배합하여 청열해독(清熱解毒), 산결소옹(散結消癰), 활혈지통(活血止痛)한다(예 : 사묘용안탕(四妙勇安湯)[험방신편(驗方新編)]이다.

③ 어열(瘀熱)이 장도(腸道)에 온결(蘊結)되어 장옹(腸癰)이 생성되고, 우소복통(右少腹痛), 수불가안(手不可按), 우족굴이불신(右足屈而不伸) 등의 증상이 나타나는 경우에는 당귀(當歸), 지유(地楡), 의이인(薏苡仁), 황금(黃芩), 맥문동(麥門冬) 등을 배합하여 청열해독(清熱解毒), 활혈소옹(活血消癰), 자음사화(滋陰瀉火)한다(예 : 청장음(清腸飮)[변증록(辨證錄)]).

연교(連翹) 【신농본초경(神農本草經)】 FORSYTHIAE FRUCTUS

【기원】 물푸레나무과(Oleaceae)에 속한 낙엽관목인 개나리 *Forsythia koreana* Nakai.와 의성개나리 *F. viridissima* Lindl. 및 당개나리(연교(連翹)) *F. suspensa* (Thunb.) Vahl.의 과실을 건조한 것으로, 가을에 과실이 익기 시작할 때 또는 완전히 익었을 때 채취하여 쪄서 익힌 다음 햇볕에 말린다.

【성미】 성질은 약간 차고, 독이 없으며, 맛은 쓰다.

【귀경】 심, 간, 담, 폐경.

【효능 및 주치】 1. 청열해독(清熱解毒) : 감모풍열(感冒風熱), 열입심포(熱入心包), 고열번조(高熱煩躁), 구갈(口渴), 구설생창(口舌生瘡), 단독(丹毒), 반진(斑疹), 인후종통(咽喉腫痛)

2. 소종산결(消腫散結) : 창양종독(瘡瘍腫毒), 유옹(乳癰), 유핵(乳核), 나력(瘰癧), 영류(癭瘤)

3. 청열이뇨(淸熱利尿) : 습열림증(濕熱淋症), 소변불리(小便不利)

【해설】 본품은 맛이 쓰고 약성(藥性)이 약간 차가우며, 쓴맛은 사화(瀉火)하고 약간 차가운 성질은 청열(淸熱)하며, 또한 재질이 가벼워서 위로 뜨므로 청열해독(淸熱解毒)작용을 하면서도 상초(上焦)의 여러 가지 열 또는 풍열표증(風熱表證) 혹은 온열사(溫熱邪)가 입영(入營)하여 반진(斑疹)이 발생하였을 경우 등의 증상을 다스린다.

본품은 청심산열(淸心散熱)의 효능이 있어 온열병(溫熱病)에 발열하고 심번불안(心煩不安)하는 등의 증상을 치료한다.

본품은 심화(心火)를 청(淸)하게 하고 기혈(氣血)을 선통(宣通)하며 혈결기취(血結氣聚)를 산(散)하여 소종산결(消腫散結)시키는 효능이 있어 창양종독(瘡瘍腫毒)과 나력결핵(瘰癧結核)을 치료하여 창가(瘡家)에 꼭 필요한 약이 된다.

본품은 이뇨작용이 있어 오림(五淋)과 소변불통(小便不通)을 치료하는 중요한 약이 된다.

【포제】 잡질을 제거하고 사용한다.

【용량과 용법】 6~12.

【금기증】 비위(脾胃)가 허약한 자와 기허발열(氣虛發熱) 및 옹저이궤(癰疽已潰)나 농청색담(膿淸色淡)의 경우에는 복용을 금해야 한다.

【임상응용】 ① 풍열(風熱)이 객폐(客肺)하여 발생한 외감열병(外感熱病)의 초기로 해수담황(咳嗽痰黃), 인후양통(咽喉痒痛), 발열, 미오풍한(微惡風寒)하는 것을 치료하는 경우에는 금은화(金銀花), 박하(薄荷), 형개(荊芥), 감초(甘草), 길경(桔梗) 등을 배합하여 신량투표(辛凉透表), 청열해독이인(淸熱解毒利咽)한다(예 : 은교산(銀翹散)[온병조변(溫病條辨)]).

② 대두온(大頭瘟)(두면부(頭面部) 단독(丹毒))으로 오한발열(惡寒發熱), 두면홍종(頭面紅腫)하며, 눈을 뜰 수가 없고, 인후가 불리(不利)하며, 설조구갈(舌燥口渴), 설홍(舌紅), 태백(苔白)하거나 혹은 황(黃)하며, 맥(脈)이 부삭유력(浮數有力)한 증상이 나타나는 경우에는 판람근(板藍根), 우방자(牛蒡子), 황금(黃芩), 황련(黃連) 등을 배합하여 소산풍열(疏散風熱), 청열해독(淸熱解毒)한다(예 : 보제소독음(普濟消毒飮)[동원시효방(東垣試效方)]). 이 처방은 또한 두면부(頭面部) 단독(丹毒) 외에도 또한 시선염(腮腺炎), 급성중이염 등으로 고열(高熱)이 나거나, 치은(齒齦)이 종통발열(腫痛發熱)하거나, 면부(面部)에 무명종독(無名腫毒)의 증상이 있을 때를 치료한다.

포공영(蒲公英)【신수본초(新修本草)】TARAXCI HERBA

【기원】 국화과(Compositae)에 속한 여러 해 살이 풀인 민들레 *Taraxacum mongolicum* Hand.-Mazz., 감지포공영(鹼地蒲公英) *T. sinicum* Kitag. 또는 같은 속 근연식물의 전초(全草)를 건조한 것으로, 봄과 여름에 꽃이 피기 전이나 후에 채취하여 햇볕에 말린다.

【성미】 성은 차고, 독이 없으며, 맛은 쓰고 달다.

【귀경】 간, 위경.

【효능 및 주치】 1. 청열해독(淸熱解毒), 소종산결(消腫散結) : 인후종통(咽喉腫痛), 급성유선염(유옹(乳癰)), 나력(瘰癧), 정창(疔瘡), 폐옹(肺癰), 장옹(腸癰), 차시(痄腮)

2. 청간명목(淸肝明目) : 간화상염(肝火上炎)→목적종통(目赤腫痛)

3. 이뇨통림(利尿通淋) : 습열황달(濕熱黃疸), 열림삽통(熱淋澁痛), 열리하중(熱痢下重), 소변불리(小便不利), 소변폐색(小便閉塞)

【해설】 본품은 맛이 쓰고 달며, 약성(藥性)은 차서 청열해독(淸熱解毒)하고 옹종(癰腫)을 소산(消散)하므로 외과(外科)의 각종 열독옹종(熱毒癰腫)과 결핵(結核), 기타 열독(熱毒)으로 인한 증상에 상용(常用)하는 중요한 약이 된다. 본품은 소울통유(消鬱通乳)작용을 겸하고 있어 유옹(乳癰)의 치료에 좋은 효과가 있으므로, 유옹초기(乳癰初起)에 홍종견경(紅腫堅硬)하고 농종(膿腫)이 아직 형성되지 않은 사람에게 좋은 치료효과가 있다. 또한 위궤양에 대한 진통작용이 우수하여 본품을 단독으로 사용해도 좋은 효과가 있으며, 음식물 중독에도 응용할 수 있다.

본품은 청열해독(淸熱解毒)하면서 이뇨(利尿), 완하(緩下)작용을 겸하고 있어 상기도염, 폐렴, 급성간염, 급성담낭염, 요로감염 등에 비교적 좋은 치료효과가 있다.

본품은 맛이 쓰고 약성(藥性)이 차가워서 장기간 복용하거나 과량을 복용하면 약한 설사와 복통을 일으킬 수 있으므로, 실열(實熱)로 인한 화독(火毒)이 아니면 응용하지 말아야 한다.

【포제】 잡질을 제거하고, 세절(細切)하여 사용한다.

【용량과 용법】 12~20g.

【금기증】 외증(外證)의 만종무두(漫腫無頭)와 부적부종(不赤不腫)한 경우에는 복용

을 금하고, 음저(陰疽)와 외증이궤(外症已潰)의 경우에도 복용을 금한다.

【임상응용】 ① 유암(乳巖)을 치료하는 경우에 하고초(夏枯草), 금은화(金銀花), 누로(漏蘆), 산자고(山慈姑) 등을 배합한다(예 : 소유암환(消乳巖丸)[양의대전(瘍醫大全)]).

② 각종 피부염으로 소양(搔痒)이 주요 증상인 경우에 부평(浮萍), 금은화(金銀花), 연교(連翹), 백선피(백선피(白鮮皮), 백반(白礬), 붕사(硼砂) 등을 가하여 달인 액으로 씻는다[한방의약대사전].

자화지정(紫花地丁)【본초강목(本草綱目)】VIOLAE HERBA

【기원】 제비꽃과(Violaceae)에 속한 여러 해 살이 풀인 호제비꽃 *Viola yedoensis* Mak.의 뿌리가 붙어 있는 전초(全草)를 건조한 것으로, 5~8월 열매가 성숙하면 뿌리째 뽑아서 흙을 제거하고 햇볕에 말린다.

【성미】 성은 차고, 독이 없으며, 맛은 쓰고 맵다.

【귀경】 심, 간경.

【효능 및 주치】 1. 열해독(淸熱解毒), 양혈소종(凉血消腫) : 단독(丹毒), 독사교상(毒蛇咬傷), 정창종독(疔瘡腫毒), 간열(肝熱)→목적종통(目赤腫痛), 옹저발배(癰疽發背)

【해설】 본품은 맛이 쓰고 매우며 약성(藥性)이 차갑다. 쓴맛은 설(泄)하고 매운맛은 산(散)하며 차가운 성질은 청열(淸熱)한다. 심(心)·간(肝) 2경(經)의 혈분(血分)에 들어가 청열해독(淸熱解毒)하고 양혈소종(凉血消腫)시키는 작용이 있어 혈열(血熱)이 옹체(壅滯)되어 나타나는 홍종열통(紅腫熱痛)의 정옹창절(疔癰瘡癤)을 치료하는데 일반적으로 사용되며, 달여서 복용하거나 짓찧어서 외부(外敷)하여 치료한다. 특히 양혈소종(凉血消腫)하여 정독(疔毒)을 치료하는 특징이 있다. 그러므로 화독창양(火毒瘡瘍)이 아니면 응용하는 것은 마땅하지 않다. 본품을 금은화(金銀花)·연교(連翹)와 같이 배합하면 치료효과가 증가된다.

【포제】 잡질을 제거하고 세절(細切)하여 사용한다.

【용량과 용법】 12~20g.

【금기증】 체질이 허약한 사람은 복용을 금해야 한다.

【임상응용】 ① 각종 정독(疔毒), 옹창(癰瘡), 절종(癤腫)에는 포공영(蒲公英), 야국화

(野菊花), 금은화(金銀花) 등을 배합하여 청열해독(清熱解毒), 소산정창(消散疔瘡)한다(예 : 오미소독음(五味消毒飮)[의종금감(醫宗金鑑)]).

대청엽(大青葉)【명의별록(名醫別錄)】ISATIDIS FOLIUM

【기원】 십자화과(Cruciferae)에 속한 2년생 풀인 숭람(菘藍) *Isatis indigotica* Fort.의 잎을 건조한 것으로, 여름과 가을에 2~3차 채취하여 햇볕에 말린다.

【성미】 성은 차고, 독이 없으며, 맛은 쓰다.

【귀경】 심, 폐, 위경.

【효능 및 주치】 1. 청열해독(清熱解毒) : 차시(痄腮), 외감풍열(外感風熱), 온역열병(瘟疫熱病), 마진(麻疹), 인후종통(咽喉腫痛), 후비(喉痺), 옹종(癰腫), 구창(口瘡), 이질(痢疾)

2. 양혈소반(涼血消斑) : 온사입영(溫邪入營)→발반발진(發斑發疹), 단독(丹毒), 토뉵(吐衄)

【해설】 본품은 맛이 쓰고 약성(藥性)이 차가우며, 심(心)·폐(肺)·위(胃) 3경(經)에 들어가 비교적 강하게 청열해독(清熱解毒)하고 양혈소반(涼血消斑)하는 효능을 지니고 있어, 온열병(溫熱病)에 열독(熱毒)이 혈분(血分)에 들어가 나타나는 발반(發斑), 신혼(神昏), 장열(壯熱), 번조(煩躁) 등을 치료하는데 적용되며, 황한(黃汗), 황달을 치료한다. 또한 청화해독(清火解毒)하여 이인소종(利咽消腫)하므로 혈열독성(血熱毒盛)으로 단독(丹毒), 구창(口瘡), 인후종통(咽喉腫痛) 등에 응용된다. 이 외에도 본품은 유행성 온역병(溫疫病)에 적용된다.

【포제】 잡질을 제거하고, 세절(細切)하여 사용한다.

【용량과 용법】 12~20 g

【금기증】 비위(脾胃)가 허한(虛寒)한 사람은 복용을 금해야 한다.

【임상응용】 ① 열병으로 발반(發斑), 인후종통(咽喉腫痛)하는 경우에는 서각(犀角), 산치(山梔), 두시(豆豉)를 배합한다(서각대청탕(犀角大青湯)[활인서(活人書)]).

② 인후순종(咽喉脣腫), 구설미란(口舌糜爛), 구건(口乾), 면적(面赤)의 경우에는 승마(升麻), 대황(大黃), 생건지황(生乾地黃)을 배합하여 설사를 시키면 낫는다(예 : 대청탕(大青湯)[성제총록(聖濟總錄)]).

판람근(板藍根) 【본초강목(本草綱目)】 ISATIDIS RADIX

【기원】 십자화과(Cruciferae)에 속한 2년생 풀인 숭람(菘藍) *Isatis indigotica* Fort.과 청대 *I. tinctoria* L.의 뿌리를 건조한 것으로, 겨울에 채취하여 햇볕에 말린다.

【성미】 성은 차고 독이 없으며 맛은 쓰다.

【귀경】 심, 위, 폐경.

【효능 및 주치】 1. 청열해독(淸熱解毒) : 대두온역(大頭瘟疫), 유행성이하선염(차시(痄腮)), 옹(癰), 단독(丹毒), 간염

2. 청리인후(淸利咽喉) : 인종후비(咽腫喉痺), 풍열인통(風熱咽痛), 울화인통(鬱火咽痛)

3. 양혈지혈(凉血止血) : 비뉵(鼻衄), 토혈(吐血), 반진(斑疹)

【해설】 본품은 맛이 쓰고 약성(藥性)이 차가우며, 심(心)·위(胃) 2경(經)에 들어가 청열해독(淸熱解毒)하고 양혈리인(凉血利咽)하는 효능이 있어 온열병(溫熱病)의 발열(發熱), 두통(頭痛)과 인후종통(咽喉腫痛), 차시(痄腮), 옹종창독(癰腫瘡毒) 및 風溫時毒(풍온시독)으로 인하여 머리와 얼굴 부분이 홍종창통(紅腫脹痛)하는 대두온(大頭瘟) 등 열이 치성(熾盛)하여 나타나는 증상을 치료한다. 이 외에 생지황(生地黃)·목단피(牧丹皮)·적작약(赤芍藥) 등을 같이 배합하여 사용하면 온독발반(溫毒發斑)을 치료한다.

【약효감별】 본품은 대청엽(大青葉)과 청열해독(淸熱解毒)의 효능은 비슷하나 해독산결(解毒散結)하는 효능이 더 강하다. 또한 반진(斑疹)을 없애는 작용은 대청엽(大青葉)보다 약하지만 인후(咽喉)를 청설(淸泄), 통리(通利)하는 작용은 더 우수하다. 또한 대청엽(大青葉)은 청열양혈(淸熱凉血) 작용이 더 강하다.

【포제】 잡질을 제거하고, 세절(細切)하여 사용한다.

【용량과 용법】 10~15g.

【금기증】 체질이 허약하거나 실열화독(實熱火毒)이 없는 사람은 복용을 금해야 한다. 위산과다 혹은 장기간에 걸쳐 설사를 하고 있는 자에게는 신중히 사용한다.

【임상응용】 ① 대두온(大頭瘟)(두면부(頭面部) 단독(丹毒))으로 오한발열(惡寒發熱), 두면홍종(頭面紅腫)하며, 눈을 뜰 수가 없고, 인후가 불리(不利)하며, 설조구갈(舌燥口渴), 설홍(舌紅), 태백(苔白)하거나 혹은 황(黃)하며, 맥(脈)이 부삭유력(浮數有力)한 증상이 나타나는 경우에는 우방자(牛蒡子), 연교(連翹), 황금(黃芩), 황련(黃連) 등을 배합

하여 소산풍열(疏散風熱), 청열해독(淸熱解毒)한다(예 : 보제소독음(普濟消毒飮)[동원시효방(東垣試效方)]). 이 처방은 또한 두면부(頭面部) 단독(丹毒) 외에도 또한 시선염(腮腺炎), 급성 중이염 등으로 고열(高熱)이 나거나, 치은(齒齦)이 종통발열(腫痛發熱)하거나, 면부(面部)에 무명종독(無名腫毒)의 증상이 있을 때를 치료한다.

② 소아의 급경풍에는 황련(黃連), 황백(黃柏), 황금(黃芩) 등을 가한다[한방의약대사전].

청대(靑黛) 【약성론(藥性論)】 INDIGO NATURALIS

【기원】 십자화과(Cruciferae)에 속한 숭람(菘藍) *Isatis indigotica* Fort.과 쥐꼬리망초과(Acanthaceae)에 속한 마람(馬藍) *Baphicacanthus cusia*(Nees) Bremek.와 마디풀과(Poygonaceae)에 속한 쪽(요람(蓼藍)) *Polygoum tinctorium* Ait.의 잎이나 경엽(莖葉)을 가공하여 얻은 분말이나 덩어리를 건조한 것이다.

여름과 가을에 줄기와 잎의 생장이 무성할 때 채취하여 2~3일 동안 맑은 물에 담가 잎이 물커져 떨어질 정도가 되면 가지를 건져내고 잎과 석회(石灰)를 10 : 1 의 비율로 넣고 휘저어 섞어 침액(浸液)이 검은 녹색에서 자홍색(紫紅色)으로 변하면 액면(液面)의 거품을 걷어내어 햇볕에 말린다.

【성미】 성은 차고, 독이 없으며, 맛은 짜다.

【귀경】 간, 폐, 위경.

【효능 및 주치】 1. 청열해독(淸熱解毒) : 시행열병(時行熱病), 온병열성(溫病熱盛), 소아경풍(小兒驚風), 열해담조(熱咳痰稠), 충사교상(蟲蛇咬傷), 단독(丹毒), 차시(痄腮), 산후발광(産後發狂), 구설생창(口舌生瘡)

2. 양혈지혈(凉血止血), 소반(消斑) : 열독발반(熱毒發斑), 반진(斑疹), 토혈(吐血), 뉵혈(衄血), 객혈(喀血)

【해설】 본품은 맛이 짜고 약성(藥性)이 차가우며, 양혈(凉血)하여 혈열망행(血熱妄行)으로 인한 토혈(吐血), 뉵혈(衄血), 객혈(喀血) 등을 치료하며, 간담의 울화(鬱火)를 선청(宣淸)하여 식풍지경(熄風止痙)시키는 효능이 있어 소아의 경풍(驚風)과 발열, 경련 등을 치료한다. 이 외에 청열해독(淸熱解毒)하는 효능이 있어 열독(熱毒)으로 일어나는 옹종(癰腫), 발반(發斑), 단독(丹毒), 구창(口瘡), 아은부란(牙齦腐爛) 및 사충교상(蛇蟲咬傷) 등의 증상에 상용(常用)한다.

【포제】 잡질을 제거하고 연말(硏末)하여 사용한다.

【용량과 용법】 2~4g.

【금기증】 위한(胃寒)과 음허내열(陰虛內熱)의 경우에는 복용을 금해야 한다.

【임상응용】 ① 폐열해수(肺熱咳嗽)를 치료하는 경우에는 해부석(海浮石), 과루인(瓜蔞仁), 천패모(川貝母) 등을 배합한다(예 : 청대해석환(青黛海石丸)[증인맥치(症因脈治)]).

② 간열범폐(肝熱犯肺)로 두훈이명(頭暈耳鳴), 해담대혈(咳痰帶血), 인후불리(咽喉不利), 흉협작통(胸脇作痛)하는 증상을 치료하는 경우에는 단합분(煅蛤粉)을 배합하여 연밀(煉蜜)로 환을 만들어 복용한다(예 : 청합환(青蛤丸)[위생홍보(衛生鴻寶)]).

③ 온병(溫病) 혹은 온병화열(溫病化熱)로 사기(邪氣)가 영분(營分)에 들어가서 발생한 신열불퇴(身熱不退), 피부반진(皮部斑疹)을 치료하는 경우에는 황련(黃連), 석고(石膏), 지모(知母), 현삼(玄參) 등을 배합한다(예 : 소반청대음(消斑青黛飮)[상한육서(傷寒六書)]).

④ 구설생창(口舌生瘡), 인창종통(咽瘡腫痛)을 치료하는 경우에는 황련(黃連), 황백(黃柏), 웅황(雄黃), 붕사(硼砂) 등을 배합하여 환처(患處)에 뿌린다(예 : 청대산(青黛散)[잡병원류서촉(雜病源流犀燭)]).

우황(牛黃) 【신농본초경(神農本草經)】 BOVIS CALCULUS

【기원】 소과(Bovidae)에 속한 동물인 소 *Bos taurus domesticus* Gmelin.의 담낭결석을 건조한 것으로, 소의 담낭이나 담관에서 꺼내어 바깥 부분의 막질(膜質)을 제거하고 그늘에서 말린다.

【성미】 성은 서늘하고, 독이 없으며, 맛은 쓰다.

【귀경】 심, 간경.

【효능 및 주치】 1. 청열해독(清熱解毒) : 인후종통(咽喉腫痛), 옹(癰), 정독(疔毒), 유암(乳岩), 나력(瘰癧)

2. 식풍지경(熄風止痙) : 외감경풍(外感驚風), 열심발경(熱甚發痙), 소아경풍(小兒驚風), 추축(抽搐), 장열신혼(壯熱神昏)

3. 화담개규(化痰開竅) : 열입심포(熱入心包)→열병신혼(熱病神昏)·섬어(譫語), 중풍구금(中風口噤), 발광(發狂), 전간(癲癎)

【해설】 본품은 맛이 쓰고 약성(藥性)이 서늘하며, 기(氣)가 향(香)이 있는데, 주로 심(心)·간(肝) 2경(經)에 들어가 청열(淸熱), 정경(定驚), 화담(化痰), 개규(開竅)하고 아울러 안신(安神)하는 효능이 있어 중풍담궐(中風痰厥)로 신지혼미(神志昏迷)하는 증상과 열병으로 인한 경광증(驚狂症)을 치료하며, 소아의 경간(驚癎)에도 비교적 좋은 효능을 발휘한다.

본품은 또한 청열해독(淸熱解毒)하는 효능이 있으므로, 인후종통(咽喉腫痛), 구창부란(口瘡腐爛) 및 옹저창독(癰疽瘡毒) 등의 증상을 치료하는데, 복용하거나 외용(外用)해도 모두 비교적 좋은 치료효과가 있다.

본품은 사기(邪氣)가 장(臟)에 들어가 담연(痰涎)이 옹색(壅塞)하고 신지(神志)가 혼미(昏迷)한 상태의 중풍(中風)에 사용해야 하며, 사기(邪氣)의 중경중락(中經中絡)으로 인한 반신불수(半身不隨), 구안와사, 기부불인(肌膚不仁)에는 정황을 참작하여 사용하여 사기(邪氣)가 안으로 함입(陷入)하는 것을 방지해야 한다. 또한 열사(熱邪)가 아직 영분(營分)에 들어가지 않았거나 소아의 경간(驚癎)이 비위허증(脾胃虛證)에 속한 경우에는 복용을 금해야 하며, 임신부의 경우에는 조심하여 사용해야 하고, 청열(淸熱)의 작용이 강하여 소아에는 소량만 사용해야 한다.

본품은 탕제(湯劑)에 넣는 것보다 주로 환산제(丸散劑)로 복용한다.

【포제】 잡질을 제거하고, 연말(硏末)하여 극세말(極細末)로 만들어 사용한다.

【용량과 용법】 0.15~0.35g(대부분 환산제(丸散劑)로 사용한다.). 외용(外用)의 경우에는 연말(硏末)하여 적당량을 환처(患處)에 부(敷)한다.

【금기증】 임신부는 삼가 조심해서 사용해야 하고, 실열증(實熱證)이 아니면 복용을 금해야 한다.

【임상응용】 ① 열성병(熱性病)으로 열(熱)이 영혈(營血)로 들어가서, 규폐(竅閉), 신혼(神昏)이 나타나고, 심하면 경궐(痙厥)한 증상이 나타나는 경우에는 울금(鬱金), 서각(犀角), 주사(朱砂), 사향(麝香) 등을 배합하여 청열해독(淸熱解毒), 개규진경(開竅鎭痙)한다(예 : 안궁우황환(安宮牛黃丸)[온병조변(溫病條辨)]). 이 처방은 또한 중풍(中風)으로 규폐(竅閉)한 경우와 소아의 경궐(驚厥)이 담열(痰熱)이 심규(心竅)를 내폐(內閉)한 경우를 치료한다.

② 담열(痰熱)이 내폐(內閉)한 소아의 경궐(驚厥)을 치료한다. 중서(中暑), 중악(中惡), 중풍(中風) 및 온병(溫病)에 담열(痰熱)이 내폐(內閉)하여 신혼(神昏), 불어(不語), 경궐(痙厥), 담성기조(痰盛氣粗), 신열(身熱), 번조(煩躁), 설홍태황구이(舌紅苔黃垢膩), 맥활삭(脈滑數) 등의 증상이 나타나는 것을 치료하는 경우에는 서각(犀角), 대모(玳瑁), 안식향(安息香), 사향(麝香) 등을 배합하여 거담(祛痰), 개규(開竅), 진경(鎭痙), 청열해독(淸熱解毒)한다(예 : 지보단(至寶丹)[화제국방(和劑局方)·소침량방(蘇沈良方)]).

③ 열병에 담연옹성(痰涎壅盛)으로 인한 전광(癲狂), 전간(癲癎), 경풍(驚風)을 치료하는 경우에는 당귀(當歸), 천궁(川芎), 빙편(冰片), 주사(朱砂), 사향(麝香) 등을 배합하여 청심화담(淸心化痰), 진경거풍(鎭驚祛風)한다(예 : 우황청심환(牛黃淸心丸)[화제국방(和劑局方)]).

④ 인후종통(咽喉腫痛), 구설생창(口舌生瘡), 목적종통(目赤腫痛), 아은종통(牙齦腫痛)의 경우에는 석고(石膏), 웅황(雄黃), 황금(黃芩) 등을 배합하여 청열해독(淸熱解毒)한다(예 : 우황해독환(牛黃解毒丸)[중국약전(中國藥典)]).

⑤ 소아의 경풍(驚風)으로 수족축닉(手足搐搦), 편신장열(遍身壯熱) 등이 있는 경우에는 전갈(全蝎), 주사(朱砂), 빙편(冰片), 구등(鉤藤) 등을 배합한다(예 : 우황산(牛黃散)[태평성혜방(太平聖惠方)]).

⑥ 소아가 담열(痰熱)로 경풍(驚風)이 있는 경우에는 담남성(膽南星), 호박(琥珀) 등을 배합한다(예 : 우황포룡환(牛黃抱龍丸)[고금의감(古今醫鑑)]).

마치현(馬齒莧) 【신수본초(新修本草)】 PORTULACEA HERBA

【기원】 쇠비름과(Portulacaceae)에 속한 1년생 풀인 쇠비름 *Portulaca oleracea* L.의 땅위부분을 건조한 것으로, 여름과 가을에 채취하여 깨끗이 씻은 다음 약간 찌거나 끓는 물에 담갔다가 햇볕에 말린다.

【성미】 성은 차고, 독이 없으며, 맛은 시다.

【귀경】 대장, 간경.

【효능 및 주치】 1. 청열해독(淸熱解毒) : 독사교상(毒蛇咬傷), 독충(毒蟲)의 교상(咬傷), 봉자상(蜂刺傷), 습열대하(濕熱帶下), 옹종(癰腫), 악창(惡瘡), 나력미파(瘰癧未破),

습진, 단독(丹毒), 백독창(白禿瘡), 습선(濕癬)

2. 양혈지혈(凉血止血) : 치출혈(痔出血), 혈림(血淋), 혈뇨(血尿), 변혈(便血), 붕루하혈(崩漏下血)

3. 항균지리(抗菌止痢) : 습열이질(濕熱痢疾), 혈리농혈(血痢膿血)

【해설】 본품은 약성(藥性)이 차가워서 청열해독(淸熱解毒)하고 양혈(凉血)하는 효능이 있으며, 대장경(大腸經)에 들어가 활장(滑腸)하여 오래 묵은 찌꺼기를 제거하고 장위(腸胃)를 청결하게 하며, 사열(邪熱)을 없애어서 이질(痢疾)을 치료하는 중요한 약이 된다. 또한 열독창양(熱毒瘡瘍)이나 습진, 독사교상(毒蛇咬傷)에 본품을 복용하거나 짓찧어서 상처 부위에 펴서 바른다.

본품은 양혈(凉血)하여 지혈시키는 효능이 있어 혈열망행(血熱妄行)으로 인한 붕루하혈(崩漏下血), 대장풍열(大腸風熱)로 인한 대변출혈이나 치출혈(痔出血)에 응용하여 치료한다.

【포제】 잡질을 제거하고 절단(切斷)하여 사용한다.

【용량과 용법】 9~15g, 신선한 것은 30~60g. 외용하는 경우에는 적당량을 환처(患處)에 도부(搗敷)한다.

【금기증】 비위허한(脾胃虛寒)으로 인한 설사의 경우에는 복용을 금해야 한다. 또한 과민성 장염환자와 임신부는 복용을 금해야 한다.

【임상응용】 ① 급성세균성 이질에 마치현(馬齒莧) 30-60g을 달여서 복용한다[한약임상응용].

② 전염성 간염의 예방, 치료에는 인진(茵陳), 시호(柴胡), 황백(黃柏) 등을 배합한다[한방의약대사전].

백두옹(白頭翁) 【신농본초경(神農本草經)】 PULSATILLAE RADIX

【기원】 미나리아재비과(Ranunculaceae)에 속한 여러 해 살이 풀인 할미꽃 *Pulsatilla koreana* Nakai. 및 동속 근연식물의 뿌리이다. 봄과 가을에 채취하여 건조한다.

【성미】 성은 차고 독이 없으며 맛은 쓰다.

【귀경】 위, 대장경.

【효능 및 주치】 1. 청열해독(清熱解毒) : 음양(陰痒), 열독대하(熱毒帶下), 외치종통(外痔腫痛), 창양종통(瘡瘍腫痛), 나력(瘰癧)

2. 양혈지혈(凉血止血), 지리(止痢) : 열독혈리(熱毒血痢), 습열이질(濕熱痢疾), 역독이질(疫毒痢疾), 세균성 이질, 치혈(痔血), 비뉵(鼻衄)

【해설】 본품은 맛이 쓰고 약성(藥性)이 차가워서 설강(泄降)시키는 효능이 있어 장위(腸胃)의 열독(熱毒)을 청제(清除)하고 양혈지혈(凉血止血)하는 특징이 있으므로 열독하리(熱毒下痢)를 치료하는 중요한 약이 되어 세균성 이질, 아메바성 이질에 항상 사용된다. 특히 현초(玄草)를 같이 배합하면 아메바성 이질을 치료하는 데에 뚜렷한 효과가 있다.

이 외에도 징가(癥瘕)를 삭히고, 어혈(瘀血)을 몰아내는 작용이 있어 목의 영류(癭瘤)와 나력(瘰癧)을 치료하며, 선열후한(先熱後寒)·열다한소(熱多寒少)하는 온학(溫瘧)을 치료한다. 아울러 산기복통(疝氣腹痛)과 관절통을 그치게 한다.

【포제】 잡질을 제거하고 윤투(潤透)시킨 다음, 박편(薄片)으로 절편(切片)하고 건조하여 사용한다.

【용량과 용법】 6~15g.

【금기증】 허한성(虛寒性) 설사, 만성위염에는 복용을 금해야 한다.

【임상응용】 ① 이질(痢疾)로 농혈변(膿血便)을 보고, 이급후중(裏急後重)하며, 항문에 작열(灼熱)감이 있는 증상이 있는 경우에는 황백(黃柏), 황련(黃連), 진피(秦皮)를 배합하여 청열조습(清熱燥濕), 양혈(凉血), 해독(解毒), 지리(止痢)한다(예 : 백두옹탕(白頭翁湯)[상한론(傷寒論)]).

진피(秦皮) 【신농본초경(神農本草經)】 FRAXINI CORTEX

【기원】 물푸레나무과(Oleaceae)에 속한 낙엽교목인 물푸레나무 *Fraxinus rhynchophylla* Hance., 백랍수(白蠟樹) *F. chinensis* Roxb. 및 같은 속에 속하는 근연식물의 가지의 껍질과 줄기의 껍질을 건조한 것으로, 봄과 가을에 벗겨내어 햇볕에 말린다.

【성미】 성은 차고, 독이 없으며, 맛은 쓰고 떫다.

【귀경】 간, 담, 대장경.

【효능 및 주치】 1. 청간명목(清肝明目) : 목적종통(目赤腫痛), 소아경간(小兒驚癎),

목생예막(目生翳膜)

2. 청열조습(清熱燥濕) : 습열비증(濕熱痺症), 습열설사(濕熱泄瀉), 습열대하(濕熱帶下), 습열림탁(濕熱淋濁), 피부습증(皮膚濕症)

3. 지해평천(止咳平喘) : 담열(痰熱)→해수천촉(咳嗽喘促)

4. 청열지리(清熱止痢) : 열리(熱痢)

【해설】 본품은 맛이 쓰고 떫으며, 약성(藥性)은 차다. 쓴맛은 조습(燥濕)하고, 차가운 성질은 청열(清熱)하며, 떫은맛은 수렴하여 청열조습(清熱燥濕)하는 가운데 수렴하는 효능이 있어 삽장지사(澀腸止瀉)하는 효능을 같이 지니고 있다. 따라서, 습열(濕熱)로 인한 사리(瀉痢)에 효능이 좋은 편이다. 이 외에도 청간명목(清肝明目)하는 효능이 있어 간화(肝火)가 상승하여 일어나는 목적종통(目赤腫痛), 목생예막(目生翳膜) 등의 증상을 치료한다.

본품은 풍습(風濕)으로 인한 동통(疼痛)을 경감하는 효능이 있어 풍습열비(風濕熱痺)를 치료하는 효능이 있으며, 맛이 쓰고 떫어서 습열대하(濕熱帶下)를 치료한다.

【포제】 잡질을 제거하고 세절(細切)하여 사용한다.

【용량과 용법】 6~12g.

【금기증】 맛이 매우 쓰기 때문에 위(胃)가 허하여 적게 먹는 사람은 먹어서는 안 되며, 비위가 허한(虛寒)한 사람도 복용을 하지 말아야 한다.

【임상응용】 ① 이질(痢疾)로 농혈변(膿血便)을 보고, 이급후중(裏急後重)하며, 항문에 작열감(灼熱感)이 있는 증상이 있는 경우에는 백두옹(白頭翁), 황백(黃柏), 황련(黃連) 등을 배합하여 청열조습(清熱燥濕), 양혈(凉血), 해독(解毒), 지리(止痢)한다(예 : 백두옹탕(白頭翁湯)[상한론(傷寒論)]).

② 간열(肝熱)로 인한 목적종통(目赤腫痛), 생예(生翳) 등의 경우에는 죽엽(竹葉), 황련(黃連) 등을 배합한다.

패장초(敗醬草) 【신농본초경(神農本草經)】 PATRINIAE RADIX

【기원】 마타리과(Valerianaceae)에 속한 여러 해 살이 풀인 뚝갈 *Patrinia villosa* (Thunb.) Juss.와 마타리 *P. scabiosaefolia* Fisch.의 뿌리가 달린 전초(全草)를 건조한

것으로, 여름에 채취하여 햇볕에 말린다.

【성미】 성질은 약간 차고, 독이 없으며, 맛은 맵고 쓰다.

【귀경】 위, 대장, 간경.

【효능 및 주치】 1. 청열해독(淸熱解毒) : 목적종통(目赤腫痛), 하리(下痢), 대하, 단독(丹毒)

2. 소옹배농(消癰排膿) : 장옹(腸癰), 옹종(癰腫), 폐옹(肺癰), 두저(頭疽), 개창(疥瘡)

3. 거어지통(祛瘀止痛) : 산후어체복통(産後瘀滯腹痛), 오로부절(惡露不絶), 징가(癥瘕), 혈체(血滯)→흉복동통(胸腹疼痛)

【해설】 본품의 맛은 맵고 쓰며, 약성(藥性)은 약간 차다. 매운맛은 산결(散結)하여 소종배농(消腫排膿)하며, 쓰고 약간 차가운 성미(性味)는 청열해독(淸熱解毒)하여 창옹종독(瘡癰腫毒)을 치료하는 중요한 약이 된다. 또한 장위(腸胃)의 어체(瘀滯)를 산(散)하여 내옹(內癰)을 소산(消散)하는 특징이 있어 장옹(腸癰)에 농(膿)이 있고 없음에 관계없이 사용할 수 있다.

본품은 거어지통(祛瘀止痛)하는 효능이 있으므로 출산 후의 혈체복통(血滯腹痛)에 응용할 수 있는데, 성질이 약간 차가우므로 출산 후의 허한(虛寒)으로 인한 복통에는 사용하는 것은 적합하지 않다.

오늘날 임상에서는 폐농양, 간농양 및 자궁내막염, 난소낭종 등에 응용하여 비교적 좋은 효과를 보고 있다.

【포제】 잡질을 제거하고 세절(細切)하여 사용한다.

【용량과 용법】 6~15g.

【금기증】 비위허약(脾胃虛弱)으로 인한 설사, 식욕부진 및 허한(虛寒)으로 하탈(下脫)하는 경우에는 복용을 금해야 한다.

【임상응용】 ① 장옹(腸癰)이 오래되어 이미 화농(化膿)하였는데 양기(陽氣)가 부진(不振)하고 어혈(瘀血)이 오래 울체되어 신열(身熱)이 없고, 피부가 갑착(甲錯)하며, 복피(腹皮)가 긴장하여 종창(腫脹)한 것과 같고, 누르면 유연(濡軟)하며, 맥상(脈象)이 삭(數)한 증상을 치료하는 경우에는 의이인(薏苡仁), 부자(附子) 등을 배합하여 배농소종(排膿消腫)한다(예 : 의이부자패장산(薏苡附子敗醬散)[금궤요략(金匱要略)]).

백화사설초(白花蛇舌草) 【광서중약지(廣西中藥誌)】 OLDENLANDIAE DIFFUSAE HERBA

【기원】 꼭두서니과(Rubiaceae)에 속한 1년생 풀인 백운풀 *Oldenlandia diffusa* (Willd.) Roxb.[=*Hedyotis diffusa* Willd.]의 전초(全草)를 건조한 것으로, 여름과 가을에 채취하여 햇볕에 말린다.

【성미】 성은 차고, 독이 없으며, 맛은 약간 쓰고 달다.

【귀경】 위, 대장, 방광경.

【효능 및 주치】 1. 청열리습(淸熱利濕) : 습열황달(濕熱黃疸), 습열림(濕熱淋), 습열리질(濕熱痢疾)

2. 청열해독소옹(淸熱解毒消癰) : 폐열해수(肺熱咳嗽), 편도선염, 인후염, 인후종통(咽喉腫痛), 장옹(腸癰), 옹종(癰腫), 정창(疔瘡), 독사교상(毒蛇咬傷), 자궁부속기염, 위암·식도암·직장암 등의 암증, 나력(瘰癧), 소아감적(小兒疳積)

【해설】 본품은 맛이 약간 쓰고 달며, 약성(藥性)이 차갑다. 비교적 강한 해독소옹(解毒消癰)의 작용이 있어 옹종창독(癰腫瘡毒), 난미염(闌尾炎), 위장염, 편도선염, 폐렴과 목이 붓고 아픈 증상에는 내복(內服)하여 치료하고, 독사교상(毒蛇咬傷)에는 상처 부위에 발라서 치료한다. 또한 청열리습(淸熱利濕)하여 소변을 통리(通利)하는 작용이 있어 열림(熱淋)으로 인한 소변불리를 치료한다.

본품은 청열해독(淸熱解毒) 작용을 이용하여 위암, 식도암 및 직장암 등 많은 종류의 암에 응용되고 있는데, 주로 반지련(半枝蓮)과 배합되어 응용된다.

【포제】 잡질을 제거하고 세절(細切)하여 사용하거나 신선품을 사용하기도 한다.

【용량과 용법】 15~60g.

【금기증】 임신부는 복용을 금해야 한다.

【임상응용】 ① 뇨도염, 방광염에는 차전초(車前草), 금은화(金銀花), 황백(黃柏) 등을 배합한다[한약임상응용].

② 부종, 단백뇨를 동반하는 급성 신염에는 차전초(車前草), 산치자(山梔子), 백모근(白茅根) 등을 배합한다(예 : 백차탕(白車湯)[한약임상응용]).

웅담(熊膽) 【신수본초(新修本草)】 URSI FEL

【기원】 곰과(Ursidae)에 속한 동물인 흑곰 *Selenarctos thibetanus* G. Cuvier. 또는 갈색곰 *Ursus arctos* L.의 담즙을 건조한 것으로, 겨울철에 곰을 잡아서 담낭을 잘라 내거나 또는 복부를 갈라서 담도에 관을 삽입하여 담즙을 흘러나오게 하여 그 담즙을 채취한 다음 그늘에서 말리거나 냉동으로 건조한다.

【성미】 성은 차고, 독이 없으며, 맛은 쓰다.

【귀경】 간, 담, 심, 위, 비경.

【효능 및 주치】 1. 청열해독(淸熱解毒) : 창양종독(瘡瘍腫毒), 치창종통(痔瘡腫痛), 인후종통(咽喉腫痛)

2. 청열지경진경(淸熱止痙鎭驚) : 열성(熱盛)→ 경풍(驚風)·전간(癲癇)·추축(抽搐), 소아경간(小兒驚癎)(고열, 경련)

3. 청간명목퇴예(淸肝明目退翳) : 간열(肝熱)→목적종통(目赤腫痛)·예장(翳障)·수명(羞明)

4. 퇴황(退黃) : 열황(熱黃), 급만성간염

5. 살충 : 감질(疳疾), 회충통(蛔蟲痛)

【해설】 본품은 맛이 쓰고 약성(藥性)이 차가우며, 간담경(肝膽經)에 들어가 간경(肝經)의 사열(邪熱)을 청(淸)하게 하고 경련을 그치게 하는 효능이 있어 간열치성(肝熱熾盛)으로 열극생풍(熱極生風)하여 된 경풍(驚風), 경간(驚癎) 및 추축(抽搐) 등의 증상을 치료한다. 또한 간열(肝熱)을 청설(淸泄)하여 명목퇴예(明目退翳)하는 효능이 있어 간열(肝熱)로 인한 목적종통(目赤腫痛)과 수명(羞明) 및 예장(翳障)을 치료하는데, 내복(內服)해도 좋으며, 물에 녹여서 몇 방울씩 눈에 넣어도 된다.

본품은 청열해독(淸熱解毒)하는 효능이 있어 옹종(癰腫)을 삭여서 열독창양(熱毒瘡瘍)과 치창종통(痔瘡腫痛)을 치료하며, 또한 열독옹결(熱毒壅結)로 인한 인후종통(咽喉腫痛)에도 좋은 효과가 있다. 이 외에 소아감적(小兒疳積)이나 경간(驚癎)에도 사용하는데, 청열진경(淸熱鎭驚)하고 해독살충(解毒殺蟲)하는 효과를 볼 수 있기 때문이다.

타박상이나 어혈(瘀血)을 치료할 때는 술로 복용하는 것이 좋고, 간울(肝鬱)에는 따뜻한 물로 복용하는데, 찹쌀을 같이 복용하여 쓴맛을 줄일 수 있다.

본품은 환제(丸劑)나 산제(散劑)로 복용하며 탕제(湯劑)에 넣는 것은 마땅하지 않다.

【약리작용】 담즙산염에는 이담작용이 있어서 담즙의 분비를 촉진하고, 총담관과 괄약근을 이완하는 작용이 있다. 또한 담결석 용해(溶解)작용이 있으며, 일정한 해독, 억균, 항염, 항과민(抗過敏), 진해(鎭咳), 거담(祛痰), 평천(平喘), 소화촉진(소화액의 분비 촉진) 및 강압(降壓) 등의 작용이 있다.

간(肝)의 지방을 감소시켜 간장(肝臟)을 보호하고, 간(肝)의 해독기능을 항진시키며, 간의 glycogen을 축적시켜 유산(乳酸)의 생성을 억제하고, 간색소(肝色素)의 배설기능을 항진시키고, 혈당저하와 이뇨작용이 있다.

【포제】 잡질을 제거하고, 가루로 만들어서 사용한다.

【용량과 용법】 1~2.5g(내복(內服)하는 경우에는 대부분 환(丸)이나 산제(散劑)로 만들어서 복용하며, 탕제(湯劑)로는 잘 활용하지 않는다.).

【금기증】 허한(虛寒)한 사람은 복용을 금해야 한다.

【임상응용】 ① 전간(癲癎) 예방에는 천마(天麻), 강남성(薑南星), 석창포(石菖蒲) 등을 배합한다[한방의약대사전].

② 열상공(肝熱上攻)으로 인한 목적종통(目赤腫痛), 예장노육(翳障胬肉)을 치료하는 경우에는 진주(珍珠), 우황(牛黃), 빙편(冰片)을 배합하여 가루로 만들어 복용하거나 점안(點眼)하면 명목소예(明目消翳)한다(예 : 칠보고(七寶膏)[등원방(鄧苑方)]).

백렴(白蘞) 【신농본초경(神農本草經)】 AMPELOPSIS RADIX

【기원】 포도과(Vitaceae)에 속한 여러 해 살이 낙엽성 덩굴나무인 가회톱 *Amelopsis japonica* (Thunb.) Makino.의 덩이뿌리를 건조한 것으로, 봄과 가을에 채취하여 깨끗이 씻고 알맞게 썰어 햇볕에 말린다.

【성미】 성질은 약간 차고, 독이 없으며, 맛은 쓰고 맵다.

【귀경】 심, 위, 간경.

【효능 및 주치】 1. 청열해독(淸熱解毒) : 창옹종독(瘡癰腫毒), 옹저발배(癰疽發背), 나력(瘰癧), 수화탕상(水火燙傷), 정창(疔瘡), 온학(溫瘧), 혈리(血痢), 나력(瘰癧), 정이(聤耳)(중이염)

2. 렴창생기(斂瘡生肌) : 창옹궤후불렴(瘡癰潰後不斂)

【해설】 본품의 맛은 쓰고 약성(藥性)은 약간 차다. 쓴맛은 설열(泄熱)하고 약간 차가운 성질은 열을 없애어서 청열해독(淸熱解毒)하고 소종지통(消腫止痛)하므로 창옹(瘡癰)의 초기, 여성의 음부의 종통(腫痛) 등의 증상에 내복(內服) 또는 외용(外用)하여 산결소종(散結消腫)하며, 소아의 학질(瘧疾)과 열로 인한 경간(驚癎)을 치료한다. 또한 생기렴창(生肌斂瘡)하는 효능이 있어 창옹(瘡癰)이 궤파(潰破)된 후에도 아물지 않는 경우에 외용(外用)하며, 수화탕상(水火燙傷)에는 분말로 만들어 상처 부위에 바른다.

【포제】 잡질을 제거하고 절편(切片)하여 사용한다.

【용량과 용법】 5~10g.

【금기증】 비위허한자(脾胃虛寒者)와 실화(實火)가 없는 자는 복용을 금해야 한다. 또한 본품은 수렴하는 효능을 같이 지니고 있으므로, 외감(外感)의 초기에 한열(寒熱)이 있는 경우에도 사용하지 말아야 한다. 오두(烏頭)에 반(反)한다.

【임상응용】 ① 동상에는 황백(黃柏)을 배합하여 가루로 갈아 외부(外敷)한다[한약임상응용].

② 옹저궤양불렴(癰疽潰瘍不斂)에는 적작약(赤芍藥), 당귀(當歸), 연교(連翹), 황금(黃芩) 등을 배합한다(예 : 내탁백렴산(內托白蘞散)[심씨존생서(沈氏尊生書)]).

누로(漏蘆) 【신농본초경(神農本草經)】 RHAPONTICI RADIX

【기원】 국화과(Compositae)에 속한 여러 해 살이 풀인 절굿대 *Echinops setifer* L., 큰절굿대 *Echinops latifolius* Tasch.의 뿌리를 건조한 것으로, 봄과 가을에 채취하여 햇볕에 말린다. 중국에서는 국화과(Compositae)에 속한 뻐꾹채 *Rhaponticum uniflorum* (L) DC.를 기원으로 사용한다.

【성미】 성은 차고, 독이 없으며, 맛은 쓰다.

【귀경】 위경.

【효능 및 주치】 1. 청열해독(淸熱解毒), 소옹산결(消癰散結) : 옹저발배(癰疽發背), 나력(瘰癧), 차시(痄腮), 열리(熱痢), 목적(目赤), 악창(惡瘡), 유옹종통(乳癰腫痛)

2. 통유(通乳) : 유즙불통(乳汁不通)

【해설】 본품은 맛이 쓰고 약성(藥性)이 차서 청열해독(淸熱解毒)하는 효능이 있으므로 옹종(癰腫)을 소산(消散)하여 창옹종통(瘡癰腫痛)에 적용할 수 있는데 특히 유옹(乳癰)에 많이 사용한다. 또한 소종배농(消腫排膿)하는 효과가 있으므로, 아직 화농(化膿)되지 않았을 경우에는 소종(消腫)하고, 이미 농(膿)이 형성된 경우에는 배농생기(排膿生肌)할 수 있다. 그리고 열사(熱邪)를 청해(淸解)하여 유즙의 분비를 촉진하는 작용이 있어 열사(熱邪)의 옹체(壅滯)로 유방이 탱탱하게 부어오르고 유즙이 나오지 않는 증상에 응용하면 좋은 치료효과가 있다.

【포제】 잡질을 제거하고 세정(洗淨)한 다음, 세절(細切)하고 건조하여 사용한다.

【용량과 용법】 4~16g.

【금기증】 기허자(氣虛者)와 창양불기자(瘡瘍不起者) 및 임신부는 복용을 금해야 한다.

【임상응용】 ① 창옹(瘡癰)의 초기에 홍종동통(紅腫疼痛)하는 것을 치료하는 경우에는 연교(連翹), 대황(大黃) 등을 배합하여 청열해독소옹(淸熱解毒消癰)한다.

② 유방이 홍종동통(紅腫疼痛)하면서 옹종(癰腫)을 형성하려고 하는 경우에는 과루(瓜蔞), 포공영(蒲公英), 패모(貝母) 등을 배합하여 소옹종(消癰腫)한다.

③ 즙이 나오지 않는 경우에는 통초(通草), 왕불류행(王不留行) 등을 배합하여 유즙을 통하게 한다.

④ 간암을 치료하는 경우에는 반지련(半枝蓮), 반변련(半邊蓮), 석견천(石見穿) 등을 배합하여 소종류(消腫瘤)한다.

산자고(山慈姑) 【가우본초(嘉祐本草)】 CREMASTRAE APPENDICULATAE TUBER

【기원】 난초과(Orchidaceae)에 속한 여러 해 살이 풀인 약난초 *Cremastra appediculata* (D. Don) Makino.[=*C. variabilis* (Bl.) Nakai.]의 가인경(假鱗莖)을 건조한 것으로, 5~7월에 가구경(假球莖)을 채취하여 잔뿌리를 제거하고 햇볕에 말린다.

【성미】 성은 차고, 약간의 독이 있으며, 맛은 맵다.

【귀경】 간, 위경.

【효능 및 주치】 1. 청열해독(淸熱解毒) : 후비종통(喉痺腫痛), 사충광견상(蛇蟲狂犬傷), 정독(疔毒), 옹저(癰疽), 외옹(外癰)

2. 소옹산결(消癰散結) : 나력(瘰癧)

【해설】 본품은 맛이 맵고(혹은 맵거나 쓰고), 약성(藥性)은 차가우며, 약간의 독이 있다. 내복(內服) 또는 외용(外用)하며, 청열해독(清熱解毒)하여 소옹산결(消癰散結)할 수 있으므로 옹저발배(癰疽發背), 정종악창(疔腫惡瘡) 및 피부풍진(皮膚風疹)을 치료한다. 또한 사충(蛇蟲)이나 미친개에 물렸을 때에 상처 부위에 붙이면 짓찧어서 독을 풀어줄 수 있다.

【포제】 잡질을 제거하고 윤투(潤透)시킨 다음, 절편(切片)하고 건조하여 사용한다.

【용량과 용법】 4~8g.

【금기증】 정기(正氣)가 허약한 사람은 복용을 하지 말아야 한다. 본품을 대량으로 복용하면 속이 메스꺼움과 구토 증상이 일어날 우려가 있으므로 주의해야 한다.

【임상응용】 ① 제창(諸瘡), 악창종독(惡瘡腫毒)을 치료하는 경우에는 천금자(千金子), 오배자(五倍子), 대극(大戟), 사향(麝香) 등을 배합하여 소종지통(消腫止痛)하는데 외부(外敷)한다(예 : 자금정(紫金錠)[백일선방(百一選方)]). 이 처방은 예악담탁(穢惡痰濁)의 사기(邪氣)를 감수(感受)하여 완복(脘腹)이 창민동통(脹悶疼痛)하고, 구토, 설사하는 것을 치료하고, 또한 소아의 담궐(痰厥)을 치료한다.

② 유암(乳癌) 등 악성종양에는 아출(莪朮), 삼릉(三稜), 포공영(蒲公英), 사과락(絲瓜絡), 과루(瓜蔞), 생감초(生甘草) 등을 배합한다.

녹두(綠豆)【개보본초(開寶本草)】PHASEOLI RADIATI SEMEN

【기원】 콩과(Leguminosae)에 속한 1년생 풀인 녹두 *Phaseolus radiatus* L.의 종자를 건조한 것으로, 가을에 종자가 성숙할 때 채취하여 햇볕에 말린다.

【성미】 성은 차고, 독이 없으며, 맛은 달다.

【귀경】 심, 위경.

【효능 및 주치】 1. 청열해독(清熱解毒) : 단독(丹毒), 옹종(癰腫), 열독풍진(熱毒風疹)

2. 청서지갈(清暑止渴) : 일사병(구갈(口渴), 구건(口乾), 번조(煩躁)), 서열번갈(暑熱煩渴)

3. 이수소종(利水消腫) : 수종(水腫)

4. 해약물독(解藥物毒) : 파두독(巴豆毒), 부자독(附子毒), 비석독(砒石毒)

【해설】 본품은 맛이 달고 약성(藥性)이 차가워서 청열해서(淸熱解暑)하며 제번지갈(除煩止渴)하는 효능이 있어 서열번갈(暑熱煩渴)을 치료하고 다른 열성병(熱性病)에도 효과가 있으며, 또한 청열해독(淸熱解毒)하여 옹종(癰腫)을 삭이는 효능이 있으므로 옹종창독(癰腫瘡毒)을 치료하는데 바른다.

본품은 풀, 나무, 쇠붙이와 돌 종류의 약의 독을 풀어주는 효능이 있으며, 특히 파두(巴豆)나 부자(附子) 등 열독(熱毒) 약물에 중독되어 번조민란(煩躁悶亂)하거나 구토, 구갈(口渴)하는 경우에 껍질이 붙어있는 상태로 짓찧어서 짠 즙을 사용한다. 본품을 보약 중에 넣으면 보약의 효과를 반감시키므로 보약과는 같이 사용하지 않는다. 본품의 껍질은 청열(淸熱)작용이 강하기 때문에 반드시 껍질째로 사용해야 한다.

【포제】 잡질을 제거하고 짓찧어서 즙을 내거나, 분말로 만들어 사용한다.

【용량과 용법】 10~30g. 대제(大劑)인 경우에는 120g. 타쇄(打碎)하여 약에 넣는다. 외용(外用)의 경우에는 적당량을 가루로 만들어 이용한다.

【금기증】 비위가 허한(虛寒)한 사람이나 허한성(虛寒性) 설사에는 복용을 하지 말아야 한다.

【임상응용】 ① 생감초(生甘草)를 배합하여 오두독(烏頭毒), 파두독(巴豆毒), 납중독을 풀어줄 수 있다.

② 피부에 심한 화상을 입었을 경우에 빙편(氷片), 백급(白芨), 계란흰자를 반죽하여 상처부위에 발라주면 감염, 화농(化膿)을 막는다[한방의약대사전].

위릉채(萎陵菜) 【구황본초(救荒本草)】 POTENTILLAE CHINENSIS HERBA

【기원】 장미과(Rosaceae)에 속한 여러 해 살이 풀인 딱지꽃 *Potentilla chinensis* Ser.의 전초(全草)를 건조한 것으로. 봄에 줄기가 아직 나오지 않을 때 채취하여 햇볕에 말린다.

【성미】 성은 차고, 독이 없으며, 맛은 쓰다.

【귀경】 간, 대장경.

【효능 및 주치】 1. 청열해독(淸熱解毒), 지리(止痢) : 옹저창독(癰疽瘡毒), 정창(疔

瘡), 적리복통(赤痢腹痛), 구리부지(久痢不止), 부녀백대(婦女白帶)

2. 양혈지혈(凉血止血) : 토혈(吐血), 변혈(便血), 치창출혈(痔瘡出血)

3. 거풍습(祛風濕) : 풍습비증(風濕痺症), 중풍탄탄(中風癱瘓)

【해설】 본품은 맛이 쓰고 약성(藥性)이 차가우며, 간(肝)·대장(大腸) 2경(經)에 들어가 청열해독(清熱解毒)하고 양혈지리(凉血止痢)하여 장(腸)의 열독(熱毒)으로 인한 적리복통(赤痢腹痛)과 오래된 이질(痢疾)을 치료한다.

본품은 효능이 백두옹(白頭翁), 마치현(馬齒莧)과 비슷하며, 또한 해독하는 효능이 있어 치창출혈(痔瘡出血)과 옹종창독(癰腫瘡毒)을 치료하는데 신선한 것을 짓찧어서 외용(外用)한다.

【포제】 잡질을 제거하고 세절(細切)하여 사용한다.

【용량과 용법】 12~20g.

【금기증】 비위허한(脾胃虛寒)으로 인하여 오랫동안 설사가 그치지 않는 경우에는 복용을 하지 말아야 한다.

【임상응용】 ① 중풍탄탄(中風癱瘓) 후유증에는 백작약(白芍藥), 천궁(川芎), 단삼(丹參), 적작약(赤芍藥), 계혈등(鷄血藤) 등을 복용한다[중화약해(中華藥海)].

야국화(野菊花) 【본초습유(本草拾遺)】 CHRYSANTHEMI INDICI FLOS

【기원】 국화과(Compositae)에 속한 여러 해 살이 풀인 감국 *Chrysanthemum indicum* L.의 두상화서(頭狀花序)를 건조한 것으로, 가을에 꽃이 필 때 채취하여 햇볕에 말린다.

【성미】 성질은 약간 차고, 맛은 쓰고 맵다.

【귀경】 간, 심경.

【효능 및 주치】 1. 청열해독(清熱解毒) : 정창(疔瘡), 옹종(癰腫), 습진

2. 소풍청열(疏風清熱) : 풍열감모(風熱感冒), 풍온(風溫), 외감풍열(外感風熱)→목적종통(目赤腫痛)·두통·현훈(眩暈)

3. 거풍살충(祛風殺蟲) : 개창(疥瘡)

【해설】 본품은 맛이 쓰고 매우며, 약성(藥性)은 약간 차다. 청열해독(清熱解毒)하는

효능이 있어 열독(熱毒)으로 인한 옹저(癰疽), 단독(丹毒), 인후종통(咽喉腫痛) 등의 증상을 치료하고, 습열(濕熱)이 온결(蘊結)되어 발생하는 습진, 피부소양증을 치료한다. 또한 평간식풍(平肝熄風)하는 효능이 있어 간양상항(肝陽上亢)으로 인한 두훈(頭暈), 목현(目眩)을 치료한다.

【포제】 잡질을 제거하고 사용한다.

【용량과 용법】 12~20g.

【금기증】 음저(陰疽)와 간음부족(肝陰不足), 비위허한(脾胃虛寒)의 경우에는 복용을 하지 말아야 한다.

【임상응용】 ① 각종 정독(疔毒), 옹창(癰瘡), 절종(癤腫)에는 포공영(蒲公英), 자화지정(紫花地丁), 금은화(金銀花) 등을 배합하여 청열해독(淸熱解毒), 소산정창(消散疔瘡)한다(예 : 오미소독음(五味消毒飮)[의종금감(醫宗金鑑)]).

인동등(忍冬藤) 【본초경집주(本草經集注)】 LONICERAE CAULIS

【기원】 인동과(Caprifoliaceae)에 속한 여러 해 살이 반상록(半常綠) 덩굴성 관목인 인동 *Lonicera japonica* Thunb.의 줄기와 가지를 건조한 것으로 가을과 겨울에 채취하여 햇볕에 말린다.

【성미】 성은 차고, 맛은 맵고 달다.

【귀경】 심, 폐경.

【효능 및 주치】 1. 청열해독(淸熱解毒) : 온병발열(溫病發熱), 열독혈리(熱毒血痢), 옹종창독(癰腫瘡毒)

2. 소풍통락(疏風通絡) : 풍습열비(風濕熱痹), 피부풍양(皮膚風痒)

【해설】 본품은 맛이 달고 약성(藥性)이 차가우며, 효능이 금은화(金銀花)와 서로 같다. 그런데, 청열해독(淸熱解毒)하는 효능이 있으나, 그 해독작용은 금은화(金銀花)보다 약하다. 반면에 통경락(通經絡)작용이 우수하여 경락의 풍열(風熱)을 제거하고 진통(鎭痛)하여 풍열비통(風熱痺痛) 및 관절의 적종열통(赤腫熱痛) 등 경락이 불서(不舒)한 증상을 치료한다. 일반적인 용량은 15~30g 정도이다.

【포제】 잡질을 제거하고 세절(細切)하여 사용한다.

【용량과 용법】 20~40g.

【금기증】 비위(脾胃)가 허한(虛寒)하고, 설사가 그치지 않는 사람은 사용을 금해야 한다.

【임상응용】 ① 풍습성(風濕性) 관절염에는 희렴초(豨薟草), 계혈등(鷄血藤), 노관초(老鸛草), 백미(白薇) 등을 배합한다.

조휴(蚤休) 【신농본초경(神農本草經)】 PARIDIS RHIZOMA

【기원】 백합과(Liliaceae)에 속한 여러 해 살이 풀인 운남중루(雲南重樓) *Paris yunnanensis* Franch. 또는 칠엽일지화(七葉一枝花) *P. chinensis* Franch.의 뿌리줄기를 건조한 것으로, 가을에 채취하여 잔뿌리를 제거하고 세정(洗淨)하여 햇볕에 말린다.

우리나라에서는 삿갓나물 P. verticillata Bieb.의 뿌리줄기를 이용하고 있다.

【성미】 성질은 약간 차고, 소독(小毒)이 있으며, 맛은 쓰다.

【귀경】 심, 간경.

【효능 및 주치】 1. 청열해독(淸熱解毒) : 독사교상(毒蛇咬傷), 유아종통(乳蛾腫痛), 온독시종(溫毒腮腫), 습열황대하(濕熱黃帶下), 정종옹종(疔腫癰腫), 인후종통(咽喉腫痛)

2. 소종지통(消腫止痛) : 질박상통(跌撲傷痛)

3. 식풍정경(熄風定驚) : 열성동풍(熱盛動風)→경풍추축(驚風抽搐), 경간(驚癎)

【해설】 본품은 맛이 쓰고 약성(藥性)이 약간 차며, 소독(小毒)이 있다. 비교적 강한 청열해독(淸熱解毒)작용이 있어 옹종(癰腫)을 삭이고 지통시키는 효능이 있어 창양종독(瘡瘍腫毒)을 치료하는 중요한 약이 된다. 그러므로 열독창양(熱毒瘡瘍)과 각종 암종(癌腫), 인후종통(咽喉腫痛) 및 사충교상(蛇蟲咬傷) 등에 적용되며, 맛이 쓰고 약성(藥性)이 약간 차서 강설(降泄)하여 식풍정경(熄風定驚)시켜 소아의 고열(高熱)로 인한 경풍(驚風), 사지추축(四肢抽搐) 및 전간(癲癎)을 치료한다.

【포제】 잡질을 제거하고, 윤투(潤透)시켜 박편(薄片)으로 만들어 건조하여 사용한다.

【용량과 용법】 5~10g.

【금기증】 몸이 허약한 사람이나 실화열독(實火熱毒)이 없는 사람 및 음증외양(陰證外瘍)과 임신부는 복용을 금해야 한다.

【임상응용】 ① 옹종창독(癰腫瘡毒), 정독내공(疔毒內攻)의 경우에는 황련(黃連), 금은화(金銀花), 적작약(赤芍藥) 등을 배합하여 청열해독양혈(淸熱解毒凉血)한다(예 : 탈명단(奪命丹)[외과전생집(外科全生集)]).

② 소아의 열성(熱性) 경련에는 천화분(天花粉), 사향(麝香), 박하(薄荷) 등을 배합한다.

반변련(半邊蓮) 【본초강목(本草綱目)】 LOBELIAE CHINENSIS HERBA

【기원】 초롱꽃과(Campanulaceae)에 속한 여러 해 살이 풀인 수염가래꽃 *Lobelia chinesis* Lour.의 전초(全草)를 건조한 것으로, 여름철에 채취하여 햇볕에 말린다.

【성미】 성질은 약간 차고, 독이 없으며, 맛은 맵다.

【귀경】 심, 소장, 폐경.

【효능 및 주치】 1. 청열해독(淸熱解毒) : 옹종정창(癰腫疔瘡), 사상(蛇傷), 봉갈석상(蜂蝎螫傷), 양매창(楊梅瘡), 후아(喉蛾), 후두암, 이창(耳瘡), 적맥전정(赤脈傳睛), 위·직장·간암, 설리(泄痢), 습진, 유옹(乳癰)

2. 이수소종(利水消腫) : 대복수종(大腹水腫), 면목부종(面目浮腫), 복창(腹脹), 소변불리(小便不利), 황달

【해설】 본품은 맛이 맵고 약성(藥性)이 차가워서 청열해독(淸熱解毒)시키는 작용이 있어 독사교상(毒蛇咬傷)과 봉갈자석(蜂蝎刺螫) 및 정창초기(疔瘡初起)의 종통(腫痛), 후아종통(喉蛾腫痛)(편도선염)을 치료하는데, 본품을 상처 부위에 붙이거나 또는 복용하여 치료한다. 특히 뱀의 독을 풀어주는 효능이 아주 큰데, 전설에는 집에 반변련(半邊蓮)이 있으면 뱀이 잠을 자게 한다라는 이야기가 있다.

본품은 이뇨소종(利尿消腫)시키는 효능이 있어 간비종대로 인한 대복수종(大腹水腫)과 면목부종(面目浮腫) 및 신염으로 인한 수종(水腫), 간경화로 인한 복수 등을 치료한다.

본품을 과량으로 복용하면 메스꺼움, 두통, 설사, 혈압상승이 일어나고, 맥박은 처음에는 느려지다가 나중에는 빨라지게 되며, 위중하면 경련, 동공의 산대가 일어나 호흡중추의 마비로 사망에 이르게 되므로 주의해야 한다.

【포제】 잡질을 제거하고 절단(切斷)하여 사용한다.

【용량과 용법】 10~20g. 신선한 것을 사용하는 경우에는 30~60g을 사용한다. 외용(外

用)은 적당량을 사용한다.

【금기증】 허증(虛證)으로 인한 수종(水腫)에는 복용을 금해야 하며, 임신부는 사용을 삼가는 것이 좋다.

【임상응용】 ① 간암을 치료하는 경우에는 반지련(半枝蓮), 누로漏蘆, 석견천(石見穿) 등을 배합하여 소종류(消腫瘤)한다.

② 후두암에는 사매(蛇莓), 백화사설초(白花蛇舌草) 등을 배합한다.

토복령(土茯苓) 【명의별록(名醫別錄)】 SMILACIS GLABRAE RHIZOMA

【기원】 백합과(Liliaceae)에 속한 여러 해 살이 반원상(攀援狀) 관목인 광엽발계(光葉菝葜) *Smilax glabra* Roxb.의 뿌리줄기를 건조한 것으로, 여름과 가을에 채취하며 건조하거나 썰어 햇볕에 말린다.

【성미】 성질은 평(서늘한 쪽으로 편중된다)하고, 독이 없으며, 맛은 달고 습습하다.

【귀경】 간, 위경.

【효능 및 주치】 1. 제습(除濕) : 습열림탁(濕熱淋濁), 대하

2. 해독 : 옹종(癰腫), 우피선(牛皮癬), 매독, 수은중독, 경분(輕粉) 중독, 개창(疥瘡), 나력(瘰癧), 후비(喉痺)

3. 통리관절(通利關節) : 풍습침음(風濕浸淫)→지체구련(肢體拘攣)·근골동통(筋骨疼痛)

【해설】 본품은 맛이 달고 습습하며 약성(藥性)이 평(平)하여 담삼이습(淡滲利濕)하고 도열(導熱)하는 가운데 청열해독(清熱解毒)시키는 효능이 있어 매독을 치료하는 중요한 약이 되며, 이 외에도 습열창독(濕熱瘡毒), 음양대하(陰痒帶下), 임탁(淋濁)에도 좋은 효능을 발휘한다. 또한 관절을 통리(通利)하고, 경분(輕粉)과 수은의 독을 풀어주는 효능이 있으므로, 매독을 치료하기 위해 경분(輕粉)이나 수은이 함유되어 있는 약을 복용하여 나타나는 지체구련(肢體拘攣)에 좋은 효과가 있으며, 항생제에 의한 중독에도 본품이 좋은 효과가 있는데, 고(膏)로 만들어 사용하면 좋다.

다만 주의할 점은 본품을 복용하는 경우에는 차를 같이 마시지 말아야 한다.

【약효비교】 발계(菝葜)는 백합과 청미래덩굴 Smilax china L.의 뿌리줄기이다. 성미(性味)는 감삼(甘酸), 평(平)하며, 주로 간신경(肝腎經)으로 들어가서 효능을 발휘한다. 거

풍리습(祛風利濕), 해독소종(解毒消癰)하는 효능이 있어서 풍습비통(風濕痺痛), 임탁(淋濁), 대하(帶下), 설사, 이질(痢疾), 옹종창독(癰腫瘡毒), 완선(頑癬), 소탕상(燒燙傷) 등의 증상을 치료한다.

그런데, 우리나라에서는 청미래덩굴의 뿌리줄기인 발계(菝葜)를 토복령(土茯苓)으로 사용하고 있다.

【포제】 잡질을 제거하고 침포(浸泡)하여 윤투(潤透)시킨 다음 절편(切片)하여 사용한다.

【용량과 용법】 15~60g.

【금기증】 간신(肝腎)의 음(陰)이 부족한 사람은 복용을 금해야 한다. 신체가 허약한 사람에게는 용량을 상태에 따라서 줄여야 한다.

【임상응용】 ① 간담(肝膽)에 습열(濕熱)이 내온(內蘊)하여 발생한 B형 간염에는 황금(黃芩), 황백(黃柏), 대황(大黃), 중루(重樓), 관중(貫衆) 등을 배합하여 청열해독(淸熱解毒), 이습산결(利濕散結)한다.

어성초(魚腥草) 【명의별록(名醫別錄)】 HOUTTUYNIAE HERBA

【기원】 삼백초과(Saururaceae)에 속한 1년생 풀인 약모밀 *Houttuynia cordata* Thunb.의 땅위에 나온 부분을 건조한 것으로, 여름철에 줄기와 잎이 무성하고 꽃 이삭이 많을 때 베어 내어 햇볕에 말린다.

【성미】 성질은 약간 차고, 독이 없으며, 맛은 맵다.

【귀경】 폐경.

【효능 및 주치】 1.청열해독(淸熱解毒) : 폐렴, 풍열해수(風熱咳嗽), 습열설사(濕熱泄瀉), 이질, 열장(熱瘴), 독창(禿瘡), 습진, 치창(痔瘡), 개선(疥癬)

2. 배농소옹(排膿消癰) : 폐옹(肺癰)(폐농양), 폐암, 옹저종독(癰疽腫毒)(외용(外用))

3. 이뇨통림(利尿通淋) : 수종(水腫), 열림(熱淋), 신염(腎炎)으로 인한 수종(水腫), 뇨도염, 방광염

【해설】 본품은 맛이 맵고 약성(藥性)이 약간 차며, 매운맛은 발산(發散)하고 약간 차가운 약성은 청열(淸熱)하여 폐열(肺熱)을 산(散)하고 청열해독(淸熱解毒)하며, 소옹종

(消癰腫)하는 효과가 있어 모든 열독옹종(熱毒癰腫)에 사용하여 치료하며, 내옹(內癰)을 치료하는데 많이 사용된다. 본품을 복용하면 담열옹폐(痰熱壅肺)로 해토농혈(咳吐膿血)하는 폐옹(肺癰)을 치료하는 중요한 약이 되며, 외용(外用)으로 달여 훈세(熏洗)하면 치창종통(痔瘡腫痛)을 치료하는데 좋다.

최근에 와서는 폐옹(肺癰)을 치료하는 효능 외에 대엽성폐렴(大葉性肺炎)과 급성기관지염, 소아폐렴, 장염 등으로 인한 설사 및 요로감염 등에 좋은 효과가 있다.

본품은 오랫동안 달이는 것은 좋지 않다.

【포제】 잡질을 제거하고 절단(切斷)하여 사용한다.

【용량과 용법】 15~30g. 구전(久煎)하지는 말아야 한다. 신선품의 경우에는 용량을 배로 해야 한다.

【금기증】 음허증(陰虛證), 허한증(虛寒證)과 음성외양(陰性外瘍)에는 복용을 금해야 한다.

【임상응용】 ① 폐옹(肺癰)으로 각담성취(咯痰腥臭)하거나 담중대혈(痰中帶血)하는 경우에는 과루(瓜蔞), 금은화(金銀花), 동과자(冬瓜子), 의이인(薏苡仁), 패장초(敗醬草) 등을 배합하여 소옹배농(消癰排膿), 양혈해독(凉血解毒)한다.

② 폐암에는 반지련(半枝蓮), 현삼(玄參), 생지(生地), 노근(蘆根), 천화분(天花粉), 패장(敗醬) 등을 배합한다.

사간(射干) 【신농본초경(神農本草經)】 BELAMCANDAE RHIZOMA

【기원】 붓꽃과(Iridaceae)에 속한 여러 해 살이 풀인 범부채 *Belamcanda chinensis* (L.) DC.의 뿌리줄기를 건조한 것으로, 봄 또는 가을에 채취하여 햇볕에 말린다.

【성미】 성은 차고, 독이 없으며, 맛은 쓰다.

【귀경】 폐경.

【효능 및 주치】 1. 청열화담(淸熱化痰) : 폐열담수(肺熱痰嗽), 해수기천(咳嗽氣喘)

2. 이인후(利咽喉) : 담열옹성(痰熱壅盛)→후비(喉痺)·인통(咽痛)

3. 청열해독(淸熱解毒) : 나력(瘰癧), 결핵(結核)

【해설】 본품은 맛이 쓰고 약성(藥性)이 차가우며 독이 있다. 폐경(肺經)에 들어가 청

열해독(淸熱解毒)하고 행혈소종(行血消腫)하며 인후(咽喉)를 이(利)하는 효능이 있어서 담열상옹(痰熱上壅)으로 인한 인후종통(咽喉腫痛), 구취(口臭)를 치료하고, 옹종창독(癰腫瘡毒)에 붙여 발라서 삭일 수 있으며, 특히 본품은 인후가 붓고 아픈 증상을 치료하는 중요한 약이 된다. 또한 청폐거담(淸肺祛痰)하여 가래가 많은 천식과 기침을 가라앉게 한다.

이 외에 본품은 어혈(瘀血)을 몰아내고 경폐(經閉)를 통하게 하는 효능이 있으므로, 부녀의 어혈(瘀血)이 행(行)하지 않는 경우, 월경불통을 치료한다.

본품은 아래로 내려 주는 성질이 있어서 허약한 사람이 복용하면 쉽게 설사하기 때문에 사용할 때에 주의해야 한다.

【포제】 사용할 때 절편(切片)하여 사용한다.

【용량과 용법】 6~10g.

【금기증】 실화(實火)가 아니거나 비허(脾虛)로 인한 설사에는 사용하는 것이 적당하지 않으며, 장기간으로 복용하면 허하게 되고, 과량을 복용하면 하리(下痢)하게 되므로 주의해야 한다. 임신부, 비위(脾胃)가 허약한 사람, 오장허한(五臟虛寒), 기혈(氣血)이 모두 허한 사람의 경우에는 복용을 금해야 한다.

【임상응용】 ① 풍열(風熱)에 감(感)하거나 담열옹성(痰熱壅盛)으로 인한 인후종통(咽喉腫痛)에는 우방자(牛蒡子), 길경(桔梗), 감초(甘草) 등을 배합하여 청열해독(淸熱解毒), 소종통(消腫痛)한다(예 : 사간소독음(射干消毒飮)[장씨의통(張氏醫通)]).

② 담연옹성(痰涎壅塞)으로 해수기천(咳嗽氣喘)하고, 후중(喉中)에 담명성(痰鳴聲)이 있는 경우에는 자마황(炙麻黃), 자자완(炙紫菀), 자관동화(炙款冬花) 등을 배합하여 청폐열(淸肺熱), 소담연(消痰涎)한다(예 : 사간마황탕(射干麻黃湯)[금궤요략(金匱要略)]).

산두근(山豆根) 【개보본초(開寶本草)】 SOPHORAE TONKINENSIS RADIX

【기원】 콩과(Leguminosae)에 속한 낙엽 소관목인 월남괴(越南槐) *Sophora tonkinensis* Gapnep.의 뿌리와 뿌리줄기를 건조한 것으로, 가을에 채취하여 햇볕에 말린다.

【성미】 성은 차고, 독이 없으며, 맛은 쓰다.

【귀경】 폐, 위경.

【효능 및 주치】 1. 청열해독(清熱解毒) : 폐열해수(肺熱咳嗽), 치은종통(齒齦腫痛), 복통하리(腹痛下痢), 치창(痔瘡), 급황(急黃), 옹종(癰腫), 열독하주(熱毒下注)→만성자궁염, 자궁경암, 초기폐암·후암(喉癌)·방광암

2. 소종리인(消腫利咽) : 인후종통(咽喉腫痛), 후옹(喉癰), 후비(喉痺), 후풍(喉風)

【해설】 본품은 맛이 매우 쓰고 약성(藥性)이 매우 차가워서 청열해독(清熱解毒), 이인(利咽), 소종지통(消腫止痛)하는 효능이 있어 열독치성(熱毒熾盛)으로 인하여 인후가 붓고 아픈 증상과 잇몸이 붓고 이빨이 아픈 증상을 치료하는 중요한 약이 된다. 아울러 사충교상(蛇蟲咬傷)에 짓찧어서 붙이면 응급한 상태를 치료할 수 있다. 또한 본품에는 항암작용이 있어 많은 종류의 암종을 치료하며, 특히 인후암, 폐암에 일정한 치료효과가 있다.

【포제】 절편(切片)하여 생용(生用)한다.

【용량과 용법】 6~10g. 외용(外用)으로는 함수(含漱)하거나 연말(研末)하여 상처부위에 도부(塗敷)한다.

【금기증】 비위가 허한(虛寒)하여 음식을 잘 먹지 않고 설사가 잦은 사람의 경우에는 복용을 금해야 한다.

【임상응용】 ① 현옹하수(懸雍下垂)하여 종통(腫痛)하는 것과 모든 인후질환의 경우에는 담반(膽礬), 고백반(枯白礬), 진사(辰砂) 등을 배합한다(예 : 취후산(吹喉散)[증보만병회춘(增補萬病回春)]).

제5절 청허열약(清虛熱藥)

청허열약(清虛熱藥)은 허열(虛熱)을 청열(清熱)시켜 없애는 약물로, 허열병증(虛熱病證)을 치료한다. 여기에 해당되는 약물들은 대개 성질이 차거나 서늘하기 때문에 양혈(凉血)작용과 퇴허열(退虛熱)작용을 구비하고 있다. 이들 약물은 허열병증(虛熱病證)에 적용되는데 온열병(溫熱病) 후기의 열상음액(熱傷陰液)으로 구조인건(口燥咽乾), 야열조량(夜熱早凉), 열퇴무한(熱退無汗) 등의 음허발열(陰虛發熱)과 만성 소모성 질환(예 : 폐결핵)으로 장기간 나타나는 오후발열(午後發熱), 수족심열(手足心熱), 관홍도한(顴紅盜汗)과 진행성(進行性) 소수(消瘦) 등 골증로열(骨蒸勞熱)에 사용한다.

허열(虛熱)을 없애는 약을 사용할 때는 항상 청허열약(清虛熱藥)에 청열양음(清熱養

陰)약을 배합하여야 표본(標本)을 모두 치료할 수 있다. 허열(虛熱)의 상태는 정기(正氣)와 사기(邪氣)가 모두 약해진 상태이며 여사(餘邪)가 전부 제거되지 않은 상태이므로, 응용할 경우에는 자음약(滋陰藥), 보익약(補益藥) 등과 함께 사용해야 한다.

청호(青蒿) 【신농본초경(神農本草經)】 ARTEMISIAE ANNUAE HERBA

【기원】 국화과(Compositae)에 속한 1년생 또는 2년생 풀인 개똥쑥(황화호(黃花蒿)) *Artemisia annua* L. 또는 개사철쑥(청호(青蒿)) *A. apiacea* Hance.의 땅위의 부분을 건조한 것으로, 가을철 꽃이 필 때 채취하여 묵은 줄기를 없앤 다음 그늘에서 말린다.

【성미】 성은 차고 독이 없으며 맛은 쓰고 맵다.

【귀경】 간, 담경.

【효능 및 주치】 1. 청열해서(清熱解暑) : 외감서열(外感暑熱)(발열, 구갈(口渴), 두통)

2. 청퇴허열(清退虛熱) : 음허발열(陰虛發熱), 골증로열(骨蒸勞熱), 야열조량(夜熱早涼)

3. 절학(截瘧) : 학질한열(瘧疾寒熱)

4. 청열량혈(清熱凉血) : 온병(溫病), 비뉵(鼻衄), 장풍하혈(腸風下血)

5. 청열조습(清熱燥濕) : 황달, 습열리(濕熱痢), 개창(疥瘡)

【해설】 본품은 맛이 쓰고 매우며, 약성(藥性)이 차고, 방향(芳香)이 있다. 간·담 2경에 들어가서 효능을 발휘하는데, 맛이 쓰고 약성(藥性)이 차가워서 청열(清熱)하고, 방향(芳香)은 산(散)하여 간담혈분(肝膽血分)의 열을 청설(清泄)하고 음분(陰分)의 복열(伏熱)을 밖으로 투출(透出)하게 하며, 청열(清熱), 양혈(凉血), 퇴열(退熱)하는데 좋은 약이 되어 온사(溫邪)가 상음(傷陰)하여 발열하거나 골증로열(骨蒸勞熱) 등 열이 음분(陰分)으로부터 발생하는 것을 치료하는데 중요한 약이 된다.

또한 본품은 청방(清芳)하여 소달(疏達)하고, 능히 청투해기(清透解肌)하고 거서치학(祛暑治瘧)하여 여름철의 외감습열(外感濕熱), 상서(傷暑)로 인한 발열 및 발열이 심하고 오한(惡寒)이 가벼운 학질(瘧疾) 등에 자주 사용한다.

본품은 약성(藥性)이 차갑지만 방향(芳香)이 있어 위(胃)를 상하지 않게 하며, 혈허유열(血虛有熱)한 증상에 적용하지만 설사를 하거나 땀이 과도하게 나는 경우에는 신중을 기하여 사용하는 것이 좋다.

【약리작용】 개사철쑥에는 일정한 혈압하강, 해열 및 피부진균을 억제하는 작용이 있다. 휘발유에는 진해(鎭咳), 거담(祛痰), 평천(平喘)작용이 있다.

【포제】 잡질을 제거하고 절단(切斷)하여 사용하거나, 별혈초(鱉血炒)하여 사용한다.

【용량과 용법】 3~10g. 구전(久煎)해서는 안 된다.

【금기증】 출산한 후에 혈허(血虛)한 경우, 내한(內寒)으로 인한 설사와 식욕이 부진한 사람은 복용을 하지 말아야 한다.

【임상응용】 ① 음허(陰虛)로 인한 조열(潮熱) 혹은 저열(低熱)을 치료하는 경우에는 별갑(鱉甲), 생지황(生地黃), 지모(知母) 등을 배합하여 양음(養陰), 투열(透熱), 양혈(凉血), 청열생진(淸熱生津)한다(예 : 청호별갑탕(靑蒿鱉甲湯)[온병조변(溫病條辨)]). 예를 들면 열병(熱病)의 후기에 사열(邪熱)이 아직 완전히 제거되지 않고 음액(陰液)은 이미 손상되어 저열(低熱)이 물러가지 않는 경우를 치료한다. 또한 폐로(肺癆)(폐결핵) 혹은 기타 만성 질병의 진행 과정 중에 나타나는 조열골증(潮熱骨蒸) 혹은 기타 음허화왕(陰虛火旺)으로 인한 허열(虛熱), 골증(骨蒸), 도한(盜汗), 심번불면(心煩不眠), 설홍소태(舌紅少苔), 맥세삭(脈細數) 등의 증상이 나타나는 경우를 치료한다.

② 외감습열(外感濕熱)의 사기(邪氣)가 기분(氣分)에 머물러서 미오한(微惡寒)하면서 발열(發熱)하고, 유한불해(有汗不解), 조경모중(朝輕暮重), 두중(頭重), 지권(肢倦), 흉민비만(胸悶痞滿), 범오(泛惡), 구건(口乾) 혹은 갈불인음(渴不引飮), 요적(尿赤) 혹 변설(便泄) 등의 증상이 나타나는 것을 치료하는 경우에는 황금(黃芩), 죽여(竹茹), 강반하(薑半夏), 진피(陳皮) 등을 배합하여 청담설열(淸膽泄熱), 화위화습화담(和胃化濕化痰)한다(예 : 호금청담탕(蒿芩淸膽湯)[중정통속상한론(重訂通俗傷寒論)]). 이 처방은 그 외에도 소양(少陽)의 습열(濕熱)의 담탁증(痰濁證)으로 한열여학(寒熱如瘧), 한경열중(寒輕熱重), 구고흉민(口苦胸悶), 토산고수(吐酸苦水) 혹은 구황연(嘔黃涎)하면서 점(粘)하고 심하면 건구(乾嘔), 애역(呃逆)하고, 흉협창통(胸脇脹痛) 등의 증상이 나타나는 것을 치료한다.

③ 음허내열(陰虛內熱)로 인한 골증로열(骨蒸勞熱), 오후나 야간의 조열(潮熱)에는 지골피(地骨皮), 은시호(銀柴胡), 호황련(胡黃連) 등을 배합하여 청허열(淸虛熱), 퇴골증(退骨蒸)한다(예 : 청골산(淸骨散)[증치준승(證治準繩)]).

백미(白薇) 【신농본초경(神農本草經)】 CYNANCHI ATRATI RADIX

【기원】 박주가리과(Asclepiadaceae)에 속한 여러 해 살이 풀인 백미꽃 *Cynanchum atratum* Bunge. 또는 만생백미(蔓生白薇) *C. versicolor* Bge.의 뿌리와 뿌리줄기를 건조한 것으로, 봄과 가을에 채취하여 햇볕에 말린다.

【성미】 성은 차고, 독이 없으며, 맛은 쓰고 짜다.

【귀경】 위, 간경.

【효능 및 주치】 1. 청열량혈(淸熱凉血) : 온사입영(溫邪入營), 구열불퇴(久熱不退), 온병작열(溫病灼熱), 산후허열(産後虛熱), 음허발열(陰虛發熱), 온학(溫瘧), 장학(瘴瘧)

2. 이뇨통림(利尿通淋) : 열림(熱淋), 혈림(血淋)

3. 해독료창(解毒療瘡) : 창옹종통(瘡癰腫痛), 인후종통(咽喉腫痛), 독사교상(毒蛇咬傷)

【해설】 본품은 맛이 짜고 쓰며, 약성(藥性)이 차가운데, 쓴맛은 설강(泄降)하고 짠맛은 혈분(血分)에 들어가며, 차가운 성질은 청열(淸熱)하므로 혈분(血分)의 열사(熱邪)를 청해(淸解)하고 허열(虛熱)을 물리치는 효능이 있다. 따라서 온열병(溫熱病)으로 열사(熱邪)가 영분(營分)에 침입하여 설홍구건(舌紅口乾), 오후열성(午後熱盛) 하는 경우 및 야열조량(夜熱早凉)하는 음허발열(陰虛發熱)을 치료하며, 학질(瘧疾)이 오래도록 낫지 않고 몸의 열이 가라앉지 않는 등의 증상을 치료한다. 또한 부인이 혈허(血虛)한데 양기(陽氣)가 왕성하여 신지혼미(神志昏迷), 인사부지(人事不知)하는 혈궐증(血厥症)이 나타나는 경우에도 사용이 가능하다.

이 외에도 본품은 이뇨통림(利尿通淋)하는 효능이 있어 열림(熱淋), 혈림(血淋)을 치료하며, 해독료창(解毒療瘡)하는 효능이 있어 옹저종독(癰疽腫毒)을 치료한다.

【포제】 잡질을 제거하고 세절(細切)하여 사용한다. 밀자(蜜炙)한 후에는 그 성질이 윤(潤)해지므로 허열(虛熱)을 물리치는 데 좋은 효능을 발휘하며, 음허내열(陰虛內熱), 산후의 혈허발열(血虛發熱), 골증조열(骨蒸潮熱) 등의 증상에 사용된다.

【용량과 용법】 4~20g.

【금기증】 상한(傷寒)과 유행성 발열로 땀을 많이 흘려서 망양증(亡陽證)이 발생한 경우와 내허(內虛)로 인한 식욕부진, 소화불량이 나타나는 경우에는 복용을 하지 말아야 한다. 또한 하리(下痢)로 인하여 내허(內虛)한 경우와 뱃속에 차가운 감각이 있는 경우, 하

리(下痢)가 그치지 않는 경우에는 복용을 하지 말아야 한다.

【임상응용】 ① 외감발열(外感發熱) 및 발열천수(發熱喘嗽)의 경우에는 마황(麻黃), 패모(貝母), 행인(杏仁)을 배합하여 해표(解表), 청열(淸熱)한다(예 : 백미산(白薇散)[천금방(千金方)]).

② 산후혈허(産後血虛)로 인하여 발열, 혼궐(昏厥) 등이 나타나는 경우에는 당귀(當歸), 인삼(人參), 감초(甘草) 등을 배합하여 퇴허열(退虛熱)한다.

③ 열입혈실(熱入血室)로 밤에 섬어(譫語)를 많이 하는 경우에는 청호(靑蒿), 별갑(鼈甲), 지모(知母) 등을 배합하여 자음퇴열(滋陰退熱)한다(예 : 장씨청호별갑탕(章氏靑蒿鱉甲湯)[중정통속상한론(重訂通俗傷寒論)]).

④ 열림(熱淋)·혈림(血淋)의 경우에는 적작약(赤芍藥)을 배합한다(예 : 백미산(白薇散)[단계심법(丹溪心法)]).

⑤ 금창동통(金瘡疼痛)의 경우에는 초지실(炒枳實), 신이인(辛荑仁), 천화분(天花粉) 등을 배합하여 해독료창(解毒療瘡)한다(예 : 백미산(白薇散)[증치준승(證治準繩)]).

⑥ 음허내열(陰虛內熱) 혹은 골증조열(骨蒸潮熱), 도한(盜汗) 등의 경우에는 지골피(地骨皮), 청호(靑蒿), 별갑(鼈甲) 등을 배합하여 청열양혈(淸熱凉血)한다.

⑦ 음허외감풍열(陰虛外感風熱)로 발열, 두통, 인건설조(咽乾舌燥), 기천유한(氣喘有汗), 흉완비민(胸脘痞悶)하는 경우에는 석고(石膏), 마황(麻黃), 행인(杏仁) 등을 배합하여 자음해표(滋陰解表)한다(예 : 위유탕(萎蕤湯)[비급천금요방(備急千金要方)]).

지골피(地骨皮) 【신농본초경(神農本草經)】 LYCII RADICIS CORTEX

【기원】 가지과(Solanaceae)에 속한 낙엽 소교목인 구기자나무 *Lycium chinense* Mill.와 녕하구기(寧夏枸杞) *L. barbarum* L.의 뿌리껍질을 건조한 것으로, 입춘 전이나 입추 후에 채취하여 뿌리껍질을 벗겨 햇볕에 말린다.

【성미】 성은 차고, 독이 없으며, 맛은 달고 슴슴하다.

【귀경】 폐, 간, 신경.

【효능 및 주치】 1. 청폐강화(淸肺降火) : 폐열해수(肺熱咳嗽), 폐열해천(肺熱咳喘)

2. 양혈지혈(凉血止血) : 혈열토뉵(血熱吐衄), 해혈(咳血), 혈림(血淋), 산후출혈(産後

出血)

3. 청열퇴증(清熱退蒸) : 음허혈열(陰虛血熱), 골증조열(骨蒸潮熱), 허로도한(虛勞盜汗), 허번(虛煩), 소아감열(小兒疳熱), 내열소갈(內熱消渴)

【해설】 본품은 맛이 달고 약성(藥性)이 차가우며, 찬 성질로 폐(肺)의 화열(火熱)을 내려주므로 사열(邪熱)이 폐(肺)에 침범하여 폐(肺)의 숙강(肅降)기능이 잘 되지 못하여 나타나는 해수기천(咳嗽氣喘)을 치료한다. 또한 허열(虛熱)을 잘 물리쳐서 퇴열제증(退熱除蒸)에 자주 사용하는 좋은 약이 되므로, 음허발열(陰虛發熱)이 오래도록 물러가지 않는 증상, 도한(盜汗)과 내열(內熱)로 인한 소갈(消渴), 심번구갈(心煩口渴) 등의 증상을 치료한다. 또한 본품은 양혈(凉血)하는 작용이 있어 토혈(吐血), 뉵혈(衄血)을 치료하는데 자주 활용된다.

【약리작용】 혈당(血糖), 혈압 및 cholesterol 수치를 내리고 간세포의 새로운 생성을 촉진하는 작용이 있다. 또한 자궁을 흥분하는 작용이 있다.

【포제】 잡질과 뿌리의 속심을 제거하고 세절(細切)하여 사용한다.

【용량과 용법】 6~15g.

【금기증】 비위(脾胃)가 허한(虛寒)한 사람, 가열(假熱)이 있는 사람은 복용을 하지 말아야 한다. 비위허약(脾胃虛弱)으로 식욕부진, 물모양의 설사를 하는 경우에는 사용량을 줄여서 복용하는 것이 좋다. 외감풍한(外感風寒)으로 발열하는 경우에도 사용해서는 안 된다.

【임상응용】 ① 폐열(肺熱)로 해수(咳嗽)하고, 심하면 기천(氣喘), 기급(氣急), 객혈(喀血)하며, 피부증열(皮膚蒸熱)이 있고 일포(日晡)에 특히 심해지는 증상이 있으며, 조열(潮熱), 구건순조(口乾脣燥), 설홍(舌紅), 태박(苔薄), 맥세삭(脈細數) 등의 증상이 나타나는 것을 치료하는 경우에는 상백피(桑白皮), 감초(甘草), 갱미(粳米) 등을 배합하여 청사폐열(淸瀉肺熱), 지해(止咳), 평천(平喘), 청허열(淸虛熱)한다(예 : 사백산(瀉白散)[소아약증직결(小兒藥證直訣)]).

② 음허혈열(陰虛血熱)로 소아의 감질발열(疳疾發熱) 및 골증조열(骨蒸潮熱), 도한(盜汗) 등의 증상이 있는 경우에는 지모(知母), 별갑(鼈甲) 등을 배합하여 청허열퇴증(淸虛熱退蒸)한다(예 : 지골피탕(地骨皮湯)[성제총록(聖濟總錄)]).

은시호(銀柴胡) 【본초강목(本草綱目)】 STELLARIAE RADIX

【기원】 패랭이꽃과(Caryophyllaceae)에 속한 여러 해 살이 풀인 은시호(銀柴胡) *Stellaria dichtoma* L. var. *lanceolata* Bge.의 뿌리를 건조한 것으로, 봄과 가을에 채취하여 햇볕에 말린다.

【성미】 성질은 약간 차고 독이 없으며 맛은 달다.

【귀경】 간, 위경.

【효능 및 주치】 1. 청퇴허열(清退虛熱) : 허로골증조열(虛勞骨蒸潮熱), 음허발열(陰虛發熱), 번갈(煩渴)

2. 청열소감(清熱消疳) : 소아감적(小兒疳積)

【해설】 본품은 맛이 달고, 약성(藥性)이 약간 차며, 허열(虛熱)을 청(清)하게 하고 양혈(涼血)하는 효능이 있어 음분(陰分)의 허열(虛熱)인 골증로열(骨蒸勞熱)을 치료하며, 또한 소아의 감열(疳熱)을 치료한다.

【포제】 잡질을 제거하고 세절(細切)하여 사용하거나 별혈자(鱉血炙)하여 사용한다.

【용량과 용법】 4~12g.

【금기증】 외감풍한(外感風寒)과 혈허무열(血虛無熱)자는 복용을 하지 말아야 한다.

【임상응용】 ① 허로(虛勞), 음허화왕(陰虛火旺)으로 인한 조열골증(潮熱骨蒸), 도한(盜汗), 신체리수(身體羸瘦), 설홍소태(舌紅少苔), 맥세삭(脈細數) 등의 증상이 나타나는 것을 치료하는 경우에는 별갑(鱉甲), 청호(青蒿), 지골피(地骨皮) 등을 배합하여 청허열(清虛熱), 퇴골증(退骨蒸), 양음(養陰), 청화(清火)한다(예 : 청골산(清骨散)[증치준승(證治準繩)]). 이 처방은 또한 폐결핵과 같은 만성 질병의 경과 과정 중에 나타나는 저열(低熱) 혹은 조열(潮熱), 수족심열(手足心熱), 및 관홍승화(顴紅升火), 전신소수(全身消瘦), 설질홍(舌質紅), 태박(苔薄), 맥세삭(脈細數) 혹은 유삭(濡數), 허삭(虛數) 등의 증상이 나타나는 것을 치료한다. 또한 온병(溫病)이 오래 되어 상음(傷陰)하여 오후저열(午後潮熱), 면홍권적(面紅顴赤), 형체소수(形體消瘦)하는 등의 증상을 치료한다.

호황련(胡黃連) 【개보본초(開寶本草)】 PICRORRHIZAE RHIZOMA

【기원】 현삼과(Scrophulariaceae)에 속한 여러 해 살이 풀인 서장호황련(西藏胡黃連) *Picrorrhiza scrophulariaeflora* Pennell.과 인도호황련(印度胡黃連) *P. kurrooa* Poyle et Benth.의 뿌리줄기를 건조한 것으로, 가을에 채취하여 잔뿌리를 제거하고 햇볕에 말린다.

【성미】 성은 차고, 독이 없으며, 맛은 쓰다.

【귀경】 심, 간, 위, 대장경.

【효능 및 주치】 1. 청퇴허열(淸退虛熱) : 음허발열(陰虛發熱), 골증조열(骨蒸潮熱), 도한(盜汗)

2. 청열조습(淸熱燥濕) : 사리(瀉痢), 치창(痔瘡), 황달, 혈림(血淋), 목적종통(目赤腫痛)

3. 제감열(除疳熱) : 소아감열(小兒疳熱)

【해설】 본품은 맛이 쓰고 약성(藥性)이 차가워서 청열(淸熱)하는 약이다. 본품은 황련(黃連)과 효능이 비슷하여 습열(濕熱)을 없애고 해독(解毒)하여 장위(腸胃)의 습열(濕熱)로 인한 사리(瀉痢)와 치창종통(痔瘡腫痛)을 치료한다.

본품은 탕제(湯劑)에서 분해되면 단맛을 같이 지니게 되어 허열(虛熱)을 물리치는 작용을 같이 가지게 되므로, 음허골증(陰虛骨蒸)과 조열도한(潮熱盜汗) 및 허증(虛證)의 경간(驚癎)을 치료한다. 또한 청열소감(淸熱消疳)하여 소아감적(小兒疳積)으로 소화불량, 복창체수(腹脹體瘦)하며 하리(下痢), 발열하는 것 등을 치료한다.

【약리작용】 항진균(抗眞菌)과 이담작용이 있다.

【포제】 잡질을 제거하고 세절(細切)하여 사용한다.

【용량과 용법】 3~10g.

【금기증】 본품은 맛이 쓰고 약성(藥性)이 차가우므로, 비위(脾胃)가 허한(虛寒)한 경우에는 사용을 삼간다.

【임상응용】 ① 음허내열(陰虛內熱)로 인하여 골증로열(骨蒸勞熱), 신체이수(身體羸瘦), 심번(心煩), 도한(盜汗)하는 경우에는 은시호(銀柴胡), 지골피(地骨皮), 별갑(鱉甲) 등을 배합하여 청허열(淸虛熱), 퇴골증(退骨蒸)한다(예 : 청골산(淸骨散)[증치준승(證治準繩)]).

제 3 장 사하약(瀉下藥)

대변을 통리(通利)시키는 약물을 사하약(瀉下藥)이라 한다. 사하약(瀉下藥)은 대변을 통리(通利)시켜 위장(胃腸)의 적체(積滯)를 배제(排除)하고 혹은 실열(實熱)을 청열도하(淸熱導下)시키고, 수음(水飮)을 몰아내는 작용을 가지고 있다. 그러므로 대변불통(大便不通)과 장위적체(腸胃積滯) 혹은 실열내결(實熱內結) 혹은 한적(寒積), 수음정축(水飮停蓄) 등 이실증(裏實證)에 적용한다.

사하약(瀉下藥)은 그 특성과 응용범위에 따라 일반적으로 공하약(攻下藥), 윤하약(潤下藥), 준하축수약(峻下逐水藥)으로 분류하는데, 공하약(攻下藥)과 준하축수약(峻下逐水藥)은 작용이 맹렬하며, 준하축수약(峻下逐水藥)이 더욱 준렬(峻烈)하고, 윤하약(潤下藥)은 비교적 부드러운 작용을 가지고 있다.

사하약(瀉下藥)을 응용할 때의 주의할 점은 이열(裏熱)하면서 외감표사(外感表邪)를 겸하였을 때는 마땅히 먼저 해표(解表)한 후에 공리(攻裏)하여야 하며 필요에 따라서는 해표약(解表藥)과 같이 사용하여 표사(表邪)가 이(裏)로 전입(傳入)되지 않게 하여야 하고, 이(裏)가 실(實)한데 정기(正氣)가 허하면 보양약(補養藥)과 같이 사용함으로써 공보(攻補)를 같이 실시하여 공하(攻下)시키되 정기(正氣)를 상하지 않게 하여야 한다.

사하약(瀉下藥)을 임상에 응용함에 있어 작용이 강렬한 사하약(瀉下藥)은 오래된 병으로 정기(正氣)가 허하거나 나이가 들어 몸이 약한 사람에게는 마땅히 삼가서 사용하여야 하고, 또한 사하약(瀉下藥)은 골반강(骨盤腔)에 충혈(充血)을 촉진시키므로 월경이 과다한 사람이나 임신부는 응용하지 말아야 하며, 사하약(瀉下藥)은 위기(胃氣)를 손상하기 쉽기 때문에 병증(病證)이 치료되면 즉시 투약을 중지해야 하고 과량을 투여하여서는 안 된다. 이 외에도 병의 정황이 급박하여 빨리 설사시켜야 하는 경우에는 공하약(攻下藥) 또는 준하약(峻下藥)을 사용하고 용량도 약간 많게 하며 탕제(湯劑)로 하여 복용시킨다. 병세(病勢)가 비교적 완만한 경우에는 완하제(緩下劑)를 이용하는데 용량을 과중하게 하여서는 안 되며, 환제(丸劑)로 만들어 복용함이 좋다.

제 1 절 공하약(攻下藥)

공하약(攻下藥)은 비교적 강한 사하작용(瀉下作用)을 가지고 있어 체내에 숙식(宿食)이 정체(停滯)하였거나 이실증(裏實證)으로 대변이 조결(燥結)된 병증(病證)에 적용된다. 여기에 해당되는 약은 대부분 맛이 쓰고 약성(藥性)이 차가우므로, 또한 청열사화(清熱瀉火)작용을 가지고 있어서 이열적체(裏熱積滯)나 조시견결(燥屎堅結)한 사람에게 더욱 적합하다. 만일, 열약(熱藥)을 배합하면 한적변비(寒積便秘)에도 사용이 가능하다.

처방을 구성하는데 있어서 통상 행기약(行氣藥)을 배합하는데 이것은 사하(瀉下)의 역량(力量)을 증강시키고 아울러 복만(腹滿)의 모든 증후(證候)를 없애기 위한 것이며, 어떠한 약물들은 한적(寒積)으로 인한 변비를 치료할 수 있으나 반드시 온리약(溫裏藥)을 배합하여 치료하여야 한다.

맛이 쓰고 약성(藥性)이 차가운 공하약(攻下藥)은 때에 따라서는 통변(通便)을 목적으로 하는 이 외에 모든 실열제증(實熱諸證)과 고열불퇴(高熱不退)로 인한 섬어발광(譫語發狂) 혹은 화열(火熱)이 상염(上炎)하여서 오는 상부(上部)의 충혈(充血), 두통, 목적(目赤), 인후종통(咽喉腫痛), 아은종통(牙齦腫痛) 및 화열(火熱)의 치성(熾盛)으로 인한 상부(上部)의 출혈(뉵혈(衄血), 토혈(吐血), 각혈(咯血) 등) 증(證)에 변비의 유무를 막론하고 공하약(攻下藥)을 적용함으로써 실열(實熱)을 청제(淸除)하고 혹은 도열하행(導熱下行)하여 "부저추신(釜底抽薪)"의 작용에 이르게 한다. 또한 열리(熱痢) 초기의 하리후중(下痢後重)과 혹은 음식이 적체(積滯)하여 사(瀉)하되 불창(不暢)한 증후(證候)에도 공하약(攻下藥)을 배합하여 실사적체(實邪積滯)를 공축(攻逐)하여 복통, 설사를 완해(緩解)하여야 한다. 이와 같은 증상 이 외에도 공하약(攻下藥)은 구충약(驅蟲藥)과 같이 사용하면 충체(蟲體)의 배출을 촉진하게 한다.

대황(大黃) 【신농본초경(神農本草經)】 RHEI RADIX ET RHIZOMA

【기원】 마디풀과(Polygonaceae)에 속한 여러 해 살이 풀인 금문대황(장엽대황(掌葉大黃)) *Rheum palmatum* L., 서대황(당고특대황(唐古特大黃)) *R. tanguticum* Maxim. et Balf. 혹은 약용대황(藥用大黃) *R. officinale* Baill.의 뿌리와 뿌리줄기를 건

조한 것으로, 늦은 가을에 줄기와 잎이 마를 때 채취하거나 또는 이른 봄에 채취하여 잔뿌리와 외피(外皮)를 제거하고 절편(切片) 또는 잘라서 햇볕에 말린다.

우리나라에서는 장군풀 *Rheum coreanum* Nakai.의 뿌리와 뿌리줄기를 채취하여 햇볕에 말린 것을 사용하기도 한다.

【성미】 성은 차고, 독이 없으며, 맛은 쓰다.

【귀경】 비, 위, 대장, 간, 심포경.

【효능 및 주치】 1. 공적도체(攻積導滯) : 비만조실(痞滿燥實), 태양병오치공하(太陽病誤治攻下), 적체복통(積滯腹痛), 실열변비(實熱便秘)

2. 양혈해독(凉血解毒) : 열성동혈(熱盛動血)→ 토혈(吐血)·뉵혈(衄血), 구설생창(口舌生瘡), 목치종통(目齒腫痛), 습열하리(濕熱下痢), 습열황달(濕熱黃疸), 장옹(腸癰), 옹종정창(癰腫疔瘡), 수화탕상(水火燙傷)

3. 활혈거어(活血祛瘀) : 방광축혈(膀胱蓄血), 질부손상(跌仆損傷), 혈어폐경(血瘀閉經), 산후복통(産後腹痛)

【해설】 본품은 맛이 쓰고 약성(藥性)이 차가우며, 성질이 침강(沈降)하고 힘이 사나우며 잘 행(行)하여 하초(下焦)에 직접 도달하게 하므로 장위(腸胃)의 적체(積滯)를 탕척(蕩滌)하고, 혈분(血分)의 실열(實熱)을 청설(淸泄)하는 작용을 돕고, 활혈축어(活血逐瘀)의 효능이 있어 공적(攻積), 사화(瀉火), 축어(逐瘀)하는 중요한 약이 된다.

그런데, 사하제(瀉下劑)로 쓰는 대황(大黃)은 오래 달이는 것이 부적당하며 일반적으로 후하(後下)하거나 끓는 물을 사용하여 포즙(泡汁)일 때 복용하는 것이 좋다. 만약 오래 달이게 되면 anthraquinone류 화합물 rhein 등이 파괴되어 사하작용(瀉下作用)이 떨어지며, 또 tannin 성분이 대량으로 전출(煎出)되어 오히려 수렴작용(收斂作用)을 일으킨다. 따라서, 사하(瀉下)의 목적으로 사용할 경우에는 30분 이상 달이지 않는 것이 좋으며, 습열(濕熱)을 청(淸)하게 할 목적으로 사용할 때는 조금 길게 달여도 무방하다. 또, 습관성변비에 대황(大黃)을 계속해서 사용하면 대황(大黃)에 들어 있는 탄닌 성분 때문에 오히려 변비를 조장하므로 습관성변비에는 쓰지 않도록 한다.

본품은 성질이 강렬하여 정기(正氣)를 손상하므로 실증(實證)이 아니면 경솔하게 투여하지 말아야 한다.

【포제】 생대황(生大黃)은 잡질을 제거하고 박편(薄片) 또는 소괴(小塊)로 절단해서

사용하고, 주대황(酒大黃)은 생대황(生大黃)에 황주(黃酒)를 고루 뿌려서 약한 불에다 볶아서 통풍이 잘 되는 곳에서 건조하며, 숙대황(熟大黃)은 소괴(小塊)로 절단한 생대황(生大黃)에 황주(黃酒)를 고루 혼합하여 시루에 넣고 쪄서 건조한다. 대황탄(大黃炭)은 대황편(大黃片)을 강한 불로 외표면(外表面)이 흑갈색이 될 때까지 볶아지면 꺼내 건조한다.

본품은 수치(修治)에 따라 약효가 달라지는데 생용(生用)하면 사하(瀉下)작용이 강하고, 숙용(熟用)하면 사하(瀉下)효능이 약해지며 사화해독(瀉火解毒)시켜 화독창양(火毒瘡瘍)을 치료하며, 주제(酒製)하면 활혈산어(活血散瘀)의 효능을 강하게 하고 상부(上部)의 열(熱)을 청열(清熱)하여 목적인종(目赤咽腫)과 치은종통(齒齦腫痛)을 치료하며, 초탄(炒炭)하면 화어지혈(化瘀止血)의 효능이 있어 혈열(血熱)로 인한 어혈성(瘀血性) 출혈증을 치료한다.

【용량과 용법】 4~16g(사하(瀉下)의 목적으로 활용하는 경우에는 오랫동안 달여서는 안 된다.).

【금기증】 설사를 일으키는 성분이 젖으로도 나가기 때문에 젖먹이를 둔 부인은 반드시 주의해서 사용해야 한다. 표증(表證)이 완전히 제거되지 않은 경우, 혈허기약(血虛氣弱), 비위허한(脾胃虛寒), 실열(實熱)의 적체(積滯)가 없는 경우, 임신기의 경우에는 사용을 하지 말아야 한다.

【임상응용】 ① 질타손상(跌打損傷)으로 악혈(惡血)이 협하(脇下)에 머물러서 통증이 심하거나 소복작통(小腹作痛)하거나 국부홍종(局部紅腫), 청암(青黯)하는 것을 치료하는 경우에는 시호(柴胡), 천산갑(穿山甲), 도인(桃仁) 등을 배합하여 활혈거어(活血祛瘀), 소간통락(疏肝通絡)한다(예 : 복원활혈탕(復元活血湯)[의학발명(醫學發明)]).

② 온열병(溫熱病)으로 열결변비(熱結便秘), 고열불퇴(高熱不退), 신혼섬어(神昏譫語)를 치료하는 경우에는 망초(芒硝), 후박(厚朴), 지실(枳實) 등을 배합하여 하조시(下燥屎), 사실열(瀉實熱), 제비만(除痞滿), 사화해독(瀉火解毒)한다(예 : 대승기탕(大承氣湯)[상한론(傷寒論)]).

③ 열결상음(熱結陰傷)으로 조시(燥屎)가 불행(不行)하며, 하(下)하여도 불통(不通)하는 것을 치료하는 경우에는 생지황(生地黃), 현삼(玄參), 맥문동(麥門冬) 등 양음생진약(養陰生津藥)을 배합하여 자음증액(滋陰增液), 설열통변(泄熱通便)한다(예 : 증액승기탕(增液承氣湯)[온병조변(溫病條辨)]).

④ 비양부족(脾陽不足)으로 냉적변비(冷積便秘)를 치료하는 경우에는 인삼(人參), 부자(附子), 건강(乾薑) 등 익기온양약(益氣溫陽藥)을 배합하여 온비비양(溫補脾陽), 공하냉적(攻下冷積)한다(예 : 온비탕(溫脾湯)[천금요방(千金要方)]).

⑤ 장옹(腸癰)으로 소복종비(少腹腫痞)하고, 누르면 통증이 심하고, 발열, 오한(惡寒)하는 것을 치료하는 경우에는 목단피(牧丹皮), 도인(桃仁), 동과인(冬瓜仁), 망초(芒硝)를 배합하여 사열파어(瀉熱破瘀), 산결소종(散結消腫)한다(예 : 대황모단피탕(大黃牡丹皮湯)[금궤요략(金匱要略)]).

⑥ 심화항성(心火亢盛)으로 인하여 토혈(吐血)·뉵혈(衄血) 하는 것을 치료하는 경우에는 황련(黃連) 등을 배합한다(예 : 대황황련사심탕(大黃黃連瀉心湯)[상한론(傷寒論)]).

⑦ 습열황달(濕熱黃疸)을 치료하는 경우에는 인진(茵蔯), 치자(梔子)를 배합하여 청열리습(淸熱利濕), 퇴황달(退黃疸)한다(예 : 인진호탕(茵陳蒿湯)[상한론(傷寒論)]).

⑧ 산후의 어혈(瘀血)로 인한 복통을 치료하는 경우에는 도인(桃仁), 자충(蟅蟲) 등을 배합한다(예 : 하어혈탕(下瘀血湯)[금궤요략(金匱要略)]).

⑨ 소상(燒傷)·탕상(燙傷)을 치료하는 경우에는 천화분(天花粉), 황백(黃柏), 강황(薑黃) 등을 배합한다(예 : 여의금황산(如意金黃散)[외과정종(外科正宗)]).

⑩ 어혈축적(瘀血蓄積)으로 발광(發狂)하고 잘 잊어버리며 소복경만(少腹硬滿), 소변자리(小便自利), 대변이 검은색인 경우 및 어혈경폐(瘀血經閉)로 소복(少腹)이 동통(疼痛)하고 거안(拒按)하는 것을 치료하는 경우에는 수질(水蛭), 맹충(虻蟲), 도인(桃仁)을 배합한다(예 : 저당탕(抵當湯)[상한론(傷寒論)]).

⑪ 절상(折傷)과 상손(傷損)으로 어혈(瘀血)이 응적(凝積)하여 기절욕사(氣絶欲死), 구적어혈(久積瘀血), 번조(煩燥), 동통(疼痛), 규호부득(叫呼不得)하는 것을 치료하는 경우에는 도인(桃仁) 등을 배합한다(예 : 계명산(鷄鳴散)[삼인방(三因方)]).

⑫ 어혈정체(瘀血阻滯)로 인하여 경폐(經閉)하고, 어혈내정(瘀血內停)으로 복부가 종괴(腫塊)하며 조열(潮熱), 이수(羸痩)하는 경우에는 도인(桃仁), 작약(芍藥), 건지황(乾地黃), 자충(蟅蟲) 등을 배합하여 거어파징(祛瘀破癥), 통경(通經)한다(예 : 대황자충환(大黃蟅蟲丸)[금궤요략(金匱要略)]).

⑬ 징가적취(癥瘕積聚), 산후 어혈복통(瘀血腹痛), 부녀의 통경경폐(痛經經閉), 질타손상(跌打損傷), 어체동통(瘀滯疼痛), 학모징결불산(瘧母癥結不散)을 치료하는 경우에

는 맹충(虻蟲), 삼릉(三稜), 홍화(紅花), 천궁(川芎) 등을 배합하여 화어소적(化瘀消積)한다(예 : 화징회생단(化癥回生丹)[온병조변(溫病條辨)]).

⑭ 열사(熱邪)로 상락(傷絡)하여 혈(血)이 순경(循經)하지 못하여 발생하는 구혈(嘔血)·객혈(喀血) 등의 출혈증을 치료하는 경우에는 천초근(茜草根), 측백엽(側柏葉), 종려피(棕櫚皮) 등을 배합한다(예 : 십회산(十灰散)[십약신서(十藥神書)]).

⑮ 음한(陰寒)의 적취(積聚)로 복부가 창만작통(脹滿作痛)하고, 변비, 지랭(肢冷), 외한(畏寒)하거나 혹은 태백(苔白), 맥침현(脈沈弦) 등의 증상이 나타나는 경우에는 부자(附子), 세신(細辛)을 배합하여 온리산한(溫裏散寒), 통변지통(通便止痛)한다(예 : 대황부자탕(大黃附子湯)[금궤요략(金匱要略)]).

⑯ 상초(上焦), 중초(中焦)에 열사(熱邪)가 치성(熾盛)하여 흉격번열(胸膈煩熱), 면적(面赤), 순조(脣燥), 구설생창(口舌生瘡), 인후종통(咽喉腫痛), 치통(齒痛), 코피, 변비, 뇨적(尿赤), 설태황니(舌苔黃膩), 맥활삭(脈滑數) 등의 증상이 나타나는 경우에는 박초(朴硝), 감초(甘草) 등을 배합하여 청열해독(清熱解毒), 사화(瀉火), 통변(通便)한다(예 : 양격산(凉膈散)[화제국방(和劑局方)]). 또한 이 처방은 위열(胃熱)로 발반(發斑), 발광(發狂)하는 것을 치료하며, 소아급경(小兒急驚), 두창흑함(痘瘡黑陷), 일체(一切)의 풍옹(風壅)으로 설홍(舌紅), 태황(苔黃), 맥삭(脈數)하는 것을 치료한다.

⑰ 모든 실열화증(實熱火證)을 치료하는데, 예를 들면, 외감열병(外感熱病)으로 고열(高熱), 면홍(面紅), 목적(目赤), 번조(煩躁), 신혼발광(神昏發狂), 설태황니(舌苔黃膩)하는 증상이 나타나는 경우에는 황련(黃連), 황금(黃芩) 등을 배합하여 사화해독(瀉火解毒), 청화습열(清化濕熱)한다(예 : 사심탕(瀉心湯)[금궤요략(金匱要略)]). 또한 이 처방은 열(熱)이 심하여 박혈망행(迫血妄行)하여 토혈(吐血), 뉵혈(衄血)의 증상이 나타나는 것을 치료한다. 또, 정창주황(疔瘡走黃), 단독(丹毒), 옹종(癰腫), 패혈증(敗血症), 안목홍종(眼目紅腫), 습열황달(濕熱黃疸) 및 하리농혈(下痢膿血) 등의 증상을 치료한다.

망초(芒硝)【명의별록(名醫別錄)】NATRII SULFAS

【기원】 황산염류(黃酸鹽類)의 광물인 망초족(芒硝族)에 속한 망초(芒硝) Mirabilite를 가공(加工) 정제(精製)하여 얻은 결정체로 함수황산(含水黃酸)나트륨 $Na_2SO_4 \cdot 10H_2O$

이다.

【성미】 성은 차고, 독이 없으며, 맛은 짜고 쓰며 맵다.

【귀경】 위, 대장경.

【효능 및 주치】 1. 연견사하(軟堅瀉下) : 양명부실증(陽明腑實證), 결흉증(結胸證), 징가적취(癥瘕積聚), 나력(瘰癧), 황달

2. 청열제습(淸熱除濕) : 중초비위(中焦脾胃)의 습열증(濕熱證)

3. 파혈통경(破血通經) : 어혈두통(瘀血頭痛), 폐경(閉經), 태사불하(胎死不下), 타태(墮胎)

4. 소종료창(消腫療瘡) : 옹저창양(癰疽瘡瘍), 목적종통(目赤腫痛), 후비(喉痺)

【해설】 본품은 짠맛이 있어 연견(軟堅)작용을 하고, 쓴맛으로 설강(泄降)하는 작용을 하며, 차가운 성질은 승열(勝熱)작용을 하여 장위(腸胃)의 실증(實證)을 탕척(蕩滌)하여 조시(燥屎)를 없애므로 실열적체(實熱積滯)와 대변조결(大便燥結)의 증상을 치료한다. 또한 대황(大黃)을 배합하면 사열통변(瀉熱通便)의 효과가 증강된다. 또한 청열사화소종(淸熱瀉火消腫)하여 인후종통(咽喉腫痛), 구설생창(口舌生瘡), 목적종통(目赤腫痛), 유옹초기(乳癰初起), 장옹초기(腸癰初起), 치창종통(痔瘡腫痛) 등의 증상에 외용(外用)한다.

본품은 장벽(腸壁)으로 흡수되지 않고 삼투압으로 수분을 끌어내어 장내의 용적을 증가시키고 장 점막을 자극하여 통변(通便)시킨다. 또한 성질이 수(守)하되 주(走)하지 않아서 이질(痢疾)이나 적리(赤痢)에는 쓰지 못하며, 사하(瀉下)작용이 비교적 강하므로 임신부는 복용을 하지 말아야 한다.

【비고】 천연 황산나트륨을 함유하는 광물을 이용하여 첫 번째로 전련(煎煉)하여 그릇의 바닥에 맺혀져 있는 굵은 초(硝)를 박초(朴硝)라고 하며, 상면(上面)에서 맺혀서 봉(鋒)과 같은 세망(細芒)이 있는 것이 망초(芒硝)이고, 현명분(玄明粉)은 박초(朴硝)를 나복(蘿菔)과 같이 자(煮)한 후의 결정(芒硝)을 풍화(風化)작용을 거쳐서 수개월 동안 자연적으로 결정수(結晶水)를 없앤 것이다.

따라서 천연 황산나트륨을 함유하는 광물을 박초(朴硝), 망초(芒硝), 현명분(玄明粉) 세 가지로 나눌 수 있다. 박초(朴硝)의 사하작용(瀉下作用)은 망초(芒硝), 현명분(玄明粉)에 비하여 강력하지만, 재질이 순수하지 못하여 내복(內服)하기에 적합하지 않다. 주로 소적산옹(消積散癰)하는 효능으로 외용(外用)한다. 망초(芒硝)의 성미(性味)와 효능은 박초

(朴硝)와 같은데, 오직 포제(炮製)한 후에는 질이 순수하고 깨끗해져서 내복(內服)할 수 있다. 무와 함께 포제(炮製)한 후에는 망초(芒硝)의 차가운 성미(性味)가 부드러워지고 아울러 무의 소도강기(消導降氣)하는 효능을 얻게 되어 강사(降瀉)하는 작용을 증강하여서 사하(瀉下)작용이 강하고, 실열변비(實熱便秘), 대변조결(大便燥結), 적체복통(積滯腹痛)을 치료한다. 현명분(玄明粉)으로 되면 약성(藥性)이 망초(芒硝)보다 더 완화되어 사하작용(瀉下作用)이 완화되고 그 재질이 순수해지며, 외용(外用)에 편리해져서 구강이나 안과질환에 외용으로 잘 사용한다.

【포제】 연말(硏末)하여 사용한다.

① 박초(朴硝) : 천연산의 망초(芒硝)를 뜨거운 물에 용해(溶解)하고 여과해서 냉각시켜 석출(析出)한 결정체이다.

② 망초(芒硝) : 적당량의 신선한 무를 깨끗이 씻어 절편(切片)하여 솥에 넣고 적당량의 물을 가하여 삶은 후, 적당량의 박초(朴硝)를 넣어 전부 용해될 때까지 함께 끓이고, 꺼내어 여과하거나 혹은 맑게 가라앉힌 후 위에 있는 맑은 액체를 기울여 따라낸다. 이 액체를 그늘지고 서늘한 곳에 두어 결정이 약 2~3일 두어 대부분 석출(析出)될 때까지 기다렸다가 꺼내어 바람이 없고 그늘진 곳에서 건조시켜 얻는다.

보료용량 : 박초(朴硝) 10kg에 신선한 무 1~2kg, 물 약 20kg을 사용한다.

③ 현명분(玄明粉)(풍화초(風化硝)) : 결정(結晶)한 망초(芒硝)를 취하여 부수어 포대에 넣거나 혹은 종이로 단단하게 둘러싸서 통풍이 잘 되는 그늘지고 서늘한 곳에 매달아서 자연 건조시켜 수개월이 지나면 자연적으로 결정수(結晶水)가 없어져서 전부 흰색의 가벼운 분말이 된다. 일반적으로 망초(芒硝) 1kg이면 현명분(玄明粉) 0.44kg을 얻을 수 있다.

【용량과 용법】 8~16g.

【금기증】 비위(脾胃)가 허약한 사람과 실증(實證)이 아닌 사람, 임신부는 복용을 하지 말아야 한다. 또한 젖을 먹이는 엄마가 유옹(乳癰)에 외부(外敷)할 때에는 효과를 보면 바로 약의 사용을 정지해야 하는데, 외부(外敷)하는 것이 너무 과하면 유즙이 감소될 수 있기 때문이다.

【임상응용】 ① 온열병(溫熱病)으로 열결변비(熱結便秘), 고열불퇴(高熱不退), 신혼섬어(神昏譫語)를 치료하는 경우에는 대황(大黃), 후박(厚朴), 지실(枳實)을 배합하여 하

조시(下燥屎), 사실열(瀉實熱), 제비만(除痞滿), 사화해독(瀉火解毒)한다(예 : 대승기탕(大承氣湯)[상한론(傷寒論)]).

② 사열(邪熱)이 내함(內陷)하고 음열(飮熱)이 호결(互結)하여 발생하는 결흉(結胸)으로 만통(滿痛), 기단번조(氣短煩躁), 완복경만동통(脘腹硬滿疼痛), 구조(口燥)가 있으면서 갈증(渴症)이 있고, 대변비결(大便秘結)하는 경우에는 대황(大黃), 감수(甘遂)를 배합하여 사열축수(瀉熱逐水)한다(예 : 대함흉탕(大陷胸湯)[상한론(傷寒論)]).

③ 습열(濕熱)이 기부(肌膚)로 외일(外溢)하여 습진양통(濕疹痒痛)하는 경우에는 명반(明礬)을 배합하여 따뜻한 물에 녹여서 국소 부위에 외도(外塗)하여 청열거습(淸熱袪濕)한다.

④ 하초(下焦)에 축혈(蓄血)이 있어서, 소복(小腹)이 급결(急結)하고, 소변은 잘 나오지만 대변은 색이 검은색이고, 심하면 섬어(譫語), 번갈(煩渴)하고 그 사람이 미친 듯하며, 밤이 되면 발열하는 경우에는 도인(桃仁), 대황(大黃), 계지(桂枝) 등을 배합하여 파혈(破血)하고 하어(下瘀)한다(예 : 도핵승기탕(桃核承氣湯)[상한론(傷寒論)]). 또한 이 처방은 혈어경폐(血瘀經閉), 통경(痛經)을 치료하는데, 맥(脈)은 침실(沉實)하거나 삽(澀)한 경우가 적응증이다.

노회(蘆薈) 【약성론(藥性論)】 ALOE

【기원】 백합과(Liliaceae)에 속한 여러 해 살이 풀인 알로에 *Aloe vera* L. 또는 같은 속 근연식물의 잎의 즙을 건조한 것으로, 일 년 중 어느 때나 잎을 꺾어서 흘러내리는 즙액을 모아 용기에 넣고 찌고 말려서 덩어리 형태로 만든다.

【성미】 성은 차고, 독이 없으며, 맛은 쓰다.

【귀경】 간, 대장, 위경.

【효능 및 주치】 1. 양간청심(凉肝淸心) : 간화항성(肝火亢盛), 심화내성(心火內盛), 소아경풍(小兒驚風), 소아전간(小兒癲癎)

2. 살충료감(殺蟲療疳) : 소아감적(小兒疳積), 소아충적(小兒蟲積), 개선(疥癬), 습창(濕瘡)

3. 설하통부(泄下通腑) : 열결변비(熱結便秘), 적체변비(積滯便秘)

4. 조습척담(燥濕滌痰) : 치창(痔瘡), 나력(瘰癧)

【해설】 본품은 맛이 쓰고 약성(藥性)이 차가워서 사하통변(瀉下通便)시키고, 청열양간(淸熱凉肝)하여 간화(肝火)를 청화(淸火)시키는 효능이 있어 습관성 변비와 열결변비(熱結便秘)를 사하(瀉下)시켜 대변비결(大便秘結)을 치료하고, 간경(肝經)의 실열적체(實熱積滯)로 나타나는 두훈(頭暈), 두통(頭痛)과 번조이노(煩燥易怒), 경간(驚癎), 경풍추축(驚風抽搐) 등의 증상을 치료한다. 또한 살충작용이 있어 소아의 충적감질(蟲積疳疾)을 치료하고, 외용(外用)하면 개선(疥癬), 습창(濕瘡)을 치료하는데 좋은 효능을 발휘한다.

본품은 환제(丸劑)나 산제(散劑)에 넣는 것이 적합하고 달이는 약으로 사용하는 것은 마땅하지 않다. 약성(藥性)이 차가우므로 비위허한(脾胃虛寒)으로 식소변당(食少便溏)하는 경우에는 금해야 하고, 강력하게 설사하면서 하초(下焦)의 골반 강 내의 장기(臟器)를 자극하기 때문에 임신부의 경우에는 사용을 하지 않는 것이 좋다.

【비고】 알로에 및 같은 속 근연식물의 잎을 노회엽(蘆薈葉)이라고 한다. 약성(藥性)은 차고, 맛은 쓰고 떫으며, 주로 간(肝), 대장경(大腸經)으로 들어가서 효능을 발휘한다. 사화(瀉火), 해독(解毒), 화어(化瘀), 살충(殺蟲)하는 효능이 있어서, 주로 목적(目赤), 변비, 백탁(白濁), 뇨혈(尿血), 소아경간(小兒驚癎), 감적(疳積), 소탕상(燒燙傷), 부녀의 경폐(經閉), 치창(痔瘡), 개창(疥瘡), 옹절종독(癰癤腫毒), 질타손상(跌打損傷)을 치료한다. 내복(內服)하는 경우 전탕(煎湯)하려면 15-30g을 이용하거나, 짓 찧은 즙을 이용한다. 외용(外用)하는 경우에는 적당량을 이용하는데 신선품을 짓찧어 붙이거나, 혹은 즙을 짜서 바른다. 그러나, 비위(脾胃)가 허약(虛弱)한 경우에 복용을 해서는 안 되고, 자궁수축을 촉진하므로 임신부는 복용을 하지 말아야 한다. 또한 수유기에도 산모가 먹으면 젖먹이가 설사할 수 있다.

【포제】 잡질을 제거하고 가루로 갈아서 사용한다.

【용량과 용법】 1~2g. 환산제(丸散劑)로 사용하는 것이 좋으며, 탕제(湯劑)로 사용해서는 안 된다.

【금기증】 비위(脾胃)가 허한(虛寒)하고 식소변당설(食少便溏泄)한 자, 임신부는 복용을 하지 말아야 한다.

【임상응용】 ① 간담실화(肝膽實火)로 인한 현훈(眩暈), 협통(脇痛), 추축(抽搐), 경

계(驚悸), 섬어(譫語), 발광(發狂), 변비, 뇨적(尿赤)의 경우에는 당귀(當歸), 용담초(龍膽草), 황금(黃芩), 황련(黃連), 황백(黃柏) 등을 배합하여 사간담실화(瀉肝膽實火)한다(예 : 당귀용회환(當歸龍薈丸)[단계심법(丹溪心法)]).

현명분(玄明粉) 【약성론(藥性論)】 MATRII SULFAS EXSICCATUS

【기원】 광물 망초(芒硝)가 풍화작용을 거치면서 결정수가 없어져 만들어진 무수(無水)황산나트륨 Na_2SO_4이다.

【성미】 성은 차고, 맛은 맵고 짜다.

【귀경】 위, 대장경.

【효능 및 주치】 1. 사열통변(瀉熱通便) : 대변비결(大便秘結)

2. 연견산결(軟堅散結) : 징가(癥瘕)

3. 청열해독(淸熱解毒) : 목적종통(目赤腫痛), 인종(咽腫), 구창(口瘡), 옹저종독(癰疽腫毒)

4. 청폐해서(淸肺解暑) : 중갈(中暍)

5. 소적화위(消積和胃) : 식체(食滯)

【해설】 본품은 맛이 맵고 쓰며 짜고, 성질은 매우 차다. 맛이 쓰고 약성(藥性)이 차가워서 청열사하(淸熱瀉下)하고, 짠맛으로 연견윤조(軟堅潤燥)하므로 장위(腸胃) 중의 숙식적구(宿食積垢)를 청제(淸除)할 수 있으며, 장위(腸胃)에 조분(燥糞)이 있어 대변이 비결(秘結)하고 발열신혼(發熱神昏)하며, 복통창만(腹痛脹滿)하는 증상을 치료하고, 혹은 실열(實熱)로 이질(痢疾)에 걸려 이급후중(裏急後重)하는 증상을 치료한다. 현재 임상에서는 식(食)과 담(痰) 등의 적체(積滯)를 사(瀉)하여 제거하는 데에 상용(常用)한다.

이 외에도 구강(口腔) 및 후두(喉頭)의 홍종통란(紅腫痛爛)에 외용(外用)할 수 있다.

【용량과 용법】 내복(內服)하는 경우에는 탕제(湯劑)에 녹여서 사용하는데, 1.5~3전(錢)을 사용한다. 외용(外用)하는 경우에는 물에 녹여서 도세(塗洗)하거나 연세(研細)하여서 목에 불어넣는다.

【금기증】 비위허한(脾胃虛寒) 및 임신부의 경우에는 복용을 하지 말아야 한다.

【임상응용】 ① 대변불통(大便不通)의 경우에는 현명분(玄明粉)과 냉다(冷茶)로 목향

(木香)을 간 것을 복용한다(예 : 현명분산(玄明粉散)[성제총록(聖濟總錄)]).

② 혈열변비(血熱便秘)에는 당귀(當歸)를 배합한다(예 : 현명분산(玄明粉散)[두진금경록(痘疹金鏡錄)]).

③ 온역(瘟疫)으로 발반(發斑)하고, 몸이 불로 지지는 것 같으며, 치흑설자(齒黑舌刺), 면적안홍(面赤眼紅), 대변비결(大便秘結)하는 경우에는 한수석(寒水石), 황련(黃連), 진사(辰砂), 진주(珍珠)를 배합한다(예 : 현명분산(玄明粉散)[치역전서(治疫全書)]).

④ 아구창(鵝口瘡), 혹은 인후(咽喉), 아은(牙齦), 구설종통(口舌腫痛) 등 인후(咽喉)와 구치(口齒)의 신구(新久) 종통(腫痛)을 치료하는 경우에는 빙편(冰片), 주사(朱砂), 붕사(硼砂)를 배합하여 청화(淸火), 해독(解毒), 산결(散結), 소종지통(消腫止痛)한다(예 : 빙붕산(冰硼散)[외과정종(外科正宗), 의종금감(醫宗金鑒)]). 이 처방은 또한 구수담수(久嗽痰水), 인아작통(咽啞作痛)을 치료한다.

제 2 절 윤하약(潤下藥)

윤하약(潤下藥)은 대개가 식물의 종자나 종인(種仁)으로 되어 있어 풍부한 유지(油脂)를 함유하여 윤조활장(潤燥滑腸)의 작용을 가지고 있으므로 완하통변(緩下通便)시켜 늙어서 진액이 마른 경우나 출산 후에 혈(血)이 부족한 경우, 질병을 앓은 후 진액이 아직 회복되지 않은 경우 및 망혈(亡血) 환자의 장조진고(腸燥津枯)로 인한 변비에 적용한다.

윤하약(潤下藥)을 응용함에 있어 질병의 정황이 같지 않으므로 적당한 약물을 선택하여 응용해야 한다. 예를 들면 열성(熱盛)으로 진액이 손상되어 발생한 변비에는 청열양음약(淸熱養陰藥)을 배합해야 되며, 혈허(血虛)를 겸하였을 때는 보혈약(補血藥)을 같이 사용해야 하며, 기체(氣滯)를 겸한 경우에는 행기약(行氣藥)을 같이 사용하여 조기(調氣)시켜 치료하여야 한다.

화마인(火麻仁) 【신농본초경(神農本草經)】 CANNABIS FRUCTUS

【기원】 삼과(Cannabinaceae)에 속한 1년생 풀인 삼 *Cannabis sativa* L.의 성숙한 종자를 건조한 것으로, 가을에 과실이 성숙할 때 채취하여 햇볕에 말린다.

【성미】 성질은 평하고, 독이 없으며, 맛은 달다.

【귀경】 비, 위, 대장경.

【효능 및 주치】 1. 윤조활장(潤燥滑腸) : 습관성변비, 장조변비(腸燥便秘), 대변비결(大便秘結)

2. 자양보허(滋養補虛) : 허로(虛勞), 소갈(消渴)

【해설】 본품은 맛이 달고 약성(藥性)이 평(平)하며, 약재의 재질이 윤(潤)하고 기름기가 많아서 장도(腸道)를 윤활하게 하는 효능이 있어 완하통변(緩下通便)에 자주 사용하는데, 겸하여 자양보허(滋養補虛)하는 효능이 있어 노인이나 몸이 약한 사람 및 출산한 후에 진액이 마르고 혈(血)이 부족하여 발생한 장조변비(腸燥便秘)를 치료하는 중요한 약이 된다.

또한 본품은 성질이 활리(滑利)하므로 하유최생(下乳催生)하는 효능이 있어 유소(乳少), 난산(難産) 등의 증상을 치료하며, 소변을 통리(通利)하는 효능이 있다.

본품과 본품의 잎은 환각의 효과가 있어 오랫동안 복용하는 것을 금해야 하는데, 1회 복용 량이 60~120g 이상이 되면 중독증상인 오심(惡心), 구토, 설사, 사지마목(四肢麻木), 방향감각 상실, 정신착란, 추축(抽搐), 혼수상태, 동공산대(瞳孔散大) 등의 증상이 나타나므로 주의해야 한다.

【포제】 잡질과 아직 붙어 있는 씨앗의 껍질을 골라 제거하고 사용한다. 생품과 초품(炒品)의 기본적 효능은 비슷하다. 다만, 초(炒)한 후에는 유효성분을 잘 우러나게 하고, 아울러 향(香)이 있게 하며, 윤장조(潤腸燥), 자음혈(滋陰血)하는 작용을 증강한다.

【용량과 용법】 12~20g.

【금기증】 장(腸)이 활(滑)한 사람에게는 사용을 하지 말아야 한다.

【임상응용】 ① 노인의 장액(腸液)이 고조(枯燥)하거나 혹은 산후의 혈소(血少)로 인한 혈허변비(血虛便秘)를 치료하는 경우에는 당귀(當歸), 도인(桃仁), 생지황(生地黃) 등을 배합하여 윤장통변(潤腸通便)한다(예 : 윤장환(潤腸丸)[심씨존생서(沈氏尊生書)]).

② 장위(腸胃)의 조열(燥熱)로 진액이 부족하여 대변비결(大便秘結), 복중창만(腹中脹滿)하는 것을 치료하거나 치창(痔瘡)으로 인한 변비를 치료하는 경우에는 행인(杏仁), 대황(大黃), 후박(厚朴) 등을 배합하여 윤장설열(潤腸泄熱), 행기통변(行氣通便)한다(예 : 마자인환(麻子仁丸)(비약마인환(脾約麻仁丸))[상한론(傷寒論)]).

③ 산후변비를 치료하는 경우에는 육종용(肉蓯蓉), 당귀(當歸), 도인(桃仁) 등을 배합하여 양혈활혈(養血活血), 윤조통변(潤燥通便)한다(예 : 양정통유탕(養正通幽湯)[부청주여과(傅靑主女科)]).

욱리인(郁李仁) 【신농본초경(神農本草經)】 PRUNI SEMEN

【기원】 장미과(Rosaceae)에 속한 낙엽관목인 구리(歐李) *Prunus humilis* Bge.와 욱리(郁李) *P. japonica* Thunb. 혹은 앵도 *P. tomentosa* Thunb. 및 이스라지 *P. japonica* var. *nakaii* (Lev.) Rehd.의 성숙한 종자를 건조한 것으로, 여름과 가을에 성숙한 과실을 채취하여 과육과 핵각(核殼)을 제거하고 종자를 취하여 햇볕에 말린다.

【성미】 성질은 평하고 독이 없으며, 맛은 맵고 쓰고 달다.

【귀경】 비, 대장, 소장경.

【효능 및 주치】 1. 윤장통변(潤腸通便) : 장조변비(腸燥便秘), 혈허변비(血虛便秘)

2. 이수소종(利水消腫) : 대복수종(大腹水腫), 소변불리(小便不利), 습열황달(濕熱黃疸), 각기

3. 파혈소종(破血消腫) : 기혈옹삽(氣血壅澀), 복협창통(腹脇脹痛), 흉비(胸痺)

4. 하기소식(下氣消食) : 숙식정체(宿食停滯)

【해설】 본품은 맛이 맵고 쓰고 달며, 약성(藥性)은 평(平)하고, 독이 없다. 매운맛으로 개(開)하고, 쓴맛으로 강(降)하며, 단맛으로 윤(潤)하게 하고 활리(滑利)하여 윤조활장(潤燥滑腸)하고 이수소종(利水消腫)하며, 아울러 파혈소적(破血消積)하는 효능이 있다. 따라서 본품은 대변조결불통(大便燥結不通)과 소변불리(小便不利), 수종창만(水腫脹滿), 복협창통(腹脇脹痛), 흉비(胸痺) 등의 증상을 치료하며, 관격(關格)을 통리(通利)한다.

본품은 자양보익(滋養補益)하는 작용이 없고 행수(行水)시키므로, 본품은 실증(實證)에 적용할 수 있다.

【포제】 잡질을 제거하고 세정(洗淨)한 다음 햇볕에 말린다. 사용할 때 짓찧어 부수어서 사용한다. 생품(生品)은 작용이 비교적 맹렬하여 통변(通便) 전에 항상 복부에 은은한 통증이 생길 수 있는 부작용이 있는데, 초욱리인(炒郁李仁)은 생품(生品)과 효능이 기본적으로 서로 같으면서도, 약성(藥性)이 비교적 완화되어 노인, 허약 체질자 및 산후의 변

비(便秘)에도 무리 없이 사용할 수 있다.

【용량과 용법】 5~10g을 타쇄(打碎)하여 달이는 약에 넣는다.

【금기증】 음허(陰虛)와 진액(津液)이 부족한 사람, 임신부, 대변이 실(實)하지 못한 사람의 경우에는 복용을 하지 말아야 한다.

【임상응용】 ① 진고변비(津枯便秘)를 치료하는 경우에는 도인(桃仁), 행인(杏仁), 백자인(柏子仁) 등을 배합하여 윤장통변(潤腸通便)한다(예 : 오인환(五仁丸)[세의득효방(世醫得效方)]).

② 혈허진소(血虛津少)로 인한 노인, 허약자 및 산후의 변비에는 당귀(當歸), 생지황(生地黃), 육종용(肉蓯蓉) 등의 양혈윤조약(養血潤燥藥)을 배합한다. 만약 열상(熱象)을 겸하고, 진고(津枯)가 비교적 심한 경우에는 생지(生地), 현삼(玄參), 과루인(瓜蔞仁) 등 양음청열(養陰淸熱), 윤조통변(潤燥通便)하는 약을 배합한다.

제 3 절 준하축수약(峻下逐水藥)

준하축수약(峻下逐水藥)의 작용은 맹렬하여 극렬한 복통과 설사를 일으키고, 또한 그 약물 중에는 이뇨작용도 가지고 있어 대량의 수분을 대소변을 따라 배출하게 하므로, 변비(便祕), 대소변불통(大小便不通), 수종(水腫)과 흉복적수(胸腹積水) 및 담음결취(痰飮結聚)로 천만옹실(喘滿壅實)하는 등의 증(證)에 적용한다.

준하축수약(峻下逐水藥)은 많은 독성을 가지고 있으므로, 임상에서 응용할 때는 마땅히 질병을 치료하였으면 반드시 사용을 그쳐야 하며, 오랫동안 복용하여서는 안 된다. 또한 몸이 허약한 환자에게는 사용을 삼가야 하고, 임신부의 경우에는 복용을 시키지 말아야 한다.

임상적으로 몸이 허약하면서 이들의 증후(證候)가 보이는 경우에는, 환자의 구체적인 병의 정황을 근거로 하여 치료를 하여야 한다. 다시 말하면, 먼저 준하축수(峻下逐水)하고 나중에 보하는 방법을 사용해야 하는 경우가 있으며, 또 먼저 보하고 나중에 준하축수(峻下逐水)하여 질병을 치료해야 하는 경우가 있으며, 또는 동시에 보하는 약과 준하축수(峻下逐水)하는 약을 사용하여 치료하는 경우가 있으므로, 환자의 상태를 제대로 파악한 다음 신중하게 치료하여야 하며, 때로는 사기(邪氣)와 정기(正氣)의 성쇠(盛衰)와 정기

(正氣)의 고호(固護) 등을 잘 참작하여 치료하여야 된다.

이상의 방법 외에도 반드시 주의하여야 할 점은 약물의 포제(炮製), 배합, 제량(劑量), 사용방법 및 금기 등을 엄격하게 구분하여 사용하여야 만 안전한 효과를 기대할 수 있다.

감수(甘遂)【신농본초경(神農本草經)】EUPHORBIAE KANSUI RADIX

【기원】 대극과(Euphorbiaceae)에 속한 여러 해 살이 풀인 감수(甘遂) *Euphorbia kansui* T.N. Liu et T.P. Wang.의 덩이뿌리를 건조한 것으로, 봄에 꽃이 피기 전이나 혹은 늦가을에 줄기와 잎이 말라 죽은 후 채취하여 외피(外皮)를 제거하고 햇볕에 말린다.

【성미】 성은 차고, 독이 있으며, 맛은 쓰고 약간 달다.

【귀경】 폐, 신, 대장경.

【효능 및 주치】 1. 준하사수(峻下瀉水) : 수종창만(水腫脹滿), 이변불통(二便不通), 열결변비(熱結便秘), 열실결흉(熱實結胸), 흉복적수(胸腹積水)

2. 파혈공수(破血攻水) : 혈어고창(血瘀鼓脹), 혈실수혈구결증(血室水血俱結症)

3. 척담축음(滌痰逐飮) : 현음(懸飮), 유음(留飮), 수음사폐(水飮射肺)→해수(咳嗽), 담미전간(痰迷癲癎), 협음(脇飮), 흉수(胸水)

4. 소종산결(消腫散結)(외용(外用)) : 창독통종제증(瘡毒痛腫諸症), 독사교상(毒蛇咬傷)

【해설】 본품은 맛이 쓰고 약성(藥性)이 차가우며, 독이 있다. 쓴맛은 강(降)하고, 차가운 약성(藥性)은 제열(除熱)하여 주설하행(走泄下行)하고, 그 성질이 맹렬하여 사수축음(瀉水逐飮)하는 강렬한 약으로 흉복(胸腹)의 적수(積水)를 치료하는데 가장 빠른 효능을 지니고 있다. 외용(外用)할 경우에는 소종산결(消腫散結)시키는 효능이 커서 종독증(腫毒症)을 치료한다.

본품은 독성이 있기 때문에 너무 많은 량을 사용하면 안 되고, 병증(病證)이 제거되면 즉시 복용을 중단해야 한다. 생용(生用)하는 경우에는 사수력(瀉水力)과 함께 독성이 크며, 초초(醋炒)한 후에는 사수력(瀉水力)과 독성이 약해져서 복용하기에 적합해 진다. 또한 본품은 감초(甘草)와 상반(相反)되므로 사용상 주의해야 한다.

【포제】 잡질을 제거하고, 외용(外用)에는 생용(生用)하고, 내복(內服)하는 경우에는 생품(生品)이 독성이 강하므로, 주로 제감수(製甘遂)로 응용하는 것이 적합하다.

【용량과 용법】 0.5~1g을 연말(研末)해서 복용하거나 환제(丸劑)에 넣는다.

【금기증】 기허(氣虛), 상음(傷陰), 비위(脾胃)가 쇠약한 사람 및 임신부에게는 사용을 하지 말아야 한다.

【임상응용】 ① 현음(懸飮)을 치료하는 경우에는 대극(大戟), 원화(芫花), 대조(大棗) 등과 배합하여 사수축음(瀉水逐飮)한다(예 : 십조탕(十棗湯)[상한론(傷寒論)]).

② 옹종창독(癰腫瘡毒)을 치료하는 경우에는 생감수(生甘遂)를 가루 내어 물로 잘 개어서 외부(外敷)한다.

③ 수열(水熱)의 내옹(內壅)으로 기기(氣機)가 조체(阻滯)하여 나타나는 복수종만(腹水腫滿)에 구갈(口渴), 복견(腹堅), 대소변비(大小便秘) 등의 증상이 있는 경우에는 대황(大黃), 대극(大戟), 원화(芫花), 청피(靑皮) 등을 배합하여 행기축수(行氣逐水)한다(예 : 주차환(舟車丸)[경악전서(景岳全書)]).

대극(大戟) 【신농본초경(神農本草經)】 EUPHORBIAE PEKINENSIS RADIX

【기원】 대극과(Euphorbiaceae)에 속한 여러 해 살이 풀인 대극 *Euphorbia pekinensis* Rupr.의 뿌리를 건조한 것으로, 봄에 발아(發芽)하기 전이나 또는 가을에 줄기와 잎이 말라 죽었을 때 채취하여 줄기와 잔뿌리를 제거하고 햇볕에 말린다.

【성미】 성은 차고, 독이 있으며, 맛은 쓰고 약간 맵다.

【귀경】 비, 폐, 신경.

【효능 및 주치】 1. 사수축음(瀉水逐飮) : 수종창만(水腫脹滿), 흉복적수(胸腹積水), 기역천해(氣逆喘咳), 이변불리(二便不利), 양수(陽水), 고창(蠱脹), 전간(癲癎)

2. 소종산결(消腫散結) : 적취(積聚), 나력(瘰癧), 경옹(頸癰), 액옹(腋癰)

【해설】 본품은 맛이 쓰고 약성(藥性)이 차가우며 독이 있다. 본품은 맛이 쓰고 약성(藥性)이 차가워서 설하(泄下)시켜 대소변을 통하게 하며, 본품의 사수(瀉水)작용은 비교적 강하여 여러 가지 사수약(瀉水藥) 중에서도 강렬하고 신속하여 흉수(胸水)와 복수(腹水) 및 수종창만(水腫脹滿), 담음적취(痰飮積聚) 등의 증상에 쓰며, 외용(外用)하는 경우에는 공독소종(攻毒消腫)의 효능이 있어 창양종독(瘡瘍腫毒)을 치료하는데 이용된다.

본품은 성질이 사납고 독이 있으므로 기장실사(氣壯實邪)가 아니면 가볍게 사용할 수 없으며, 허증(虛證)이나 임신부는 복용을 하지 말아야 하고, 감초(甘草)에 반(反)한다.

【포제】 잡질을 제거하여, 외용(外用)에는 생용(生用)하고, 내복(內服)에는 초초용(醋炒用)한다.

【용량과 용법】 탕제(湯劑)로는 1.5~3g, 산제(散劑)로는 0.5~1g. 초제(醋製)로 사용하면 독성이 약해진다.

【금기증】 허한(虛寒)으로 인한 음수부종(陰水浮腫)과 몸이 약한 사람 및 임신부에게는 사용을 하지 말아야 한다.

【임상응용】 ① 제창(諸瘡), 악창종독(惡瘡腫毒)을 치료하는 경우에는 산자고(山慈姑), 오배자(五倍子), 대극(大戟), 사향(麝香) 등을 배합하여 소종지통(消腫止痛)하는데 외부(外敷)한다(예 : 자금정(紫金錠)[백일선방(百一選方)]). 이 처방은 예악담탁(穢惡痰濁)의 사기(邪氣)를 감수(感受)하여 완복(脘腹)이 창민동통(脹悶疼痛)하고, 구토, 설사하는 것을 치료하고, 또한 소아의 담궐(痰厥)을 치료한다.

② 수종복창(水腫腹脹), 이변불리(二便不利)의 실증(實證)을 치료하는 경우에는 원화(芫花), 감수(甘遂), 대조(大棗)를 배합하여 수음(水飮)을 공축(攻逐)한다(예 : 십조탕(十棗湯)[상한론(傷寒論)]). 이 처방은 또한 현음(懸飮) 혹은 지음(支飮)으로 음(飮)이 흉협(胸脇)에 머물러서 해타(咳唾)하고, 흉협(胸脇)을 당기면서 아프며, 심하비경(心下痞硬), 건구단기(乾嘔短氣), 두통목현(頭痛目眩)하거나 혹은 흉배(胸背)가 체통(掣痛)하여 숨 쉴 수가 없으며, 설태(舌苔)는 활(滑)하고, 맥(脈)이 침현(沈弦)한 증상이 있는 것을 치료한다. 그 외에도 수종(水腫), 복창(腹脹)이 실증(實證)에 속하는 것을 치료한다.

③ 수기병(水氣病)으로 사지부종(四肢浮腫), 상기천급(上氣喘急), 대소변불리(大小便不利)하는 것을 치료하는 경우에는 원화(芫花), 감수(甘遂)를 배합한다(예 : 십조환(十棗丸)[단계심법(丹溪心法)]).

④ 담연(痰涎)이 내복(內伏)하여 흉배(胸背), 수각(手脚), 경항(頸項), 요과(腰胯)가 갑자기 통증이 심하고, 안으로 근골(筋骨)까지 연이어서 견인작통(牽引灼痛)하며, 좌와불녕(坐臥不寧), 주이부정(走而不定)하며 혹은 두통으로 머리를 들 수 없으며, 담타점조(痰唾粘稠)하고 야간에는 후중(喉中)에 촉성(鑼聲)이 있는 증상 및 수각침중(手脚沈重), 퇴냉마비(腿冷麻痺)하는 것을 치료하는 경우에는 감수(甘遂), 백개자(白芥子)를 배합한다(예 : 공연단(控涎丹)[삼인극일병증방론(三因極一病證方論)]).

⑤ 수습(水濕)이 내정(內停)하고 기혈(氣血)이 옹체(壅滯)하여 선통(宣通)하지 못해 발생한 수종수창(水腫水脹), 이변비색(二便秘塞)을 치료하는 경우에는 원화(芫花), 감수(甘遂), 대황(大黃) 등을 배합한다(예 : 주차환(舟車丸)[고금의통(古今醫統)]).

원화(芫花) 【신농본초경(神農本草經)】 DAPHNIS GENKWA FLOS

【기원】 팥꽃나무과(Thymelaeaceae)에 속한 낙엽관목인 팥꽃나무 *Daphne genkwa* Sieb. et Zucc.의 꽃봉오리를 건조한 것으로, 봄에 꽃이 피기 전에 채취하여 잡질을 제거하고 햇볕에 말린다.

【성미】 성은 따뜻하고, 독이 있으며, 맛은 맵고 쓰다.

【귀경】 비, 폐, 신경.

【효능 및 주치】 1. 사수축음(瀉水逐飮) : 풍수범람(風水泛濫), 수종(水腫), 담습해천(痰濕咳喘), 현음(懸飮), 벽적(癖積), 음취흉격(飮聚胸膈)

2. 행기통맥(行氣通脈) : 학모(瘧母), 혈징(血癥)

3. 해독소종(解毒消腫)(외용) : 개선(疥癬), 백독(白禿), 두창(頭瘡), 옹저(癰疽), 종독(腫毒), 음식물중독(육류·한독(寒毒))

【해설】 본품은 비교적 맹렬한 축수약(逐水藥)으로, 사수(瀉水)의 효능이 감수(甘遂), 대극(大戟)과 비슷하나 성질이 경양(輕揚)하므로 몸의 윗 부분인 흉협(胸脇)의 수(水)를 사(瀉)하여 담음(痰飮)과 적취(積聚)를 없애는데 장점이 있어 담수(痰水)가 폐(肺) 부위에 정류(停留)되어 발생하는 담음천해(痰飮喘咳)와 흉협인통(胸脇咽痛) 및 흉협창만(胸脇脹滿)에 응용한다. 그리고 복부창만(腹部脹滿)의 고창실증(蠱脹實證)에도 사용된다.

본품은 독성이 맹렬하여 수치(修治)를 하지 않았거나 과량으로 투여하면 극렬한 설사와 복통을 일으키므로 사용할 때 주의해야 하고, 또한 감초(甘草)와 같이 사용하면 이뇨와 사하(瀉下)작용이 억제되고 독성이 증강되므로 주의해야 한다.

【포제】 생품(生品)은 준사축수(峻瀉逐水)하여서 그 작용이 비교적 맹렬하고 독성이 비교적 크기 때문에 내복(內服)하는 경우는 드물고, 일반적으로 외부(外敷)하여 독창(禿瘡), 두선(頭癬) 등에 적용된다. 초자(醋炙)한 후에는 독성이 줄어들고, 사하작용(瀉下作用)과 복통 등의 증상이 완화된다.

【용량과 용법】 탕제(湯劑)로는 1.5~3g, 산제(散劑)로는 매회 0.5~1g. 초제(醋製)로 사용하면 독성이 약해진다. 외용(外用)하는 경우에는 적당량을 사용한다.

【금기증】 체질이 허약한 사람이나 임신부에게는 사용을 하지 말아야 한다.

【임상응용】 ① 수종복창(水腫腹脹), 이변불리(二便不利)의 실증(實證)을 치료하는 경우에는 대극(大戟), 감수(甘遂) 등을 배합하여 수음(水飮)을 공축(攻逐)한다(예 : 십조탕(十棗湯)[상한론(傷寒論)]). 이 처방은 또한 현음(懸飮) 혹은 지음(支飮)으로 음(飮)이 흉협(胸脇)에 머물러서 해타(咳唾)하고, 흉협(胸脇)을 당기면서 아프며, 심하비경(心下痞硬), 건구단기(乾嘔短氣), 두통목현(頭痛目眩)하거나 혹은 흉배(胸背)가 체통(掣痛)하여 숨 쉴 수가 없으며, 설태(舌苔)는 활(滑)하고, 맥(脈)이 침현(沈弦)한 증상이 있는 것을 치료한다. 그 외에도 수종(水腫), 복창(腹脹)이 실증(實證)에 속하는 것을 치료한다.

② 백독두창(白禿頭瘡), 완선(頑癬)을 치료하는 경우에 원화(芫花) 가루를 저지(猪脂)로 잘 개어서 바른다[집효방(集效方)]).

견우자(牽牛子) 【명의별록(名醫別綠)】 PHARBITIDIS SEMEN

【기원】 메꽃과(Convolvulaceae)에 속한 1년생 덩굴성 풀인 나팔꽃 *Pharbitis nil* Chois. 또는 둥근잎 나팔꽃 *P. purpurea*(L) Voigt.의 성숙한 종자를 건조한 것으로, 7~10월에 과실이 성숙하였을 때 채취하여 햇볕에 말린다.

【성미】 성은 차고 독이 있으며, 맛은 쓰고 약간 맵다.

【귀경】 폐, 신, 대장, 소장경.

【효능 및 주치】 1. 사수소종(瀉水消腫) : 수음정축(水飮停蓄), 간경화복수(인습열온결(因濕熱蘊結)·인간비혈어(因肝脾血瘀)), 수종(水腫), 복수(腹水), 이변불리(二便不利), 각기(脚氣)

2. 거담축음(祛痰逐飮) : 담옹기체(痰壅氣滯)→해역천만(咳逆喘滿)(수열내옹지증(水熱內壅之證))

3. 사하통변(瀉下通便) : 장위습열적체(腸胃濕熱積滯)→대변비결(大便秘結)

4. 살충공적(殺蟲攻積) : 충적복통(蟲積腹痛)(특히 요충(蟯蟲)), 여러 가지 종류의 장도충적(腸道蟲積)

【해설】 본품은 맛이 쓰고 약성(藥性)이 차가우며 독이 있는데, 맛이 쓰고 약성(藥性)이 차가워서 성질이 강(降)하므로 소량을 사용하면 대변을 능히 통하게 하고, 대량으로 사용하면 강한 사하(瀉下)작용을 나타낸다. 본품은 대소변을 통하게 하고 부종을 없애는 효능이 있으므로 복부창만(腹部脹滿)의 고창병(蠱脹病)을 치료하며, 또한 살충작용이 있어 충적복통(蟲積腹痛) 등의 증상을 치료하며, 산적체(散積滯)하고 제옹색(除壅塞)하는 효능을 지니고 있어 현벽(痃癖)을 치료한다. 그런데 통사(通瀉)시키는 작용이 강하기 때문에 몸이 튼튼한 사람이 실사(實邪)에 걸렸을 때가 아니면 가볍게 사용해서는 안 되며, 특히 임신부에게는 사용을 금해야 한다.

견우자(牽牛子)에는 검은 것과 흰 것의 두 가지 종류가 있는데, 종자의 색이 회흑색(灰黑色)인 것은 흑축(黑丑), 흰색 또는 담황색(淡黃色)인 것을 백축(白丑)이라고 하며, 이 두 가지가 혼합되어 있는 것을 이축(二丑)이라고 한다. 일반적으로 꽃의 색이 비교적 짙으면서 자홍색(紫紅色)인 것의 종자에는 흑축이 많고, 꽃의 색이 비교적 옅으면서 흰색 또는 분홍색을 띤 것에는 백축(白丑)의 종자가 많지만, 식물의 품종과는 아무런 관계가 없다. 전통적 경험에 의하여 흑축(黑丑)은 약효가 빠른 편이며, 백축(白丑)은 약효는 조금 부드러운 편이라고 하지만, 최근의 실험에 의하면 이 두 가지의 효능은 비슷하다.

본품을 과량으로 복용하면 장(腸)에 강렬한 자극을 주고 또한 신장(腎臟)에 자극을 주어 충혈을 일으킨다. 상태가 위중한 경우에는 중추신경계통 특히 설하신경에 손상을 주어 혀의 마비를 초래하여 언어장애를 일으킨다.

【포제】 잡질을 제거하고 세정(洗淨)한 후, 햇볕에 말려서 사용하거나, 미초(微炒)하여 짓찧어 부수어서 사용한다. 생품(生品)은 약력이 비교적 사납고, 사하력(瀉下力)이 강하지만, 초제(炒製) 후 독성이 약해지고, 약성(藥性)이 완화되어 정기(正氣)를 상하지 않으며, 사하력(瀉下力)도 줄어들게 된다. 소적(消積)하는 중에 건비(健脾)하는 작용이 초향기(焦香氣) 때문에 약간 곁들여질 수도 있다. 척담음(滌痰飮)·소적체(消積滯)하는데 장점을 발휘하며, 사하작용(瀉下作用)을 완화시켜 준다. 주로 담음천해(痰飮喘咳), 음식적체(飮食積滯)에 사용되고, 또한 수종창만(水腫脹滿) 혹은 충적(蟲積)이 있는데 체질이 비교적 강하지 않은 경우에도 사용된다.

【용량과 용법】 4~12g.

【금기증】 습열(濕熱)이 혈분(血分)에 있는 경우와 기허(氣虛)한 경우, 비위허약(脾胃

虛弱)으로 비만(痞滿)이 된 경우에는 복용을 하지 말아야 한다.

【임상응용】 ① 수열(水熱)의 내옹(內壅)으로 기기(氣機)가 조체(阻滯)하여 나타나는 복수종만(腹水腫滿)에 구갈(口渴), 복견(腹堅), 대소변비(大小便秘) 등의 증상이 있는 경우에는 대황(大黃), 대극(大戟), 원화(芫花), 청피(靑皮) 등을 배합하여 행기축수(行氣逐水)한다(예 : 주차환(舟車丸)[경악전서(景岳全書)]).

② 음식적체(飮食積滯)의 내정(內停)으로 습온생열(濕蘊生熱)하여 완복(脘腹)이 비만창통(痞滿脹痛)하고 적백이질(赤白痢疾)로 이급후중(裏急後重)하거나, 또는 대변비결(大便秘結) 등이 있는 경우에는 목향(木香), 빈랑(檳榔), 청피(靑皮), 대황(大黃) 등을 배합하여 행기도체(行氣導滯), 공적설열(攻積泄熱)한다(예 : 목향빈랑환(木香檳榔丸)[단계심법(丹溪心法)]).

상륙(商陸) 【신농본초경(神農本草經)】 PHYTOLACCAE RADIX

【기원】 자리공과(Phytolaccaceae)에 속한 여러 해 살이 풀인 자리공 *Phytolacca esculenta* V. Houtt. 또는 미국자리공 *P. americana* L.의 뿌리를 건조한 것으로, 가을부터 다음 봄 사이에 채취하여 잔뿌리를 제거하고 절편(切片)하여 햇볕에 말린다.

【성미】 성은 차고, 독이 있으며, 맛은 쓰다.

【귀경】 폐, 비, 신, 대장, 방광경.

【효능 및 주치】 1. 사하이수(瀉下利水) : 이변불통(二便不通), 소변불리(小便不利), 수종(水腫), 고창(臌脹), 황달

2. 소종산결(消腫散結) : 외옹(外癰), 창양수독(瘡瘍水毒), 후비(喉痺)

【해설】 본품은 맛이 쓰고 약성(藥性)이 차가워서 침강(沈降)하여 그 성질이 아래로 내려가므로 축수소종(逐水消腫), 통리이변(通利二便)하는 효능이 있으므로, 수종(水腫), 복수(腹水), 이변불리(二便不利) 등의 증상을 치료한다.

본품은 축수소종(逐水消腫)의 효능이 감수(甘遂), 대극(大戟), 원화(芫花)에 다음가는 강력한 효능이 있으나 독성이 있어 중독을 일으킬 수 있다. 중독이 가벼울 경우에는 발열, 호흡번삭(呼吸煩數), 혈압상승, 두통, 설사과다, 현훈 등의 증상을 보이고, 심할 경우에는 중추신경마비, 호흡곤란, 언어장애, 근육경련, 심장마비를 일으켜 사망에 이를 수 있다.

본품에는 흰 것과 붉은 것의 2종이 있는데, 붉은 것은 오로지 외부(外敷)하여 창양종독(瘡瘍腫毒)을 삭이는데 사용되고, 흰 것은 내복(內服)할 수 있어 사수이뇨(瀉水利尿)하여 수종창만(水腫脹滿)을 치료한다.

본품은 하강(下降)하는 성질로 복수(腹水)에는 효과가 좋으나, 흉강(胸腔)의 수습(水濕)을 치료하는 경우에는 원화(芫花)보다 효능이 떨어진다.

【포제】 잡질을 제거하고 세정(洗淨)해서 절편(切片)하여 햇볕에 말려서 사용하거나, 상륙편(商陸片)에 미초(米醋)를 넣어 초(醋)가 전부 흡수될 때까지 기다려 문화(文火)로 초건(炒乾)하여 사용한다(상륙편(商陸片) 100g에 초(醋) 30g).

생품(生品)은 준하(峻下) 효과가 강하여 쉽게 비(脾)를 손상하며, 독이 있어서, 오로지 소종해독(消腫解毒)하는 경우에 사용되어서 옹저종독(癰疽腫毒)에 외부(外敷)한다. 초제(醋製)한 후에는 그 독성이 감소되고 그 효능이 완화되며, 축수(逐水), 소종(消腫)하는데 많이 사용되어 수종창만(水腫脹滿)에 적용된다.

【용량과 용법】 4~12 g.

【금기증】 비허수종(脾虛水腫), 위기허약(胃氣虛弱), 임신부, 소화기궤양, 만성장염, 심장질환, 뇨독증의 경우에는 복용을 하지 말아야 한다.

【임상응용】 ① 창독(瘡毒)에는 당귀미(當歸尾), 금은화(金銀花), 감초(甘草) 등을 배합하여 졸여서 고약으로 만들어 외부(外敷)한다(예 : 상륙고(商陸膏)[양의대전(瘍醫大全)]).

② 질타손상(跌打損傷)으로 상처부위가 청종동통(靑腫疼痛)하는 경우에는 열주(熱酒)에 상륙(商陸) 가루를 잘 섞어서 외부(外敷)하여 활혈산어지통(活血散瘀止痛)한다.

③ 수습(水濕)이 내옹(內壅)하여 기표(肌表)에 범일(泛溢)하여 편신수종(遍身水腫), 기조(氣粗), 구갈(口渴), 대소변(大小便) 불리(不利)를 치료하는 경우에는 택사(澤瀉), 적소두(赤小豆), 빈랑(檳榔) 등을 배합하여 이수행기(利水行氣), 통리이변(通利二便)한다(예 : 소착음자(疏鑿飮子)[제생방(濟生方)]).

파두(巴豆) 【신농본초경(神農本草經)】 CROTONIS FRUCTUS

【기원】 대극과(Euphorbiaceae)에 속한 상록교목인 파두(巴豆) *Croton tiglium*

L.의 성숙한 과실을 건조한 것으로, 가을에 완전히 익은 과실을 채취하여 껍질을 벗기고 종자만 취하여 햇볕에 말린다.

【성미】 성은 뜨겁고, 큰 독이 있으며, 맛은 맵다.

【귀경】 위, 대장경.

【효능 및 주치】 1. 준하한적(峻下寒積) : 장위침한고냉(腸胃沈寒痼冷), 한실결흉(寒實結胸), 한체식적(寒滯食積), 한적변비(寒積便秘)

2. 축담행수(逐痰行水) : 수종(水腫), 담미심규(痰迷心竅)→전간증(癲癎症), 대복수종(大腹水腫), 담습응체(痰濕凝滯)→기급창만(氣急脹滿)·호흡급촉·성음시아(聲音嘶啞)

3. 배농소종(排膿消腫) : 폐옹(肺癰)→해수흉통(咳嗽胸痛)·기급천촉(氣急喘促), 옹종농성미궤파자(癰腫膿成未潰破者), 옹종궤농기(癰腫潰膿期)

4. 살충 : 충적(蟲積), 개선(疥癬)

【해설】 본품의 매운맛은 울결된 사기(邪氣)를 산(散)하고, 뜨거운 성질은 한응(寒凝)으로 된 적(積)을 화(化)하여 장위(腸胃)의 침한고냉(沈寒痼冷)과 숙식적체(宿食積滯)를 탕척(蕩滌)하는 준사약(峻瀉藥)이 되며, 한적(寒積)으로 인한 복통과 대변비결(大便秘結) 및 담음(痰飮), 복수창만(腹水脹滿), 만기혈흡충병(晩期血吸蟲病)으로 인한 복수(腹水) 등을 치료하는데 적용한다.

본품은 뜨거운 성질의 것을 얻으면 사하(瀉下)작용을 하고, 차가운 성질의 것을 얻으면 지사(止瀉)한다. 사하(瀉下)가 그치지 않으면 차가운 죽이나 냉수로 약효를 풀어주며, 파두(巴豆)에 중독되었을 때에는 황련(黃連)이나 녹두(綠豆) 달인 물, 황백(黃柏), 흑대두(黑大豆), 파초(芭蕉), 계자백(鷄子白) 등을 급히 사용한다.

파두(巴豆)는 신체가 허약한 사람이나 임신부에게는 사용해서는 안 되며, 사용량도 0.1~0.3g 정도로 억제해야 하며, 만일 사용량이 많으면 설사와 극렬한 복통을 일으킨다.

【포제】 파두유(巴豆油)에는 많은 양의 독이 있어서 반드시 포제(炮製)를 거친 후에야 비로소 복용할 수 있다. 따라서, 생품(生品)에는 대량으로 독이 있고 사하작용(瀉下作用)이 준렬(峻烈)하므로, 외용(外用)으로 사용된다. 초(炒)한 후에는 독성이 약화되며, 그 중 초파두(焦巴豆)의 독성은 비교적 적고, 파두탄(巴豆炭)의 독성은 적다. 파두탄(巴豆炭)은 지사(止瀉) 효과가 뚜렷한데, 완고(完固)한 만성설사에 다른 여러 가지 약이 설사를 그치게 하지 못하는 경우에 특히 효과가 있다. 제상(製霜)한 후에는 파두유(巴豆油)의 기준을

생품(生品)의 18~20% 정도로 하므로, 독성이 더욱 감소되고 장(腸)의 점막에 대한 자극성이 완화되어서 사하작용(瀉下作用)도 약해지는데, 환제(丸劑)나 산제(散劑)에 넣어 복용할 수 있다.

【용량과 용법】 대부분 파두상(巴豆霜)으로 만들어 사용한다. 내복(內服)하는 경우에는 0.1~0.3g을 이용하는데, 환산제(丸散劑)에 넣거나 capsule에 넣어 먹는다. 지사(止瀉)하는 목적으로 사용하는 경우에는 반드시 초탄(炒炭)하여 복용한다. 외용(外用)하는 경우에는 적당량을 사용한다.

【금기증】 견우자(牽牛子)와 같이 배합하여 사용하면 안 되며, 한실적체(寒實積滯)가 없는 사람과 임신부 및 허약한 사람에게는 복용을 시키지 말아야 한다.

【임상응용】 ① 한실냉적(寒實冷積)이 장위(腸胃)에 조체(阻滯)된 한적변비(寒積便秘)로 갑자기 완복창통(脘腹脹痛)하고, 기급구금(氣急口噤), 대변불통(大便不通)하면서도 정기(正氣)가 아직 쇠약하지 않은 경우에는 대황(大黃), 건강(乾薑)을 배합하여 공축한적(攻逐寒積)한다(예 : 삼물비급환(三物備急丸)[금궤요략(金匱要略)]).

속수자(續隨子) 【개보본초(開寶本草)】 EUPHORBIAE LATHYRIDIS SEMEN

【기원】 대극과(Euphorbiaceae)에 속한 2년생 풀인 속수자(續隨子) *Euphorbia lathyris* L.의 성숙한 종자를 건조한 것으로, 8~9월에 종자가 성숙하면 채취하여 햇볕에 말린다.

【성미】 성질은 따뜻하고(혹은 뜨거우며), 독이 있으며, 맛은 맵다.

【귀경】 폐, 위, 방광경.

【효능 및 수치】 1. 축수소종(逐水消腫) : 수종(水腫), 담음증(痰飮證)

2. 파징화어(破癥化瘀) : 징가적취(癥瘕積聚), 경폐(經閉), 현벽어혈(痃癖瘀血)

3. 해독살충(解毒殺蟲) : 개창(疥瘡), 사상(蛇傷)

【해설】 본품은 맛이 맵고 약성(藥性)이 따뜻하며, 독이 있고, 약성(藥性)이 사납고 날래다. 사수소종(瀉水消腫)하는 효능이 있어 수종창만(水腫脹滿)이나 여러 종류의 충병(蟲病)으로 인한 복수(腹水), 대변불리(大便不利)의 증상을 치료한다. 또한 월경을 통하게 하고, 어혈결취(瘀血結聚)를 삭이는 작용이 있어, 부인의 어혈불행(瘀血不行)으로 인한

월경정폐(月經停閉), 혹은 어혈결괴(瘀血結塊)로 인한 징가(癥瘕) 등의 증상을 치료한다. 또한 해독 효과가 있어 개선악창(疥癬惡瘡)에 외부(外敷)한다. 다만 본품은 약성(藥性)이 맹렬하고 독이 있으므로 내복(內服)하는 경우 용량을 과다하게 사용해서는 안 된다.

【포제】 종인(種仁)을 짓찧어서 잘게 부수고 흡유지(吸油紙)나 베에 싸서 쪄서 압착하여 유(油)를 없애기를 반복하여 유질(油質)이 완전히 제거된 다음 분말로 만들어 사용한다. 생품(生品)은 독성이 비교적 크고, 작용이 준렬(峻烈)하여 대부분 외용(外用)할 수 있으며 완선(頑癬), 우췌(疣贅), 사교상(蛇咬傷)에 사용된다. 제상(製霜)하면 독성이 줄어들고 사하작용(瀉下作用)이 감소되므로, 내복(內服)할 수 있다.

【용량과 용법】 0.5~1g을 제상(製霜)하여 환산제(丸散劑)에 넣거나 capsule에 넣어 복용한다. 장(腸)에서 녹는 capsule을 응용하면 위(胃)에 대한 자극을 줄일 수 있다. 외용(外用)하는 경우에는 적당량을 사용한다.

【금기증】 중기(中氣)가 부족한 경우, 대변이 당설(溏泄)한 경우, 궤양병이 심한 경우, 심장병이 있거나 임신부의 경우에는 복용을 금해야 하며, 환자의 원기(元氣)가 휴손(虧損)된 때도 복용을 하지 말아야 한다.

【임상응용】 ① 제창(諸瘡), 악창종독(惡瘡腫毒)을 치료하는 경우에는 산자고(山慈姑), 오배자(五倍子), 대극(大戟), 사향(麝香) 등을 배합하여 소종지통(消腫止痛)하는데 외부(外敷)한다(예 : 자금정(紫金錠)[백일선방(百一選方)]). 이 처방은 예악담탁(穢惡痰濁)의 사기(邪氣)를 감수(感受)하여 완복(脘腹)이 창민동통(脹悶疼痛)하고, 구토, 설사하는 것을 치료하고, 또한 소아의 담궐(痰厥)을 치료한다.

② 한응혈어(寒凝血瘀)로 인한 징가적취(癥瘕積聚)에는 당귀(當歸) 등을 배합하여 한편으로는 양혈활혈(養血活血)하고 한편으로는 행혈산어(行血散瘀)하여, 부정(扶正)하면서도 기혈옹체(氣血壅滯)가 되지 않게 한다.

제 4 장 거풍습약(祛風濕藥)

대체로 기육(肌肉)과 경락(經絡) 및 근육과 뼈 사이의 풍습(風濕)을 제거하여 풍습비통(風濕痺痛)을 치료하는 약물을 거풍습약(祛風濕藥)이라 한다. 이 약물은 거풍제습(祛風除濕)하는 외에도 산한(散寒), 활혈(活血), 통락(通絡), 서근(舒筋), 지통 혹은 강근골(强筋骨)의 작용을 가지고 있다. 그러므로 풍한습비(風寒濕痺)와 지체동통(肢體疼痛), 마목불인(麻木不仁), 관절불리(關節不利), 근맥구급(筋脈拘急) 혹은 요슬산통(腰膝痠痛) 등의 증상에 적용하여 치료한다.

거풍습약(祛風濕藥)은 그 성질과 효능 및 주치 증상의 특징에 따라 세 가지로 구분할 수 있다.

거풍습지비통약(祛風濕止痺痛藥)은 사기(邪氣)와 정기(正氣)가 모두 실(實)한 풍한습비(風寒濕痺)에 사용되는데, 특히 지통(止痛)작용이 비교적 강하다. 예를 들면 독활(獨活), 위령선(威靈仙), 방기(防己), 진교(秦艽), 송절(松節), 잠사(蠶沙), 서장경(徐長卿), 청풍등(青風藤), 뇌공등(雷公藤) 등이 있다.

서근활락약(舒筋活絡藥)은 비증(痺證)이면서 근골관절구련(筋骨關節拘攣), 사지굴신불리(四肢屈伸不利) 혹은 지체마목(肢體麻木), 반신불수(半身不遂), 탄탄(癱瘓) 등에 활용되는데, 예를 들면 목과(木瓜), 희렴초(豨薟草), 취오동(臭梧桐), 락석등(絡石藤), 천년건(千年健), 신근초(伸筋草), 해풍등(海風藤), 해동피(海桐皮), 심골풍(尋骨風), 백화사(白花蛇), 오초사(烏梢蛇), 하천무(夏天無), 노관초(老鸛草), 천산룡(穿山龍) 등이 있다.

거풍습강근골약(祛風濕强筋骨藥)은 거풍습(祛風濕)에 보익간신(補益肝腎), 강건근골(强健筋骨)하는 작용을 겸하고 있는 약으로, 항상 구병(久病)으로 간신(肝腎)이 부족하여 요슬산연무력(腰膝痠軟無力) 및 위비(痿痹) 등에 사용된다. 예를 들면 오가피(五加皮), 상기생(桑寄生), 호골(虎骨), 녹함초(鹿銜草) 등이 있다.

이들 거풍습약(祛風濕藥)을 응용할 때에는 비증(痺證)의 유형과 사기(邪氣)가 침범한 부위와 발병기간의 정도 등 구체적인 정황에 근거하여 응용하되 적당한 약물의 선택과 배합으로 처방해야 한다.

예를 들면 풍사(風邪)가 편성(偏盛)하여 지체(肢體)에 유주(流注)되어 동통(疼痛)이 있는 행비(行痺)에는 거풍(祛風)을 주로 하는 거풍습약(祛風濕藥)을 활용하고 활혈양영(活血養營)시키는 약으로 보좌하여 치료하여야 한다. 만일 습사(濕邪)가 편성(偏盛)하여 지체(肢體)가 중통마목(重痛麻木)하고 관절이 부종(浮腫)한 착비(着痺)에는 성질이 온조(溫燥)한 거풍습약(祛風濕藥)을 활용하여 응용하고 운비삼습(運脾滲濕)시키는 약물을 보좌하여 치료한다. 만일 한사(寒邪)가 편성(偏盛)하여 지냉(肢冷)하고 동통(疼痛)이 비교적 극렬한 통비(痛痺)에는 마땅히 따뜻한 성질이 강한 거풍습약(祛風濕藥)을 활용하고 통양온경(通陽溫經)시키는 약물로 보좌한다. 만일 양성(陽盛)의 체질인 경우에는 기본적으로 온열(蘊熱)이 있으므로 사기(邪氣)의 감염으로 열(熱)로 화(化)하거나 혹은 풍한습비(風寒濕痺)가 오래 정체되어 열(熱)로 변화되기 쉬운데, 이와 같이 관절이 홍종열통(紅腫熱痛)되는 열비(熱痺)의 경우에는 마땅히 차거나 서늘한 성질의 거풍습약(祛風濕藥)을 활용하거나 혹은 질병의 정황을 참작하여 청열해독약(淸熱解毒藥)을 배합하여야 한다.

감사(感邪) 초기에 병사(病邪)가 표(表)에 있거나 혹은 동통(疼痛)이 상반부에 치우쳐 있으면 마땅히 산풍승습(散風勝濕)시키는 해표약(解表藥)을 배합함으로써 초기에 땀을 따라 해표(解表)한다. 병사(病邪)가 이(裏)로 들어가 경락(經絡)과 근육과 뼈의 사이에 머물러서 맥도(脈道)가 불리(不利)하고 기혈(氣血)의 운행에 조체(阻滯)를 받으면 반드시 활혈통락약(活血通絡藥)을 같이 사용하여야 한다. 만약 담탁(痰濁)과 어혈(瘀血)을 동반하였을 경우에는 거담약(祛痰藥)과 화어약(化瘀藥)을 같이 사용하여야 하며, 병이 오래되어 몸이 허약하여 병에 대한 항병력(抗病力)이 약해지면 기혈(氣血)을 보양(補養)시키는 약물을 같이 응용하고, 간신허손(肝腎虛損)으로 허리와 무릎이 아프고 보리핍력(步履乏力)하는 경우에는 또한 마땅히 근골(筋骨)을 강장(强壯)시키는 거풍습약(祛風濕藥)을 활용하고 간신(肝腎)을 보양(補養)하는 약물을 배합하여 응용하므로써 부정거사(扶正祛邪)의 목적에 도달하게 된다.

위의 병증(病證) 외에 비증(痺證)은 대부분 만성질환에 속하므로, 약물을 복용하는데는 주제(酒劑)로 만든다든가 혹은 환제(丸劑)로 하여 늘 복용하는 것이 좋다. 주제(酒劑)는 거풍습약(祛風濕藥)의 효능의 발휘를 도와주며, 신온성조(辛溫性燥)한 거풍습약(祛風濕藥)은 음(陰)과 혈(血)이 부족한 환자에게는 조심해서 사용하여야 한다.

제 1 절 거풍습지비통약(祛風濕止痺痛藥)

거풍습지비통약(祛風濕止痺痛藥)은 뚜렷한 지통작용이 있어 비통(痺痛)을 없애는 것이 그 주요한 효능이므로, 풍습(風濕)으로 인하여 지체(肢體)나 혹은 관절이 동통(疼痛)한 경우에 적용된다. 이들 약물을 사용할 때는 질병의 정황과 결합하여 적절하게 응용해야 하는데, 어떤 경우에는 산한약(散寒藥)을 배합해야 하고, 어떤 경우에는 청열약(清熱藥)을 배합해야 하며, 아울러 적당히 활혈(活血)이나 통락(通絡)시키는 약물을 가미(加味)함으로써 기대하였던 치료효과를 얻을 수 있다.

독활(獨活) 【신농본초경(神農本草經)】 ANGELICAE PUBESCENTIS RADIX

【기원】 미나리과(Umbelliferae)에 속한 여러 해 살이 풀인 중치모당귀(重齒毛當歸) *Angelica pubescens* Maxim. *f. biserrata* Shan. et Yuan.의 뿌리를 건조한 것으로, 봄과 가을에 채취하여 햇볕에 말린다.

우리나라에서는 두릅나무과(Araliaceae)에 속한 독활(구안독활(九眼獨活)) *Aralia continentalis* Kitagawa.[=*A. cordata* Thunb.]의 뿌리를 건조한 것을 사용하고 있다.

【성미】 성은 따뜻하고, 독이 없으며, 맛은 맵고 쓰다.

【귀경】 신, 방광경.

【효능 및 주치】 1. 해표산한지통(解表散寒止痛) : 풍한표실증(風寒表實證), 풍한협습증(風寒挾濕證), 소음두통(少陰頭痛), 사지비통(四肢痺痛), 외감풍한(外感風寒)으로 인한 두통·오한발열(惡寒發熱)·전신의 지절산통(肢節酸痛) 등증

2. 거풍승습(祛風勝濕) : 소음복풍(少陰伏風), 은진(癮疹), 관절의 굴신불리(屈伸不利), 요슬동통(腰膝疼痛), 두통, 신통(身痛), 지체침중(肢體沈重), 풍독치통(風毒齒痛)

【해설】 본품은 맛이 맵고 쓰며, 약성(藥性)이 약간 따뜻하다. 매운맛은 산(散)하고 쓴맛은 강(降)하며, 향기가 있고 온조(溫燥)하여 거풍제습(祛風除濕)하고 지통시키는 효능이 있어 풍한습비(風寒濕痺)를 치료하는데, 그 성질이 하행(下行)하므로 특히 하반신의 풍한습사(風寒濕邪)로 인한 비통(痺痛), 요슬산중동통(腰膝痠重疼痛), 마목불능행주(麻木不能行走) 등의 증상을 치료하는데 더욱 좋은 효능을 발휘한다.

본품은 풍한습사(風寒濕邪)가 기육(肌肉)과 관절에 비착(痺着)하여 나타나는 통증에 그 발병기간의 정도에 상관없이 응용할 수 있으며, 더욱이 인체의 하부(下部)의 비증(痺證)에 좋은 효과를 나타낸다. 또한 풍한습(風寒濕)을 발산(發散)시켜 해표(解表)하는 효능이 있으나 강활(羌活)보다 약하므로 두 약을 함께 배합하면 효과가 우수해져서 풍한감모(風寒感冒)로 인한 오한(惡寒), 두통 등의 증상을 치료하는 데에 자주 활용된다.

【포제】 잡질을 제거하고 절편(切片)하여 사용한다.

【용량과 용법】 4 ~12g.

【금기증】 혈허(血虛)로 인하여 발생되는 두통이나 경증(痙證)에는 사용하지 말아야 하며, 기혈(氣血)이 모두 허하여 발생하는 온몸의 동통(疼痛)에는 복용을 하지 말아야 한다. 내풍증(內風證)에도 사용해서는 안 된다.

【임상응용】 ① 비증(痺證)이 오래되어 간신양휴(肝腎兩虧), 기혈부족(氣血不足)하게 되어 요슬동통(腰膝疼痛), 관절의 굴신불리(屈伸不利), 마목불인(麻木不仁) 등의 증상이 나타나는 경우에는 상기생(桑寄生), 두중(杜仲), 우슬(牛膝) 등을 배합하여 거풍습(祛風濕), 보기혈(補氣血), 익간신(益肝腎), 지비통(止痺痛)한다(예 : 독활기생탕(獨活寄生湯)[비급천금요방(備急千金要方)]).

② 풍습(風濕)이 표(表)에 있어 견배통(肩背痛)으로 돌아 볼 수가 없으며, 두통, 신중(身重)하거나 요척동통(腰脊疼痛)하며 전측(轉側)하기가 어려운 경우에는 강활(羌活), 고본(藁本), 방풍(防風) 등을 배합하여 거풍습(祛風濕), 지동통(止疼痛)한다(예 : 강활승습탕(羌活勝濕湯)[내외상변혹론(內外傷辨惑論)]).

③ 외감두통(外感頭痛)으로 사(邪)가 소음(少陰)에 있어서 두통이 협부(頰部)까지 연이어서 아픈 경우에는 세신(細辛), 천궁(川芎), 진교(秦艽) 등을 배합한다(예 : 독활세신탕(獨活細辛湯)[증인맥치(症因脈治)]).

④ 풍한습사(風寒濕邪)에 감모(感冒)하여 증한장열(憎寒壯熱), 두항강통(頭項强痛), 지체산통(肢體痠痛), 무한(無汗), 비색성중(鼻塞聲重), 해수유담(咳嗽有痰), 흉격비만(胸膈痞滿)하는 경우에는 시호(柴胡), 전호(前胡), 천궁(川芎) 등을 배합하여 발한해표(發汗解表), 산풍거습(散風祛濕)한다(예 : 패독산(敗毒散)[소아약증직결(小兒藥證直訣)]).

위령선(威靈仙)【개보본초(開寶本草)】CLEMATIDIS RADIX

【기원】 미나리아재비과(Ranunculaceae)에 속한 여러 해 살이 낙엽성 덩굴성 풀인 으아리 *Clematis manshurica* Rupr.와 위령선(威靈仙) *C. chinensis* Osbeck. 및 면단철선련(棉團鐵線蓮) *C. hexapetala* Pall.의 뿌리와 뿌리줄기를 건조한 것으로, 가을에 채취하여 햇볕에 말린다.

【성미】 성은 따뜻하고, 독이 없으며, 맛은 맵고 짜다.

【귀경】 방광경.

【효능 및 주치】 1. 거풍제습(祛風除濕), 통락지통(通絡止痛) : 풍한습비(風寒濕痺), 사지구급(四肢拘急), 요척통(腰脊痛), 반신불수(半身不隨), 지체마목(肢體麻木), 굴신불리(屈伸不利), 요슬냉통(腰膝冷痛), 지절종통(肢節腫痛)

2. 연견산결(軟堅散結) : 징가적취(癥瘕積聚), 담적(痰積), 제골경인(諸骨鯁咽), 열격(噎膈)

【해설】 본품은 맛이 매워서 산(散)하고 약성(藥性)이 따뜻하여 통(通)하게 하며, 성질이 사납고 잘 돌아다니므로 기표(肌表)에 작용하여 경락(經絡)을 통(通)하게 하고 표(表)에 있는 풍습사(風濕邪)를 제거하며 지통하므로 허리와 무릎 및 사지(四肢)의 풍한습비통(風寒濕痺痛)을 치료하는 중요한 약이 되며, 특히 풍사(風邪)가 편승(偏勝)하여 유주성(遊走性)으로 지체(肢體)가 동통(疼痛)하는 증상에 더욱 적합하다. 또한 담수(痰水)가 적취(積聚)한 것을 없애 주며, 풍습(風濕)으로 일어나는 모든 질병을 치료할 수 있다.

본품의 매운맛은 행산(行散)하고 짠맛은 연견(軟堅)하며 따뜻한 성질은 통(通)하게 하므로, 연견산결(軟堅散結)하는 효능이 있어 징가적취(癥瘕積聚), 제골경인(諸骨鯁咽)의 증상을 치료한다. 또 소비화적(消痞化積)하므로 담적(痰積), 열격(噎膈)을 치료한다.

본품은 주찬력(走竄力)이 강하여 기혈(氣血)을 모손(耗損)하는 부작용이 있으므로 기혈(氣血)이 허약한 사람이 오랫동안 복용하는 것은 좋지 않으며 과량을 복용해서도 안 된다. 또한 약을 복용할 때에는 차나 밀가루 끓인 물 예를 들면 국수물과 같은 것을 먹지 말아야 한다.

【포제】 잡질을 제거하고 세절(細切)하여 사용한다. 주자(酒炙)한 후에는 거풍제습(祛風除濕), 통락지통(通絡止痛)하는 효능이 증강된다.

【용량과 용법】 5~10g. 골경(骨鯁)을 치료하는 경우에는 30g을 사용한다.

【금기증】 성질이 주찬(走竄)하므로 오랫동안 복용하면 정기(正氣)를 소모하기 때문에 몸이 약한 사람에게는 사용을 하지 말아야 한다.

【임상응용】 ① 풍습비통(風濕痹痛), 골절불리(骨節不利), 지체동통(肢體疼痛)을 치료하는 경우에는 계지(桂枝), 백지(白芷), 독활(獨活) 등을 배합하여 거풍통비지통(祛風通痺止痛)한다(예 : 영선제통음(靈仙除痛飮)[심씨존생서(沈氏尊生書)]).

② 혈기체통(血氣滯痛), 복내기혈냉체(腹內氣血冷滯)로 인한 구적징가(久積癥瘕)의 경우에는 당귀(當歸), 몰약(沒藥), 목향(木香) 등을 배합하여 소체지통(消滯止痛)한다(예 : 영선산(靈仙散)[부인양방대전(婦人良方大全)]).

방기(防己) 【신농본초경(神農本草經)】 STEPHANIAE TETRANDRAE RADIX

【기원】 방기과(Menispermaceae)에 속한 여러 해 살이 덩굴성 식물인 분방기(粉防己) *Stephania tetrandra* S. Moore.의 뿌리를 건조한 것으로, 가을에 채취하여 코르크층을 제거하고 햇볕에 말린다.

우리나라에서는 댕댕이덩굴 *Cocculus trilobus* DC.를 목방기(木防己)로 사용하고 있다.

【성미】 성은 차고, 독이 없으며, 맛은 쓰고 맵다.

【귀경】 방광, 신, 비경.

【효능 및 주치】 1. 이수소종(利水消腫) : 수종(水腫), 풍수(風水), 피수(皮水), 담음병(痰飮病)

2. 청열리습(淸熱利濕) : 하지부종(下肢浮腫), 보행불편, 방광습열(膀胱濕熱)→소변불리(小便不利), 습각기(濕脚氣)

3. 거풍지통(祛風止痛) : 습열비통(濕熱痺痛)

【해설】 본품은 맛이 쓰고 매우며, 약성(藥性)이 차다. 쓴맛으로 하강(下降)시키는 효력이 크고 이수제습(利水除濕)시키는 효능이 있으며, 특히 하행(下行)하여 하반신(下半身)의 수습정체(水濕停滯)에 효과가 있고, 방광에 열(熱)이 있어 나타나는 소변불리(小便不利), 수종(水腫)을 치료한다. 또한 본품의 매운맛은 발산(發散)하여 풍습(風濕)을 제거하여 지통하므로 풍습열사(風濕熱邪)가 경락(經絡)에 옹체(壅滯)하여 관절이 홍종열통

(紅腫熱痛)한 증상에 자주 사용하여 치료한다. 아울러 습열(濕熱)로 발생하는 옹종(癰腫), 습진을 치료한다.

【약효감별】 방기(防己)에는 분방기(粉防己)와 목방기(木防己) 두 종류가 있는데 모두 이수거풍(利水祛風)하는 효능이 있으나, 분방기(粉防己)는 이수소종청열(利水消腫清熱)시키는 작용이 크고, 목방기(木防己)는 거풍지통(祛風止痛)하는 작용이 크며 식욕을 저하시키는 데 상당한 효과가 있다.

방기(防己)와 목방기(木防己) 이 외에도 마두령과(馬兜鈴科) 식물 광방기(廣防己) Aristolochia fanchi Wu.의 뿌리를 광방기(廣防己)라는 한약재로 이용하는데, 맛은 쓰고 매우며 약성(藥性)은 차다. 주로 방광(膀胱), 폐경(肺經)으로 들어가서 효능을 발휘하며 거풍지통(祛風止痛), 청열리수(清熱利水)하는 효능이 있어서 습열신통(濕熱身痛), 풍습비통(風濕痺痛), 하지(下肢)의 수종(水腫), 소변불리(小便不利) 등의 증상을 치료한다.

그런데, 중국에서는 분방기(粉防己)를 한방기(漢防己)로 부르고, 광방기(廣防己)를 목방기(木防己)로 부르기도 하므로, 자세하게 감별해야 할 것으로 생각된다.

이 외에 방기과(防己科) 식물 청등(青藤) *Sinomenium acutum* (Thunb.) Rehd. et Wils. 및 모청등(毛青藤) *Sinomenium acutum* (Thunb.) Rehd. et Wils. var. *cinereum* Rehd. et Wils.의 건조한 등경(藤莖)을 청풍등(青風藤)이라는 한약재로 이용하고 있는데, 맛은 쓰고 매우며, 약성(藥性)은 평(平)하고, 주로 간(肝)·비경(脾經)으로 들어가서 효능을 발휘한다. 거풍습(祛風濕), 통경락(通經絡), 이소변(利小便)하는 효능이 있으며, 주로 풍습비통(風濕痺痛), 관절종창(關節腫脹), 마비소양(麻痺瘙痒) 등의 증상을 치료한다. 그런데, 우리나라 약전에서는 이 청등(青藤)의 덩굴성 줄기와 뿌리줄기를 현재 방기(防己)로 규정하고 있다.

【포제】 잡질을 제거하고 절편(切片)하여 사용한다.

【용량과 용법】 6~12g.

【금기증】 본품은 맛이 쓰고 약성(藥性)이 차서 위(胃)를 상하게 하며, 몸이 약하고 음(陰)이 허한 사람, 비위(脾胃)가 허한(虛寒)한 사람, 습열(濕熱)이 없는 사람에게는 사용을 하지 말아야 한다.

【임상응용】 ① 담음수(痰飮水)가 장간(腸間)으로 주(走)하여 복만종창(腹滿腫脹), 장명록록(腸鳴漉漉), 이변불리(二便不利), 구건설조(口乾舌燥)의 증상이 나타나는 경우를

치료하는 경우에는 초목(椒目), 정력자(葶藶子), 대황(大黃)을 배합하여 공축수음(攻逐水飮), 이뇨(利尿), 통변(通便), 행기(行氣), 소창(消脹)한다(예 : 기초력황환(己椒藶黃丸)[금궤요략(金匱要略)]). 이 처방은 또한 음사(飮邪)가 상범(上犯)하여 폐기(肺氣)가 불리(不利)하여 천해창민(喘咳脹悶)하는 것을 치료하며, 설태(舌苔)는 황니(黃膩)하거나 황후(黃厚)하며, 맥은 침현(沈弦)하고 유력(有力)하다.

② 위표(衛表)가 치밀하지 못하여 풍수부종(風水浮腫)이 있거나 혹은 풍습(風濕)이 있어서 한출(汗出), 오풍(惡風), 신중(身重), 소변불리(小便不利), 설담태백(舌淡苔白), 맥부(脈浮)의 증상이 있는 경우를 치료하는 경우에는 황기(黃芪), 감초(甘草), 백출(白朮)을 배합하여 익기(益氣), 거풍(祛風), 건비(健脾), 이수퇴종(利水退腫)한다(예 : 방기황기탕(防己黃芪湯)[금궤요략(金匱要略)]). 이 처방은 또한 습비(濕痺)로 지체(肢體)가 중착마목(重着麻木), 한출(汗出), 오풍(惡風), 맥유세(脈濡細) 등의 증상이 있는 경우에도 사용할 수 있다.

진교(秦艽) 【신농본초경(神農本草經)】 GENTIANAE MACROPHYLLAE RADIX

【기원】 용담과(Gentianaceae)에 속한 여러 해 살이 풀인 진교(秦艽) *Gentiana macrophylla* Pall.와 마화진교(麻花秦艽) *G. straminea* Maxim., 조경진교(粗莖秦艽) *G. crassicaulis* Duthie. ex Burk. 혹은 소진교(小秦艽) *G. dahurica* Fisch.의 뿌리를 건조한 것으로, 봄과 가을에 채취하여 햇볕에 말린다.

【성미】 성질은 약간 차고, 독이 없으며, 맛은 쓰고 맵다.

【귀경】 위, 간, 담경.

【효능 및 주치】 1. 거풍승습(祛風勝濕), 서근통락(舒筋通絡) : 풍습비통(風濕痺痛), 지절산통(肢節痠痛), 연급불리(攣急不利)

2. 청퇴허열(淸退虛熱) : 골증조열(骨蒸潮熱), 감적체열(疳積滯熱)

3. 이습퇴황(利濕退黃) : 습열황달(濕熱黃疸)

4. 이수통림(利水通淋) : 습열림탁(濕熱淋濁)

【해설】 본품의 맛은 쓰고 매우며, 약성(藥性)은 약간 차다. 본품은 풍습(風濕)을 제거하는 약으로 자주 사용되는데, 다른 약과는 달리 질이 윤(潤)하고 조성(燥性)이 없어 풍약

(風藥) 중의 윤제(潤劑)로 쓰이며, 풍습(風濕)을 제거하고 경락(經絡)을 소통(疏通)시켜서 풍습비통(風濕痺痛), 사지관절구련(四肢關節拘攣), 골절번통(骨節煩痛) 등의 증상을 치료한다. 이 외에도 본품은 허열(虛熱)을 물러가게 하여 골증조열(骨蒸潮熱)을 치료하고, 또한 대소변을 통하게 하고 습열(濕熱)을 도하(導下)하여 습열림탁(濕熱淋濁), 습열황달(濕熱黃疸)을 치료한다.

【포제】 잡질을 제거하고 절단하여 사용한다. 초(炒)하면 효능은 생품과 같으며, 구토하는 부작용이 없게 되며, 약성(藥性)이 완화되고 쓴맛이 줄어들게 되어 복용하기에 편리하다. 주자(酒炙)한 후에는 약성(藥性)이 평(平)해지고 쓴맛과 차가운 성질이 줄어들며, 거풍습(祛風濕), 서근락(舒筋絡)하는 효능이 좋아지고, 풍습비통(風濕痹痛)이 초기이든 오래되었든, 한(寒)이든 열(熱)이든 상관없이 모두 응용될 수 있다.

【용량과 용법】 8~16g.

【금기증】 오랫동안 통증이 있으면서 몸이 매우 허약한 사람, 오줌을 많이 누는 사람, 대변이 무른 사람의 경우에는 복용을 하지 말아야 한다.

【임상응용】 ① 간신(肝腎)이 양휴(兩虧)하면서 기혈(氣血)이 부족하며 발생하는 풍습비통(風濕痹痛), 요슬동통(腰膝疼痛), 지절굴신불리(肢節屈伸不利), 혹은 마목불인(麻木不仁)하는 경우에는 독활(獨活), 기생(寄生), 두중(杜仲) 등을 배합하여 거풍습(祛風濕), 지비통(止痺痛)한다(예 : 독활기생탕(獨活寄生湯)[비급천금요방(備急千金要方)]).

② 허로(虛勞), 음휴혈허(陰虧血虛)로, 골증조열(骨蒸潮熱), 기육소수(肌肉消瘦), 순홍협적(脣紅頰赤), 곤권도한(困倦盜汗)하는 경우에는 청호(青蒿), 별갑(鼈甲), 지모(知母) 등을 배합하여 청허열(清虛熱)한다(예 : 진교별갑산(秦艽鱉甲散)[위생보감(衛生寶鑑)]).

③ 음허내열(陰虛內熱)로 인하여 골증로열(骨蒸勞熱), 신체이수(身體羸瘦), 심번(心煩), 도한(盜汗)하는 경우에는 은시호(銀柴胡), 호황련(胡黃連), 지골피(地骨皮) 등을 배합하여 청허열(清虛熱), 퇴골증(退骨蒸)한다(예 : 청골산(清骨散)[증치준승(證治準繩)]).

해동피(海桐皮) 【해약본초(海藥本草)】 ERYTHRINAE CORTEX

【기원】 콩과(Leguminosae)에 속한 낙엽교목인 자동(刺桐) *Erythrina variegata* L. var. *orientalis* (L.) Meer.의 줄기의 껍질을 건조한 것으로, 초여름에 껍질을 벗겨내어 가

시를 긁어낸 다음 햇볕에 말린다.

【성미】 성질은 평하고, 독이 없으며, 맛은 쓰고 맵다.

【귀경】 간, 비경.

【효능 및 주치】 1. 거풍습(祛風濕), 통경락(通經絡) : 풍습비통(風濕痺痛), 사지구련(四肢拘攣), 요슬동통(腰膝疼痛)

2. 거습지리(祛濕止痢) : 각종 이질(痢疾)

3. 살충지양(殺蟲止痒) : 개창(疥瘡), 선창(癬瘡), 습창(濕瘡), 아치충통(牙齒蟲痛)

【해설】 본품은 맛이 쓰고 매우며, 약성(藥性)이 평(平)하다. 간경(肝經)에 들어가 풍습(風濕)을 제거하고 경락(經絡)을 선통(宣通)시키는 효능이 있어 풍습(風濕)으로 인한 비증(痺症)과 사지구련(四肢拘攣), 요슬산통(腰膝酸痛) 등을 치료한다.

또한 본품은 풍습(風濕)을 제거하고 살충지양(殺蟲止痒)하는 효능이 있어 개선(疥癬)과 습진 등의 피부의 풍습병(風濕病)을 치료하며, 충적감질(蟲積疳疾), 풍충아통(風蟲牙痛)도 치료한다. 또한 본품은 위의 산도를 높이는 효능이 있어 저산성 위염에 적용할 수 있다.

【약효비교】 그런데, 우리나라 약전에서는 오갈피과(Araliaceae) 엄나무 *Kalopanax pictus*(Thunb.) Nakai.의 수피(樹皮)를 해동피(海桐皮)로 사용하고 있는데, 이 엄나무의 껍질은 자추수피(刺楸樹皮)라는 한약재로 사용해야 한다. 성미(性味)는 고신(苦辛), 평(平)하며, 주로 거풍(祛風), 제습(除濕), 활혈(活血), 살충(殺蟲)의 효능이 있어서, 풍습비통(風濕痺痛), 요슬통(腰膝痛), 옹저(癰疽), 창선(瘡癬) 등의 증상을 치료한다. 다만, 성미(性味)와 효능이 거의 유사하기 때문에 대용(代用)하여도 가능하다.

【포제】 잡질을 제거하고 절편(切片)하여 사용한다.

【용량과 용법】 4~14g.

【금기증】 혈허(血虛)한 사람, 몸이 허약한 사람의 경우에는 복용을 하지 말아야 한다.

【임상응용】 ① 관절 류머티스에 만성으로 한상(寒象)이 있는 경우, 풍습(風濕)에 의한 하지나 허리의 동통에는 속단(續斷), 두중(杜仲), 당귀(當歸), 오가피(五加皮) 등을 배합한다.

② 피부진균증에는 사상자(蛇床子)를 같은 량으로 가루로 만들어 기름에 개어서 환부에 발라준다.

③ 기혈(氣血)이 경락(經絡)에 응체(凝滯)되어 비통(臂痛)하여 팔을 들어 올릴 수 없는 증상에는 강황(薑黃), 당귀(當歸), 백출(白朮), 적작약(赤芍藥) 등을 배합한다(예 : 서경탕(舒經湯)[동의보감(東醫寶鑑)]).

초오(草烏) 【약보(藥譜)】 ACONITI CILIARE TUBER

【기원】 미나리아재비과(Ranunculaceae)에 속한 여러 해 살이 풀인 놋젓가락나물 *Aconitum ciliare* DC.와 같은 속 근연식물의 덩이뿌리를 건조한 것으로 가을에 잎이 말랐을 때 채취하여 햇볕에 말린다.

중국에서는 북오두(北烏頭) *Aconitum kusnezoffii* Reichb.의 덩이뿌리를 건조한 것을 사용하고 있다.

【성미】 성은 뜨겁고, 독이 있으며, 맛은 맵고 쓰다.

【귀경】 심, 간, 신, 비경.

【효능 및 주치】 1. 수풍승습(搜風勝濕) : 풍한습비(風寒濕痺), 중풍탄탄(中風癱瘓), 파상풍

2. 온중산한(溫中散寒) : 두통, 아통(牙痛), 완복냉통(脘腹冷痛), 설사, 마취지통(麻醉止痛)

【해설】 본품은 성미(性味)와 효능이 오두(烏頭)와 비슷하여 표(表)에 있는 풍사(風邪)를 산(散)하고 이(裏)에 있는 한습(寒濕)을 몰아낸다.

본품은 야생종인데 재배한 천오(川烏)보다 약효와 독성이 강하다. 본품은 수풍승습(搜風勝濕)하여 풍한습비(風寒濕痺), 중풍탄탄(中風癱瘓), 파상풍을 치료하고, 온중산한(溫中散寒)하여 한사(寒邪)가 응체(凝滯)하여 통(通)하지 못하여 나타나는 두통, 치통, 완복냉통(脘腹冷痛) 등 동통(疼痛)의 여러 가지 증상을 치료한다. 또 해독료창(解毒療瘡)하여 후비(喉痺), 나력(瘰癧) 및 여러 가지 창(瘡)이 아직 궤파(潰破)되지 않은 경우에 외부(外敷)하여 독(毒)으로 독(毒)을 치료한다.

본품은 독성이 강하여 법제(法製)가 중요하며 수치(修治)를 잘못하여 중독을 일으키면 메스꺼움, 사지마비, 설권(舌卷), 순마비(脣麻痺), 구토, 안면창백, 피부가 차가워짐, 가슴답답, 번조(煩躁), 통각감퇴(痛覺減退), 헛소리, 혈압저하 등의 증상이 나타나며, 호흡중

추마비로 추축(抽搐)을 반복하다가 죽을 수도 있다.

【약효감별】 본품을 부자(附子)와 비교해 보면 보양(補陽)시키는 효능은 부자(附子)가 우수하고 거풍통비(祛風通痺)시키는 작용은 본품이 우수하다.

【포제】 잡질을 제거하고, 포제(炮製)한 다음 사용한다.

【용량과 용법】 2~4g.

【금기증】 독성이 있어 생것을 복용하여서는 안 되며, 임신부는 복용을 하지 말아야 한다. 반하(半夏), 과루(瓜蔞), 패모(貝母), 백급(白芨), 백렴(白蘞), 서각(犀角) 등과 같이 사용하면 안 된다. 또 열통(熱痛)이 있는 사람과 음허화왕(陰虛火旺)의 경우, 몸이 허약한 경우에는 복용을 하지 말아야 한다.

【임상응용】 ① 풍한습비(風寒濕痹), 지체동통(肢體疼痛), 구련(拘攣)을 치료하는 경우에는 천오(川烏), 천남성(天南星), 지룡(地龍) 등을 배합하여 거풍습(祛風濕), 산한지통(散寒止痛)한다(예 : 활락단(活絡丹)[화제국방(和劑局方)]).

잠사(蠶沙) 【명의별록(名醫別錄)】 BOMBYCIS EXCREMENTUM

【기원】 누에과(Bombycidae)에 속한 집누에(가잠아(家蠶蛾)) *Bombyx mori* L.의 똥을 건조한 것으로, 6~8월에 두 잠부터 세 잠잘 때 배설한 똥을 수집하여 햇볕에 말린다.

【성미】 성은 따뜻하고, 독이 없으며, 맛은 달고 맵다.

【귀경】 간, 비, 위경.

【효능 및 주치】 1. 거풍제습(祛風除濕) : 풍습비통(風濕痺痛), 소아마비

2. 화위화탁(和胃化濁) : 토사전근(吐瀉轉筋)

3. 활혈산풍정통(活血散風定痛) : 지체불수(肢體不遂), 두풍두통(頭風頭痛)

4. 거풍지양(祛風止痒) : 풍진소양(風疹瘙痒)

【해설】 본품은 맛이 맵고 달며, 약성(藥性)은 따뜻하고, 주로 간(肝) · 비(脾) · 위(胃) 3경(經)에 들어가서 효능을 발휘한다.

본품은 거풍제습(祛風除濕)하고 활혈정통(活血定痛)하여 풍습성(風濕性) 비통(痺痛)과 지체불수(肢體不遂) 및 습진, 풍진(風疹), 소양(瘙痒)을 치료하며, 또한 화위화탁(和胃化濁)하여 습탁(濕濁)으로 일어나는 토사전근(吐瀉轉筋)과 한습(寒濕)으로 일어나는 장

명설사(腸鳴泄瀉)를 치료한다. 또 옛날사람들은 소갈(消渴)을 치료한다고 하였으나, 현재 임상에서는 소갈(消渴)에는 드물게 사용하는 편이다.

【포제】 잡질을 제거하고 생용(生用)한다.

【용량과 용법】 12~20g.

【금기증】 전근불수(轉筋不遂)가 혈허(血虛)로 인한 경우, 외사(外邪)에 의한 침범이 아닌 경우에는 복용을 하지 말아야 한다.

【임상응용】 ① 습비(濕痹)를 치료하는데, 습취열증(濕聚熱蒸)하여 경락(經絡)에 온(蘊)하고 한전열치(寒戰熱熾), 골절번동(骨節煩疼)하는 경우에는 방기(防己), 행인(杏仁), 활석(滑石), 연교(連翹), 산치(山梔) 등을 배합한다(예 : 선비탕(宣痹湯)([온병조변(溫病條辨)]).

② 담마진(蕁麻疹)에는 방풍(防風), 형개(荊芥), 부평(浮萍), 황백(黃柏), 백선피(白鮮皮)를 배합한다.

마전자(馬錢子) 【본초강목(本草綱目)】 STRYCHNI SEMEN

【기원】 마전과(馬錢科)(Loganiaceae)에 속한 상록교목인 마전(馬錢) *Strychons nuxvomica* L., 혹은 운남마전(雲南馬錢) *Strychons pierriana* A.W.Hill.의 성숙한 종자만 꺼내어서 햇볕에 말린다.

【성미】 성은 차고, 큰 독이 있으며, 맛은 쓰다.

【귀경】 간, 비경.

【효능 및 주치】 1. 통락지통(通絡止痛) : 풍습비통(風濕痺痛), 구련마목(拘攣麻木), 풍화아통(風火牙痛)

2. 산결소종(散結消腫) : 옹저종통(癰疽腫痛), 후비동통(喉痺疼痛), 질타손상(跌打損傷), 골절(骨折), 복중비괴(腹中痞塊)

【해설】 본품은 맛이 쓰고 약성(藥性)이 차가우며 독성이 강렬하다. 통락지통(通絡止痛)하고 산결소종(散結消腫)시키는 효능이 있어 풍습(風濕)으로 발생하는 비통(痺痛), 근맥구련(筋脈拘攣), 마목탄탄(麻木癱瘓) 등의 증상을 치료하고, 인후종통(咽喉腫痛), 옹저종독(癰疽腫毒), 나력(瘰癧), 악창(惡瘡), 질타손상(跌打損傷) 등의 증상을 치료한다. 또

한 본품은 현대에 와서 식도암, 위암, 직장암 및 폐암 등을 치료하는 데 응용된다.

본품은 독성이 강하여 정해진 수치(修治)를 잘 지켜야 하며, 과량을 복용하면 지체전동(肢體顫動), 경궐(驚厥), 혈압상승, 호흡곤란, 마비, 마목(麻木), 경련 등의 증상이 일어나는데, 심하면 인사불성, 혼미(昏迷) 등의 증상이 발생한다. 해독하는 방법은 가벼운 중독에는 향유(香薷)와 백사당(白沙糖)을 쓰며, 무거운 중독의 경우에는 육계(肉桂) 6g을 달여서 복용시킨다.

본품은 일반적으로 외용약으로 사용하는데, 내복(內服)할 때에는 환제(丸劑)로 응용하여 독성을 줄이며, 보통 감초(甘草)를 배합한다. 본품의 용량은 0.3~0.6g이 적당하며, 포제(炮製)한 후에 환산제(丸散劑)로 복용한다.

【포제】 사탕초(沙燙炒)하거나 유작(油炸)한다. 생품은 독성이 극렬하여 외용(外用)만 할 수 있으며, 국부종통(局部腫痛) 예를 들면 후비작통(喉痹作痛), 면탄(面癱) 등에 활용된다. 마전자(馬錢子)를 포제(炮製)한 후에는 그 재질이 파삭파삭해져서 부수기가 쉽고, 융모(絨毛)를 쉽게 제거할 수 있으며, 독성을 감소시킬 수 있어 내복(內服)할 수 있다.

【용량과 용법】 0.3~0.6g.

【금기증】 임신부와 몸이 허약한 사람, 비위(脾胃)가 부실한 사람의 경우에는 복용을 하지 말아야 한다.

【임상응용】 ① 풍한습비(風寒濕痹)로 한(寒)을 만나면 심해지고, 요퇴동통(腰腿疼痛), 사지마목(四肢麻木), 신체침중(身體沈重) 등의 증상이 나타나거나 질타손상(跌打損傷)으로 인한 어혈작통(瘀血作痛)을 치료하는 경우에는 유향(乳香), 마황(麻黃), 목과(木瓜), 방풍(防風), 두중(杜仲), 우슬(牛膝) 등을 배합하여 소풍산한(疏風散寒), 활혈통락(活血通絡), 선비지통(宣痹止痛), 익근강골(益筋强骨)한다(예 : 소풍정통탕(疏風定痛湯)[어약원방(御藥院方)]).

② 양간풍(羊癎風) 및 전신의 관절이 구급동통(拘急疼痛) 혹은 마목(麻木)하는 것을 치료하는 경우에는 지룡(地龍)을 배합하여 거풍정간(祛風定癎), 통락정통(通絡定痛)한다(예 : 용마자래단(龍馬自來丹)[의림개착(醫林改錯)]).

③ 질타손상(跌打損傷)으로 상근동골(傷筋動骨), 홍종동통(紅腫疼痛)하는 경우에는 유향(乳香), 몰약(沒藥), 마황(麻黃) 등을 배합하여 산어소종(散瘀消腫), 활혈지통(活血止痛)한다.

제 2 절 서근활락약(舒筋活絡藥)

서근활락약(舒筋活絡藥)에 속한 약물들은 서근(舒筋)과 활락(活絡)의 작용이 특히 우수하여 풍습비통(風濕痺痛)에 관절의 굴신불리(屈伸不利)와 구급(拘急)을 겸했거나 지체(肢體)가 마목(麻木)하고 탄탄(癱瘓)한 증상에 적용된다. 근맥구련(筋脈拘攣)과 락맥(絡脈)이 불리(不利)한 병증(病證)은 같이 나타나는데, 서근약(舒筋藥)은 통상적으로 활락(活絡)의 작용을 함께 가지고 있으므로 서근(舒筋)과 활락(活絡)은 항상 같이 배합되어 대부분 서로 보조적으로 작용한다. 서근활락약(舒筋活絡藥)을 임상에 활용할 때는 반드시 양영활혈(養營活血)시키는 약물을 배합하여 기혈(氣血)을 소통(疏通)시켜 근맥(筋脈)을 유윤(濡潤)하게 해야 한다.

한사(寒邪)의 편성(偏盛)으로 된 병증(病證)에는 온경산한약(溫經散寒藥)을 배합하여야 하며, 화(火)로 변화하여 생긴 병증(病證)에는 청열양음약(清熱養陰藥)을 배합하여야 하고, 습사(濕邪)가 편승(偏勝)하여 생긴 병증(病證)에는 온양(溫陽)시키고 이습(利濕)하는 약을 배합하여야 한다. 기혈(氣血)이 허쇠(虛衰)하여 근맥(筋脈)을 유양(濡養)하지 못할 경우에는 보익약(補益藥)을 배합해야 하고, 완담(頑痰)이나 어혈(瘀血)이 조체(阻滯)된 때에는 거담축어약(祛痰逐瘀藥)을 배합해야 한다.

목과(木瓜) 【명의별록(名醫別錄)】 CHAENOMELIS FRUCTUS

【기원】 장미과(Rosaceae)에 속한 낙엽관목인 모과나무 *Chaenomeles sinensis* Koehne.와 첩경해당(貼梗海棠)(명자나무) *Chaenomeles speciosa* (Sweet) Nakai.의 성숙한 과실을 건조한 것으로, 여름과 가을에 과실이 익은 것을 따서 끓는 물에 삶아서 겉질이 회백색이 될 때 꺼내어 약간 햇볕에 말린 다음 쪼개어 햇볕에 말린다.

【성미】 성은 따뜻하고, 독이 없으며, 맛은 시고 떫다.

【귀경】 간, 비경.

【효능 및 주치】 1. 서근활락(舒筋活絡) : 풍습비통(風濕痺痛), 근맥구련(筋脈拘攣), 각기종통(脚氣腫痛)

2. 화습화위(化濕和胃) : 습기구토(濕氣嘔吐), 한습설사(寒濕泄瀉), 습체이질(濕滯痢疾)

【해설】 본품은 맛이 시고 약성(藥性)이 따뜻하며 향기가 있는데, 따뜻하고 향기가 있어서 화습(化濕)하는 효과가 있고 비경(脾經)에 들어가 중초(中焦)의 습사(濕邪)를 없애고 건비(健脾)하여 지사(止瀉)하고 위(胃)를 화강(和降)하여 구토를 멎게 한다.

또 본품은 비교적 좋은 서근활락(舒筋活絡) 효능이 있으므로, 토사과다(吐瀉過多)로 인하여 진액이 소모되어 근육을 영양하지 못하여 종아리의 근육이 연급(攣急)하는 전근(轉筋)을 치료한다. 이 외에도 근육과 뼈를 강하게 하는 효능이 있어서 다리와 무릎에 힘이 없는 증상을 치료한다.

【포제】 잡질을 제거하고 절편(切片)하여 사용한다. 본품을 초(炒)하면 신맛이 줄어들어 화위화습(和胃化濕)하는데 편중되며, 또한 서근(舒筋)할 수 있어서 구토(嘔吐), 설사(泄瀉), 전근(轉筋)의 증상에 많이 활용된다.

【용량과 용법】 8~16g.

【금기증】 많이 먹으면 치아와 뼈가 손상된다. 빈혈이나 진음(眞陰)이 부족하여 하반신의 허리와 무릎이 힘이 없는 사람, 음식상(飮食傷)으로 비위(脾胃)가 허약하지 않으면서도 뱃속에 적체(積滯)가 있어 변비가 있는 사람, 울열(鬱熱), 소변단적(小便短赤), 농뇨(膿尿)를 보는 사람의 경우에는 복용을 하지 말아야 한다.

【임상응용】 ① 곽란토사(霍亂吐瀉)로 지체(肢體)가 전근(轉筋)하고, 역냉(逆冷)하는 경우에는 오수유(吳茱萸), 식염(食鹽)을 배합한다(예 : 목유산(木萸散)[의학입문(醫學入門)]).

② 각기(脚氣)가 복부로 들어가 천민(喘悶)하는 경우에는 빈랑(檳榔), 오수유(吳茱萸)를 배합한다(예 : 목유탕(木萸湯)[동의보감(東醫寶鑑)]).

③ 한습조체(寒濕阻滯)로 인하여 족경종통(足脛腫痛), 근맥이완(筋脈弛緩)하거나 혹은 마비냉통(麻痺冷痛)의 증상이 있는 한습각기(寒濕脚氣)를 치료하는 경우에는 빈랑(檳榔), 오수유(吳茱萸), 자소(紫蘇), 길경(桔梗) 등을 배합하여 거한축습(祛寒逐濕), 행기강탁(行氣降濁)한다(예 : 계명산(鷄鳴散)[증치준승(證治準繩)]).

락석등(絡石藤) 【신농본초경(神農本草經)】 TRACHELOSPERMI CAULIS

【기원】 협죽도과(Apocynaceae)에 속한 상록 반원목질등본(攀援木質藤本)인 마삭줄 *Trachelospermum asiaticum* var. *intermidium* Nakai.와 털마삭줄 *T.*

jasminoides var. *pubescens* Makino.의 잎을 포함한 덩굴성 줄기를 건조한 것으로, 가을에 잎이 떨어지기 전에 채집하여 햇볕에 말린다.

【성미】 성질은 약간 차고, 독이 없으며, 맛은 쓰다.

【귀경】 심, 간경.

【효능 및 주치】 1. 거풍통락(祛風通絡) : 풍습열비(風濕熱痹), 열비(熱痺)

2. 양혈소종청열(凉血消腫清熱) : 옹종초기(癰腫初起), 후비(喉痺), 습열백탁(濕熱白濁)

3. 거어지혈(祛瘀止血) : 산후오로부진(産後惡露不盡), 월경통, 질박손상(跌撲損傷), 골절(骨折)의 부위를 제대로 수습한 후의 제반 증상, 도부창상(刀斧創傷)

【해설】 본품은 맛이 쓰고 약성(藥性)이 약간 차며, 심(心) · 간(肝) 2경(經)에 들어가 거풍통락(祛風通絡)하고 거풍열(祛風熱)하여 풍습비통(風濕痺痛)과 근맥구련(筋脈拘攣)이 열성(熱性)에 편중된 것을 치료한다. 또한 양혈(凉血)하고 소옹종(消癰腫)하는 효능이 있어 혈열(血熱)로 일어나는 옹종창독(癰腫瘡毒), 후비(喉痺)를 치료한다. 또한 인후종통(咽喉腫痛)에는 이 약을 단독으로 사용하여 물로 달여서 천천히 입에 머금고 우물우물하여 치료한다.

【포제】 잡질을 제거하고 세절(細切)하여 사용한다.

【용량과 용법】 8~16g.

【금기증】 비위(脾胃)가 허한(虛寒)한 사람은 복용을 하지 말아야 한다.

【임상응용】 ① 후비종색(喉痹腫塞), 음아(音啞) 등이 외감풍열(外感風熱)에 속한 경우에는 길경(桔梗), 사간(射干)을 배합하여 청열해독(清熱解毒), 이인통비(利咽通痹)한다(예 : 락석탕(絡石湯))[외대비요(外臺秘要)].

② 류머티즘 등 풍습성(風濕性) 관절염의 발병 초기에는 방기(防己), 진교(秦艽), 방풍(防風)을 배합하여 통경활락(通經活絡)한다.

상지(桑枝) 【본초도경(本草圖經)】 MORI RAMULUS

【기원】 뽕나무과(Moraceae)에 속한 낙엽교목인 뽕나무 *Morus alba* L.의 나무가지를 건조한 것으로, 늦은 봄과 초여름에 어린 가지를 채취하여 햇볕에 말린다.

【성미】 성질은 평하고, 독이 없으며, 맛은 쓰다.

【귀경】 간, 비, 폐경.

【효능 및 주치】 1. 거풍습(祛風濕), 이관절(利關節) : 풍습비통(風濕痺痛), 사지구련(四肢拘攣), 기부풍양(肌膚風痒)

2. 이수기(利水氣) : 각기(脚氣), 부종(浮腫)

【해설】 본품은 맛이 쓰고 약성(藥性)이 평(平)하여 간경(肝經)에 들어가 거풍습(祛風濕)하고 통경락(通經絡)하여 관절을 이(利)하므로, 풍습비통(風濕痺痛), 사지구련(四肢拘攣), 관절불리(關節不利) 등의 증상을 치료하는데, 특히 상지(上肢)에 나타나는 비통(痺痛)에 비교적 좋은 효과가 있다. 또한 이수(利水)하는 작용이 있어 습열(濕熱)로 유발되는 각기(脚氣), 수종(水腫)을 치료하는데 적용된다.

【포제】 생품(生品)은 거풍(祛風) 효과가 거습(祛濕) 보다 좋은 편인데, 초(炒)한 후에는 향기가 있게 되고, 향기는 화습(化濕)할 수 있기 때문에 초상지(炒桑枝)는 생품보다 거습(祛濕) 효능이 좋게 되어 거풍(祛風)과 거습(祛濕) 효능이 모두 좋게 된다. 또한 약성(藥性)이 약간 따뜻한 쪽으로 편중된다. 주자(酒炙)한 후에는 거풍제습(祛風除濕), 통락지통(通絡止痛), 서근활락(舒筋活絡) 작용이 증가된다. 주제(酒製)를 거친 후에는 거풍(祛風) 효과가 증강되고, 상지(上肢)로 도달하는 작용을 강하게 한다.

【용량과 용법】 12~30g.

【금기증】 신체가 허약한 사람, 한음(寒飮)이 폐(肺)를 속박하여 기침이나 천식하는 사람의 경우에는 복용하지 말아야 한다.

【임상응용】 ① 피부 습진소양(濕疹搔痒) 혹은 담마진(蕁麻疹)의 경우에 방풍(防風), 형개(荊芥), 지부자(地膚子)를 배합하여 발산화습(發散化濕), 지양(止痒)한다.

백화사(白花蛇) 【뇌공포자론(雷公炮炙論)】 BUNGARUS PARVUS

【기원】 살무사과(Viperidae)에 속한 척삭동물인 은환사(銀環蛇) *Bungarus multicinctus* Blyth.를 건조한 것으로, 봄과 가을에 포착하여 내장을 제거하고 깨끗이 씻은 다음 죽편(竹片)으로 배를 벌려 원반상으로 만들어 햇볕에 말린다.

【성미】 성은 따뜻하고, 독이 있으며, 맛은 달고 짜다.

【귀경】 간경.

【효능 및 주치】 1. 수풍통락(搜風通絡) : 풍습완비(風濕頑痺), 근맥구급(筋脈拘急), 중풍(中風), 반신불수, 소아서온(小兒暑溫)

2. 정경지경(定驚止痙) : 소아경풍(小兒驚風)(경련, 추축(抽搐)), 파상풍

3. 거풍공독(祛風攻毒) : 마풍(麻風), 완선(頑癬), 악창(惡瘡)

【해설】 본품의 맛은 달고 짜며, 약성(藥性)은 따뜻하고, 독이 있다. 성질이 주찬(走竄)하여 바깥으로는 피부에 도달하고, 안으로는 경락(經絡)을 통(通)하게 하여 도달하지 않는 곳이 없어 거풍통락(祛風通絡)하는 중요한 약이 되므로, 모든 풍증(風症)과 풍습비통(風濕痺痛), 근맥구련(筋脈拘攣)을 치료하고, 중풍으로 인한 구안와사(口眼喎斜), 지절마목(肢節麻木), 반신불수 등을 치료한다. 또한 본품은 거풍습(祛風濕)하는 효능이 있으므로 대마풍(大麻風)과 완비(頑痺), 개선(疥癬), 피부소양(皮膚瘙痒) 등에 적용되며, 정경지추축(定驚止抽搐)하여 파상풍과 소아의 급 · 만성 경풍(驚風)에 적용된다.

본품은 머리와 꼬리를 제거하면 독성이 줄어든다. 본품을 응용할 때는 주제(酒製)하여 환제(丸劑)로 만들어 쓴다.

【포제】 머리와 꼬리를 제거하고, 껍질과 뼈를 제거하고 세절(細切)하여 사용한다. 생품(生品)은 비린내가 있어 복용하기에 불편하다. 그런데, 주제(酒製)한 후에는 서근활락(舒筋活絡), 거풍제습(祛風除濕), 통락지통(通絡止痛)하는 작용이 증강하고 아울러 비린내가 감소된다.

【용량과 용법】 4~12g.

【금기증】 음허내열(陰虛內熱)의 경우와 유중풍(類中風)이 허(虛)에 속한 경우에는 복용을 하지 말아야 한다.

【임상응용】 ① 중풍탄탄(中風癱瘓), 위비담궐(痿痹痰厥), 구련동통(拘攣疼痛), 옹저유주(癰疽流注), 질복손상(跌扑損傷), 소아경통(小兒驚痛), 부인정경(婦人停經)을 치료하는 경우에는 오초사(烏梢蛇), 위령선(威靈仙), 초오(草烏) 등을 배합하여 부정거풍(扶正祛風), 온경지통(溫經止痛), 화담통락(化痰通絡)한다(예 : 대활락단(大活絡丹)[난대궤범(蘭臺軌范)]).

② 중풍상습(中風傷濕)으로 반신불수(半身不遂), 구안와사(口眼喎斜), 기부마비(肌膚麻痺), 골절동통(骨節疼痛), 근맥구련(筋脈拘攣) 등의 증상이 발생하는 경우에는 강활(羌活), 당귀(當歸), 오가피(五加皮) 등을 배합하여 주침복(酒浸服)하여 거풍제비(祛風除痺)

한다(예 : 백화사주(白花蛇酒)[빈호집간방(瀕湖集簡方)]).

③ 소아급경풍(小兒急驚風) 및 파상풍(破傷風) 등의 근맥구련(筋脈痙攣)을 치료하는 경우에는 오초사(烏梢蛇), 오공(蜈蚣)을 배합하여 거풍진경(祛風鎭痙)한다(예 : 정명산(定命散)[성제총록(聖濟總錄)]).

④ 마풍(麻風), 매독, 개선(疥癬), 나력(瘰癧), 은진(癮疹)을 치료하는 경우에는 박하(薄荷), 형개(荊芥), 천마(天麻) 등을 배합하여 거풍패독(祛風敗毒)한다(예 : 구풍고(驅風膏)[의루원융(醫壘元戎)]).

⑤ 개선풍질(疥癬風疾)이 오랫동안 낫지 않는 경우에는 고삼(苦蔘), 오초사(烏梢蛇) 등을 배합하여 거풍지양(祛風止痒)한다(예 : 유풍단(愈風丹)[의학정전(醫學正傳)]).

기사(蘄蛇) 【뇌공포자론(雷公炮炙論)】 AGKISTRODON

【기원】 복사과(蝮蛇科)(살무사과 ; Viperidae)에 속한 척색동물인 오보사(五步蛇) *Agkistrodon acutus* (Guenther).의 건조한 몸체를 건조한 것으로, 봄과 가을에 포착하여 내장을 제거하고 깨끗이 씻은 다음 죽편(竹片)으로 배를 벌려 원반상으로 만들어 햇볕에 말린다.

【성미】 성은 따뜻하고, 독이 있으며, 맛은 달고 짜다.

【귀경】 간경.

【효능 및 주치】 1. 거풍통락(祛風通絡) : 풍습완비(風濕頑痺), 마목구련(麻木拘攣), 중풍, 구안와사(口眼喎斜), 반신불수, 마풍(麻風), 개선(疥癬)

2. 지경(止痙) : 추축경련(抽搐痙攣), 破傷風症

【해설】 본품의 맛은 달고 짜며, 약성(藥性)은 따뜻하고, 독이 있다. 뱀의 성질이 주찬(走竄)하여 바깥으로는 피부에 도달하고, 안으로는 경락(經絡)을 통(通)하게 하여 도달하지 않는 곳이 없어 거풍통락(祛風通絡)하는 중요한 약이 되므로, 모든 풍증(風症)과 풍습비통(風濕痺痛), 근맥구련(筋脈拘攣)을 치료하고, 중풍으로 인한 구안괘사(口眼喎斜), 지절마목(肢節麻木), 반신불수 등을 치료한다. 또한 본품은 대마풍(大麻風)과 완비(頑痺), 개선(疥癬), 피부소양(皮膚瘙痒) 등에 적용된다.

본품은 머리와 꼬리를 제거하면 독성이 줄어든다. 본품을 응용할 때는 주제(酒製)하여 환제(丸劑)로 만들어 쓴다. 그런데, 기사(蘄蛇)의 효능이 백화사(白花蛇)와 거의 동일하므로, 두 가지 한약재를 구분하지 않고 동일시하는 학자도 많다.

【포제】 머리와 꼬리를 제거하고 황주(黃酒)에 윤투(潤透)한 다음, 껍질과 뼈를 제거하고 세절(細切)하여 사용한다.

【용량과 용법】 4~12g.

【금기증】 음허내열(陰虛內熱)의 경우와 유중풍(類中風)이 허(虛)에 속한 경우에는 복용을 하지 말아야 한다.

【임상응용】 ① 우피선(牛皮癬), 개선(疥癬)에는 형개(荊芥), 방풍(防風), 천마(天麻) 등을 배합한다.

② 파상풍(破傷風), 항배강직(項背强直), 각궁반장(角弓反張)에는 오초사(烏梢蛇), 오공(蜈蚣)을 배합하여 식풍지경(息風止痙) 효능을 강화한다(정명산(定命散)[성제총록(聖濟總錄)]).

희렴초(豨薟草) 【신수본초(新修本草)】 SIEGESBECKIAE HERBA

【기원】 국화과(Compositae)에 속한 1년생 풀인 진득찰 *Siegesbeckia glabrescens* Makino.과 같은 속 근연식물의 전초(全草)를 건조한 것으로 여름에 꽃이 피기 전에 채취하여 햇볕에 말린다.

【성미】 성은 차고, 독이 없으며, 맛은 쓰다.

【귀경】 간, 신, 비경.

【효능 및 주치】 1. 거풍제습(祛風除濕), 통경락(通經絡) : 중풍, 풍습비통(風濕痺痛)

2. 청열해독(淸熱解毒) : 황달, 정창(疔瘡), 종독(腫毒)

3. 평간강압(平肝降壓) : 고혈압, 간양상항(肝陽上亢)

【해설】 본품은 생용(生用)하면 맛이 쓰고 약성(藥性)이 차다. 본품을 생용(生用)하면 맛이 쓰고 약성(藥性)이 차가운 성질을 그대로 활용할 수가 있어 청열해독(淸熱解毒), 화습(化濕)하는 효능이 강하며, 옹종(癰腫), 습열비통(濕熱痺痛), 습진에 사용하면 좋은 효과가 있다. 주증(酒蒸)하면 차가운 약성(藥性)이 줄어들게 되어 풍습(風濕)을 없애는 가운데 보간신(補肝腎), 강근골(强筋骨)하게 되므로 사지마비, 반신불수, 요슬무력(腰膝無力)

을 치료한다. 그러나 본품은 작용이 완만하여 오랫동안 복용하여야 이러한 효과를 볼 수 있다.

본품은 혈압을 내려주고 음식물 중의 지방류의 흡수를 막아주고 혈액 속의 cholesterol 수치를 내리는 작용이 있어 고혈압 환자에게 좋은 효과가 있다.

【포제】 잡질을 제거하고, 생용(生用)하거나, 황주(黃酒)로 증용(蒸用)한다.

【용량과 용법】 12~20g.

【금기증】 음혈(陰血)이 부족한 경우에는 복용을 하지 말아야 한다.

【임상응용】 ① 비통(痺痛)으로 영혈(營血)이 손상된 경우에는 당귀(當歸), 적작약(赤芍藥), 숙지황(熟地黃), 천오(川烏), 강활(羌活), 방풍(防風) 등을 배합한다(예 : 희렴환(豨薟丸)[장씨의통(張氏醫通)]).

② 간양상항(肝陽上亢)으로 고혈압이 있고, 두통, 두현(頭眩), 목현(目眩), 하지 저림 등의 증상이 있는 경우에는 하고초(夏枯草), 용담(龍膽)을 배합한다(예 : 희하환(豨夏丸)[한약임상응용])

오초사(烏梢蛇) 【약성론(藥性論)】 ZAOCYS

【기원】 유사과(遊蛇科 ; Colbridae)에 속한 척삭동물인 오초사(烏梢蛇) *Zaocys dhumnades* (Cantor)의 건조한 몸체로, 여름과 가을에 포획하여 내장과 뱀껍질을 제거하고 원반상으로 만들어 건조한다.

【성미】 성질은 평하고, 독이 없으며, 맛은 달고 짜다.

【귀경】 간, 비경.

【효능 및 주치】 1. 거풍통락(祛風通絡) : 풍습비통(風濕痺痛), 근맥구련(筋脈拘攣), 기부마목(肌膚麻木), 풍진(風疹), 반신불수, 구안와사(口眼喎斜), 소아마비후유증, 담마진(蕁麻疹)

2. 진경정축(鎭痙定搐) : 파상풍, 경간(驚癇)

【해설】 본품은 맛이 달고 약성(藥性)이 평(平)하며, 독이 없어서 효능이 백화사(白花蛇)와 비슷하지만 약효는 백화사(白花蛇)보다는 약하다. 본품은 거풍통락(祛風通絡)시키는 효능이 있어 풍습비통(風濕痺痛), 마목구련(麻木拘攣), 마풍(痲風), 개선(疥癬) 및 나

력(瘰癧), 악창(惡瘡)을 치료하며, 중풍으로 구안와사(口眼喎斜), 반신불수(半身不遂)하는 등의 증상도 치료한다.

본품은 정경(定驚), 지경(止痙), 지추축(止抽搐)하는 효능이 있어 경풍추축(驚風抽搐)과 파상풍을 치료한다.

【포제】 목 부위 이상을 제거하고 따뜻한 물로 잘 씻어서 절단하고 황주(黃酒)를 잘 섞어서 윤투(潤透)시킨 다음 문화(文火)로 미황색(微黃色)이 될 때까지 초(炒)하여 사용한다. 주제(酒製)한 후에는 거풍통락(祛風通絡), 서근활락(舒筋活絡) 작용이 증강되고 아울러 교취(矯臭), 방부(防腐) 효과가 있게 되어 복용과 저장에 편리하다.

【용량과 용법】 5~10g. 가루로 사용하는 경우에는 1회 2~3g.

【금기증】 혈허생풍(血虛生風)의 경우에는 복용을 하지 말아야 한다.

【임상응용】 ① 중풍탄탄(中風癱瘓), 위비담궐(痿痹痰厥), 구련동통(拘攣疼痛), 옹저유주(癰疽流注), 질복손상(跌扑損傷), 소아경통(小兒驚痛), 부인정경(婦人停經)을 치료하는 경우에는 백화사(白花蛇), 위령선(威靈仙), 초오(草烏) 등을 배합하여 부정거풍(扶正祛風), 온경지통(溫經止痛), 화담통락(化痰通絡)한다(예 : 대활락단(大活絡丹)[난대궤범(蘭臺軌范)]).

② 소아경간(小兒驚癎), 파상풍(破傷風)으로 근맥구련(筋脈痙攣), 아관긴폐(牙關緊閉)하는 경우에는 전갈(全蝎), 백강잠(白殭蠶), 천남성(天南星) 등을 배합하여 식풍지경(熄風止痙)한다(예 : 오사산(烏蛇散)[증치준승(證治準繩)]).

③ 풍한습사(風寒濕邪)가 기부(肌膚)에 울체하여 발생한 은진소양(癮疹瘙痒)에는 세신(細辛), 전갈(全蝎), 백지(白芷) 등을 배합하여 거풍지양(祛風止痒)한다(예 : 오사고(烏蛇膏)[외대비요(外臺秘要)]).

④ 풍습비통(風濕痹痛)으로 수족완약(手足緩弱), 불능신거(不能伸擧), 골절동통(骨節疼痛)하는 경우에는 포백부자(炮白附子), 강활(羌活), 방풍(防風) 등을 배합하여 수풍통비(搜風通痺)한다(예 : 오사환(烏蛇丸)[태평성혜방(太平聖惠方)]).

⑤ 일체의 건습선(乾濕癬)을 치료하는 경우에는 하엽(荷葉), 지각(枳殼) 등을 배합하여 조습거풍(燥濕祛風)한다(예 : 삼미오사산(三味烏蛇散)[성제총록(聖濟總錄)]).

취오동(臭梧桐) 【본초도경(本草圖經)】 CLERODENRI TRECHOTOMI FOLIUM

【기원】 마편초과(馬鞭草科 ; Verbenaceae)에 속한 누리장나무 *Clerodendron trichotomum* Thunb.의 어린 가지와 잎을 건조한 것으로, 8~10월에 꽃이 핀 후 또는 6~7월에 꽃이 피기 전에 어린 가지와 잎을 따서 햇볕에 말린다.

【성미】 성은 서늘하고, 독이 없으며, 맛은 맵고 쓰면서 달다.

【귀경】 간경.

【효능 및 주치】 1. 거풍제습(祛風除濕) : 풍습비통(風濕痺痛), 열비(熱痺)

2. 평간식풍(平肝熄風) : 현훈, 소양두통(少陽頭痛), 간화두통(肝火頭痛)(구갈(口渴), 현훈(眩暈) 동반됨), 고혈압

3. 절학지리(截瘧止痢) : 온학(溫瘧), 이질

4. 해독료창(解毒療瘡) : 아장풍(鵝掌風), 개창(疥瘡), 옹저(癰疽), 치창(痔瘡)

【해설】 본품은 간경(肝經)에 들어가 풍습(風濕)을 없애는 효능이 있어 풍습(風濕)으로 인한 비통(痺痛)과 지체마목(肢體麻木), 풍습성신경통(風濕性神經痛), 편두통을 치료한다. 또한 희렴(豨薟)을 배합하면 반신불수에 적용할 수 있다.

본품은 혈압을 내려주므로 고혈압 특히 원발성 고혈압에 좋은 효능을 발휘하는데, 꽃이 피기 전의 잎이 효과가 더 좋으며, 높은 열을 가하여 달이게 되면 강압효과가 감소하므로 환제(丸劑)나 연말(研末)하여 사용하는 것이 좋다. 따라서 탕제(湯劑)에서는 후하(後下)하여 20분 이내로 전탕(煎湯)해야 약효를 제대로 보존할 수 있다. 또한 채취한 후 1년이 지난 것은 방향(芳香)이 떨어져 강압효과가 적다. 절학(截瘧)하는 효능이 있어 시호(柴胡)·반하(半夏)·백작약(白芍藥) 등과 배합되어 학질(瘧疾)을 치료한다.

【포제】 잡질을 제거하고, 생용(生用)한다.

【용량】 6~20g.

【금기증】 비증(痺症)이 한성(寒性)에 가까운 경우에는 복용을 하지 말아야 한다.

【임상응용】 ① 고혈압에는 희렴초(豨薟草), 하고초(夏枯草), 구등(鉤藤), 두중(杜仲)을 배합한다[한방의약대사전].

② 폐암, 비인강암(鼻咽腔癌)에는 백화사설초(白花蛇舌草), 권백(卷柏), 사매(蛇莓), 작상(爵床), 발계(菝葜), 희수(喜樹) 등을 배합한다[한방의약대사전].

제 3 절 거풍습강근골약(祛風濕强筋骨藥)

거풍습강근골약(祛風濕强筋骨藥)에 배속된 약물은 풍습(風濕)을 제거하고 근골(筋骨)을 튼튼히 하는 이중작용을 가지고 있어 주로 풍습(風濕)이 오래된 경우와 간신허손(肝腎虛損)으로 허리와 무릎이 산통(痠痛)하고 보리핍력(步履乏力)한 경우, 또한 신허(腎虛)로 인한 골위(骨痿) 등의 증(證)에 사용된다. 신(腎)은 뼈를 주관하고, 간(肝)은 근육을 주관하므로, 풍습(風濕)이 오래되어 간신(肝腎)에 누적되면 근골(筋骨)이 튼튼해지지 못하는 증(證)이 나타나게 된다. 허리는 신장(腎臟)의 부(府)가 되고, 무릎은 근(筋)의 부(府)가 되므로, 간신(肝腎)이 허약한 환자에게는 풍한습(風寒濕)의 사기(邪氣)가 허리와 무릎의 부위로 침범하기가 또한 가장 쉽다. 그러므로 거풍습강근골약(祛風濕强筋骨藥)을 적용함에 있어서 곧 부정거사(扶正祛邪)와 표본(標本)을 함께 살펴서 치료해야 하는 뜻이 있다.

여기에 속하는 약물 중에는 근골(筋骨)의 힘을 강하게 하므로, 간신(肝腎)을 보하는 약물을 함께 배합하여 신허(腎虛)로 인한 골위(骨痿)에 사용함이 좋다. 오랫동안 풍습(風濕)에 의한 질병을 앓고 있는 사람의 경우에는 상응하는 거풍습약(祛風濕藥)의 투여 외에도 여기에 속하는 약물을 가미(加味)하여 응용함으로써, 항병능력(抗病能力)을 증강시키고, 질병의 치유를 촉진할 수 있다.

병정(病情)이 근본적으로 제거된 후에는 부정배본(扶正培本)하여 치료를 확실하게 함으로써 재발을 방지하여야 한다.

오가피(五加皮)(남오가피(南五加皮))【신농본초경(神農本草經)】

ACANTHOPANACIS CORTEX

【기원】 두릅나무과(Araliaceae)에 속한 낙엽관목인 오갈피 *Acanthopanax sessiliflorus* (Rupr. et Max.) Seem.와 같은 속 근연식물의 뿌리껍질을 건조한 것으로, 여름과 가을에 채취하여 햇볕에 말린다.

중국에서는 세주오가(細柱五加) *A. gracilistylus* W.W. Smith.와 같은 속 근연식물의 뿌리껍질을 사용하고 있다.

【성미】 약성은 따뜻하고, 무독(無毒)하며, 맛은 맵고 쓰다.

【귀경】 간, 신경.

【효능 및 주치】 1. 거풍제습(祛風除濕) : 행비(行痺), 착비(着痺)

2. 강장근골(强壯筋骨) : 근골련급(筋骨攣急), 요통(腰痛), 양위(陽痿), 요슬연약(腰膝軟弱), 소아행지(小兒行遲)

3. 활혈거어(活血祛瘀) : 질타상(跌打傷), 옹저(癰疽), 두저(頭疽)

4. 이수소종(利水消腫) : 전신부종(全身浮腫)

【해설】 본품은 맛이 맵고 쓰며, 약성(藥性)은 따뜻하여 주로 간(肝)·신(腎) 2경(經)에 들어가 밖으로는 산풍제습(散風除濕)하고 안으로는 간신(肝腎)을 온보(溫補)하여 강근건골(强筋健骨)한다. 따라서 본품은 풍습(風濕)이 침입한 풍습비통(風濕痺痛)을 치료하고, 간신부족(肝腎不足)으로 인한 근골위연(筋骨痿軟), 소아행지(小兒行遲) 등을 치료하는데, 특히 습사(濕邪)가 편승(偏勝)하여 근락(筋絡)이 구급(拘急)하고 풍습(風濕)이 오래되어 간신(肝腎)이 휴손(虧損)되어 기혈어조(氣血瘀阻)로 나타나는 경우에 효과가 좋다. 또한 풍습(風濕)이 원인이 되어 발생하는 신경통(神經痛)에는 필수적으로 배합하며, 마비증상에도 적용된다. 또, 신(腎)을 보하므로 신허(腎虛)하여 약속(約束)하지 못하여 발생하는 소변림력부단(小便淋瀝不斷)을 치료한다.

본품은 신온화습(辛溫化濕)하여 이수(利水)효능이 있어서 수종, 각기(脚氣)에 적용되며, 또한 피부의 풍습(風濕)으로 소양(瘙痒)하고 진물이 흐르는 증상도 치료할 수 있으며, 아울러 고혈압에도 효과가 있다.

【약효비교】 오가피(五加皮)는 남오가피(南五加皮)와 북오가피(北五加皮)의 두 가지 종류가 있다. 남오가피(南五加皮)는 보간신(補肝腎), 강근골(强筋骨), 거풍습(祛風濕)하는 작용이 비교적 좋으며, 북오가피(北五加皮)(향가피(香加皮) ; 박주가리과(Asclepiadaceae) 공류(槓柳) Periploca sepium Bunge.의 뿌리 껍질)는 이수소종거습(利水消腫祛濕)작용이 비교적 좋고, 강심, 지통하는 작용이 있으나, 독성이 있고, 복용량이 너무 많으면 심한 혈압상승으로 사망할 위험성이 있기 때문에 복용량을 엄격하게 지켜야 한다.

또한 자오가(刺五加)는 두릅나무과(Araliaceae)에 속한 낙엽관목인 자오가(刺五加) *Acanthopanax senticosus*(Rupr. et Maxim.)Harms.의 건조한 뿌리 및 뿌리껍질로 성미(性味)는 맵고 약간 쓰며, 약성(藥性)은 따뜻하고, 비(脾)와 신경(腎經)으로 주로 들어가서 작용을 발휘한다. 익기건비(益氣健脾)하고 보신안신(補腎安神)하는 효능이 있으며,

본품은 인삼(人蔘)과 비슷하게 보허(補虛)하는 작용이 있으며, 비신양기(脾腎陽氣)의 부족으로 인한 요슬산연(腰膝痠軟), 소아행지(小兒行遲), 체중핍력(體重乏力), 실면다몽(失眠多夢), 식욕부진, 불내사로(不耐思慮) 등을 치료한다.

【포제】 잡질을 제거하고 세절(細切)하여 사용한다.

【용량과 용법】 8~16g.

【금기증】 음허화왕자(陰虛火旺者)는 복용을 하지 말아야 한다.

【임상응용】 ① 간신부족(肝腎不足)(양허(陽虛))으로 인한 요슬산통(腰膝痠痛), 하지무력(下肢無力)에는 우슬(牛膝), 목과(木瓜), 속단(續斷) 등을 배합한다.

② 중풍상습(中風傷濕)으로 반신불수(半身不遂), 구안와사(口眼喎斜), 기부마비(肌膚麻痺), 골절동통(骨節疼痛), 근맥구련(筋脈拘攣) 등의 증상이 발생하는 경우에는 강활(羌活), 당귀(當歸), 백화사(白花蛇) 등을 배합하여 주침복(酒浸服)하여 거풍제비(祛風除痺)한다(예 : 백화사주(白花蛇酒)[빈호집간방(瀕湖集簡方)]).

③ 관절 류머티스에 만성으로 한상(寒象)이 있는 경우, 풍습(風濕)에 의한 하지(下肢)나 허리의 동통에는 속단(續斷), 두중(杜仲), 당귀(當歸), 해동피(海桐皮) 등을 배합한다.

④ 수종(水腫)으로 소변이 불리(不利)한 경우에는 복령피(茯苓皮), 생강피(生薑皮), 대복피(大腹皮) 등을 배합하여 사폐행수(瀉肺行水)한다(예 : 오피산(五皮散)[태평혜민화제국방(太平惠民和劑局方)].

호골(虎骨) 【명의별록(名醫別錄)】 TIGRIDIS OS

【기원】 고양이과(Felidae)에 속한 동물인 호랑이 *Panthera tigris* L.의 골격을 건조한 것으로, 머리뼈와 사지(四肢)의 뼈를 약용으로 하는데, 특히 수놈 호랑이의 앞쪽의 경골(脛骨)이 더욱 좋다.

【성미】 성은 따뜻하고, 독이 없으며, 맛은 맵고 달면서 짜다.

【귀경】 간, 신경.

【효능 및 주치】 1. 추풍정통(追風定痛) : 역절풍통(歷節風痛), 풍습요통(風濕腰痛), 근골급통(筋骨急痛)

2. 강근건골(强筋健骨) : 요퇴불수(腰腿不遂)

3. 진경안신(鎭驚安神) : 경계(驚悸), 경간(驚癎)

4. 해독료창(解毒療瘡) : 악창(惡瘡), 서루(鼠瘻), 월식창(月蝕瘡)

【해설】 본품은 거풍정통(祛風定痛)하는 작용이 강하여 풍사(風邪)의 편승(偏勝)으로 인한 역절주주동통(歷節走注疼痛)을 치료하고, 강근건골(强筋健骨)에 좋은 효과가 있어 간신(肝腎)이 허한(虛寒)하여 된 근골연약(筋骨軟弱), 족슬무력(足膝無力), 불능행주(不能行走)의 증상을 보이는 위비증(痿痺證)을 치료한다. 이 외에도 본품은 진경안신(鎭驚安神)하는 효능이 있어 경계(驚悸), 건망, 다몽(多夢), 불매(不寐) 등의 증상을 치료한다.

【포제】 잡질을 제거하고 절단하여 유제(油製)한 후에 사용한다. 정량(定量)의 식용유를 솥에 넣고 약한 불로 가열해서 기름이 끓게 한다. 그 다음 깨끗한 뼈가 연해질 때까지 뒤집으면서 튀기고 미황화색(微黃火色)이 나타나면 꺼내어 기름을 뺀 다음 눌러서 부순다. 이 때 사용하는 보료용량은 약재 100kg에 유(油) 20~30kg을 사용한다.

유제(油製)한 후에는 골(骨)의 질은 파삭파삭해져 부서지기 쉽기 때문에 분쇄해서 제약(製藥)을 하기에 좋다.

【용량과 용법】 3~6g. 환산제(丸散劑)에 넣거나 침주(浸酒)한다.

【금기증】 혈허화성(血虛火盛)의 경우에는 복용을 하지 말아야 한다.

【임상응용】 ① 간신부족(肝腎不足)으로 음허내열(陰虛內熱)하여 요슬산연(腰膝酸軟), 근골위연(筋骨痿軟), 퇴족소수(腿足消瘦), 보리불편(步履不便) 등의 증상이 있는 경우에는 숙지황(熟地黃), 귀판(龜板), 쇄양(鎖陽) 등을 배합하여 자음강화(滋陰降火), 강장근골(强壯筋骨)한다(예 : 호잠환(虎潛丸)[단계심법(丹溪心法)]).

② 중풍탄탄(中風癱瘓), 위비담궐(痿痺痰厥), 구련동통(拘攣疼痛), 옹저유주(癰疽流注), 질복손상(跌扑損傷), 소아경통(小兒驚痛), 부인정경(婦人停經)을 치료하는 경우에는 방풍(防風), 오초사(烏梢蛇), 위령선(威靈仙), 초오(草烏) 등을 배합하여 부정거풍(扶正祛風), 온경지통(溫經止痛), 화담통락(化痰通絡)한다(예 : 대활락단(大活絡丹)[난대궤범(蘭臺軌范)]).

곡기생(槲寄生) 【뇌공포자론(雷公炮炙論)】 VISCI HERBA

【기원】 겨우살이과(Loranthaceae)에 속한 상록 반기생(半寄生) 소관목인 겨우살이

(槲寄生) *Viscum coloratum* (Komar.) Nakai.의 잎이 달린 줄기와 가지를 건조한 것으로, 겨울부터 다음 봄 사이에 채취하여 햇볕에 말리거나 쪄서 말린다.

【성미】 성질은 평하고, 독이 없으며, 맛은 쓰다.

【귀경】 간, 신경.

【효능 및 주치】 1. 보간신(補肝腎), 익정혈(益精血), 강근골(强筋骨) : 요슬산통(腰膝痠痛), 근골위약(筋骨萎弱), 현훈(眩暈)

2. 거풍습(祛風濕), 통경락(通經絡) : 풍한습비(風寒濕痺), 구비(久痺)

3. 양혈안태(養血安胎) : 태루하혈(胎漏下血), 태동불안(胎動不安)

【해설】 본품은 맛이 쓰고 평(平)하며, 간신(肝腎) 2경(經)에 들어가 풍습(風濕)을 없애고 서근활락(舒筋活絡)하며, 간신(肝腎)을 보하여 근육과 뼈를 강하게 하는 효능이 있다. 따라서, 풍습비통(風濕痺痛)이 오래된 경우나 간신휴손(肝腎虧損)으로 요슬위연(腰膝痿軟)에 효과가 좋다. 또한 안태(安胎)하는 효능이 있어 임신태루(姙娠胎漏)나 태동불안(胎動不安)자에게 보신(補腎)하고 태원(胎元)을 견고하게 하는 효능이 있다.

【약리작용】 본품은 혈압을 내려주는 효능이 있으며, 관상동맥을 확장시켜 혈류량을 증가시켜 강압한다.

【포제】 잡질을 제거하고 세절(細切)하여 사용한다.

【용량과 용법】 10~20g.

【금기증】 비통(痺痛)이 풍습(風濕)으로 인하지 않은 경우에는 복용을 하지 말아야 한다.

상기생(桑寄生) 【신농본초경(神農本草經)】 TAXILLI RAMULUS

【기원】 겨우살이과(Loranthaceae)에 속한 상록 기생 소관목인 뽕나무겨우살이(상기생(桑寄生)) *Taxillus chinensis* (DC.) Danser.의 잎이 달린 가지와 줄기를 건조한 것으로, 겨울부터 다음 해 봄 사이에 채취하여 햇볕에 말리거나 쪄서 건조한다.

【성미】 성질은 평하고, 독이 없으며, 맛은 달고 쓰다.

【귀경】 간, 신경.

【효능 및 주치】 1. 보간신(補肝腎), 익정혈(益精血), 강근골(强筋骨) : 요슬산통(腰膝痠痛), 근골위약(筋骨痿弱), 현훈(眩暈)

2. 거풍습(祛風濕), 통경락(通經絡) : 풍한습비(風寒濕痺), 구비(久痺)

3. 양혈안태(養血安胎) : 태루하혈(胎漏下血), 태동불안(胎動不安)

4. 강혈압(降血壓) : 고혈압

【해설】 본품은 맛이 쓰고 달며, 약성(藥性)이 평(平)하다. 간신(肝腎) 2경(經)에 들어가 풍습(風濕)을 없애고 서근활락(舒筋活絡)하며, 간신(肝腎)을 보하여 근육과 뼈를 강하게 하는 효능이 있다. 따라서, 풍습비통(風濕痺痛)이 오래도록 치유되지 않았거나 간신의 휴손(虧損)으로 요슬산통(腰膝酸痛)하는 증상에 효과가 특히 좋다. 또한 임신태루(姙娠胎漏)나 태동불안(胎動不安)자에게 보신(補腎)하고 태원(胎元)을 견고하게 하는 효능이 있다.

【약리작용】 본품은 강압하는 효능이 있는데 말초혈관을 확장하여 혈압을 내려준다. 또한 본품에는 이뇨(利尿) 효과가 있으며, 강심효과도 겸하고 있다.

【포제】 잡질을 제거하고 절단하여 사용하거나 주초용(酒炒用)한다.

【용량과 용법】 12~24g.

【금기증】 비통(痺痛)이 풍습(風濕)으로 인하지 않은 경우에는 복용을 하지 말아야 한다.

【임상응용】 ① 비증(痺證)이 오래되어 간신양휴(肝腎兩虧), 기혈부족(氣血不足)하게 되어 요슬동통(腰膝疼痛), 관절의 굴신불리(屈伸不利), 마목불인(麻木不仁) 등의 증상이 나타나는 경우에는 독활(獨活), 두중(杜仲), 우슬(牛膝) 등을 배합하여 거풍습(祛風濕), 보기혈(補氣血), 익간신(益肝腎), 지비통(止痺痛)한다(예 : 독활기생탕(獨活寄生湯)[비급천금요방(備急千金要方)]).

② 간신부족(肝腎不足)으로 인한 활태(滑胎)에는 아교(阿膠), 속단(續斷), 토사자(菟絲子) 등을 배합하여 보신안태(補腎安胎)한다(예 : 수태환(壽胎丸)[의학충중참서록(醫學衷中參書錄)]).

제 5 장 방향화습약(芳香化濕藥)

기미(氣味)가 방향성(芳香性)이며 그 성질이 온조(溫燥)에 편향되어 있고 화습건비(化濕健脾)작용이 있는 약물을 방향화습약(芳香化濕藥)이라 한다. 비(脾)는 습(濕)을 싫어하고, 또한 토(土)는 따뜻한 것을 좋아하고 방향(芳香)을 좋아한다고 하였다. 만일 습탁(濕濁)이 중초(中焦)에 조체(阻滯)되면 비위(脾胃)가 수곡(水穀)을 운화(運化)하는 기능이 장애를 받아 병이 발생하게 된다. 방향성(芳香性) 약물은 능히 성비화습(醒脾化濕)하고 온조(溫燥)한 약물은 조습건비(燥濕健脾)할 수 있기 때문에 방향화습약(芳香化濕藥)은 습탁내조(濕濁內阻)로 비(脾)가 습곤(濕困)하게 되어 운화(運化)가 제대로 되지 못하여 발생하는 완복비만(脘腹痞滿), 구토범산(嘔吐泛酸), 대변당박(大便溏薄), 소식체권(少食體倦), 구감다연(口甘多涎), 설태백이(舌苔白膩) 등의 증후(證候)에 적용된다. 또한 습담옹체(濕痰壅滯)와 습온(濕溫), 서습(暑濕) 등 여러 가지 증(證)에 대해서 적당히 선택하여 활용함으로써 습탁(濕濁)을 화제(化除)할 수 있다.

임상에 응용할 때에는 마땅히 다양한 증후(證候)에 따라서 적당한 약물을 배합하여야 한다. 즉 비위(脾胃)가 허약하면 보비건위약(補脾健胃藥)을 배합하여야 하고, 기조습체(氣阻濕滯)로 복창(腹脹)이 심하면 행기약(行氣藥)을 배합하여야 하며, 한습복통(寒濕腹痛)에는 반드시 온중지통약(溫中止痛藥)을 배합하여야 한다.

그런데, 방향화습약(芳香化濕藥)은 대부분 신온향조(辛溫香燥)한 약품으로 기(氣)와 음(陰)을 손상하기가 쉬우므로 음허혈조(陰虛血燥)와 기허(氣虛)한 경우에는 사용하는 것을 조심해야 한다. 또한 방향화습약(芳香化濕藥)은 그 유효성분이 대부분 휘발성이므로 전제(煎劑)에 넣을 때는 반드시 나중에 넣어야 하며 오래 달이는 것은 좋지 않다.

창출(蒼朮) 【신농본초경(神農本草經)】 ATRACTYLODIS RHIZOMA

【기원】 국화과(Compositaea)에 속한 여러 해 살이 풀인 가는 잎 삽주(모창출(茅蒼朮)) *Atratylodes lancea* (Thunb.) DC.와 만주삽주(북창출(北蒼朮)) *A. chinensis* (DC.) Koidz.의 뿌리줄기를 건조한 것으로, 봄과 가을에 채취하여 햇볕에 말린다.

【성미】 성은 따뜻하고, 독이 없으며, 맛은 맵고 쓰다.

【귀경】 비, 위, 폐, 간경.

【효능 및 주치】 1. 조습건비(燥濕健脾) : 완민구토(脘悶嘔吐), 복통, 설사, 담음(痰飮), 수종(水腫)

2. 거풍제습(祛風除濕) : 풍한성(風寒性) 관절통, 각슬종통(脚膝腫痛), 풍한습비(風寒濕痺), 습창(濕瘡), 습진

3. 발한해표(發汗解表) : 외감풍한습사습표(外感風寒濕邪襲表)→오한발열(惡寒發熱)·두통·신통(身痛)·무한(無汗) 등

4. 명목(明目) : 야맹증, 안목혼삽(眼目昏澀)

5. 벽예(辟穢) : 시역(時疫)

【해설】 본품은 맛이 맵고 쓰며, 성질이 온조(溫燥)하고, 방향(芳香)이 있다. 맵고 향기가 있어서 발산(發散)을 주로 하므로 밖으로는 풍습(風濕)의 사기(邪氣)를 없애고, 안으로는 비위(脾胃)의 습사(濕邪)를 화습(化濕)하여 조습건비(燥濕健脾)하고 거풍(祛風)하는 중요한 약이 된다. 따라서, 본품은 조습건비(燥濕健脾)하는 효능이 있어 위완창민(胃脘脹悶), 구토, 수사(水瀉) 등의 증상을 치료하며, 발한(發汗)하는 효능이 있어 풍습(風濕)을 외감(外感)하여 신중동통(身重疼痛)하는 증상, 풍한습비(風寒濕痺), 관절산통(關節酸痛)에 모두 적용이 가능하며, 또한 산람장기(山嵐瘴氣)를 감수(感受)하여 발생하는 전염병도 치료한다.

【포제】 잡질을 제거하고 윤투(潤透)한 다음 절편(切片)하여 생용(生用)하거나, 미감침(米泔浸)한 다음 절편(切片)하여 초용(炒用)한다. 생품(生品)은 신렬(辛烈)하고 고조(苦燥)하여, 조습(燥濕), 거풍(祛風), 산한(散寒)하는 효능이 강하다. 초초(炒焦)한 후에는 신조(辛燥)한 성질이 크게 줄어들어서 고장지사(固腸止瀉)하는 효능이 증강되므로, 주로 비허설사(脾虛泄瀉)에 사용된다. 미감수제(米泔水製) 후에는 생품(生品)과 효능이 같으나, 정유성분이 많이 줄어들어 조성(燥性)이 완화되고, 신렬(辛烈)하고 온조(溫燥)한 부작용을 약화시키며, 화위(和胃)하는 작용이 있게 된다. 부초(麩炒)한 후에는 조성(燥性)이 완화되며, 건비조습(健脾燥濕)의 작용이 증강된다.

【용량과 용법】 4~16g.

【금기증】 음허내열(陰虛內熱)이나 기허다한(氣虛多汗)의 경우에는 복용을 하지 말

아야 한다.

【임상응용】 ① 외감풍한(外感風寒), 내상생냉(內傷生冷) 혹은 내상한습(內傷寒濕)으로 인하여 신열무한(身熱無汗), 두통신통(頭痛身痛), 항배구급(項背拘急), 한열왕래(寒熱往來), 흉비염식(胸痞厭食), 구토, 복통, 하리(下痢)하는 것을 치료하는 경우에는 마황(麻黃), 진피(陳皮), 후박(厚朴) 등을 배합하여 해표(解表), 온리(溫理), 이기(理氣), 활혈(活血), 화담소적(化痰消積)한다(예 : 오적산(五積散)[선수리상속단비방(仙授理傷續斷秘方)]). 이 처방은 또한 비위(脾胃)에 숙냉(宿冷)이 있어서 복협창통(腹脇脹痛)하는 것을 치료하고, 흉격(胸膈)에 담(痰)이 머물러 있는 것을 치료한다. 또한 부인의 혈기(血氣)가 부조(不調)하여 심복촬통(心腹撮痛), 경후부조(經候不調) 혹은 경폐불통(經閉不通)한 것을 치료한다.

② 습열(濕熱)이 하주(下注)하여 일어나는 요슬(腰膝)이나 관절의 산통(痠痛), 각기종통(脚氣腫痛), 습창(濕瘡) 및 대하, 임탁(淋濁) 등의 증상이 나타나는 경우에는 황백(黃柏), 창출(蒼朮)을 같은 량으로 하여 청열조습(淸熱燥濕)한다(예 : 이묘산(二妙散)[단계심법(丹溪心法)]).

③ 습열하주(濕熱下流)로 양각마목(兩脚麻木)하거나 혹은 화락(火烙)하는 열(熱)을 느끼는 경우에는 황백(黃柏), 우슬(牛膝)을 배합한다(예 : 삼묘산(三妙散)[의학정전(醫學正傳)]).

④ 습열하주(濕熱下注)로 양쪽 발이 마위종통(麻痿腫痛)하거나 족경(足脛)이 습진양통(濕疹痒痛)하는 경우에는 황백(黃柏), 의이인(薏苡仁), 우슬(牛膝)을 배합한다(예 : 사묘환(四妙丸)[성방편독(成方便讀)]).

⑤ 습(濕)이 비위(脾胃)에 조체(阻滯)되어서 흉복창만(胸腹脹滿), 식욕부진, 구토오심(嘔吐惡心), 사지권태(四肢倦怠), 대변당박(大便溏薄), 맥완(脈緩), 설태(舌苔)가 백니(白膩)하거나 혹은 후니(厚膩)하면서 활윤(滑潤)한 증상이 나타나는 경우에는 후박(厚朴), 진피(陳皮), 감초(甘草) 등을 배합하여 조습건비(燥濕健脾), 행기화위(行氣和胃)한다(예 : 평위산(平胃散)[화제국방(和劑局方)]).

⑥ 외감풍한(外感風寒)으로 두통, 항강(項强), 비색(鼻塞)하는 경우에는 방풍(防風), 백지(白芷), 세신(細辛) 등을 배합하여 산풍한(散風寒), 지두통(止頭痛)한다(예 : 구미강활탕(九味羌活湯)[차사난지(此事難知)]).

⑦ 풍한습사(風寒濕邪)로 인한 표증(表證)이면서 겸하여 이열(裏熱)이 있으며, 두통, 발열, 오한(惡寒), 구건번만(口乾煩滿)하면서 갈증이 있는 경우에는 강활(羌活), 방풍(防風), 방기(防己) 등을 배합한다(예 : 대강활탕(大羌活湯)[차사난지(此事難知)]).

⑧ 담음(痰飮)으로 인한 위완통(胃脘痛)으로 아프면서 구오(嘔惡)하고 담연(痰涎)을 토출(吐出)하면 통증이 약간 줄어드는 증상이 있으면 반하(半夏), 천남성(天南星), 진피(陳皮) 등을 배합하여 조습화담(燥濕化痰)한다(예 : 평위도담탕(平胃導痰湯)[증인맥치(症因脈治)]).

⑨ 사시상한(四時傷寒), 장역시기(瘴疫時氣), 산람장기(山嵐瘴氣)로 두통, 장열(壯熱), 요복구급(腰腹拘急), 복창(腹脹), 한열왕래, 곽란토사(藿亂吐瀉)를 치료하는 경우에는 후박(厚朴), 곽향(藿香), 반하(半夏) 등을 배합하여 방향화탁(芳香化濁), 거습지구(祛濕止嘔), 화습해표(化濕解表)한다(예 : 불환금정기산(不換金正氣散)[화제국방(和劑局方)]).

⑩ 외감풍한(外感風寒), 내상생냉(內傷生冷)으로 증한장열(憎寒壯熱), 두목혼동(頭目昏疼), 지체구급(肢體拘急)하는 경우와 음식상비(飮食傷脾)로 해학(痎瘧)이 된 경우, 혹은 비위허한(脾胃虛寒)으로 구역오심(嘔逆惡心)하는 경우에는 인삼(人參), 초과(草果), 복령(茯苓) 등을 배합한다(예 : 인삼양위탕(人蔘養胃湯)[화제국방(和劑局方)]).

후박(厚朴) 【신농본초경(神農本草經)】 MAGNOLIAE CORTEX

【기원】 목련과(Magnoliaceae)에 속한 낙엽교목인 후박(厚朴) *Magnolia officinalis* Rehd. et Wils.과 요엽후박(凹葉厚朴) *M. officinalis* Rehd. et Wils. var. *biloba* Rehd. et Wils.의 수피(樹皮)를 건조한 것으로, 4~6월에 15~20년 된 식물의 수간피(樹幹皮), 근피(根皮), 지피(枝皮)를 벗겨내어 코르크층을 제거하고 음건(陰乾)하거나, 수간피(樹幹皮)를 끓는 물에 약간 감은 다음 음습한 곳에 깔아 놓고 발한(發汗)시켜 내표면(內表面)이 자갈색으로 변할 때 쪄서 부드럽게 되면 통상(筒狀)으로 말아서 햇볕에 말리기도 한다.

【성미】 성은 따뜻하고, 독이 없으며, 맛은 쓰고 맵다.

【귀경】 비, 위, 폐, 대장경.

【효능 및 주치】 1. 행기소적(行氣消積) : 비위기체(脾胃氣滯), 숙식불삭(宿食不削)

2. 행기조습(行氣燥濕) : 설사, 복통창만(腹痛脹滿)

3. 하기소담평천(下氣消痰平喘) : 해수기천(咳嗽氣喘)

【해설】 본품은 맛이 맵고 쓰면서 약성(藥性)이 따뜻하고, 방향(芳香)이 있다. 매운맛은 행기(行氣)시켜 소창(消脹)하게 하고, 쓴맛은 하기(下氣)시켜 평천(平喘)하게 하며, 방향(芳香)은 화습(化濕)하여 산만(散滿)하고, 따뜻한 성질은 산한(散寒)하고 통(通)하게 하여서 지통하므로, 장위(腸胃)의 기체(氣滯)를 제거하고 비위(脾胃)의 습탁(濕濁)을 없애어서 행기(行氣), 도체(導滯), 조습(燥濕)하는 중요한 약이 된다. 따라서 본품은 행기조습(行氣燥濕)하여 습(濕)이 장위(腸胃)에 조체(阻滯)되어 기(氣)가 체(滯)하고 통(通)하지 못하여 발생하는 흉복창만(胸腹脹滿)을 치료하고, 강역평천(降逆平喘)하여 폐기(肺氣)가 하강하지 못하여 발생하는 기천해수(氣喘咳嗽)를 치료하며, 도체(導滯)하는 효능으로 습울기체(濕鬱氣滯)로 인한 수사(水瀉), 이질(痢疾) 등의 병을 치료하는데, 모두 비교적 좋은 효능을 발휘한다.

본품은 배합되는 약물에 따라 다양하게 적용되는데, 습체(濕滯)에는 창출(蒼朮)을 배합하여 행기(行氣), 조습(燥濕), 운비(運脾)하고, 기체(氣滯)에는 목향(木香)을 배합하여 행기지통(行氣止痛)하며, 식체(食滯)에는 지실(枳實)을 배합하여 소비제창(消痞除脹)하고, 중한설사(中寒泄瀉)에는 방향(芳香)이 있는 지각(枳殼)을 배합하며, 담체(痰滯)에는 반하(半夏)를 배합하여 이기(理氣), 조습(燥濕), 화담(化痰)하고, 한체(寒滯)에는 건강(乾薑)을 배합하여 온중행기(溫中行氣)시키며, 열체(熱滯)에는 대황(大黃)을 배합하여 적용한다.

【약물감별】 우리가 온중행기(溫中行氣)시키는 한약재로 활용하고 있는 후박(厚朴)은 목련과(Magnoliaceae)에 속한 낙엽교목인 후박나무 *Magnolia officinalis* Rehd. et Wils., 요엽후박나무 *M. biloba* Cheng.의 수피(樹皮) 혹은 근피(根皮)이다. 그런데, 토후박(土厚朴)이라고 하여 온중행기(溫中行氣)하는 후박(厚朴)과는 전혀 다른 약재를 후박(厚朴)의 대용(代用)으로 활용하고 있는데, 이 토후박(土厚朴)은 우리나라의 남부에서 자라는 녹나무과에 속한 상록성의 큰 키 나무인 호박나무 *Machilus thunbergii* Sieb. et. Zucc.의 수피(樹皮)와 근피(根皮)이며, 이것은 별도로 홍남피(紅楠皮)라고 부르는 한약재명이 있다.

후박(厚朴)은 맛이 쓰고 매우며 약성(藥性)이 따뜻한데, 행기소적(行氣消積)하여 비위장(脾胃腸)의 기체(氣滯)로 인한 창만복통(脹滿腹痛), 흉만(胸滿), 음식불하(飮食不下)

등의 증상에 좋은 효능을 발휘하며, 온중조습(溫中燥濕)작용을 하여 비위장(脾胃腸)에 습기(濕氣)가 적체(積滯)되어 소화기능이 감소되고 복창(腹脹), 구토, 오식(惡食), 설태탁니(舌苔濁膩)하며 비교적 복부에 차가운 감각이 있는 증상을 치료한다. 또, 하기(下氣)하고 소담평천(消痰平喘)하는 효능으로도 활용되어 폐(肺)에 담(痰)이 쌓여서 일어나는 해수기천(咳嗽氣喘), 흉만(胸滿)에 하기(下氣)시키면서 담옹(痰壅)을 제거한다.

그런데, 홍남피(紅楠皮)는 맛이 쓰고 매우며 약성(藥性)이 따뜻한 것은 후박(厚朴)과 같으나, 온중순기(溫中順氣)하여 구토, 설사, 소아의 토유(吐乳), 위매식소(胃呆食少)를 치료하고, 서근활혈(舒筋活血)하고 소종지통(消腫止痛)하는 효능이 있어서 염좌상(捻挫傷)으로 근육이 손상을 입었을 때에 뿌리나 수피(樹皮)를 찧어 붙이고, 수피(樹皮)를 달여 먹는다. 또한 전근족종(轉筋足腫)에 수피(樹皮)를 전탕(煎湯)해서 씻어내는 정도의 효과가 있다.

따라서, 후박(厚朴)과 토후박(土厚朴)은 전혀 다른 약재이므로, 후박(厚朴) 대신에 토후박(土厚朴)을 사용해서는 안 된다.

【포제】 잡질을 제거하고 윤투(潤透)시킨 다음 코르크층을 제거하고 세절(細切)하여 사용하거나, 강자(薑炙), 강자(薑煮)와 같은 강즙제(薑汁製)로 포제(炮製)한 후에 사용한다. 후박(厚朴)을 생용(生用)하면 약효가 너무 강렬하고 맛이 신랄(辛辣)하며, 인후(咽喉)에 대하여 어느 정도의 자극성이 있으므로, 일반적으로 생용(生用)을 잘 하지 않는다. 생강(生薑)으로 포제(炮製)를 거친 후에는 인후(咽喉)에 대한 자극성을 없앨 수 있고, 고미(苦味)를 줄이며, 관중화위지구(寬中和胃止嘔) 작용을 증강시킨다.

【용량과 용법】 4~12g.

【금기증】 음허내열(陰虛內熱)로 진액이 고갈된 경우에는 복용을 하지 말아야 한다.

【임상응용】 ① 장위(腸胃)의 조열(燥熱)로 진액이 부족하여 대변비결(大便秘結), 복중창만(腹中脹滿)하는 것을 치료하거나 치창(痔瘡)으로 인한 변비를 치료하는 경우에는 마자인(麻子仁), 행인(杏仁), 대황(大黃) 등을 배합하여 윤장설열(潤腸泄熱), 행기통변(行氣通便)한다(예 : 마자인환(麻子仁丸)[상한론(傷寒論)]).

② 습(濕)이 비위(脾胃)에 조체(阻滯)되어서 흉복창만(胸腹脹滿), 식욕부진, 구토오심(嘔吐惡心), 사지권태(四肢倦怠), 대변당박(大便溏薄), 맥완(脈緩), 설태(舌苔)가 백니(白膩)하거나 혹은 후니(厚膩)하면서 활윤(滑潤)한 증상이 나타나는 경우에는 창출(蒼

朮), 진피(陳皮), 감초(甘草) 등을 배합하여 조습건비(燥濕健脾), 행기화위(行氣和胃)한다(예 : 평위산(平胃散)[화제국방(和劑局方)]).

③ 담기울결(痰氣鬱結)로 발생하는 매핵기의 경우에는 자소(紫蘇), 반하(半夏), 복령(茯苓) 등을 배합하여 이기화담(理氣化痰)한다(예 : 반하후박탕(半夏厚朴湯)[금궤요략(金匱要略)]).

④ 적체변비(積滯便秘)로 복부가 창민동통(脹悶疼痛)하는 경우에는 대황(大黃), 지실(枳實)을 배합한다(예 : 삼물후박탕(三物厚朴湯)[금궤요략(金匱要略)]).

곽향(藿香) 【명의별록(名醫別錄)】 POGOSTEMONIS HERBA

【기원】 꿀풀과(Labiatae)에 속한 여러 해 살이 풀인 광곽향(廣藿香) *Pogostemon cablin* (Blanco.) Benth. 또는 1년생 혹은 여러 해 살이 풀인 배초향(곽향(藿香)) *Agastache rugosa* (Fisch. et Meyer) O. Kuntze.의 전초(全草)를 건조한 것이다. 광곽향(廣藿香)은 6~7월 사이에 채취하여 햇볕에 말리거나 혹은 그늘에서 말리고, 곽향(藿香)은 6~7월의 꽃이 필 때 혹은 10월에 채취하여 햇볕에 말리거나 또는 그늘에서 말린다.

【성미】 성질은 약간 따뜻하고, 독이 없으며, 맛은 맵다.

【귀경】 비, 위, 폐경.

【효능 및 주치】 1. 발표해서(發表解暑) : 서월외감풍한(暑月外感風寒)·내상생냉(內傷生冷)→오한발열(惡寒發熱)·두통·완비(脘痞)·구토·설사 등증, 습온초기(濕溫初起)

2. 방향화습(芳香化濕) : 감모서습(感冒暑濕), 습온병(濕溫病), 습탁내조(濕濁內阻)→흉완만민(胸脘滿悶), 곽란토사(霍亂吐瀉), 식욕부진, 비위습(脾胃濕)→구취(口臭)

3. 화중지구(和中止嘔) : 구토, 임신구토

【해설】 본품은 맛이 맵고 약성(藥性)이 약간 따뜻하며, 방향성(芳香性)을 지니고 있는데, 주로 비(脾)·위(胃)·폐경(肺經)으로 들어가서 효능을 발휘한다. 매운맛은 산(散)하고 발표(發表)하되 맹렬하지 않으며, 약간 따뜻한 약성(藥性)은 화습(化濕)하되 조열(燥熱)하지 않아 표사(表邪)를 풀어주고 이(裏)의 습사(濕邪)를 화습(化濕)하며, 방향성(芳香性) 또한 화습(化濕)하여 화중지구(和中止嘔)하는 중요한 약이 되고, 또 발산풍한(發散風寒), 해서(解暑)하는 효능을 지니고 있다. 따라서, 습탁(濕濁)이 중조(中阻)하여 나타나는

완비(脘痞), 구토, 복통, 토사(吐瀉) 등의 증상을 치료하고, 여름철에 서습(暑濕)을 감수(感受)하고 비위(脾胃)가 불화(不和)하여 나타나는 상토하사(上吐下瀉) 등의 증상을 치료한다.

이 약은 화습(化濕)하여 위기(胃氣)를 조화하는 효능이 있으므로 보기제(補氣劑)에 함께 쓰여 보익제(補益劑)의 작용을 돕는다.

【약효감별】 본품과 소엽(蘇葉)은 모두 발표화중(發表和中)하지만, 본품은 화습성비(化濕醒脾)의 특징이 있고, 소엽(蘇葉)은 발한해표(發汗解表)에 특징이 있다. 또한 본품은 향유(香薷)와 같이 발표해서(發表解暑)하지만 본품은 비(脾)의 운화(運化)를 도와 화습화중(化濕和中)하고, 향유(香薷)는 발한(發汗)시키는 효능이 우수하고 아울러 이수(利水)시킨다.

【포제】 잡질을 제거하고 윤투(潤透)시킨 다음 세절(細切)하여 사용한다.

【용량과 용법】 6~12g.

【금기증】 음허화왕(陰虛火旺)이나 위(胃)가 약하여 구토를 잘 하려고 하는 경우 및 위열(胃熱)로 구토를 하는 경우에는 복용을 하지 말아야 한다. 또한 중초(中焦)에 화(火)가 성(盛)하고 열(熱)이 심한 경우나 온병(溫病), 열병(熱病) 또는 양명위가실사(陽明胃家實邪)로 인하여 구토를 하거나 창증(脹症)이 발생하는 경우에는 복용을 금해야 한다.

【임상응용】 ① 한습(寒濕)의 사기(邪氣)를 감수(感受)하여, 파랭(怕冷), 발열, 두통, 흉복창민(胸腹脹悶), 범오(泛惡), 위매(胃呆)의 증상이 나타나거나, 혹은 대변당설(大便溏泄), 구담(口淡), 구첨(口甛), 설태니(舌苔膩) 등의 습탁중조(濕濁中阻)한 증후(證候)를 치료하는 경우에는 길경(桔梗), 후박(厚朴), 진피(陳皮) 등을 배합하여 방향화습(芳香化濕), 소산표사(疏散表邪), 화중(和中)한다(예 : 곽향정기산(藿香正氣散)[화제국방(和劑局方)]).

② 사시상한(四時傷寒), 장역시기(瘴疫時氣), 산람장기(山嵐瘴氣)로 두통, 장열(壯熱), 요복구급(腰腹拘急), 복창(腹脹), 한열왕래(寒熱往來), 곽란토사(藿亂吐瀉)하는 것을 치료하는 경우에는 후박(厚朴), 창출(蒼朮), 반하(半夏) 등을 배합하여 방향화탁(芳香化濁), 거습지구(祛濕止嘔), 화습해표(化濕解表)한다(예 : 불환금정기산(不換金正氣散)[화제국방(和劑局方)]).

사인(砂仁) 【약성론(藥性論)】 AMOMI FRUCTUS

【기원】 생강과(Zingiberaceae)에 속한 여러 해 살이 풀인 양춘사(陽春砂) *Amomum villosum* Lour.과 해남사(海南砂) *A. longiligulare* T. L.Wu. 또는 축사(縮砂) *A. xanthioides* Wall.의 성숙한 과실을 건조한 것으로, 여름과 가을 사이에 과실이 성숙할 때 채취하여 햇볕에 말리거나 또는 저온에서 건조한다.

【성미】 성은 따뜻하고, 독이 없으며, 맛은 맵다.

【귀경】 비, 위, 신경.

【효능 및 주치】 1. 화습행기(化濕行氣) : 습조중초(濕阻中焦)·비위기체(脾胃氣滯)→완복창통(脘腹脹痛)·불사음식(不思飮食)·복통비창(腹痛痞脹)·구토

2. 온중지구지사(溫中止嘔止瀉) : 비한설사(脾寒泄瀉), 비위허한(脾胃虛寒)→복통·설사

3. 행기안태(行氣安胎) : 임신오조(姙娠惡阻), 태동불안(胎動不安)

【해설】 본품은 맛이 맵고 약성(藥性)이 따뜻하며, 방향(芳香)을 지니고 있는데, 매운 맛은 산(散)하고 따뜻한 성질은 통(通)하게 하며, 방향(芳香)은 화습(化濕)하므로 중초(中焦)에 습사(濕邪)가 조체(阻滯)하거나 비위(脾胃)에 기체(氣滯) 및 비위(脾胃)가 허한(虛寒)한 모든 증(證)에 적용된다.

본품은 화습화위(化濕和胃)하고 개위진식(開胃進食)하는 효능이 있어서 비위기체(脾胃氣滯)로 위구(胃口)가 불개(不開)하고 소화불량으로 구토, 설사하는 증상을 치료하며, 행기파적체(行氣破積滯)하는 효능이 있어 흉복창통(胸腹脹痛)을 치료하고, 이기안태(理氣安胎)하여 기체(氣滯)로 기(氣)가 소통하지 못하여 발생하는 태동불안(胎動不安), 임신오조(姙娠惡阻) 등의 증상을 치료한다.

본품의 방향성(芳香性)을 충분히 발휘하기 위해서는 표피(表皮)를 없애고 사용해야 하며, 전탕(煎湯)할 경우에는 후하(後下)해야 한다.

【포제】 잡질을 제거하고, 사용할 때에 도쇄(搗碎)하여 사용한다. 생용(生用)하면 신향(辛香)하여 화습행기(化濕行氣), 성비화위조중(醒脾和胃調中)하는 힘이 커서 비위(脾胃)의 습조기체(濕阻氣滯)로 인한 복통(腹痛), 비창(痞脹), 위매(胃呆), 식체(食滯), 구토설사(嘔吐泄瀉)에 상용된다. 염자(鹽炙)하면 신향(辛香)의 성질이 약간 줄어들고, 온(溫)하되 조(燥)하지 않으며, 강기안태(降氣安胎) 작용이 강하게 되어서 임신오조(姙娠惡阻),

태동불안(胎動不安), 복통설사(腹痛泄瀉)에 주로 활용되며, 또한 약을 이끌고 신(腎)으로 내려가게 하여 온신축뇨(溫腎縮尿) 작용을 강하게 할 수 있어서, 주로 소변빈삭(小便頻數), 유뇨(遺尿)에 많이 사용된다.

【용량과 용법】 4~8g(전제(煎劑)에 넣는 경우에는 후하(後下)해야 한다).

【금기증】 음허유열(陰虛有熱)에는 복용을 하지 말아야 하고, 복통이 화(火)에 속한 경우, 서열(暑熱)로 인하여 설사하는 경우, 태동(胎動)이 혈열(血熱)로 인하여 발생한 경우에는 복용을 하지 말아야 한다.

【임상응용】 ① 상식복통(傷食腹痛)을 치료하는 경우에는 창출(蒼朮), 진피(陳皮), 후박(厚朴) 등을 배합한다(예 : 향사평위산(香砂平胃散)[증보만병회춘(增補萬病回春)]).

② 비위기허(脾胃氣虛)로 한습(寒濕)이 중초(中焦)에 조체(阻滯)하여 식욕부진, 애기(噯氣), 완복창만(脘腹脹滿)하거나 동통(疼痛), 구토, 설사하는 경우에는 인삼(人參), 백출(白朮), 목향(木香), 반하(半夏) 등을 배합하여 건비화위(健脾和胃), 이기지통(理氣止痛)한다(예 : 향사육군자탕(香砂六君子湯)[의방집해(醫方集解)]이다.

③ 비허협습(脾虛挾濕)으로 설사, 식욕부진 등이 나타나는 경우에는 인삼(人參), 백출(白朮), 복령(茯苓), 산약(山藥) 등을 배합하여 건비지사(健脾止瀉)한다(예 : 삼령백출산(參苓白朮散)[화제국방(和劑局方)]).

백두구(白豆蔻) 【개보본초(開寶本草)】 AMMOMI ROTUNDUS FRUCTUS

【기원】 생강과(Zingiberaceae)에 속한 여러 해 살이 풀인 백두구(白豆蔻) *Amomum kravanh* Piere. ex Cagnep.와 조왜백두구(爪哇白豆蔻) *A. compactum* Soland. ex Maton.의 성숙한 과실을 건조한 것으로, 10~12월 사이에 과실이 황색으로 성숙하여 갈라지기 전에 채취하여 과병(果柄)을 제거하고 햇볕에 말린다.

【성미】 성은 따뜻하고, 독이 없으며, 맛은 맵다.

【귀경】 폐, 비, 위, 대장경.

【효능 및 주치】 1. 화습행기(化濕行氣) : 습조중초(濕阻中焦)·비위기체(脾胃氣滯)→완복창통(脘腹脹痛)·불사음식(不思飮食), 습온초기(濕溫初起)→흉민불기(胸悶不飢)·설태탁니(舌苔濁膩)

2. 온중지구(溫中止嘔) : 구역(嘔逆), 반위(反胃), 애기(噯氣), 소아위한토유(小兒胃寒吐乳)

【해설】 본품은 맛이 맵고 약성(藥性)이 따뜻하며, 기(氣)가 맑고 향기가 있어서 상초(上焦)인 폐(肺)에 들어가 하기지역(下氣止逆)하고, 중초(中焦)인 비위(脾胃)에 들어가 화습온중(化濕溫中)하고 화습행기(化濕行氣)하며 개위소식(開胃消食)하는 효능이 있다. 그러므로, 본품은 위기(胃氣)가 불화(不和)하여 발생하는 구토, 애기(噯氣), 완복창통(脘腹脹痛) 등의 증상을 치료하며, 폐한(肺寒)으로 눈에 예장(翳障)이 발생한 경우에도 치료할 수 있다.

【약효감별】 본품은 사인(砂仁)과 성미와 효능이 비슷하다. 다만, 방향(芳香)의 기(氣)가 청(淸)하여 주로 중상초(中上焦)로 들어가며 온조(溫燥)의 성질이 약하여 습조중만(濕阻中滿)과 위한구토(胃寒嘔吐)에 많이 사용된다. 사인(砂仁)은 방향(芳香)의 기(氣)가 탁(濁)하고 온조(溫燥)의 성질이 강하여 주로 중하초(中下焦)로 들어가 비한설사(脾寒泄瀉)에 많이 활용된다.

백두구(白豆蔻)는 종자인데, 본품의 각(殼)인 두구각(豆蔻殼)은 본품에 비해 온성(溫性)이 약하고 작용 또한 약한데, 한습기체(寒濕氣滯)로 인한 완복창민(脘腹脹悶)과 구토 등의 증(證)에 적용된다.

【포제】 잡질을 제거하고 사용할 때 거피(去皮)하거나 혹은 연피(連皮)하여 도쇄(搗碎)하여 사용한다.

【용량과 용법】 4~8g.(탕제(湯劑)에 넣으려면 후하(後下)해야 한다).

【금기증】 화(火)가 올라와서 구토하는 경우와 열로 인한 복통에는 복용을 하지 말아야 한다.

【임상응용】 ① 술을 즐겨먹어서 중허(中虛)하고, 습(濕)이 비위(脾胃)를 상(傷)하여, 현훈(眩暈), 구토, 흉격비민(胸膈痞悶), 식소(食少), 체권(體倦), 소변불리(小便不利)하는 경우에는 목향(木香), 인삼(人參), 저령(豬苓), 백복령(白茯苓), 귤피(橘皮) 등을 배합하여 분소주습(分消酒濕), 이기건비(理氣健脾)한다(예 : 갈화해정탕(葛花解酲湯)[비위론(脾胃論)]).

② 한습내조(寒濕內阻), 위장기체(胃腸氣滯)로 완복창통(脘腹脹痛)하는 것을 치료하는 경우에는 목향(木香), 정향(丁香), 사인(砂仁) 등을 배합한다(예 : 목향조기산(木香調氣散)[화제국방(和劑局方)]).

초두구(草豆蔻)【명의별록(名醫別錄)】ALPINIAE KATSUMADAI SEMEN

【기원】 생강과(Zingiberaceae)에 속한 여러 해 살이 풀인 초두구(草豆蔻) *Alpinia katsumadai* Hayata.의 성숙한 종자를 건조한 것으로, 가을에 과실이 약간 황색이 되었을 때 채취하여 햇볕에 말리거나, 과실이 80~90% 쯤 건조되었을 때 과피(果皮)를 벗겨서 햇볕에 말리기도 한다.

【성미】 성은 따뜻하고, 독이 없으며, 맛은 맵다.

【귀경】 비, 위경.

【효능 및 주치】 1. 온중거한(溫中祛寒) : 불사음식(不思飮食), 대변당박(大便溏薄), 설태백니(舌苔白膩), 범토청연(泛吐淸涎), 완복냉통(脘腹冷痛) 등의 비위한습증(脾胃寒濕證)

2. 조습행기(燥濕行氣) : 한습토사(寒濕吐瀉)

【해설】 본품은 맛이 맵고 약성(藥性)이 따뜻하며, 방향(芳香)의 기(氣)는 청상(淸爽)하여 조습건비(燥濕健脾)하고 온중산한(溫中散寒)하며 지구(止嘔)시키는 장점이 있어 비위허한(脾胃虛寒)으로 인한 위통(胃痛)·구토를 치료하며, 위부(胃部)가 수한(受寒)하여 아프고 구토, 창만(脹滿)하는 것을 치료하며, 한습(寒濕)이 몸 안에 정체하여 위구(胃口)가 불개(不開)하고 불사음식(不思飮食)하는 등의 증상을 치료한다.

다만, 본품은 성질이 온조(溫燥)하여 상음(傷陰)하므로 음허유열(陰虛有熱)한 사람에게는 좋지 않다. 또, 본품은 방향(芳香)이 있으므로 효과를 충분히 발휘하기 위해서는 전탕(煎湯)할 때에 후하(後下)해야 한다.

【약효비교】 초두구(草豆蔻)와 백두구(白豆蔻)는 성미(性味)가 서로 같으며, 모두 이기(理氣)한다. 다만 백두구(白豆蔻)는 위기(胃氣)를 다스리는데 효능이 치우치며, 초두구(草豆蔻)는 건비조습(健脾燥濕)하는데 효능이 치우친다.

【포제】 잡질을 제거하고, 사용할 때에 도쇄(搗碎)하여 사용한다.

【용량과 용법】 4~8g(탕제(湯劑)에 넣는 경우에는 후하(後下)해야 한다.).

【금기증】 음허혈소(陰虛血少)한 사람과 진액이 부족한 사람 및 한습(寒濕)이 없는 경우에는 복용을 하지 말아야 한다.

【임상응용】 ① 간울기역(肝鬱氣逆)으로 협륵동통(脇肋疼痛)하고 징가(癥瘕)가 발생

하여 복대견만(腹大堅滿)하면서 아픈 것을 치료하는 경우에는 목향(木香), 청피(青皮), 필징가(蓽澄茄) 등을 배합하여 소간해울(疏肝解鬱), 행기지통(行氣止痛)한다(예 : 목향산(木香散)[증치준승(證治準繩)]).

② 비위(脾胃)가 허약하여 완복냉통(脘腹冷痛), 설사, 식소(食少) 등의 증상이 나타나는 경우에는 백출(白朮), 고량강(高良薑), 사인(砂仁), 후박(厚朴), 가자(訶子) 등을 배합하여 온중지사(溫中止瀉)한다(예 : 계향산(桂香散)[경험량방(經驗良方)]).

초과(草果) 【본초품휘정요(本草品彙精要)】 AMOMI TSAOKO FRUCTUS

【기원】 생강과(Zingiberaceae)에 속한 여러 해 살이 풀인 초과(草果) *Amomum tsaoko* Crevost. et Lem.의 성숙한 과실을 건조한 것으로, 가을에 과실이 성숙할 때 채취하여 햇볕에 말리거나 혹은 저온에서 건조한다.

【성미】 성은 따뜻하고(뜨거운 쪽에 편중된다), 독이 없으며, 맛은 맵다.

【귀경】 비, 위경.

【효능 및 주치】 1. 조습온중(燥濕溫中) : 복만설사(腹滿泄瀉), 한습토사(寒濕吐瀉), 비만(痞滿), 구토, 완복창통(脘腹脹痛)

2. 제담절학(除痰截瘧) : 학질한열(瘧疾寒熱), 장학(瘴瘧)

【해설】 본품은 맛이 맵고 약성(藥性)이 따뜻하며, 조렬(燥烈)하고 기취(氣臭)가 탁(濁)하며, 비위(脾胃)의 습탁(濕濁)을 화(化)하여 조습거담산한(燥濕祛痰散寒)하므로 비위(脾胃)에 한습(寒濕)이 조체(阻滯)되어 나타나는 완복창만(脘腹脹滿)과 동통(疼痛), 토사(吐瀉), 음식불소(飮食不消) 등의 증상을 치료한다. 또한 학질을 치료하는 효능이 있어 산람장기(山嵐瘴氣)로 발생하는 학질(瘧疾)과 한(寒)이 중(重)한 학질(瘧疾)을 치료하는데 비교적 좋은 효능을 발휘한다.

【약효비교】 본품과 초두구(草豆蔻)는 비슷한 부류의 약재인데, 본품은 맛이 맵고 약성이 뜨거우며 조렬(燥烈)하고, 비위(脾胃)의 습탁(濕濁)을 화(化)하는데 편중되며, 초두구(草豆蔻)는 방향(芳香)의 기미(氣味)가 있어 온위소식(溫胃消食)하는데 편중된다.

【포제】 잡질을 제거하고 초황색(焦黃色)이 되어 조금 부풀어 오를 정도로 초(炒)하여 도쇄(搗碎)하여 사용하거나 강즙초(薑汁炒)하여 사용한다.

생품은 신온(辛溫)하고 조렬(燥烈)하여, 조습산한(燥濕散寒)하고, 거담(祛痰), 절학(截瘧), 산사(散邪)하는데 장점을 발휘한다. 생강즙으로 자(炙)한 후에는 조렬(燥烈)한 성질이 완화되고, 온중거한지통(溫中祛寒止痛) 작용이 강화되며, 아울러 화담(化痰), 절학(截瘧), 지구(止嘔)의 효능이 증강되므로, 위완동통(胃脘疼痛), 음식정체(飮食停滯), 학질(瘧疾) 등의 증상에 많이 사용된다.

【용량과 용법】 4~8g.

【금기증】 기혈(氣血)이 모두 허한 경우와 한습(寒濕)의 실사(實邪)가 없는 경우에는 복용을 하지 말아야 한다.

【임상응용】 ① 학질(瘧疾)이 한다열소(寒多熱少)의 담습증(痰濕證)으로 흉민납매(胸悶納呆), 설태백니(舌苔白膩) 등의 증상이 나타나는 경우에는 빈랑(檳榔), 후박(厚朴), 청피(靑皮) 등을 배합하여 화담습절학(化痰濕截瘧)한다(예 : 절학칠보음(截瘧七寶飮)[양씨가장방(楊氏家藏方)]).

② 온역(瘟疫) 초기에 증한장열(憎寒壯熱), 흉민구오(胸悶嘔惡), 두통, 번조(煩燥)하고 설홍태니(舌紅苔膩)하여 적분(積粉)과 같은 경우에는 후박(厚朴), 빈랑(檳榔), 황금(黃芩), 지모(知母) 등을 배합하여 개달막원(開達膜原), 벽예화탁(辟穢化濁)한다(예 : 달원음(達原飮)[온역론(溫疫論)]).

③ 학질(瘧疾)이 여러 번 발생하면서도 그치지 않고, 체장(體壯)하고, 담습(痰濕)이 편성(偏盛)하고 설태백니(舌苔白膩)한 경우에는 상산(常山), 강반하(薑半夏), 빈랑(檳榔), 청피(靑皮) 등을 배합하여 거담절학(祛痰截瘧)한다(예 : 칠보음(七寶飮)[상한보명집(傷寒保命集)]).

패란(佩蘭) 【신농본초경(神農本草經)】 EUPATORII HERBA

【기원】 국화과(Compositae)에 속한 여러 해 살이 풀인 벌등골나물 *Eupatorium fortunei* Turcz.의 전초(全草)를 건조한 것으로, 여름철에 꽃이 피기 전에 채취하여 햇볕에 말리거나 또는 그늘에서 말린다.

【성미】 성질은 평하고, 독이 없으며, 맛은 맵다.

【귀경】 비, 위, 폐경.

【효능 및 주치】 1. 방향화습성비(芳香化濕醒脾) : 습조중초증(濕阻中焦證)(흉복창만(胸腹脹滿)·구오납매(嘔惡納呆)·변당체권(便溏體倦)·설태후니(舌苔厚膩) 등증), 비단구감(脾癉口甘)

2. 발표해서(發表解暑) : 습온초기(濕溫初起), 외감서습증(外感暑濕證)(오한(惡寒)·발열·두창(頭脹)·흉민(胸悶))

【해설】 본품은 맛이 맵고 약성(藥性)이 평(平)하며, 기(氣)가 청향(淸香)하다. 청향(淸香)하고 신산(辛散)하여 벽예(辟穢), 거서(祛暑), 화습(化濕), 성비개위(醒脾開胃)하는 효능이 있어 습탁(濕濁)이 비위(脾胃)에 조체(阻滯)하여 나타나는 구중첨니(口中甛膩), 태후다연(苔厚多涎) 등의 증상을 치료하는 중요한 약이 되며, 여름철에 서습(暑濕)에 상하여 오한발열(惡寒發熱)하고 두창(頭脹), 신중(身重), 흉민(胸悶)한 증상을 치료한다.

【약효감별】 본품은 곽향(藿香)과 약효가 비슷하지만, 본품은 토연말(吐涎沫), 구중점니(口中粘膩) 등의 증상에 주로 적용되고, 곽향(藿香)은 그보다 심한 구토 등의 증상에 사용된다.

【포제】 잡질을 제거하고 세절(細切)하여 사용한다.

【용량과 용법】 4~12g.

【금기증】 음허(陰虛)와 기허(氣虛)의 증(證)이 있는 경우와 비위(脾胃)의 기(氣)가 허한 경우에는 복용을 하지 말아야 한다.

【임상응용】 ① 여름철 감모(感冒)로 발열, 두통, 전신 관절통, 양안자통(兩眼刺痛), 흉민(胸悶), 오심(惡心), 대변불창(大便不暢) 등의 증상이 있는 경우에는 조금(條芩), 후박(厚朴), 야국화(野菊花), 백출(白朮), 갈근(葛根) 등을 배합한다(예 : 패란금박탕(佩蘭芩朴湯)[중약임상응용(中藥臨床應用)]).

제 6 장 이수삼습약(利水滲濕藥)

1. 정의

수도(水道)를 통리(通利)시켜 수습(水濕)을 삼제(滲除)시키는 주요 효능이 있는 약물이다. 대부분 맛이 슴슴하고, 기(氣)가 평(平)하므로, 통상 "담삼이습약(淡滲利濕藥)"이라고도 한다.

이수삼습약(利水滲濕藥)은 약물의 작용과 특성에 따라 이뇨퇴종약(利尿退腫藥), 이뇨통림약(利尿通淋藥), 이습퇴황약(利濕退黃藥)의 세 가지로 분류할 수 있다.

2. 적응증

① 주로 임상에서는 체내의 수습정축(水濕停蓄)으로 인한 수종(水腫), 소변불리(小便不利)에 사용된다.

② 습사(濕邪) 또는 습열사(濕熱邪)에 의한 임탁(淋濁), 관절동통(關節疼痛), 황달, 습온(濕溫), 복사(腹瀉), 피부화농증, 습진 등에 사용된다.

③ 담음(痰飮)에 사용된다. 담(痰)이란 혼탁(混濁)된 점조(粘稠)한 액체이며, 음(飮)이란 투명(透明)하고 희박(稀薄)한 액체를 말한다. 따라서 담음(痰飮)이란 병리적 원인에 의해 기도·소화관·체강(體腔)내에 저류된 액체로서, 분비물·삼출액·음식물에 부수되는 액체 등을 포괄한 것이다.

④ 신염수종, 간경화복수, 간담결석, 비뇨기계 결석, 급성 전염성 황달형 간염, 장상한(腸傷寒 ; 장티푸스(typhoid fever)) 등의 질병을 치료한다.

3. 금기사항

① 치료목적을 달성한 후에는 약의 복용을 중지해야 한다. 왜냐하면 이뇨약을 오래 먹으면 모음상액(耗陰傷液)할 수 있기 때문이다.

② 이뇨약은 모음상액(耗陰傷液)하는 부작용이 있으므로, 소변불리(小便不利)의 증상이 있더라도 음허진휴(陰虛津虧), 뇨원부족(尿原不足) 혹은 단삽(短澀)의 경우와 수종(水

腫)의 증(證)이 허증(虛證)에 속한 경우 및 유정(遺精), 활정(滑精), 습열(濕熱)이 없는 경우에는 모두 단독으로 응용하는 것은 좋지 않다.

③ 정확한 약물을 선택해야 한다. 실제로 치료할 경우에는 각각의 병증(病證)에 따라서 서로 다른 성질의 이수삼습약(利水滲濕藥)을 구별하여 사용하여야 한다. 예를 들면, 소변불리(小便不利)·수종(水腫) 등에는 이수퇴종약(利水退腫藥)을 선택하여 사용해야 하며, 황달을 치료하는 경우에는 이습퇴황약(利濕退黃藥)을 사용해야 하고, 임탁(淋濁)·요도삽통(尿道澀痛) 등의 병증에는 이수통림약(利水通淋藥)을 사용해야 한다.

④ 어떤 이뇨약들은 활리설강(滑利泄降) 작용이 강하므로 임신부에게 사용해서는 안 되는 경우가 있다.

4. 배합법

이수삼습약(利水滲濕藥)은 단지 표(標)를 치료할 뿐, 본(本)을 치료하지 못하므로, 질병을 치료할 때에 반드시 습증(濕證)의 허실(虛實)과 기타 겸증(兼證)의 유무(有無)를 명확하게 분석하여 병증(病證)에 따라 적당히 약물을 배합해야 한다. 또한 단편적으로 이수(利水)작용만을 강조해서는 안 되며, 양쪽을 같이 고려해야만 이수약(利水藥)의 작용이 충분히 발휘될 수 있으며, 효과를 확실하게 볼 수 있다.

① 비허수종(脾虛水腫)의 경우에는 보기건비약(補氣健脾藥)을 배합한다.

② 신양허(腎陽虛)로 기화(氣化)가 실상(失常)한 경우에는 온보신양약(溫補腎陽藥)을 배합한다.

③ 수종(水腫)과 표증(表證)을 겸한 증후에는 발한해표약(發汗解表藥)을 배합한다.

④ 습열(濕熱)로 인한 습열림탁(濕熱淋濁), 습열비(濕熱痺), 습열황달(濕熱黃疸), 습온병(濕溫病), 습열대하(濕熱帶下), 습담(濕痰) 등의 병증(病證)에는 청열조습약(清熱燥濕藥), 거풍습약(祛風濕藥), 조습거담약(燥濕祛痰藥), 청열사화약(清熱瀉火藥), 방향화습약(芳香化濕藥) 등을 배합한다.

⑤ 습열(濕熱)로 인한 소변불리(小便不利)와 임증(淋症)의 경우에는 청열사화약(清熱瀉火藥)을 배합한다.

⑥ 기허(氣虛)와 양허(陽虛)로 소변이 난삽불리(難澁不利)한 경우에는 보기조양약(補

氣助陽藥)을 배합한다.

⑦ 기울(氣鬱)로 소변이 난삽불리(難澁不利)하게 된 경우에는 소간이기약(疏肝理氣藥)을 배합한다.

⑧ 수습(水濕)이 범일(泛溢)한 수종(水腫)의 경우에는 건비이습약(健脾利濕藥)을 배합한다.

제 1 절 이수퇴종약(利水退腫藥)

이수퇴종약(利水退腫藥)에 속하는 약물들은 이수퇴종(利水退腫)시키는 주된 효능을 가지고 있어 수습(水濕)이 내정(內停)하여 된 수종(水腫), 소변불리(小便不利) 등 증(證)에 적용된다. 이수퇴종(利水退腫)의 방법은 수종(水腫)을 치료하는 유일한 방법은 아니며, 특히 허증(虛證)에 대해서는 반드시 정기(正氣)를 부조(扶助)하는 건비익기약(健脾益氣藥)이나 혹은 보신온양약(補腎溫陽藥)을 증(證)에 따라서 적절히 배합하여야 만이 이들 이수퇴종약(利水退腫藥)의 퇴종(退腫)작용을 충분히 발휘할 수 있으며 또한 치료효과도 확실하게 된다.

복령(茯苓)【신농본초경(神農本草經)】PORlA

【기원】구멍쟁이버섯과(Polyporaceae)에 속한 진균인 복령(茯苓) *Poria cocos* (Schw.) Wolf.의 균핵을 건조한 것이다.

야생 복령(茯苓)은 7월부터 다음해 3월 사이에 소나무 숲에서 채취하고, 인공으로 재배한 것은 종균(種菌)을 접종 2년 후 7~8월 사이에 채취한다. 내부의 수분을 없앤 다음 그늘에서 말린 것을 "복령개(茯苓個)"라 하고, 신선한 복령(茯苓)을 껍질을 벗겨 낸 다음 절편(切片)한 것을 "복령편(茯苓片)"이라 하며, 방형(方形)이나 장방형(長方形)으로 절편(切片)한 것을 "복령괴(茯苓塊)"라 한다. 내부가 담홍색인 것을 "적복령(赤茯苓)"이라 하고, 적복령(赤茯苓)을 절편(切片)한 다음 백색 부분만을 "백복령(白茯苓)"이라 하며, 가운데 소나무 뿌리가 있는 것을 "복신(茯神)"이라 하고, 복령(茯苓)의 껍질을 "복령피(茯苓皮)"라고 한다.

【성미】 성질은 평하고, 독이 없으며, 맛은 달고 슴슴하다.

【귀경】 심, 비, 신경.

【효능 및 주치】 1. 삼습리수(滲濕利水) : 소변불리(小便不利), 수종(水腫), 임탁(淋濁)

2. 건비화위(健脾和胃) : 소식(少食), 변당(便溏), 구얼(嘔噦), 담음해역(痰飮咳逆), 현훈(眩暈)

3. 녕심안신(寧心安神) : 심계(心悸), 실면(失眠), 소아경간(小兒驚癎)

【해설】 본품의 맛은 달고 슴슴하며, 약성(藥性)은 평(平)한데, 단맛이 있어서 보익(補益)작용이 있고, 슴슴한 맛이 있어서 삼리(滲利)작용이 있다. 건비(健脾)하는 효능이 있어서 비허(脾虛)로 인하여 발생하는 식소(食少), 변당(便溏), 설사 등의 증상에 적용하며, 양심(養心)하는 효능이 있어 녕심안신(寧心安神)하여 경계불면(驚悸不眠)의 병증(病證)을 다스린다. 또, 슴슴한 맛은 담삼이수(淡滲利水)하여 수종뇨소(水腫尿少)의 증상을 제거할 수 있다. 따라서, 본품은 보비(補脾)하면서도 수습(水濕)을 제거할 수 있으므로, 비허(脾虛)로 인하여 수습(水濕)이 내정(內停)하여 발생되는 증(證), 즉 비허습성(脾虛濕盛)의 증(證)을 치료하는데 더욱 적합하다.

본품은 성질이 화평(和平)하여 보(補)하지만 강하지 않고 이(利)하지만 사납지 않아 부정거사(扶正祛邪)할 수 있다. 따라서 본품은 심비(心脾)의 허약으로 인한 동계(動悸)로 잠을 자지 못하는 경우와 비허(脾虛)로 인한 습체(濕滯)나 수종(水腫), 소변불리(小便不利) 및 하리(下利), 담음(痰飮) 등의 치료에 항상 사용된다.

【약효감별】 외피(外皮)를 제거하여 내부가 흰색인 것은 백복령(白茯苓)이고, 내부가 담홍색인 것은 적복령(赤茯苓)이며, 내부에 소나무 뿌리를 둘러싸고 있는 균핵(菌核)을 복신(茯神)이라 하고, 바깥쪽의 흑갈색 껍질을 복령피(茯苓皮)라고 한다.

백복령(白茯苓)은 폐(肺)와 방광(膀胱)의 기분(氣分)에 들어가고, 적복령(赤茯苓)은 심(心)과 소장(小腸)의 기분(氣分)에 들어간다. 심비(心脾)를 보(補)하거나 담연(痰涎)을 화(化)하는 경우에는 백복령(白茯苓)이 우수하고, 습열(濕熱)을 이(利)하는 데는 적복령(赤茯苓)이 우수하다. 복신(茯神)은 복령(茯苓)과 효능이 비슷하지만 양심녕신(養心寧神)하는 효능이 우수하여 주로 심에 들어가서 효능을 발휘한다. 복령피(茯苓皮)는 오로지 행수(行水)하며, 특히 피부의 수습(水濕)을 잘 행(行)하여 피부의 수종(水腫)을 치료한다.

【포제】 잡질을 제거하고 생용(生用)하며, 안신약(安神藥)으로 사용할 때는 주복신(朱

茯神)으로 만들어 사용한다.

【용량과 용법】 10~15g.

【금기증】 허한(虛寒)으로 인한 유정(遺精), 기허하함(氣虛下陷)으로 인한 뇨의빈삭(尿意頻數)에는 복용을 하지 말아야 한다.

【임상응용】 ① 비위허약(脾胃虛弱)하고, 운화(運化)가 힘이 없으며, 기허부족(氣虛不足)하여 피핍무력(疲乏無力), 면황(面黃), 체수(體瘦), 음식감소, 장명(腸鳴), 대변당박(大便溏薄), 맥유연무력(脈濡軟無力), 설태박백(舌苔薄白) 등의 증상이 나타나는 경우에는 인삼(人參), 백출(白朮), 감초(甘草)를 배합하여 건비익기(健脾益氣), 보중(補中), 양위(養胃)한다(예 : 사군자탕(四君子湯)[화제국방(和劑局方)]).

② 비양허(脾陽虛)로 수습(水濕)을 운화(運化)하지 못하고 수음(水飮)이 위(胃)에 머무르고, 더러 상역(上逆)하여 범폐(犯肺)함으로써 흉협비만(胸脇痞滿), 현훈심계(眩暈心悸)하거나 혹은 단기(短氣)하면서 해(咳)하고 식소변당(食少便溏), 소변단소(小便短少), 정피력권(精疲力倦) 등이 나타나는 경우에는 계지(桂枝), 백출(白朮), 감초(甘草) 등을 배합하여 온비화음(溫脾化飮)한다(예 : 영계출감탕(苓桂朮甘湯)[상한론(傷寒論)]).

③ 수습정취(水濕停聚)로 수종창만(水腫脹滿), 소변불리(小便不利)하는 등이 나타나는 경우에는 저령(豬苓), 택사(澤瀉), 계지(桂枝), 백출(白朮)을 배합하여 통양화기(通陽化氣), 건비리수(健脾利水), 이수삼습(利水滲濕)한다(예 : 오령산(五苓散)[상한론(傷寒論)]).

④ 비허협습(脾虛挾濕)으로 설사, 식욕부진 등이 나타나는 경우에는 인삼(人參), 백출(白朮), 산약(山藥), 사인(砂仁) 등을 배합하여 건비지사(健脾止瀉)한다(예 : 삼령백출산(參苓白朮散)[화제국방(和劑局方)]).

⑤ 음(飮)이 위(胃) 중에 정체하고 비(脾)가 운화(運化)하지 못하고 청양(淸陽)이 승(升)하지 못하여 구토수액(嘔吐水液), 심하비만(心下痞滿), 현훈심계(眩暈心悸) 등이 나타나는 경우에는 반하(半夏), 생강(生薑) 등을 배합하여 화위지구(和胃止嘔), 건비이수(健脾利水)한다(예 : 소반하가복령탕(小半夏加茯苓湯)[금궤요략(金匱要略)]).

⑥ 비위기허(脾胃氣虛)에 습(濕)을 끼고 있어 권태무력(倦怠無力), 소화불량, 완복창만(脘腹脹滿), 식소토사(食少吐瀉) 등의 증상이 나타나는 경우에는 인삼(人參), 백출(白朮), 진피(陳皮) 등을 배합하여 건비보기(健脾補氣)한다(예 : 육군자탕(六君子湯)[世醫得效方]).

⑦ 신양(腎陽)이 쇠미(衰微)하여 수기(水氣)가 내정(內停)하여 소변불리(小便不利) 혹은 불통(不通)하고, 혹은 지체(肢體)가 중착(重着)하고 사용하기 힘들며 부종(浮腫)이 있거나 혹은 동통(疼痛)하고, 혹은 토하거나 혹은 설사하고, 혹은 토사(吐瀉)가 교대로 발작하고, 혹은 복중동통(腹中疼痛)하고, 혹은 심계정충(心悸怔忡), 혹은 흉부(胸部)가 별민동통(憋悶疼痛)하고 혹은 해천담희(咳喘痰稀)하여 의식(倚息)하고 눕기 어려우며, 혹은 두목현훈(頭目眩暈)하고, 과(裹)한 것 같기도 하고 몽(蒙)한 것 같기도 하며, 설질(舌質)은 담(淡)하고 설체(舌體)는 반(胖)하며 치흔(齒痕)이 있고, 맥(脈)은 침약(沈弱)한 증상이 나타나는 것을 치료하는 경우에는 부자(附子), 작약(芍藥), 백출(白朮), 생강(生薑)을 배합하여 온신산한(溫腎散寒), 건비(健脾), 이수(利水)한다(예 : 진무탕(眞武湯)[상한론(傷寒論)]). 이 처방은 또한 태양병(太陽病)에 오한(誤汗)하여 양허수범(陽虛水泛)으로 발열(發熱), 한출불해(汗出不解), 심하계(心下悸), 두현(頭眩), 신순동(身瞤動), 진진(振振)하여 벽지(擗地)하려고 하는 것을 치료한다. 또 비신양허(脾腎陽虛)로 수기(水氣)가 내정(內停)하여 소변불리(小便不利), 지체부종(肢體浮腫), 사지침중동통(四肢沈重疼痛), 오한(惡寒), 복통, 설사, 설태백활(舌苔白滑), 맥침세(脈沈細)한 경우를 치료한다.

⑧ 습담해수(濕痰咳嗽)를 치료하는데, 해수담다(咳嗽痰多)하고 담(痰)은 희고 쉽게 뱉어지며, 흉민(胸悶), 오심(惡心), 구토, 현훈(眩暈), 지체권태(肢體倦怠), 심계(心悸), 태니(苔膩), 맥활(脈滑) 등의 증상이 나타나는 경우에는 반하(半夏), 진피(陳皮), 감초(甘草)를 배합하여 조습화담(燥濕化痰), 이기(理氣), 화중(和中)한다(예 : 이진탕(二陳湯)[화제국방(和劑局方)]).

저령(猪苓)【신농본초경(神農本草經)】POLYPORUS

【기원】 구멍쟁이버섯과(Polyporaceae)에 속한 진균인 저령(猪苓) *Polyporus umbellatus* (Pers.) Fries.의 균핵을 건조한 것으로, 봄과 가을에 채취하여 햇볕에 말린다.

【성미】 성질은 평하고, 독이 없으며, 맛은 달고 슴슴하다.

【귀경】 신, 방광경.

【효능 및 주치】 1. 이수삼습(利水滲濕) : 소변불리(小便不利), 수종창만(水腫脹滿), 임탁(淋濁), 대하, 습열황달(濕熱黃疸), 각기(脚氣)

2. 치학지사(治瘧止瀉) : 신구해학(新久痎瘧), 설사

【해설】 본품은 맛이 달고 슴슴하며, 약성(藥性)이 평(平)하면서도 서늘한 쪽으로 치우치며, 담삼이수(淡滲利水)시키는 효능이 있어 수습(水濕)이 정취(停聚)하여 발생하는 소변불리(小便不利), 수종(水腫)을 치료하며, 소변단소(小便短少), 뇨도열통(尿道熱痛)하는 임병(淋病)을 치료한다. 또한, 수습(水濕)으로 발생되는 설사, 백대하 등의 증상을 치료한다.

다만, 본품은 수습(水濕)으로 인한 여러 가지 증상에 사용할 수 있으나, 성질이 서늘한 쪽으로 치우치므로 열(熱)한 경우에 더 마땅하며, 이수(利水)만 시키는 약이므로 음액(陰液)을 소모하기 때문에 습(濕)이 없는 경우에는 쓰지 말아야 한다. 또한 본품을 많이 복용해서는 안 되며, 만일 많이 복용하게 되면 진액을 소모하여 신(腎)을 상하게 하고 시력을 저하시킬 우려가 있다.

【약효감별】 본품과 복령(茯苓)은 모두 이수삼습(利水滲濕)한다. 다만 복령(茯苓)은 삼습(滲濕)하는데 효능이 치우치는 약물이지만 건비(健脾)하는 효능을 같이 지니고 있으며, 본품은 이습(利濕)하는 효능이 복령(茯苓)보다 우수하나 보익(補益)하는 작용이 없고 오로지 이수(利水)만 하는 것이 복령(茯苓)과 구별된다.

【포제】 잡질을 제거하고 윤투(潤透)시킨 다음 절편(切片)하여 사용한다.

【용량과 용법】 5~10g.

【금기증】 수습(水濕)이 없는 경우, 비허(脾虛)가 특히 심한 경우에는 복용을 하지 말아야 한다.

【임상응용】 ① 상한(傷寒)의 한사(寒邪)가 양명(陽明)이나 소음경(少陰經)으로 전입(傳入)되어 화(化)하여 열(熱)이 되고, 수(水)와 상박(相搏)되므로, 수열(水熱)이 호결(互結)되어 소변불리(小便不利)하고, 맥부(脈浮), 발열, 갈욕음수(渴欲飲水)하는 경우에는 복령(茯苓), 택사(澤瀉) 등을 배합하여 이수삼습(利水滲濕), 청열(淸熱), 양음(養陰)한다(예 : 저령탕(猪苓湯)[상한론(傷寒論)]).

② 수습정취(水濕停聚)로 수종창만(水腫脹滿), 소변불리(小便不利)하는 등이 나타나는 경우에는 복령(茯苓), 택사(澤瀉), 계지(桂枝), 백출(白朮)을 배합하여 통양화기(通陽化氣), 건비리수(健脾利水), 이수삼습(利水滲濕)한다(예 : 오령산(五苓散)[상한론(傷寒論)]).

택사(澤瀉) 【신농본초경(神農本草經)】 ALISMATIS RHIZOMA

【기원】 택사과(Alismataceae)에 속하는 여러 해 살이 소택(沼澤) 식물인 질경이택사 *Alisma plantago-aquatica* var. *orientale* Samuels. 혹은 택사(澤瀉) *A. canaliculatum* All. Br. et Bouche.의 덩이줄기를 건조한 것으로, 겨울에 잎이 마른 다음에 채취하여 잔뿌리와 굵은 껍질을 제거하고 건조한다.

【성미】 성은 차고, 독이 없으며, 맛은 달고 슴슴하다.

【귀경】 신, 방광경.

【효능 및 주치】 1. 이수삼습(利水滲濕) : 소변불리(小便不利), 수종창만(水腫脹滿), 설사, 담음(痰飮), 대하, 임증(淋症)

2. 설열(泄熱) : 유정(遺精), 뇨탁(尿濁)

【해설】 본품은 맛이 달고 슴슴하며, 약성(藥性)이 차고, 주로 신(腎) · 방광경(膀胱經)에 들어가서 효능을 발휘한다. 따라서 택사(澤瀉)는 맛이 달고 슴슴하여 이소변(利小便)하는 효능이 있어 소변이 불리(不利)한 수종(水腫)을 치료하고, 차가운 약성(藥性)으로 사열(瀉熱)하여 신경(腎經)의 열을 사(瀉)하고 방광의 습(濕)을 이(利)하여 이수삼습(利水滲濕)하고 설열(泄熱)시키는 약으로 온열(溫熱)이 내온(內蘊)한 경우나, 신경(腎經)에 화(火)가 성(盛)한 증(證)에 적용된다. 습열(濕熱)을 청(淸)하게 하므로 습열(濕熱)이 원인이 되어 발생하는 구갈(口渴), 설사, 임병(淋病) 및 음부출한(陰部出汗) 등의 증상을 치료한다.

본품은 신경(腎經)의 화(火)를 사(瀉)하여 그 효능이 단지 사(瀉)하는 데만 있고, 복령(茯苓)은 건비양심(健脾養心)하여 보하는 작용이 있는 가운데 사(瀉)하는 작용이 있다.

【포제】 잡질을 제거하고 절편(切片)하여 부초(麸炒)하거나 염수자(鹽水炙)하여 사용한다. 염수(鹽水)로 자(炙)한 후에는 약효를 하행(下行)시켜 신경(腎經)으로 인경(引經)하여 상화(相火)를 사(瀉)하는 작용을 증강시켜주고, 자음(滋陰)·설열(泄熱)·이수(利水)하는 작용이 증강되며, 아울러 이뇨(利尿)하되 음액(陰液)을 손상하지 않게 된다. 부초(麸炒)한 후에는 차가운 성질이 완화되어서 삼습화비(滲濕和脾)하고 강탁(降濁)하여서 승청(昇淸)하게 하는 것을 주로 하는데, 비습(脾濕)이나 비허(脾虛)로 인한 설사, 담습(痰濕)으로 인한 현훈(眩暈), 오래된 설사 등의 증상에 사용된다.

【용량과 용법】 6~12g.

【금기증】 신허(腎虛) 혹은 신양허(腎陽虛)로 인하여 정활(精滑)하는 경우와 임병(淋病)과 수종(水腫)이 신허(腎虛)로 인한 경우에는 복용을 하지 말아야 한다.

【임상응용】 ① 바깥에 표증(表證)이 있고 내부에 수습(水濕)이 정체(停滯)되어 있어서 두통(頭痛), 발열(發熱), 번갈욕음(煩渴欲飮)하고 혹은 물을 마시면 바로 토(吐)하고, 소변불리(小便不利), 설태백(舌苔白), 맥부(脈浮) 등의 증상이 나타나는 것을 치료하는 경우에는 저령(豬苓), 백출(白朮), 복령(茯苓), 계지(桂枝)를 배합하여 통양화기(通陽化氣), 건비이수(健脾利水), 이수삼습(利水滲濕)한다(예 : 오령산(五苓散)[상한론(傷寒論)]). 이 처방은 또한 수습(水濕)이 내정(內停)하여 수종(水腫), 설사(泄瀉), 소변불리(小便不利) 및 곽란토사(藿亂吐瀉) 등의 증상이 나타나는 것을 치료한다. 또는 담음(痰飮), 제하동계(臍下動悸), 연말(涎沫)을 토(吐)하면서 현훈(眩暈)하거나 혹은 단기(短氣)하면서 해(咳)하는 것을 치료한다.

② 상한(傷寒)의 한사(寒邪)가 양명(陽明)이나 소음경(少陰經)으로 전입(傳入)되어 化하여 열이 되고, 수(水)와 상박(相搏)되므로, 수열(水熱)이 호결(互結)되어 소변불리(小便不利)하고, 맥부(脈浮), 발열, 갈욕음수(渴欲飮水)하는 경우에는 복령(茯苓), 활석(滑石) 등을 배합하여 이수삼습(利水滲濕), 청열(清熱), 양음(養陰)한다(예 : 저령탕(猪苓湯)[상한론(傷寒論)]).

③ 내상음식(內傷飮食)으로 습사(濕邪)가 있어, 대변당설(大便溏泄), 수사(水瀉), 소변적소(小便赤少), 소변불리(小便不利)를 치료하는 경우에는 복령(茯苓), 백출(白朮), 저령(猪苓)을 배합하여 이수삼습(利水除濕)한다(예 : 사령산(四苓散)[명의지장(明醫指掌)]).

④ 여름과 가을의 사이에 비위상냉(脾胃傷冷)으로 설사부지(泄瀉不止)하는 증상 및 수종(水腫), 복창(腹脹), 소변불리(小便不利)를 치료하는 경우에는 복령(茯苓), 창출(蒼朮), 후박(厚朴) 등을 배합한다(예 : 위령탕(胃苓湯)[단계심법(丹溪心法)]).

⑤ 습열황달(濕熱黃疸)로 신목구황(身目俱黃)하고, 습(濕)이 열(熱)보다 심하며, 소변불리(小便不利)하는 것을 치료하는 경우에는 인진(茵蔯), 복령(茯苓), 계지(桂枝) 등을 배합하여 이습퇴황(利濕退黃)한다(예 : 인진오령산(茵陳五苓散)[금궤요략(金匱要略)]).

의이인(薏苡仁)【신농본초경(神農本草經)】COICIS SEMEN

【기원】 벼과(Poaceae)에 속한 1년생 또는 여러 해 살이 풀인 율무 *Coix lachyma-jobi* var. *mayuen* (Roman.) Stapf.의 성숙한 종인(種仁)을 건조한 것으로, 가을에 과실이 성숙하였을 때 채취하여 햇볕에 말린 다음, 외각(外殼)과 외피(外皮)를 제거한다.

【성미】 성은 서늘하고, 독이 없으며, 맛은 달고 슴슴하다.

【귀경】 비, 위, 폐경.

【효능 및 주치】 1. 이수삼습(利水滲濕), 제습비(除濕痺) : 수종(水腫), 각기(脚氣), 소변불리(小便不利), 습열내온(濕熱內蘊)으로 인한 소변단적(小便短赤), 열림(熱淋), 사석(沙石), 습비구련(濕痺拘攣)

2. 건비익위(健脾益胃) : 비허복사(脾虛腹瀉)

3. 청열배농(清熱排膿) : 폐옹(肺癰), 폐위(肺痿), 장옹(腸癰), 위열치성(胃熱熾盛)으로 인한 소갈(消渴)

【해설】 본품은 약성(藥性)이 서늘하고 맛이 달고 슴슴하여 삼습이수(滲濕利水)하고 청열배농(清熱排膿)하지만 위(胃)를 상하게 하지는 않는다. 또한 건비보폐(健脾補肺)하는 효능이 있지만 비(脾)를 보하되 자이(滋膩)하지 않고, 삼습(滲濕)하되 강렬하게 이(利)하지 않으며, 약성(藥性)이 완화하여 청보담삼(清補淡滲)하는 중요한 약이 되며, 비(脾)가 건운(健運)하게 되면 폐기(肺氣)가 충족되어 보폐(補肺)한다. 따라서 본품은 수습(水濕)이 정류하여 발생하는 각기(脚氣), 수종(水腫), 소변불리(小便不利), 설사를 치료하고, 습열(濕熱)이 몸 안에 쌓여서 된 습비구련(濕痺拘攣) 및 하리(下痢) 등을 치료한다. 또한 습열(濕熱)이 옹결(壅結)하여 발생한 폐농양(肺膿瘍), 폐위(肺痿), 장옹(腸癰)을 치료하며, 풍습(風濕)으로 발생하는 모든 통증에 사용할 수 있다.

본품은 약력이 완화하므로 많은 용량을 사용해야 한다. 그런데, 본품은 전분이 많아 점성이 있으므로 약을 달일 때에 별전(別煎)하는 것이 좋다.

【포제】 잡질을 제거하고 사용한다. 생품(生品)은 성질이 서늘한 쪽으로 치우치며, 청열(清熱), 이수(利水), 제습(除濕)한다. 초(炒)한 것과 부초(麩炒)한 것은 성질이 화평(和平)한 데 치우치며, 이 두 가지 약은 효능이 서로 비슷하여 건비지사(健脾止瀉)하는데 장점을 발휘한다. 다만 초(炒)한 것은 삼습(滲濕) 작용이 약간 강하고, 부초(麩炒)한 것은 건

비(健脾) 작용이 약간 좋다.

【용량과 용법】 12~40g.

【금기증】 대변이 조결(燥結)한 경우와 소변이 단소(短少)한 경우 및 한(寒)으로 인한 전근(轉筋), 비허(脾虛)하면서 습(濕)이 없는 경우에는 복용을 하지 말아야 한다. 임신부 또한 복용을 금해야 한다.

【임상응용】 ① 습온초기(濕溫初起) 혹은 서온협습(暑溫挾濕)으로 사기(邪氣)가 위분(衛分)과 기분(氣分)에 머물러 얽히고 습(濕)이 열(熱)보다 중(重)하여서, 저열(低熱) 혹은 오후조열(午後潮熱)이 장기간 물러가지 않고, 혹은 약간 오한(惡寒)하며, 머리는 창(脹)하면서 중(重)하고, 흉복(胸腹)이 포민(飽悶)하며, 음식 생각이 적고, 혹은 범범(泛泛)하여 오심(惡心)하려고 하며, 혹은 갈증이 나지만 물을 마시고자 하지 않고, 설태(舌苔)는 백니(白膩)하거나 혹은 후니(厚膩)하며, 맥(脈)은 유(濡)한 경우를 치료하는 경우에는 행인(杏仁), 의이인(薏苡仁), 반하(半夏) 등을 배합하여 선통기기(宣通氣機), 화습(化濕)한다(예 : 삼인탕(三仁湯)[온병조변(溫病條辨)]).

② 폐옹(肺癰)으로 성취황담(腥臭黃痰)과 농혈(膿血)을 해토(咳吐)하고, 흉중은통(胸中隱痛)하는 경우에는 동과자(冬瓜子), 위경(葦莖 ; 노근(蘆根)), 도인(桃仁)을 배합하여 청폐화담(淸肺化痰), 축어배농(逐瘀排膿)한다(예 : 위경탕(葦莖湯)[천금방(千金方)]).

③ 어열(瘀熱)이 장도(腸道)에 온결(蘊結)되어 장옹(腸癰)이 생성되고, 우소복통(右少腹痛), 수불가안(手不可按), 우족굴이불신(右足屈而不伸) 등의 증상이 나타나는 경우에는 당귀(當歸), 지유(地楡), 생감초(生甘草), 황금(黃芩), 맥문동(麥門冬) 등을 배합하여 청열해독(淸熱解毒), 활혈소옹(活血消癰), 자음사화(滋陰瀉火)한다(예 : 청장음(淸腸飮)[변증록(辨證錄)]).

④ 장옹(腸癰) 초기에 습체혈어(濕滯血瘀)로 복중교통(腹中絞痛), 소변불리(小便不利), 번조불안(煩躁不安) 등의 증상이 나타나는 경우 및 부인의 산후, 월경전후 및 습체혈어(濕滯血瘀)로 복통이 있는 경우에는 목단피(牧丹皮), 도인(桃仁), 과루인(瓜蔞仁) 등을 배합하여 청열활혈(淸熱活血), 배농소옹(排膿消癰)한다(예 : 의이인탕(薏苡仁湯)[증치준승(證治準繩)]).

동과피(冬瓜皮)【개보본초(開寶本草)】BENINCASAE EXOCARPIUM

【기원】 박과(Cucurbitaceae)에 속한 1년생 풀인 동과 *Benincasa hispida* (Thunb.) Cogn.의 바깥의 과피(果皮)를 건조한 것으로, 동과(冬瓜)를 먹을 때 바깥층의 과피를 벗겨 햇볕에 말린다.

【성미】 성질은 약간 차고, 독이 없으며, 맛은 달고 슴슴하다.

【귀경】 비, 폐, 신, 방광경.

【효능 및 주치】 1. 이수소종(利水消腫) : 피부수종(皮膚水腫), 소변불리(小便不利), 수종창만(水腫脹滿)

2. 청열지해(淸熱止咳) : 담탁내옹(痰濁內壅)으로 인한 해수(咳嗽) · 해담(咳痰)

3. 청열해서(淸熱解暑) : 서열구갈(暑熱口渴), 소변단적(小便短赤)

【해설】 본품은 이뇨소종(利尿消腫)하는 효능이 있어 수종(水腫)을 치료하는데 항상 활용하는 약물로 소변을 통리(通利)하고 수습(水濕)을 배설하여 종창(腫脹)을 없애며, 약성(藥性)이 약간 차므로 열성수종(熱性水腫)에 더욱 좋다. 그러나, 본품은 약력이 비교적 약하여 일반적으로는 보조약으로 배합하여 쓴다.

【비고】 본품의 종자를 동과자(冬瓜子)라고 하며, 청리습열(淸利濕熱), 화담(化痰), 배농(排膿)하는 효능이 있어 하초습열(下焦濕熱)을 치료하고, 폐옹(肺癰), 폐열해수(肺熱咳嗽)를 치료한다.

【포제】 잡질을 제거하고 생용(生用)한다.

【용량과 용법】 20~40g.

【금기증】 영양이 좋지 못하여 발생한 허종(虛腫)의 경우에는 복용을 하지 말아야 한다.

【임상응용】 ① 신장염, 소변불리(小便不利), 전신 부종의 경우에는 서과피(西瓜皮), 백모근(白茅根), 옥촉서(玉蜀黍), 적소두(赤小豆) 등을 배합한다.

② 해수(咳嗽)를 치료하는 경우에는 봉밀(蜂蜜)을 배합한다.

적소두(赤小豆)【신농본초경(神農本草經)】PHASEOLI SEMEN

【기원】 콩과(Leguminosae)에 속한 1년생 반반원(半攀援) 풀인 덩굴팥 *Phaseolus*

calcaratus Roxb. 혹은 팥 *P. angularis* W.F. Wight.의 성숙한 종자를 건조한 것으로, 가을에 과실이 성숙할 때 채취하여 햇볕에 말린다.

【성미】 성질은 평(혹은 서늘하고)하고, 독이 없으며, 맛은 달고 시다.

【귀경】 심, 소장경.

【효능 및 주치】 1. 행수소종(行水消腫) : 각기(脚氣), 수종(水腫), 소변불리(小便不利), 설사, 대복수종(大腹水腫)

2. 청열리습(淸熱利濕) : 습열황달(濕熱黃疸)의 경증(輕症), 습열리질(濕熱痢疾), 습열림병(濕熱淋病), 풍습열비(風濕熱痹)

3. 해독, 배농(排膿) : 창양종독(瘡瘍腫毒), 유즙불통(乳汁不通)→성농(成膿)

【해설】 본품은 하행(下行)하는 효능이 있어 안으로 수도(水道)를 통리(通利)하여 수습(水濕)을 설(泄)하는데, 자양성(滋養性) 이수소종약(利水消腫藥)이 되어 수종(水腫)과 각기(脚氣)가 허증(虛證)에 치우친 경우에 적당하며, 이습퇴황(利濕退黃)하여 황달의 경증(輕症)을 치료한다.

본품은 활혈배농(活血排膿)하고 청열해독(淸熱解毒)하는 효능이 있어 열독(熱毒)으로 유발되는 옹종창독(癰腫瘡毒), 단독(丹毒), 피부홍종작통(皮膚紅腫作痛)을 치료한다.

【포제】 잡질을 제거하고 생용(生用)한다.

【용량과 용법】 10~30g.

【금기증】 혈허(血虛)한 경우, 오줌을 많이 누는 경우에는 복용을 하지 말아야 한다. 오랫동안 복용하거나 너무 많이 복용하면 강설(降泄)이 너무 심하고 진액이 삼설(滲泄)하여 몸이 야위고 몸이 무겁게 된다.

【임상응용】 ① 담연(痰涎), 숙식(宿食)이 흉완(胸脘)에 옹체(壅滯)한 증(證)을 치료한다. 흉중(胸中)이 비경(痞鞕)하고, 오뇌불안(懊憹不安)하며, 토할 것 같으나 나오지는 않고, 기(氣)는 인후(咽喉)로 상충(上冲)하여 숨을 쉬기 곤란하며, 촌맥(寸脈)이 미부(微浮)한 증상이 나타나는 경우에는 과체(瓜蒂), 두시(豆豉)를 배합하여 담연(痰涎), 숙식(宿食)을 용토(涌吐)하게 한다(예 : 과체산(瓜蒂散)[상한론(傷寒論)]).

② 상한(傷寒)에 어열(瘀熱)이 이(裡)에 있어서 신황(身黃)한 경우에는 마황(麻黃), 연교(連翹), 행인(杏仁), 생강(生薑) 등을 배합한다(예 : 마황연교적소두탕(麻黃連翹赤小豆湯)[상한론(傷寒論)]).

옥미수(玉米鬚)【전남본초(滇南本草)】MAYDIS STIGMATA

【기원】 벼과(Gramineae)에 속한 1년생 풀인 옥수수 *Zea mays* L.의 화주(花柱)를 건조한 것으로 6~9월에 옥수수의 수염을 채취하여 건조한다.

【성미】 성질은 평하고, 독이 없으며, 맛은 달고 슴슴하다.

【귀경】 방광, 간, 담경.

【효능 및 주치】 1. 이수소종(利水消腫) : 소변불리(小便不利), 복창(腹脹), 신종(身腫)

2. 이담퇴황(利膽退黃) : 습열황달(濕熱黃疸), 담도결석, 담낭염

3. 통락하유(通絡下乳) : 유즙불통(乳汁不通), 유방(乳房) 홍종동통(紅腫疼痛)

4. 강혈당(降血糖) : 당뇨병

5. 강혈압(降血壓) : 고혈압

6. 지혈 : 토혈(吐血), 뉵혈(衄血)

【해설】 본품은 맛이 달고 약성(藥性)이 평(平)하며, 이뇨소종(利尿消腫)하는 효능이 있어 간(肝)·담(膽)·방광경(膀胱經)에 들어가 신염으로 인한 수종(水腫)과 간경화로 인한 복수 및 방광열결(膀胱熱結)로 인한 소변단적(小便短赤)과 임력동통(淋瀝疼痛) 등의 증상을 치료한다.

본품은 이담퇴황(利膽退黃)시키는 효능이 있어 황달형 간염과 담낭염, 담석증을 치료할 수 있다.

본품은 당뇨병과 고혈압에도 효과가 있다. 또한 혈액의 응고에도 효과가 있어 지혈제로도 쓰인다.

【포제】 잡질을 제거하고 생용(生用)하거나 선품(鮮品)을 사용하기도 한다.

【용량과 용법】 20~80g.

【금기증】 허한성(虛寒性)(신양허(腎陽虛))으로 인한 뇨의빈삭(尿意頻數)에는 복용을 하지 말아야 한다.

【임상응용】 ① 신장염, 소변불리(小便不利), 전신 부종의 경우에는 서과피(西瓜皮), 백모근(白茅根), 동과피(冬瓜皮), 적소두(赤小豆) 등을 배합한다.

② 습열황달(濕熱黃疸)이 있는 경우에는 금전초(金錢草), 울금(鬱金), 인진(茵陳) 등을 배합한다.

제 2 절 이뇨통림약(利尿通淋藥)

이뇨통림약(利尿通淋藥)은 성질이 차거나 서늘하고 이뇨통림(利尿通淋)의 주된 효능을 가지고 있어 뇨빈불리(尿頻不利)와 열림소변작열(熱淋小便灼熱), 단삽자통(短澀刺痛), 뇨혈(尿血) 혹은 결석이 있거나 소변혼탁 등의 증(證)에 사용된다. 그리고 습(濕)에 의한 경우도 주요한 적응범위가 된다.

이뇨통림약(利尿通淋藥)은 위에서 서술한 증후에 대하여 약재마다 각각의 특징이 있으므로 마땅히 정황을 참작하여 적절하게 선택하여 사용하여야 한다.

임상에 있어서 약물을 배합하는 경우에는 보통 청열사화약(淸熱瀉火藥)을 함께 사용하는 외에, 만일 음허내열(陰虛內熱)로 소변이 단소(短少)하면 양음약(養陰藥)을 배합하고, 혈림증(血淋證)에는 보통 양혈지혈약(涼血止血藥)을 배합하여 사용하며, 비신허손(脾腎虛損)으로 인한 소변림력(小便淋瀝)에는 마땅히 보비익신(補脾益腎)하여 치료하여야 한다. 이상과 같이 적당하게 증(證)에 따라 배합하여만 좋은 치료효과를 얻을 수 있다.

차전자(車前子) 【신농본초경(神農本草經)】 PLANTAGINIS SEMEN

【기원】 질경이과(Plantaginaceae)에 속한 여러 해 살이 풀인 질경이 *Plantago asiatica* L. 또는 털질경이 *P. depressa* Willd.의 성숙한 종자를 건조한 것으로, 여름과 가을에 종자가 성숙할 때 열매이삭을 채취하여 햇볕에 말린 다음 종자를 털어 잡질을 제거한다.

【성미】 성은 차고, 독이 없으며, 맛은 달고 습습하다.

【귀경】 간, 신, 폐, 소장, 방광경.

【효능 및 주치】 1. 이수통림(利水通淋) : 임증(淋症), 수종(水腫), 습비(濕痺), 소변불리(小便不利), 임탁(淋濁), 대하, 뇨혈(尿血)

2. 지사 : 습열설사(濕熱泄瀉)

3. 청간명목(淸肝明目) : 목적(目赤), 내장(內障), 시물혼암(視物昏暗)

4. 청폐화담(淸肺化痰) : 폐열해수담다(肺熱咳嗽痰多)

【해설】 본품은 맛이 달고 약성(藥性)이 차가우며, 성질이 활리(滑利)하고 오로지 강

설(降泄)하므로, 수도(水道)를 통리(通利)하여 삼습설열(滲濕泄熱)시켜 습열(濕熱)이 소변을 따라 배출되도록 한다. 따라서 소변불리(小便不利)와 소변이 단소삽통(短少澀痛)하는 임병(淋病)을 치료한다.

본품은 소변을 이(利)하게 하여 설사를 그치게 할 수 있는데, 수도(水道)를 이(利)하여 소장(小腸)의 청탁(淸濁)을 분별하는 기능이 회복되면 설사가 멎게 되기 때문이다.

본품은 청열명목(淸熱明目)의 효능이 있어 간화상염(肝火上炎)으로 인한 눈의 충혈과 삽통(澀痛), 목적종통(目赤腫痛)을 치료하며, 지황(地黃) · 구기자(枸杞子) 등 간신(肝腎)을 보하는 약과 배합되면 간신부족(肝腎不足)으로 인한 목암혼화(目暗昏花), 영풍유루(迎風流淚) 등을 치료할 수 있다. 또한 거담지해(祛痰止咳) 작용으로 폐열해수(肺熱咳嗽)를 치료할 수 있다.

【약효감별】 차전(車前)과 차전자(車前子)는 성미(性味)와 효능이 비슷하다. 다만 차전(車前)은 청열해독(淸熱解毒)하는 데에 장점이 있다. 차전자(車前子)는 유형(有形)의 수액(水液)을 행(行)하게 하는데 그 효능이 편중되며, 차전초(車前草)는 무형(無形)의 습열(濕熱)을 이(利)하는데 장점이 있다.

【포제】 잡질을 제거하고 초용(炒用)하거나 염수자(鹽水炙)하여 사용한다. 차전자(車前子)에는 많은 량의 점액질이 있어서 제대로 약효가 우러나오지 않을 수 있으므로, 초(炒)하여 쓰는 것이 합리적이다. 초(炒)한 후에는 차가운 성질이 약간 줄어들고, 아울러 약효가 잘 우러나오게 하며, 그 작용은 생품(生品)과 비슷하면서도 삼습지사(滲濕止瀉)하는데 장점을 발휘하여, 습탁설사(濕濁泄瀉), 소변단소(小便短少)에 사용된다. 염자(鹽炙)한 후에는 약성(藥性)이 하행(下行)하는 것을 도와주고, 보간신(補肝腎), 명목(明目), 청열리뇨(淸熱利尿) 작용을 증강하게 하고, 유효성분이 잘 우러나오게 한다.

【용량과 용법】 12~20g.

【금기증】 내상로권(內傷勞倦)과 양기하함(陽氣下陷), 신허정활(腎虛精滑) 및 몸 안에 습열(濕熱)이 없는 경우에는 복용을 하지 말아야 한다. 또한 정상 태아의 위치변화를 초래할 수 있으므로, 임신부는 복용을 하지 말아야 한다.

【임상응용】 ① 습열(濕熱)이 방광(膀胱)으로 하주(下注)하여, 소변림력(小便淋瀝), 단적(短赤), 급통(急痛), 뇨도작열(尿道灼熱) 등의 증상이 나타나는 혈림(血淋), 열림(熱淋), 고림(膏淋), 석림(石淋) 등을 치료하고, 심하면 융폐불통(癃閉不通), 소복급만(小腹

急滿), 구조인건(口燥咽乾), 설홍(舌紅), 태황니(苔黃膩), 맥활삭(脈滑數)이 나타나는 경우에도 사용한다. 이 경우에는 활석(滑石), 구맥(瞿麥), 편축(萹蓄), 산치자(山梔子) 등을 배합하여 청열사화(淸熱瀉火), 이수통림(利水通淋)한다(예 : 팔정산(八正散)[화제국방(和劑局方)]).

② 신양허(腎陽虛)로 인한 만성 신염 수종, 소변불리(小便不利), 각중각종(脚重脚腫), 하반신 부종 등의 경우에는 부자(附子), 복령(茯苓), 택사(澤瀉) 등을 배합하여 온보신양(溫補腎陽), 이수소종(利水消腫)한다(예 : 제생신기환(濟生腎氣丸)[제생방(濟生方)]).

③ 간신구허(肝腎俱虛)로 인하여 눈이 항상 혼암(昏暗)하고, 흑화(黑花)가 많이 보이며, 혹은 예장(翳障)이 있고, 시물불명(視物不明)하며, 영풍유루(迎風有淚)의 증상이 있는 경우에는 숙지황(熟地黃), 토사자(菟絲子)를 배합한다(예 : 주경환(駐景丸)[태평혜민화제국방(太平惠民和劑局方)]).

목통(木通) 【신농본초경(神農本草經)】 AKEBIAE CAULIS

【기원】 으름덩굴과(Lardizabalaceae)에 속한 낙엽 덩굴성 관목인 으름 *Akebia quinata* Decne.의 목질경(木質莖)을 건조한 것으로, 9월에 채취하여 줄기부위의 외피(外皮)를 벗겨내고 그늘에서 말린다.

중국에서는 쥐방울덩굴과(Aristolochiaceae)에 속한 낙엽 만경(蔓莖) 식물인 등칡(관목통(關木通)) *Aristolochia manshuriensis* Kom. 혹은 미나리아재비과(Ranunculaceae)에 속한 상록 반등성(攀藤性) 관목인 소목통(小木通)(천목통(川木通)) *Clematis armandii* Franch. 및 같은 속 식물인 수구등(綉球藤) *C. montana* Buch.-Ham.의 등경(藤莖)을 기원식물로 하고 있다. 특별히 구분하여 등칡을 기원으로 하는 것을 관목통(關木通)이라고 하며, 소목통(小木通)과 수구등(綉球藤)을 기원으로 하는 것을 천목통(川木通)이라는 한약재로 부르고 있다.

【성미】 성은 차고, 독이 없으며, 맛은 쓰다.

【귀경】 심, 소장, 방광경.

【효능 및 주치】 1. 강화리뇨소종(降火利尿消腫) : 열림(熱淋), 혈림(血淋), 적탁(赤濁), 습독수종(濕毒水腫), 융폐(癃閉), 습각기(濕脚氣), 구설생창(口舌生瘡), 심번(心煩),

뇨적(尿赤)

2. 통경하유(通經下乳) : 폐경(閉經), 유즙불통(乳汁不通)

3. 청열해독(清熱解毒) : 습창(濕瘡), 절병(癤病), 인후종통(咽喉腫痛)

4. 활혈통비(活血通痺) : 열비(熱痺)

【해설】 본품은 맛이 매우 쓰고 기(氣)는 차가우며, 성질은 통리(通利)하여 청강(清降)하게 하여 위로는 청심강화(清心降火)하고 아래로는 이수설열(利水泄熱)하여 습열(濕熱)의 사기(邪氣)를 하행(下行)시켜 소변으로 배출되게 하므로 강화이뇨(降火利尿)하는 효능이 있다.

따라서 본품은 청열(清熱)하고 이소변(利小便)하는 효능이 있으므로, 심화항성(心火亢盛)으로 인한 심흉부(心胸部)의 번열(煩熱)을 치료하고, 습열(濕熱)이 방광(膀胱)에 하주(下注)하여 발생하는 소변단적(小便短赤), 임력열통(淋瀝熱痛), 각기부종(脚氣浮腫)을 치료하며, 소장(小腸)에 열(熱)이 있어 소변림력(小便淋瀝), 요도삽통(尿道澀痛)하는 증상을 치료하고, 습열(濕熱)에 의한 비증(痺證) 등을 치료할 수 있다. 또한 경맥(經脈)을 통하게 하여 월경불통(月經不通)이나 유즙불통(乳汁不通) 등에도 항상 활용된다.

본품은 설강통리(泄降通利)하므로 임신부나 비위(脾胃)가 허한(虛寒)하여 뇨의빈삭(尿意頻數)한 병증(病證)에는 사용을 하지 말아야 한다. 또한 관목통(關木通)의 경우에는 60g 이상 대량으로 복용하면 신(腎) 기능이 쇠약해져서 신기능부전(腎機能不全)이 될 수 있으므로 주의해야 한다.

【포제】 잡질을 제거하고 윤투(潤透)시킨 다음 절편(切片)하여 사용한다.

【용량과 용법】 4~12g.

【금기증】 몸 안에 습열(濕熱)이 없는 경우와 진휴기약(津虧氣弱)으로 인한 정활(精滑), 뇨의빈삭(尿意頻數)한 사람 및 임신부는 복용을 하지 말아야 한다.

【임상응용】 ① 소아가 심열(心熱)로 소장(小腸)에 화(火)가 있어 변적림통(便赤淋痛), 면적(面赤), 광조(狂躁), 구미(口糜), 설창(舌瘡)하는 경우에는 생지황(生地黃), 생감초(生甘草) 등을 배합하여 청열(清熱), 이수(利水)한다(예 : 도적산(導赤散)[소아약증직결(小兒藥證直決)]).

② 모든 기(氣)가 불화(不和)하거나 혹은 일이 뜻대로 되지 않아서 기(氣)가 울체(鬱滯)되고 흩어지지 않고 흉격(胸膈)에 머무르는 경우에는 적작약(赤芍藥), 육계(肉桂), 반하

(半夏), 적복령(赤茯苓) 등을 배합한다(예 : 분심기음(分心氣飮)[태평혜민화제국방(太平惠民和劑局方)]).

활석(滑石) 【신농본초경(神農本草經)】 TALCUM

【기원】 규산염류(硅酸鹽類)의 광물인 활석(滑石)의 덩어리이다.

【성미】 성은 차고, 독이 없으며, 맛은 달고 슴슴하다.

【귀경】 방광, 폐, 위경.

【효능 및 주치】 1. 청열해서(淸熱解暑) : 서열번갈(暑熱煩渴), 감모복사(感冒腹瀉), 여열미퇴(餘熱未退)

2. 이뇨통림(利尿通淋) : 열림(熱淋), 석림(石淋), 뇨열삽통(尿熱澀痛)

3. 거습렴창(祛濕斂瘡) : 습독창(濕毒瘡), 습각기(濕脚氣), 비자(疿子), 습진

【해설】 본품은 맛이 달고 슴슴하며, 약성(藥性)은 차갑고, 재질이 돌이어서 무거우며 아래로 가라앉는 성질이 있으면서 매끌매끌하다. 그래서 슴슴한 맛은 이습(利濕)하고 차가운 성질은 청열(淸熱)하며, 매끌매끌한 성질은 이규(利竅)하고 무거운 성질은 아래로 내려가서 청(淸)하게 하므로, 이수삼습(利水滲濕)하고 청열해서(淸熱解暑)하며, 여름철에 항상 활용하며 내복(內服)과 외용약(外用藥)으로 응용한다.

본품을 내복(內服)하면 방광(膀胱)의 열(熱)을 사(瀉)하여 소변을 통리(通利)시키는 작용이 있어 습열(濕熱)이 하주(下注)하여 나타나는 임병(淋病), 뇨폐(尿閉) 등을 치료하고, 청활(淸滑)한 성질은 청해리습(淸解利濕)하여 서열번갈(暑熱煩渴)과 습온(濕溫)으로 인한 흉민(胸悶), 신열(身熱), 소변불리(小便不利) 등을 치료한다. 본품은 또 여름철에 서습(暑濕)을 감수(感受)하여 나타나는 신열(身熱), 번갈(煩渴)과 설사 등의 증상을 치료하는 데 활용된다.

본품을 외부(外敷)하면 청열(淸熱)하고 수습(水濕)을 흡수하며, 흡착작용이 있어 염증부위의 분비물과 독소를 흡수하여 상처를 치유하고 소염작용을 나타낸다. 따라서, 피부습진과 족지궤란소양(足趾潰爛瘙痒) 등의 증상을 치료한다.

본품은 해표발한(解表發汗)하여야 할 증(證)에 사용하면 안 되며, 성질이 차갑기 때문에 소화장애를 유발할 수 있다. 또한 복부, 직장, 음도(陰道)에 육아종이 발생할 수 있으므

로 사용할 때에 주의해야 한다.

【포제】 잡질을 제거하고 연말(研末)하여 활석분(滑石粉)을 만들어 사용한다. 활석(滑石)은 대부분 생용(生用)하는데, 수비(水飛)한 후에는 약물이 매우 가느다란 분말로 만들어지고 불순물질이 제거되고 약재가 깨끗하게 되어, 내복(內服)과 외용(外用)에 편리하다.

【용량과 용법】 12~32g.

【금기증】 비위(脾胃)가 허약한 경우나 정활(精滑) 및 열병(熱病)으로 진액이 손상된 경우에는 복용을 하지 말아야 한다.

【임상응용】 ① 풍열(風熱)이 옹성(壅盛)하여 표리(表裏)가 모두 실(實)한 증(證)을 치료하는데, 증한장열(憎寒壯熱), 무한(無汗), 두목혼현(頭目昏眩), 목적정통(目赤睛痛), 구고(口苦), 설건(舌乾), 흉격비민(胸膈痞悶), 해구천만(咳嘔喘滿), 인후불리(咽喉不利), 체타조점(涕唾稠粘), 대변비결(大便秘結), 소변적삽(小便赤澁)의 증상이 나타나는 경우에는 감초(甘草), 석고(石膏), 황금(黃芩), 방풍(防風) 등을 배합하여 소풍(疏風), 해표(解表), 청열(淸熱), 통변(通便)한다(예 : 방풍통성산(防風通聖散)[선명론방(宣明論方)]). 이 처방은 또한 창양종독(瘡瘍腫毒), 장풍(腸風), 치루(痔漏), 비적(鼻赤), 은진(癮疹) 등의 증상을 치료한다. 또한 제풍열(諸風熱), 혹은 창진흑함(瘡疹黑陷), 혹은 풍열창개(風熱瘡疥), 두생백설(頭生白屑), 면비자적(面鼻紫赤), 폐풍창(肺風瘡), 대풍라질(大風癩疾), 혹은 열결(熱結)로 인한 대소변불통(大小便不通)을 다스린다. 아울러 주독(酒毒)을 푼다.

② 습열(濕熱)이 방광(膀胱)으로 하주(下注)하여, 소변림력(小便淋瀝), 단적(短赤), 급통(急痛), 뇨도작열(尿道灼熱) 등의 증상이 나타나는 혈림(血淋), 열림(熱淋), 고림(膏淋), 석림(石淋) 등을 치료하고, 심하면 융폐불통(癃閉不通), 소복급만(小腹急滿), 구조인건(口燥咽乾), 설홍(舌紅), 태황니(苔黃膩), 맥활삭(脈滑數)이 나타나는 경우에도 사용한다. 이 경우에는 차전자(車前子), 구맥(瞿麥), 편축(萹蓄), 산치자(山梔子) 등을 배합하여 청열사화(淸熱瀉火), 이수통림(利水通淋)한다(예 : 팔정산(八正散)[화제국방(和劑局方)]).

③ 습온초기(濕溫初起) 혹은 서온협습(暑溫挾濕)으로 사기(邪氣)가 위분(衛分)과 기분(氣分)에 머물러 얽히고 습(濕)이 열(熱)보다 중(重)하여서, 저열(低熱) 혹은 오후조열(午後潮熱)이 장기간 물러가지 않고, 혹은 약간 오한(惡寒)하며, 머리는 창(脹)하면서 중(重)하고, 흉복(胸腹)이 포민(飽悶)하며, 음식 생각이 적고, 혹은 범범(泛泛)하여 오심(惡心)하려고 하며, 혹은 갈증이 나지만 물을 마시고자 하지 않고, 설태(舌苔)는 백니(白膩)하거

나 혹은 후니(厚膩)하며, 맥(脈)은 유(濡)한 경우를 치료하는 경우에는 행인(杏仁), 의이인(薏苡仁), 반하(半夏) 등을 배합하여 선통기기(宣通氣機), 화습(化濕)한다(예 : 삼인탕(三仁湯)[온병조변(溫病條辨)]).

④ 습창(濕瘡), 습진(濕疹)에는 활석(滑石)을 단독으로 사용하거나 고반(枯礬), 황백(黃柏) 등을 배합하여 가루로 만들어 환처(患處)에 살포(撒布)한다.

⑤ 비자(痱子)에는 박하(薄荷), 감초(甘草) 등을 배합한다.

⑥ 서열(暑熱)로 인한 신권(身倦), 구갈(口渴), 설사의 경우에는 감초(甘草)를 배합하여 청서리습(淸暑利濕)한다(예 : 육일산(六一散)[상한직격(傷寒直格)]).

통초(通草) 【본초습유(本草拾遺)】 TETRAPANACIS MEDULIA

【기원】 두릅나무과(Araliaceae)에 속한 관목인 통탈목(通脫木) *Tetrapanax papyriferus* (Hook.) K. Koch.의 경수(莖髓)를 건조한 것으로, 가을에 2~3년 된 것을 골라 땅위의 줄기를 절단하여 수부(髓部)를 채취하여 햇볕에 말린다.

【성미】 성질은 약간 차고, 독이 없으며, 맛은 달고 슴슴하다.

【귀경】 폐, 위경.

【효능 및 주치】 1. 이수삼습(利水滲濕) : 소변단적(小便短赤), 소변불리(小便不利), 임증(淋症), 온병초기(溫病初起)

2. 통기하유(通氣下乳) : 유즙불통, 유즙희소(乳汁稀少)

【해설】 본품은 맛이 달고 슴슴하며, 약성(藥性)이 약간 찬데, 슴슴한 맛은 삼습(滲濕)하고 약간 차가운 성질은 청열(淸熱)할 수 있다. 방광(膀胱)의 습열(濕熱)을 청제(淸除)하므로 습열(濕熱)로 일어나는 소변불리(小便不利)와 소변단적삽통(小便短赤澀痛)하는 임병(淋病), 습온병(濕溫病) 및 수종(水腫)을 치료할 수 있다. 또 유즙을 통하게 하여 유즙불통(乳汁不通)을 치료하며, 소옹산종(消癰散腫)하는 효능이 있어 유방옹종(乳房癰腫)을 치료할 수 있다.

본품은 통유(通乳)작용이 목통(木通)과 비슷하지만, 이수설열(利水泄熱)시키는 작용은 목통(木通)에 미치지 못한다.

본품은 통리(通利)하지만 음액(陰液)을 손상하지 않으며, 습열(濕熱)로 인한 경증(輕

症)에 사용하는 것이 적합하다.

【포제】 잡질을 제거하고 세절(細切)하여 사용한다.

【용량과 용법】 4~8g.

【금기증】 다만 약성(藥性)이 차갑고 맛이 슴슴하여 삼(滲)하는 약이므로, 기혈(氣血)이 모두 허약한 경우와 기음(氣陰)이 둘 다 허한 경우, 몸 안에 습열(濕熱)이 없는 경우 및 임신부는 복용을 하지 말아야 한다. 중기(中氣)가 허한(虛寒)한 경우, 한습(寒濕)으로 인한 소변불리(小便不利)의 경우에도 복용을 하지 말아야 한다.

【임상응용】 ① 습온(濕溫)의 사기(邪氣)가 중초(中焦)에 있어서 발열, 신통(身痛)하고, 한출불해(汗出不解)하여 계속해서 다시 발열하고, 구갈(口渴)이 있으나 다음(多飮)하지 않고, 혹은 구갈(口渴)이 없으며, 흉민(胸悶), 설태(舌苔)가 담황(淡黃)하면서 활(滑)한 경우에는 활석(滑石), 통초(通草), 백두구(白荳蔻) 등을 배합하여 청열리습(淸熱利濕)한다(예 : 황금활석탕(黃芩滑石湯)[온병조변(溫病條辨)]).

② 산후(産後) 유소(乳少)의 경우에는 천산갑(穿山甲), 왕불류행(王不留行) 등을 배합한다.

해금사(海金砂) 【가우본초(嘉祐本草)】 LYGODII SPORA

【기원】 실고사리과(Schizaeaceae)에 속한 여러 해 살이 반원(攀援) 풀인 실고사리 *Lygodium japonicum* (Thunb.) SW.의 성숙한 포자를 건조한 것으로, 가을에 포자가 탈락되지 않았을 때 줄기와 잎을 잘라 내어 햇볕에 말린 다음, 포자를 털어 줄기와 잎을 제거하고 햇볕에 말린다.

【성미】 성은 차고, 독이 없으며, 맛은 달고 슴슴하다.

【귀경】 방광, 소장경.

【효능 및 주치】 1. 청리습열(淸利濕熱) : 임증(淋症), 뇨탁(尿濁), 대하, 수종(水腫)

2. 청열해독(淸熱解毒) : 인후종통(咽喉腫痛), 습진, 창진(瘡疹), 차시(痄腮), 풍화아통(風火牙痛)

【해설】 본품은 맛이 달고 슴슴하여 이수(利水)하고, 약성(藥性)이 차가워서 청열(淸熱)하며, 그 성질은 하행(下行)하므로 소장(小腸)과 방광(膀胱)의 습열(濕熱)을 청(淸)하

게 하여 오로지 이수통림(利水通淋)시키는 효능이 있으므로, 임병(淋病)을 치료하는 중요한 약이 되어 열림(熱淋)으로 인한 경중통(莖中痛)에 효능을 발휘한다.

본품은 결석을 용해(溶解)하는 작용이 있어서 결석증에 적용되는데, 일반적으로 금전초(金錢草) · 계골초(鷄骨草)와 함께 사용된다. 또한 석위(石葦) · 택사(澤瀉) · 저령(猪苓) · 차전자(車前子)를 가하면 결석을 용해(溶解)하는 동시에 소염작용을 겸하게 된다.

다만, 본품은 삼리(滲利)하게 하여 음액(陰液)을 상하기 쉬우므로, 신음(腎陰)이 부족한 경우에는 사용을 삼가야 한다. 또 전탕(煎湯)하는 경우에는 포전(包煎)하는 것이 좋다.

【포제】 잡질을 제거하고 햇볕에 말려서 사용한다.

【용량과 용법】 8~20g.

【금기증】 소변불리(小便不利)와 신수(腎水)의 진음부족(眞陰不足)으로 인한 여러 가지 증후(證候)에는 복용을 하지 말아야 한다.

【임상응용】 ① 비뇨계 결석에는 금전초(金錢草), 계내금(鷄內金), 당귀(當歸), 호박(琥珀), 울금(鬱金), 초포황(炒蒲黃), 천우슬(川牛膝) 등을 배합한다.

② 고림(膏淋)에는 활석(滑石), 감초(甘草), 맥문동(麥門冬), 등심(燈心)을 배합한다(예 : 해금사산(海金沙散)[의학입문(醫學入門)].

석위(石葦) 【신농본초경(神農本草經)】 PYRROSIAE FOLIUM

【기원】 고란초과(Polypodiaceae)에 속한 여러 해 살이 풀인 석위 *Pyrrosia lingua* (Thunb.) Farwell. 혹은 애기석위 *P. petiolosa* (Christ. et Baroni.) Ching.의 전초(全草)를 건조한 것으로, 봄 · 여름 · 가을에 채취하여 뿌리줄기와 뿌리를 제거하고 햇볕에 말리거나 그늘에서 말린다.

【성미】 성질은 약간 차고, 독이 없으며, 맛은 쓰고 달다.

【귀경】 폐, 방광, 간경.

【효능 및 주치】 1. 이수통림(利水通淋) : 임병(淋病)(혈림(血淋), 석림(石淋)), 수종(水腫)

2. 청폐화담(淸肺化痰) : 폐열해수(肺熱咳嗽)

3. 청열지혈(淸熱止血) : 혈열망행(血熱妄行)→붕중루하(崩中漏下) · 토혈(吐血) · 뉵

혈(衄血)

【해설】 본품은 맛이 쓰고 달며, 약성(藥性)이 약간 차갑다. 이수통림(利水通淋)하는 효능이 있어 방광(膀胱)의 습열(濕熱)을 청리(淸利)하므로 방광(膀胱)의 습열(濕熱)로 일어나는 유뇨(遺尿), 임병(淋病)을 치료한다. 또한 양혈지혈(凉血止血)의 효능이 있어 혈림(血淋)을 치료하는 데 효과가 더욱 좋다. 아울러 습열(濕熱)로 발생하는 발배(發背), 습창(濕瘡) 등의 외증(外證)에도 사용한다.

이 외에 본품은 폐열(肺熱)을 청(淸)하게 하므로, 폐열천해(肺熱喘咳)를 치료한다.

【포제】 잡질을 제거하고 절쇄(切碎)하여 생용(生用)한다.

【용량과 용법】 8~16g.

【금기증】 음허(陰虛)나 습열(濕熱)이 없는 경우에는 복용을 금한다.

【임상응용】 ① 혈림(血淋)에는 당귀(當歸), 작약(芍藥), 포황(蒲黃)을 배합한다(예 : 석위산(石韋散)[비급천금요방(備急千金要方)]).

비해(萆薢) 【신농본초경(神農本草經)】 DIOSCOREAE TOKORO RHIZOMA

【기원】 마과(Dioscoreaceae)에 속한 덩굴성 여러 해 살이 풀인 도꼬로마 *Dioscorea tokoro* Makino.의 뿌리줄기를 건조한 것으로, 가을과 겨울에 채취하여 잔뿌리를 제거하고 절편(切片)하여 햇볕에 말린다.

【성미】 성질은 평하며, 독이 없고, 맛은 쓰다.

【귀경】 간, 위, 방광경.

【효능 및 주치】 1. 이습탁(利濕濁) : 소변혼탁, 소변임력(小便淋瀝), 백대하, 고림(膏淋), 백탁(白濁), 각기(脚氣)

2. 거풍습(祛風濕) : 풍습비통(風濕痺痛), 관절불리(關節不利), 요슬산통(腰膝酸痛), 한습요통(寒濕腰痛), 풍한습비(風寒濕痺), 풍습열비(風濕熱痹)

【해설】 본품은 맛이 쓰므로 습탁(濕濁)을 이(利)하여 청탁(淸濁)을 분리하고 거탁(去濁)하는 효능이 있어 습열(濕熱)로 소변이 쌀뜨물과 같이 나오는 소변혼탁을 치료하며, 임탁(淋濁) 및 부녀의 습승(濕勝)으로 인한 백대하를 치료하는데, 특히 유미뇨(乳糜尿)를 치료하는데 좋은 효과가 있다.

본품은 풍습(風濕)을 제거하는 작용이 우수하고 관절을 통리(通利)하므로 풍습비통(風濕痺痛), 요배동통(腰背疼痛)을 치료하는데 응용한다. 습한(濕寒), 습열(濕熱)에 모두 쓸 수 있지만, 습열(濕熱)에 치우친데 효과가 더 우수하다. 또한 습(濕)과 열(熱)에 대해서는 습(濕)을 치료하는데 더 편중되어 있다.

본품은 신휴(腎虧) 음허(陰虛)한 경우에는 사용하지 말아야 한다.

【포제】 잡질을 제거하고 절편(切片)하여 생용(生用)한다.

【용량과 용법】 12~20g.

【금기증】 신허음휴(腎虛陰虧)나 정활(精滑), 하부(下部)에 습사(濕邪)가 없는 경우에는 복용을 하지 말아야 한다.

【임상응용】 ① 고림(膏淋), 백탁(白濁)으로 소변이 빈삭(頻數)하며, 소변이 혼탁(混濁)하여 맑지 않고, 미감(米泔)처럼 흰색이며, 고호(膏糊)같이 빽빽한 증상이 나타나는 경우에는 오약(烏藥), 익지인(益智仁), 석창포(石菖蒲)를 배합하여 온신(溫腎), 이습(利濕), 분청화탁(分清化濁)한다(예 : 비해분청음(萆薢分清飲)[단계심법(丹溪心法)]).

② 습열비통(濕熱痺痛)의 경우에는 상지(桑枝), 진교(秦艽), 생의이인(生薏苡仁) 등을 배합한다.

지부자(地膚子)【신농본초경(神農本草經)】KOCHIAE FRUCTUS

【기원】 명아주과(Chenopodiaceae)에 속한 1년생 풀인 댑싸리 *Kochia scoparia* Schrad.의 성숙한 과실을 건조한 것으로, 가을에 과실이 성숙하였을 때 베어 햇볕에 말린 다음 털어서 잡질을 제거한다.

【성미】 성은 차고, 독이 없으며, 맛은 쓰고 약간 달다.

【귀경】 방광경.

【효능 및 주치】 1. 청습열리수(清濕熱利水) : 소변불리(小便不利), 소변삽통(小便澁痛), 습열대하(濕熱帶下), 열림(熱淋), 음부습양(陰部濕痒)

2. 거풍지양(祛風止痒) : 습진, 피부소양(皮膚瘙痒), 담마진(蕁麻疹), 개선(疥癬), 풍진(風疹)

【해설】 본품은 맛이 쓰고 약성(藥性)이 차가워서 강설(降泄)하므로 방광경(膀胱經)

에 들어가 하초(下焦)의 습열(濕熱)을 청리(淸利)하고 소변을 통리(通利)하는 효과가 있으며, 습열(濕熱)의 사(邪)를 소변으로 배출하므로, 습열(濕熱)로 인한 소변불리(小便不利), 임병(淋病) 등의 증상을 치료하며, 거풍지양(祛風止痒)하므로 피부습창(皮膚濕瘡)이나 주신소양(周身瘙痒)의 증상도 치료한다. 특히, 피부습열(皮膚濕熱)을 청제(淸除)하는 효과는 아주 빠르며 외세(外洗)하는 것도 좋은 치료방법이 된다.

【포제】 잡질을 제거하고 생용(生用)한다.

【용량과 용법】 4~20g.

【금기증】 음허무습(陰虛無濕)의 경우, 소변을 과다하게 보는 경우 및 임신부는 복용을 하지 말아야 한다.

【임상응용】 ① 열림(熱淋)의 경우에는 저령(猪苓), 통초(通草), 지모(知母), 황백(黃柏) 등을 배합하여 이뇨제습(利尿除濕)한다(예 : 지부자탕(地膚子湯)[제생방(濟生方)]).

편축(萹蓄) 【신농본초경(神農本草經)】 POLYGONI AVICULARIS HERBA

【기원】 마디풀과(Polygonaceae)에 속한 1년생 풀인 마디풀 *Polygonum aviculare* L.의 지상부를 건조한 것으로, 여름철 잎이 무성할 때 채취하여 햇볕에 말린다.

【성미】 성질은 약간 차고, 독이 없으며, 맛은 쓰다.

【귀경】 방광, 비, 위, 신경.

【효능 및 주치】 1. 이뇨청열리습(利尿淸熱利濕) : 열림(熱淋), 융폐(癃閉), 습열황달(濕熱黃疸), 피부습진, 대하, 습창(濕瘡), 음식(陰蝕)

2. 살충지양(殺蟲止痒) : 회충, 감적(疳積), 개창(疥瘡)

【해설】 본품은 맛이 쓰고 약성(藥性)이 약간 차가운데, 쓴맛은 하행(下行)하여 방광경(膀胱經)에 들어가 방광(膀胱)의 습열(濕熱)을 청리(淸利)하므로 이수통림(利水通淋)의 효능이 우수하여 임병(淋病)을 치료하는 중요한 약이 된다.

살충지양(殺蟲止痒)하는 효능이 있어 피부습진과 개선(疥癬), 소양(瘙痒) 등의 피부병을 치료하는데 내복(內服) 또는 외용(外用)하며, 소아의 회충병과 부녀의 음식(陰蝕)을 치료한다.

본품은 많은 량(10~30g)을 사용해야 효과가 나타나는데, 너무 적은 양을 사용하면 이뇨효과가 나타나지 않는다.

【포제】 잡질을 제거하고 세절(細切)하여 생용(生用)한다.

【용량과 용법】 12~20g.

【금기증】 소변(小便)이 이(利)하는 경우와 설사하는 경우, 습열(濕熱)이 없는 경우, 중허(中虛)로 인한 소변불리(小便不利)의 경우에는 복용을 하지 말아야 한다.

【임상응용】 ① 항문(肛門)이 습양(濕痒)하거나, 치창(痔瘡)의 초기에는 편축(萹蓄)을 배합하여 전탕(煎湯)하여 세척한다.

② 방광(膀胱)의 적열(積熱)로 인한 소변의 륭폐(癃閉)를 치료하는 경우에 구맥(瞿麥), 대황(大黃), 목통(木通) 등을 배합하여 청열사화(清熱瀉火), 이뇨통림(利尿通淋)한다(예 : 팔정산(八正散)[화제국방(和劑局方)]).

구맥(瞿麥) 【신농본초경(神農本草經)】 DIANTHI HERBA

【기원】 석죽과(Caryophyllaceae)에 속한 여러 해 살이 풀인 술패랭이꽃 *Dianthus superbus* var. *longicalycinus* (Max.) Williams.와 패랭이꽃 *D. chinensis* L.의 지상부를 건조한 것으로, 여름에서 가을 사이에 꽃이 필 때에 채취하여 햇볕에 말린다.

【성미】 성은 차고, 독이 없으며, 맛은 쓰고 맵다.

【귀경】 심, 소장, 방광경.

【효능 및 주치】 1. 청열리뇨(清熱利尿) : 열림(熱淋), 혈림(血淋)

2. 파혈통경(破血通經) : 혈체경폐(血滯經閉), 난산

3. 소종지통(消腫止痛) : 옹종창독(癰腫瘡毒), 목적종통(目赤腫痛), 침음창(浸淫瘡)

【해설】 본품은 맛이 쓰고 약성(藥性)이 차가워서 강설(降泄)시키는 약물이 되므로 소변을 이(利)하여 습열(濕熱)을 도하(導下)하고 행(行)하게 하므로 청열(清熱), 이뇨(利尿), 통림(通淋)의 작용이 있어 열에 의한 임병(淋病)을 치료하는 주요 약물이 된다. 본품은 또한 파혈통경(破血通經)의 효능이 있어 부녀의 어혈정체(瘀血停滯)로 인한 월경불통을 치료한다.

본품은 파혈통경(破血通經)하기 때문에 임신부와 몸이 허약한 사람에게는 사용을 하지 말아야 한다.

【포제】 잡질을 제거하고 세절(細切)하여 생용(生用)한다.

【용량과 용법】 12~20g.

【금기증】 비(脾)와 신기(腎氣)가 허한 사람과 임신부는 복용을 하지 말아야 한다.

【임상응용】 ① 습열(濕熱)이 방광(膀胱)으로 하주(下注)하여, 소변림력(小便淋瀝), 단적(短赤), 급통(急痛), 뇨도작열(尿道灼熱) 등의 증상이 나타나는 혈림(血淋), 열림(熱淋), 고림(膏淋), 석림(石淋) 등을 치료하고, 심하면 융폐불통(癃閉不通), 소복급만(小腹急滿), 구조인건(口燥咽乾), 설홍(舌紅), 태황니(苔黃膩), 맥활삭(脈滑數)이 나타나는 경우에도 사용한다. 이 경우에는 차전자(車前子), 편축(萹蓄), 산치자(山梔子), 활석(滑石) 등을 배합하여 청열사화(淸熱瀉火), 이수통림(利水通淋)한다(예 : 팔정산(八正散)[화제국방(和劑局方)]).

② 소변불리(小便不利), 임력삽통(淋瀝澁痛) 등에는 활석(滑石), 차전자(車前子), 편축(萹蓄) 등을 배합하여 소변을 통리(通利)하면서 열을 이끌고 하행(下行)하게 한다(예 : 구맥탕(瞿麥湯)[증치준승(證治準繩)]).

동규자(冬葵子) 【신농본초경(神農本草經)】 MALVAE SEMEN

【기원】 아욱과(Malvaceae)에 속한 1년생 풀인 아욱 *Malva verticillata* L.의 성숙한 종자를 건조한 것으로, 봄에 종자가 성숙할 때 채취하여 햇볕에 말린다.

【성미】 성은 차고, 독이 없으며, 맛은 달고, 활(滑)하다.

【귀경】 대장, 소장, 방광경.

【효능 및 주치】 1. 이수통림(利水通淋) : 전신부종, 소변불리(小便不利), 열림(熱淋)

2. 활장통변(滑腸通便) : 변비

3. 통유(通乳) : 유즙불통, 유방창통(乳房脹痛), 유선염초기

4. 청열배농(淸熱排膿) : 옹종(癰腫), 이질(痢疾)

【해설】 본품은 맛이 달고 습습하며, 약성(藥性)은 차갑고, 질(質)이 윤활(潤滑)하여 이수통림(利水通淋)시키는 효능이 있으므로 소변불리(小便不利)와 수종(水腫), 임리삽통(淋瀉澁痛) 등의 증상을 치료한다. 또한 본품은 종자로서 지방유 성분이 있어 윤장통변(潤腸通便)의 효능으로 대변보기 곤란한 증상을 치료한다.

이 외에 활태(滑胎)하는 효능이 있어 난산을 치료하며, 하유(下乳)시키는 효능은 유즙불행(乳汁不行)으로 인한 유방창통(乳房脹痛)을 치료한다.

【포제】 잡질을 제거하고 생용(生用)하며 사용할 때에 도쇄(搗碎)하여 사용한다.

【용량과 용법】 4~12g.

【금기증】 비허(脾虛)로 장활(腸滑)한 사람과 기허하함(氣虛下陷)한 사람, 임신부는 복용을 하지 말아야 한다.

【임상응용】 ① 유부(乳婦)가 기맥(氣脈)이 옹색(壅塞)하여 유즙(乳汁)이 불행(不行)하고, 혹은 경락(經絡)이 응체(凝滯)하여 유방창통(乳房脹痛)하고, 유방(乳房)에 옹독(癰毒)이 생기는 경우에는 사인(砂仁)을 배합한다(예 : 규자탕(葵子湯)[부인량방(婦人良方)]).

등심초(燈心草) 【개보본초(開寶本草)】 JUNCI MEDULLA

【기원】 골풀과(Juncaceae)에 속한 여러 해 살이 풀인 골풀 *Juncus effusus* L. var. *decipiens* Buchen.의 줄기의 속심을 건조한 것으로, 8~9월 채취하여 햇볕에 말린 다음 줄기의 속심을 꺼내어 사용한다.

【성미】 성질은 약간 차고, 맛은 달고 슴슴하다.

【귀경】 심, 폐, 소장경.

【효능 및 주치】 1. 이수통림(利水通淋) : 임병(淋病), 부종, 소변불통

2. 청열제번(淸熱除煩) : 조동불안(躁動不安), 심번불매(心煩不寐), 소아야제(小兒夜啼), 구설미란(口舌糜爛), 소변황적(小便黃赤), 심경유화증(心經有火證)

【해설】 본품은 맛이 달고 슴슴하며, 약성(藥性)이 약간 차서, 주로 통소변(通小便), 이습열(利濕熱)하는 효능이 있어 습열(濕熱)로 발생하는 소변불통과 소변단적삽통(小便短赤澀痛)하는 임병(淋病)을 잘 치료하며, 습성부종(濕性浮腫)에 대하여도 효과가 있다.

본품은 청심제번(淸心除煩)하는 효능이 우수하며, 심경(心經)의 열을 하강(下降)시켜 소변을 따라 배출되게 하므로, 심화항성(心火亢盛)으로 인한 번조불안(煩躁不安), 심열번조(心熱煩躁), 소아경간(小兒驚癎), 야제(夜啼)에 단미(單味)를 달여 복용하거나 청심안신약(淸心安神藥)을 배합하여 사용한다.

본품은 약력(藥力)이 박약(薄弱)하여 병증(病證)이 가벼운 사람과 기타 청열리뇨약(清熱利尿藥)을 보조하는데 쓰인다.

【포제】 주사반등심(朱砂拌燈心)은 청심제번안신(清心除煩安神)하는 효능을 강화한다. 청대반등심(青黛拌燈心)은 간(肝)으로 들어가게 하여 청간(清肝)하고, 청열량혈(清熱涼血)하는데 효능이 치우친다. 등심탄(燈心炭)은 효능이 주로 양혈지혈(涼血止血) 작용을 지니게 되어 금창출혈(金瘡出血)을 치료하고, 또한 청열렴창(清熱斂瘡)하는데 편중되어서, 주로 외용(外用)에 사용되어 유아(乳蛾), 인비(咽痺), 구설생창(口舌生瘡), 음감(陰疳) 등의 증상을 치료한다.

【용량과 용법】 2~4g.

【금기증】 몸이 허약한 사람은 복용을 하지 말아야 한다.

【임상응용】 ① 방광적열(膀胱積熱)로 인한 융폐(癃閉)에는 차전자(車前子), 구맥(瞿麥), 편축(萹蓄) 등을 배합하여 청열사화(清熱瀉火), 이뇨통림(利尿通淋)한다(예 : 팔정산(八正散)[태평혜민화제국방(太平惠民和劑局方)]).

② 습(濕)으로 인해 설사는 하지만, 복통은 없고, 맥세(脈細)한 증상을 치료하는 경우에는 적복령(赤茯苓), 백출(白朮), 저령(豬苓), 산약(山藥) 등을 배합한다(예 : 만병오령산(萬病五苓散)[만병회춘(萬病回春)]).

삼백초(三白草) 【당본초(唐本草)】 SAURURI HERBA SEU RADIX

【기원】 삼백초과(Saururaceae)에 속한 여러 해 살이 풀인 삼백초 *Saururus chinensis* Baill.의 뿌리와 전초(全草)를 건조한 것으로, 7~8월에 채취하여 햇볕에 말린다.

【성미】 성은 차고, 독이 없으며, 맛은 쓰고 맵다.

【귀경】 폐, 방광경.

【효능 및 주치】 1. 청열리습(清熱利濕) : 열림(熱淋), 황달, 대하, 이질, 수종, 각기(脚氣)

2. 해독료창(解毒療瘡) : 옹종(癰腫), 정창(疔瘡), 사충교상(蛇蟲咬傷)

【해설】 본품은 맛이 쓰고 약성(藥性)이 차가워서 청열리수(清熱利水)시키는 효능이 있어 소변불리(小便不利), 임력삽통(淋瀝澁痛), 수종각기(水腫脚氣) 등의 증상이 습(濕)에 속한 것을 치료하는데, 특히 습열(濕熱)에 의한 임증(淋症)에 적용된다. 또한 청열해독

소종(淸熱解毒消腫)하는 효능이 있어 절창옹종(癤瘡癰腫)에 내복(內服) 또는 신선품의 뿌리줄기를 찧어서 환부(患部)에 도부(塗敷)하여 응용한다. 또한 본품은 청폐거담(淸肺祛痰)하는 효능이 있어서 폐열(肺熱)이나 감모(感冒)로 인한 해수담다(咳嗽痰多)의 증상에도 응용될 수 있다.

【포제】 잡질은 제거하고 세절(細切)하여 사용한다.

【용량과 용법】 12~20g.

【금기증】 비위(脾胃)가 허한(虛寒)한 사람은 복용을 하지 말아야 한다.

【임상응용】 ① 간암에는 대계근(大薊根)을 배합한다[중화약해(中華藥海)].

② 습열황달(濕熱黃疸)에는 인진(茵陳), 치자(梔子)를 배합한다[중화약해(中華藥海)].

제 3 절 이습퇴황약(利濕退黃藥)

여기에 해당되는 약물은 청열리습(淸熱利濕)하여 이담퇴황(利膽退黃)시키는 주요한 효능이 있어서 주로 습열(濕熱)로 인한 황달증(黃疸證)에 적용된다.

임상응용에 있어서 열이 왕성하면 청열해독약(淸熱解毒藥)을 배합하여 사용하고, 습(濕)이 왕성하면 방향화습약(芳香化濕藥)을 배합하며, 또한 온리약(溫裏藥)을 배합하면 음황증(陰黃證)에도 사용할 수 있다.

인진호(茵陳蒿) 【신농본초경(神農本草經)】 ARTEMISIAE CAPILLLARIS HERBA

【기원】 국화과(Compositae)에 속한 여러 해 살이 풀인 사철쑥 *Artemisia capillaris* Thunb.과 비쑥 *A. scoparia* Waldst. et Kit.의 전초(全草)를 건조한 것이다. 봄에 유묘(幼苗)가 6~10㎝ 자랐을 때 채취하거나(면인진(綿茵陳)), 가을에 화뢰(花蕾)가 장성(長成)할 때 채취하여(인진호(茵陳蒿)), 그늘에서 말린다.

【성미】 성질은 약간 차고, 맛은 쓰다.

【귀경】 비, 위, 간, 담, 방광경.

【효능 및 주치】 1. 청열리습(淸熱利濕), 퇴황달(退黃疸) : 습열황달(濕熱黃疸), 습달(濕疸), 주달(酒疸), 소변불리(小便不利)

2. 해독료창(解毒療瘡) : 풍소은진(風瘙癮疹), 개창(疥瘡)

【해설】 본품의 맛은 쓰고 약성(藥性)은 약간 차다. 쓴맛은 설열하강(泄熱下降)하고, 약간 차가운 성질은 청열(淸熱)하는 효능이 있어 오로지 습열(濕熱)을 청리(淸利)하므로 황달을 치료하는 중요한 약이 되며, 본품은 황달형 전염성간염과 담낭염 등을 치료하는데 좋은 효과가 있다. 그런데, 본품의 유효성분은 주로 정유에 있으므로 달일 때에 후하(後下)하여 정유성분의 휘발을 방지해야 한다.

인진(茵蔯)은 청열리습(淸熱利濕)하는 성질이 있어서 습창(濕瘡), 개선(疥癬), 풍진(風疹) 등의 피부병에도 활용되며, 습온증(濕溫證)에 습열(濕熱)이 모두 중(重)한 경우에도 활석(滑石), 황금(黃芩), 백두구(白豆蔻) 등과 배합되어 사용될 수 있다.

본품을 우리나라에서는 관습적으로 더위지기 Artemisia iwayomogi Kitamura.의 전초(全草)(한인진(韓茵蔯))로 대신 사용하는데, 이 약은 이담작용, 혈청 중 지질성분억제, 비만체중의 감소 등의 약리작용이 있는 것으로 밝혀졌으나, 향후 임상 연구가 결합되어야 하므로, 사용을 할 때 주의해야 한다.

【약리작용】 인진(茵蔯)으로 만든 여러 가지 제제(製劑)나 성분에 이담작용이 있는 것으로 밝혀졌고, CCl4로 유발된 rat의 간장 손상을 보호해 주는 작용, 강혈지(降血脂), 관상동맥확장, 강압(降壓)작용이 있는 것으로 밝혀졌다. 이 외에도 휘발유는 치병성(致病性) 피부진균에 대하여 억제작용이 있으며, 전제(煎劑)는 결핵간균(結核杆菌), 이질간균(痢疾杆菌), 백후간균(白喉杆菌), 탄저간균(炭疽杆菌), 상한간균(傷寒杆菌), 녹농간균(綠膿杆菌), 고초간균(枯草杆菌), 황색포두구균, 뇌막염쌍구균(腦膜炎雙球菌) 및 유행성감기 유발균 등에 대하여 억제작용이 있다.

이뇨, 해열, 회충을 구살(驅殺)하는 작용도 있다.

【용량과 용법】 10~30g. 외용(外用)하는 경우에는 적당량을 활용한다.

【금기증】 습열(濕熱)로 인하지 않은 황달에는 복용을 하지 말아야 한다.

【임상응용】 ① 습열황달(濕熱黃疸)을 치료하는 경우에는 대황(大黃), 치자(梔子)를 배합하여 청열리습(淸熱利濕), 퇴황달(退黃疸)한다(예 : 인진호탕(茵陳蒿湯)[상한론(傷寒論)]).

② 습열황달(濕熱黃疸)로 신목구황(身目俱黃)하고, 습(濕)이 열(熱)보다 심하며, 소변불리(小便不利)하는 것을 치료하는 경우에는 복령(茯苓), 저령(豬苓), 택사(澤瀉) 등을 배

합하여 이습퇴황(利濕退黃)한다(예 : 인진오령산(茵陳五苓散)[금궤요략(金匱要略)]).

③ 만성 담낭염의 급성 발작으로 양황증(陽黃證)이 나타나는 경우에는 울금(鬱金), 포공영(蒲公英), 황금(黃芩), 치자(梔子), 현명분(玄明粉) 등을 배합한다[중화약해(中華藥海)].

금전초(金錢草) 【본초강목습유(本草綱目拾遺)】 LYSIMACHIAE HERBA

【기원】 앵초과(Primulaceae)에 속하는 여러 해 살이 풀인 과로황(過路黃) *Lysimachia christinae* Hance.의 전초(全草)를 건조한 것으로, 여름과 가을에 채취하여 햇볕에 말린다.

【성미】 성질은 약간 차고, 독이 없으며, 맛은 달고 슴슴하며 짜다.

【귀경】 간, 담, 신, 방광경.

【효능 및 주치】 1. 청열리습통림(淸熱利濕通淋) : 열림(熱淋), 뇨삽작통(尿澀作痛), 석림(石淋), 사림(沙淋)

2. 퇴황(退黃) : 황달, 담결석

3. 소종해독(消腫解毒) : 옹종창독(癰腫瘡毒), 사교상(蛇咬傷), 창선(瘡癬), 습진

【해설】 본품은 맛이 달고 슴슴하면서 짜고, 약성(藥性)이 약간 차다. 맛이 달고 슴슴하므로 삼리(滲利)하고, 짠맛은 연견(軟堅)하며, 약간 차가운 약성(藥性)은 청열(淸熱)하여 이뇨통림(利尿通淋), 이담배석(利膽排石), 이습퇴황(利濕退黃), 청열해독(淸熱解毒) 및 연견소종(軟堅消腫)하는 효능이 있으므로 석림(石淋)을 치료하는데 효과가 좋고, 간담(肝膽)에 습열(濕熱)이 온결(蘊結)하여 된 황달에 적합하며, 간담(肝膽) 결석과 신(腎)·방광(膀胱) 등 비뇨기계의 결석에 응용된다. 또 본품을 도부(搗敷)하면 창양종독(瘡瘍腫毒)을 치료한다.

이 외에 본품은 지해화담(止咳化痰)효능이 있어 해수담황(咳嗽痰黃), 각지불상(咯之不爽), 흉격비만(胸膈痞滿) 등의 열담(熱痰)으로 인한 질환을 치료하며, 서근활락(舒筋活絡)하여 질타손상(跌打損傷), 풍습비통(風濕痺痛), 근골동통(筋骨疼痛)을 치료한다.

【용량과 용법】 10~15g, 대제(大劑)의 경우에는 60g. 외용(外用)하는 경우에는 적당량을 활용한다.

【금기증】 음저제증(陰疽諸症)과 비허(脾虛)로 설사하는 경우에는 복용을 하지 말아야 한다.

【임상응용】 ① 신염(腎炎) 수종(水腫)을 치료하는 경우에는 연전초(連錢草), 편축(萹蓄) 등을 배합한다[중화약해(中華藥海)].

② 간담결석(肝膽結石)의 완해기(緩解期)에는 목향(木香), 지각(枳殼), 황금(黃芩), 천련자(川楝子), 대황(大黃)을 배합한다(예 : 배석탕(排石湯)[중화약해(中華藥海)]).

제 7 장 온리약(溫裏藥)

1. 정의

○ 온리거한(溫裏祛寒)하는 효능을 가지고, 이한(裏寒) 증후를 치료하는 약물이다. 달리 거한약(祛寒藥)이라고도 부른다.

○ 온리산한(溫裏散寒)하고 양기(陽氣)를 부조(扶助)하여 장부(臟腑) 사이의 침한고랭(沈寒痼冷) 질환을 없애는 약물이다.

2. 온리약(溫裏藥)의 적응증

1) 이한증(裏寒證)을 치료한다. 이한증(裏寒證)은 이증(裏證)의 하나이며, 내장(內臟) 장기(臟器)들에 생긴 한증(寒證)을 말한다. 양기(陽氣)가 부족하거나 한사(寒邪)가 이(裏)에 들어가서 생긴다. 이한증(裏寒證)은 이실한증(裏實寒證)과 이허한증(裏虛寒證)으로 나뉘지만 일반적으로는 이허한증(裏虛寒證)을 말한다.

(1) 장한증(臟寒證)(이실한증(裏實寒證)) : 한사(寒邪)가 내침(內侵)하여 양기(陽氣)가 곤(困)함을 받아 구역사리(嘔逆瀉痢), 완복냉통(脘腹冷痛), 음식불가(飮食不佳) 등의 증상이 나타난다. 이 경우에는 온중거한(溫中祛寒)하여 음예(陰翳)를 소(消)하여야 한다.

(2) 이허한증(裏虛寒證) : 심비신(心脾腎)의 양기(陽氣)가 부족하여 음한(陰寒)이 안에서 생성하여 나타나는데, 주로 외한희온(畏寒喜溫), 면색창백(面色蒼白), 권태기와(倦怠嗜臥), 구토하리(嘔吐下利), 복중한통(腹中寒痛), 냉한자출(冷汗自出), 수각궐역(手脚厥逆), 소변청장(小便淸長), 허리와 무릎이 시큰거리며, 갈증은 없고, 맥(脈)이 침지(沈遲)하거나 미세(微細)하다. 이 경우에는 양기(陽氣)를 보하면서 한사(寒邪)를 몰아내는 방법으로 치료한다.

(3) 망양증(亡陽證) : 심신양허(心腎陽虛)로 음한(陰寒)이 내생(內生)하여 한출(汗出), 오한(惡寒), 구비냉기(口鼻冷氣), 궐역(厥逆), 맥미(脈微) 등 망양증(亡陽證)이 나타난다. 이 경우에는 익화조양(益火助陽)하여 궐역(厥逆)을 없애어야 한다.

2) 그 외에, 양허수종(陽虛水腫), 풍한습비(風寒濕痺), 한음천해(寒飮喘咳), 한산동통

(寒疝疼痛), 음냉양위(陰冷陽痿), 궁한불잉(宮寒不孕), 허한통경(虛寒痛經) 등증을 치료한다.

3. 배합법

○ 외부의 한사(寒邪)가 내침(內侵)하였는데도 아직 표증(表證)이 남아 있으면 마황(麻黃), 계지(桂枝), 세신(細辛) 등의 해표약(解表藥)을 배합한다.

○ 한응기체(寒凝氣滯)로 기기(氣機)가 불창(不暢)하면 후박(厚朴), 목향(木香), 진피(陳皮) 등의 이기약(理氣藥)을 배합한다.

○ 한습조체(寒濕阻滯)로 비(脾)가 습사(濕邪)를 받아 곤권(困倦)하면 백출(白朮), 복령(茯苓), 택사(澤瀉), 의이인(薏苡仁) 등의 건비화습약(健脾化濕藥)을 배합한다.

○ 비신양허(脾腎陽虛)의 경우에는 녹용(鹿茸), 보골지(補骨脂), 음양곽(淫羊藿), 토사자(菟絲子) 등의 온보비신약(溫補脾腎藥)을 배합한다.

○ 기탈망양증(氣脫亡陽證)을 겸하고 있으면, 인삼(人參), 당삼(黨參) 등의 보기약(補氣藥)을 배합한다.

4. 약을 사용하는 방법과 금기

○ 음허내열(陰虛內熱), 음허양항(陰虛陽亢), 진열가한(眞熱假寒), 온열실화(溫熱實火), 혈열망행(血熱妄行) 등의 모든 열증(熱證)에 속하는 증(證)에 사용해서는 안 된다.

○ 여름철에 염열(炎熱)한 기후조건 아래에서나 화왕(火旺)한 체질인 경우에는 제량(劑量)을 적당히 줄인다.

○ 온리약(溫裏藥)은 신열(辛熱)하여 동혈타태(動血墮胎)하기 쉬우므로 임신부에게는 사용을 금하거나 조심해서 사용해야 한다.

○ 온리약(溫裏藥)은 신열조열(辛熱燥烈)하므로 음액(陰液)을 상하고 화(火)를 움직이게 하기 쉽다. 때문에 양성음허(陽盛陰虛)하거나 내진열외가한(內眞熱外假寒) 및 음휴혈허(陰虧血虛)한 경우에는 사용해서는 안 된다.

○ 본품을 과량으로 복용하거나 많이 복용하면 상음작액(傷陰炸液), 생열조화(生熱助火), 상락동혈(傷絡動血), 발창손목(發瘡損目) 등의 폐단이 있으므로, 응용할 때 병이

그치면 투약을 중지해야 하며 과하게 복용하는 것은 좋지 않다.

○ 염하(炎夏)에는 용량을 가볍게 해야 하며, 한동(寒冬)에는 용량을 중하게 해야 한다.

○ 양허(陽虛)의 사람은 용량을 무겁게 사용해야 하며, 음허(陰虛)한 사람이 한증(寒證)에 걸린 경우에는 용량을 가볍게 사용해야 한다.

부자(附子) 【신농본초경(神農本草經)】 ACONITI IATERALIS PREPARATA RADIX

【기원】 미나리아재비과(Ranunculaceae)에 속한 여러 해 살이 풀인 부자(附子) *Aconitum carmichaeli* Debx.의 자근(子根)을 가공한 것이다. 6월 하순부터 8월 상순에 모근(母根)과 수근(鬚根)을 제거하고 가공한 것으로, 그 방법에 따라 염부자(鹽附子), 흑순편(黑順片), 백부편(白附片)으로 나눈다.

【성미】 약성은 뜨겁고, 독이 있으며, 맛은 맵고 달다.

【귀경】 심, 비, 신경.

【효능 및 주치】 1. 회양구역(回陽救逆) : 대한망양(大汗亡陽), 양쇠기탈(陽衰氣脫), 신궐두통(腎厥頭痛)

2. 보화조양(補火助陽) : 신양부족(腎陽不足) · 명문화쇠(命門火衰)→양위궁냉(陽痿宮冷) · 요슬산연(腰膝酸軟) · 야뇨빈다(夜尿頻多), 비양부진(脾陽不振) · 음한내성(陰寒內盛)→복통 · 변당(便溏), 비신양허(脾腎陽虛) · 수습내정(水濕內停)→소변불리(小便不利) · 지체부종(肢體浮腫), 심양쇠미(心陽衰微)→형한지랭(形寒肢冷) · 심계기단(心悸氣短) · 면색창백(面色蒼白) · 설질담백(舌質淡白) · 맥상허약(脈象虛弱)

3. 온양거한(溫陽祛寒) : 수기내정(水氣內停), 양허자한(陽虛自汗), 복통, 산통(疝痛)

4. 축풍한습사(逐風寒濕邪) : 풍한습비(風寒濕痺)

5. 파징소적(破癥消積) : 징가적취(癥瘕積聚)

6. 소종해독(消腫解毒) : 음저창루(陰疽瘡漏), 한학장기(寒瘧瘴氣)

【해설】 본품은 맛이 맵고 약성(藥性)이 뜨거우며, 조열(燥烈)하고, 본품의 약력(藥力)은 아주 빨리 전신에 통달(通達)하여 발휘하는 작용이 있으며 체내에 쌓여서 서서히 효능을 발휘하는 약이 아니다. 본품은 순양(純陽)의 성질을 가지고 있어서 위로 심양(心陽)을 도와 통맥(通脈)하고, 가운데로는 비양(脾陽)을 온(溫)하게 하여 건운(健運)하며, 아래로

는 신양(腎陽)을 보하여 익화(益火)하고, 밖으로는 위양(衛陽)을 고(固)하게 하여 거한(祛寒)하므로 온리(溫裏), 부양(扶陽), 거한(祛寒)하는 중요한 약이 된다.

본품은 온중산한(溫中散寒)하는 효능이 좋아서 풍한습비(風寒濕痺)로 인한 온몸의 골절동통(骨節疼痛)과 완복동통(脘腹疼痛)을 치료하며, 아울러 회양구역(回陽救逆)하는 효능이 있어 대한망양(大汗亡陽)으로 인한 사지궐냉(四肢厥冷), 맥미욕절(脈微欲絶) 등의 허탈증(虛脫證)을 치료한다.

본품은 독이 있으므로 포제(炮製)한 후에 사용하고 아울러 오래 달여야 하며, 본품을 너무 많이 복용하면 중독을 일으켜 혈압하강, 사지궐냉(四肢厥冷), 심박동의 느려짐, 심실성기외수축(心室性期外收縮), 심실세동 등의 부작용이 나타날 수 있으므로, 또한 복용량에도 주의해야 하는데 일반적으로 3~10g이 적당하고 대량으로 사용할 때도 30g을 초과하지 말아야 한다. 부작용이 나타날 경우에는 황련(黃連), 서각(犀角), 감초(甘草)의 전탕(煎湯) 등으로 해독한다. 또한 심장병으로 방실전도가 조체(阻滯)된 경우, 심근질환, 간기능이 손상된 경우와 임신부, 음허내열(陰虛內熱)의 경우에는 사용을 삼가야 한다.

【포제】 부자(附子)는 포제(炮製)방법에 따라 여러 가지로 구분된다. 그 제법을 소개하면 다음과 같다.

① 염부자(鹽附子) : 크고 고른 니부자(泥附子)를 선택하여 깨끗이 씻고 식용담파(食用膽巴)(간수(염로수(鹽滷水)) 수용액에 넣어 하루가 지난 다음 다시 식염(食鹽)을 넣고 계속 침포(浸泡)하여 날마다 꺼내어 햇볕에 말리고 아울러 점차로 말리는 시간을 늘려서 직접적으로 부자(附子)의 표면에 많은 결정성의 소금가루(염상(鹽霜))가 나타나고 질이 단단해질 때까지 반복해서 말린다.

② 흑순편(黑順片) : 크고 신선한 부자(附子)를 골라서 깨끗이 씻은 다음 이 생부자(生附子)를 간수(염로수(鹽鹵水), 주요 성분으로 염화마그네슘, 염화칼슘이 함유되어 있다)에 약 5일 정도 담근다(보통 생부자(生附子) 100근 당 간수 40근, 청수(淸水) 30근을 사용한다). 그 다음 생부자(生附子)와 간수를 함께 삶아 심까지 스며들면 꺼내서 청수(淸水)에 24시간 정도 담갔다가 피(皮)를 제거하지 말고 세로로 약 5㎜ 두께의 편(片)으로 썬다. 이 부편(附片)을 다시 수침표(水浸漂)해서 담가 당(糖)과 채유제(菜油製)와 조색제(調色製)를 가하여 부편(附片)이 짙은 다색(茶色)으로 물들면 꺼낸 다음 부편(附片)을 쪄서 유면(油面)이 나타나고 광택이 보인 후에 홍(烘)하여 반쯤 말린 후 다시 햇볕에 말리거나 혹은

계속해서 홍건(烘乾)한다.

③ 백부편(白附片) : 크기가 균일한 니부자(泥附子)를 선택하여 깨끗이 씻고, 간수(염로수(鹽鹵水), 주요 성분으로 염화마그네슘, 염화칼슘이 함유되어 있다)에 약 5일 정도 담근다(보통 생부자(生附子) 100근 당 간수 40근, 청수(淸水) 30근을 사용한다). 그 다음 생부자(生附子)와 간수를 함께 삶아서 심(心)까지 스며들면 꺼내어 청수(淸水)에 24시간 정도 담갔다가 외피(外皮)를 벗기고 세로로 약 3㎜ 두께의 편(片)으로 썬다. 이 부편(附片)을 다시 수침표(水浸漂)해서 꺼내고 증투(蒸透)하고 반 정도로 햇볕에 말려서 유황(硫黃)으로 훈(熏)한 다음 다시 햇볕에 말린다.

④ 포부편(炮附片) : 깨끗한 모래를 솥 안에 넣고 강한 불로 가열하여 초(炒)하는데 영활(靈活)한 상태가 되면, 부자편(附子片)을 넣고 끊임없이 뒤집으면서 볶는데, 부풀어 오르고 약간 색이 변화될 때까지 골고루 볶은 다음 꺼내어 체로 모래를 제거하고, 식혀서 통풍이 잘 되고 건조한 곳에 보관한다.

⑤ 담부편(淡附片) : 염부자(鹽附子)를 청수(淸水)에 담가 매일 2~3번 물을 갈아주고 10~15일 경과하면 기본적인 짠맛은 소실된다. 이 염부자(鹽附子)를 일정량의 감초(甘草)와 흑두(黑豆)에 물을 가하여 함께 자(煮)하여 심(心)까지 스며들게 하는데 썰어서 맛을 보아 신랄(辛辣)하면서 마비시키는 감각이 없을 때(약 2~3시간 후)가 되면 꺼낸다. 감초(甘草)와 흑두(黑豆)를 제거하고, 삶은 부자(附子)를 외피(外皮)는 깎아 버리고 양판(兩瓣)으로 썰어 재어두었다가 스며들면 그늘에서 말리되 60~70% 정도 말랐을 때 다시 밀폐하여 내외의 습도가 일치하면 약 1.5㎜의 편(片)으로 썰어 그늘에서 말린다.

보료용량(輔料用量) : 매회 깨끗한 염부자(鹽附子) 100kg, 감초(甘草) 5kg, 흑두(黑豆) 10kg을 쓴다.

생부자(生附子)를 고온(高溫)으로 처리한 후에 aconitine은 물에 용해되어 독성이 가장 약한 benzoylaconine과 aconine으로 되어 안전하게 내복(內服)할 수 있게 된다. 실험에 의하면, 부자(附子)는 반복적으로 가열하여 포제(炮製)하면 aconitine은 파괴되면서도 강심 성분에는 영향을 미치지 않는다.

생부편(生附片)의 약성(藥性)은 뜨겁고 준렬(峻烈)해서 많은 양의 독이 있으며, 회양구역(回陽救逆)에 마땅하지만, 생용(生用)하는 경우는 아주 드물며, 대부분 외용(外用)으로 사용되고, 포제(炮製)를 거친 후에 독성이 저하되어 비로소 내복(內服)에 응용되는 경우가 많다.

부자(附子)를 반복적으로 가열한 포부편(炮附片), 담부편(淡附片)은 약성(藥性)이 완화되어 온리산한지통(溫裏散寒止痛)시키는데 적당하다. 또한, 포부편(炮附片)은 온신난비(溫腎暖脾) · 보명문지화(補命門之火)하는 효력이 강하고, 심복랭통(心腹冷痛), 허한토사(虛寒吐瀉), 냉리복통(冷痢腹痛), 냉적변비(冷積便秘), 혹은 구리적백(久痢赤白) 등의 증상에 사용된다. 담부편(淡附片)은 회양구역(回陽救逆) · 산한지통(散寒止痛)하는 효능을 주로 하며, 망양허탈(亡陽虛脫), 지냉맥미(肢冷脈微), 한습비통(寒濕痺痛), 심복동통(心腹疼痛), 양허수종(陽虛水腫), 양허감모(陽虛感冒) 등의 증상에 사용된다.

【용량과 용법】 3~15g. 탕제(湯劑)에 넣는 경우에는 반드시 선전(先煎)을 30~60분 정도 해야 한다.

【금기증】 음허양성(陰虛陽盛), 진열가한(眞熱假寒)과 임신부는 복용을 금한다. 인삼(人參) · 황기(黃芪) · 감초(甘草) · 방풍(防風) · 서각(犀角) · 녹두(綠豆) · 동변(童便)과 상외(相畏)하고, 패모(貝母) · 반하(半夏) · 괄루(栝樓) · 백급(白芨) · 백렴(白蘞)과 상반(相反)한다.

【임상응용】 ① 음한내성(陰寒內盛)하고 양기쇠미(陽氣衰微)하여, 사지궐랭(四肢厥冷), 하리청곡(下利淸穀)하며, 혹은 냉한(冷汗)을 흘리고, 구토(嘔吐), 복통(腹痛)하며, 신피욕매(神疲欲寐), 구담불갈(口淡不渴), 맥침(脈沈) 혹은 미세욕절(微細欲絶), 설태백활(舌苔白滑)이 나타나는 것을 치료하는 경우에는 건강(乾薑), 감초(甘草)를 배합하여 회양구역(回陽救逆)한다(예 : 사역탕(四逆湯)[상한론(傷寒論)]). 이 처방은 또한 태양병(太陽病)에 발한(發汗)을 잘못하여 망양(亡陽)이 되어서 맥침지미세(脈沈遲微細)의 증상이 나타나는 경우에도 치료한다.

② 망양허탈(亡陽虛脫)을 치료하는 경우에는 자감초(炙甘草), 건강(乾薑)을 배합하여 회양구역(回陽救逆)한다(예 : 통맥사역탕(通脈四逆湯)[상한론(傷寒論)]). 이 처방은 또한 소음병(少陰病)의 이한외열(裏寒外熱)로 인하여 하리청곡(下利淸穀), 수족궐역(手足厥逆), 신반불오한(身反不惡寒)하는 것을 치료한다.

③ 소음병(少陰病)의 하리(下利), 맥미(脈微)의 경우에는 총백(葱白), 건강(乾薑)을 배합한다(예 : 백통탕(白通湯)[상한론(傷寒論)]).

④ 소음병(少陰病)으로 하리맥미(下利脈微)하고 심하면 이부지(利不止)하며, 지궐무

맥(肢厥無脈), 건구(乾嘔), 신번(心煩)하는 경우에는 인삼(人參), 맥문동(麥門冬) 등을 배합하여 회양생맥(回陽生脈)한다(예 : 회양구급탕(回陽救急湯)[중정통속상한론(重訂通俗傷寒論)]).

⑤ 외감풍한(外感風寒), 내상생랭(內傷生冷)으로 기허담궐(氣虛痰厥)하여 두통으로 머리가 깨질 것 같고 겸하여 현훈욕도(眩暈欲倒), 구토부지(嘔吐不止)하는 증상을 치료하는 경우에는 생오두(生烏頭), 천남성(天南星), 세신(細辛) 등을 배합한다(예 : 궁신탕(芎辛湯)[삼인방(三因方)]).

⑥ 원기(元氣)가 매우 휴손(虧損)되고, 양기(陽氣)가 폭탈(暴脫)하여 상기(上氣), 천급(喘急), 한출(汗出), 지랭(肢冷), 두훈(頭暈), 기단(氣短), 호흡미약(呼吸微弱), 면색창백(面色蒼白), 복통자리(腹痛自利), 맥미욕절(脈微欲絶)하는 증상이 나타나는 증후를 치료하는 경우에는 인삼(人參)을 배합하여 회양(回陽), 익기(益氣), 구탈(救脫)한다(예 : 삼부탕(參附湯)[세의득효방(世醫得效方)]).

⑦ 옹저노육(癰疽胬肉)을 치료하는 경우에는 생부자(生附子)를 식초에 진하게 달여서 환처(患處)를 씻어낸다(예 : 부초탕(附醋湯)[이약병문(理瀹騈文)]).

⑧ 본래부터 양허(陽虛)한데 외감풍한(外感風寒)으로 무한(無汗), 오한(惡寒), 발열, 권와(踡臥), 맥반침(脈反沉)한 경우에는 마황(麻黃), 세신(細辛)을 배합하여 조양해표(助陽解表)한다(예 : 마황부자세신탕(麻黃附子細辛湯)[상한론(傷寒論)]).

⑨ 설사무도(泄瀉無度)에는 고백반(枯白礬), 세신(細辛), 가자피(訶子皮) 등을 배합하여 온리거한지사(溫裏祛寒止瀉)한다(예 : 단하환(斷下丸)[보제방(普濟方)]).

⑩ 비신양허(脾腎陽虛)로 설사시작(泄瀉時作)하거나 혹은 하리청곡(下利淸穀), 수족불온(手足不溫)하는 경우에는 건강(乾薑), 인삼(人參), 백출(白朮) 등을 배합하여 온신보비(溫腎補脾)한다(예 : 부자이중환(附子理中丸)[화제국방(和劑局方)]).

⑪ 풍한습비(風寒濕痺), 주신관절동통(周身關節疼痛)의 경우에는 계지(桂枝), 생강(生薑), 대조(大棗), 자감초(炙甘草)를 배합하여 산한거습(散寒祛濕), 지통한다(예 : 계지부자탕(桂枝附子湯)[상한론(傷寒論)]).

⑫ 풍습상박(風濕相搏)으로 골절동통(骨節疼痛), 체통불가굴신(掣痛不得屈伸)하는 경우에는 자감초(炙甘草), 백출(白朮), 계지(桂枝)를 배합한다(예 : 감초부자탕(甘草附子湯)[상한론(傷寒論)]).

⑬ 신양허쇠(腎陽虛衰)로 인하여 요통각연(腰痛脚軟), 하반신에는 항상 냉감(冷感)이 있고, 소복구급(少腹拘急), 소변불리(小便不利), 수종(水腫)의 증상이 나타나는 경우에는 택사(澤瀉), 계지(桂枝), 복령(茯苓) 등을 배합하여 온보신양(溫補腎陽)한다(예 : 신기환(腎氣丸)[금궤요략(金匱要略)]).

⑭ 신기부족(腎氣不足)으로 면색려흑(面色黧黑), 족냉(足冷), 족종(足腫), 이명이롱(耳鳴耳聾), 지체이수(肢體羸瘦), 족슬연약(足膝軟弱), 소변불리(小便不利), 요척동통(腰脊疼痛)하는 경우에는 오미자(五味子), 산수유(山茱萸), 육계(肉桂) 등을 배합한다(예 : 십보환(十補丸)[제생방(濟生方)]).

⑮ 음한(陰寒)의 적취(積聚)로 복부가 창만작통(脹滿作痛)하고, 변비, 지랭(肢冷), 외한(畏寒)하거나 혹은 태백(苔白), 맥침현(脈沈弦) 등의 증상이 나타나는 경우에는 대황(大黃), 세신(細辛)을 배합하여 온리산한(溫裏散寒), 통변지통(通便止痛)한다(예 : 대황부자탕(大黃附子湯)[금궤요략(金匱要略)]).

⑯ 신양(腎陽)이 쇠미(衰微)하여 수기(水氣)가 내정(內停)하여 소변불리(小便不利) 혹은 불통(不通)하고, 혹은 지체(肢體)가 중착(重着)하고 사용하기 힘들며 부종(浮腫)이 있거나 혹은 동통(疼痛)하고, 혹은 토하거나 혹은 설사하고, 혹은 토사(吐瀉)가 교대로 발작하고, 혹은 복중동통(腹中疼痛)하고, 혹은 심계정충(心悸怔忡), 혹은 흉부(胸部)가 별민동통(憋悶疼痛)하고 혹은 해천담희(咳喘痰稀)하여 의식(倚息)하고 눕기 어려우며, 혹은 두목현훈(頭目眩暈)하고, 과(裹)한 것 같기도 하고 몽(蒙)한 것 같기도 하며, 설질(舌質)은 담(淡)하고 설체(舌體)는 반(胖)하며 치흔(齒痕)이 있고, 맥(脈)은 침약(沈弱)한 증상이 나타나는 것을 치료하는 경우에는 복령(茯苓), 작약(芍藥), 백출(白朮), 생강(生薑)을 배합하여 온신산한(溫腎散寒), 건비(健脾), 이수(利水)한다(예 : 진무탕(眞武湯)[상한론(傷寒論)]). 이 처방은 또한 태양병(太陽病)에 오한(誤汗)하여 양허수범(陽虛水泛)으로 발열(發熱), 한출불해(汗出不解), 심하계(心下悸), 두현(頭眩), 신순동(身瞤動), 진진(振振)하여 벽지(擗地)하려고 하는 것을 치료한다. 또 비신양허(脾腎陽虛)로 수기(水氣)가 내정(內停)하여 소변불리(小便不利), 지체부종(肢體浮腫), 사지침중동통(四肢沈重疼痛), 오한(惡寒), 복통, 설사, 설태백활(舌苔白滑), 맥침세(脈沈細)한 경우를 치료한다.

천오두(川烏頭) 【약보(藥譜)】 ACONITI RADIX

【기원】 미나리아재비과(Ranunculaceae)에 속한 여러 해 살이 풀인 오두(烏頭) *Aconitum carmichaeli* Debx.의 덩이뿌리를 건조한 것으로, 초여름에 채취하여 햇볕에 말린다.

【성미】 성은 뜨겁고 독이 있으며, 맛은 맵다.

【귀경】 비, 신경.

【효능 및 주치】 1. 거풍제습산한(祛風除濕散寒) : 풍한습비(風寒濕痺), 사지마목(四肢麻木), 심복랭통(心腹冷痛), 무명종독(無名腫毒)

2. 온경지통(溫經止痛) : 질타극통(跌打劇痛), 반신불수(半身不遂)

【해설】 본품은 맛이 맵고 약성(藥性)이 매우 뜨거운데, 부자(附子)와 효능이 비슷한 부분이 있다. 그러나, 부자(附子)는 한(寒)을 치료하는 데에 장점이 있고, 본품은 풍(風)을 치료하는 데에 장점이 있다.

본품은 맛이 맵고, 약성(藥性)이 뜨거워서 신산(辛散)·온통(溫通)하여 거풍(祛風), 산한(散寒), 지통하며, 특히 지통효과가 아주 현저하다. 본품은 근골(筋骨) 중의 풍한(風寒)을 산(散)하므로 풍한습비(風寒濕痺), 관절동통(關節疼痛), 마목(麻木)을 잘 치료하며, 한랭적취(寒冷積聚)를 파(破)하므로 완복랭통(脘腹冷痛), 한산(寒疝)을 치료한다.

본품은 오래 달여서 복용해야 중독을 피할 수 있으며, 일반적인 사용량은 3~10g 정도이지만, 만약 산제(散劑)나 주제(酒劑)로 활용할 경우에는 용량을 ½로 줄여 사용하는 것이 좋다. 심혈관계 질환과 임신부에게는 사용을 삼가는 것이 좋다.

【약효비교】 본품은 주찬신산(走竄辛散)하는 성질이 부자(附子)보다 강하고 온경통맥(溫經通脈), 온중산한(溫中散寒)하는 효능이 우수하므로, 풍한습담(風寒濕痰)으로 발생하는 머리와 얼굴 부위, 가슴과 등 부위의 마비동통(麻痺疼痛)에 많이 활용된다. 또, 본품은 진통작용이 부자보다 강하지만 거한(祛寒)효능은 부자(附子)보다 약하다. 또한 부자(附子)는 비신(脾腎)의 양(陽)을 보하는 보익제(補益劑)에 사용할 수 있으나, 본품은 조산(燥散)하는 성질이 강하므로 보익제(補益劑)에 사용하기 어렵다.

【포제】 생오두(生烏頭)는 잡질을 골라내고 찌꺼기를 깨끗이 씻어낸 후 햇볕에 말린다. 사용할 때 도쇄(搗碎)한다.

제오두(製烏頭)는 깨끗한 약재를 크기에 따라 분류하여 청수(清水)에 담가 매일 2~3번 물을 갈아주고 약 7~10일 경과하여 속심까지 물이 스며들면 꺼낸다. 물을 가하여 4~6

시간 자비(煮沸)하거나 혹은 6~8시간을 쪄서 크기가 크고 속심이 가득 찬 것을 골라 절개(切開)해서 백심(白心)이 없고 맛을 보아 혀에 약간 신랄(辛辣)하면서 마비시키는 감이 있으면 꺼낸다. 삶은 천오(川烏)를 60% 말린 다음 후편(厚片)으로 잘라서 건조한다.

오두(烏頭)에는 치사량이 3~4㎎이고, 0.2㎎만 먹으면 중독이 되는 매우 독성이 강한 aconitine이 함유되어 있는데, 실험에 의하면 포제(炮製)하여 물에 침포(浸泡)하거나 자제(煮製)한 후에는 aconitine은 물 분해되어 독성이 22~26배나 약해지는 aconine과 hypacontine이 된다.

생품은 유독(有毒)하고 외용(外用)으로 많이 쓰여지며, 온경지통(溫經止痛)하는 효능이 주가 된다. 풍랭아통(風冷牙痛), 두풍(頭風), 두통, 요각냉통(腰脚冷痛), 개선(疥癬), 옹종(癰腫), 마취하여 지통하는 경우 등에 사용된다. 제천오(製川烏)는 독성이 저하되어 내복(內服)할 수 있으며, 풍한습비(風寒濕痺), 지체동통(肢體疼痛), 마목불인(麻木不仁), 심복랭통(心腹冷痛), 한산복통(寒疝腹痛), 음저종통(陰疽腫痛)에 사용된다.

【용량과 용법】 1.5~4.5g. 탕제(湯劑)에 넣는 경우에는 반드시 선전(先煎)을 30~60분 정도 해야 독성이 줄어든다. 내복(內服)하는 경우에는 포제(炮製)한 후에 사용해야 한다.

【금기증】 음허양성(陰虛陽盛), 열증(熱證)으로 인한 동통(疼痛) 및 임신부의 경우에는 복용을 금해야 한다. 패모(貝母) · 반하(半夏) · 괄루(栝樓) · 백급(白芨) · 백렴(白蘞)과 상반(相反)한다.

【임상응용】 ① 풍한습사(風寒濕邪)가 경락(經絡)에 머물러 체(滯)하여서 관절동통(關節疼痛), 관절의 굴신불리(屈伸不利), 지체(肢體)의 근맥(筋脈)이 연통(攣痛), 동통(疼痛)의 유주부정(游走不定)한 증상이 나타나는 것을 치료하는 경우에는 구인(蚯蚓), 초오(草烏), 유향(乳香) 등을 배합하여 거풍제습(祛風除濕), 화담(化痰), 통락(通絡), 활혈지통(活血止痛)한다(예 : 소활락단(小活絡丹)[비급천금요방(備急千金要方)]). 이 처방은 또한 중풍(中風)으로 수족불인(手足不仁)하고 오랫동안 낫지 않아서 경락(經絡) 중에 습담(濕痰)·사혈(死血)이 있으면서 요퇴(腰腿)가 침중(沈重)하거나 퇴비(腿臂)의 사이에 통증(痛症)이 있는 것도 치료한다.

② 풍습역절(風濕歷節) 및 각기(脚氣)로 동통(疼痛)하고 굴신(屈伸)이 안 되는 경우에는 마황(麻黃), 작약(芍藥), 자감초(炙甘草), 황기(黃芪)를 배합한다(예 : 오두탕(烏頭湯)[금궤요략(金匱要略)]).

③ 한산복통(寒疝腹痛)하고, 수족역랭(手足逆冷), 신체동통(身體疼痛)하는 경우에는 계지(桂枝), 생강(生薑)을 배합하여 거한지통(祛寒止痛)한다(예 : 오두산(烏頭散)[태평성혜방(太平聖惠方)]).

건강(乾薑) 【신농본초경(神農本草經)】 ZINGIBERIS SICCATUM RHIZOMA

【기원】 생강과(Zingberaceae)에 속한 여러 해 살이 풀인 생강 *Zingiberis officinale* Rosc.의 뿌리줄기를 건조한 것으로, 가을에 채취하여 햇볕에 말리거나 혹은 미화(微火)로 홍건(烘乾)한다.

【성미】 성은 뜨겁고, 독이 없으며, 맛은 맵다.

【귀경】 비, 위, 폐경.

【효능 및 주치】 1. 온중축한(溫中逐寒) : 비양허약(脾陽虛弱), 한음정위(寒飮停胃), 중한수사(中寒水瀉), 허한설사(虛寒泄瀉), 허한이질(虛寒痢疾), 허한구토(虛寒嘔吐)

2. 회양통맥(回陽通脈) : 망양증(亡陽證), 풍한습비(風寒濕痺), 졸심통(卒心痛), 한랭복통(寒冷腹痛), 신착증(腎着證), 흉비(胸痺)

3. 온폐화음(溫肺化飮) : 한음천해(寒飮喘咳)

4. 온경지혈(溫經止血)(포건강(炮乾薑)) : 토혈(吐血), 뉵혈(衄血), 양허변혈(陽虛便血)

【해설】 본품은 맛이 맵고 약성(藥性)이 뜨거우며, 성질이 조(燥)하므로 이한(裏寒)을 제거하고 비위(脾胃)의 양(陽)을 온(溫)하게 하므로 음한내성(陰寒內盛)하여 양기쇠미(陽氣衰微)하거나 비위허한(脾胃虛寒)으로 토사랭통(吐瀉冷痛)을 일으키는 모든 증상에 응용된다. 또한 온중회양(溫中回陽)하므로 지랭맥미(肢冷脈微)한 양허욕탈증(陽虛欲脫證)을 치료하며, 풍한(風寒)을 해산(解散)하고 온폐화음(溫肺化飮)하는 효능이 있어 폐(肺)에 한사(寒邪)와 담습(痰濕)이 있어 발생하는 천해(喘咳)를 치료한다.

【포제】 수치(修治)방법에 따라 포강(炮薑), 강탄(薑炭)으로 구분된다.

① 건강(乾薑) : 원약재(原藥材)에서 잡질을 골라내고 물에 10~20시간 담가 70% 정도 수분이 스며들었을 때, 흙을 깨끗이 씻어 건져내고 24~32시간 재어두었다가 내외습도(內外濕度)가 일치하면 1.5~2.5㎜ 편(片) 혹은 1㎝의 소방괴(小方塊)로 썰어 햇볕에 말린다.

② 포강(炮薑) : 먼저 깨끗한 모래를 용기 내에 넣고 무화(武火)로 가열하여 초(炒)하는

데 영활(靈活)한 상태가 되면 다시 건강편(乾薑片) 혹은 괴(塊)를 넣어서 끊임없이 뒤집으면서 껍질이 부풀어 오르고 표면(表面)이 종갈색(棕褐色)이 될 때까지 초(炒)한 다음 꺼내어 모래는 체로 쳐서 제거하고 서늘한 곳에서 말린다.

③ 강탄(薑炭) : 깨끗한 생편(生片) 혹은 소방괴(小方塊)를 솥에 넣고 센 불로 부풀어 오르게 볶되, 표면(表面)에 초흑색(焦黑色)이 나타나고 내부는 갈색으로 약성(藥性)이 남아 있을 때 소량의 물을 뿌려서 불꽃을 없애고 조금 마르기를 기다렸다가 꺼내 철반(鐵盤)에 넣고 그늘에 널어 열을 식혀 햇볕에 말린다.

건강(乾薑)의 생품은 약성(藥性)이 뜨겁고 조(燥)에 치우치며, 온중산한(溫中散寒)·회양통맥(回陽通脈)·조습화담(燥濕化痰)하는 효능이 주가 되고, 능수능주(能守能走)하므로 중초(中焦)에 한사(寒邪)가 편승(偏勝)하면서 습(濕)을 겸하고 있는 경우 및 한음상폐(寒飮傷肺)로 인한 천해(喘咳)에 특히 적합하다. 또한 효력이 빠르면서 작용이 비교적 강하기 때문에 회양복맥(回陽復脈)에 사용되는데 그 효과가 매우 좋다. 완복랭통(脘腹冷痛), 구토, 설사, 지랭맥미(肢冷脈微), 담음천해(痰飮喘咳) 등의 증상에 자주 활용된다.

포강(炮薑)은 맛이 쓰고 매우며, 약성(藥性)은 따뜻하다. 그 신조(辛燥)한 성질은 건강(乾薑)보다는 약하며, 온리(溫裏)하는 효력은 건강(乾薑)의 신속하고 맹렬한 것만 못하지만 다만 작용이 완화하면서도 지속되므로 온중지통(溫中止痛)·지사(止瀉)·온경지혈(溫經止血)하는데 장점이 있다. 중초허한(中焦虛寒)으로 인한 복통·복사(腹瀉)와 허한성(虛寒性) 토혈(吐血)·변혈(便血)·혈붕(血崩) 등의 증상에 사용된다.

강탄(薑炭)은 맛이 쓰고 떫으며, 약성(藥性)은 따뜻하고, 주로 비(脾)·간경(肝經)에 들어가서 효능을 발휘한다. 그 매운맛은 소실되고, 수이부주(守而不走)하며 효능이 오로지 온경지혈(溫經止血)한다. 맛이 쓰고 떫으므로 고삽지혈(固澀止血)작용이 포강(炮薑)보다 강하며 온경(溫經)작용은 포강(炮薑)보다 약하다. 각종 허한성(虛寒性) 출혈에 많이 활용되며, 출혈이 비교적 급하고 출혈량이 비교적 많은 경우에 사용된다.

【용량과 용법】 3~10g. 허한성(虛寒性) 출혈(出血), 설사에는 포강(炮薑)을 사용해야 한다.

【금기증】 음허내열자(陰虛內熱者)와 허열망행자(虛熱妄行者)는 복용을 금해야 하고, 임신부는 복용을 삼가는 것이 좋다. 땀이 많은 자, 폐결핵 환자도 복용을 하지 말아야 한다. 장복(長服)하게 되면 음액(陰液)을 상하여 눈을 상하게 할 수 있다.

【임상응용】 ① 비위허한(脾胃虛寒)으로 자리불갈(自利不渴), 구토, 복통, 사지불온(四肢不溫)한 경우에는 인삼(人參), 백출(白朮), 자감초(炙甘草)를 배합하여 온중거한(溫中祛寒), 보기건비(補氣健脾)한다(예 : 이중환(理中丸)[상한론(傷寒論)]).

② 외감풍한(外感風寒), 담음내정(痰飮內停)으로 오한(惡寒), 발열, 기침하면 담(痰)이 희고 청희(淸稀)한 것이 나오고, 천해담다(喘咳痰多)하는 증상이 있는 경우에는 마황(麻黃), 작약(芍藥), 세신(細辛) 등을 배합하여 해표산한(解表散寒), 온폐화음(溫肺化飮), 평천지해(平喘止咳)한다(예 : 소청룡탕(小靑龍湯)[상한론(傷寒論)]).

③ 망양허탈(亡陽虛脫)을 치료하는 경우에는 자감초(炙甘草), 생부자(生附子)를 배합하여 회양구역(回陽救逆)한다(예 : 통맥사역탕(通脈四逆湯)[상한론(傷寒論)]).

④ 비위허한(脾胃虛寒)으로 인한 구토, 사리(瀉痢), 완복교통(脘腹絞痛), 심하역만(心下逆滿), 수족궐한(手足厥寒), 복중뇌명(腹中雷鳴), 음식부진(飮食不進) 및 곽란전근(霍亂轉筋)하는 등의 증상을 치료하는 경우에는 포부자(炮附子), 인삼(人參), 백출(白朮), 자감초(炙甘草)를 배합한다(예 : 부자이중환(附子理中丸)[화제국방(和劑局方)]).

⑤ 한음내정(寒飮內停)으로 해수담희(咳嗽痰稀), 흉만천역(胸滿喘逆)하는 경우에는 복령(茯苓), 오미자(五味子), 세신(細辛) 등을 배합한다(예 : 영감오미강신탕(苓甘五味薑辛湯)[금궤요략(金匱要略)]).

⑥ 산후의 오로불행(惡露不行)으로 혈괴(血塊)가 내결(內結)하여 소복(小腹)이 냉통(冷痛)하는 경우에는 당귀(當歸), 도인(桃仁), 천궁(川芎)을 배합한다(예 : 생화탕(生化湯)[부청주여과(傅靑主女科)]).

⑦ 중양(中陽)이 허쇠(虛衰)하고 음한(陰寒)이 내성(內盛)하여 완복극통(脘腹劇痛)하고, 손을 대지도 못하게 하며, 구(嘔)하여 음식을 잘 먹을 수도 없고, 혹은 뱃속에서 녹녹(漉漉)거리면서 소리가 나며, 설태백니(舌苔白膩), 설질담(舌質淡) 혹은 자암(紫暗), 맥현지(脈弦遲) 혹은 침세(沈細)한 증상이 나타나는 것을 치료하는 경우에는 촉초(蜀椒), 인삼(人蔘)을 배합하여 온중보허(溫中補虛), 강역지통(降逆止痛)한다(예 : 대건중탕(大建中湯)[금궤요략(金匱要略)]).

⑧ 토혈(吐血), 내붕(內崩)을 치료하는 경우에는 애엽(艾葉), 아교(阿膠), 측백엽(側柏葉)을 배합한다(예 : 애엽산(艾葉散)[태평성혜방(太平聖惠方)]).

⑨ 음한내성(陰寒內盛)하고 양기쇠미(陽氣衰微)하여, 사지궐랭(四肢厥冷), 하리청곡

(下利淸穀)하며, 혹은 냉한(冷汗)을 흘리고, 구토(嘔吐), 복통(腹痛)하며, 신피욕매(神疲欲寐), 구담불갈(口淡不渴), 맥침(脈沈) 혹은 미세욕절(微細欲絶), 설태백활(舌苔白滑)이 나타나는 것을 치료하는 경우에는 부자(附子), 감초(甘草)를 배합하여 회양구역(回陽救逆)한다(예 : 사역탕(四逆湯)[상한론(傷寒論)]). 이 처방은 또한 태양병(太陽病)에 발한(發汗)을 잘못하여 망양(亡陽)이 되어서 맥침지미세(脈沈遲微細)의 증상이 나타나는 경우에도 치료한다.

⑩ 장위(腸胃)의 기능이 실조(失調)하고 한열호결(寒熱互結)하여, 심하비경(心下痞硬)하면서 단지 통감(痛感)이 없고, 장명하리(腸鳴下利), 구오(口惡), 불사음식(不思飮食), 설태(舌苔)가 니(膩)하면서 미황(微黃)하는 증상이 있는 경우에는 반하(半夏), 황금(黃芩), 인삼(人蔘) 등을 배합하여 화위강역(和胃降逆), 개결산비(開結散痞), 한열평조(寒熱平調)한다(예 : 반하사심탕(半夏瀉心湯)[상한론(傷寒論)]).

육계(肉桂) 【당본초(唐本草)】 CINNAMOMI CORTEX

【기원】 녹나무과(Lauraceae)에 속한 상록교목인 육계(肉桂) *Cinnamomum cassia* Presl.의 나무줄기의 껍질을 건조한 것으로, 8~10월 사이에 채취하여 그늘에서 말린다.

【성미】 성은 뜨겁고, 독이 약간 있으며, 맛은 맵고 달다.

【귀경】 신, 비, 방광, 심경.

【효능 및 주치】 1. 온중산한(溫中散寒) : 두통, 흉통(胸痛), 협통(脇痛), 복통, 요통, 한산(寒疝), 분돈(奔豚)

2. 보화조양(補火助陽) : 신허작천(腎虛作喘), 양허현훈(陽虛眩暈), 양위(陽痿), 유정(遺精)

3. 통혈맥(通血脈) : 월경부조(月經不調), 통경(痛經), 폐경(閉經), 월경후기(月經後期)

【해설】 본품은 맛이 맵고 달며, 약성(藥性)은 매우 뜨거운데, 맛이 달고 뜨거운 약성(藥性)은 익화소음(益火消陰)하고 비신(脾腎)의 양(陽)을 온보(溫補)하는 효능이 있으며, 매운맛은 혈중(血中)의 기체(氣滯)를 잘 행(行)하게 하여서 온경(溫經), 산한(散寒), 지통하는 효능이 있다.

본품은 온보비신(溫補脾腎)하여 신양부족(腎陽不足)으로 인한 외한지랭(畏寒肢冷),

요슬냉통(腰膝冷痛)을 치료하며, 명문화쇠(命門火衰)와 신양부족(腎陽不足)으로 인한 비양부진(脾陽不振)을 치료하고, 허한성(虛寒性) 완복랭통(脘腹冷痛), 냉사(冷瀉) 등의 증상을 치료한다. 온통혈맥(溫通血脈)하여 부녀의 혈한(血寒)으로 인한 폐경(閉經)을 치료하며, 온중산한(溫中散寒)하여 한산(寒疝), 분돈(奔豚), 허한통경(虛寒痛經), 한비(寒痺), 요통(腰痛)을 치료한다.

본품은 성질이 하행(下行)하면서 인화귀원(引火歸原)하므로 허양상부(虛陽上浮), 상열하한(上熱下寒) 등을 치료한다. 또 본품을 기혈쇠약(氣血衰弱)의 증(證)을 치료할 목적으로 보기(補氣), 보혈약(補血藥)에 소량을 배합하면 양기(陽氣)를 온화(溫化)하여 기혈(氣血)의 생장을 고무(鼓舞)시켜 주는 효능이 있다.

【약효감별】 본품은 부자(附子)보다 강심, 기능촉진효과가 약하고, 발한(發汗)을 수반하므로, 쇼크, 허탈(虛脫)에 대한 구급(救急)에는 부자(附子)를 사용한다.

【용량과 용법】 탕제(湯劑)에는 2~5g을 사용하는데, 후하(後下)하고 구전(久煎)해서는 안 된다. 산제(散劑)에는 충복(沖服)하는데, 매회 1~2g을 사용한다. 관계(官桂)는 약효가 약하므로, 용량을 적당하게 늘려야 한다.

【금기증】 음허화왕(陰虛火旺)에는 복용을 금해야 하고, 임신부는 사용을 삼가는 것이 좋다.

【임상응용】 ① 흉중번열(胸中煩熱), 비민불서(痞悶不舒)하고, 기역(氣逆)하여 구토(嘔吐)하려고 하는 증상이 있으며, 복통(腹痛)이 있거나 혹은 장명설사(腸鳴泄瀉)하고, 설태(舌苔)는 백활(白滑)하고, 맥현(脈弦)한 증상을 치료하는 경우에는 황련(黃連), 반하(半夏), 감초(甘草), 건강(乾薑) 등을 배합하여 한열병조(寒熱幷調), 화위강역(和胃降逆), 청상온하(淸上溫下)한다(예 : 황련탕(黃連湯)[상한론(傷寒論)]).

② 혈분유한(血分有寒)으로 혈행불창(血行不暢)하거나, 어혈(瘀血)이 격하(膈下)에 있어서 적괴(積塊)를 형성한 경우에는 당귀(當歸), 천궁(川芎), 도인(桃仁) 등을 배합하여 활혈거어(活血祛瘀), 행기지통(行氣止痛)한다(예 : 소복축어탕(少腹逐瘀湯)[의림개착(醫林改錯)]).

③ 음저(陰疽) 및 옹종농성불궤(癰腫膿成不潰)하거나 혹은 궤후(潰後)에 수렴하지 않는 등에는 숙지(熟地), 녹각교(鹿角膠), 마황(麻黃) 등을 배합하여 산한온양(散寒溫陽), 통창기혈(通暢氣血)한다(예 : 양화탕(陽和湯)[외과전생집(外科全生集)]).

④ 모든 허약, 부족과 오로칠상(五勞七傷)으로 식욕이 부진(不振)하고, 또한 구병허손(久病虛損)으로 조열(潮熱)이 때때로 발생하고, 야몽유정(夜夢遺精)하며, 각슬무력(脚膝無力)의 증상이 있는 경우, 혹은 병을 앓은 후에 기(氣)가 예전 같지 않은 경우, 혹은 비신기약(脾腎氣弱)으로 오심번민(惡心煩悶)하는 경우에는 팔진탕(八珍湯), 황기(黃芪)를 배합하여 기혈음양(氣血陰陽)을 모두 아울러 보한다(예 : 십전대보탕(十全大補湯)[화제국방(和劑局方)]).

오수유(吳茱萸)【신농본초경(神農本草經)】EVODIAE FRUCTUS

【기원】 운향과(Rutaceae)에 속한 낙엽관목 혹은 소교목인 오수유(吳茱萸) *Evodia rutaecarpa* (Juss.) Benth., 석호(石虎) *E. rutaecarpa* Benth. var. *officinalis* Hunang. 혹은 모맥오수유(毛脈吳茱萸) *E. rutaecarpa Benth*. var. *bodinieri* Huang.의 미성숙 과실을 8~10월에 녹갈색이 되고 심피(心皮)가 갈라지기 전에 채취하여 미화(微火)로 항건(炕乾)한 것이다.

【성미】 성은 따뜻하거나 혹은 뜨겁다. 독이 있으며, 맛은 맵고 쓰다.

【귀경】 간, 위경.

【효능 및 주치】 1. 온중산한(溫中散寒) : 완복랭통(脘腹冷痛), 허한설사(虛寒泄瀉), 한습두통(寒濕頭痛), 한기구토(寒氣嘔吐), 한산(寒疝)

2. 소간리기(疏肝理氣) : 완복창통(脘腹脹痛), 구역탄산(嘔逆呑酸), 매핵기(梅核氣)

3. 온비조습(溫脾燥濕) : 풍한습비(風寒濕痺), 한습각기(寒濕脚氣), 한습수종(寒濕水腫), 한습대하(寒濕帶下), 한리(寒痢), 습독창(濕毒瘡), 소아감질(小兒疳疾)

【해설】 본품은 맛이 맵고 쓰며, 약성(藥性)은 뜨거운데, 매운맛은 산(散)하고 쓴맛은 강(降)하며 약의 성질은 뜨겁고 조(燥)하여 온중거한(溫中祛寒)하고 강역지구(降逆止嘔)하며 서간해울(舒肝解鬱)하고 행기조습(行氣燥濕)한다. 따라서, 본품은 간위허한(肝胃虛寒)으로 탁음(濁飮)이 위로 거슬러 올라와서 일어나는 두통이나 구토연말(嘔吐涎沫), 비위불화(脾胃不和)로 인한 협통(脇痛), 구토, 탄산(呑酸), 한습각기(寒濕脚氣) 등의 증상에 사용된다. 또 위한기체(胃寒氣滯)로 인한 완복창통(脘腹脹痛), 설사, 구토산수(嘔吐酸水) 등의 증상을 치료하며, 한산(寒疝), 고환랭통(睾丸冷痛), 제복부(臍腹部)의 한기작통(寒

氣作痛)을 치료한다.

본품은 궐음간경(厥陰肝經)의 주약(主藥)으로 비록 약성(藥性)이 매우 뜨겁지만, 간경울화(肝經鬱火), 위기상역(胃氣上逆)하는 경우에 맛이 쓰고 약성(藥性)이 차가워서 사화(瀉火)하는 황련(黃連)을 배합하면 강역지구(降逆止嘔)하는 반좌(反佐)의 작용을 나타낸다.

본품을 과다복용하면 시력장애, 착각, 인후건조감 등의 부작용이 발생할 수 있으므로 주의해야 한다. 또 음허유열(陰虛有熱)인 경우에는 복용을 말아야 한다.

【약효감별】 본품과 황련(黃連), 생강(生薑)은 모두 지구(止嘔)의 효능이 있는데, 본품은 간한범위(肝寒犯胃)의 구산(嘔酸)을 치료하고, 황련(黃連)은 위중실열(胃中實熱)의 구고(口苦)를 치료하며, 생강(生薑)은 위한상역(胃寒上逆)의 구수(嘔水)를 치료한다.

【포제】 감초제오수유(甘草製吳茱萸)로 포제(炮製)한다. 깨끗한 감초편(甘草片)을 솥에 넣어 물을 부어(1 : 5) 두 번 달인 후 약 찌꺼기를 제거한다. 감초탕(甘草湯)을 깨끗한 오수유(吳茱萸)와 골고루 섞은 다음, 약한 불로 물이 다 흡수될 때까지 삶은 후 꺼내 건조시킨다. 보료용량은 오수유(吳茱萸) 10kg에 감초(甘草) 0.65kg을 사용한다.

감초제오수유(甘草製吳茱萸)는 그 독성과 조성(燥性)을 완화시키고 내복(內服)할 수 있다.

【용량과 용법】 2~8g.

【금기증】 음허화왕(陰虛火旺)자, 고열이 있는 자, 내열(內熱)이 왕성한 자 및 임신부는 복용을 하지 말아야 한다.

【임상응용】 ① 위중허한(胃中虛寒)하여 음식을 먹은 후에 토(吐)하려고 하고, 심하비만(心下痞滿), 탄산(呑酸), 조잡(嘈雜), 완복작통(脘腹作痛)하며, 혹은 구토연말(嘔吐涎沫), 두통(頭痛), 설질담(舌質淡), 태백활(苔白滑), 맥침지(脈沈遲)의 증상이 나타나는 것을 치료하는 경우에는 인삼(人參), 생강(生薑), 대조(大棗)를 배합하여 온중보허(溫中補虛), 강역지구(降逆止嘔)한다(예 : 오수유탕(吳茱萸湯)[상한론(傷寒論)]). 또한 이 처방은 소음병(少陰病)으로 토리(吐利)하여 수족궐랭(手足厥冷), 번조(煩躁)하여 죽으려고 하는 경우를 치료한다.

② 충임맥(衝任脈)이 허한(虛寒)하고 어혈(瘀血)이 조체(阻滯)하여 누하부지(漏下不止)하고 월경부조(月經不調)하거나 부인의 불잉(不孕)을 치료하는 경우에는 오수유(吳茱萸), 당귀(當歸), 작약(芍藥) 등을 배합하여 온경산한(溫經散寒), 거어양혈(祛瘀養血)한다

(예 : 온경탕(溫經湯)[금궤요략(金匱要略)]).

③ 간화범위(肝火犯胃), 위실화강(胃失和降)으로 구토탄산(嘔吐呑酸), 건구범오(乾嘔泛惡), 완협창통(脘脇脹痛), 번민불서(煩悶不舒) 등이 나타나는 경우에는 황련(黃連)을 배합하여 청간사화(淸肝瀉火), 강역지구(降逆止嘔)한다(예 : 좌금환(左金丸)[단계심법(丹溪心法)]).

④ 한습각기(寒濕脚氣)인데, 심흉(心胸)으로 상공(上攻)하여 옹민담역(壅悶痰逆)하는 경우에는 빈랑(檳榔), 목과(木瓜), 계심(桂心), 진피(陳皮) 등을 배합하여 온경거한(溫經祛寒), 하기설독(下氣泄毒)한다(예 : 목과환(木瓜丸)[태평성혜방(太平聖惠方)]).

촉초(蜀椒) 【신농본초경(神農本草經)】 ZANTHOXYLI FRUCTUS

【기원】 운향과(Rutaceae)에 속한 낙엽관목인 초피나무 *Zanthoxylum piperitum* A.P. DC., 산초나무 *Z. schinifolium* S. et Z.와 화초(花椒) *Z. bungeanum* Maxim.의 성숙한 열매의 껍질을 건조한 것으로 8~10월에 채취하여 건조시킨 후 열매의 껍질만을 취한 것이다.

【성미】 성은 뜨겁고, 독이 있으며, 맛은 맵다.

【귀경】 비, 폐, 신, 위경.

【효능 및 주치】 1. 온중산한(溫中散寒), 지통 : 구토, 설사, 애역(呃逆), 한습리(寒濕痢), 위완통(胃脘痛), 해수(咳嗽), 풍한습비(風寒濕痺), 풍한아통(風寒牙痛)

2. 조습지양(燥濕止痒) : 한습각기(寒濕脚氣), 개창(疥瘡), 음낭소양(陰囊瘙痒), 부인음양(婦人陰痒), 습진소양(濕疹瘙痒)

3. 살충 : 회충병, 요충병

4. 해어성독(解魚腥毒) : 식독(食毒), 변질된 어류로 유발되는 중독증

【해설】 본품은 맛이 맵고, 약성(藥性)이 뜨거우며 조열(燥烈)하여 음한(陰寒)의 사기(邪氣)를 잘 제거하고, 온신난비(溫腎暖脾)하고 축한조습(逐寒燥濕)하여 지통하므로, 흉복랭통(胸腹冷痛), 산통(疝痛), 사리복통(瀉痢腹痛)을 치료하며, 비위허한증(脾胃虛寒證)을 치료한다. 본품은 또한 보화조양(補火助陽)하므로 신양허(腎陽虛)로 신(腎)이 납기(納氣)하지 못하여 발생하는 담천해수(痰喘咳嗽)에 사용할 수 있는데, 음허화왕(陰虛火

旺)으로 인한 경우에는 사용을 하지 말아야 한다.

본품의 신랄(辛辣)한 약성(藥性)은 회충을 구살(驅殺)하는 효능이 있어 회충으로 인한 복통, 토회(吐蛔)의 증상에 항상 사용한다. 또한 조습지양(燥濕止痒)하는 효능이 있어 습진소양(濕疹瘙痒)을 치료하는데, 본품을 달여서 환부(患部)를 세척하여 치료한다.

본품을 오랫동안 복용하면 손혈(損血)하여 실명할 수 있고, 많이 복용하면 핍기(逼氣)하여 천식할 수 있으며, 여름철에 과량을 복용하면 손기(損氣)하여 상심(傷心)할 수 있다. 또한 열매의 껍질이 벌어지지 않은 것을 사용하면 사람을 죽인다고도 한다.

【비고】 본품의 종자를 초목(椒目)이라 하는데 맛이 쓰고 약성(藥性)이 차가우며, 하기행수소종(下氣行水消腫)하는 효능이 있어 수종창만(水腫脹滿), 소변불리(小便不利)의 증상을 치료한다.

【포제】 과병(果柄)과 종자를 제거하고 용기 내에서 초(炒)하여 유성(油性)을 제거하고 서늘한 곳에 방치한다. 생품은 신온(辛溫)한 성질이 매우 강하며, 외용(外用)하면 살충지양(殺蟲止痒)하는 효능이 좋다. 다만, 초(炒)한 후에는 독성이 줄어들고, 신산(辛散) 작용이 약간 약해지게 되며, 온중산한(溫中散寒), 구충(驅蟲), 지통(止痛)하는데 장점을 지니게 된다.

【용량과 용법】 2~6g.

【금기증】 음허화왕(陰虛火旺)의 경우에는 복용을 금하고, 임신부는 사용을 삼가며, 위출혈이 있는 자는 사용을 금해야 한다.

【임상응용】 ① 중양(中陽)이 허쇠(虛衰)하고 음한(陰寒)이 내성(內盛)하여 완복극통(脘腹劇痛)하고, 손을 대지도 못하게 하며, 구(嘔)하여 음식을 잘 먹을 수도 없고, 혹은 뱃속에서 녹녹(漉漉)거리면서 소리가 나며, 설태백니(舌苔白膩), 설질담(舌質淡) 혹은 자암(紫暗), 맥현지(脈弦遲) 혹은 침세(沈細)한 증상이 나타나는 것을 치료하는 경우에는 건강(乾薑), 인삼(人蔘)을 배합하여 온중보허(溫中補虛), 강역지통(降逆止痛)한다(예 : 대건중탕(大建中湯)[금궤요략(金匱要略)]).

② 회궐(蛔厥)로 인하여 완복통(脘腹痛)이 진발성(陣發性)으로 때때로 있다가 그치다가 하고, 심하(心下)에 작열감(灼熱感)이 있으며, 오심구토(惡心嘔吐)하거나 혹은 토회(吐蛔)하고, 사지궐랭(四肢厥冷), 냉한(冷汗)이 나오고, 맥(脈)은 복(伏)하거나 현긴(弦緊)하며, 혹은 구리(久痢)가 그치지 않는 등의 증상이 있는 경우에는 오매(烏梅), 건강(乾薑),

부자(附子), 황련(黃連) 등을 배합하여 온장(溫臟), 안회(安蛔), 지통(止痛)한다(예 : 오매환(烏梅丸)[상한론(傷寒論)]).

③ 비위허한(脾胃虛寒)으로 충적복통(蟲積腹痛), 기불욕식(飢不欲食) 혹은 토회(吐蚘)하는 증상에는 인삼(人參), 건강(乾薑), 백출(白朮), 복령(茯苓), 오매(烏梅)를 배합하여 온중안회(溫中安蛔)한다(예 : 이중안회탕(理中安蛔湯)[류증치재(類證治裁)]).

④ 부인의 음양(陰痒)이 심하여 참을 수 없는 경우에는 오수유(吳茱萸), 사상자(蛇床子), 여로(藜蘆) 등을 배합하여 달인 물로 훈세(熏洗)한다(예 : 초수탕(椒茱湯)[의급(醫級)]).

필발(蓽撥)【신수본초(新修本草)】PIPERIS LONGI FRUCTUS

【기원】 후추과(Piperaceae)에 속한 여러 해 살이 초질(草質) 등본(藤本)인 필발(蓽撥) *Piper longum* L.의 미성숙한 열매이삭을 건조한 것으로, 9~10월에 열매이삭이 황색에서 흑색으로 변할 때에 채취하여 햇볕에 말린다.

【성미】 성은 뜨겁고, 독이 없으며, 맛은 맵다.

【귀경】 비, 위, 대장경.

【효능 및 주치】 1. 온중산한(溫中散寒) : 구토, 애역(呃逆), 한사랭리(寒瀉冷痢), 설사, 위완통(胃脘痛)

2. 하기지통(下氣止痛) : 아통(牙痛), 두통, 기체(氣滯)→흉복창통(胸腹脹痛)

【해설】 본품은 맛이 맵고 약성(藥性)이 뜨거우며, 장위(腸胃)로 가서 효능을 잘 발휘하므로, 온중하기(溫中下氣)하고 온중산한(溫中散寒)하여 위부(胃腑)의 침한(沈寒)을 온(溫)하게 하고 대장(大腸)의 한사(寒邪)를 풀어주어 장위한랭(腸胃寒冷)한 증상에 좋은 효과가 있다. 따라서, 위한구토(胃寒嘔吐)와 한담(寒痰)이 결취(結聚)하고 기(氣)가 통창(通暢)하지 못하여 양쪽 옆구리나 두복(肚腹)이 동통(疼痛)하는 현벽(痃癖)을 치료하며, 한산동통(寒疝疼痛), 한사랭리(寒瀉冷痢) 등의 증상을 치료한다.

본품을 아통(牙痛)에 가루 내어 외용(外用)하는데, 화울(火鬱)을 발(發)하게 하는 의미가 있다.

본품을 많이 복용하면 진기(眞氣)를 소모하고 비폐(脾肺)의 화동(火動)을 유발한다. 본품은 환제(丸劑)나 산제(散劑)로 많이 활용된다.

【포제】 잡질과 과병(果柄)을 제거하고 도쇄(搗碎)해서 사용한다.

【용량과 용법】 2~5g. 외용(外用)하는 경우에는 적당량을 사용한다.

【금기증】 실열울화(實熱鬱火)가 있고 음허화왕(陰虛火旺)이 있는 경우에는 복용을 하지 말아야 한다.

【임상응용】 ① 냉기(冷氣)가 중초(中焦)에 구적(久積)하고 심복(心腹)으로 공주(攻注)하여 동통(疼痛)을 참기 어렵고, 얼굴색이 청황(靑黃)하며, 사지(四肢)에 힘이 없고, 음식을 먹을 생각이 없는 경우에는 인삼(人參), 부자(附子), 당귀(當歸), 포강(炮薑), 육계(肉桂), 후박(厚朴) 등을 배합하여 온중산한(溫中散寒), 행기지통(行氣止痛)한다(예 : 필발환(蓽撥丸)[태평성혜방(太平聖惠方)]).

② 관상동맥경화로 인한 심교통(心絞痛)의 경우에는 고량강(高良薑), 단향(檀香), 연호색(延胡索), 세신(細辛), 빙편(氷片) 등을 배합하여 이기지통(理氣止痛)한다.

필징가(蓽澄茄) 【개보본초(開寶本草)】 LITSEAE FRUCTUS

【기원】 녹나무과(Lauraceae)에 속한 낙엽관목 혹은 소교목인 산계초(山鷄椒) *Litsea cubeba* (Lour.) Pers.의 성숙한 과실을 건조한 것으로, 가을에 채취하여 햇볕에 말린다.

【성미】 성은 따뜻하고, 독이 없으며, 맛은 맵다.

【귀경】 비, 위, 신, 방광경.

【효능 및 주치】 1. 온중산한(溫中散寒) : 설사, 구토

2. 행기지통(行氣止痛) : 위한동통(胃寒疼痛), 한응복통(寒凝腹痛)

3. 건비소식(健脾消食) : 식적복창(食積腹脹)

4. 온신조양(溫腎助陽) : 소변불리(小便不利)

【해설】 본품은 형상이 촉초(蜀椒)와 같지만, 맛이 쓰고 매우며, 약성(藥性)이 따뜻하여 촉초(蜀椒)가 뜨거운 약성(藥性)을 지닌 것과는 구별된다. 본품은 비위(脾胃)에 들어가서 산한온중산역(散寒溫中散逆)하여 완복(脘腹) 및 복부의 한기창통(寒氣脹痛), 구토, 애역(呃逆), 불사음식(不思飮食) 등의 증상을 치료하고, 또한 소담화식(消痰化食)하고, 구토를 그치게 하며, 취산부정(聚散不定)한 한기작통(寒氣作痛)을 치료한다. 또 난신(暖腎)

하여 신(腎)·방광(膀胱)의 냉기(冷氣)를 치료한다.

본품을 열성(熱盛)이 너무 강한 질환에 활용하는 경우에는 미초(微炒)하여 매운맛을 줄인다. 주로 환산제(丸散劑)로 복용한다.

【포제】 과병(果柄)과 잡질을 제거하고 세정(洗淨)하여 햇볕에 말린다.

【용량과 용법】 2~5g. 외용(外用)하는 경우에는 적당량을 사용한다.

【금기증】 음허혈분유열(陰虛血分有熱)과 발열해수(發熱咳嗽)에는 복용을 금한다.

【임상응용】 ① 간울기역(肝鬱氣逆)으로 협륵동통(脇肋疼痛)하고 징가(癥瘕)가 발생하여 복대견만(腹大堅滿)하면서 아픈 것을 치료하는 경우에는 목향(木香), 청피(靑皮), 초두구(草豆蔻) 등을 배합하여 소간해울(疏肝解鬱), 행기지통(行氣止痛)한다(예 : 목향산(木香散)[증치준승(證治準繩)]).

② 냉산(冷疝)으로 창통(脹痛)이 계속되는 경우에는 오수유(吳茱萸), 향부(香附), 청목향(靑木香)을 배합하여 산한지통(散寒止痛), 이기제창(理氣除脹)한다(예 : 사신환(四神丸)[단계심법(丹溪心法)]). 만일, 한산동통(寒疝疼痛)인데, 한중(寒重)하고 통증(痛症)이 심하면 세신(細辛), 부자(附子)를 가한다.

정향(丁香) 【약성론(藥性論)】 CARYOPHYLLI FLOS

【기원】 도금랑과(桃金娘科)(Myrtaceae)에 속한 상록교목인 정향수(丁香樹) *Eugenia caryophyllata* Thunb.[=*Syzygium aromaticum* Merrill et Perry]의 꽃봉오리를 건조한 것으로, 꽃봉오리가 녹색에서 홍색으로 될 때 채취하여 햇볕에 말린다.

【성미】 성은 따뜻하고, 독이 없으며, 맛은 맵다. 방향(芳香)이 있다.

【귀경】 비, 위, 신경.

【효능 및 주치】 1. 온중강역(溫中降逆) : 반위구토(反胃嘔吐), 애역(呃逆), 애기(噯氣), 곽란토사(霍亂吐瀉)

2. 난신장양(暖腎壯陽) : 양위(陽痿), 음랭(陰冷), 분돈(奔豚), 요퇴랭동(腰腿冷疼)

3. 행기지통(行氣止痛) : 흉비통(胸痺痛), 완복통(脘腹痛), 소복통(小腹痛), 산기통(疝氣痛)

【해설】 본품은 맛이 맵고 약성(藥性)이 따뜻하며, 방향(芳香)이 있고, 온위강역(溫胃

降逆)하는 효능이 있어 위한(胃寒)이나 비위허한(脾胃虛寒)으로 인한 애역(呃逆)과 구토를 다스리는 중요한 약이 되며, 아울러 흉복랭통(胸腹冷痛)을 치료한다. 또한 신경(腎經)에 들어가서 하초(下焦)를 따뜻하게 하므로, 신양(腎陽)을 도와 남자양위(男子陽痿), 여자음냉(女子陰冷)을 치료한다.

본품을 과량으로 복용하게 되면 소화기에 자극이 지나치게 되어 위저부, 유문부에 홍종(紅腫), 위점막수종 및 충혈을 유발하여 위출혈을 일으키므로 주의해야 한다. 일반적인 용량은 2~4g이며, 본품을 8g 이상 사용하면 반대로 구토를 유발할 수 있다.

【포제】 화경(花梗)을 제거하고 햇볕에 말린다.

【용량과 용법】 2~4g.

【금기증】 본품은 맛이 맵고 약성(藥性)이 따뜻하면서 조(燥)하기 때문에 열병(熱病)과 음허내열(陰虛內熱)의 경우에는 복용을 금한다.

【임상응용】 ① 구병(久病)으로 체허(體虛)하고 위중허한(胃中虛寒)하여 애역(呃逆), 구토, 구담(口淡), 식소(食少) 등이 나타나는 경우에는 시체(柿蒂), 인삼(人參), 생강(生薑)을 배합하여 익기온중(益氣溫中), 강역지애(降逆止呃)한다(예 : 정향시체탕(丁香柿蒂湯)[증인맥치(症因脈治)]).

② 격기(膈氣)로 구역(嘔逆)하고 하식(下食)하지 못하며, 비위기약(脾胃氣弱), 사지핍력(四肢乏力)하는 경우에는 비파엽(枇杷葉), 청피(靑皮), 복령(茯苓), 인삼(人參) 등을 배합한다(예 : 정향산(丁香散)[태평성혜방(太平聖惠方)]).

고량강(高良薑) 【명의별록(名醫別錄)】 ALPINIAE OFFICINARUM RHIZOMA

【기원】 생강과(Zingiberaceae)에 속한 여러 해 살이 풀인 고량강(高良薑) *Alpinia officinarum* Hance.의 뿌리줄기를 건조한 것으로, 9월에 채취하여 줄기와 잎, 잔뿌리를 제거하고 햇볕에 말린다.

【성미】 성질은 따뜻하고(혹은 뜨겁고), 독이 없으며, 맛은 맵다.

【귀경】 비, 위경.

【효능 및 주치】 1. 온중산한(溫中散寒) : 객한설사(客寒泄瀉), 완복랭통(脘腹冷痛)

2. 행기도체(行氣導滯) : 식체(食滯)

3. 온중지구(溫中止嘔) : 위한구토(胃寒嘔吐), 허한구토(虛寒嘔吐), 애역(呃逆), 애기(噯氣)

【해설】 본품은 맛이 맵고 약성(藥性)이 뜨거워서 비위(脾胃)의 한사(寒邪)를 잘 소산(消散)하고 온중지통(溫中止痛), 하기소식(下氣消食)하며 위완랭통(胃脘冷痛), 토사전근(吐瀉轉筋)과 숙식불소(宿食不消) 등의 증상을 잘 치료한다.

본품은 신열조산(辛熱燥散)하여 음액(陰液)을 상하고 화(火)를 도와주게 되므로, 음허유열(陰虛有熱), 간위화울(肝胃火鬱)의 위통(胃痛), 구토 등의 증상에는 쓰지 않는다.

【포제】 잡질을 제거하고 수침(水浸)하여 부드럽게 되면 꺼내서 절편(切片)한 후 햇볕에 말린다.

【용량과 용법】 3~10g.

【금기증】 음허유열(陰虛有熱)의 경우에는 복용을 하지 말아야 한다.

【임상응용】 ① 간(肝)에 기체(氣滯)가 있고 위(胃)에 한응(寒凝)이 있어서 완복동통(脘腹疼痛)하거나 흉협창통(胸脇脹痛) 혹은 통경(痛經)하는 경우에는 고량강(高良薑)을 배합하여 소간리기(疏肝理氣), 온중거한(溫中祛寒)한다(예 : 양부환(良附丸)[양방집액(良方集腋)]).

② 위한구토(胃寒嘔吐)를 치료하는 경우에는 반하(半夏), 생강(生薑) 등을 배합하여 온중지구(溫中止嘔)한다.

③ 복부에 냉통(冷痛)이 있으며 찌르는 것과 같고 양협지만(兩脇支滿), 번민불가인(煩悶不可忍)하는 경우에는 육계(肉桂), 후박(厚朴) 등을 배합하여 온중지통(溫中止痛)한다(예 : 고량강탕(高良薑湯)[양방집액(良方集腋)]).

소회향(小茴香)【당본초(唐本草)】FOENICULI FRUCTUS

【기원】 미나리과(Umbelliferae)에 속한 여러 해 살이 풀인 회향(茴香) *Foeniculum vulgare* Mill.의 성숙한 과실을 건조한 것으로, 9~10월에 채취하여 햇볕에 말린다.

【성미】 성은 따뜻하고, 독이 없으며, 맛은 맵다.

【귀경】 간, 비, 위, 신경.

【효능 및 주치】 1. 온중산한(溫中散寒) : 한응복통(寒凝腹痛), 소복랭통(少腹冷痛),

고환편추(睾丸偏墜), 신허요통(腎虛腰痛), 유뇨(遺尿), 충임허한(衝任虛寒)→통경(痛經)

2. 이기화중(理氣和中) : 위통, 구토, 소식(少食)

【해설】 본품은 맛이 맵고 약성(藥性)이 따뜻하며, 방향(芳香)이 있고, 행산력(行散力)이 강하여 산한리기(散寒理氣)하는 작용이 있어 고환이 아파 아랫배까지 이어지는 산기동통(疝氣疼痛)과 소복한통(小腹寒痛), 요통을 치료하며, 아울러 온중리기개위(溫中理氣開胃)하는 효능이 있어 음한(陰寒)이 몸 안에 머물러서 발생하는 완복창통(脘腹脹痛), 위구불개(胃口不開) 등의 증상을 치료한다. 또한 난신산한(暖腎散寒)의 효능이 있으며 특히 하초(下焦)의 한(寒)을 온산(溫散)한다.

본품은 맛이 맵고 약성(藥性)이 따뜻하여 조화(助火)하기 때문에 열증(熱證)이나 음허화왕(陰虛火旺)에는 복용을 금해야 한다. 또한 과량을 복용하면 번위(翻胃)를 유발하므로 주의해야 한다.

【약재감별】 시라자(蒔蘿子)는 산형과(繖形科) 시라(蒔蘿) *Anethum graveolens* L.의 과실이고, 소회향(小茴香)은 같은 산형과(繖形科)에 속하는 회향(茴香) *Foeniculum vulgare* Gaertner.의 성숙한 과실이다. 그런데, 현재 우리나라에서는 시라자(蒔蘿子)를 소회향(小茴香)으로 잘못 이용하고 있는 경우가 많으니 유의해야 한다. 시라자(蒔蘿子)는 과실의 테두리 부분에 납작한 것이 더 붙어 있고 표면이 매끈하며, 소회향(小茴香)은 시라자(蒔蘿子)에 비하면 좀 더 길게 생겼으며, 표면이 까끌까끌하다.

시라자(蒔蘿子)는 신온(辛溫)하며, 주로 비신(脾腎)에 들어가서 작용한다. 온비신(溫脾腎)하고 개위(開胃)하며 산한(散寒)하고 행기(行氣)하며 어육독(魚肉毒)을 풀어주는 효능을 지니고 있다. 따라서, 사예구역(痧穢嘔逆), 복중랭통(腹中冷痛), 한산(寒疝), 비만(痞滿), 소식(少食) 등의 증상을 치료한다. 반면에 소회향(小茴香)은 신고(辛苦), 온(溫)하며, 주로 간(肝), 신(腎), 비(脾), 위(胃)의 4경(經)에 들어가서 효능을 발휘한다. 산한지통(散寒止痛)하여 한응복통(寒凝腹痛), 신허요통(腎虛腰痛), 소복랭통(少腹冷痛), 고환편추(睾丸偏墜)를 치료하고, 온신축뇨(溫腎縮尿)하여 신양(腎陽)이 부족한 유뇨(遺尿)를 치료하며, 이기화위(理氣和胃)하여 위통(胃痛), 구토, 식소(食少)를 치료하고, 거습리탁(祛濕利濁)하여 습각기(濕脚氣)를 치료하는 효능을 지니고 있다.

대회향(大茴香)은 팔각회향(八角茴香)(*Illicium verum* Hook.f.의 종자)이라고도 하는데, 소회향(小茴香)과 성미(性味)와 효능이 서로 비슷하며, 사용하는 용량 또한 같다.

둘 다 하초(下焦) 간신(肝腎)의 한(寒)을 온산(溫散)하여 산기(疝氣)를 치료한다. 한산복통(寒疝腹痛), 고환편추(睾丸偏墜)의 증상에 적용한다. 또한 온신(溫腎)하고 난요슬(暖腰膝)하여 신허요통(腎虛腰痛)을 치료하며, 이기개위(理氣開胃)할 수 있다.

【포제】 잡질을 제거하고 사용하거나 염수자(鹽水炙)하여 사용한다. 생품(生品)은 신산(辛散)하는 것이 비교적 강하여, 이기(理氣), 조중(調中), 개위(開胃), 진식(進食)의 작용이 비교적 강하며, 구토(嘔吐), 식소(食少), 완복창통(脘腹脹痛) 등에 주로 사용된다. 염자(鹽炙)한 후에는 신산(辛散) 작용이 약간 완화되며, 오로지 하행(下行)하게 되고, 온신(溫腎), 거한(祛寒), 난간(煖肝), 료산(療疝), 지통(止痛)하는 데에 장점을 발휘하게 되어, 산기동통(疝氣疼痛) 및 신허요통(腎虛腰痛) 등을 치료하는 경우에 많이 사용된다.

【용량과 용법】 4~12g.

【금기증】 음허화왕(陰虛火旺)의 경우에는 복용을 삼가야 한다. 본품은 사용량을 너무 많이 하게 되면 번위증(翻胃證)이 생기므로 유의해야 한다.

【임상응용】 ① 한응기체(寒凝氣滯)로 인하여 소장산기(小腸疝氣), 소복통인고환(少腹痛引睾丸), 희난외한(喜暖畏寒)하는 경우에는 오약(烏藥), 고량강(高良薑), 청피(青皮), 파두(巴豆) 등을 배합하여 소간행기(疏肝行氣), 산한지통(散寒止痛)한다(예 : 천태오약산(天台烏藥散)[의학발명(醫學發明)]).

② 고환편추(睾丸偏墜)에는 산사육(山査肉), 귤핵(橘核), 대회향(大茴香)을 배합하여 온난간신(溫暖肝腎), 이기산결(理氣散結)한다(예 : 향귤산(香橘散)[장씨의통(張氏醫通)]).

③ 신허요통(腎虛腰痛)에는 파고지(破故紙)를 같은 량으로 배합하여 주호(酒糊)로 환을 만들어 복용한다(예 : 파고지환(破故紙丸)[제생방(濟生方)]).

호초(胡椒) 【당본초(唐本草)】 PIRERIS NIGRI FRUCTUS

【기원】 후추과(Piperaceae)에 속한 상록 등본(藤本)인 호초(胡椒) *Piper nigrum* L.의 성숙에 가까운 과실을 건조한 것으로, 가을부터 다음 봄 사이에 과실이 암록색을 띨 때 채취하여 건조한다.

【성미】 성은 뜨겁고, 독이 없으며, 맛은 맵다.

【귀경】 위, 대장경.

【효능 및 주치】 1. 온중산한(溫中散寒) : 위한랭통(胃寒冷痛), 한사(寒瀉), 냉리(冷痢), 산후복통(産後腹痛)

2. 행기지통(行氣止痛) : 질타종통(跌打腫痛), 부열아통(浮熱牙痛)

3. 해식물독(解食物毒) : 어하별육심독(魚蝦鱉肉蕈毒)

【해설】 본품은 맛이 맵고 약성(藥性)이 뜨거우며, 온위산한(溫胃散寒)하고 하기(下氣)하는 효능이 있어 흉복한랭작통(胸腹寒冷作痛) 및 위한구토(胃寒嘔吐), 혹은 설사, 이질(痢疾) 등의 증상을 치료하고, 질복손상(跌扑損傷)에 또한 사용할 수 있다.

본품은 신열조산(辛熱燥散)하나 하기(下氣)시키는 효능이 커서 복용 즉시 흉격을 열어주고 상초(上焦)의 부열(浮熱)을 치료하므로 구치제병(口齒諸病)을 치료한다. 또한 본품은 어별심독(魚鼈蕈毒)을 제거하므로 식품의 재료로 많이 이용된다.

본품은 촉초(蜀椒)에 비해 매운맛과 뜨거운 약성(藥性)이 더 강하다. 만일 자극이 너무 강하면 녹두(綠豆)로 완화할 수 있다. 본품은 위화(胃火)나 음허화왕(陰虛火旺)의 경우에는 복용을 금하여야 하며, 많이 먹으면 폐(肺)를 손상하고, 치아를 상하게 하며, 목혼(目昏)이 발생하므로 주의해야 한다.

【포제】 잡질을 제거하고 도쇄(搗碎)하여 사용한다.

【용량과 용법】 탕제(湯劑)에 넣는 경우에는 2~3g. 산제(散劑)에 넣는 경우에는 0.5~1g. 외용(外用)하는 경우에는 적당량을 사용한다.

【금기증】 음허유화(陰虛有火)의 경우에는 복용을 금해야 하고, 임신부에게는 사용을 삼가야 하며, 소화기 궤양, 열병(熱病)에는 사용을 금해야 한다.

【임상응용】 ① 음부습진(陰部濕疹)에 호초(胡椒) 10개를 가루로 갈아서 물 2,000㎖를 가하여 끓여서 환처(患處)를 씻어준다[중화약해(中華藥海)].

② 여름철 냉사(冷瀉)나 곽란(霍亂)에 호초(胡椒)를 가루로 갈아서 오자대(梧子大)로 환을 만들어 40환을 미음으로 먹는다.

제 8 장 이기약(理氣藥)

기기(氣機)를 소통(疏通)시키고 기체(氣滯)를 없애는 효능이 있는 약물을 이기약(理氣藥)(행기약(行氣藥))이라 한다. 행기약(行氣藥)의 대부분은 맛이 맵고 약성(藥性)이 따뜻하며 방향(芳香)이 있어 그 작용을 행기리비(行氣理脾), 소간해울(疏肝解鬱), 강기평천(降氣平喘) 등으로 분류할 수 있으나, 주로 기체증(氣滯證)에 사용된다.

일반적으로 기체(氣滯)가 가벼운 경우에는 만(滿)하고, 약간 중(重)한 경우에는 창(脹)하며, 더욱 더 중(重)하면 통(痛)하게 된다. 비위기체(脾胃氣滯) 혹은 승강실사(升降失司)가 되면 완복창만(脘腹脹滿), 애기범산(噯氣泛酸), 오심구토(惡心嘔吐), 변비 혹은 설사하게 된다. 간울기체(肝鬱氣滯)가 되면 협륵창통(脇肋脹痛), 완민불서(脘悶不舒), 산기동통(疝氣疼痛), 유방창통(乳房脹痛) 혹은 월경부조(月經不調)하게 된다. 폐기(肺氣)가 옹체(壅滯)하면 흉민불창(胸悶不暢), 해수기천(咳嗽氣喘) 등의 증상이 나타난다.

일반적으로 행기리비(行氣理脾) 작용이 있는 약물은 주로 비위(脾胃)의 기체(氣滯)로 인한 완복창민(脘腹脹悶), 비만동통(痞滿疼痛), 오심구토(惡心嘔吐), 애기(噯氣), 변비 혹은 설사하되 불창(不暢)한 등의 증상에 사용되고, 서간해울(舒肝解鬱) 작용이 있는 약물은 주로 간기울결(肝氣鬱結)로 인한 협륵창통(脇肋脹痛), 완민탄산(脘悶呑酸), 억울불해(抑鬱不解), 월경부조(月經不調) 등의 증상에 사용되며, 그 밖의 행기약(行氣藥)의 일부는 건위(健胃), 거담(祛痰), 산결(散結)의 작용을 가지고 있는 것도 있다.

행기약(行氣藥)을 사용할 때는 병의 정황을 정확히 살펴 적당한 약물을 배합하여 사용해야 한다. 즉 비위기체(脾胃氣滯)로 습열(濕熱)이 머물러서 곤비증(困脾證)을 겸하였을 때는 청리습열약(淸利濕熱藥)을 같이 사용하고, 한습(寒濕)으로 인한 곤비증(困脾證)을 겸하였을 때는 온중조습약(溫中燥濕藥)을 배합하고, 음식적체(飮食積滯)에는 소식도체약(消食導滯藥)을 참작하여 가하고, 비위허약(脾胃虛弱)을 겸하면 건비약(健脾藥)을 배합하여 사용한다. 간울기체(肝鬱氣滯)의 임상증상과 합병증상은 매우 많으므로 구체적인 병의 정황에 근거하여 양혈유간(養血柔肝), 활혈조경(活血調經), 거어지통(祛瘀止痛), 건비화위(健脾和胃) 등의 약물을 질병의 정황에 부합되도록 참작, 배합하여 사용하여야 하며, 폐기옹체(肺氣壅滯)에 담음(痰飮)이 겸하면 반드시 거담화음약(祛痰化飮藥)을 배합하여 사용하여야 한다.

행기약(行氣藥)의 대부분은 그 약성(藥性)이 신온향조(辛溫香燥)하여 기(氣)와 음(陰)을 상하기 쉬우므로, 기허자(氣虛者)와 음휴자(陰虧者)는 사용을 삼가야 한다. 특히 청피(青皮), 지실(枳實) 같은 약들은 파기(破氣)작용을 하므로 임신부에게는 사용을 금하는 것이 좋다.

진피(陳皮) 【신농본초경(神農本草經)】 CITRI UNSHIUS PERICARPIUM

【기원】 운향과(Rutaceae)에 속한 상록 소교목인 귤(橘) *Citrus reticulata* Blanco.[= 귤 *Citrus unshiu* Markovich.] 및 그 재배 변종의 성숙한 과실의 열매껍질을 건조한 것으로, 11월에 채취하여 햇볕에 말린다.

【성미】 성은 따뜻하고, 독이 없으며, 맛은 맵고 쓰다.

【귀경】 비, 폐경.

【효능 및 주치】 1. 건비리기조중(健脾理氣調中) : 흉비(胸痺), 흉통(胸痛), 완복창통(脘腹脹痛), 불사음식(不思飮食), 구토, 애역(呃逆)

2. 조습화담(燥濕化痰) : 담습온폐(痰濕蘊肺), 흉격만민(胸膈滿悶)

【해설】 본품은 맛이 맵고 쓰며, 약성(藥性)이 따뜻하고, 방향성(芳香性)이 있으며, 주로 비(脾)·폐(肺) 2경(經)에 들어가서 효능을 발휘한다. 매운맛은 발산(發散)하고 행체(行滯)하며, 맛이 쓰고 약성(藥性)이 따뜻하여 조습거한(燥濕祛寒)한다. 그런데, 체(滯)한 기(氣)를 행(行)하게 하면 비위장(脾胃腸)이 스스로 건전하게 활동하게 되고, 비위(脾胃)의 한습(寒濕)이 제거되면 담연(痰涎)이 저절로 없어지므로, 본품은 이기(理氣), 건비(健脾), 조습(燥濕), 화담(化痰)하는 중요한 약이 된다. 따라서, 본품은 이기건위(理氣健胃), 조습화담(燥濕化痰)하는 작용을 지니고 있으면서 중기(中氣)가 불화(不和)하여 발생하는 흉민복창(胸悶腹脹), 구토, 애기(噯氣), 식욕부진 및 담다해수(痰多咳嗽) 등의 증상에 활용된다. 대개 한습(寒濕)이 내조(內阻)한 것은 비(脾)·폐(肺)의 기체(氣滯)로 인한 것이므로 본품을 이용하여 응용한다.

이 약에 인삼(人參), 백출(白朮)을 배합하면 보(補)하면서 체(滯)하지 않고 그 효력을 높여준다(예 : 전씨이공산(錢氏異功散), 인삼양영탕(人參養榮湯), 육군자탕(六君子湯)).

반하(半夏), 복령(茯苓)을 배합하면 화담(化痰)하는 효능이 있고(예 : 이진탕(二陳湯)), 창출(蒼朮), 후박(厚朴)을 배합하면 행기(行氣), 조습(燥濕)하는 효력을 증가시키며(예 : 평위산(平胃散)), 방풍(防風), 백작약(白芍藥), 백출(白朮)을 배합하면 지통, 지사(止瀉) 작용이 있고(예 : 사습탕(瀉濕湯)), 생강(生薑), 죽여(竹茹)를 배합하면 화위강역(和胃降逆)한다(예 : 귤피죽여탕(橘皮竹茹湯)).

그런데, 본품은 성질이 온조(溫燥)한 것에 치우치므로 진액이 부족한 경우나 실열(實熱)에는 조심해서 사용하는 것이 좋다. 또한 화위화습(和胃化濕)의 목적으로 사용할 때는 귤백(橘白)을 그대로 붙어 있는 채로 사용하고, 소담(消痰)의 목적으로 사용할 때는 열매 껍질에서 흰 실과 같은 것을 없앤 다음 응용하는 것이 좋다

【포제】 잡질을 제거하고 청수(清水)를 뿌린 후 부드럽게 되면 절사(切絲)하거나 혹은 절편(切片)하여 햇볕에 말린 다음 사용한다. 생품은 조습화담(燥濕化痰)에 장점이 있으며, 초(炒)한 후에는 조렬(燥烈)한 성질이 제거되어서 이기(理氣)의 효력이 더욱 좋다.

【용량과 용법】 4~12g.

【금기증】 기허(氣虛)와 음허조해(陰虛燥咳)한 사람은 복용을 금해야 하고, 토혈(吐血)하는 사람에게는 사용을 삼가야 한다.

【임상응용】 ① 비위허약(脾胃虛弱)으로 담탁(痰濁)이 중조(中阻)하고, 허풍(虛風)이 담(痰)을 끼고 상요(上擾)하여 발생한 담궐두통(痰厥頭痛)을 치료하는 경우에는 반하(半夏), 백출(白朮), 천마(天麻) 등을 배합하여 건비화습(健脾化濕), 거풍지현(祛風止眩)한다(예 : 반하백출천마탕(半夏白朮天麻湯)[비위론(脾胃論)]).

② 습담내조(濕痰內阻), 비위불화(脾胃不和)로 흉완비민(胸脘痞悶), 구토, 오심(惡心)하며, 혹은 두현(頭眩), 심계(心悸)하고, 혹은 해수담다(咳嗽痰多)하는 것을 치료하는 경우에는 반하(半夏), 자감초(炙甘草), 복령(茯苓) 등을 배합하여 조습화담지해(燥濕化痰止咳), 이기(理氣), 화중(和中)한다(예 : 이진탕(二陳湯)[화제국방(和劑局方)]).

③ 위허(胃虛)하고 열(熱)이 있어서 애역(呃逆), 혹은 건구(乾嘔), 오심(惡心)의 증상이 있고, 겸하여 허번불안(虛煩不安), 소기(少氣), 구건(口乾), 수족심열(手足心熱), 설(舌)은 홍눈(紅嫩)하고, 맥(脈)은 허삭(虛數)한 증상을 나타내는 경우에는 죽여(竹茹), 인삼(人參), 생강(生薑) 등을 배합하여 화위강역(和胃降逆), 지구(止嘔), 익기(益氣), 청열(清熱)한다(예 : 귤피죽여탕(橘皮竹茹湯)[금궤요략(金匱要略)]).

④ 상식복통(傷食腹痛)을 치료하는 경우에는 향부자(香附子), 창출(蒼朮), 후박(厚朴) 등을 배합한다(예 : 향사평위산(香砂平胃散)[증보만병회춘(增補萬病回春)]).

청피(青皮) 【본초도경(本草圖經)】
CITRI RETICULATAE PERICARPIUM IMMATURUS

【기원】 운향과(Rutaceae)에 속한 상록 소교목인 귤 *Citrus unshiu* Markovich.[=귤(橘) *C. reticulata* Blanco.] 및 그 재배 변종의 어린 과실 또는 미성숙 과실의 껍질을 건조한 것으로, 여름에 채취하여 햇볕에 말린다.

【성미】 성질은 약간 따뜻하고, 독이 없으며, 맛은 쓰고 맵다.

【귀경】 간, 담, 위, 비경.

【효능 및 주치】 1. 소간파기(疏肝破氣) : 협륵창통(脇肋脹痛), 유종(乳腫), 유핵(乳核), 유방동통(乳房疼痛), 산기(疝氣)

2. 소적(消積), 산결(散結), 화체(化滯) : 식적기체(食積氣滯), 위완비민창통(胃脘痞悶脹痛), 징가적취(癥瘕積聚), 구학벽괴(久瘧癖塊), 영증(癭症)

【해설】 본품은 맛이 쓰고 매우며, 약성(藥性)이 약간 따뜻하다. 매운맛은 발산(發散)하고 따뜻한 성질은 통기(通氣)시키며, 쓴맛은 설기(泄氣)시키고 하행(下行)하게 하므로, 소간파기(疏肝破氣)하는 효능을 지니게 되어 간담경(肝膽經)에 들어가 간기울체(肝氣鬱滯)로 인한 협륵창통(脇肋脹痛), 유방창통(乳房脹痛), 산기동통(疝氣疼痛) 등을 치료한다. 또 산결소담(散結消痰)하는 효능이 있어 유옹(乳癰), 유핵(乳核), 구학벽괴(久瘧癖塊), 징가적취(癥瘕積聚) 등의 증상을 치료하며, 건위소식(健胃消食)의 효능을 지니고 있어 식적불소(食積不消)로 인한 완복창통(脘腹脹痛)에 응용할 수 있다.

본품은 파기(破氣)작용이 강하기 때문에 임신부에게는 신중하게 사용해야 한다.

【약효감별】 본품은 약성(藥性)이 강렬하여 간담(肝膽)을 소창(疏暢)시키고 기체(氣滯)를 파(破)하는 작용을 하며, 진피(陳皮)는 성질이 비교적 온화(溫和)하여 비폐(脾肺)의 기분(氣分)에 편중해 작용하므로 서로 구별된다. 본품은 진피(陳皮)와 같이 사용하면 간기(肝氣)의 울체(鬱滯)를 소산(疏散)하고 위(胃)의 기능을 증진하여 간기울결(肝氣鬱結)과 비기불화(脾氣不和)로 인한 양협부창통(兩脇部脹痛), 흉복부만민(胸腹部滿悶)을 치

료한다.

【포제】 생품(生品)의 성질이 렬(烈)하고 신산(辛散)하고 파기(破氣)하는 효능이 뛰어나다. 그런데, 부초(麩炒)한 후에는 신산(辛散)하고, 조렬(燥烈)한 성질은 완화되고, 화적화중(化積和中)하게 되어서, 식적정체(食積停滯)에 상용(常用)된다. 초자(醋炙)한 후에는 신렬(辛烈)한 성질이 부드러워 지고, 청피(青皮)의 정유 성분이 감소되어서 정기(正氣)를 손상시키는 것을 막아주며, 또한 소간지통(疏肝止痛), 소적화체(消積化滯)의 작용이 증강한다.

【용량과 용법】 2~12g.

【금기증】 기허(氣虛)한 사람, 임신부, 땀이 많이 나는 사람의 경우에는 사용을 삼가는 것이 좋다.

【임상응용】 ① 적체내정(積滯內停)으로 인한 완복비만창통(脘腹痞滿脹痛), 대변비결(大便秘結)을 치료하는 경우에는 빈랑(檳榔), 목향(木香), 진피(陳皮) 등을 배합하여 행기도체(行氣導滯)한다(예 : 목향빈랑환(木香檳榔丸)[유문사친(儒門事親)]).

② 간울기역(肝鬱氣逆)으로 협륵동통(脇肋疼痛)하고 징가(癥瘕)가 발생하여 복대견만(腹大堅滿)하면서 아픈 것을 치료하는 경우에는 목향(木香), 초두구(草豆蔻), 필징가(蓽澄茄) 등을 배합하여 소간해울(疏肝解鬱), 행기지통(行氣止痛)한다(예 : 목향산(木香散)[증치준승(證治準繩)]).

③ 음식정체(飲食停滯)로 완복창만(脘腹脹滿)하거나 동통(疼痛)하고, 애부식취(噯腐食臭)하는 경우에는 산사(山楂), 맥아(麥芽), 신국(神麴) 등을 배합하여 소식화체(消食化滯)한다(예 : 청피환(青皮丸)[심씨존생서(沈氏尊生書)]).

지실(枳實) 【신농본초경(神農本草經)】 AURANTII FRUCTUS IMMATURUS

【기원】 운향과(Rutaceae)에 속한 상록 소교목인 산등(酸橙) *Citrus aurant ium* L.의 유과(幼果)를 건조한 것인데, 우리나라에서는 탱자나무 *Poncirus trifoliata* Rafin.의 유과(幼果)를 건조한 것을 대용(代用)하고 있다. 5, 6월에 저절로 떨어진 과실을 수집하여 가로로 쪼개어 두 쪽이 되게 한 다음, 햇볕에 말리거나 저온에서 건조한다.

【성미】 성질은 약간 차고, 독이 없으며, 맛은 쓰고 매우며 약간 시다.

【귀경】 비, 위경.

【효능 및 주치】 1. 파기소적(破氣消積) : 식체창만(食滯脹滿), 습열적체(濕熱積滯), 열결변비(熱結便秘), 징가적취(癥瘕積聚), 산후복통

2. 화담소비(化痰消痞) : 흉비심통(胸痺心痛), 담열해천(痰熱咳喘)

3. 기타 : 자궁탈수, 위하수, 탈항 등 장기하수병(臟器下垂病)

【해설】 본품은 맛이 쓰고 매우며 시고, 약성(藥性)이 약간 차갑다. 쓴맛은 하설(下泄)하고 행기(行氣)하는 힘이 강하여 소식화담(消食化痰), 행기파적(行氣破積)하는 작용이 있다. 따라서 식적담체(食積痰滯)나 기행불창(氣行不暢)으로 인하여 발생되는 흉복창만(胸腹脹滿), 비색불통(痞塞不通)을 치료하거나 습열(濕熱)의 적체(積滯)로 인한 치질을 치료한다.

그런데, 본품은 비교적 강한 행기파적(行氣破積)작용이 있기 때문에 정기(正氣)를 상하게 할 우려가 있어 실사(實邪)가 아니면 사용하지 않는다. 본품은 생용(生用)하면 작용이 더욱 맹렬하므로 부초(麩炒)하여 완화시켜 쓴다.

【약재감별】 그런데, 중국에서는 탱자나무의 유과(幼果) 혹은 미성숙 과실을 구귤(枸橘)이라고 하여, 지실(枳實)과는 구별하여 사용하고 있다. 맛은 맵고 쓰며, 성질은 따뜻하다. 비(脾), 위(胃), 신(腎), 대장경(大腸經)에 들어간다. 소적화체(消積化滯), 소간화위(疎肝和胃), 이기지통(理氣止痛)하는 효능이 있다. 주로 식체창만(食滯脹滿), 식적(食積), 변비, 자궁탈수(子宮脫垂), 흉협창만(胸脇脹滿), 완복창통(脘腹脹痛), 산기동통(疝氣疼痛), 고환종통(睾丸腫痛), 질타손상(跌打損傷)을 치료한다. 구귤(枸橘)의 정유성분은 모기 유충에 대하여 살충효과가 있다. 탱자는 Triton WR-1339로 유발된 고지혈증 흰쥐에 대하여, 고지혈증 예방 효능이 인정되었다. 항염증작용이 있다. 항산화 효과가 있다. DNCB로 유발된 생쥐의 아토피 피부염에 효과가 있다.

【포제】 잡질을 제거하고 세정(洗淨)한 다음 박편(薄片)으로 하여 사용하거나 부초(麩炒)하여 사용한다. 생품(生品)은 비교적 준렬(峻烈)한데, 파기화담(破氣化痰)하는 데에 효능이 치우치며, 최근에는 위하수에도 활용된다. 부초제(麩炒製)는 그 조성(燥性)이 완화되고 준렬(峻烈)한 성질이 부드러워져서 정기(正氣)의 손상을 막아주고, 소식화비리기(消食化痞理氣)의 작용을 좋게 해 준다.

【용량과 용법】 4~8g.

【금기증】 비위(脾胃)가 허약한 사람, 임신부, 만성장염 환자는 사용을 삼가야 한다.

【임상응용】 ① 식적기체(食積氣滯)로 인하여 흉민복창(胸悶腹脹), 음식핍미(飮食乏味)하는 것을 치료하는 경우에는 목향(木香), 백출(白朮)을 배합한다(예 : 목향지출환(木香枳朮丸)[내외상변혹론(內外傷辨惑論)]).

② 담위(膽胃)가 불화(不和)하고, 담열(痰熱)이 내요(內擾)하여 발생하는 병증(病證)을 치료한다. 주로 담겁(膽怯), 이경(易驚), 허번불면(虛煩不眠), 현훈(眩暈), 실면다몽(失眠多夢), 구토, 애역(呃逆), 전간(癲癎), 경계(驚悸), 태니(苔膩) 등의 증상이 있는 경우에는 죽여(竹茹), 반하(半夏), 진피(陳皮), 복령(茯苓) 등을 배합하여 이기화담(理氣化痰), 청담(淸膽), 화위(和胃), 안신(安神)한다(예 : 온담탕(溫膽湯)[비급천금요방(備急千金要方)]).

③ 소양병(少陽病)에 양기(陽氣)가 내울(內鬱)하여 발생하는 열궐증(熱厥證)으로 수족궐랭(手足厥冷)하고 혹은 흉협완복(胸脇脘腹)이 동통(疼痛)하며 혹은 해(咳)하고, 혹은 계(悸)하며, 혹은 소변이 불리(不利)하고, 혹은 설리하중(泄利下重)하며, 설담태백(舌淡苔白)하고, 맥(脈)은 현(弦)한 증상이 나타나는 경우에는 시호(柴胡), 백작약(白芍藥), 감초(甘草)를 배합하여 소간리비(疏肝理脾), 해울투열(解鬱透熱)한다(예 : 사역산(四逆散)[상한론(傷寒論)]). 이 처방은 또한 간울기체(肝鬱氣滯)로 흉협완복(胸脇脘腹)이 동통(疼痛)하고, 혹은 창만불서(脹滿不舒)하며, 맥(脈)은 현(弦)한 것을 치료한다. 또한 부녀(婦女)의 월경(月經)이 부조(不調)하여 흉협(胸脇)이 인통(引痛)하고, 복중창통(腹中脹痛)하며, 맥현(脈弦)한 것을 치료한다.

④ 비위허약(脾胃虛弱)하고 운화(運化) 기능이 좋지 못한 상태에서 음식정체(飮食停滯)가 있어서 복창비만(腹脹痞滿), 식욕부진 등의 증상이 나타나는 경우에는 백출(白朮)을 배합하여 건비소비(健脾消痞)한다(예 : 지출환(枳朮丸)[비위론(脾胃論), 내외상변혹론(內外傷辨惑論)]).

⑤ 흉양부진(胸陽不振)으로 음한(陰寒)이 내성(內盛)하여 기체담조(氣滯痰阻)하게 되어 흉부에 결취(結聚)하여 발생한 흉비동통(胸痹疼痛)을 치료하는데, 천식해타(喘息咳唾), 심중비만(心中痞滿), 기역(氣逆), 단기(短氣) 등의 증상이 나타나는 경우에는 과루(瓜蔞), 해백(薤白), 후박(厚朴), 계지(桂枝)를 배합하여 온양산결(溫陽散結), 거담하기(祛痰下氣)한다(예 : 지실해백계지탕(枳實薤白桂枝湯)[금궤요략(金匱要略)]).

⑥ 장위(腸胃)의 열결(熱結)로 인한 대변비결(大便秘結)을 치료하는데, 흉복비만(胸腹

痞滿), 조열(潮熱), 섬어(譫語) 등의 증상이 나타나는 경우에는 후박(厚朴), 대황(大黃)을 배합하여 행기파결(行氣破結), 사열통변(瀉熱通便)한다(예 : 소승기탕(小承氣湯)[상한론(傷寒論)]). 이 처방은 또한 이질(痢疾) 초기에 복창통(腹脹痛), 완복창만(脘腹脹滿), 이급후중(裏急後重) 등의 증상이 있는 경우에도 사용된다.

⑦ 습열식적(濕熱食積)이 장위(腸胃)에 내조(內阻)하여 설사하리(泄瀉下痢) 또는 대변비결(大便秘結), 이급후중(裡急後重), 완복창통(脘腹脹痛), 설태황니(舌苔黃膩) 등의 증상이 나타나는 경우에는 황련(黃連), 대황(大黃), 신국(神麯), 택사(澤瀉) 등을 배합하여 청열거습(淸熱祛濕), 소적화체(消積化滯)한다(예 : 지실도체환(枳實導滯丸)[내외상변혹론(內外傷辨惑論)]).

지각(枳殼) 【뇌공포자론(雷公炮炙論)】 AURANTII FRUCTUS IMMATURUS

【기원】 운향과(Rutaceae)에 속한 상록 소교목인 산등(酸橙) *Citrus aurantium* L.의 미성숙한 과실을 건조한 것으로, 7~8월에 채취하여 가운데를 가로로 자른 후, 햇볕에 말리거나 저온에서 건조한다.

【성미】 성은 서늘하고, 독이 없으며, 맛은 쓰고 맵다.

【귀경】 폐, 비, 대장경.

【효능 및 주치】 1. 파기소적(破氣消積) : 식체비만(食滯痞滿), 하리후중(下痢後重), 징가적취(癥瘕積聚)

2. 하기거담(下氣祛痰) : 해수(咳嗽), 객담(喀痰), 기천(氣喘)

3. 기타 : 자궁탈수, 위하수, 탈항 등 장기하수병(臟器下垂病), 산기(疝氣)

【해설】 본품은 성미(性味)와 효능이 지실(枳實)과 같으나 작용이 비교적 부드러우며 행기관중(行氣寬中)하는 작용이 주가 되어 협륵창통(脇肋脹痛)과 완복비민(脘腹痞悶), 창만(脹滿) 등을 치료한다.

본품은 생용(生用)하면 작용이 강하기 때문에 초용(炒用)하여 응용한다.

【약효비교】 본품은 작용이 완화하여 이기관중(理氣寬中), 소제창만(消除脹滿)하는 데에 사용하고, 지실(枳實)은 효력이 강해서 파적도체(破積導滯), 통리대변(通利大便)하는 데에 사용한다. 따라서 흉중(胸中)에 있는 기체(氣滯)에는 본품을 사용하고, 흉하(胸

下)에 있는 기견(氣堅)에는 지실(枳實)을 쓴다.

【포제】 잡질을 제거하고 세정(洗淨)하고 윤투(潤透)시킨 다음, 절편(切片)하고 건조한 후, 과실의 핵(核)을 키로 쳐서 제거하고 사용하거나, 부초(麩炒)하여 사용한다.

생품은 비교적 신조(辛燥)하고, 작용이 비교적 강하며, 파기관중제창(破氣寬中除脹)하는데 효능이 편중된다. 또한 최근에 와서는 자궁하수, 탈항, 위하수 등에 사용된다. 부초지각(麩炒枳殼)은 그 신조(辛燥)한 성질이 완화되기 때문에 기체(氣滯)가 되어 있는 노약자에게 사용하는 것이 적합하다. 휘발유성분이 감소되어 그 조성(燥性)과 준렬(峻烈)한 성질이 완화되고, 파기(破氣)하는 약성(藥性)이 완화된다. 또한 이기소식건위(理氣消食健胃)의 작용이 증가된다.

【용량과 용법】 4~12g.

【금기증】 비위(脾胃)가 허약한 자나 임신부는 조심해서 사용해야 한다.

【임상응용】 ① 부인혈풍(婦人血風), 노인랭기(老人冷氣)로 인하여 흉격으로 상공(上攻)하고 양협(兩脇)이 자통(刺痛)하며 심복팽창(心腹膨脹), 토사장명(吐瀉腸鳴)하는 경우에는 진피(陳皮), 오약(烏藥), 건강(乾薑) 등을 배합한다(예 : 오약순기산(烏藥順氣散)[화제국방(和劑局方)]).

② 어혈(瘀血)의 정체(停滯)로 흉협동통(胸脇疼痛) 혹은 완고한 두통(頭痛)이 있고, 내열번민(內熱煩悶), 실면다몽(失眠多夢), 심계정충(心悸怔忡), 급조선노(急躁善怒)하거나 혹은 협통(脇痛)이 오랫동안 있고, 혹은 월경부조(月經不調)하며, 설변(舌邊)에 청근(青筋), 어반(瘀斑) 등의 증상이 출현하는 것을 치료하는 경우에는 당귀(當歸), 생지황(生地黃), 도인(桃仁), 길경(桔梗) 등을 배합하여 활혈거어(活血祛瘀), 이기지통(理氣止痛)한다(예 : 혈부축어탕(血府逐瘀湯)[의림개착(醫林改錯)]). 이 처방은 또한 흉중(胸中)의 혈어증(血瘀證)을 치료한다.

③ 기체혈어(氣滯血瘀)로 격하(膈下)에 어혈(瘀血)이 적체(積滯)하며, 괴(塊)를 형성하였거나 혹은 소아비괴(小兒痞塊), 두복(肚腹)이 동통(疼痛)하되 통처(痛處)가 고정되어 있고 혹은 누우면 복부에 마치 어떤 물건이 있는 것과 같은 증상이 있는 경우에는 오령지(五靈脂), 도인(桃仁), 연호색(延胡索), 향부자(香附子) 등을 배합하여 행기지통(行氣止痛), 활혈거어(活血祛瘀)한다(예 : 격하축어탕(膈下逐瘀湯)[의림개착(醫林改錯)]).

④ 탈항을 치료하는 경우에는 인삼(人參), 황기(黃芪), 승마(升麻), 감초(甘草)를 배합한다.

목향(木香) 【신농본초경(神農本草經)】 AUCKLANDIAE RADIX

【기원】 국화과(Compositae)에 속한 여러 해 살이 풀인 운목향(雲木香) *Aucklandia lappa* Decne.의 뿌리를 건조한 것으로 가을과 겨울에 채취하여 햇볕에 말린다.

【성미】 성은 따뜻하고, 독이 없으며, 맛은 맵고 쓰다.

【귀경】 폐, 간, 비, 대장, 위경.

【효능 및 주치】 1. 행기지통(行氣止痛) : 완복창통(脘腹脹痛), 간울협통(肝鬱脇痛), 하리리급후중(下痢裏急後重), 한산동통(寒疝疼痛), 담석증, 담교통(膽絞痛)

2. 온중화위(溫中和胃) : 구토, 한사(寒瀉)

【해설】 본품은 맛이 매워서 산(散)하고, 쓴맛이어서 강(降)하며, 약성(藥性)이 따뜻하여 통(通)하게 하고, 방향성(芳香性)이 있고 조(燥)하게 하므로 장위(腸胃)의 기체(氣滯)를 소통(疏通)시켜 행기지통(行氣止痛)하는 중요한 약이 되며, 소화불량, 흉복창통(胸腹脹痛) 및 이질(痢疾)의 이급후중(裏急後重)을 치료한다. 또 조기(調氣)를 잘하므로 가슴과 복부의 한응기체(寒凝氣滯)로 인하여 발생하는 모든 통증을 치료하고, 간기(肝氣)를 행(行)하게 하므로 부녀의 간기울결(肝氣鬱結)로 인한 월경통 및 산기통(疝氣痛)을 치료하며, 폐기(肺氣)를 이(理)하는 효능이 있다.

또한 본품의 방향(芳香) 성질은 열비(悅脾)시키는 효능이 있어 보약(補藥) 중에 5~7푼 정도의 소량을 첨가하면 보약(補藥)을 먹어도 이체(膩滯)하지 않게 된다. 본품은 혈압을 강하하는 작용이 있으며 또한 담관 괄약근의 경련을 완화하여 담관산통(膽管痠痛)에 대해 매우 뚜렷한 치료효과가 있다.

본품을 생용(生用)하면 기체(氣滯)를 행(行)하는데 좋으며, 외숙(煨熟)하면 실장지사(實腸止瀉)한다. 본품을 사용할 때 탕제(湯劑)에는 후하(後下)하는 것이 좋고, 일반적으로 가루로 만들어 먹으면 효과가 더욱 좋다.

【포제】 잡질을 제거하고 절편(切片)한다. 외제(煨製)한 후에는 유분(油分)을 저하시켜 실장지사리(實腸止瀉痢)의 작용을 증강시키며, 비허설사(脾虛泄瀉), 장명복통(腸鳴腹痛) 등증에 다용(多用)된다. 부초목향(麩炒木香)은 포제작용(炮製作用)이 외목향(煨木香)과 동일하다.

【용량과 용법】 2~6g.

【금기증】 음허(陰虛)하고 진액이 부족한 자, 조열구갈(燥熱口渴), 음허혈열(陰虛血熱)이 있는 자는 사용을 삼가야 한다.

【임상응용】 ① 식적기체(食積氣滯)로 인하여 흉민복창(胸悶腹脹), 음식핍미(飮食乏味)하는 것을 치료하는 경우에는 지실(枳實), 백출(白朮)을 배합한다(예 : 목향지출환(木香枳朮丸)[내외상변혹론(內外傷辨惑論)]).

② 한습내조(寒濕內阻), 위장기체(胃腸氣滯)로 완복창통(脘腹脹痛)하는 것을 치료하는 경우에는 백두구(白豆蔲), 정향(丁香), 사인(砂仁) 등을 배합한다(예 : 목향조기산(木香調氣散)[화제국방(和劑局方)]).

③ 비위기체(脾胃氣滯), 숙식불소(宿食不消)로 흉격허비(胸膈虛痞), 심복자통(心腹刺痛)하는 것을 치료하는 경우에는 단향(檀香), 정향(丁香), 백구인(白蔲仁) 등을 배합하여 행기건비(行氣健脾), 온중화위(溫中和胃)한다(예 : 균기산(勻氣散)[단계심법(丹溪心法)]).

④ 적체내정(積滯內停)으로 인한 완복비만창통(脘腹痞滿脹痛), 대변비결(大便秘結)을 치료하는 경우에는 빈랑(檳榔), 청피(靑皮), 진피(陳皮) 등을 배합하여 행기도체(行氣導滯)한다(예 : 목향빈랑환(木香檳榔丸)[유문사친(儒門事親)]).

⑤ 간울기역(肝鬱氣逆)으로 협륵동통(脇肋疼痛)하고 징가(癥瘕)가 발생하여 복대견만(腹大堅滿)하면서 아픈 것을 치료하는 경우에는 청피(靑皮), 초두구(草豆蔲), 필징가(蓽澄茄) 등을 배합하여 소간해울(疏肝解鬱), 행기지통(行氣止痛)한다(예 : 목향산(木香散)[증치준승(證治準繩)]).

⑥ 원장기허(元臟氣虛), 진양모패(眞陽耗敗)로 인한 설사부지(泄瀉不止), 소변활삭(小便滑數)을 치료하는 경우에는 복령(茯苓), 인삼(人參), 부자(附子)를 배합한다(예 : 사주산(四柱散)[화제국방(和劑局方)]).

⑦ 복부동통(腹部疼痛), 이하적백(痢下赤白), 이급후중(裏急後重)을 치료하는 경우에는 황련(黃連)을 배합한다(예 : 향련환(香連丸)[악부수집방(岳部手集方)]).

⑧ 이질(痢疾), 이급후중(裏急後重)을 치료하는 경우에는 백작약(白芍藥), 대황(大黃), 빈랑(檳榔) 등을 배합한다(예 : 목향도체탕(木香導滯湯)[적수현주(赤水玄珠)]).

⑨ 장위허한(腸胃虛寒)으로 인한 활설불금(滑泄不禁)을 치료하는 경우에는 백출(白朮), 연육(蓮肉), 건강(乾薑) 등을 배합하여 온중리기(溫中理氣), 건비지사(健脾止瀉)한다

(예 : 보비환(補脾丸)[수세보원(壽世保元)]).

⑩ 비위기허(脾胃氣虛)로 한습(寒濕)이 중초(中焦)에 조체(阻滯)하여 식욕부진, 애기(噯氣), 완복창만(脘腹脹滿)하거나 동통(疼痛), 구토, 설사하는 경우에는 인삼(人參), 백출(白朮), 사인(砂仁), 반하(半夏) 등을 배합하여 건비화위(健脾和胃), 이기지통(理氣止痛)한다(예 : 향사육군자탕(香砂六君子湯)[의방집해(醫方集解)]이다.

향부자(香附子)【명의별록(名醫別錄)】CYPERI RHIZOMA

【기원】 방동사니과(Cyperaceae)에 속한 여러 해 살이 풀인 향부자(香附子) *Cyperus rotundus* L.의 뿌리줄기를 건조한 것으로, 가을에 채취하여 모수(毛鬚)를 요거(燎去)하고 햇볕에 말린다.

【성미】 성질은 평하고, 독이 없으며, 맛은 맵고 약간 쓰며 약간 달다.

【귀경】 간, 비, 삼초경.

【효능 및 주치】 1. 서간해울(舒肝解鬱) : 울증(鬱證), 완복동통(脘腹疼痛), 복통, 음식적체(飮食積滯)

2. 조경지통(調經止痛) : 통경(痛經), 폐경(閉經), 붕루(崩漏)(어혈성(瘀血性) 출혈), 산후복통, 경전유통(經前乳痛)

【해설】 본품은 맛이 맵고 약간 달며 약간 쓰고, 방향성(芳香性)이 있으며 약성(藥性)이 평(平)하다. 간경(肝經)에 들어가서 매운맛은 간기울결(肝氣鬱結)을 산(散)하고, 쓴맛은 간기(肝氣)의 역(逆)을 강(降)하며, 단맛은 간기(肝氣)의 급함을 완화한다. 또한 약성(藥性)이 평(平)하여 한열(寒熱)의 치우침이 없어 소간(疏肝), 이기(理氣), 해울(解鬱)하는 중요한 약이 된다.

본품에는 이기해울(理氣解鬱)의 작용이 있으므로 기울(氣鬱)로 인하여 흉협완복(胸脇脘腹)이 창통(脹痛)하는 증상을 치료하는데 항상 응용된다. 또, 기(氣)와 혈(血)은 밀접한 관계가 있어 "기(氣)가 행(行)하면 혈(血)이 행(行)하고, 기(氣)가 체(滯)하면 혈(血)이 응체(凝滯)한다"하므로, 간기(肝氣)를 조화하여 혈행(血行)을 통창(通暢)하게 하고 울체(鬱滯)를 산(散)하여 조경지통(調經止痛)하는 중요한 약이 된다. 따라서 본품은 기체울결(氣滯鬱結)로 인하여 발생되는 월경부조(月經不調)와 월경기(月經期)의 소복창통(小腹脹

痛) 등의 증상을 치료한다. 또, 본품은 이기(理氣)작용이 있어서 장위(腸胃) 중의 음식물을 소화시킬 수도 있다.

그런데, 본품은 기(氣)를 소모하는 성질이 있어서 기허(氣虛)하면서 체(滯)가 없는 경우나 음허혈열(陰虛血熱)한 경우에 본품을 단독으로 사용하는 것은 피해야 한다. 본품을 초자(醋炙)하면 간(肝)으로 들어가게 하며, 지통(止痛), 산어(散瘀), 산체(散滯)의 작용을 증가시킨다.

【포제】 잡질을 제거하고 절단(切斷)하여 생용(生用)하거나 초초(醋炒)하여 사용한다. 초제(醋製) 후에는 오로지 간경(肝經)으로 들어가서 효능을 발휘하며, 소간지통(疏肝止痛) 작용이 증강되고 아울러 소적화체(消積化滯)할 수 있다.

【용량과 용법】 6~12g.

【금기증】 기허(氣虛)하고 체기(滯氣)가 없거나, 음허(陰虛)하여 혈열(血熱)이 있는 사람은 복용을 하지 말아야 한다.

【임상응용】 ① 충임불고(衝任不固)로 인한 붕중루하(崩中漏下) 혹은 월경과다(月經過多)를 치료하는 경우에는 당귀(當歸), 종려탄(棕櫚炭), 용골(龍骨)을 배합한다(예 : 당귀산(當歸散)[유문사친(儒門事親)]).

② 풍한(風寒)에 외감(外感)하고, 내(內)에는 기체(氣滯)가 있어서 형한(形寒), 신열(身熱), 두통, 흉완비민(胸脘痞悶), 애기(噯氣), 불사음식(不思飮食), 설태박백(舌苔薄白), 맥부(脈浮) 등의 증상이 나타나는 경우에는 자소(紫蘇), 진피(陳皮) 등을 배합하여 발산풍한(發散風寒), 이기화중(理氣和中)한다(예 : 향소산(香蘇散)[태평혜민화제국방(太平惠民和劑局方)]).

③ 기(氣), 혈(血), 담(痰), 화(火), 습(濕), 식(食)의 육울(六鬱)로 흉완비민(胸脘痞悶), 완복창통(脘腹脹痛), 애기불서(噯氣不舒), 단산(呑酸), 구토(嘔吐), 소화불량 등의 증상이 나타나는 것을 치료하는 경우에는 천궁(川芎), 창출(蒼朮), 향부(香附), 산치(山梔)를 배합하여 행기(行氣), 활혈(活血), 해울(解鬱)한다(예 : 월국환(越鞠丸)[단계심법(丹溪心法)]).

④ 간(肝)에 기체(氣滯)가 있고 위(胃)에 한응(寒凝)이 있어서 완복동통(脘腹疼痛)하거나 흉협창통(胸脇脹痛) 혹은 통경(痛經)하는 경우에는 고량강(高良薑)을 배합하여 소간리기(疏肝理氣), 온중거한(溫中祛寒)한다(예 : 양부환(良附丸)[양방집액(良方集腋)]).

⑤ 상식복통(傷食腹痛)을 치료하는 경우에는 창출(蒼朮), 진피(陳皮), 후박(厚朴) 등을

배합한다(예 : 향사평위산(香砂平胃散)[증보만병회춘(增補萬病回春)]).

⑥ 자궁허랭(子宮虛冷)으로 인하여 대하백음(帶下白淫), 면색위황(面色萎黃), 경맥부조(經脈不調), 두복시통(肚腹時痛), 혼구불잉(婚久不孕)하는 경우에는 애엽(艾葉), 당귀(當歸), 백작약(白芍藥) 등을 배합하여 난궁온경(暖宮溫經), 양혈활혈(養血活血)한다(예 : 애부난궁환(艾附暖宮丸)[인재직지방론(仁齋直指方論)]).

오약(烏藥) 【본초습유(本草拾遺)】 LINDERAE RADIX

【기원】 녹나무과(Lauraceae)속한 상록 관목인 오약(烏藥) *Lindera strychnifolia* (Sieb. et Zucc.) Vill.의 덩이뿌리를 건조한 것으로, 겨울과 봄에 채취하여 햇볕에 말린다.

【성미】 성은 따뜻하고, 독이 없으며, 맛은 맵다.

【귀경】 비, 폐, 신, 방광경.

【효능 및 주치】 1. 행기지통(行氣止痛) : 흉복창통(胸腹脹痛), 한산(寒疝), 복통(腹痛), 기역천급(氣逆喘急), 기역천해(氣逆喘咳), 기체경통(氣滯經痛)

2. 온신산한(溫腎散寒) : 뇨빈(尿頻), 유뇨(遺尿)

【해설】 본품의 맛은 맵고 약성(藥性)은 따뜻하다. 매운맛은 산(散)하고 따뜻한 성질은 통(通)하게 하여 위로는 비(脾) · 폐(肺)로 들어가서 가슴과 복부의 기체(氣滯)를 소창(疏暢)시키고, 아래로는 신(腎) · 방광(膀胱)에 들어가서 온신산한(溫腎散寒)하고 방광(膀胱)의 냉기(冷氣)를 제거하여 순기강역(順氣降逆)시키고 온중산한(溫中散寒)시킨다. 그러므로 본품은 모든 한울기체(寒鬱氣滯)로 인한 흉복창통(胸腹脹痛)과 한산(寒疝), 월경통 및 허한(虛寒)으로 인한 소변활리빈삭(小便滑利頻數), 유정(遺精) 등에 항상 사용하는 중요한 약이 된다.

【포제】 잡질을 제거하고 물에 담갔다가 부드럽게 되면 절편(切片)하여 건조시켜 사용한다.

【용량과 용법】 6~12g.

【금기증】 기허(氣虛), 내열(內熱)의 경우에는 복용을 하지 말아야 한다.

【임상응용】 ① 부인혈풍(婦人血風), 노인랭기(老人冷氣)로 인하여 흉격으로 상공(上攻)하고 양협(兩脇)이 자통(刺痛)하며 심복팽창(心腹膨脹), 토사장명(吐瀉腸鳴)하는 경

우에는 진피(陳皮), 지각(枳殼), 건강(乾薑) 등을 배합한다(예 : 오약순기산(烏藥順氣散)[화제국방(和劑局方)]).

② 부인의 혈기상공(血氣上攻)으로 심복동통(心腹疼痛)이 참을 수 없을 정도로 심하고, 정신민란(精神悶亂)하는 경우에는 목향(木香), 계심(桂心), 청피(青皮), 봉아출(蓬莪朮)을 배합한다(예 : 오약산(烏藥散)[태평성혜방(太平聖惠方)]).

③ 한응기체(寒凝氣滯)로 인하여 소장산기(小腸疝氣), 소복통인고환(少腹痛引睾丸), 희난외한(喜暖畏寒)하는 경우에는 회향(茴香), 고량강(高良薑), 파두(巴豆) 등을 배합하여 소간행기(疏肝行氣), 산한지통(散寒止痛)한다(예 : 천태오약산(天台烏藥散)[의학발명(醫學發明)]).

④ 방광허한증(膀胱虛寒證)을 치료하는데, 포기(脬氣)의 부족으로 소변이 잦아서 하루에도 백여 차례 배뇨(排尿)하고, 설담(舌淡), 맥침약(脈沈弱) 등의 증세를 동반하는 경우에는 익지인(益智仁), 산약(山藥)을 배합하여 온신(溫腎), 거한(祛寒), 축뇨(縮尿), 지유(止遺)한다(예 : 축천환(縮泉丸)[부인양방(婦人良方)]).

⑤ 칠정울결(七情鬱結)로 상기천급(上氣喘急), 흉격만민(胸膈滿悶), 불사음식(不思飲食)하는 경우에는 인삼(人參), 침향(沈香), 빈랑(檳榔)을 배합하여 행기강역(行氣降逆), 관흉산결(寬胸散結)한다(예 : 사마탕(四磨湯)[제생방(濟生方)]).

침향(沈香) 【명의별록(名醫別錄)】 AQUILARIAE RESINATUM LIGNUM

【기원】 팥꽃나무과(Thymelaceae)에 속한 상록나무인 백목향(白木香) *Aquilaria sinensis* (Lour.) Gilg.의 수지(樹脂)가 함유되어 있는 목재로서, 일년 내내 아무 때나 채취한 후 수지(樹脂)가 들어 있지 않은 부분은 제거하고 그늘에서 말린다.

【성미】 성은 따뜻하고, 독이 없으며, 맛은 맵고 쓰다.

【귀경】 신, 비, 위경.

【효능 및 주치】 1. 강역온중조중(降逆溫中調中) : 위한구토(胃寒嘔吐), 곽란(霍亂), 양허변비(陽虛便秘)

2. 난신납기(暖腎納氣) : 신허천해(腎虛喘咳), 기관지천식, 정랭(精冷), 기림(氣淋), 요슬허냉(腰膝虛冷)

3. 행기지통(行氣止痛) : 완복창통(脘腹脹痛), 질타손상(跌打損傷)

【해설】 본품은 약성(藥性)이 따뜻하고 맛이 맵고 쓰며, 재질이 무겁고 방향(芳香)이 있어 행기지통(行氣止痛)하고, 온중산한(溫中散寒)함으로써, 위한기체(胃寒氣滯)로 인한 흉복창통(胸腹脹痛), 구토, 애역(呃逆)을 치료한다. 또한 침강하행(沈降下行)하여 신경(腎經)에 들어가서 역기(逆氣)를 내려주고 신기(腎氣)를 납(納)하여 신기허한(腎氣虛寒)으로 인하여 기역불강(氣逆不降)한 천촉(喘促)을 치료하는 중요한 약이 된다. 또한 난신(暖腎)하는 효능이 있어 요슬허랭(腰膝虛冷)과 남자의 정냉(精冷), 대장허비(大腸虛秘), 기림(氣淋)을 치료한다.

본품은 환제(丸劑)나 산제(散劑)에 넣는 경우가 많으며, 단미(單味)로 충복(沖服)하는 경우도 있다. 만일, 탕제(湯劑)에 사용할 때는 후하(後下)하는 것이 좋다. 본품을 구하기 어려울 때는 목향(木香)으로 대용(代用)하기도 한다.

【포제】 잡질을 제거하고 소괴(小塊)로 만들어서 사용할 때 도쇄(搗碎)하거나 혹은 세분(細粉)으로 갈아서 만들어 사용한다.

【용량과 용법】 1~1.5g.

【금기증】 본품은 맛이 맵고 약성(藥性)이 따뜻하여 조열(助熱)하므로, 음허화왕(陰虛火旺)의 경우에는 사용을 삼가야 한다. 기허하함(氣虛下陷)의 경우에도 사용을 삼가야 한다.

【임상응용】 ① 흉격비색(胸膈痞塞), 심복창통(心腹脹滿), 천촉기단(喘促氣短), 건얼번반(乾噦煩滿), 각기상충(脚氣上冲) 등의 경우에는 향부자(香附子), 사인(砂仁), 감초(甘草) 등을 배합한다(예 : 침향강기환(沈香降氣丸)[화제국방(和劑局方)]).

② 진기부족(眞氣不足), 하원랭비(下元冷憊)로 제복교통(臍腹絞痛), 협륵허창(脇肋虛脹), 목암이명(目暗耳鳴), 야다이몽(夜多異夢), 유설실정(遺泄失精), 소변활삭(小便滑數), 시유여력(時有餘瀝), 양사불흥(陽事不興) 등의 증상이 나타나는 경우에는 부자(附子), 파극(巴戟), 녹용(鹿茸), 숙지황(熟地黃) 등을 배합한다(예 : 침향록용환(沈香鹿茸丸)[화제국방(和劑局方)]).

③ 심복랭기(心腹冷氣), 교자동통(絞刺疼痛)에는 목향(木香), 육두구(肉豆蔻), 당귀(當歸), 아출(莪朮) 등을 배합한다(예 : 침정전환(沈丁煎丸)[박제방(博濟方)]).

천련자(川楝子) 【신농본초경(神農本草經)】 MELIAE TOOSENSDAN FRUCTUS

【기원】 멀구슬나무과(Meliaceae)에 속한 낙엽관목인 참멀구슬나무(천련(川楝)) *Melia toosendan* Sieb. et Zucc.의 성숙한 과실을 건조한 것으로, 가을과 겨울에 과실이 성숙할 때 채취하여 건조한다.

【성미】 성은 차고, 약간의 독이 있으며, 맛은 쓰다.

【귀경】 간, 위, 소장경.

【효능 및 주치】 1. 행기지통(行氣止痛) : 기울완통(氣鬱脘痛), 흉협창통(胸脇脹痛), 습열(濕熱)→산기작통(疝氣作痛)

2. 조습(燥濕) · 살충 : 회충병(蛔蟲病), 음양(陰痒), 개창(疥瘡), 악창(惡瘡), 두선(頭癬)

【해설】 본품은 맛이 쓰고 약성(藥性)이 차며, 과실이므로 성질이 침강(沈降)하고, 간경(肝經)에 들어가 간화(肝火)를 청(淸)하게 하고, 이기해울지통(理氣解鬱止痛)하므로 간위(肝胃)의 기체(氣滯)로 인한 흉협완복동통(胸脇脘腹疼痛)과 간울화화(肝鬱化火)로 인한 흉협동통(胸脇疼痛), 설홍맥삭(舌紅脈數)한 경우를 치료하며, 산기통(疝氣痛), 고환종통(睾丸腫痛) 등의 증상에 항상 사용한다.

본품은 맛이 쓰고 약성(藥性)이 차가워서 방광의 습열(濕熱)을 없애고, 이뇨(利尿)하는 효과도 같이 있어서 습열기체(濕熱氣滯)로 일어나는 흉협통(胸脇痛)과 산기복통(疝氣腹痛)을 치료하는 중요한 약이 된다.

천련(川楝)의 뿌리껍질은 고련근피(苦楝根皮)인데 독성이 있으며, 본품보다 구회력(驅蛔力)이 강하다. 본품의 살충효과는 완만하고 지구력이 있으며 동시에 축적작용을 나타낸다. 본품은 독이 있어서 성인이 한번에 6~8개를 복용하면 두훈(頭暈), 메스꺼움, 구토, 복사(腹瀉) 등의 증상이 일어나며, 심하면 경련, 지각소실 등의 부작용이 발생할 수 있으므로, 사용량이 많아서는 안 된다.

본품은 조습(燥濕), 살충(殺蟲)할 경우에는 생용(生用)하고, 서간행기(舒肝行氣)할 경우에는 초용(炒用)한다.

【약효감별】 본품을 청피(靑皮)와 비교해 보면, 청피(靑皮)에 비해 해간울(解肝鬱), 지흉협통(止胸脇痛)하는 작용이 우수하다. 또한 구충작용(驅蟲作用)이 있어 충적복통(蟲積腹痛)에 적용하며, 외도(外塗)하면 개선(疥癬), 두선(頭癬)을 치료한다.

그런데, 우리나라에서는 멀구슬나무(련(楝)) Melia azedarach L.의 열매도 천련자(川楝子)로 사용하고 있지만, 중국에서는 고련자(苦楝子)로 구분해서 사용하고 있다. 성미(性味)는 고(苦), 한(寒)하며, 소독(小毒)이 있다. 간(肝), 위경(胃經)으로 들어간다. 행기지통(行氣止痛)하여서 완복협륵동통(脘腹脇肋疼痛), 산통(疝痛), 충적복통(蟲積腹痛)을 치료하고, 살충(殺蟲)하여서 두선(頭癬), 동창(凍瘡)을 치료한다.

【포제】 잡질을 제거하고 세정(洗淨)한 후 건조하여 사용하는데 파쇄(破碎)하거나 혹은 반으로 잘라서 사용한다. 초천련(炒川楝)은 파쇄(破碎)한 후 핵(核)을 제거하고 과육만 취하여 문화(文火)로 가열하여 표면이 짙은 황색이 되도록 초(炒)한다.

생품(生品)은 약간의 독이 있고 맛이 쓰고 성질이 차므로, 살충(殺蟲), 료선(療癬)하고, 사화지통(瀉火止痛)할 수 있으며, 활장(滑腸)하게 하는 부작용이 있다. 그런데, 초(炒)한 후에는 쓰고 차가운 성미(性味)가 완화되므로, 양(陽)이 손상되고 중초(中焦)가 상(傷)하는 것을 피할 수 있으며, 또 독성이 줄어들고 약재의 재질이 성글어져 쉽게 부셔지고 유효성분이 잘 우러나오게 된다. 아울러 활장(滑腸)하는 폐단이 줄어들게 되고, 서간행기지통(舒肝行氣止痛)에 좋다. 염자(鹽炙)하면 약을 이끌어서 하행(下行)하게 하여 주로 하초(下焦)에 작용하게 하므로, 하부(下部)의 복통과 산통(疝痛)을 치료하는 작용을 증강시킨다.

【용량과 용법】 8~12g.

【금기증】 비위(脾胃)가 허한(虛寒)한 경우에는 복용을 하지 말아야 한다.

【임상응용】 ① 간기(肝氣)가 울체(鬱滯)되고 기울(氣鬱)이 화(火)로 화(化)하여 위완흉협동통(胃脘胸脇疼痛), 산기동통(疝氣疼痛), 부녀의 경행복통(經行腹痛)이 때때로 발생하였다가 그쳤다가 하고, 구고(口苦), 설홍(舌紅), 태황(苔黃), 맥현삭(脈弦數) 등의 증상이 나타나는 경우에는 연호색(延胡索)을 배합하여 소간설열(疏肝泄熱), 이기지통(理氣止痛)한다(예 : 금령자산(金鈴子散)[소문병기기의보명집(素問病機氣宜保命集)]).

② 장회충병(腸蛔蟲病)으로 완복동통(脘腹疼痛)하는 것에는 사군자(使君子), 감초(甘草), 무이(蕪荑)를 배합하여 살충소감(殺蟲消疳)한다(예 : 사군자산(使君子散)[증치준승(證治準繩)]).

③ 소장산기(小腸疝氣), 소복창통(少腹脹痛)하는 경우에는 목향(木香), 소회향(小茴香), 오수유(吳茱萸)를 배합하여 행기산한(行氣散寒), 온간(溫肝), 지산통(止疝痛)한다(예 : 도기탕(導氣湯)[심씨존생서(沈氏尊生書)]).

여지핵(荔枝核)【본초연의(本草衍義)】LITCHI SEMEN

【기원】 무환자나무과(Sapindaceae)에 속한 낙엽 또는 상록교목인 여지(荔枝) *Litchi chinensis* Sonn.의 성숙한 종자를 건조한 것으로, 여름철에 성숙한 과실을 채취하여 열매껍질과 육질의 가종피(假種皮)를 제거하고 햇볕에 말린다.

【성미】 성은 따뜻하고, 독이 없으며, 맛은 달고 매우며 약간 쓰다.

【귀경】 간, 신경.

【효능 및 주치】 1. 거한지통(祛寒止痛) : 산통(疝痛), 고환종통(睾丸腫痛)

2. 행기산결(行氣散結) : 간울기체혈어(肝鬱氣滯血瘀)→산후복통 · 월경통 · 경전복통(經前腹痛), 간기울결(肝氣鬱結) · 간위불화(肝胃不和)→위완구통(胃脘久痛) · 완복동통(脘腹疼痛)

【해설】 본품은 맛이 맵고 달며, 약성(藥性)이 따뜻하다. 기체(氣滯)를 행(行)하게 하고 한사(寒邪)를 제거하여 통증을 그치게 하므로, 간기울체(肝氣鬱滯)를 치료하고, 산기(疝氣), 고환종통(睾丸腫痛) 및 소복기취창통(小腹氣聚脹痛) 등의 증상을 치료한다. 또한 행기산행(行氣散行)하여 위완통(胃脘痛)과 부녀의 한응어체(寒凝瘀滯)로 인한 복통을 치료한다.

【포제】 잡질을 제거하고, 짓찧어 부수어서 사용하거나, 염수자(鹽水炙)하여 사용한다. 염자(鹽炙)를 거친 후에는 약효를 아래쪽으로 이끌어 주고, 산증(疝症)을 치료하고 통증을 그치게 하는 효과가 증강된다.

【용량과 용법】 6~12g.

【금기증】 한사기체(寒邪氣滯)가 없는 사람은 복용을 하지 말아야 한다.

【임상응용】 ① 심복위완구통(心腹胃脘久痛)이 여러 번 반복되는 경우에는 목향(木香)을 배합하여 이기지통(理氣止痛)한다(예 : 여향산(荔香散)[경악전서(景岳全書)]).

② 한응기체(寒凝氣滯)로 인한 완복동통(脘腹疼痛) 및 산기동통(疝氣脹痛)에는 목향(木香), 향부(香附), 오약(烏藥), 정향(丁香), 소회향(小茴香) 등을 배합하여 이기산결(理氣散結), 거한지통(祛寒止痛)한다.

청목향(青木香) 【신수본초(新修本草)】 ARISTOLOCHIAE CONTORTAE RADIX

【기원】 쥐방울덩굴과(Aristolochiaceae)에 속한 여러 해 살이 풀인 쥐방울덩굴 *Aristolochia contorta* Bunge.의 뿌리를 건조한 것으로 봄과 가을에 채취하여 햇볕에 말린다. 중국에서는 마두령(馬兜鈴) *A. debilis* Sieb. et Zucc.의 뿌리를 사용하고 있다.

【성미】 성은 차고, 독이 없으며, 맛은 맵고 쓰다.

【귀경】 간, 위경.

【효능 및 주치】 1. 행기지통(行氣止痛) : 흉협창통(胸脇脹痛), 완복동통(脘腹疼痛), 산기(疝氣), 적취(積聚)

2. 해독소종(解毒消腫) : 옹종(癰腫), 정창(疔瘡), 독사교상(毒蛇咬傷)

3. 청열조습(清熱燥濕) : 습진, 소양(瘙痒), 백독창(白禿瘡), 이질(痢疾), 습창(濕瘡), 단순포진

4. 해독벽예(解毒辟穢) : 음식불신(飮食不愼)→복통

【해설】 본품은 맛이 맵고 쓰며, 약성(藥性)이 차고, 간(肝) · 위(胃) 2경(經)에 들어가 행기지통(行氣止痛)시키는 효능이 있어 간위(肝胃)의 기체(氣滯)로 인한 흉협창통(胸脇脹痛), 완복창통(脘腹脹痛) 등에 적용하고, 해독벽예(解毒辟穢)하므로 하절기 음식상으로 예탁(穢濁)한 사기(邪氣)가 내조(內阻)하여 발생하는 사리복통(瀉痢腹痛)을 치료한다. 또한 해독소종(解毒消腫)하여 독사교상(毒蛇咬傷), 옹창(癰瘡), 정독(疔毒), 피부습창(皮膚濕瘡) 등의 증상에 외부(外敷)하며, 혈압을 내려주는 효능도 있다.

【포제】 잡질을 제거하고, 절편(切片)하여 사용한다.

【용량과 용법】 4~10g.

【금기증】 기(氣)가 허한(虛寒)한 자에게는 사용을 삼가는 것이 좋다.

【임상응용】 ① 소아가 음경(陰莖)이 특별한 이유 없이 붓거나 축통(縮痛)하는 경우에는 지각(枳殼), 감초(甘草)를 배합한다(예 : 청목향탕(青木香湯)[증치준승(證治準繩)]). 이 처방은 담천(痰喘)을 치료할 수도 있다.

② 고혈압에는 신선한 청목향(青木香) 2량을 물로 달여 먹는다.

해백(薤白)【명의별록(名醫別錄)】ALLII MACROSTEMI BULBUS

【기원】 백합과(Liliaceae)에 속한 여러 해 살이 풀인 들염교 *Allium macrostemon* Bge.의 비늘줄기를 건조한 것으로, 여름과 가을에 채취하여 찐 다음 햇볕에 말린다.

【성미】 성은 따뜻하고, 독이 없으며, 맛은 맵고 쓰다.

【귀경】 심, 폐, 위, 대장경.

【효능 및 주치】 1. 통양산결(通陽散結) : 흉비심통(胸痺心痛), 완복동통(脘腹疼痛), 완비불서(脘痞不舒)

2. 행기도체(行氣導滯) : 간기울결(肝氣鬱結)→협통(脇痛), 해수기천(咳嗽氣喘), 냉리후중(冷痢後重)(한습리(寒濕痢)), 기체하리(氣滯下痢)

【해설】 쓴맛은 강(降)하고, 따뜻한 성질은 통(通)하게 하며, 매운맛은 산(散)하고 활리(滑利)하여서 온중통양(溫中通陽)하고 하기산결(下氣散結)하는 효능을 지니고 있다. 따라서 본품은 한사담탁(寒邪痰濁)이 흉중(胸中)에 결(結)하고 양기(陽氣)가 통(通)하지 못하여 유발되는 흉비(胸痺)를 치료하는데 가장 적합한 약물이며, 담음협통(痰飮脇痛)도 치료한다. 이 외에 본품은 맛이 쓰기 때문에 강(降)하고 활리(滑利)하여 대장(大腸)의 기체(氣滯)를 설(泄)하고 행기(行氣)하는 효능이 있으므로 이급후중(裏急後重), 설리(泄痢)를 치료한다.

본품은 근래에 와서 협심증, 관상동맥의 혈액공급부족으로 인한 심장부위의 동통(疼痛)에 치료효과가 있다.

【포제】 잡질을 제거하고 생용(生用)한다.

【용량과 용법】 6~12g.

【금기증】 기허(氣虛)하면서 체(滯)가 없는 경우에는 사용을 삼가는 것이 좋다.

【임상응용】 ① 흉양(胸陽)이 부진(不振)하고, 기체담조(氣滯痰阻)로 흉비(胸痺)가 되어, 흉통철배(胸痛徹背), 배통철심(背痛徹心), 해수담다(咳嗽痰多), 기급(氣急), 설태백니(舌苔白膩), 촌구맥(寸口脈)은 침(沈)하면서 지(遲)하고 관상(關上)에서는 소긴삭(小緊數)하는 증상이 나타나는 경우에는 과루(瓜蔞), 백주(白酒)를 배합하여 통양산결(通陽散結), 활담(豁痰), 하기(下氣)한다(예 : 괄루해백백주탕(栝蔞薤白白酒湯)[금궤요략(金匱要略)]).

② 흉비(胸痹)인데 담탁(痰濁)이 비교적 심하며, 흉중만통철배(胸中滿痛徹背), 불능안와(不能安臥)하는 경우에는 과루(瓜蔞), 반하(半夏), 백주(白酒)를 배합하여 통양산결(通陽散結), 거담관흉(祛痰寬胸)한다(예 : 과루해백반하탕(瓜蔞薤白半夏湯)[금궤요략(金匱要略)]).

③ 흉비(胸痹), 심중비기(心中痞氣), 기결(氣結)이 흉(胸)에 있고, 흉만(胸滿), 협하(脇下)에서 심(心)을 역창(逆搶)하는 경우에는 지실(枳實), 후박(厚朴), 계지(桂枝), 과루(瓜蔞)를 배합하여 온양산결(溫陽散結), 거담하기(祛痰下氣)한다(예 : 지실해백계지탕(枳實薤白桂枝湯)[금궤요략(金匱要略)]).

단향(檀香) 【명의별록(名醫別綠)】 SANTALI ALBI LIGNUM

【기원】 단향과(Santalaceae)에 속한 상록교목인 단향(檀香) *Santalum album* L.의 목질의 심재를 건조한 것으로, 일년 내내 아무 때나 채취하여 변재(邊材)를 제거하고 잘게 썰어 건조한다.

【성미】 성은 따뜻하고, 독이 없으며, 맛은 맵다.

【귀경】 비, 위, 폐경.

【효능 및 주치】 1. 온중리기(溫中理氣) : 담탁내조(痰濁內阻)→흉통(胸痛), 열격(噎膈), 구토

2. 온중산한(溫中散寒) : 완복랭통(脘腹冷痛), 기체성(氣滯性) 복통

【해설】 본품은 맛이 맵고 약성(藥性)이 따뜻하여 비(脾)·위(胃)·폐(肺) 3경(經)에 들어가 따뜻한 성질은 거한(祛寒)하고 매운맛은 행산(行散)하여 이격관흉(利膈寬胸)시키고 이기지통(理氣止痛)하며, 방향(芳香)이 있어 성비(醒脾)시키고 겸하여 조중화위(調中和胃)시키는 효능이 있어 한응기체(寒凝氣滯)로 인한 흉복동통(胸腹疼痛), 위한작통(胃寒作痛) 및 구토청수(嘔吐清水), 곽란토사(霍亂吐瀉) 등의 증상을 치료하며, 또한 기체혈어(氣滯血瘀)로 인한 관상동맥경화에 응용할 수 있다. 또 본품은 향기가 있어 예악부정(穢惡不正)한 기(氣)를 없애는 효능이 있다.

본품은 화(火)를 외(畏)하기 때문에, 10분 이내로 달이거나 혹은 단미(單味)로 충복(沖服)해야만 약효를 제대로 볼 수 있으며, 환산제(丸散劑)로 이용하는 것도 좋다.

【포제】 방편(鎊片)으로 하거나 혹은 마즙(磨汁)하여 사용하고, 환산제(丸散劑)에는 세말(細末)로 갈아서 사용한다.

【용량과 용법】 2~6g.

【금기증】 음허유화(陰虛有火)한 경우와 옹저(癰疽)가 허물어진 후에 농(膿)이 많은 경우에는 복용을 하지 말아야 한다.

【임상응용】 ① 심복제통(心腹諸痛)에는 단삼(丹蔘), 사인(砂仁)을 배합한다(예 : 단삼음(丹參飮)[의학금침(醫學金針)]).

② 심교통(心絞痛)으로 흉민(胸悶), 별기(憋氣)하는 경우에는 소합향(蘇合香), 유향(乳香) 등을 배합하여 이기관흉(理氣寬胸), 지통한다(예 : 관심소합향환(冠心蘇合香丸)[중국약전(中國藥典)]).

③ 돌연혼도(突然昏倒), 아관긴폐(牙關緊閉), 불성인사(不省人事), 태백(苔白), 맥지(脈遲)의 증상이 나타나는 한폐증(寒閉症)을 치료하는 경우에는 백출(白朮), 목향(木香), 안식향(安息香), 침향(沈香) 등을 배합하여 개규(開竅), 벽예(辟穢), 이기지통(理氣止痛)한다(예 : 소합향환(蘇合香丸)[화제국방(和劑局方)]). 이 처방은 또한 심복(心腹)이 졸통(卒痛)하고 심하면 혼궐(昏厥)하며, 또한 중풍혼미(中風昏迷), 사기(痧氣)로 인한 훈궐(暈厥), 심교통(心絞痛)의 경우에 설태후니(舌苔厚膩), 담탁내성(痰濁內盛) 등의 증상이 나타나고 한폐(寒閉)에 속하는 것을 치료한다.

시체(柿蒂) 【명의별록(名醫別錄)】 KAKI CALYX

【기원】 감나무과(Ebenaceae)에 속한 낙엽교목인 감나무 *Diospyros kaki* Thunb.의 열매 꽃받침을 건조한 것으로, 가을에 성숙한 감의 꼭지를 채취하여 햇볕에 말린다.

【성미】 성질은 평(혹은 약간 따뜻하고)하고, 독이 없으며, 맛은 쓰고 떫다.

【귀경】 폐, 위경.

【효능 및 주치】 1. 강역지구(降逆止嘔) : 애역(呃逆)

2. 지해하기(止咳下氣) : 해수(咳嗽)

3. 지혈삽림(止血澀淋) : 혈림(血淋)

【해설】 본품은 맛이 쓰고 약성(藥性)이 약간 따뜻하며, 역기(逆氣)를 잘 내려 애역(呃

逆)을 치료하는 중요한 약이 된다. 위한(胃寒)으로 인한 애역(呃逆)에는 정향(丁香)·생강(生薑)을 같이 사용하고, 위열(胃熱)로 인한 애역(呃逆)에는 죽여(竹茹)·황련(黃連)을 같이 사용하며, 담탁내조(痰濁內阻)로 범위(犯胃)하여 애역(呃逆)이 발생하는 경우에는 진피(陳皮)·반하(半夏)·복령(茯苓)·창출(蒼朮)·감초(甘草)를 같이 사용하고, 기허애역(氣虛呃逆)에는 인삼(人參)·정향(丁香)을 같이 사용하며, 명문화쇠(命門火衰)로 원기(元氣)가 폭탈(暴脫)하고 상역(上逆)하여 발생하는 애역(呃逆)에는 부자(附子)·인삼(人參)·정향(丁香)을 같이 사용한다.

【비고】 시상(柿霜)은 맛이 달고 약성(藥性)이 서늘하다. 청열생진(淸熱生津)하고 윤조지해(潤燥止咳)하는 효능이 있어 조열해수(燥熱咳嗽), 인후종통(咽喉腫痛)을 치료하고, 위열번갈(胃熱煩渴), 구설생창(口舌生瘡) 등의 증상을 치료한다.

【포제】 잡질을 제거하고 사용한다.

【용량과 용법】 8~16g.

【금기증】 중허하함(中虛下陷)이나 하원불고(下元不固)한 경우에는 복용을 하지 말아야 한다.

【임상응용】 ① 구병(久病)으로 체허(體虛)하고 위중허한(胃中虛寒)하여 애역(呃逆), 구토, 구담(口淡), 식소(食少) 등이 나타나는 경우에는 정향(丁香), 인삼(人參), 생강(生薑)을 배합하여 익기온중(益氣溫中), 강역지애(降逆止呃)한다(예 : 정향시체탕(丁香柿蒂湯)[증인맥치(症因脈治)]).

매괴화(玫瑰花)【명의별록(名醫別錄)】ROSAE RUGOSAE FLOS

【기원】 장미과(Rosaceae)에 속한 낙엽관목인 해당화 *Rosa rugosa* Thunb.의 꽃봉오리를 건조한 것으로, 5월에 채취하였다가 바람이 잘 통하는 그늘에 말린다.

【성미】 성은 따뜻하고, 독이 없으며, 맛은 달고 약간 쓰다.

【귀경】 간, 비, 위경.

【효능 및 주치】 1. 행기해울(行氣解鬱) : 간위기통(肝胃氣痛), 완복창통(脘腹脹痛), 흉협완민(胸脇脘悶), 복중랭통(腹中冷痛)

2. 화혈산어(和血散瘀) : 간울(肝鬱)→토혈(吐血)·객혈(喀血), 종독초기(腫毒初起), 풍

비(風秘), 월경부조(月經不調), 손상어통(損傷瘀痛), 경행유방창통(經行乳房脹痛), 유옹(乳癰), 유통(乳痛), 장염, 하리(下痢)

【해설】 본품은 기(氣)가 방향(芳香)이 있으며, 간(肝)·비(脾) 2경(經)에 들어가 소간해울(疏肝解鬱)시키고 조중성비(調中醒脾)시키는 효능이 있어 간위불화(肝胃不和)로 인한 흉협완민(胸脇脘悶), 오심구토(惡心嘔吐), 위완창통(胃脘脹痛), 위납불가(胃納不佳) 등의 증상을 치료한다. 아울러 화혈산어(和血散瘀)시키는 작용이 있어 혈체(血滯)로 인한 월경부조(月經不調), 월경전(月經前)의 유방창통(乳房脹痛), 손상어통(損傷瘀痛) 등을 치료한다.

【포제】 잡질을 제거하고 꽃잎만을 사용한다.

【용량과 용법】 4~12g.

【금기증】 음허유화(陰虛有火)한 경우에는 복용을 하지 말아야 한다.

【임상응용】 ① 신경성 위염, 만성 위염, 만성 간염 등으로 간기울결(肝氣鬱結)하여 상복부나 협부(脇部)가 창통(脹痛)할 때는 향부자(香附子), 천련자(川楝子) 등을 배합한다(예 : 매괴해울탕(玫瑰解鬱湯)[한약임상응용]).

② 간울기체(肝鬱氣滯)로 월경부조(月經不調) 혹은 월경전(月經前) 유방창통(乳房脹痛)에는 당귀(當歸), 천궁(川芎), 백작약(白芍藥), 시호(柴胡), 택란(澤蘭) 등을 배합한다.

대복피(大腹皮) 【개보본초(開寶本草)】 ARECAE PERICARPIUM

【기원】 종려과(Palmae)에 속한 상록 교목인 빈랑(檳榔) *Areca catechu* L.의 열매껍질을 건조한 것으로, 겨울철부터 다음 봄 사이에 미성숙한 과실을 채취한 다음 삶아 건조하고 두 쪽으로 쪼갠 열매껍질을 대복피(大腹皮)라 하고, 봄부터 가을에 성숙한 과실을 채취한 다음 삶아 건조하고 두들겨 열매껍질을 벗겨 내어 건조한 것을 대복모(大腹毛)라 한다.

【성미】 성질은 약간 따뜻하고, 맛은 맵다.

【귀경】 비, 위, 대장, 소장경.

【효능 및 주치】 1. 하기관중(下氣寬中) : 습사조체(濕邪阻滯)→완복창통(脘腹脹痛), 임신오조(妊娠惡阻), 음식적체(飮食積滯)→완복창만(脘腹脹滿)

2. 이수소종(利水消腫) : 습각기(濕脚氣), 수종창만(水腫脹滿)

【해설】 본품은 맛이 맵고 약성(藥性)이 약간 따뜻하며, 주로 비(脾)·위(胃)·대장경(大腸經)에 들어가서 효능을 발휘한다. 따라서, 행기관중(行氣寬中)하여 습조기체(濕阻氣滯)로 인한 완복창통(脘腹脹痛), 대변불상(大便不爽)을 치료하고, 이수소종(利水消腫)하여 수습외일(水濕外溢)로 인한 온몸의 부종(浮腫), 소변불리(小便不利) 등을 치료한다.

【약효비교】 본품은 재질이 가벼워서 무형(無形)의 기체(氣滯)를 행(行)하게 하고 행기관중(行氣寬中)하며, 빈랑(檳榔)은 질이 무거워서 가라앉는 성질이 있으므로 유형(有形)의 적체(積滯)를 잘 행(行)하게 하고 소적행수(消積行水)한다.

【포제】 잡질을 제거하고 세정(洗淨)한 다음, 절단(切斷)하여 건조하고 사용한다. 혹은 대복피(大腹皮)를 감초수(甘草水)에 약간 침(浸)한 후에 세정(洗淨)하고 햇볕에 말린 다음, 성글게 잘라서 단(段)으로 자르고 체로 쳐서 잔 부스러기는 없앤다(대복피(大腹皮) 10kg마다 감초(甘草) 0.6kg을 사용한다).

생품(生品)은 비록 행기제창(行氣除脹) 작용이 비교적 강하지만, 진기(眞氣)를 설(泄)할 수 있다. 대복피(大腹皮)를 감초(甘草)로 법제(法製)한 후에는 행기(行氣) 작용이 완화하고 이수(利水)하면서도 정기(正氣)를 손상하지 않으며, 아울러 약재가 깨끗하게 되기도 한다. 주로 비허(脾虛)로 인한 복창(腹脹), 허증(虛證)의 수종(水腫)에 사용할 수 있다.

【용량과 용법】 6~12g.

【금기증】 기허(氣虛)나 몸이 약한 경우에는 사용을 삼가야 한다.

【임상응용】 ① 온 몸의 수종(水腫)으로 두면(頭面), 사지(四肢)가 모두 붓고, 흉복창민(胸腹脹悶), 지체침중(肢體沈重), 소변단소(小便短少)한 경우를 치료한다. 혹은 임신수종(姙娠水腫), 혹은 여름철에 습성(濕盛)한 경우, 족부(足跗)의 부종(浮腫) 등의 증상을 치료하는 경우에는 상백피(桑白皮), 진피(陳皮), 생강피(生薑皮), 복령피(茯苓皮)를 배합하여 이기(理氣), 건비(健脾), 화습(化濕), 이수소종(利水消腫)한다(예 : 오피산(五皮散)(일명 오피음(五皮飮))[중장경(中藏經)]).

② 한습(寒濕)의 사기(邪氣)를 감수(感受)하여, 파랭(怕冷), 발열, 두통, 흉복창민(胸腹脹悶), 범오(泛惡), 위매(胃呆)의 증상이 나타나거나, 혹은 대변당설(大便溏泄), 구담(口淡), 구첨(口甛), 설태니(舌苔膩) 등의 습탁중조(濕濁中阻)한 증후(證候)를 치료하는 경우에는 곽향(藿香), 후박(厚朴), 진피(陳皮) 등을 배합하여 방향화습(芳香化濕), 소산표사

(疏散表邪), 화중(和中)한다(예 : 곽향정기산(藿香正氣散)[화제국방(和劑局方)]).

③ 수습(水濕)이 내옹(內壅)하여 기표(肌表)에 범일(泛溢)하여 편신수종(遍身水腫), 기조(氣粗), 구갈(口渴), 대소변(大小便) 불리(不利)를 치료하는 경우에는 택사(澤瀉), 적소두(赤小豆), 빈랑(檳榔) 등을 배합하여 이수행기(利水行氣), 통리이변(通利二便)한다(예 : 소착음자(疏鑿飮子)[제생방(濟生方)]).

토목향(土木香) 【촉본초(蜀本草)】 INULAE HELENII RADIX

【기원】 국화과(Compositae) 에 속한 여러 해 살이 풀인 목향(木香) *Inula helenium* L.의 뿌리를 건조한 것으로, 상강(霜降) 이후 잎이 말랐을 때 채취하여 햇볕에 말린다.

【성미】 성은 따뜻하고, 독이 없으며, 맛은 맵고 쓰다.

【귀경】 폐, 간, 비경.

【효능 및 주치】 1. 건비화위(健脾和胃) : 구토, 한습리질(寒濕痢疾), 비위허한(脾胃虛寒)→설사

2. 행기지통(行氣止痛) : 기울완통(氣鬱脘痛), 기체복통(氣滯腹痛), 기체흉만(氣滯胸滿)

【해설】 본품은 맛이 맵고 쓰며, 약성(藥性)이 따뜻하고 향기가 있다. 온성(溫性)으로 산한(散寒)하고 향기가 화습(化濕)하여서, 산한행기(散寒行氣)하며 건비화위(健脾和胃)한다. 또한 신산(辛散), 고설(苦泄)하여 행기지통(行氣止痛)하므로, 한응기체(寒凝氣滯)로 인한 흉복창만동통(胸腹脹滿疼痛)과 구토, 설사를 치료하고, 기체(氣滯)로 인해 발생하는 이급후중(裏急後重)과 이질복통(痢疾腹痛)을 치료한다.

【약효감별】 본품과 목향(木香), 청목향(靑木香)을 비교해 보면, 본품은 건비화위(健脾和胃)하고 행기지통(行氣止痛)하여 건비(健脾)작용이 우수하고, 목향(木香)은 행기지통(行氣止痛)하고 건비화위(健脾和胃)하여 행기(行氣)작용이 우수하며, 청목향(靑木香)은 행기(行氣), 해독소종(解毒消腫)작용이 우수하다. 이 세 가지 약은 모두 행기(行氣)작용이 있으므로 병증(病證)을 잘 감별하여 응용해야 한다.

【포제】 잡질을 제거하고, 이기약(理氣藥)에는 생용(生用)하고, 대장(大腸)을 실(實)하게 할 때는 면과외숙(麵裹煨熟)하여 사용한다.

【용량과 용법】 2~6g.

【금기증】 내열구건(內熱口乾)과 후건설강(喉乾舌絳)의 경우에는 복용을 하지 말아야 한다.

【임상응용】 ① 복창(腹脹), 설사에는 사인(砂仁), 후박(厚朴)을 배합한다.

② 흉복(胸腹)에 냉기(冷氣)가 체색(滯塞)한 경우에는 육두구(肉荳蔻), 생강(生薑), 진피(陳皮) 등을 배합한다.

감송향(甘松香) 【본초습유(本草拾遺)】 NARDOSTACHYOS RADIX ET RHIZOMA

【기원】 마타리과(Valerianaceae)에 속한 여러 해 살이 풀인 감송향(甘松香) *Nardostachys chinensis* Batal.과 관엽감송(寬葉甘松) *N. jatamanse* DC.의 뿌리와 뿌리줄기를 건조한 것으로, 봄과 가을에 채취하여 햇볕에 말린다.

【성미】 성은 따뜻하고, 독이 없으며, 맛은 맵고 달다.

【귀경】 비, 위경.

【효능 및 주치】 1. 행기지통(行氣止痛) : 위통(胃痛), 완복창통(脘腹脹痛), 심복통(心腹痛), 흉민불서(胸悶不舒)

2. 수습발독(收濕拔毒)(외용(外用)) : 각기부종(脚氣浮腫)

3. 개울성비(開鬱醒脾) : 비위허한(脾胃虛寒)·사려상비(思慮傷脾)→식욕부진·음식무미(飮食無味)·식다복창(食多腹脹)·권태기단(倦怠氣短)·설담태백(舌淡苔白)·맥침완약(脈沈緩弱)

【해설】 본품은 맛이 맵고 달며, 약성(藥性)이 따뜻하고 향기가 있으며, 따뜻하되 뜨겁지 않고, 맛이 달기는 하지만 체(滯)하지 않으며, 향(香)하되 조(燥)하지 않아 산한리기(散寒理氣)하여 기체(氣滯)를 소창(消脹)하고 개울성비(開鬱醒脾)하며 행기지통(行氣止痛)시키는 효능이 있어 사려상비(思慮傷脾), 흉민창통(胸悶脹痛)과 불사음식(不思飮食), 위완동통(胃脘疼痛)을 치료한다. 또 악취를 없애는 효능이 있어 달인 물로 씻으면 몸에 향기가 나게 하며, 수습발독(收濕拔毒)시키는 작용이 있어 외부(外敷)하여 습각기(濕脚氣)를 치료한다.

【포제】 잡질을 제거하고 세절(細切)하며 사용한다.

【용량과 용법】 4~8g.

【금기증】 기허(氣虛)나 혈허(血虛)한 경우에는 복용을 하지 말아야 한다.

【임상응용】 ① 습각기(濕脚氣)에는 하엽(荷葉), 고본(藁本)을 배합하여 달여서 외세(外洗)한다(예 : 감송탕(甘松湯)[보제방(普濟方)]).

② 비위허한(脾胃虛寒)으로 심복랭통(心腹冷痛)하는 경우에는 향부자(香附子), 맥아(麥芽), 사인(砂仁), 곽향(藿香) 등을 배합한다(예 : 대칠향환(大七香丸)[태평혜민화제국방(太平惠民和劑局方)]).

제 9 장 소식약(消食藥)

음식적체(飮食積滯)를 소화시키는 약물을 소식약(消食藥)이라 한다. 소식약(消食藥)은 식적(食積)을 소화시키는 외에도 몇 가지 약물은 건중화위(健中和胃)의 효능도 가지고 있으며, 음식이 소화되지 못하여 발생하는 불사음식(不思飮食), 흉복창만(胸腹脹滿), 애기탄산(噯氣呑酸), 대변실조(大便失調), 오심(惡心), 구토 및 비위허약(脾胃虛弱)으로 인한 소화불량 등의 증상에 적용된다.

소식약(消食藥)을 임상에 응용할 때에는 여러 가지 다양한 병의 정황에 근거하여 다른 약물을 적당히 배합하여야 한다. 즉 습탁(濕濁)이 몸 안에 조체(阻滯)된 경우에는 방향화습약(芳香化濕藥)을 배합하여야 하고, 비위(脾胃)에 한(寒)이 있는 경우에는 온중산한(溫中散寒)시키는 약물을 배합해야 하고, 식적(食積)에 기(氣)가 정체(停滯)되었을 때에는 행기관중약(行氣寬中藥)을 배합하여야 하며, 식적(食積)이 열(熱)로 변화하였을 때는 약성이 고한(苦寒)한 청열경하약(淸熱輕下藥)을 배합하고, 비위(脾胃)가 허약하여 운화(運化)가 무력(無力)한 경우에는 건위보기약(健胃補氣藥)을 주로 하여 치료해야 하며, 대변이 비결(秘結)한 경우에는 사하약(瀉下藥)을 배합하는 등 적당한 약물을 배합하여 치료하여야 하며, 순수한 소식약(消食藥)만으로는 치료해서는 안 된다.

산사(山楂) 【신수본초(新修本草)】 CRATAEGI FRUCTUS

【기원】 장미과(Rosaceae)에 속한 낙엽교목인 산리홍(山里紅) *Crataegus pinnatifida* Bge. var. *major* N.E. Br., 아가위나무 *C. pinnatifida* Bge. 또는 야산사(野山楂) *C. cuneata* Sieb et Zucc.의 성숙한 과실을 건조한 것으로, 가을에 채취하여 절편(切片)해서 건조시킨다.

【성미】 성질은 약간 따뜻하고, 독이 없으며, 맛은 시고 달다.

【귀경】 비, 위, 간경.

【효능 및 주치】 1. 소식화적(消食化積) : 적체(積滯), 위완창통(胃脘脹痛), 사리복통(瀉痢腹痛)

2. 행기산어(行氣散瘀) : 혈어경폐(血瘀經閉), 산후복통, 징가(癥瘕), 산기동통(疝氣疼痛), 퇴산(㿗疝)

【해설】 본품은 맛이 시고 달며, 약성(藥性)이 약간 따뜻하다. 조비건위(助脾健胃)하고 소화를 촉진하는 효능이 있는데 특히 기름기가 많은 육적(肉積)을 소화시키는데 효능이 좋다. 또한 혈분(血分)에 들어가서 화어산결(化瘀散結)하고 지통하므로 산후의 어체동통(瘀滯疼痛), 어혈(瘀血)로 인한 소복작통(少腹作痛)에 많이 활용된다. 본품은 또한 인삼(人參)의 부작용을 풀어 줄 수 있다.

본품에는 강압작용, 강심작용, 혈관확장작용이 있으며, 혈 중의 chol esterol의 수치를 내리는 작용, 자궁을 수축시키는 작용이 있다.

본품을 초탄(炒炭)하면 사리(瀉痢)를 멎게 할 수 있으며, 화어지혈(化瘀止血)의 효능을 발휘한다. 소식도체(消食導滯) 효과가 좋아져서 육적(肉積)을 소화하는 데는 초산사(炒山楂)가 좋고, 또한 초초(炒焦)하면 소식도체(消食導滯) 효과가 강해지고 겸하여 수렴지사(收斂止瀉) 효능을 지니게 된다.

【포제】 잡질과 핵(核)을 제거하고 사용하며, 초(炒), 초초(炒焦)하거나 초흑(炒黑)하여 사용한다.

산사(山楂)를 생용(生用)하면 오로지 활혈화어(活血化瘀)하는데 장점을 발휘하며, 소식(消食)작용 또한 강하다. 다만 산미(酸味)가 강하여 비(脾)를 벌(伐)한다. 초제(炒製) 후에는 신맛이 감약되어 위(胃)에 대한 자극성이 완화되며, 화중소식화적(和中消食化積)의 작용을 도와주어 적식정체(積食停滯), 비허식체(脾虛食滯)에 상용(常用)된다. 초초(炒焦)하면 신맛이 감약될 뿐만 아니라 아울러 쓴맛이 증가되며, 소식지사(消食止瀉)하는 효능에 장점을 발휘하여 식적복사(食積腹瀉)에 많이 사용된다. 산사탄(山楂炭)은 맛이 약간 쓰고 떫어지고, 수삽(收澀)하는 효능이 있게 되어 지사(止瀉)·지혈(止血)의 효능에 편중되므로 비허설사(脾虛泄瀉), 위장(胃腸)의 출혈에 사용된다.

【용량과 용법】 4~20g.

【금기증】 비위(脾胃)가 허약한 경우에는 복용을 금해야 하고, 많이 복용하면 기(氣)를 소모하고, 치아를 상하게 하며, 쉽게 배고프게 한다. 위산이 과다한 경우에도 복용을 하지 말아야 한다.

【임상응용】 ① 식적정체(食積停滯)로 흉완(胸脘)이 비만(痞滿)하거나 혹은 창통(脹

痛)하고, 애기산부(噯氣酸腐), 염식(厭食), 구토(嘔吐)하며, 혹은 설사하고, 설태(舌苔)는 후니(厚膩)하거나 황색(黃色)이고, 맥활(脈滑)한 증상이 나타나는 경우에는 신국(神麯), 반하(半夏), 복령(茯苓), 나복자(萊菔子) 등을 배합하여 소식(消食), 화위(和胃)한다(예 : 보화환(保和丸)[단계심법(丹溪心法)]).

② 고지혈증에는 제수오(製首烏), 결명자(決明子), 택사(澤瀉), 의이인(薏苡仁) 등을 배합한다.

③ 심맥어체(心脈瘀滯)로 인한 심교통(心絞痛)에는 제수오(製首烏), 단삼(丹參), 백과엽(白果葉) 등을 배합한다.

④ 혈어경폐(血瘀經閉), 산후 복통에는 당귀미(當歸尾), 향부자(香附子), 오약(烏藥), 청피(青皮) 등을 배합한다(예 : 통어전(通瘀煎)[경악전서(景岳全書)]).

신국(神麯) 【약성론(藥性論)】 MASSA MEDICATA FERMENTATA

【기원】 밀가루와 밀기울·적소두말(赤小豆末)·행인니(杏仁泥)·청호즙(青蒿汁)·창이즙(蒼耳汁)·야료즙(野蓼汁) 등의 재료를 반죽하여 누룩과 같이 만들어 짚이나 마대 또는 화마엽(火麻葉)으로 싸서 온실에서 발효시킨 것이다.

【성미】 성은 따뜻하고, 독이 없으며, 맛은 달고 맵다.

【귀경】 비, 위경.

【효능 및 주치】 1. 소식화체(消食化滯) : 상식토사(傷食吐瀉), 외감상식(外感傷食), 음식정체(飮食停滯), 구토, 사리(瀉痢)

2. 건비화위(健脾和胃) : 비허창만(脾虛脹滿)

3. 조화광석류약(助化礦石類藥) : 광석류 약의 운화흡수(運化吸收)를 도와준다.

【해설】 본품의 맛은 달고 매우며, 약성(藥性)은 따뜻하다. 본품은 여러 가지 해표약(解表藥)과 밀가루가 발효되어 만들어진 것이다. 발효된 약품은 비위(脾胃)를 튼튼하게 하고, 소화를 도와주는 효능이 있어 곡식을 잘 소화시키고 건비화중(健脾和中)하며, 해표(解表)작용을 겸하고 있어 상식적체(傷食積滯), 흉복창민(胸腹脹悶), 소화불량 또는 설사의 증상에 적용하며, 외감(外感)에 상식(傷食)을 동반하고 있는 경우에도 사용할 수 있다.

본품은 환제(丸劑) 중에 소화가 어려운 광물질류 약물에 함께 넣어 호환(糊丸)으로 만들면 약물의 소화와 흡수를 쉽게 한다.

【포제】 생용(生用)하면 소식화체(消食化滯), 아울러 발산(發散)하는 작용이 있어서 감모식체(感冒食滯)에 자주 사용된다. 초황(炒黃), 초초(炒焦)한 후에는 소식화적(消食化積) 효능이 강해져서 식적(食積), 설사를 주로 치료한다. 부초(麩炒)한 후에는 감향기(甘香氣)를 지니게 되어서 성비화위(醒脾和胃)하는 효능이 초품(炒品) 보다 더 강하며, 주로 식적불화(食積不化), 완복창만(脘腹脹滿), 불사음식(不思飮食), 장명(腸鳴), 설사(泄瀉) 등의 증상에 사용된다.

【용량과 용법】 8~20g.

【금기증】 비음(脾陰)이 허하거나 위화(胃火)가 왕성한 자에게는 소량을 쓰고, 임신부는 사용을 금해야 한다.

【임상응용】 ① 감모식체(感冒食滯)의 경우에는 산사(山楂), 자소(紫蘇), 곽향(藿香) 등을 배합한다.

② 시서폭사(時暑暴瀉) 및 음식소상(飮食所傷)으로 흉격비민(胸膈痞悶)한 증상을 치료하는 경우에는 초신국(焦神麯)에 창출(蒼朮), 진피(陳皮) 등을 배합한다(예 : 국출환(麯朮丸)[화제국방(和劑局方)]).

③ 기(氣), 혈(血), 담(痰), 화(火), 습(濕), 식(食)의 육울(六鬱)로 흉완비민(胸脘痞悶), 완복창통(脘腹脹痛), 애기불서(噯氣不舒), 탄산(呑酸), 구토(嘔吐), 소화불량 등의 증상이 나타나는 것을 치료하는 경우에는 천궁(川芎), 창출(蒼朮), 향부(香附), 산치(山梔)를 배합하여 행기(行氣), 활혈(活血), 해울(解鬱)한다(예 : 월국환(越鞠丸)[단계심법(丹溪心法)]).

맥아(麥芽) 【명의별록(名醫別錄)】 HORDEI FRUCTUS GERMINIATUS

【기원】 벼과(Gramineae)에 속한 1년생 풀인 보리 *Hordeum vulgare* var. *hexastichon* Aschers.의 성숙한 과실을 발아시켜 건조한 것이다.

【성미】 성질은 평하고, 독이 없으며, 맛은 달다.

【귀경】 비, 위, 간경.

【효능 및 주치】 1. 하기소식(下氣消食) : 식적(食積), 완복창만(脘腹脹滿)

2. 화중개위(和中開胃) : 구토, 설사, 식욕부진

3. 퇴유소창(退乳消脹) : 소아의 유적불화(乳積不化), 유방창통(乳房脹痛)

4. 행기산혈(行氣散血) : 징가적취(癥瘕積聚), 사태불하(死胎不下)

【해설】 본품은 맛이 달고, 성질은 평(平)(혹은 약간 따뜻)하다. 본품은 음식물의 소화를 촉진시켜 미면(米麵), 전분류의 식적(食積)을 잘 소화시키고 건비개위(健脾開胃)의 효능이 있어 면식적체(麵食積滯), 소화불량, 식욕부진, 소아의 유적(乳積)으로 인한 흉복창만(胸腹脹滿), 비위(脾胃)가 허약한 사람에게 적용된다. 본품은 또한 행혈(行血)하여 어혈정체(瘀血停滯)를 산(散)하는 효능이 있다.

본품은 유즙의 분비를 억제하는 효능이 있어서 부인이 소아에게 젖을 끊고자 할 때 혹은 유즙의 찌꺼기가 쌓여 유방창통(乳房脹痛)할 경우에 회유(回乳)시키고 소창(消脹)시킨다. 따라서 본품은 유즙을 감소시키므로 수유기에는 투여하지 말아야 한다.

【포제】 잡질을 제거하고 미초(微炒)하여 사용한다. 생품은 소식화위(消食和胃)하고, 겸하여 서간통유(舒肝通乳)하여 소화불량, 유즙울적(乳汁鬱積), 유벽(乳癖)을 치료하는 경우에 사용된다. 초황(炒黃) 후에는 성질이 따뜻한 쪽으로 치우치고 향기가 있게 되어, 소식(消食), 개위(開胃) 효능을 증강하며, 아울러 회유(回乳)할 수 있어서, 식적불소(食積不消), 부녀(婦女)의 단유(斷乳) 등에 활용된다. 초초(炒焦)한 후에는 약성(藥性)이 따뜻한 쪽으로 치우치면서 맛은 달고 약간 떫게 되어 소식화체(消食化滯), 지사(止瀉)하는 효능이 강해지게 되므로, 식적설사(食積泄瀉)에 사용된다.

【용량과 용법】 12~20g.

【금기증】 수유기에는 복용을 금해야 하고, 신(腎)을 소모하므로 많이 복용하지 말아야 하며, 적체(積滯)가 없고 비위(脾胃)가 허한(虛寒)한 자에게는 마땅하지 않다. 임신부는 사용을 삼가는 것이 좋다.

【임상응용】 ① 비위허약(脾胃虛弱)으로 식소난소(食少難消), 완복창민(脘腹脹悶)한 경우에는 인삼(人參), 백출(白朮), 복령(茯苓), 신국(神麴), 사인(砂仁) 등을 배합하여 건비화위(健脾和胃), 증진식욕(增進食欲)한다(예 : 건비환(健脾丸)[증치준승(證治準繩)]).

② 산후에 어린 아이가 젖을 먹지 않아 유즙이 울적(鬱積)되고 유방(乳房)이 창통(脹痛)하는 경우에는 생품을 대제량(60~ 120g)으로 달여 복용하거나, 혹은 초맥아(炒麥芽) 15g을 가루 내어 따뜻한 물로 복용한다.

③ 식체(食滯)에는 귤피(橘皮), 산사(山楂), 나복자(蘿葍子), 후박(厚朴) 등을 배합한다(예 : 보화탕(保和湯)[의학심오(醫學心悟)]).

곡아(穀芽) 【본초강목(本草綱目)】 ORYZAE FRUCTUS GERMINATUS

【기원】 벼과(Gramineae)에 속한 1년생 풀인 벼 *Oryza sativa* L.의 성숙한 과실을 발아시켜 건조한 것이다.

【성미】 성질은 평하고, 독이 없으며, 맛은 달다.

【귀경】 비, 위경.

【효능 및 주치】 1. 건비개위(健脾開胃) : 비허설사(脾虛泄瀉), 비허위통(脾虛胃痛)

2. 화중소식(和中消食) : 숙식불화(宿食不化), 완복창만(脘腹脹滿)

【해설】 본품은 맛이 달고 약성(藥性)이 평(平)하며, 곡식의 적체(積滯)를 잘 소화시키고, 건비개위(健脾開胃)하는 효능이 있다. 본품의 소화력은 맥아(麥芽)나 산사(山楂)보다 완만하며, 비위허약(脾胃虛弱), 소화불량이 있는 경우에 인삼(人參), 백출(白朮)을 함께 사용한다.

본품은 생용(生用)하면 양위(養胃)하고 초용(炒用)하면 소식(消食)한다.

【비고】 본품을 발아시키지 않은 갱미(粳米)(멥쌀)는 맛이 달고 약성(藥性)이 평(平)하며, 비(脾)·위(胃)·폐경(肺經)에 들어가 오장(五臟)을 화평(和平)하게 하고, 보중익기(補中益氣)하며, 건비화위(健脾和胃)하고, 기육(肌肉)을 자라게 하며, 근육과 뼈를 강하게 한다. 또 제번청열(除煩淸熱)하는 효능이 있어 번갈(煩渴)을 그치게 한다.

【포제】 잡질을 제거하고 생용(生用)하거나 혹은 초용(炒用)한다. 생품은 양위소식(養胃消食)에 장점이 있으며, 위(胃)에 기음(氣陰)이 부족하여 식욕이 감퇴하는 경우에 사용된다. 초(炒)하면 성질이 온성(溫性)에 치우치게 되며, 건비소식(健脾消食) 효능이 우수해진다. 초(焦)하면 성질이 온(溫)하고 미삽(微澀)하여 소식지사(消食止瀉) 효능이 우수해진다.

【용량과 용법】 12~20g.

【금기증】 오랫동안 복용하면 신(腎)을 소모한다.

【임상응용】 ① 비실건운(脾失健運)으로 인한 식욕부진에는 감초(甘草), 사인(砂仁), 백출(白朮) 등을 배합하여 계비개위(啓脾開胃), 증진식욕(增進食慾)한다(예 : 곡신환(穀神丸)[담료방(澹療方)]).

② 비위허약(脾胃虛弱)으로 음식감소, 식곡불화(食穀不化), 대변부실(大便不實)한 경

우에는 인삼(人參), 백출(白朮), 산약(山藥), 사인(砂仁), 감초(甘草) 등을 배합하여 보비계운(補脾啓運), 쾌위진식(快胃進食)한다.

내복자(萊菔子)【일화자본초(日華子本草)】RAPHANI SEMEN

【기원】 십자화과(Cruciferae)에 속한 1년생 또는 2년생 풀인 무 *Raphanus sativus* var. *hortensis* for. *acanthiformis* Makino.의 성숙한 종자를 건조한 것으로, 여름과 가을에 채취하여 햇볕에 말린다.

【성미】 성질은 평하고, 독이 없으며, 맛은 맵고 달다.

【귀경】 폐, 위경.

【효능 및 주치】 1. 소식화적(消食化積) : 중초기체(中焦氣滯)→애역(呃逆)·애기(噯氣)·복창(腹脹)·위완불서(胃脘不舒)·납매식소(納呆食少)·심하면 간혹 구토하는 경우, 중초식적(中焦食積), 하리후중(下痢後重)

2. 강기거담(降氣祛痰) : 기역천급(氣逆喘急), 담다해수(痰多咳嗽)

【해설】 본품은 소식도체(消食導滯)하고 소식(消食)하는 중에 행기제창(行氣除脹)하며, 강기거담(降氣祛痰)하는데, 그 효과가 아주 좋다. 따라서 실사(實邪)로 인한 해수기천(咳嗽氣喘)과 장위(腸胃)의 식적불화(食積不化)로 흉복창만(胸腹脹滿)하거나 복통(腹痛), 사리(瀉痢)하는 등의 증상을 없앤다. 이 외에 본품은 질이 윤(潤)하여 윤장통변(潤腸通便)작용이 있어 습관성 변비에 쓸 수 있다.

일반적으로 본품을 초(炒)하여 사용하는데, 생용(生用)하면 담연(痰涎)을 용토(涌吐)하게 하고, 풍한(風寒)을 해산(解散)하는 효능이 있다.

다만 본품은 파기(破氣)하므로 기허(氣虛)의 경우에는 사용하지 말아야 하며, 윤장(潤腸)하므로 만성장염으로 인한 장기적인 설사에는 쓰지 말아야 한다.

본품은 보약(補藥)의 약력(藥力)을 줄이므로 인삼(人參), 숙지황(熟地黃)과 함께 사용하지 않는다.

【포제】 잡질을 제거하고 도쇄(搗碎)해서 사용하거나 초용(炒用)한다. 초(炒)한 후에는 종피(種皮)가 파열(破裂)되어 약효성분이 잘 우러나오고, 성질이 강(降)하며, 약성(藥性)이 완화되고, 향기가 발생하며, 생품을 복용한 후 오심(惡心)이 발생되는 부작용을 없

앨 수 있다. 아울러 행체소식(行滯消食), 강기거담(降氣祛痰)하는데 장점을 발휘하여 식적복창(食積腹脹), 기천(氣喘), 해수(咳嗽)에 자주 활용된다.

【용량과 용법】 6~12g.

【금기증】 기허(氣虛)한 사람, 폐신(肺腎)이 허(虛)한 사람에게는 마땅하지 않다.

【임상응용】 ① 식적정체(食積停滯)로 흉완(胸脘)이 비만(痞滿)하거나 혹은 창통(脹痛)하고, 애기산부(噯氣酸腐), 염식(厭食), 구토(嘔吐)하며, 혹은 설사하고, 설태(舌苔)는 후니(厚膩)하거나 황색(黃色)이고, 맥활(脈滑)한 증상이 나타나는 경우에는 산사(山楂), 신국(神麯), 반하(半夏), 복령(茯苓) 등을 배합하여 소식(消食), 화위(和胃)한다(예 : 보화환(保和丸)[단계심법(丹溪心法)]).

② 담옹기체(痰壅氣滯)로 인하여 해수(咳嗽), 천역(喘逆), 담다(痰多), 흉비(胸痞), 식소(食少)하고 소화가 잘 안되며, 설태(舌苔)는 백니(白膩), 맥활(脈滑) 등의 증상이 나타나는 경우에는 소자(蘇子), 백개자(白芥子)를 배합하여 강기(降氣), 활담(豁痰), 소창(消脹), 정천(定喘), 소식(消食)한다(예 : 삼자양친탕(三子養親湯)[한씨의통(韓氏醫通)]).

계내금(鷄內金) 【신농본초경(神農本草經)】
GALLI GIGERIAE ENDOTHELIUM CORNEUM

【기원】 꿩과(Phasianidae)에 속한 닭 *Gallus gallusdomesticus* Brisson.의 모래주머니의 내막을 채취하여 건조시킨 것이다.

【성미】 성질은 평(서늘한 쪽으로 치우친다)하고, 독이 없으며, 맛은 달다.

【귀경】 방광, 비, 위, 대장경.

【효능 및 주치】 1. 소식화체(消食化滯) : 식적내정(食積內停), 소아감적(小兒疳積), 금구리(噤口痢), 식적창만(食積脹滿)

2. 관중건비(寬中健脾) : 반위토식(反胃吐食), 비위허약(脾胃虛弱)→설사

3. 해독소종(解毒消腫) : 주마아감(走馬牙疳), 후폐유아(喉閉乳蛾), 구설생창(口舌生瘡), 발배(發背), 창옹(瘡癰)

4. 고삽지유(固澁止遺) : 유뇨(遺尿), 유정(遺精)

5. 통림(通淋), 이뇨(利尿) : 석림(石淋)

【해설】 본품은 닭의 위 점막이기 때문에 식적(食積)을 삭이는 작용이 비교적 강하여 여러 가지 음식의 적체(積滯)를 치료한다. 또한 건운(健運)하여 사리(瀉痢), 반위토식(反胃吐食)의 증상을 치료한다. 본품은 단맛으로 화완(和緩)하고 약간 차가운 약성(藥性)으로 청열(淸熱)하여 해독소종(解毒消腫)하는 효능이 있어 주마아감(走馬牙疳), 후폐유아(喉閉乳蛾), 입 속의 창(瘡)을 치료한다. 이 외에 고삽지유(固澀止遺)효과가 있어 유뇨(遺尿), 유정(遺精)을 치료하고, 통림리뇨(通淋利尿)하여 석림(石淋)을 치료하며, 청열지번(淸熱止煩)하여 번열(煩熱)을 없애고, 산결소어(散結消瘀)하여 현벽(痃癖), 징가(癥瘕), 경폐(經閉), 안예(眼翳), 소아감적(小兒疳積)을 치료하며, 절학(截瘧)하는 효능이 있다.

본품은 높은 열을 받으면 유효성분이 파괴되므로 오래도록 초(炒)하는 것은 좋지 않으며, 미초(微炒)하여 가루로 갈아서 삼키거나 달이는 약에 넣어 쓰기도 하는데, 분제(粉劑)나, 환제(丸劑)로 쓰는 것이 좋다. 본품을 달이면 함유된 유지(油脂)가 녹아 나와서 탕액(湯液)의 표면에 뜰 수 있다. 본품을 대신하여 오리 위장의 내막(內膜)인 압내금(鴨內金)을 쓰기도 한다.

【포제】 잡질을 제거하고 생용(生用)하거나 초용(炒用)한다. 초자(醋炙)한 후에는 질이 바삭바삭하고 부드러워지며 좋지 않은 기미(氣味)가 제거되고, 소간조비(疏肝助脾)하는 효능이 있게 되어 비위허약(脾胃虛弱), 완복창만(脘腹脹滿) 등의 증상에 사용된다. 사초(砂炒)한 후에는 질이 바삭바삭하고 부드럽게 되어 분쇄(粉碎)에 편리하고 건비(健脾), 소적(消積) 작용이 증강되어 소화불량, 식적불화(食積不化) 및 소아감적(小兒疳積) 등의 증상에 사용된다. 초초계내금(焦炒鷄內金)은 소식지사(消食止瀉)에 뛰어나고 고정지유(固精止遺)할 수 있어서 상식복사(傷食腹瀉), 신허(腎虛)로 인한 유정유뇨(遺精遺尿) 증상에 사용된다.

【용량과 용법】 4~12g.

【금기증】 비(脾)가 약하면서 적체(積滯)가 없는 경우에는 사용을 삼가야 하고, 임신부에게는 사용을 금해야 한다.

【임상응용】 ① 습열호결(濕熱互結)로 사석(砂石)이 있어서 소변임리동통(小便淋漓疼痛)하거나 뇨 중에 사석(砂石)이 동반되는 경우에는 금전초(金錢草), 목통(木通), 동규자(冬葵子) 등을 배합하여 통림화석(通淋化石)한다(예 : 사림환(沙淋丸)[의학충중참서록(醫學衷中參書錄)]).

② 음식정체로 소화가 잘 안되거나 혹은 비괴(痞塊)를 형성하고, 위완경만(胃脘硬滿)하며, 눌러 보면 아프고, 음식을 먹고 싶어 하지 않는 경우에는 지실(枳實), 산사(山楂), 맥아(麥芽) 등을 배합하여 화식공적(化食攻積)한다.

제 10 장 구충약(驅蟲藥)

1. 구충약(驅蟲藥)의 정의와 적응증

○ 장내(腸內)의 기생충을 구제(驅除)하거나 살충시키는 약물

○ 적응증 : 주로 장내의 기생충인 회충, 요충, 조충, 구충(鉤蟲) 등의 기생충병(寄生蟲病)에 적용.

○ 충증(蟲證) 환자의 일반적인 임상증후 : 제복통시작시지(臍腹痛時作時止), 구토연말(嘔吐涎沫), 복창(腹脹), 선기다식(善飢多食) 혹은 불사음식(不思飮食), 기식이물(嗜食異物), 항문 · 귀 · 코의 간지러움의 증상이 나타난다. 오래되면 면색위황(面色萎黃), 형체소수(形體消瘦) 등의 증상을 나타낸다.

2. 배합법

사용 약물은 반드시 기생충 종류와 환자의 증상, 체질의 강약(强弱)을 가려서 배합하고 처방해야 한다.

○ 변비가 있는 경우 : 사하약(瀉下藥)을 배합한다.

○ 비위(脾胃)가 허약한 경우 : 건비약(健脾藥)을 배합한다.

○ 체질이 허약한 경우 : 먼저 보(補)하고 나중에 공격하거나 공격하는 것과 보(補)하는 치법을 같이 시행한다.

○ 장내 기생충으로 소화불량을 수반할 때 : 산사(山楂), 신국(神麯) 등의 소도약(消導藥)을 배합한다.

○ 복부가 창통(脹痛)할 때 : 지실(枳實), 당귀(當歸) 등의 이기활혈약(理氣活血藥)을 배합한다.

○ 때로 대황(大黃), 마자인(麻子仁) 등의 사하약(瀉下藥)을 배합하여 충체(蟲體)나 충란(蟲卵)을 배출하기 쉽도록 할 필요가 있다.

○ 기생충(寄生蟲)증상이 장기간에 걸쳐 진행되어서 기혈양허(氣血兩虛)가 된 경우 : 보기혈약(補氣血藥)을 가한다.

3. 구충약(驅蟲藥)을 활용할 경우의 주의 점

○ 구충약(驅蟲藥)은 아침 빈속에 먹는 것이 좋으며, 약을 먹고 1~2시간 있다가 설사약을 먹어 벌레가 잘 나가게 하여야 한다. 기름에 풀리는 독성분이 들어있는 구충약(驅蟲藥)을 먹었을 때는 기름이 들어있는 설사약을 쓰지 않도록 주의해야 한다.

○ 일부 구충약(驅蟲藥)은 독성분이 있으므로 몸이 허약한 환자와 임신부에게는 주의하여 사용해야 한다.

○ 빈속에 복용하면 약력(藥力)이 직접 충체(蟲體)에 작용하므로 치료효과가 가장 양호하다.

○ 만일 대변불창(大便不暢)인 경우에는 필요에 따라 사하약(瀉下藥)을 적당히 배합하여 응용하면 배충(排蟲)작용이 더욱 증강된다.

○ 성질이 비교적 준렬(峻烈)하거나 혹은 독성을 구비한 것들이 있으므로 응용할 경우에는 반드시 응용량에 대한 주의를 하여 정기(正氣)를 손상시키거나, 혹은 중독을 일으키지 않도록 하여야 한다.

○ 특히 발열, 혹은 복통(腹痛)이 극렬할 때는 응용이 적합하지 않다.

○ 일반적으로 구충제는 독성이 있으므로 반드시 사용할 때에 정확한 용량을 지켜야 한다.

4. 구충약(驅蟲藥)의 특징적인 적응증

○ 여러 종류의 기생충에 효과가 있는 약물 : 빈랑(檳榔), 비자(榧子), 뇌환(雷丸)

○ 회충에 특히 효과가 있는 약물 : 사군자(使君子), 고련근피(苦楝根皮)

○ 요충에 특히 효과가 있는 약물 : 비자(榧子), 학슬(鶴虱)

○ 구충(鉤蟲)에 특히 효과가 있는 약물 : 관중(貫衆), 뇌환(雷丸)

○ 조충(條蟲)에 특히 효과가 있는 약물 : 남과자(南瓜子), 빈랑(檳榔), 뇌환(雷丸)

사군자(使君子)【개보본초(開寶本草)】QUISQUALIS FRUCTUS

【기원】사군자과(使君子科)(Combretaceae)에 속한 등상(藤狀) 관목인 사군자(使君子) *Quisqualis indica* L.의 성숙한 과실을 건조한 것으로, 가을에 열매껍질이 자흑색으

로 변할 때 채취하여 건조한다.

【성미】 성은 따뜻하고, 독이 없으며, 맛은 달다.

【귀경】 비, 위경.

【효능 및 주치】 1. 살충소적(殺蟲消積) : 회충복통(蛔蟲腹痛), 요충병(蟯蟲病), 감적(疳積), 유식정체(乳食停滯)

2. 소식건비(消食健脾) : 복창(腹脹), 사리(瀉利), 소변혼탁(小便混濁)

【해설】 본품은 맛이 달고 성질이 따뜻하며, 살충(殺蟲)을 주요작용으로 하는 약으로, 회충병으로 일어나는 복통, 충적(蟲積), 감적(疳積), 설사, 이질(痢疾) 등의 증상에 비교적 좋은 효과가 있다. 본품은 맛이 달고 초(炒)하면 방향(芳香)이 있으므로 소아에게 더욱 효과가 좋다.

본품은 소아의 충적(蟲積)으로 야기되는 여러 가지 병을 치료하는 약이 되는데, 건비(健脾)하는 효능을 겸하고 있으므로 오감(五疳), 뇨탁(尿濁), 사리(瀉痢) 등의 비위허약(脾胃虛弱)으로 야기된 질환에 사용된다.

본품을 대량으로 복용하거나 뜨거운 차와 같이 복용하면 딸꾹질, 어지러움, 속이 메스꺼움, 구토, 설사 혹은 변비 등의 부작용이 나타날 수 있으므로 주의해야 한다. 만일 이러한 경우에는 청수(清水), 미탕(米湯), 감초전탕(甘草煎湯), 정향전탕(丁香煎湯) 또는 백설당(白雪糖) 소량을 가미(加味)하거나 포도당 등으로 부작용을 풀어줄 수 있다.

사군자인(使君子仁)과 껍질이 붙어 있는 사군자(使君子)의 효능은 서로 같으며, 전제(煎劑)에 활용하는 경우에는 직접적으로 껍질이 붙어 있는 사군자(使君子)를 짓찧어 부수어서 사용하고, 사군자인(使君子仁)은 대부분 환산제(丸散劑)에 들어가거나 씹어서 복용하는데 사용한다.

【포제】 잡질을 제거하고 생용(生用)하거나 또는 초향(炒香)하여 사용한다. 사군사인(使君子仁)은 초(炒)한 후에는 맛과 향기가 좋아져서 복용하기에 편리해지고, 분말로 부수어 화제(和劑)하기가 쉬워지며, 또한 애역(呃逆), 구토 등의 부작용도 제거할 수 있다. 또 건비(健脾), 소적(消積) 작용이 증가되며, 소아에게 복용시켜도 좋으며, 또한 살충(殺蟲)할 수도 있어서 소아감질(小兒疳疾) 및 회충복통(蛔蟲腹痛)에 많이 활용된다. 외(煨)한 후에도 건비(健脾) 작용이 증강되는데, 소아의 경우에는 껍질째로 씹어 먹는 것이 편리하다.

【용량과 용법】 12~20g.

【금기증】 본품을 대량으로 사용할 경우 딸꾹질, 어지러움증을 일으킬 수 있으므로, 대량사용은 하지 말아야 한다. 차와 함께 사용하는 것도 역시 딸꾹질의 현상을 일으키기 때문에 좋지 않다.

【임상응용】 ① 회충병으로 충적복창(蟲積腹脹)하고, 청근(靑筋)이 뚜렷하게 나타나며 도리어 음식을 먹는 증상에는 고련근피(苦楝根皮), 빈랑(檳榔), 무이(蕪荑) 등을 배합하여 살충구회(殺蟲驅蛔)한다(예 : 사군자환(使君子丸)[증인맥치(症因脈治)]).

② 요충병에는 빈랑(檳榔), 백부(百部), 학슬(鶴虱)을 배합하여 달여 복용하거나 혹은 매일 저녁에 자기 전에 관장(灌腸)한다.

③ 소아감질(小兒疳疾)로 면황기수(面黃肌瘦), 두대청근(肚大靑筋)하거나, 아감구취(牙疳口臭) 혹은 충적하리(蟲積下痢), 복통하는 경우에는 황련(黃連), 맥아(麥芽), 귤홍(橘紅), 무이(蕪荑), 용담초(龍膽草)를 배합하여 청열화체(淸熱化滯), 살충소감(殺蟲消疳)한다(예 : 오감소식환(五疳消食丸)[화제국방(和劑局方)]).

고련피(苦楝皮) 【명의별록(名醫別錄)】 MELIAE CORTEX

【기원】 멀구슬나무과(Meliaceae)에 속한 낙엽교목인 멀구슬나무(련(楝)) *Melia azedarach* Linné.와 참멀구슬나무(천련(川楝)) *M. toosendan* Sieb. et Zucc.의 나무껍질 또는 뿌리껍질을 건조한 것으로, 늦봄부터 초여름에 걸쳐서 채취하여 햇볕에 말린다.

【성미】 성은 차고, 독이 있으며, 맛은 쓰다.

【귀경】 간, 비, 위경.

【효능 및 주치】 1. 살충 : 회충병, 요충병

2. 청열조습(淸熱燥濕) : 풍진(風疹), 은진(癮疹), 개선(疥癬)

【해설】 본품은 맛이 쓰고 성질이 차며, 약간의 독이 있어서, 장내의 기생충을 구살(驅殺)하는데, 특히 회충과 구충(鉤蟲)의 구살(驅殺)에 비교적 좋은 효능이 있으며, 회충병을 치료하는 효능은 사군자(使君子)나 뇌환(雷丸)보다 작용이 강하다. 또한 본품을 달여서 그 물로 씻거나 가루 내어 바르면 살충지양(殺蟲止痒), 해독화습(解毒化濕), 청열(淸熱)의 효능으로 완고한 피부질환인 두선(頭癬), 개선(疥癬)을 치료할 수 있다.

본품은 성질이 차고, 독이 있으므로 연속해서 복용하는 것은 좋지 않으며 많은 량을 복용하거나 오랫동안 복용하는 것을 금해야 한다. 본품을 과량으로 복용하면 부작용으로 구토, 현훈(眩暈), 설사, 복통, 두통, 발열, 안면홍조(顔面紅潮), 복창(腹脹), 졸음 등을 유발할 수 있다. 이러한 부작용이 나타나면 감초전탕(甘草煎湯)으로 풀 수 있다.

【포제】 잡질을 제거하고, 절단(切斷)하여 사용한다.

【용량과 용법】 8~12g.

【금기증】 신체가 허약하고 비위(脾胃)가 허한(虛寒)한 경우에는 복용을 하지 말아야 한다. 축적작용이 있으며, 위장을 자극하므로, 몹시 허약한 사람이나 위장염환자, 간신(肝腎)기능에 장애가 있는 사람은 복용을 하지 말아야 한다.

【임상응용】 ① 구충(鉤蟲)에는 석류피(石榴皮)를 배합한다.

② 요충에는 고삼(苦參), 사상자(蛇床子), 조각(皂角)을 배합하여 가루로 만들어 밀환(蜜丸)하여 항문 안으로 넣는다.

빈랑(檳榔) 【명의별록(名醫別錄)】 ARECAE SEMEN

【기원】 종려과(棕櫚科)(Palmae)에 속한 교목인 빈랑(檳榔) *Areca catechu* L.의 성숙한 종자를 건조한 것으로, 봄과 겨울에 채취하여 열매껍질을 벗겨버리고 햇볕에 말린다.

【성미】 성은 따뜻하고, 약간의 독이 있으며, 맛은 쓰고 맵다.

【귀경】 비, 위, 대장경.

【효능 및 주치】 1. 살충파적(殺蟲破積) : 충적(蟲積), 감적(疳積)

2. 이기행수(理氣行水) : 수종(水腫), 각기부종(脚氣浮腫), 사리후중(瀉痢後重), 이질(痢疾), 학질(瘧疾), 산기(疝氣)

【해설】 본품은 맛이 맵고 쓰며, 약성(藥性)이 따뜻하다. 쓴맛은 설(泄)하고, 매운맛은 개(開)하며, 따뜻한 성질은 통(通)하게 한다. 따라서 행기(行氣), 소적(消積), 이수(利水)하는 효능이 있는데, 약용부위가 종자이므로, 하강(下降)하면서 행기(行氣)하는 효능이 비교적 강하다. 따라서, 담수(痰水)가 정류(停留)하여 흉복창만(胸腹脹滿), 수종(水腫) 등의 증상이 나타나는 것을 치료하며, 식적불소(食積不消)로 설사하거나, 이질(痢疾), 복통(腹痛), 후중(後重) 등의 증상을 모두 치료한다. 또 본품은 살충작용이 비교적 광범위하여 조

충, 회충, 구충, 강편충(姜片蟲) 등의 각종 장내기생충 제거에 응용하면 비교적 좋은 효과가 있으며, 특히 돼지고기의 조충에 가장 효과가 있다. 이 때 남과자(南瓜子)를 같이 배합하여 응용하면 구충효과가 더욱 좋다. 본품은 절학(截瘧) 효능이 있으며, 학질(瘧疾)에 상산(常山), 시호(柴胡) 등을 같이 배합하여 응용할 수 있다.

본품을 과량으로 복용하면 설사, 속이 메스꺼움, 구토, 위장경련 등의 부작용이 발생하므로 최대 1량을 초과하여 사용해서는 안 되며, 몇 시간 동안 수침(水浸)한 후 전탕(煎湯)하고 차게 해서 복용하면 부작용을 줄일 수 있다. 또, 본품은 체력이 강한 자에게 사용해야 하며, 체력이 약한 경우에는 산사(山楂), 백출(白朮), 곡아(穀芽), 맥아(麥芽) 등을 같이 사용해야 한다.

【포제】 잡질을 제거하고 청수(淸水)에 침(浸)하여 거품이 일어나면 꺼내서 절편(切片)한 후 햇볕에 말린다. 초제(炒製)를 거친 후에는 약성(藥性)이 완화되며, 극벌(克伐)하게 하여 정기(正氣)를 손상시키는 것을 막아 주기 때문에, 허증(虛證)을 겸한 환자에게도 사용할 수 있다. 아울러 복용 후에 나타나는 오심(惡心), 복사(腹瀉), 복통(腹痛)의 부작용이 감소된다. 초빈랑(炒檳榔)이 초빈랑(焦檳榔)보다는 작용이 약간 강하며, 정기(正氣)를 극벌(克伐)하는 작용이 더 강하므로, 일반적으로 체질이 비교적 강한 경우에는 초빈랑(炒檳榔)을 쓰는 것이 낫고, 체질이 비교적 약한 경우에는 초빈랑(焦檳榔)을 사용하는 것이 좋다. 두 포제품(炮製品)의 작용은 비슷하며, 초초품(炒焦品)은 기(氣)가 향(香)하여 소적행체(消積行滯)하는데 작용이 우수하여 식적불소(食積不消)에 좋고, 떫은맛을 생기게 하여 수렴할 수 있어서 이질후중(痢疾後重)을 치료하는 효과를 높일 수 있다.

【용량과 용법】 2~12g.

【금기증】 기허하함(氣虛下陷), 허증(虛證) 설사의 경우와 임신부의 경우에는 사용을 삼가야 한다.

【임상응용】 ① 적체내정(積滯內停)으로 인한 완복비만창통(脘腹痞滿脹痛), 대변비결(大便秘結)을 치료하는 경우에는 목향(木香), 청피(靑皮), 진피(陳皮) 등을 배합하여 행기도체(行氣導滯)한다(예 : 목향빈랑환(木香檳榔丸)[유문사친(儒門事親)]).

② 온역(瘟疫)의 초기에 증한장열(憎寒壯熱)하고, 점차로 열(熱)만 나고 오한(惡寒)은 없게 되며, 혹은 하루에 한 번 혹은 하루에 세 번 혹은 발작하는 것이 때가 없이 하며, 또한 흉민구오(胸悶嘔惡), 두통(頭痛), 번조(煩躁), 구건(口乾)하고 설변(舌邊)이 심홍색(深紅

色)을 보이며, 설태(舌苔)는 구니(垢膩)하고 맥(脈)은 현삭(弦數)한 경우를 치료하는 경우에는 후박(厚朴), 작약(芍藥) 등을 배합하여 벽예화탁(辟穢化濁), 개달막원(開達膜原), 절학(截瘧)한다(예 : 달원음(達原飮)[온역론(溫疫論)]).

③ 칠정울결(七情鬱結)로 상기천급(上氣喘急), 흉격만민(胸膈滿悶), 불사음식(不思飮食)하는 경우에는 오약(烏藥), 인삼(人參), 침향(沈香)을 배합하여 행기강역(行氣降逆), 관흉산결(寬胸散結)한다(예 : 사마탕(四磨湯)[제생방(濟生方)]).

④ 수열(水熱)의 내옹(內壅)으로 기기(氣機)가 조체(阻滯)하여 나타나는 복수종만(腹水腫滿)에 구갈(口渴), 복견(腹堅), 대소변비(大小便秘) 등의 증상이 있는 경우에는 대황(大黃), 대극(大戟), 원화(芫花), 청피(靑皮) 등을 배합하여 행기축수(行氣逐水)한다(예 : 주차환(舟車丸)[경악전서(景岳全書)]).

⑤ 수습(水濕)이 내옹(內壅)하여 기표(肌表)에 범일(泛溢)하여 편신수종(遍身水腫), 기조(氣粗), 구갈(口渴), 대소변불리(大小便不利)를 치료하는 경우에는 택사(澤瀉), 적소두(赤小豆), 상륙(商陸) 등을 배합하여 이수행기(利水行氣), 통리이변(通利二便)한다(예 : 소착음자(疏鑿飮子)[제생방(濟生方)]).

⑥ 한습조체(寒濕阻滯)로 인하여 족경종통(足脛腫痛), 근맥이완(筋脈弛緩)하거나 혹은 마비냉통(麻痺冷痛)의 증상이 있는 한습각기(寒濕脚氣)를 치료하는 경우에는 목과(木瓜), 오수유(吳茱萸), 자소(紫蘇), 길경(桔梗) 등을 배합하여 거한축습(祛寒逐濕), 행기강탁(行氣降濁)한다(예 : 계명산(鷄鳴散)[증치준승(證治準繩)]).

⑦ 학질(瘧疾)이 한다열소(寒多熱少)의 담습증(痰濕證)으로 흉민납매(胸悶納呆), 설태백니(舌苔白膩) 등의 증상이 나타나는 경우에는 초과(草果), 후박(厚朴), 청피(靑皮) 등을 배합하여 화담습절학(化痰濕截瘧)한다(예 : 절학칠보음(截瘧七寶飮)[양씨가장방(楊氏家藏方)]).

뇌환(雷丸) 【신농본초경(神農本草經)】 OMPHALIA

【기원】 구멍쟁이버섯과(Polyporaceac)에 속한 진균인 뇌환(雷丸) *Omphalia lapidescens* Schroet.의 균핵(菌核)을 건조한 것으로 가을에 채취하여 햇볕에 말린다.

【성미】 성은 차고, 독이 약간 있으며, 맛은 쓰다.

【귀경】 위, 대장, 비경.

【효능 및 주치】 1. 소적(消積), 살충(殺蟲) : 충적복통(蟲積腹痛), 회충병, 감질(疳疾), 조충병, 구충병(鉤蟲病), 요충병

2. 청열리습(淸熱利濕) : 중초습열(中焦濕熱), 습열리질(濕熱痢疾), 소아경제(小兒驚啼), 풍소은진(風瘙癮疹)

【해설】 본품은 주로 살충하는 효능을 지니고 있어 여러 종류의 충적복통(蟲積腹痛) 예를 들면 조충, 구충(鉤蟲), 회충 등을 치료하는데, 특히 조충을 주로 치료한다. 본품은 장도(腸道) 내의 충체(蟲體)를 파괴하여 구충은 물론 무구조충(無鉤條蟲) 및 낭충병(囊蟲病) 등에 효과가 좋으며, 촌충을 구제(驅除)하는 중요한 약이 된다. 이 외에도 충(蟲)으로 인하여 발생하는 전간(癲癎)과 여러 종류의 충(蟲)으로 발생되는 형수복대(形瘦腹大), 대변출혈 등의 증상이 나타나는 고독증(蠱毒症)도 치료한다. 본품은 소아의 치료에 효과가 비교적 좋은 편이다.

그런데, 본품은 60℃ 정도의 열로 1시간 이상 가열하면 구충(驅蟲)효능이 없어지므로 전탕(煎湯)하지 말고 환산제(丸散劑)로 사용하되 소금물로 먹으면 약효가 아주 좋다.

【포제】 잡질을 제거하고 절편(切片)하여 사용한다.

【용량과 용법】 8~12g.

【금기증】 비위허한(脾胃虛寒), 만성장염, 만성 간신(肝腎)질환의 경우에는 사용을 삼가는 것이 좋다. 또한 오랫동안 복용하게 되면 음위(陰痿)를 유발할 수 있다.

【임상응용】 ① 회충병(蛔蟲病), 구충병(鉤蟲病)에는 빈랑(檳榔), 견우자(牽牛子) 등을 배합한다(예 : 추충환(追蟲丸)[증치준승(證治準繩)]).

② 영류(癭瘤)에는 해조(海藻), 해대(海帶), 곤포(昆布), 아출(莪朮) 등을 배합한다(예 : 옥호산(玉壺散)[증치준승(證治準繩)]).

학슬(鶴虱) 【신농본초경(神農本草經)】 CARPESII FRUCTUS

【기원】 국화과(Compositae)에 속한 여러 해 살이 풀인 담배풀 *Carpesium abrotanoides* L.의 성숙한 과실을 건조한 것으로, 가을에 과실이 성숙할 때 채취하여 햇볕에 말린다.

【성미】 성질은 평하고, 약간의 독이 있으며, 맛은 쓰고 맵다.

【귀경】 비, 위경.

【효능 및 주치】 1. 살충(殺蟲), 소적(消積) : 회충, 요충, 조충, 충적복통(蟲積腹痛), 소아감적(小兒疳積), 음도적충(陰道滴蟲)(트리코모나스질염), 개충(疥蟲)

【해설】 본품은 약성(藥性)이 평(平)하고, 맛이 쓰고 매우며, 약간의 독이 있다. 본품은 구충작용이 있어 여러 종류의 장내기생충에 쓰이며 회충병을 위주로 하나 효력이 크지 않아 복방(複方)으로 써야 한다. 아울러 창독(瘡毒)에 외부(外敷)하면 삭혀 주는 효능이 있다.

본품은 잎과 줄기에도 구충효과가 있다.

【포제】 잡질을 제거하고 생용(生用)하거나 초(炒)하여 사용한다.

【용량과 용법】 12~20g.

【금기증】 회궐복통(蛔厥腹痛)이 아니면 복용을 하지 말아야 한다. 만성 위장질환이 있는 자에게는 사용을 조심하는 것이 좋다.

【임상응용】 ① 회충, 구충, 조충, 요충에는 사군자(使君子), 뇌환(雷丸), 빈랑(檳榔), 고련피(苦楝皮)를 배합한다.

비자(榧子) 【신농본초경(神農本草經)】 TORREYAE SEMEN

【기원】 주목과(Taxaceae)에 속한 상록 교목인 비자나무 *Torreya nucifera* Sieb. et Zucc.의 성숙한 종자를 건조한 것으로, 가을에 종자가 성숙할 때 채취하여 육질의 가종피(假種皮)를 제거하고 햇볕에 말린다.

【성미】 성질은 평하고, 독이 없으며, 맛은 달다.

【귀경】 폐, 위, 대장경.

【효능 및 주치】 1. 살충(殺蟲), 소적(消積) : 회충, 구충, 조충, 충적복통(蟲積腹痛), 감적(疳積)

2. 윤조통변(潤燥通便) : 폐조해수(肺燥咳嗽), 장조변비(腸燥便秘), 치창(痔瘡)

【해설】 본품은 살충하고 소식적(消食積)하는 효과가 있으며, 맛이 달고 약성(藥性)이 평(平)하여 여러 종류의 충적복통(蟲積腹痛)에 사용할 수 있다. 또한 완만한 사하(瀉下)작용이 있어 충체(蟲體)의 배출을 도와주고 비위(脾胃)를 상하게 하지 않아 안전한 구충제

가 된다.

본품은 방향(芳香)이 있어 소아와 노인에게 사용하기가 쉬우며, 또한 음식물의 소화흡수를 촉진하므로 식욕부진, 대변불창(大便不暢) 등을 개선할 수 있다. 본품은 윤장(潤腸)·완사(緩瀉)의 효과가 있어 치창(痔瘡)으로 대변을 보기 곤란한 경우에도 사용이 가능하다.

본품은 활장(滑腸)하고 조화(助火)하기 쉬우므로 폐위실열(肺胃實熱)의 열성(熱性) 해수(咳嗽)에는 적합하지 않고, 많이 먹으면 활설(滑泄)하여 금할 수 없으므로 조심하여야 한다.

【포제】 껍질을 제거하고 인(仁)만을 취하여 도쇄(搗碎)해서 사용하거나 미초(微炒)하여 사용한다.

【용량과 용법】 6~12g.

【금기증】 과다하게 복용하면 활장(滑腸)하게 된다.

【임상응용】 ① 십이지장충, 회충 요충 등에는 사군자(使君子), 대산(大蒜)을 배합한다.

무이(蕪荑) 【신농본초경(神農本草經)】 ULMI SEMEN PASTA

【기원】 느릅나무과(Ulmaceae)에 속한 낙엽 소교목인 왕느릅나무 *Ulmus macrocarpa* Hance. 및 같은 속 근연식물의 과실을 가공한 것으로, 여름철에 성숙한 과실을 채취하여 햇볕에 말리고 막시(膜翅)를 제거한 다음 물에 담갔다 꺼내어 발효될 때까지 기다린 다음, 느릅나무 껍질과 진흙 및 국화 가루를 물에 조화하여 작은 방괴상(方塊狀)으로 만들어 햇볕에 말린다.

【성미】 성은 따뜻하고, 독이 없으며, 맛은 쓰고 맵다.

【귀경】 비, 위경.

【효능 및 주치】 1. 살충(殺蟲), 소적(消積) : 개창(疥瘡), 악창(惡瘡), 충적(蟲積)

2. 산한지사(散寒止瀉) : 감사(疳瀉), 냉리(冷痢)

3. 거풍조습(祛風燥濕) : 풍한습비(風寒濕痺), 장풍(腸風), 치루(痔漏)

【해설】 본품은 맛이 맵고 쓰며, 약성(藥性)이 따뜻하다. 살충(殺蟲)하는 효능이 있어서, 회충, 조충, 요충을 구살(驅殺)하며 충적복통(蟲積腹痛)을 치료한다. 특히 회충에 대한 구충(驅蟲)효과가 크며 소아의 감적복통(疳積腹痛)에 항상 사용한다. 또한 소적(消積)

의 효능이 있으므로 식체(食滯)를 치료한다.

본품을 외부(外敷)하여 치창(痔瘡)이나 치루(痔瘻)로 루관(瘻管)이 형성된 증상을 치료하고, 개선(疥癬) 등의 피부병을 치료한다.

【약효비교】 본품과 뇌환(雷丸)을 비교해 보면, 본품은 회충을 몰아내는데 좋고, 뇌환(雷丸)은 조충을 몰아내는데 장점이 있다.

【포제】 잘게 갈아서 사용한다.

【용량과 용법】 6~12g.

【금기증】 비위(脾胃)가 허약한 사람은 조심해서 사용해야 한다. 또한 폐위(肺胃)에 조열(燥熱)이 있는 경우에도 조심해서 사용해야 한다.

【임상응용】 ① 장회충병(腸蛔蟲病)으로 완복동통(脘腹疼痛)하는 것에는 사군자(使君子), 감초(甘草), 천련자(川楝子)를 배합하여 살충소감(殺蟲消疳)한다(예 : 사군자산(使君子散)[증치준승(證治準繩)]).

② 장중(腸中)의 모든 충(蟲)에는 빈랑(檳榔), 목향(木香)을 배합한다(예 : 무이산(蕪荑散)[인재직지방론(仁齋直指方論)]).

관중(貫衆) 【신농본초경(神農本草經)】
DRYOPTERIDIS CRASSIRHIZOMATIS RHIZOMA

【기원】 면마과(綿馬科)(Aspidiaceae)에 속한 여러 해 살이 양치식물인 관중 *Dryopteris crassirhizoma* Nakai.의 뿌리줄기와 엽병(葉柄)의 기부(基部)를 건조한 것으로, 봄·가을에 채취하여 햇볕에 말린다.

【성미】 성은 서늘하고, 약간의 독이 있으며, 맛은 쓰다.

【귀경】 간, 위경.

【효능 및 주치】 1. 살충구충(殺蟲驅蟲) : 회충, 요충, 조충, 충적복통(蟲積腹痛)

2. 청열해독(淸熱解毒) : 풍열감모(風熱感冒), 온열반진(溫熱斑疹), 온독자시(溫毒痄腮), 후비종통(喉痺腫痛), 주독(酒毒), 음식물 중독, 약독(輕粉毒), 대하, 칠창중독(漆瘡中毒), 탕상화창(燙傷火瘡), 예방시질(豫防時疾)

3. 양혈지혈(凉血止血) : 혈열붕루(血熱崩漏), 이질하혈(痢疾下血), 토혈(吐血), 뉵혈(衄血)

【해설】 본품은 구충(驅蟲)작용이 있어 조충, 회충, 요충과 구충(鉤蟲) 등 장(腸)의 기생충병이나 충적복통(蟲積腹痛)을 치료한다. 본품은 청열해독(淸熱解毒)의 효능이 비교적 좋아 열독창종(熱毒瘡腫), 자시종독(痄腮腫毒) 등의 증상에 적용할 수 있으며, 최근에는 유행성감기나 마진(麻疹) 등의 유행성질병의 예방에 중요한 약이 되는데 이때에는 차로 만들어 복용한다. 본품은 차가운 성질로 지혈작용이 좋아 혈열(血熱)로 인한 출혈에 좋은 효과가 있는데 특히 자궁출혈에 좋은 효과가 있다.

이 외에 본품은 오염된 물을 정화하는 작용이 있어 청수(淸水)가 부족할 때에 관중(貫衆)을 사용하여 살충(殺蟲)하여 정수할 수 있다.

【포제】 잡질을 제거하고 생용(生用)하거나 초탄(炒炭)하여 사용한다.

【용량과 용법】 5~12g.

【금기증】 음허내열(陰虛內熱)과 비위허약(脾胃虛弱), 임신부의 경우에는 복용을 하지 말아야 한다. 허약성 설사를 하는 사람도 복용을 하지 말아야 한다.

【임상응용】 ① 회충이 공심(攻心)하여 초수(醋水)와 같은 것을 토하고 통증이 그치지 않는 것을 치료하는 경우에는 학슬(鶴虱), 랑아(狼牙), 무이인(蕪荑仁) 등을 배합하여 구충(驅蟲)한다(예 : 관중산(貫衆散)[태평성혜방(太平聖惠方)]).

② 신열(身熱), 사지종급(四肢腫急)하고 요충(蟯蟲)이 있는 증상을 치료하는 경우에는 건칠(乾漆), 오수유(吳茱萸), 무이(蕪荑) 등을 배합한다(예 : 관중산(貫衆散)[외대비요(外臺秘要)]).

③ 일체 열독(熱毒) 혹은 식독(食毒), 주독(酒毒), 약독(藥毒) 등을 치료하는 경우에는 황련(黃連), 감초(甘草)를 배합한다(예 : 관중산(貫衆散)[보제방(普濟方)]).

④ 갑작스러운 토혈(吐血), 수혈(嗽血)을 치료하는 경우에는 황련(黃連)과 배합하여 청열지혈(淸熱止血)한다(예 : 관중산(貫衆散)[성제총록(聖濟總錄)]).

⑤ 대두온(大頭瘟)을 치료하는 경우에는 갈근(葛根), 감초(甘草), 백강잠(白殭蠶)을 배합한다(예 : 청독음(淸毒飮)[선념집(先拈集)]).

⑥ 열독(熱毒)이 심한 화소창(火燒瘡)에 관중탄(貫衆炭)을 가루 내어 향유(香油)로 조도(調塗)하면 지통(止痛)에 좋다.

⑦ 토혈(吐血)을 많이 하여 한 말 정도 되는 것을 치료하는 경우에는 혈여탄(血餘炭)과 배합한다(예 : 관중탕(貫衆湯)[만병회춘(萬病回春)]).

제 11 장 지혈약(止血藥)

혈액의 응고과정을 빠르게 하거나 혹은 혈액이 순경(循經)하지 못한 것이 원인이 된 것을 제거하여 체 내외의 출혈을 신속하게 그치게 하는 약물을 지혈약이라고 한다.

지혈약은 출혈 병증(病證)에 적용되는데, 예를 들면 객혈(咯血), 토혈(吐血), 뉵혈(衄血), 변혈(便血), 뇨혈(尿血), 붕루(崩漏), 자반(紫斑) 및 질타손상(跌打損傷)으로 인한 출혈 등에 응용하여 지혈시킴으로써 혈액의 모손(耗損)을 적게 하고, 실혈과다(失血過多)로 인한 순환(循環)의 쇠갈(衰竭)을 방지할 수 있기 때문에 지혈약의 응용은 일반적인 치료에 있어서나 창상(創傷) 또는 전상(戰傷)을 막론하고 중요한 의의를 가지고 있다.

선인들의 경험으로 지혈약은 탄제(炭製)한 후 그 지혈효과가 더욱 좋아진다고 인식하였다. 탄성(炭性)은 수렴작용을 증강하고 흡부지혈(吸附止血)의 작용이 있으며, 한량성(寒凉性) 지혈약에 있어서는 초(炒)하거나 단(煅)하여 탄화(炭化)함으로써 그 한약재의 차갑거나 서늘한 약성(藥性)을 줄여서 열증(熱證)으로 인한 출혈을 치료할 수 있게 하였을 뿐만 아니라 수렴지혈(收斂止血)의 효능을 증강하여 일반적인 출혈증에도 사용하였다. 따라서, 약재를 초제(炒製)하여 탄화(炭化)한 후 약성(藥性)의 변화로 인하여 지혈효과에 영향을 주는데, 예를 들면 측백엽(側柏葉)·소계(小薊)·지유(地楡) 등을 탄제(炭製)로 하면 그 지혈효과가 생품(生品)과 비교하여 많은 차이가 있다. 그러므로 지혈약에 있어서의 탄제(炭製) 응용의 여부는 약성(藥性)이나 병증(病證)의 성질에 근거하여 정할 것이며 어떠한 한 가지 방법에 구애되어서는 안 된다. 왜냐하면, 어떤 지혈약은 생용(生用) 혹은 선용(鮮用)하는 것이 지혈(止血)하는 효과가 더 좋을 수 있다.

지혈약을 임상에 응용함에 있어 반드시 출혈의 원인과 구체적인 증후(證候)에 근거하여야 하며, 약성(藥性)이 적합한 지혈약을 선택하고 아울러 필요한 약물을 배합함으로써 그 처방이 좋은 치료효과를 달성할 수 있다. 예를 들면 혈열망행(血熱妄行)에 속하면 한량성(寒凉性) 지혈약을 사용하고 아울러 청열량혈약(清熱凉血藥)을 같이 배합하여 응용하며, 음허양항(陰虛陽亢)의 경우에는 혈(血)이 기(氣)를 따라서 역(逆)하므로 자음잠양약(滋陰潛陽藥)을 같이 배합하고, 어혈(瘀血)의 조체(阻滯)로 인하여 출혈이 그치지 않는 증(證)에 속하면 화어지혈약(化瘀止血藥)을 선택하고 아울러 활혈(活血)과 행기약(行氣

藥)을 같이 배합하며, 허한증(虛寒證)에 속하면 온경지혈약(溫經止血藥)과 혹은 온리약(溫裏藥)을 같이 배합하며, 기허(氣虛)하여 능히 섭혈(攝血)하지 못하고 비허(脾虛)하여 통혈(統血)하지 못하면 익기건비약(益氣健脾藥)을 같이 배합하며, 만약 출혈이 과다하거나 대출혈(大出血)로 허극욕탈(虛極欲脫)의 증세가 있는 경우에는 원기(元氣)를 대보(大補)하고 보기고탈(補氣固脫)하여서 "혈탈익기(血脫益氣)"의 치료법을 급히 응용하여야 한다. 이처럼 다양한 병인(病因)이나 장부(臟腑)의 음양허실(陰陽虛實)의 병변(病變)에 근거하여 신체의 기능을 조정하는 방법에 따라 응용하고, 항상 복방(複方)을 사용하여 적용하며, 다양한 병인(病因)과 변증(辨證)에 따른 이와 같은 치료방법은 한의학에 있어서 독특한 방법이다.

그런데, 지혈약 중에서 출혈부위에 따른 독특한 장점을 지니고 있는 약물이 있을 수 있는데, 모든 부위 출혈에는 삼칠근(三七根), 선학초(仙鶴草)가 적합하고, 비출혈(鼻出血)에는 백모근(白茅根), 산치탄(山梔炭)이 좋으며, 객혈(咯血), 토혈(吐血)에는 백급(白芨), 천초근(茜草根), 우절(藕節)이 좋고, 변혈(便血)에는 괴화미(槐花米), 지유(地楡)가 좋으며, 혈뇨(血尿)에는 포황(蒲黃), 소계(小薊), 자주초(紫珠草)가 좋으며, 자궁출혈이나 월경과다에는 진종탄(陳棕炭), 난발상(亂髮霜)을 사용하는 것이 좋은 효과를 발휘한다.

이상과 같이 병(病)의 정황과 약물의 성격과 특징에 따라서 임상실제를 결합하여 지혈약(止血藥)을 수렴지혈약(收斂止血藥), 양혈지혈약(凉血止血藥), 화어지혈약(化瘀止血藥) 및 온경지혈약(溫經止血藥)의 네 가지로 분류한다.

제 1 절 수렴지혈약(收斂止血藥)

수렴지혈약(收斂止血藥)은 모두 일정 정도의 수렴성을 가지며 많은 종류의 출혈증에 광범위하게 응용하고 허손부족(虛損不足)이나 혹은 외상출혈(外傷出血)의 실혈증(失血症)에 사용하여 비교적 좋은 효과가 있다. 일반적으로 모두 초(炒)하여 탄제(炭製)로 만들어 응용한다. 출혈의 초기나 실열(實熱)이 치성(熾盛)하고 혹은 뚜렷한 어혈조체(瘀血阻滯)가 있는 경우에는 수렴성이 강한 지혈약을 사용하여서는 안 된다.

선학초(仙鶴草)【전남본초(滇南本草)】AGRIMONIAE HERBA

【기원】 장미과(Rosaceae)에 속한 여러 해 살이 풀인 짚신나물 *Agrimonia pilosa* Ledeb.의 전초(全草)를 건조한 것으로, 여름과 가을에 줄기와 잎이 무성할 때 채취하여 햇볕에 말린다.

【성미】 성질은 평하고, 독이 없으며, 맛은 쓰고 떫다.

【귀경】 폐, 간, 비, 대장경.

【효능 및 주치】 1. 수렴지혈(收斂止血) : 해혈(咳血), 토혈(吐血), 뇨혈(尿血), 변혈(便血), 붕루(崩漏), 자반(紫斑)

2. 지리(止痢) : 구리불유(久痢不愈)

3. 절학(截瘧) : 학질(瘧疾)

4. 해독소종(解毒消腫) : 옹종(癰腫), 유옹(乳癰), 개선(疥癬), 사교상(蛇咬傷)

5. 살충지양(殺蟲止痒) : 적충성음도염(滴蟲性陰道炎), 음양(陰痒)

【해설】 본품은 성(性)이 평(平)하고, 맛이 쓰고 떫다. 오로지 수렴지혈(收斂止血)하는 효능이 있어 신체의 각부 출혈증인 객혈(喀血), 토혈(吐血), 혈뇨(血尿), 혈변(血便), 적백리(赤白痢), 자궁출혈 등의 출혈증과 대하(帶下)에 한열허실(寒熱虛實)을 막론하고 광범위하게 쓸 수 있다. 아울러 본품은 보허(補虛)하는 효능이 있어 홍조(紅棗)와 같이 달여 먹으면 탈력로상증(脫力勞傷症)을 치료한다.

본품은 해독작용도 겸하고 있어 각종 외과(外科)질환에 외용(外用)하여 좋은 효과를 거둘 수 있다. 본품의 동아(冬芽)인 낭아초(狼牙草)는 조충병과 trichomonas질염 등에 좋은 효과를 나타낸다.

【포제】 잡질을 제거하고 윤투(潤透)한 후에 절단하여 사용한다.

【용량과 용법】 8~16g.

【금기증】 외감한열(外感寒熱)의 경우에는 복용을 하지 말아야 한다.

【임상응용】 ① 기능성 자궁출혈에는 익모초(益母草), 상기생(桑寄生), 당귀탄(當歸炭), 건지황탄(乾地黃炭), 백작약(白芍藥), 아교(阿膠), 애엽탄(艾葉炭)을 배합한다.

② 폐허(肺虛)에 락맥(絡脈)이 손상을 받아서 해혈(咳血)이 때때로 발생하며 반복되고 낫지 않는 경우에는 우절(藕節), 측백엽(側柏葉), 백급(白芨), 아교(阿膠) 등을 배합하여 수렴지혈(收斂止血)한다.

백급(白芨)【신농본초경(神農本草經)】BLETILLAE RHIZOMA

【기원】 난초과(Orchidaceae)에 속한 여러 해 살이 풀인 자란 *Bletilla striata* (Thunb.) Reichb. fil.의 덩이줄기를 건조한 것으로, 8~11월에 뿌리를 채취하여 수염뿌리와 줄기 등을 제거하고 세정(洗淨)한 다음 내면의 백심(白心)이 없어질 정도로 쪄서 반쯤 말리고 외피(外皮)를 벗겨 햇볕에 말린다.

【성미】 성질은 약간 차고, 독이 없으며, 맛은 쓰고 달면서 떫다.

【귀경】 폐, 간, 위경.

【효능 및 주치】 1. 수렴지혈(收斂止血) : 해혈(咳血), 토혈(吐血), 비뉵(鼻衄), 폐로해혈(肺痨咳血), 외상출혈(外傷出血)

2. 소종(消腫), 살충(殺蟲) : 정창(疔瘡), 나력(瘰癧), 개창(疥瘡), 탕화작상(湯火灼傷)

3. 렴창생기(斂瘡生肌) : 수족군열(手足皸裂)

【해설】 본품은 맛이 쓰고 달면서 떫으며, 성질이 서늘하다. 맛이 쓰고 달며, 질(質)이 끈적끈적하면서 삽(澀)하여 수렴지혈(收斂止血)하는 좋은 약이 되어 폐(肺)·위경(胃經)에 들어가 폐위(肺胃)의 출혈에 항상 사용되며, 도상출혈(刀傷出血)과 탕화상(燙火傷) 등에도 응용이 가능하다. 본품의 단맛은 생기(生肌)의 효능을 겸하여 폐결핵과 위장출혈에 대하여 지혈시킬 뿐만 아니라 유합(癒合)을 촉진시키는 작용이 있으며, 또 소종생기(消腫生肌)하는 효능이 있어 옹종창양(癰腫瘡瘍)이 화농(化膿)하지 않은 것은 소산(消散)하고, 이미 궤(潰)한 것은 생기수구(生肌收口)시키며, 내복(內服)과 외용(外用)으로 모두 적용할 수 있다.

본품은 결핵균에 대해 뚜렷한 억제작용이 있어 폐결핵의 침윤형(浸潤型)이나 공동형(空洞型)에 적용할 수 있다.

【포제】 잡질을 제거하고 깨끗이 씻은 다음 박편(薄片)으로 하여 사용한다.

【용량과 용법】 8~20g.

【금기증】 오두류(烏頭類)의 약재와 같이 사용하면 안 되고, 외감해혈(外感咳血), 폐옹(肺癰)의 초기 및 폐위(肺胃)에 실열(實熱)이 있는 사람은 복용을 하지 말아야 한다.

【임상응용】 ① 객혈(喀血), 토혈(吐血)을 치료하는 경우에는 비파엽(枇杷葉), 아교(阿膠), 우절(藕節), 생지황즙(生地黃汁)을 배합하여 지해렴혈(止咳斂血)한다(예 : 백급

비파환(白芨枇杷丸)[증치준승(證治準繩)]).

② 폐위(肺痿)로 탁타(濁唾), 연말(涎沫)을 해토(咳吐)하고, 그 질(質)이 비교적 점조(粘稠)하거나 혹은 해(咳)하면 담(痰)에 혈(血)을 동반하고, 심하면 음아(音啞)하며, 기급(氣急), 천촉(喘促), 구갈(口渴), 인조(咽燥) 등의 증상이 있는 경우에는 아교(阿膠), 관동화(款冬花), 자원(紫苑)을 배합한다(예 : 백급산(白芨散)[의학계몽(醫學啓蒙)].

종려피(棕櫚皮)【본초습유(本草拾遺)】TRACHYCARPI PETIOLUS

【기원】 종려과(Palmae)에 속한 상록교목인 종려(棕櫚) *Trachycarpus fortunei* (Hook.) H. Wendl. 및 화종수(和棕樹) *T. wagnerianus* Becc.의 수피(樹皮)이다. 이 때 식물의 잎자루가 오래 묵어 이루어진 가경(假莖)의 겉껍질과 섬유질을 제거한다. 섬유상의 털, 엽초편(葉鞘片)을 제거하고 햇볕에 말린다.

【성미】 성질은 평하고, 독이 없으며, 맛은 쓰고 떫다.

【귀경】 폐, 간, 대장, 비경.

【효능 및 주치】 1. 수삽지혈(收澀止血) : 토혈(吐血), 뉵혈(衄血), 뇨혈(尿血), 이질(痢疾), 혈붕(血崩)

2. 조습살충(燥濕殺蟲) : 대하(帶下), 개창(疥瘡)

【해설】 본품은 맛이 쓰고 떫어서 수렴지혈(收斂止血)하는 효과가 있어서 각종 출혈증을 치료하며, 특히 부인과의 붕루(崩漏)에 많이 활용되지만 출혈을 일으키는 원인을 치료할 수는 없기 때문에 대증요법(對症療法)으로 사용된다. 본품은 수렴작용이 비교적 강하여 출혈이 과다하나 어혈(瘀血)이 없는 자에게 마땅하고, 어체(瘀滯)를 동반하거나, 사열(瀉熱)이 성(盛)한 자에게는 마땅하지 않다.

본품은 오래된 것일수록 치료효과가 우수해진다.

【포제】 잡질을 제거하고 초탄(炒炭)하여 사용한다. 일반적으로 생종려(生棕櫚)는 약으로 사용하지 않으며, 제탄(製炭)하면 수렴지혈(收斂止血)의 효능이 좋아진다.

【용량과 용법】 4~12g.

【금기증】 갑자기 토혈(吐血)이 발생한 자, 어체(瘀滯)가 갑자기 생긴 자, 오로(惡露)가 전부 제거되지 않은 자, 습열하리(濕熱下痢)의 초기, 장풍(腸風)·대하(帶下)가 매우 심

한 자는 모두 복용을 하지 말아야 한다.

【임상응용】 ① 충임불고(衝任不固)로 인한 붕중루하(崩中漏下) 혹은 월경과다를 치료하는 경우에는 당귀(當歸), 용골(龍骨), 향부자(香附子)를 배합한다(예 : 당귀산(當歸散)[유문사친(儒門事親)]).

② 열사(熱邪)로 상락(傷絡)하여 혈(血)이 순경(循經)하지 못하여 발생하는 구혈(嘔血)·객혈(喀血) 등의 출혈증을 치료하는 경우에는 대황탄(大黃炭), 측백엽(側柏葉), 백모근(白茅根) 등을 배합한다(예 : 십회산(十灰散)[십약신서(十藥神書)]).

우절(藕節) 【신농본초경(神農本草經)】 NELUMBINIS RHIZOMATIS NODUS

【기원】 수련과(睡蓮科)(Nymphaceae)에 속한 여러 해 살이 풀인 연꽃 *Nelumbo nucifera* Gaertn.의 뿌리줄기의 마디를 건조한 것으로, 가을과 겨울에 뿌리줄기를 캐어 마디부분을 잘라 깨끗이 씻은 다음 햇볕에 말린다.

【성미】 성질은 평하고, 독이 없으며, 맛은 달고 떫다.

【귀경】 심, 위, 간, 폐경.

【효능 및 주치】 1. 수렴지혈산어(收斂止血散瘀) : 각종 출혈증(해혈(咳血), 타혈(唾血), 혈림(血淋), 뇨혈(尿血), 하혈(下血), 혈리(血痢), 혈붕(血崩))

2. 청열생진(淸熱生津) : 열병후상진(熱病後傷津)→구갈(口渴)

【해설】 본품은 맛이 달고 떫으며, 성질이 평(平)하여 수렴지혈(收斂止血)에 장점이 있고 겸하여 화어(化瘀)하므로 지혈시키되 어혈(瘀血)을 머무르게 하지 않는다. 본품은 약력(藥力)이 화평(和平)하고, 각종 출혈의 병증(病證)에 보조약으로 항상 사용되는데, 토혈(吐血)과 객혈(喀血)에 신선한 것을 짓찧어서 나온 즙을 응용한다.

본품을 건조한 것은 행혈산어(行血散瘀)의 효과가 있고, 초탄(炒炭)한 것은 수렴지혈(收斂止血)하는 효과가 증강되어 자궁출혈, 월경과다에 효과가 좋으며, 혈열출혈(血熱出血)에는 짓찧은 즙이나 선용(鮮用)하면 효과가 더 좋다.

【포제】 잡질을 제거하고 사용한다. 지혈화어(止血化瘀)에는 생용(生用)하고, 수렴지혈(收斂止血)에는 초탄(炒炭)하여 사용한다.

【용량과 용법】 10~15g.

【금기증】 풍한외습(風寒外襲)과 임신부의 경우에는 복용을 하지 말아야 한다.

【임상응용】 ① 폐허(肺虛)에 락맥(絡脈)이 손상을 받아서 해혈(咳血)이 때때로 발생하며 반복되고 낫지 않는 경우에는 선학초(仙鶴草), 측백엽(側柏葉), 백급(白芨), 아교(阿膠) 등을 배합하여 수렴지혈(收斂止血)한다.

② 사열(邪熱)이 대장(大腸)에 온결(蘊結)하여 락맥(絡脈)이 손상을 받아서 때때로 변혈(便血)이 있는 경우에는 지유(地楡), 괴화(槐花) 등을 배합하여 수렴지혈(收斂止血)한다.

제 2 절 양혈지혈약(凉血止血藥)

여기에 해당되는 약물들은 성질이 차거나 서늘하여 혈열망행(血熱妄行)으로 인한 출혈증에 응용된다. 이들 증후(證候)는 혈색(血色)이 선홍(鮮紅)하고 비교적 진하고 끈적끈적하며, 발열을 동반하거나 혹은 열이 없으면서 번조(煩躁)하고 면홍(面紅), 목적(目赤)하며 구갈욕음(口渴欲飮), 설홍태황(舌紅苔黃), 맥삭유력(脈數有力) 등의 증상이 많이 나타난다. 치료법은 마땅히 양혈약(凉血藥)과 지혈약(止血藥)을 서로 결합하여야 하는데 양혈(凉血)을 주로 하여야 한다. 그러므로 응용할 때에는 청열량혈약(淸熱凉血藥)을 같이 배합하여 응용한다. 또한 열증출혈(熱證出血)은 쉽게 음액(陰液)을 상하게 하므로 음허(陰虛)한 증(證)을 겸하였을 때는 마땅히 양음약(養陰藥)을 같이 사용하여야 한다.

한량성(寒凉性) 지혈약은 혈어기체(血瘀氣滯)하기 쉬우므로 열증출혈(熱證出血)에 뚜렷한 어체증(瘀滯證)이 있으면 한 가지의 한량성(寒凉性) 지혈약을 사용하는 것은 마땅하지 않으며, 필요할 때는 적당한 활혈행기약(活血行氣藥)을 배합하여 응용한다.

대계(大薊) 【명의별록(名醫別錄)】 CIRSII JAPONICI HERBA

【기원】 국화과(Compositae)에 속한 여러 해 살이 숙근(宿根) 풀인 엉겅퀴 *Cirsium japonicum* var. *ussuriense* Kitam. 및 같은 속 근연식물의 전초(全草)를 건조한 것으로, 여름과 가을에 꽃이 필 때 땅위에 나온 부분을 채취하여 햇볕에 말린다.

중국에서는 대계(大薊) *C. japonicum* DC.의 땅위에 나온 부분과 뿌리를 채취하여 사용한다.

【성미】 성은 서늘하고 독이 없으며 맛은 달고 쓰다.

【귀경】 심, 간, 방광경.

【효능 및 주치】 1. 양혈지혈(凉血止血) : 토혈(吐血), 뉵혈(衄血), 혈림(血淋), 변혈(便血), 붕루하혈(崩漏下血)

2. 청열해독(淸熱解毒), 산어소옹(散瘀消癰) : 옹종(癰腫), 장옹(腸癰), 폐옹(肺癰), 칠창(漆瘡), 수화탕상(水火燙傷), 나력(瘰癧), 질복손상(跌扑損傷)

3. 청간이담(淸肝利膽) : 급만성간염

4. 강압(降壓) : 고혈압

5. 이뇨(利尿) : 신염

【해설】 본품은 맛이 쓰고 달며, 약성(藥性)이 서늘하고, 주로 심(心)·간(肝) 2경(經)에 들어가 청열량혈(淸熱凉血)하여 지혈시키는 효능이 있어 지혈에 항상 사용하는 좋은 약이 되어 혈열망행(血熱妄行)으로 인하여 나타나는 각종 출혈증에 좋은 치료효과가 있다. 또 옹종창독(癰腫瘡毒)을 소(消)하는 효능이 있다.

본품은 신선한 것이 양혈지혈(凉血止血)의 효능이 더 강하므로 열증출혈(熱證出血)에는 신선한 약재를 사용하며, 초탄(炒炭)하면 지혈시키는 작용이 강해지나 양혈(凉血)시키는 효능이 약해져서 수렴지혈(收斂止血)하는 경우에는 초탄(炒炭)하여 적용한다.

본품은 이담(利膽)과 이뇨(利尿)의 작용을 겸하고 있어 급만성 간염, 신염에 적용하여 사용한다.

【포제】 잡질을 제거하고 깨끗이 씻은 다음 햇볕에 말린다. 양혈지혈(凉血止血)에는 생용(生用)하고, 수렴지혈(收斂止血)에는 초탄(炒炭)하여 사용한다.

【용량과 용법】 12~40g. 외용(外用)에는 신선한 약재를 짓찧어서 상처부위에 도부(塗敷)한다.

【금기증】 비위(脾胃)가 허한(虛寒)하면서 어체(瘀滯)가 없는 자는 복용을 하지 말아야 한다.

【임상응용】 ① 열사(熱邪)로 상락(傷絡)하여 혈(血)이 순경(循經)하지 못하여 발생하는 구혈(嘔血)·객혈(咯血) 등의 출혈증을 치료하는 경우에는 대황탄(大黃炭), 측백엽(側柏葉), 종려피(棕櫚皮), 백모근(白茅根) 등을 배합한다(예 : 십회산(十灰散)[십약신서(十藥神書)]).

소계(小薊)【명의별록(名醫別綠)】CEPHALONOPLOSI HERBA

【기원】 국화과(Compositae)에 속한 여러 해 살이 풀인 조뱅이 *Cephalonoplos segetum* Bge. Kitam.의 전초(全草)를 건조한 것으로, 여름과 가을에 채취하여 햇볕에 말린다.

【성미】 성질은 서늘하며, 독이 없고, 맛은 달고 약간 쓰다.

【귀경】 간, 비, 방광경.

【효능 및 주치】 1. 양혈지혈(凉血止血) : 토혈(吐血), 뉵혈(衄血), 해혈(咳血), 뇨혈(尿血), 붕루하혈(崩漏下血)

2. 청열해독(清熱解毒), 산어소옹(散瘀消癰) : 정창(疔瘡), 금창(金瘡), 오로부절(惡露不絶)(어혈조체성(瘀血阻滯性))

3. 이뇨통림(利尿通淋) : 급황(急黃)(습열성(濕熱性)), 혈림(血淋), 열림(熱淋)

4. 청간이담(淸肝利膽) : 급만성간염

5. 강압(降壓) : 고혈압

【해설】 본품은 맛이 달고 성질이 서늘하다. 양혈설열(凉血泄熱)하여 지혈과 이뇨작용을 겸하고 있어 혈열망행(血熱妄行)으로 인한 객혈(喀血), 뉵혈(衄血), 토혈(吐血), 혈뇨(血尿), 혈림(血淋) 및 붕루(崩漏) 등을 치료하는데, 효능이 대계(大薊)와 비슷하여 같이 배합하여 사용한다.

본품은 해독소종(解毒消腫)의 효능이 있어 열독(熱毒)으로 인한 창독(瘡毒)을 치료하는데, 단독으로 복용하거나 신선한 것을 짓찧어서 외부(外敷)하여 치료하지만, 그 효능은 대계(大薊)보다 약하다. 그러나 이뇨(利尿), 이담(利膽), 강압(降壓)작용은 대계(大薊)보다 우수하여 간염, 신염, 고혈압에 항상 사용한다.

그 외에 본품은 자궁수축력이 강하여 출산한 후 자궁수축 부전(不全)으로 인한 출혈이 그치지 않는 증상을 멎게 한다.

【포제】 잡질을 제거하고 깨끗이 씻은 다음 햇볕에 말려서 사용한다. 양혈지혈(凉血止血), 소종(消腫)에는 생용(生用)하고, 수렴지혈(收斂止血)에는 초탄(炒炭)하며, 외용(外用)하는 경우에는 선품(鮮品)을 사용한다.

【용량과 용법】 12~40g(선품(鮮品) 30~60g).

【금기증】 비위(脾胃)가 허한(虛寒)하면서 어체(瘀滯)가 없는 자는 복용을 하지 말아야 한다.

【임상응용】 ① 하초에 어열(瘀熱)이 결취(結聚)하여 발생하는 혈림(血淋), 뇨혈(尿血), 소변빈삭(小便頻數)에는 포황(蒲黃), 목통(木通), 활석(滑石) 등을 배합하여 양혈지혈(凉血止血), 이수통림(利水通淋)한다(예 : 소계음자(小薊飮子)[제생방(濟生方)]).

② 열사(熱邪)로 상락(傷絡)하여 혈(血)이 순경(循經)하지 못하여 발생하는 구혈(嘔血)·객혈(喀血) 등의 출혈증을 치료하는 경우에는 대황탄(大黃炭), 측백엽(側柏葉), 종려피(棕櫚皮), 백모근(白茅根) 등을 배합한다(예 : 십회산(十灰散)[십약신서(十藥神書)]).

지유(地楡) 【신농본초경(神農本草經)】 SANGUISORBAE RADIX

【기원】 장미과(Rosaceae)에 속한 여러 해 살이 풀인 오이풀 *Sanguisorba officinalis* L. 혹은 장엽지유(長葉地楡) *S. officinalis L. var. longifolia* (Bert.) Yü et Li. 및 같은 속 근연식물의 뿌리를 건조한 것으로, 봄에 발아하기 전이나 또는 가을에 줄기와 잎이 마른 다음 뿌리를 채취하여 햇볕에 말린다.

【성미】 성질은 약간 차고, 독이 없으며, 맛은 쓰고 시며 떫다.

【귀경】 간, 대장경.

【효능 및 주치】 1. 양혈지혈(凉血止血) : 뉵혈(衄血), 객혈(喀血), 구혈(嘔血), 혈뇨(血尿), 변혈(便血), 치루(痔漏), 붕루(崩漏)

2. 해독렴창(解毒斂瘡) : 인후종통(咽喉腫痛), 장옹(腸癰), 이질(痢疾), 습진(濕疹), 소상(燒傷), 열비(熱痱), 악창(惡瘡), 금창(金瘡), 절(癤)

【해설】 본품의 맛은 쓰고 시며 떫고, 성질은 약간 차다. 약간 찬 성질이 양혈(凉血)하고, 시고 떫은맛은 수렴하므로 뛰어난 지혈작용을 가지고 있으며, 또한 맛이 쓰고 성질이 깔깔하여 몸의 아랫부분으로 약효가 작용하는데, 하초(下焦)의 혈분습열(血分濕熱)을 청열조습(淸熱燥濕)하여 변혈(便血)과 치창출혈(痔瘡出血), 뇨혈(尿血) 및 붕루(崩漏) 등을 치료한다.

본품은 수렴양혈(收斂凉血)하고, 소종(消腫), 지통, 지혈시키는 효능이 있으므로 탕화상(湯火傷)을 치료하는데 황련(黃連) 등과 배합되어 사용되며, 도상출혈(刀傷出血)에 외부(外敷)하면 출혈을 그치게 한다. 또한 습진에는 가루로 만들어서 상처부위에 도포(塗布)하여 치료한다.

그런데, 본품은 수렴성이 강하므로 이질(痢疾)의 초기에 병사(病邪)가 맹렬할 때 사용하는 것은 마땅치 않으며, 약성(藥性)이 약간 차므로 비위(脾胃)가 허한(虛寒)한 경우에도 적합하지 않다.

【포제】 잡질을 제거하고, 양혈지혈(凉血止血)에는 생용(生用)하고, 수렴지혈(收斂止血), 지리(止痢)의 효능을 증강하고자하면 초탄(炒炭)하여 사용한다.

【용량과 용법】 12~20g.

【금기증】 허한랭리(虛寒冷痢)와 이질(痢疾)의 초기에는 복용을 금한다.

【임상응용】 ① 사리농혈(瀉痢膿血), 탈항(脫肛)을 치료하는 경우에는 창출(蒼朮), 작약(芍藥), 권백(卷柏)을 배합하여 양혈지리(凉血止痢)한다(예 : 지유작약탕(地楡芍藥湯)[소문병기의보명집(素問病機宜保命集)]).

② 붕중루혈(崩中漏血)에는 측백엽(側柏葉), 죽여(竹茹), 누로(漏蘆) 등을 배합하여 양혈지혈(凉血止血)한다(예 : 지유탕(地楡湯)[천금익방(千金翼方)]).

③ 치루종통출혈(痔漏腫痛出血)에는 지황(地黃), 괴각(槐角), 형개(荊芥) 등을 배합한다(예 : 괴각지유환(槐角地楡丸)[외과대성(外科大成)]).

괴화(槐花) 【일화자본초(日華子本草)】 SOPHORAE FLOS

【기원】 콩과(Leguminosae)에 속한 낙엽 교목인 회화나무 *Sophora japonica* L.의 꽃과 꽃봉오리를 건조한 것으로, 여름에 꽃이 피었을 때 채취한 것을 괴화(槐花)라 하고, 꽃이 피어나지 않은 꽃봉오리를 채취한 것을 괴미(槐米)(Sophorae Flos Immaturus)라 한다.

【성미】 성질은 약간 차고, 독이 없으며, 맛은 쓰다.

【귀경】 간, 대장, 폐경.

【효능 및 주치】 1. 양혈지혈(凉血止血) : 변혈(便血), 치혈(痔血), 뉵혈(衄血), 객혈(咯血), 뇨혈(尿血), 혈림(血淋)

2. 청간강화(淸肝降火) : 간화상염증(肝火上炎證), 간열목적(肝熱目赤)

3. 살충료창(殺蟲療瘡) : 옹저창독(癰疽瘡毒), 음창습양(陰瘡濕痒), 치루(痔漏), 양매악창(楊梅惡瘡), 하감복독(下疳伏毒)

4. 항암 : 직장암

【해설】 본품은 맛이 쓰고, 성질이 약간 차다. 본품은 청열(清熱)하고 양혈지혈(涼血止血)하며, 대장경(大腸經)에 들어가 대장(大腸)의 열(熱)을 청(清)하여 치루(痔漏), 항문출혈(肛門出血)과 대변출혈 및 대장(大腸)에 열(熱)이 있어 발생하는 이질(痢疾)을 치료한다. 이 외에 양혈지혈(涼血止血)작용으로 뉵혈(衄血), 토혈(吐血), 자궁출혈에도 항상 사용한다.

또한 본품은 간경(肝經)에 들어가서 혈분열(血分熱)을 청설(清泄)하므로 혈열(血熱)로 인해 일어나는 두훈(頭暈), 두통, 목적유루(目赤流淚) 등을 치료한다.

본품은 강압(降壓)작용이 있어 모세혈관의 취약성을 개선하여 고혈압으로 인한 뇌혈관파열을 방지한다. 그러나 본품의 강압(降壓)의 효과는 관상동맥확장으로 인해 나타나지만 지속적이지 못하고 그 강압의 폭도 좁아 효과가 미약하다.

【포제】 괴화(槐花), 괴미(槐米)는 잡질을 제거하고 초용(炒用)하거나, 지혈작용을 증강하려면 초탄(炒炭)하여 사용한다. 탄(炭)한 후에는 청열량혈(清熱涼血)하는 작용은 아주 약하지만, 삽성(澀性)을 지니고 있어서 지혈(止血)하는 효력은 우수하여 여러 가지 출혈증(出血症)에 많이 사용된다. 초제품(炒製品)은 괴화(槐花)의 쓰고 차가운 성미(性味)가 완화되며, 중초(中焦)를 상하게 하지 않고 또한 효소의 활성을 파괴하여 유효성분의 보존에 유리하다. 그 청열량혈(清熱涼血) 작용은 생품보다 약하지만, 지혈(止血) 작용은 생품보다 강하고 괴화탄(槐花炭)보다는 약하므로, 비위허약(脾胃虛弱)으로 인한 출혈환자에게 사용할 수 있다.

【용량과 용법】 괴화(槐花), 괴미(槐米) : 4~12g.

【금기증】 비위(脾胃)가 허한(虛寒)한 자와 임신부는 복용을 하지 말아야 한다.

【임상응용】 ① 장풍장독(腸風臟毒)으로 대변을 보기 전이나 후에 하혈(下血)하거나, 분중대혈(糞中帶血), 치창출혈(痔瘡出血)하는 질환에서 혈색(血色)이 선홍(鮮紅)하거나 회암(晦暗)한 증상을 치료하는 경우에는 측백엽(側柏葉), 형개수(荊芥穗), 지각(枳殼)을 배합하여 청장지혈(清腸止血), 소풍행기(疏風行氣)한다(예 : 괴화산(槐花散)[보제본사방(普濟本事方)]).

측백엽(側柏葉)【명의별록(名醫別錄)】BIOTAE ORIENTALIS FOLIUM

【기원】 측백나무과(Cupressaceae)에 속한 상록 교목인 측백나무 *Biota orientalis* (L.) Endl.의 가지의 끝 부분과 잎을 건조한 것으로, 봄, 가을에 어린 가지를 채취하여 햇볕에 말린다.

【성미】 성질은 차고, 독이 없으며, 맛은 쓰고 떫다.

【귀경】 폐, 간, 대장경.

【효능 및 주치】 1. 양혈지혈(凉血止血) : 토혈(吐血), 뉵혈(衄血), 뇨혈(尿血), 장풍(腸風), 붕루(崩漏), 혈리(血痢)

2. 청열지해(淸熱止咳) : 폐열해수(肺熱咳嗽)

3. 거풍리습(祛風利濕) : 풍습열비(風濕熱痺)

4. 산종독(散腫毒) : 자시(痄腮), 단독(丹毒), 탕상(燙傷)

5. 생발오발(生髮烏髮) : 혈열(血熱)→탈발(脫髮) 혹은 수발조백(鬚髮早白)

【해설】 본품은 약성(藥性)이 차고, 맛은 쓰고 떫어서 양혈(凉血)하는 가운데 수렴지혈(收斂止血)하는 효능을 겸하고 있어 모든 출혈증에 적용하면 효과가 있고, 특히 혈열(血熱)로 인한 토혈(吐血), 비혈(鼻血), 자궁의 대출혈, 혈리(血痢) 등의 각종 출혈증에 좋은 효과가 있다.

본품은 거풍리습(祛風利濕)하여 풍습열비(風濕熱痺)를 치료하며, 산종해독(散腫解毒)하여 자시(痄腮), 단독(丹毒), 탕상(燙傷)을 치료하며, 특히 탕화탕상(湯火燙傷)에 신선한 것을 짓찧어서 상처 부위에 외부(外敷)하면 통증을 그치게 하고 상처를 남지 않게 하는 효능이 있다.

본품은 노인의 만성기관지염에 거담지해(祛痰止咳)시키는 효능이 있으며, 청년기, 중년기의 혈열(血熱)로 인한 질병후의 탈모 및 머리털이 일찍 희어지는 증상에 응용하면 머리털을 새로 나게 하고 머리털을 검게 하는 효과가 있다. 반면에 혈허(血虛)로 인하여 머리털이 일찍 희어지는 증상에는 측백나무의 종자인 백자인(柏子仁)을 사용하여 치료해야 한다.

본품은 출혈량이 많으면 본품을 탄(炭)하여 사용하지만 일반적으로는 생품(生品)의 효과가 좋다.

본품을 많이 복용하면 구역(嘔逆)을 유발할 수 있으므로 이 때는 1돈 이하를 사용하는 것이 좋다.

【포제】 잡질을 제거하여 양혈(凉血)에는 생용(生用)하고, 지혈에는 초탄(炒炭)하여 사용한다. 생용(生用)하면 양혈지혈(凉血止血), 청열지해거담(清熱止咳祛痰)의 효능이 우수하다. 탄제(炭製)한 후에는 차가운 성질이 줄어들게 되고, 오로지 수렴지혈(收斂止血) 작용을 지니게 되어 열사(熱邪)가 왕성하지 않은 각종 출혈증 등 한열허실(寒熱虛實)을 막론하고 출혈증상에 사용할 수 있다.

【용량과 용법】 8~16g.

【금기증】 진음(眞陰)이 허한 자와 대변이 조결(燥結)한 자는 복용을 금해야 하며, 혈열(血熱)이 없는 자는 복용을 금한다.

【임상응용】 ① 혈열망행(血熱妄行)으로 인한 객혈(喀血), 토혈(吐血), 뉵혈(衄血)에 혈색(血色)이 선홍(鮮紅)하고, 구건(口乾), 인조(咽燥), 설홍(舌紅), 맥현삭(脈弦數) 등의 증상이 같이 나타나는 경우에는 선하엽(鮮荷葉), 선애엽(鮮艾葉), 생지황(生地黃)을 배합하여 양혈지혈(凉血止血)한다(예 : 사생환(四生丸)[부인양방(婦人良方)]).

② 탈발(脫髮), 두발조백(頭髮早白)을 치료하는 경우에는 측백엽말(側柏葉末)을 마유(麻油)로 잘 섞어 바르거나, 신선품을 60% alcohol에 침포(浸泡)하여 두피에 바르면서 문지르면 지양생발(止痒生髮)하며, 복용하여도 오발(烏髮)하게 한다.

③ 원기허약(元氣虛弱)으로 인하여 붕중루혈(崩中漏血)이 몇 해가 지나도 낫지 않는 경우에는 속단(續斷), 아교(阿膠), 별갑(鼈甲), 단적석지(煅赤石脂) 등을 배합한다(예 : 백엽산(柏葉散)[교주부인양방(校注婦人良方)]).

백모근(白茅根) 【신농본초경(神農本草經)】 IMPERATAE RHIZOMA

【기원】 벼과(Gramineae)에 속한 여러 해 살이 풀인 띠 *Imperata cylindrica* var. koenigii (Retz.) Durand et Schinz. 또는 白茅 *I. cylindrica* Beavu. var. *major* (Nees) C.E. Hubb.의 뿌리줄기를 건조한 것으로, 봄과 가을에 채취하여 땅위에 나온 부분을 제거하고 깨끗이 씻은 다음 햇볕에 말린다.

【성미】 성은 차고, 독이 없으며, 맛은 달다.

【귀경】 폐, 위, 방광경.

【효능 및 주치】 1. 양혈지혈(凉血止血) : 토혈(吐血), 구혈(嘔血), 해혈(咳血), 담중대혈(痰中帶血), 뉵혈(衄血), 뇨혈(尿血)

2. 청열리뇨(淸熱利尿) : 열림(熱淋), 습열륭폐(濕熱癃閉), 위열구얼(胃熱嘔噦), 폐열해수(肺熱咳嗽), 풍수(風水), 수종(水腫)

3. 이습퇴황(利濕退黃) : 습열황달(濕熱黃疸)

【해설】 본품은 맛이 달고 약성(藥性)이 차며, 심(心)·폐(肺)·위(胃) 3경(經)에 들어가 청열(淸熱)시켜 양혈지혈(凉血止血)하고 생진(生津)시키는 효능이 있고 또한 방광경(膀胱經)에 들어가 이뇨(利尿)시키므로 열을 하행(下行)하게 하여 여러 가지 증상을 치료한다.

본품은 단맛을 지니고 있으나 이체(膩滯)하지 않고, 약성(藥性)이 차가우나 위기(胃氣)를 조애(阻碍)하지 않으며, 이뇨(利尿)하지만 음액(陰液)을 상하게 하지 않으므로 열증(熱證)으로 인하여 진액(津液)이 부족한 자에게 마땅하다. 그러나 작용이 화평(和平)하여 용량을 많이 하고 선품(鮮品)을 사용하는 것이 좋다.

【약효감별】 본품이 폐위(肺胃)의 열을 청(淸)하는 것은 노근(蘆根)과 비슷하지만, 노근(蘆根)은 기분(氣分)에 편중되게 작용하여 청열생진(淸熱生津)을 주로 하고, 본품은 혈분(血分)에 편중되게 작용하여 양혈지혈(凉血止血)을 주로 하는 차이가 있다.

【포제】 잡질을 제거하고 깨끗이 씻은 다음, 절단(切斷)해서 사용하거나, 초탄(炒炭)하여 사용한다. 탄제(炭製)한 후에는 맛이 삽(澀)해지고, 한성(寒性)이 줄어들며, 수렴지혈(收斂止血) 효능에 편중되어 오로지 각종 출혈증에만 사용된다.

【용량과 용법】 12~40g.

【금기증】 비위(脾胃)가 허한(虛寒)한 자와 오줌을 많이 보면서 갈증을 느끼지 않는 자는 복용을 하지 말아야 한다.

【임상응용】 ① 기허혈열(氣虛血熱)로 인한 소변출혈을 치료하는 경우에는 복령(茯苓), 인삼(人參), 건지황(乾地黃)을 배합하여 양혈지혈(凉血止血)한다(예 : 모근음자(茅根飮子)[외대비요(外臺秘要)]).

② 허로(虛勞)로 인한 소장열(小腸熱)로 소변출혈, 수도불리(水道不利)하는 증상을 치료하는 경우에는 황금(黃芩), 구맥(瞿麥), 활설(滑石) 등을 배합한다(예 : 모근산(茅根散)[태평성혜방(太平聖惠方)]).

③ 혈림(血淋)에는 활석(滑石), 동규자(冬葵子), 적작약(赤芍藥) 등을 배합한다(예 : 백모근산(白茅根散)[태평성혜방(太平聖惠方)]).

④ 상한(傷寒), 심폐열(心肺熱)로 해수(咳嗽)하고 토혈(吐血) 혹은 타혈(唾血)하는 경우에는 황금(黃芩), 죽여(竹茹), 상백피(桑白皮) 등을 배합하여 청열양혈(清熱涼血)한다(예 : 모근음자(茅根飲子)[외대비요(外臺秘要)]).

⑤ 폐열옹조(肺熱壅阻)로 해수기천(咳嗽氣喘), 구건인조(口乾咽燥)하는 경우에는 상백피(桑白皮)를 배합하여 청설폐열(清泄肺熱)한다(예 : 여신탕(如神湯)[태평성혜방(太平聖惠方)]).

⑥ 간염에는 백모근(白茅根)을 단독으로 사용하여 달여서 먹으면 일정한 효과가 있다. 또는 복령(茯苓), 인진(茵蔯), 황기(黃芪), 감초(甘草)를 배합하여 B형 간염을 치료한다.

⑦ 수종(水腫)으로 기옹(氣壅)하여 해천상기(咳喘上氣), 지체부종(肢體浮腫), 소변적삽(小便赤澁)하는 경우에는 행인(杏仁), 망초(芒硝), 목통(木通) 등을 배합하여 행수소종(行水消腫)한다(예 : 행인산(杏仁散)[태평성혜방(太平聖惠方)]).

⑧ 노증(勞證)으로 구혈(嘔血), 토혈(吐血), 각혈(咯血), 해혈(咳血)하는 경우에는 대계(大薊), 소계(小薊), 측백엽(側柏葉) 등을 배합하여 지혈(止血)한다(예 : 십회산(十灰散)[십약신서(十藥神書)]).

양제근(羊蹄根) 【신농본초경(神農本草經)】 RUMECIS RADIX

【기원】 마디풀과(Polygonaceae)에 속한 여러 해 살이 풀인 참소리쟁이 *Rumex japonicus* Houtt. 및 같은 속 근연식물의 뿌리를 건조한 것으로, 8~9월에 채취하여 햇볕에 말린다.

【성미】 성은 차고, 약간의 독이 있으며, 맛은 쓰다.

【귀경】 심, 간, 대장경.

【효능 및 주치】 1. 양혈지혈(涼血止血) : 발반(發斑), 토혈(吐血), 뉵혈(衄血), 객혈(咯血), 변혈(便血), 뇨혈(尿血), 월경과다(月經過多), 붕루(崩漏)

2. 살충료선(殺蟲療癬) : 개창(疥瘡), 완선(頑癬)

3. 설열통변(泄熱通便) : 대장유열(大腸有熱)→대변비결(大便秘結)

【해설】 본품은 맛이 쓰고 성질이 차며, 약간의 독을 지니고 있다. 양혈지혈(涼血止血)시키는 효능이 있어 혈열(血熱)로 인한 모든 출혈을 치료하는데, 특히 신체하부의 출혈에 대한 효과가 우수하여 대변출혈, 이질출혈(痢疾出血), 치출혈(痔出血), 자궁출혈, 월경과다(月經過多) 등의 치료에 사용한다. 본품의 지혈기전은 모세혈관의 취약성을 개선하고 투과성을 저하시켜 혈액응고시간을 단축하여 지혈작용을 나타내는 것으로 알려져 있다.

살충시키는 효능이 있어 개선(疥癬)과 완선(頑癬)에는 본품을 생용(生用)하고 식초를 가하여 마즙(磨汁)을 만들어 환부에 도부(塗敷)하여 치료하기도 한다. 또한 본품을 대조(大棗)와 배합하여 혈소판 감소성 자반(紫斑)에 응용한다. 또한 청열해독(淸熱解毒)하는 효능이 있어 독창(禿瘡), 탕상(燙傷)에 외용(外用)으로 사용하기도 한다.

이 외에 본품은 완하통변(緩下通便) 작용이 있으며, 대황(大黃)보다 성질이 부드러우므로 대황(大黃)을 쓰기에 무리가 있을 때 사용한다.

【포제】 잡질을 제거하고 윤투(潤透)한 후 절편(切片)하여 사용한다.

【용량과 용법】 10~15g을 전탕제(煎湯劑)에 넣으며, 신선한 것은 30~60g을 달여서 먹거나 즙을 짜서 복용한다.

【금기증】 비허(脾虛)로 인하여 설사하는 자는 복용을 하지 말아야 한다.

【임상응용】 ① 선(癬)을 치료하는 경우에는 고백반(枯白礬)을 배합하여 수습지양(收濕止痒)한다(예 : 양제근산(羊蹄根散)[의종금감(醫宗金鑑)]).

제 3 절 화어지혈약(化瘀止血藥)

여기에 해당되는 약물들은 화어(化瘀)작용을 가지고 있는 지혈약으로 질타손상(跌打損傷)이나 어혈(瘀血)이 경맥(經脈)에 조체(阻滯)하여 순경(循經)하지 못하여 된 출혈증에 적용한다. 어혈(瘀血)이 제거되지 못하면 혈(血)이 경맥(經脈)에 들어가지 못해서 출혈증상이 지혈되지 못한다. 이러한 경우 화어약(化瘀藥)과 지혈약(止血藥)을 서로 배합하여 적용함으로써 지혈효과를 현저히 높일 수 있으며, 또한 지혈하고 어혈(瘀血)의 유체(留滯)를 방지할 수 있다. 그러므로 임상에 적용할 때는 항상 활혈약(活血藥)과 행기약(行氣藥)을 상호 배합하여야 한다.

삼칠근(三七根)【본초강목(本草綱目)】NOTOGINSENG RADIX ET RHIZOMA

【기원】두릅나무과(Araliaceae)에 속한 여러 해 살이 풀인 삼칠(三七) *Panax notoginseng* (Burk.) F.H. Chen.의 뿌리와 뿌리줄기를 건조한 것으로, 늦여름에서 초가을의 꽃이 피기 전 또는 겨울에 종자가 성숙한 다음 3~7년 이상 된 것을 채취하여 햇볕에 말린다.

【성미】성은 따뜻하고, 독이 없으며, 맛은 달면서 약간 쓰다.

【귀경】간, 위경.

【효능 및 주치】1. 지혈산어(止血散瘀) : 각종 출혈증, 산후혈훈(産後血暈), 오로불하(惡露不下)

2. 소종지통(消腫止痛) : 질타손상(跌打損傷), 무명옹종(無名癰腫), 어혈동통(瘀血疼痛), 복손동통(扑損疼痛), 옹종동통(癰腫疼痛)

【해설】본품은 맛이 달면서 약간 쓰고, 약성(藥性)이 따뜻하며, 방향성(芳香性)이 있어 지혈하는 동시에 활혈화어(活血化瘀)하는 효능을 같이 가지고 있어 지혈시키되 어혈(瘀血)을 정류(停留)하지 않게 하고 행어(行瘀)하되 신혈(新血)을 상하지 않게 하는 장점이 있어 체내의 각종 출혈증에 내복(內服) 또는 외용(外用)을 막론하고 모두 효과가 있다. 본품은 출혈에 어체(瘀滯)를 겸한 경우에 가장 적합하고 대량출혈이 멎지 않을 때에도 적용할 수 있다.

본품의 활혈화어(活血化瘀)하는 효능이 소종지통(消腫止痛)의 효과를 가져와 상과(傷科)와 외과(外科)에서 중요한 약이 되어 질박종통(跌撲腫痛)과 창양종독(瘡瘍腫毒), 금창(金瘡), 장상(杖傷)에 좋은 효과가 있다.

본품은 일반적으로 분말로 만들어 복용한다.

【포제】잡질을 제거하고 도쇄(搗碎)하여 분말로 만들거나, 절편(切片)하여 사용한다. 식용유로 작(炸)하거나 증(蒸)한 숙삼칠(熟三七)은 지혈화어(止血化瘀) 작용이 생품(生品)보다는 비교적 약하지만, 자보(滋補)하는 효능에 약간 편중되므로, 신체가 허약하거나 기혈(氣血)이 부족한 환자에게 많이 활용된다.

【용량과 용법】2~8g. 가루로 만들어 먹을 경우에는 1회에 1~1.5g을 이용한다.

【금기증】허혈토혈(虛血吐血)과 혈열망행(血熱妄行) 및 출혈이 음허(陰虛)로 인한

자는 사용을 금해야 하고, 어혈(瘀血)이 없는 자와 임신부는 복용을 하지 말아야 한다.

【임상응용】 ① 해혈(咳血), 뉵혈(衄血) 및 대소변 출혈에 화예석(花蕊石), 혈여탄(血餘炭) 등을 배합하여 화어지혈(化瘀止血)한다(예 : 화혈단(化血丹)[의학충중참서록(醫學衷中參書錄)]).

② 상부소화도(上部消化道) 출혈(위궤양, 십이지장 궤양 출혈 및 만성 위염 출혈 등), 심교통(心絞痛)에는 단독으로 가루 내어 매회 2~3g, 매일 2~3회, 복용하면 지혈효과가 아주 우수하다.

③ 질타손상(跌打損傷), 어체동통(瘀滯腫痛)에는 당귀(當歸), 소목(蘇木), 적작약(赤芍藥) 등을 배합하여 활혈지통(活血止痛)한다(예 : 활혈지통탕(活血止痛湯)[의루원융(醫壘元戎)]).

포황(蒲黃) 【신농본초경(神農本草經)】 TYPHAE POLLEN

【기원】 부들과(Typhaceae)에 속한 여러 해 살이 풀인 부들 *Typha orientalis* Presl.과 애기부들 *T. angustata* Bory et Chaub. 및 같은 속 근연식물의 꽃가루를 건조한 것으로, 꽃이 피어날 때 상부(上部)의 수컷의 꽃 이삭을 채취하여 햇볕에 말리고, 화분(花粉)을 털어 모아 분말로 만든다.

【성미】 성질은 평(서늘한 쪽에 치우친 평성)하고, 독이 없으며, 맛은 달고 미끌미끌한 감각이 있다.

【귀경】 간, 심포, 심경.

【효능 및 주치】 1. 양혈지혈(凉血止血) : 토혈(吐血), 뉵혈(衄血), 혈열(血熱)→붕루(崩漏), 뇨혈(尿血), 혈리(血痢)

2. 활혈소어(活血消瘀) : 징가(癥瘕), 경폐(經閉), 어혈(瘀血)→붕루(崩漏)

3. 이뇨통림(利尿通淋) : 소변불리(小便不利), 열림삽통(熱淋澁痛)

4. 청열해독(淸熱解毒) : 종독(腫毒), 설창(舌瘡)

【해설】 본품은 맛이 달아서 약의 성질이 완만하되 준렬(峻烈)하지 않고, 약성(藥性)이 평(平)하여 한열(寒熱)에 편중함이 없으며, 간경(肝經)과 심포경(心包經)에 들어가 수삽지혈(收澀止血)하고 행혈거어(行血祛瘀)시키는 효능이 있다. 일반적으로 생용(生用)하

면 성질이 활(滑)하여 행혈거어(行血祛瘀)하므로 경폐불통(經閉不通), 산후의 어혈복통(瘀血腹痛)을 치료한다. 또 지혈할 수 있어서 자궁의 대량출혈, 토혈, 코피, 대변출혈 등의 각종 출혈증을 치료하는데, 수렴지혈(收斂止血)의 목적으로 사용할 경우에는 초탄(炒炭)하여 사용하는 것이 좋다.

본품은 이뇨와 자궁수축작용을 겸하고 있으므로 혈림(血淋)과 뇨혈(尿血), 자궁출혈에 적용할 수 있고, 약성(藥性)이 평(平)하고 완만하여 출혈증의 허실(虛實)을 막론하고 쓸 수 있으나, 임신부는 사용을 삼가야 한다.

【포제】 잡질을 제거하여 행혈화어(行血化瘀), 이뇨통림(利尿通淋)에는 생용(生用)하고, 수렴지혈(收斂止血)에는 초탄(炒炭)하여 사용한다.

【용량과 용법】 6~12g.

【금기증】 생포황(生蒲黃)은 자궁수축작용이 있으므로 임신부는 사용을 삼가는 것이 좋다.

【임상응용】 ① 출산 후에 오로(惡露)가 불행(不行)하여 복중동통(腹中疼痛)하는 것을 치료하고, 월경부조(月經不調)하고 소복(小腹)이 극통(劇痛)하는 것을 치료하는 경우에는 오령지(五靈脂)를 배합하여 활혈(活血), 행어(行瘀), 지통(止痛)한다(예 : 실소산(失笑散)[화제국방(和劑局方)]). 이 처방은 또한 어조(瘀阻)로 인한 심복제통(心腹諸痛)을 치료한다.

② 소변불통(小便不通), 혈림삽통(血淋澀痛)을 치료하는 경우에는 목통(木通), 차전자(車前子), 활석(滑石) 등을 배합하여 이수통림(利水通淋)한다(예 : 포황산(蒲黃散)[증치준승(證治準繩)]).

③ 충임불고(衝任不固)로 인한 붕중루하(崩中漏下)에는 애엽(艾葉), 용골(龍骨)을 배합하여 고경지혈(固經止血)한다(예 : 포황환(蒲黃丸)[성제총록(聖濟總錄)]).

천초근(茜草根) 【신농본초경(神農本草經)】 RUBIAE RADIX

【기원】 꼭두서니과(Rubiaceae)에 속한 여러 해 살이 반원(攀援) 풀인 꼭두서니 *Rubia akane* Nakai. 및 같은 속 근연식물의 뿌리를 건조한 것으로, 봄 또는 가을에 채취하여 햇볕에 말린다.

【성미】 성은 차고, 독이 없으며, 맛은 쓰다.

【귀경】 간, 심경.

【효능 및 주치】 1. 양혈지혈(凉血止血) : 토혈(吐血), 뉵혈(衄血), 뇨혈(尿血), 붕루(崩漏)

2. 활혈거어(活血祛瘀) : 혈체경폐(血滯經閉), 옹저초기(癰疽初起), 질박종통(跌撲腫痛)

3. 소풍통락(疏風通絡) : 열사편승(熱邪偏勝)의 비증(痺證)

4. 퇴황(退黃) : 황달

5. 지해거담(止咳祛痰) : 해수(咳嗽), 급성기관염

【해설】 본품은 맛이 쓰고, 성질이 차서 간경(肝經)의 혈분(血分)에 들어가 양혈지혈(凉血止血)시키는 효능이 있어 혈열(血熱)로 인한 출혈증을 치료하고, 활혈거어(活血祛瘀)의 작용이 있어 통경지통(通經止痛)하는 효과가 있다.

본품은 지혈하면서도 거어(祛瘀)하는 작용이 있으므로 어혈(瘀血)을 머무르게 하는 폐해가 없으며, 지혈의 중요한 약이 되고, 부인과의 중요한 약이 된다.

본품은 행혈(行血)에 사용할 때는 생용(生用)하며 질타손상(跌打損傷), 어혈작통(瘀血作痛) 및 발열을 치료하고, 지혈에 사용할 때는 초탄(炒炭)하며 토혈(吐血), 대변출혈, 코피와 월경부지(月經不止), 붕루(崩漏), 대하부지(帶下不止) 등의 증상을 치료한다.

【포제】 잡질을 제거하고 절단하여, 행혈(行血)에는 생용(生用)하고, 지혈(止血)에는 표면이 초흑색(焦黑色)이 되도록 초탄(炒炭)하여 사용한다. 탄제(炭製)한 후에는 차가운 성질이 줄어들고, 성질이 수삽(收澀)한 쪽으로 변하게 되어서 지혈(止血) 작용이 증강하게 된다.

【용량과 용법】 10~15g. 대제(大劑)의 경우에는 30g까지 사용한다.

【금기증】 맛이 쓰고 약성(藥性)이 차가 와서 강설(降泄)하는 약이므로 비위(脾胃)가 허한(虛寒)한 자, 정허혈소(精虛血少), 음허화왕(陰虛火旺)의 경우에는 사용을 삼가야 한다. 또한 지혈하면서도 활혈행혈(活血行血)하기 때문에 어체(瘀滯)가 없는 자도 복용을 삼가야 한다.

【임상응용】 ① 열사(熱邪)로 상락(傷絡)하여 혈(血)이 순경(循經)하지 못하여 발생하는 구혈(嘔血)·객혈(喀血) 등의 출혈증을 치료하는 경우에는 대황탄(大黃炭), 측백엽(側柏葉), 종려피(棕櫚皮) 등을 배합한다(예 : 십회산(十灰散)[십약신서(十藥神書)]).

② 충임불고(衝任不固)로 인하여 붕중루하(崩中漏下)하는 경우에는 오적골(烏賊骨),

초백출(炒白朮), 황기(黃芪), 단모려(煅牡蠣), 진종탄(棕櫚炭) 등을 배합하여 익기건비(益氣健脾), 고충섭혈(固冲攝血)한다(예 : 고충탕(固冲湯)[의학충중참서록(醫學衷中參書錄)]).

제 4 절 온경지혈약(溫經止血藥)

여기에 속하는 약물은 따뜻한 약성(藥性)을 가지고 있어 허한성(虛寒性)의 출혈증에 적용된다.

임상에서는 양허(陽虛)로 섭혈(攝血)하지 못하여 유발되는 변혈(便血)과 자궁기능의 저하로 인한 붕루(崩漏) 및 월경과다 등의 증(證)에 주로 사용되며, 항상 온양약(溫陽藥)과 같이 응용된다.

그런데, 애엽(艾葉)과 복룡간(伏龍肝) 등은 그 약성(藥性)이 강조(剛燥)하여 동혈(動血)하기 쉬우므로 열성화왕(熱盛火旺)의 출혈증에 절대로 잘못 사용하여서는 안 된다.

애엽(艾葉) 【명의별록(名醫別綠)】 ARTEMISIAE ARGYI FOLIUM

【기원】 국화과(Compositae)에 속한 여러 해 살이 풀인 황해쑥 *Artemisia argyi* Lev. et Vant., 쑥 *A. princeps* Pamp. var. *orinentalis* Hara. 또는 산쑥 *A. monata* Pampani.의 잎과 어린 줄기를 건조한 것으로, 여름에 꽃이 아직 피지 않았을 때 채취하여 햇볕에 말린다.

【성미】 성은 따뜻하고 맛은 맵고 쓰다. 소독(小毒)이 있다.

【귀경】 간, 비, 신, 폐경.

【효능 및 주치】 1. 온경지혈(溫經止血) : 붕중루혈(崩中漏血), 냉리농혈(冷痢膿血), 토뉵하혈(吐衄下血)

2. 온중산한(溫中散寒) : 비위랭통(脾胃冷痛), 궁한복통(宮寒腹痛)

3. 조경안태(調經安胎) : 임신하혈(妊娠下血), 태동불안(胎動不安), 복중동통(腹中疼痛)

4. 제습지양(除濕止痒) : 피부습진소양(皮膚濕疹瘙痒), 음창(陰瘡), 개선(疥癬)

5. 통경활락(通經活絡) : 주구백병(主灸百病)

【해설】 본품은 맛이 쓰므로 조(燥)하게 하고, 매워서 산(散)하며, 방향(芳香)이 있으면서 따뜻하게 하고, 오로지 삼음경(三陰經)에 들어가 기혈(氣血)을 따뜻하게 하고 경맥(經脈)을 따뜻하게 데워 주며, 한습(寒濕)을 몰아내고 통증을 치료한다. 따라서, 본품은 주로 하초허한(下焦虛寒)의 증(證)인 복중랭통(腹中冷痛)과 경한부조(經寒不調), 궁냉불잉(宮冷不孕) 등을 거한(祛寒)하여 치료하며, 허한성(虛寒性)의 월경부조(月經不調), 복통 등의 증상을 치료하고, 흉완(胸脘)의 한통(寒痛)에 본품을 사용하면 지통효과가 아주 빠르다.

본품은 온경지혈(溫經止血)하고, 안태(安胎)하는 효능이 있는데, 자궁출혈에 우수한 효과가 있으며, 태동불안(胎動不安)을 치료한다. 또한 조습지양(燥濕止痒)하는 효능이 있어 피부질환을 치료한다.

【포제】 잡질을 제거하고 생용(生用)하거나, 지혈에는 초초(醋炒)하여 사용한다.

【용량과 용법】 4~12g.

【금기증】 음허화왕(陰虛火旺)과 혈조생열(血燥生熱) 및 실혈병(失血病)이 오래된 증(證)에는 복용을 금한다.

【임상응용】 ① 자궁허랭(子宮虛冷)으로 인하여 대하백음(帶下白淫), 면색위황(面色萎黃), 경맥부조(經脈不調), 두복시통(肚腹時痛), 혼구불잉(婚久不孕)하는 경우에는 향부자(香附子), 당귀(當歸), 백작약(白芍藥) 등을 배합하여 난궁온경(暖宮溫經), 양혈활혈(養血活血)한다(예 : 애부난궁환(艾附暖宮丸)[인재직지방론(仁齋直指方論)]).

② 혈열망행(血熱妄行)으로 인한 여러 가지 증상을 치료하는 경우에는 생하엽(生荷葉), 생측백엽(生側柏葉), 생지황(生地黃)을 배합하여 양혈지혈(凉血止血)한다(예 : 사생환(四生丸)[부인량방(婦人良方)]).

③ 혈허한체(血虛寒滯)로 인하여 부인의 경수임리(經水淋漓), 태전(胎前), 산후의 하혈부지(下血不止) 및 임신복통의 증상이 있는 경우에는 아교(阿膠), 당귀(當歸), 천궁(川芎), 생지황(生地黃) 등을 배합하여 보혈안태(補血安胎)한다(예 : 교애탕(膠艾湯)[금궤요략(金匱要略)]).

제 12 장 활혈거어약(活血祛瘀藥)

활혈거어약(活血祛瘀藥)은 혈액의 순환을 촉진하고 어체(瘀滯)를 풀어주는 것을 중요한 작용으로 하는 약물을 말하며, 또한 행혈산어약(行血散瘀藥)(화어약(化瘀藥))이라고도 한다. 그 중에서 작용이 강렬한 것을 파혈약(破血藥) 혹은 축어약(逐瘀藥)이라고 한다.

활혈거어약(活血祛瘀藥)은 대부분 맛이 쓰고 매우며 약의 성질은 따뜻한데, 매운 맛은 산어행체(散瘀行滯)하고, 쓴맛은 설리통강(泄利通降)하며, 따뜻한 성질은 혈맥(血脈)을 통행(通行)하고, 혈행(血行)을 촉진할 수 있기 때문이다. 그러므로, 여기에 소속되는 약은 주산(走散)을 잘하여 행혈(行血), 산어(散瘀), 통경(通經), 활락(活絡), 속상(續傷), 이비(利痺), 정통(定痛) 및 소종산결(消腫散結) 등의 효능을 지니고 있다.

활혈거어약(活血祛瘀藥)은 혈행(血行)이 불창(不暢)하거나 혹은 혈분(血分)에 어혈(瘀血)이 정체(停滯)하여 된 여러 병증(病證), 예를 들면 혈체경폐(血滯經閉), 월경통, 산후어조(産後瘀阻), 징가비괴(癥瘕痞塊), 질타손상(跌打損傷)으로 인한 어혈종통(瘀血腫痛), 골절(骨折) 및 혈행불창(血行不暢)으로 인한 관절비통(關節痺痛)과 그 밖에 옹종창양(癰腫瘡瘍)에도 활용한다. 활혈거어약(活血祛瘀藥)은 이상에서 서술한 병증(病證)에 대하여 혈행(血行)을 통창(通暢)시키고, 어체(瘀滯)를 풀어 주어서 통경(通經), 지통, 산어(散瘀), 소종(消腫) 등의 효과를 나타낸다. 출혈증에 어체(瘀滯)가 있는 경우에도 또한 활혈거어약(活血祛瘀藥)을 사용하여 거어(祛瘀)시켜서 지혈시키는 효능을 얻을 수 있다. 어떤 활혈거어약(活血祛瘀藥)은 오늘날 관상동맥경화증, 협심증 등에 사용하여 활혈통맥(活血通脈)하는 효능이 있고, 어떤 활혈거어약(活血祛瘀藥)은 최산하태(催産下胎)의 작용을 겸하고 있어 난산(難産), 태의불하(胎衣不下) 등에 응용된다. 여기에 해당되는 약물은 내복(內服)하는 외에 외용(外用)으로도 할 수 있다.

현대적인 실험연구에 의하면, 활혈거어약(活血祛瘀藥)은 심혈관계에 대하여서는 혈관의 확장, 미순환(微循環)의 개선, 심근경색, 심근의 허혈(虛血)상태의 개선 등의 작용을 하며, 혈액계통에 대하여서는 항혈액응고(抗血液凝固)작용, 혈소판응집의 억제, 섬유단백의 용해활성 증가, 혈전형성억제 등의 작용을 한다. 이 외에도 항종류(抗腫瘤)작용, 진통, 소염, 항감염(抗感染)작용, 강혈지(降血脂)작용 등의 효능을 지니고 있는 것으로 밝혀졌다. 따라서, 향후 이러한 분야에서 활혈거어약(活血祛瘀藥)을 활용하는 것도 상당히 바람직 할 것으로 생각된다.

임상에 적용할 때는 질병의 정황에 따라서 응용해야 하며, 아울러 약물의 특별한 약효에 근거해서 적당한 약물을 선택하고 배합하여야 한다. 기(氣)와 혈(血)의 관계가 밀접하며, 기(氣)는 혈수(血帥)가 되므로, 기(氣)가 행(行)하면 혈(血)이 행(行)하고, 기(氣)가 체(滯)하면 혈(血)이 응체(凝滯)되므로, 임상상 기체(氣滯)는 혈어(血瘀)를 일으키고, 혈어(血瘀)도 항상 기체(氣滯)를 겸하게 된다. 그러므로 여기에 해당되는 약물은 항상 행기약(行氣藥)을 같이 배합하여 사용함으로써 활혈거어(活血祛瘀)의 효능을 높일 수 있다. 한(寒)하면 응체(凝滯)하여 혈어(血瘀)의 형성을 촉진하므로 한응혈어(寒凝血瘀)의 경우에는 마땅히 온리약(溫裏藥)을 배합하여 온경통맥(溫經通脈)시켜 한증(寒證)을 없애야 한다. 또한 극렬한 동통증(疼痛證)에 대하여는 활혈행기(活血行氣)시키고 지통시키는 이중작용을 지니고 있는 약물을 선택하여 활용함이 마땅하다. 관절비통(關節痺痛)에는 거풍제습약(祛風除濕藥)을 배합해서 응용하고, 옹종창양(癰腫瘡瘍)에는 청열해독약(淸熱解毒藥)을 함께 배합해서 응용하며, 출혈(出血)하면서 어혈(瘀血)이 있는 경우에는 마땅히 거어(祛瘀)와 지혈의 관계를 합당하게 처리해야 하며, 활혈거어약(活血祛瘀藥) 한 가지만을 사용해서는 안 된다.

이 외에 활혈거어약(活血祛瘀藥)을 사용할 때에는 정기(正氣)의 강하고 약함에 따라 적절하게 약을 활용해야 한다. 무릇 정기(正氣)가 부족하면 병의 정황을 참작하여 기혈(氣血)을 보익(補益)시키는 약물을 배합하여 정기(正氣)를 보호하고 유지하게 하여야 한다.

여기에 해당되는 약물은 월경과다(月經過多)나 혹은 혈허(血虛)이면서 어체(瘀滯)가 없는 여성의 혈허경폐(血虛經閉)에는 응용하지 말아야 하며, 그 중에서도 특히 최산하태(催産下胎)하는 약물은 임신부에 대하여 사용하지 말거나 혹은 조심해서 사용한다. 또한 습관성 작용이 강렬한 활혈거어약(活血祛瘀藥)은 일반적으로 임신부에게 사용하지 말아야 하며 혹은 신중하게 사용하여야 한다.

천궁(川芎) 【신농본초경(神農本草經)】 CNIDII RHIZOMA

【기원】 산형과(Umbelliferae)에 속한 여러 해 살이 풀인 천궁 *Cnidium officinale*

Makino.의 뿌리줄기를 건조한 것으로, 9~10월에 채집하여 줄기와 잎을 제거하고 햇볕에 말린다.

중국에서는 천궁(川芎) *Ligusticum chuanxiong* Hort.를 기원식물로 하고 있는데, 평원에서 재배한 것은 소만 후 4~5일이 지난 다음 채집하는 것이 좋고, 산지에 재배한 것은 8~9월에 채집하여 줄기, 잎과 잔뿌리를 제거하고 깨끗이 씻은 다음, 햇볕에 말리거나 또는 홍건(烘乾)한다.

【성미】 성은 따뜻하고, 독이 없으며, 맛은 맵고 쓰다.

【귀경】 간, 담, 심포경.

【효능 및 주치】 1. 행기개울(行氣開鬱) : 흉협창통(胸脇脹痛), 위완창통(胃脘脹痛)

2. 거풍조습(祛風燥濕) : 풍한감모(風寒感冒), 풍한습비(風寒濕痺), 풍한두통(風寒頭痛)

3. 활혈지통(活血止痛) : 산후혈훈(産後血暈), 산후복통, 혈어경폐(血瘀經閉)

4. 소종배농(消腫排膿) : 옹종(癰腫), 질타종통(跌打腫痛)

【해설】 본품은 성미(性味)가 맵고 따뜻하고 향기가 강하여 주찬(走竄)하며, 매운맛은 산(散)하고 따뜻한 성질은 통(通)하게 하고 주(走)하되 수(守)하지 않아 위로는 두전(頭巓)에 이르고 아래로는 혈해(血海)에 도달하며, 밖으로는 피모(皮毛)를 관통하고 옆으로는 사지(四肢)를 통행(通行)하게 한다. 따라서, 본품은 혈중(血中)의 기약(氣藥)이 되어 활혈행기(活血行氣)하고 거풍산한지통(祛風散寒止痛)하는 효능이 있어 혈어기체(血瘀氣滯)로 인한 월경곤란, 경폐복통(經閉腹痛), 산후복중결괴작통(産後腹中結塊作痛) 및 난산, 포의불하(胞衣不下) 등의 증상을 치료한다. 이 외에도 풍한두통(風寒頭痛), 신통(身痛), 풍습성(風濕性) 관절통 및 창양종독(瘡瘍腫毒) 등의 증상을 치료한다.

본품은 두통을 치료하는 중요한 약이 되는데, 풍한(風寒)이나 풍열(風熱), 기허(氣虛), 혈허(血虛) 및 혈어(血瘀) 두통에 적당한 약물을 배합하여 광범위하게 응용할 수 있으며, 혈전을 용해하는 작용이 있어 뇌출혈 후의 혈전으로 인한 반신불수에 혈관을 확장시키고 혈류량을 증가시켜 혈압을 내려주어 상태를 호전시킨다.

또한 두통에는 미감침(米泔浸)하여 정유 성분을 없애고 사용해야 하는데, 이는 정유성분이 있을 경우 오히려 두통을 유발할 수 있기 때문이다. 본품은 성질이 맵고 따뜻하며 향찬(香竄)하여 음허화왕(陰虛火旺)이나 혈허기약(血虛氣弱)의 병증(病證)에 사용하는 것은 마땅하지 않다. 또한 본품은 과량을 복용하게 되면 구토, 현훈(眩暈) 등을 일으킬 수 있고, 오랫동안 복용하면 진기(眞氣)를 소모하며, 출혈병증에는 병세를 악화시키므로 사용할 때 주의해야 한다.

【포제】 잡질을 제거하고 깨끗이 씻은 다음, 수포(水泡)하여 윤투(潤透)되면 박편(薄片)으로 썰어 햇볕에 말려서 사용하거나, 주자(酒炙)한다. 주자(酒炙)한 후에는 술의 효과와 천궁(川芎)의 약효가 협동작용을 일으켜서 약을 이끌고 상행(上行)하며, 활혈행기(活血行氣), 거풍지통(祛風止痛), 통경(通經)하는 작용이 증강한다.

【용량과 용법】 4~12g.

【금기증】 본품은 맛이 맵고 약의 성질이 온조(溫燥)에 편중되며, 또한 승산(升散)하는 작용을 하므로, 음허화왕(陰虛火旺)과 상성하허(上盛下虛) 및 기약(氣弱), 고혈압, 발한과다(發汗過多)의 경우에는 복용을 하지 말아야 한다. 또한 활혈행기(活血行氣)하는 효력이 비교적 강하므로 월경과다자의 경우에도 복용을 하지 말아야 한다. 황련(黃連) · 황기(黃芪) · 산수유(山茱萸) · 낭독(狼毒) 등과 상오(相惡)한다. 여로(藜蘆)에 반(反)한다.

【임상응용】 ① 혈허(血虛)에 속하거나 혈허(血虛)하면서 어체(瘀滯)가 있어서, 심계실면(心悸失眠), 두훈목현(頭暈目眩), 면색무화(面色無華), 부인들의 월경부조(月經不調), 량소(量少) 혹은 경폐불행(經閉不行), 제복통(臍腹痛) 등의 증상이 나타나는 경우에는 숙지황(熟地黃), 당귀(當歸), 백작약(白芍藥)을 배합하여 보혈(補血), 화혈(和血), 조경(調經)한다(예 : 사물탕(四物湯)[화제국방(和劑局方)]).

② 혈어경폐(血瘀經閉), 통경(痛經), 산후복통(産後腹痛)을 치료하는 경우에는 당귀(當歸), 도인(桃仁), 홍화(紅花) 등을 배합한다(예 : 도홍사물탕(桃花四物湯)[의종금감(醫宗金鑑)]).

③ 양명경두통(陽明經頭痛), 미릉골통(眉棱骨痛), 두풍통(頭風痛), 치통을 치료하는 경우에는 백지(白芷), 방풍(防風), 형개(荊芥) 등을 배합하여 거풍지통(祛風止痛)한다(예 : 천궁다조산(川芎茶調散)[화제국방(和劑局方)]).

④ 출산한 후에 오로불행(惡露不行)으로 소복동통(小腹疼痛), 거안(拒按), 맥세삽(脈細澁) 혹은 현세(弦細), 설질(舌質)은 암담(暗淡)하는 등의 증상이 나타나는 경우에는 당귀(當歸), 도인(桃仁), 건강(乾薑), 감초(甘草) 등을 배합하여 활혈거어(活血祛瘀), 온경지통(溫經止痛)한다(예 : 생화탕(生化湯)[부청주여과(傅青註女科)]).

⑤ 풍습(風濕)이 표(表)에 있어 견배통(肩背痛)으로 돌아 볼 수가 없으며, 두통, 신중

(身重)하거나 요척동통(腰脊疼痛)하며 전측(轉側)하기가 어려운 경우에는 독활(獨活), 고본(藁本), 방풍(防風) 등을 배합하여 거풍습(祛風濕), 지동통(止疼痛)한다(예 : 강활승습탕(羌活勝濕湯)[내외상변혹론(內外傷辨惑論)]).

⑥ 충임맥(衝任脈)이 허한(虛寒)하고 어혈(瘀血)이 조체(阻滯)하여 루하부지(漏下不止)하고 월경부조(月經不調)하거나 부인의 불잉(不孕)을 치료하는 경우에는 오수유(吳茱萸), 당귀(當歸), 작약(芍藥) 등을 배합하여 온경산한(溫經散寒), 거어양혈(祛瘀養血)한다(예 : 온경탕(溫經湯)[금궤요략(金匱要略)]).

유향(乳香) 【명의별록(名醫別錄)】 OLIBANUM

【기원】 감람과(橄欖科)(Burseraceae)에 속한 작은 관목인 유향수(乳香樹) *Boswellia carterii* Birdw.와 같은 속 식물의 나무줄기의 껍질에서 스며 나온 수지(樹脂)로, 봄에서 여름 사이에 나무줄기에 상처를 내어 흘러나오는 수지(樹脂)를 응고시켜 채취한다.

【성미】 성은 따뜻하고, 독이 없으며, 맛은 쓰고 맵다.

【귀경】 심, 간, 비경.

【효능 및 주치】 1. 활혈지통(活血止痛) : 위완복통(胃脘腹痛), 통경(痛經), 경폐(經閉), 산후복통, 풍습비통(風濕痺痛), 징가(癥瘕), 중풍후유증, 난산, 전광(癲狂), 질타손상(跌打損傷)

2. 해독소종(解毒消腫) : 옹종(癰腫), 두저(頭疽), 장옹(腸癰)

3. 생기지양(生肌止痒) : 창양궤파구불수구(瘡瘍潰破久不收口), 은진양독(癮疹痒毒)

【해설】 본품은 맛이 맵고 쓰며, 약성(藥性)이 따뜻하고, 방향(芳香)이 있으며, 매운맛은 산(散)하고 쓴맛은 설(泄)하며, 따뜻한 성질은 통(通)하게 하고, 향(香)은 주찬(走竄)하게 하므로, 활혈이기(活血理氣)하고 지통하며, 종양(腫瘍)을 소(消)하고 기육(肌肉)을 생장하게 하는 효과가 있다. 따라서 어혈조체(瘀血阻滯)로 인한 가슴과 복부의 여러 가지 통증에 특히 효과가 좋으며, 통경(痛經), 질타어통(跌打瘀痛), 옹저종독(癰疽腫毒), 비통구련(痺痛拘攣) 및 창양(瘡瘍)이 오랫동안 수렴하지 못하는 등의 증상에 모두 적용할 수 있다.

본품은 몰약(沒藥)과 함께 배합되면 지통효과가 우수해지므로 두 약을 함께 응용하면 효능이 증대된다. 그러나, 본품은 향(香)이 있으나 그 기(氣)가 탁(濁)하기 때문에 많이 복용하면 구토할 우려가 있으므로, 용량이 너무 과다해서는 안 된다.

본품은 별도로 전탕(煎湯)하거나 분말로 만들어서 복용하는데, 이는 수지(樹脂)의 점액질이 달일 때 다른 약물에 달라붙게 되어 약물의 용출을 방해하기 때문이다.

【포제】 잡질을 제거하고 아주 가는 가루로 갈아서 사용하거나, 미초(微炒) 또는 미초초(米醋炒)하여 사용한다.

유향(乳香)의 휘발유가 독성이 있고, 위장(胃腸)에 대하여 자극성이 있어서 구토하게 한다. 따라서, 생용(生用)하면 기미(氣味)가 신열(辛烈)하여 위(胃)에 대한 자극성이 비교적 강해서 구토를 일으키기 쉽다. 다만 활혈소종지통(活血消腫止痛)하는 효과는 강하여서 어혈종통(瘀血腫痛)에 사용되고, 또는 외용(外用)으로 많이 사용된다.

초자(醋炙)하면 부분적으로 휘발유가 제거되어 자극성이 완화되며, 맛과 냄새를 바로 잡아 주는 효과가 있어 복용하기에 편리하며, 연말(研末)하기도 편리해진다. 또한 활혈지통(活血止痛)하는 효능이 증강되고, 수렴생기(收斂生肌)작용이 강화되므로, 주로 심복동통(心腹疼痛), 옹저종통(癰疽腫痛) 등의 증상에 활용된다. 초(炒)하면 휘발유 성분이 일부분 제거되어 자극성이 완화되며, 복용에 편리하고 또한 연말(研末)하여 분쇄하기가 쉬워진다.

【용량과 용법】 4~12g.

【금기증】 옹저(癰疽)가 이미 허물어 져서 농(膿)이 많은 경우 및 임신부의 경우에는 복용을 하지 말아야 한다.

【임상응용】 ① 질복손상(跌扑損傷)의 경우에는 몰약(沒藥), 혈갈(血竭), 홍화(紅花), 사향(麝香) 등을 배합하여 활혈산어(活血散瘀), 행기지통(行氣止痛)한다(예 : 칠리산(七厘散)[양방집액(良方集腋)]).

② 심교통(心絞痛)으로 흉민(胸悶), 별기(憋氣)하는 경우에는 소합향(蘇合香), 단향(檀香) 등을 배합하여 이기관흉(理氣寬胸), 지통한다(예 : 관심소합향환(冠心蘇合香丸)[중국약전(中國藥典)]).

③ 옹저종독(癰疽腫毒)이 궤(潰)한 후에도 오랫동안 아물지 않고 기혈(氣血)이 응체(凝滯)되어 창양통(瘡瘍痛)이 심한 경우에는 몰약(沒藥), 한수석(寒水石), 빙편(冰片) 등

을 배합하여 환처(患處)에 외부(外敷)하여 거부생기(祛腐生肌), 지통한다(예 : 유향정통산(乳香定痛散)[외과발휘(外科發揮)]).

④ 풍한습비(風寒濕痹)에는 강활(羌活), 진교(秦艽), 당귀(當歸) 등을 배합하여 활혈통락(活血通絡), 신근지통(伸筋止痛)한다(예 : 견비탕(蠲痹湯)[백일선방(百一選方)]).

몰약(沒藥) 【개보본초(開寶本草)】 MYRRHA

【기원】 감람과(橄欖科)(Burseraceae)에 속한 작은 관목 흑은 교목인 몰약수(沒藥樹) *Commiphora myrrha* Engl. 또는 애륜보몰약수(愛倫堡沒藥樹) *Balsamodendron ehrenbergianum* Berg. 등의 식물의 상처부위로부터 흘러나와서 응고한 수지(樹脂)로, 나무줄기에 칼로 상처를 입히거나 또는 자연히 흘러나와서 응고한 수지(樹脂)를 채취한다.

【성미】 성질은 평하고, 독이 없으며, 맛은 쓰고 맵다.

【귀경】 심, 간, 비경.

【효능 및 주치】 1. 활혈거어(活血祛瘀) · 지통 : 월경폐색(月經閉塞), 월경통, 질박상통(跌撲傷痛), 완복동통(脘腹疼痛), 풍습비통(風濕痺痛), 창옹작통(瘡癰作痛), 징가적취(癥瘕積聚)

2. 소종생기(消腫生肌) : 창양궤파후구불수구(瘡瘍潰破後久不收口), 치루(痔漏), 옹저종독(癰疽腫毒), 간열(肝熱)→목적종통(目赤腫痛), 간열성예(肝熱星翳)

3. 타태(墮胎)

【해설】 본품은 유향(乳香)과 마찬가지로 방향(芳香)이 있어 잘 행(行)하고 주찬(走竄)하므로 활혈산어(活血散瘀)하고 행기통락(行氣通絡)하며, 활혈행기(活血行氣)하여 소종(消腫)하고 동통(疼痛)을 그치게 하는 작용이 있어서 외과(外科)와 상과(傷科)에서 아주 중요한 약이 된다. 본품은 외과의 옹종창양(癰腫瘡瘍)과 상과(傷科)의 질타손상(跌打損傷), 어혈작통(瘀血作痛)을 치료하는데 많이 이용되며, 파혈(破血)의 효능이 있어 어혈불행(瘀血不行)으로 인한 월경정폐(月經停閉)나 어혈적취(瘀血積聚)로 형성된 징가(癥瘕)를 치료한다.

【약효감별】 본품과 유향(乳香)은 모두 산어지통(散瘀止痛)하는 작용이 있어서 임신부에게 사용하는 것은 적합하지 않다. 다만 유향(乳香)은 조기(調氣), 몰약(沒藥)은 산어

(散瘀)하는데 효능이 치우치며, 임상에서는 기체혈어(氣滯血瘀)로 유발되는 동통(疼痛)에 항상 같이 배합하여 사용한다.

【포제】 잡질을 제거하고, 가는 가루로 만들어서 사용하거나, 초초(醋炒)하여 사용한다. 몰약(沒藥)의 생품은 기미(氣味)가 짙고 강렬하여 위(胃)에 일정한 자극성이 있어서 쉽게 구토(嘔吐), 오심(惡心)을 유발하므로, 대부분 외용(外用)으로 많이 이용한다. 초몰약(炒沒藥)은 위에 대한 자극성이 완화되어 구토를 일으키지 않게 하고 복용을 편리하게 하며, 분쇄(粉碎)하기에 편리하다. 초자(醋炙)한 후에는 활혈지통(活血止痛), 수렴생기(收斂生肌)의 작용이 증강되며, 아울러 교미(矯味), 교취(矯臭)하는 효과가 있다.

【용량과 용법】 4~12g.

【금기증】 골절통(骨節痛)과 흉복협륵통(胸腹脇肋痛)이 어혈정체(瘀血停滯)로 인하지 않고 혈허(血虛)로 인한 자 및 출산 후에 오로과다(惡露過多)로 복중허통(腹中虛痛)한 자, 임신부는 복용을 하지 말아야 한다. 또한 위(胃)가 약한 사람은 복용한 다음에 쉽게 불쾌감을 느낄 수 있다.

【임상응용】 ① 질타손상(跌打損傷)에는 유향(乳香), 혈갈(血竭), 자충(䗪蟲) 등을 배합하여 활혈화어(活血化瘀)한다(예 : 팔리산(八釐散)[의종금감(醫宗金鑑)]).

② 어혈정체(瘀血停滯)로 인한 위완동통(胃脘疼痛)에는 향부(香附), 현호색(玄胡索), 오령지(五靈脂) 등을 배합하여 행기화어지통(行氣化瘀止痛)한다(예 : 수념산(手拈散)[단계심법(丹溪心法)]).

③ 기혈어체(氣血瘀滯)로 인한 근골제통(筋骨諸痛) 및 부인의 혈기어통(血氣瘀痛)으로 참을 수 없는 경우에는 천산갑(穿山甲), 목별자(木鱉子), 유향(乳香)을 배합하여 행기지통(行氣止痛)한다(예 : 몰약산(沒藥散)[선명론방(宣明論方)]).

④ 정창(疔瘡), 무명종독(無名腫毒)에는 유향(乳香), 혈갈(血竭) 등을 배합한다(예 : 설화단(舌化丹)[양의대전(瘍醫大全)]).

⑤ 질타부추(跌打仆墜)로 동통(疼痛)이 그치지 않는 경우에는 유향(乳香), 혈갈(血竭), 자연동(自然銅) 등을 배합하여 활혈속근(活血續筋)한다(예 : 보손근환(補損筋丸)[상과회찬(傷科匯纂)]).

⑥ 질타손상(跌打損傷), 뼈와 근육이 끊어지는 손상을 받았는데, 어체작통(瘀滯作痛)이 있거나, 혹은 금인(金刃)으로 절상(折傷)이 있으면서 출혈이 되면서 그치지 않는 경우

에는 혈갈(血竭), 유향(乳香), 홍화(紅花) 등을 배합하여 활혈산어(活血散瘀), 정통(定痛), 지혈(止血)한다(예 : 칠리산(七厘散)[양방집액(良方集腋)]).

현호색(玄胡索)【개보본초(開寶本草)】CORYDALIS TUBER

【기원】 양귀비과(Papaveraceae)에 속한 여러 해 살이 풀인 현호색 *Corydalis turtschaninovii* Bess. 및 같은 속 근연식물의 덩이줄기를 건조한 것이다. 5~6월에 줄기와 잎이 말라 죽은 후 덩이줄기를 채취하여 외측(外側)의 박피(薄皮)는 제거하고 깨끗이 씻은 다음 끓는 물에 넣고 아래 위로 저어가면서 내부의 백심(白心)이 없어지고 황색이 될 때까지 삶아지면 건져내어 햇볕에 말린다.

【성미】 성은 따뜻하고, 독이 없으며, 쓰고 맵다.

【귀경】 간, 비, 심경.

【효능 및 주치】 1. 행기지통(行氣止痛) : 흉복완협통(胸腹脘脇痛), 지체동통(肢體疼痛)

2. 활혈산어(活血散瘀) : 징가적취(癥瘕積聚), 흉복자통(胸腹刺痛), 폐경(閉經), 통경(痛經), 산후의 오로부진(惡露不盡), 붕중루하(崩中漏下), 질타손상(跌打損傷)

【해설】 본품은 맛이 매워서 산(散)하고 쓴맛은 설(泄)하며, 따뜻한 성질은 통(通)하게 하여 혈분(血分)과 기분(氣分)에 들어가 혈(血) 중의 기체(氣滯)를 행(行)하게 하고 또한 기(氣) 중의 혈체(血滯)를 행(行)하게 하여 활혈리기(活血理氣)하는 중요한 약이 된다.

본품은 기혈(氣血)의 흐름을 잘 통하게 하여 지통하는 중요한 약이 되므로, 기체(氣滯), 어혈(瘀血)이 산(散)하지 않고 정체(停滯)하고 불행(不行)하여 나타나는 몸의 아래 위의 여러 가지 통증에 적용하며, 특히 위완작통(胃脘作痛)(특히 궤양성 복통), 경행복통(經行腹痛)에 신속한 치료효과를 나타내며 또한 부인과의 만성염증과 동통(疼痛)에 항상 사용된다.

본품의 지통효과는 유향(乳香), 몰약(沒藥), 오령지(五靈脂)보다 강하고, 전탕(煎湯)하는 것보다는 분제(粉劑)로 충복(沖服)하면 효과가 더 우수하다. 그런데, 본품의 지통 강도는 morphine의 절반 정도이지만 지속력이 강하고 중독의 위험이 없다.

【포제】 잡질을 제거하고 물에 침포(浸泡)하여 윤투(潤透)한 후 절편(切片)하여 사용하거나 초자(醋炙), 초자(醋煮)한다. 초제(醋製)한 후에는 유효성분이 잘 우러나와서 지통

(止痛)하는 작용이 증강되고, 신체 각 부위의 여러 종류의 동통(疼痛) 증후에 광범위하게 응용된다.

【용량과 용법】 4~12g.

【금기증】 산후혈허(產後血虛)와 경혈부족(經血不足)으로 인한 월경통이 있는 자, 기허(氣虛)로 아픈 자 및 임신부는 복용을 하지 말아야 한다.

【임상응용】 ① 간기(肝氣)가 울체(鬱滯)되고 기울(氣鬱)이 화(火)로 화(化)하여 위완흉협동통(胃脘胸脇疼痛), 산기동통(疝氣疼痛), 부녀의 경행복통(經行腹痛)이 때때로 발생하였다가 그쳤다가 하고, 구고(口苦), 설홍(舌紅), 태황(苔黃), 맥현삭(脈弦數) 등의 증상이 나타나는 경우에는 금령자(金鈴子)를 배합하여 소간설열(疏肝泄熱), 이기지통(理氣止痛)한다(예 : 금령자산(金鈴子散)[소문병기기의보명집(素問病機氣宜保命集)]).

② 어혈정체(瘀血停滯)로 인한 위완동통(胃脘疼痛)에는 향부(香附), 몰약(沒藥), 오령지(五靈脂) 등을 배합하여 행기화어지통(行氣化瘀止痛)한다(예 : 수념산(手拈散)[단계심법(丹溪心法)]).

③ 혈분유한(血分有寒)으로 혈행불창(血行不暢)하거나, 어혈(瘀血)이 격하(膈下)에 있어서 적괴(積塊)를 형성한 경우에는 당귀(當歸), 천궁(川芎), 도인(桃仁) 등을 배합하여 활혈거어(活血祛瘀), 행기지통(行氣止痛)한다(예 : 소복축어탕(少腹逐瘀湯)[의림개착(醫林改錯)]).

울금(鬱金) 【신수본초(新修本草)】 CURCUMAE RADIX

【기원】 생강과(Zingiberaceae)에 속한 여러 해 살이 숙근(宿根) 풀인 온울금(溫鬱金) *C. wenyujin* Y. H. Chen et C. Ling.와 광서아출(廣西莪朮) *C. kwangsiensis* S. Lee et C.F. Liang., 강황(薑黃) *C. longa* L. 및 봉아출(蓬莪朮) *C. phaeocaulis* Val.의 덩이뿌리를 건조한 것이다. 가을과 겨울에 줄기와 잎이 마른 후 채취하여, 잔뿌리와 니사(泥砂)를 제거하고 끓는 물에 넣어 삶거나 쪄서 햇볕에 말린다.

【성미】 성은 서늘하고, 독이 없으며, 맛은 맵고 쓰다.

【귀경】 심, 간, 폐, 담경.

【효능 및 주치】 1. 행기해울(行氣解鬱) : 위통(胃痛), 애역(呃逆), 적취(積聚)

2. 활혈파어(活血破瘀) : 흉비(胸痺), 복통, 협통(脇痛), 경통(經痛), 경폐(經閉)

3. 양혈청심(涼血淸心) : 담열(痰熱)→신지혼몽(神志昏蒙), 전간(癲癎), 전광(癲狂)

4. 양혈지혈(涼血止血) : 토혈(吐血), 뉵혈(衄血), 혈림(血淋)

5. 이담퇴황(利膽退黃) : 담석증, 황달

【해설】 본품은 맛이 맵고 쓰며, 약성(藥性)이 서늘한데, 매운맛은 산(散)하고 쓴맛은 설(泄)하며, 약간 차가운 성질은 청열(淸熱)한다. 따라서 파혈행기(破血行氣)의 작용이 있어서 혈응기체(血凝氣滯)로 인한 흉협동통(胸脇疼痛)과 부녀의 월경통을 치료하고, 양혈지혈(涼血止血)하므로 소변뇨혈(小便尿血), 토혈(吐血), 비혈(鼻血) 등의 혈열(血熱)로 인한 출혈증을 치료한다. 이 외에도 청심(淸心)하고 행기해울(行氣解鬱)하는 작용이 있어 간기울결(肝氣鬱結)을 풀어주며, 방향(芳香)이 있어 선달(宣達)하고 또한 선규(宣竅)시켜 신혼(神昏), 전광(癲狂) 등 담탁(痰濁)이 심규(心竅)를 몽폐(蒙蔽)하여 된 증상에 항상 적용하여 치료한다.

현대에는 본품이 담즙의 분비를 촉진하는 작용이 있어 이담작용을 나타내므로 황달, 담석증 및 간염, 간경화 등에서 나타나는 간(肝)의 통증을 치료할 수 있다.

【포제】 물에 침포(浸泡)하여 깨끗이 씻어내고 윤투(潤透)되면 절편(切片)하여 햇볕에 말려서 사용한다. 초자(醋炙)한 후에는 약을 이끌고 간경(肝經)으로 들어가게 하여 파어해울(破瘀解鬱)과 소간지통(疏肝止痛) 작용을 증강시켜서, 주로 울혈심통(鬱血心痛), 간울기체(肝鬱氣滯)로 인한 통경(痛經), 경전복통(經前腹痛) 등의 증상에 사용된다.

【용량과 용법】 4~12g.

【금기증】 음허실혈(陰虛失血)한 사람과 기체혈어(氣滯血瘀)가 없는 자는 복용을 금하고, 임신부는 사용을 삼가는 것이 좋다.

【임상응용】 ① 온사내함(溫邪內陷), 열입심포(熱入心包)하여 신열번조(身熱煩躁), 신혼섬어(神昏譫語)하는 경우에는 우황(牛黃), 황련(黃連), 주사(朱砂) 등을 배합하여 청열해독(淸熱解毒), 개규안신(開竅安神)한다(예 : 우황청심환(牛黃淸心丸)[두진세의심법(痘疹世醫心法)]).

② 부녀의 경전복통(經前腹痛)으로 월경이 나올 때 자흑어괴(紫黑瘀塊)가 많이 나오며, 소복(少腹)이 특히 아픈 경우에는 백작약(白芍藥), 단피(丹皮), 시호(柴胡) 등을 배합하여 소간사화(疏肝瀉火), 이기조경(理氣調經)한다(예 : 선울통경탕(宣鬱通經湯)[부청주

여과(傅靑主女科)]).

③ 전광발광(癲狂發狂)으로 번조불매(煩躁不寐), 신식시혼시청(神識時昏時淸), 야다섬어(夜多譫語)하는 경우에는 치자(梔子), 죽엽(竹葉), 연교(連翹) 등을 배합하여 청심해울(淸心解鬱)한다(예 : 창포울금탕(菖蒲鬱金湯)[온병전서(溫病全書)]).

강황(薑黃) 【신수본초(新修本草)】 CURCUMAE LONGAE RHIZOMA

【기원】 생강과(Zingiberaceae)에 속한 여러 해 살이 숙근(宿根) 풀인 강황(薑黃) *Curcuma longa* L.의 뿌리줄기를 건조한 것으로, 겨울에 줄기와 잎이 말랐을 때 채취하여 세정(洗淨)한 다음 삶거나 쪄서 햇볕에 말린다.

【성미】 성은 따뜻하고, 독이 없으며, 맛은 맵고 쓰다.

【귀경】 간, 비경.

【효능 및 주치】 1. 파혈행기(破血行氣) : 흉비심동(胸痺心疼), 완복창동(脘腹脹疼), 징가적취(癥瘕積聚), 질타손상(跌打損傷), 풍습비통(風濕痺痛), 옹종초기(癰腫初起)

2. 통경지통(通經止痛) : 월경부조(月經不調), 경폐(經閉), 산후의 오로부정(惡露不淨)

【해설】 본품은 맛이 맵고 쓰며, 약성(藥性)이 따뜻하므로, 파혈행기(破血行氣)하고 소옹종(消癰腫)하는 효능을 지니고 있어 흉복작통(胸腹作痛), 월경정폐(月經停閉), 복중결괴(腹中結塊), 질박종통(跌撲腫痛) 등 기체혈어(氣滯血瘀)의 여러 가지 증(證)에 고루 응용되며, 이 외에도 기혈(氣血)이 유통(流通)하지 못하여 발생하는 풍습비통(風濕痺痛), 관절불리(關節不利), 견비산통(肩臂痠痛)에도 응용된다.

본품은 행기활혈(行氣活血)의 작용이 강하여 동통(疼痛)이 사실혈어(邪實血瘀)가 아닌 데 사용하는 것은 적당하지 않다.

【포제】 잡질을 제거하고 물에 침포(浸泡)하여 윤투(潤透)시킨 다음 절편(切片)하여 햇볕에 말려서 사용한다.

【용량과 용법】 4~12g.

【금기증】 혈허(血虛)로 기체혈어(氣滯血瘀)가 없는 자는 복용을 하지 말아야 한다.

【임상응용】 ① 모든 양증(陽證)의 옹양(癰瘍), 창절(瘡癤), 옹저발배(癰疽發背)를 치료하는 경우에는 천화분(天花粉), 황백(黃柏), 대황(大黃) 등을 배합하여 외용(外用)하는

데, 청열(淸熱), 제습(除濕), 해독(解毒), 소종지통(消腫止痛), 배농(排膿), 활혈산어(活血散瘀)한다(예 : 여의금황산(如意金黃散)[외과정종(外科正宗), 의종금감(醫宗金鑒)]). 이 처방은 또한 화단(火丹), 천포창(天疱瘡), 기부적종(肌膚赤腫), 질타손상(跌打損傷), 칠창(漆瘡), 건습각기(乾濕脚氣), 부인(婦人)의 유옹(乳癰), 소아의 단독(丹毒)도 치료한다.

② 풍한(風寒)으로 견비동통(肩臂疼痛) 및 요부작통(腰部作痛)이 있는 경우에는 강활(羌活), 백출(白朮), 당귀(當歸), 적작약(赤芍藥), 해동피(海桐皮), 감초(甘草)를 배합하여 활혈(活血), 거풍(祛風), 통비(痛痹), 지동(止疼)한다(예 : 서근탕(舒筋湯)[부인양방(婦人良方)]).

③ 기혈(氣血)이 경락(經絡)에 응체(凝滯)되어 비통(臂痛)하여 팔을 들어 올릴 수 없는 증상에는 당귀(當歸), 해동피(海桐皮), 백출(白朮), 적작약(赤芍藥) 등을 배합한다(예 : 서경탕(舒經湯)[동의보감(東醫寶鑑)]).

아출(莪朮)【약성론(藥性論)】ZEDOARIAE RHIZOMA

【기원】 생강과(Zingiberaceae)에 속한 여러 해 살이 숙근(宿根) 풀인 봉아출(蓬莪朮) *Curcuma phaeocaulis* Val.과 광서아출(廣西莪朮) *Curcuma kwangsiensis* S. Lee et C.F Liang., 온울금(溫鬱金) *C. wenyujin* Y. H. Chen et C. Ling.의 뿌리줄기를 건조한 것으로, 겨울에 줄기와 잎이 마른 후에 채취하여 깨끗이 씻고 쪄서 햇볕에 말린다.

【성미】 성은 따뜻하고, 독이 없으며, 맛은 맵고 쓰다.

【귀경】 간, 비경.

【효능 및 주치】 1. 파혈행기(破血行氣) : 석가(石瘕), 적취(積聚), 경폐(經閉), 통경(痛經), 심복통(心腹痛)

2. 소적산결(消積散結) : 식적복통(食積腹痛), 나력(瘰癧), 영류(瘿瘤)

【해설】 본품은 매운 맛이 있어서 산(散)하고, 쓴맛은 설(泄)하고, 따뜻한 약성(藥性)이 있어서 체(滯)한 것을 통하게 하여, 파혈거어(破血祛瘀)하고 행기지통(行氣止痛)하므로 식적불소(食積不消)와 어혈결괴(瘀血結塊), 경폐불통(經閉不通), 어혈불행(瘀血不行)으로 인한 복통 등의 증상을 치료한다. 그 효능이 삼릉(三稜)과 비슷하여 징가적취(癥瘕積聚)를 파(破)하는 중요한 약이 된다. 본품은 혈어(血瘀)로 인한 유형견적(有形堅積)에

삼릉(三稜)과 상수(相須)하여 응용하여 공견파적(攻堅破積)의 효능을 증가시킨다.

본품은 복강 내 종류(腫瘤)에 대하여 항상 사용하는 약이며, 정유나 추출액을 자궁경부암에 국소적으로 주사하면 종류(腫瘤)조직을 괴사, 탈락시키지만 정상적인 조직에 대해서는 명확한 영향을 끼치지 않는다. 다만 본품은 극벌(克伐)하는 약물이므로 정기(正氣)를 고려하여 적용하여야 한다.

【포제】 잡질을 제거하고 절편(切片)하여 생용(生用)하거나, 초제(醋製)하여 사용한다. 초자아출(醋煮莪朮)은 간경(肝經)의 혈분(血分)에 주로 들어가게 하며, 파혈소징(破血消癥)·행기지통(行氣止痛)의 작용의 작용이 증강하므로 어체경폐(瘀滯經閉), 징가적취(癥瘕積聚), 협하징괴(脇下癥塊)에 사용된다.

【용량과 용법】 4~12g.

【금기증】 기혈양허(氣血兩虛)와 비위(脾胃)가 박약(薄弱)하면서 적체(積滯)가 있는 자는 사용을 삼가야 하며, 월경이 과다한 자와 임신부는 복용을 금해야 한다.

【임상응용】 ① 음식과포(飮食過飽)로 비위(脾胃)의 운화공능(運化功能)이 실상(失常)하여 식적불소(食積不消), 완복창통(脘腹脹痛)하는 경우에는 목향(木香), 맥아(麥芽), 산사(山楂), 필징가(蓽澄茄) 등을 배합한다(예 : 아출환(莪朮丸)[단계심법(丹溪心法)]).

② 어혈정체(瘀血停滯)로 인한 협하징괴(脇下癥塊) 등의 경우에는 삼릉(三稜), 단삼(丹參), 홍화(紅花), 별갑(鱉甲) 등을 배합하여 파어소징(破瘀消癥) 작용을 증강한다.

③ 어혈경폐(瘀血經閉), 소복동통(小腹疼痛)을 치료하는 경우에는 천궁(川芎), 삼릉(三稜), 목단피(牧丹皮), 우슬(牛膝), 대황(大黃) 등을 배합하여 파혈통경(破血通經) 효능을 증강한다(예 : 삼릉방(三稜丸)[경험량방(經驗良方)]).

삼릉(三稜)【본초습유(本草拾遺)】 SPARGANII RHIZOMA

【기원】 흑삼릉과(黑三稜科)(Sparganiaceae)에 속한 여러 해 살이 풀인 흑삼릉(黑三稜) *Sparganium stoloniferum* Buch.-Ham.과 사초과(莎草科)(Cyperaceae)에 속한 여러 해 살이 풀인 매자기 *Scirpus fluviatilis* (Torr.) A. Gray의 덩이줄기를 건조한 것이다. 가을과 겨울에 덩이줄기를 캐어 줄기와 잎, 잔뿌리를 제거하고 깨끗이 씻은 다음 외피(外皮)를 깎아내고 햇볕에 말린다.

【성미】 성질은 평하고, 독이 없으며, 맛은 쓰고 약간 맵다.

【귀경】 간, 비경.

【효능 및 주치】 1. 파혈거어(破血祛瘀) : 징가적취(癥瘕積聚), 창종견경(瘡腫堅硬), 복손어혈(扑損瘀血), 어혈경폐(瘀血經閉)

2. 행기지통(行氣止痛) : 심복동통(心腹疼痛), 협하창통(脇下脹痛), 산후복통, 혈어통경(血瘀痛經)

3. 소적화위(消積和胃)(부초(麩炒)) : 식적기체(食積氣滯), 완복창통(脘腹脹痛)

【해설】 본품은 맛이 쓰고 약성(藥性)이 평(平)하며, 설강(泄降)한다. 간비(肝脾)의 혈분(血分)에 들어가고, 약의 성질이 준(峻)하며 잘 삭(削)하여 혈 중의 어결(瘀結)을 파(破)하고 행기지통(行氣止痛)하며 겸하여 소적(消積)하는 효능이 있어 혈어기체(血瘀氣滯), 정담정적(停痰停積)의 징가결괴(癥瘕結塊) 및 경폐복통(經閉腹痛), 산후어체(産後瘀滯), 식적불소(食積不消)로 인한 흉복창통(胸腹脹痛)에 응용하며, 어혈(瘀血)로 인한 복부의 종괴(腫塊)에 적용한다.

다만, 본품은 공산(攻散)하여 정기(正氣)를 상하기 쉬우므로 몸이 허약한 자에게는 사용하지 말아야 하며, 꼭 필요한 경우에는 부정약(扶正藥)을 배합하여 응용해야 한다.

【포제】 잡질을 제거하고 물에 담가 수분을 충분히 윤투(潤透)시켜 세절(細切)하고 햇볕에 말려 사용하거나 초자(醋炙) 또는 부초(麩炒)하여 사용한다.

초자(醋炙)한 후에는 주로 혈분(血分)으로 들어가게 하며 파혈(破血), 연견(軟堅), 지통(止痛)의 작용이 증강하므로, 어체(瘀滯)로 인한 경폐복통(經閉腹痛), 징가결취(癥瘕結聚), 심복동통(心腹疼痛), 협하창통(脇下脹痛) 등의 증상에 사용된다. 부초(麩炒)한 후에는 맥부피(麥麩皮)의 건비화중(健脾和中)하는 효능으로 인하여 비교적 비위(脾胃)가 약한 환자에게도 적용할 수 있게 된다.

【용량과 용법】 4~12g.

【금기증】 월경이 과다한 자와 몸이 약한 자 및 임신부는 복용을 하지 말아야 한다.

【임상응용】 ① 어체(瘀滯)로 인한 경폐(經閉)로 소복(少腹)에 손을 대지 못하는 증상 및 산후의 악혈정체어결(惡血停滯瘀結)한 것을 치료하는 경우에는 천궁(川芎), 우슬(牛膝), 대황(大黃) 등을 배합하여 파혈통경(破血通經)한다(예 : 활혈통경탕(活血通經湯)[위생보감(衛生寶鑑)]).

② 부인의 식적담체(食積痰滯)로 완복창통(脘腹脹痛)하거나 혹은 징가적취(癥瘕積聚)를 치료하는 경우에는 아출(莪朮), 청피(靑皮), 반하(半夏) 등을 배합한다(예 : 삼릉전(三稜煎)[선기방(選奇方)]).

③ 허로(虛勞)하면서 징가(癥瘕), 심복냉기(心腹冷氣), 제하작통(臍下作痛)하는 경우에는 아출(莪朮), 포강(炮薑), 별갑(鼈甲) 등을 배합한다(예 : 삼릉별갑환(三稜鱉甲丸)[태평성혜방(太平聖惠方)]).

④ 생냉경물(生冷硬物)에 상하여 소화가 잘 안되고 심복만민(心腹滿悶)한 경우에는 포아출(炮莪朮), 초신국(炒神麴), 정향(丁香) 등을 배합한다(예 : 삼릉소적환(三稜消積丸)[비위론(脾胃論)]).

⑤ 질타손상(跌打損傷), 어종동통(瘀腫疼痛)을 치료하는 경우에는 토별충(土鼈蟲), 아출(莪朮), 당귀(當歸) 등을 배합한다(예 : 활혈단(活血丹)[양의대전(瘍醫大全)]).

⑥ 오적육취(五積六聚), 칠징팔가(七癥八瘕) 혹은 협하징괴동통(脇下癥塊疼痛), 간비종대를 치료하는 경우에는 대황(大黃), 건칠(乾漆), 파두(巴豆) 등을 배합하여 파징소가(破癥消瘕)한다(예 : 삼릉환(三稜丸)[의학절문(醫學切問)]).

단삼(丹參) 【신농본초경(神農本草經)】 SALVIAE MILTIORRHIZAE RADIX

【기원】 꿀풀과(Labiatae)에 속한 여러 해 살이 풀인 단삼(丹蔘) *Salvia miltiorrhiza* Bge.의 뿌리와 뿌리줄기를 건조한 것으로, 봄과 가을에 채취하여 흙을 제거하고 햇볕에 말린다.

【성미】 성질은 약간 차고, 독이 없으며, 맛은 쓰다.

【귀경】 심, 심포, 간경.

【효능 및 주치】 1. 활혈조혈(活血調血) : 월경부조(月經不調), 혈체경폐(血滯經閉), 붕중루하(崩中漏下), 태동불안, 오로부진(惡露不盡)

2. 거어지통(祛瘀止痛) : 통경(痛經), 산후의 어체복통(瘀滯腹痛), 심복동통(心腹疼痛), 징가적취(癥瘕積聚), 각슬비위이통(脚膝痹痿而痛), 골절공통(骨節攻痛)

3. 양혈소종(凉血消腫) : 창옹종독(瘡癰腫毒), 반진(斑疹)

4. 청심제번(淸心除煩) : 심번불매(心煩不寐), 건망, 정충(怔忡), 경계불안(驚悸不安)

【해설】 본품의 쓴맛은 강설(降泄)하고 약간 찬 성질은 제번량혈(除煩凉血)한다. 심(心), 간(肝) 2경(經)의 혈분(血分)에 들어가 활혈거어(活血祛瘀)하고 양혈소옹(凉血消癰)하는 효능이 있어 임상에서 비교적 넓게 응용된다. 본품은 활혈거어(活血祛瘀)하는 효능이 있어 출산 후에 어혈(瘀血)의 정류(停留)로 아프거나 뱃속에 어혈(瘀血)이 적취(積聚)하여 덩어리가 있는 증상, 월경부조(月經不調), 월경곤란, 경행복통(經行腹痛) 등의 증상을 치료한다. 또 신혈(新血)을 생(生)하게 하고 악혈(惡血)을 없애는 효능이 있다.

이 외에도 양혈소옹(凉血消癰)하여 옹종창독(癰腫瘡毒)을 치료하며, 청심제번(清心除煩)하는 효능이 있어 심번불면(心煩不眠)을 치료한다.

본품은 관상동맥경화로 인한 심장병과 고혈압, 혈전 폐색성 혈관염이 가벼운 경우에 비교적 좋은 치료효과가 있다.

【약리작용】 단삼(丹參)은 관상동맥에 대하여 확장작용이 있어서 관상동맥의 혈류량을 현저하게 증가하고 심기능을 개선하며, 심근경색의 범위를 줄여준다. 이 외에도 항균, 진정(鎭靜)작용이 있으며, erlich 복수암을 유발시킨 mouse의 생존시간을 연장시켰다.

【포제】 잡질을 제거하고 윤투(潤透)하여 절편(切片)해서 햇볕에 말려서 사용하거나 주초용(酒炒用)한다.

【용량과 용법】 6~20g.

【금기증】 어혈(瘀血)이 없는 자는 사용을 삼가는 것이 좋다.

【임상응용】 ① 기체혈어(氣滯血瘀)로 인한 심통(心痛), 위완통(胃脘痛)을 치료하는 경우에는 단향(檀香), 사인(砂仁)을 배합하여 행기거어지통(行氣祛瘀止痛)한다(예 : 단삼음(丹參飮)[시방가괄(時方歌括)]).

② 기혈어체(氣血瘀滯)로 인한 심복동통(心腹疼痛), 지체동통(肢體疼痛) 및 징가(癥瘕)를 치료하는 경우에는 당귀(當歸), 유향(乳香), 몰약(沒藥)을 배합한다(예 : 활락효령단(活絡效靈丹)[의학충중참서록(醫學衷中參書錄)]). 현대에는 관상동맥경화로 인한 심교통(心絞痛), 자궁 외 임신, 좌골신경통 등에도 사용한다.

③ 유종(乳腫), 유옹(乳癰)으로 독기흔종열적(毒氣焮腫熱赤)하고 공자동통(攻刺疼痛)하는 것과 유핵(乳核)이 경결불산(硬結不散)하는 것을 치료하는 경우에는 적작약(赤芍藥), 백지(白芷)를 배합한다(예 : 단삼고(丹參膏)[화제국방(和劑局方)]).

④ 기혈조체(氣血阻滯)로 어혈(瘀血)이 내정(內停)하여 형성된 징가적취(癥瘕積聚)를

치료하는 경우에는 목단피(牧丹皮), 건칠(乾漆), 모려(牡蠣) 등을 배합하여 소징파결(消癥破結)한다.

⑤ 단독소양(丹毒瘙痒)을 치료하는 경우에는 고삼(苦蔘), 사상자(蛇床子)를 배합한다(예 : 단삼탕(丹參湯)[태평성혜방(太平聖惠方)]).

⑥ 풍한습사(風寒濕邪)가 경락(經絡)에 조체(阻滯)되고 울(鬱)하여 열로 화(化)하여 관절이 종통(腫痛)한 증상을 치료하는 경우에는 진교(秦艽), 위령선(威靈仙), 독활(獨活) 등을 배합한다(예 : 독활산(獨活散)[보제방(普濟方)]).

⑦ 관상동맥경화증으로 인한 심교통(心絞痛)을 치료하는 경우에는 천궁(川芎), 단향(檀香), 홍화(紅花), 강향(降香), 적작약(赤芍藥) 등을 배합하여 관상동맥의 혈류량을 증가하고 심근의 산소소비량을 줄여서 심근의 허혈상태를 개선하며 혈소판의 응집을 억제하게 한다.

호장근(虎杖根)【명의별록(名醫別錄)】POLYGONI CUSPIDATI RHIZOMA

【기원】 마디풀과(Polygonaceae)에 속한 여러 해 살이 풀인 호장(虎杖) *Polygonum cuspidatum* Sieb. et Zucc. 또는 왕호장 *P. sachalinensis* Fr. Schm.의 뿌리줄기와 뿌리를 건조한 것으로, 봄과 가을에 채취하여 잔뿌리를 제거하고 깨끗이 씻어서 햇볕에 말린다.

【성미】 성질은 약간 차고, 독이 없으며, 맛은 쓰다.

【귀경】 간, 담, 폐, 대장, 방광경.

【효능 및 주치】 1. 활혈거어(活血祛瘀) : 경폐(經閉), 출산후의 오로부진(惡露不盡), 징가적취(癥瘕積聚), 비증(痺證), 질타손상(跌打損傷)

2. 청열리습(淸熱利濕) : 황달, 열림(熱淋), 뇨탁(尿濁), 대하

3. 화담지해(化痰止咳) : 폐열해수(肺熱咳嗽)

4. 청열해독(淸熱解毒) : 인후종통(咽喉腫痛), 풍화아통(風火牙痛), 창옹(瘡癰), 탕상(燙傷), 사교상(蛇咬傷)

5. 양혈지혈(凉血止血) : 치루하혈(痔漏下血)

6. 사열통변(瀉熱通便) : 열결변비(熱結便秘)

【해설】 본품은 활혈거어(活血祛瘀)하여 통경(通經)하며, 또한 통락정통(通絡定痛)

하는 효능이 있어 어조(瘀阻)로 인한 경폐(經閉)와 풍습비통(風濕痺痛), 질타손상(跌打損傷) 등을 치료하고, 청열리습(清熱利濕)하여 습열황달(濕熱黃疸), 임탁대하(淋濁帶下)를 치료하며, 담석증, 요로결석 등에 금전초(金錢草)를 함께 배합하여 사용하기도 한다.

본품은 청열해독(清熱解毒)하여 수화탕상(水火燙傷)이나 창옹종독(瘡癰腫毒), 독사교상(毒蛇咬傷) 등에 외부(外敷)하여 치료한다. 또한 본품은 쓴맛이어서 강(降)하고 서늘한 약성(藥性)이어서 설열(泄熱)하며 화담지해(化痰止咳)하여 폐열해수(肺熱咳嗽)를 치료하며, 또한 사하통변(瀉下通便)시키는 작용을 겸하고 있어서 열결변비(熱結便秘)에 적용된다.

본품은 작용이 완만하기 때문에 3돈 이상 사용하여야 효과가 있다.

【포제】 잡질을 제거하고 절편(切片)하여 사용한다.

【용량과 용법】 12~20g.

【금기증】 허증성(虛證性) 체질의 환자 및 임신부의 경우에는 사용을 삼가는 것이 좋다.

【임상응용】 ① 담낭결석을 치료한 경우에는 호장(虎杖) 1량을 달여 먹으며, 황달을 겸하고 있는 경우에는 금전초(金錢草)를 배합한다.

익모초(益母草) 【신농본초경(神農本草經)】 LEONURI HERBA

【기원】 꿀풀과(Labiatae)에 속한 1년생 또는 2년생 풀인 익모초(益母草) *Leonurus sibiricus* L.의 땅위부분을 건조한 것으로, 여름철에 줄기와 잎이 무성하고 꽃이 피기 전에 채취하여 햇볕에 말린다.

【성미】 성질은 약간 차고, 독이 없으며, 맛은 쓰고 맵다.

【귀경】 심, 간, 방광경.

【효능 및 주치】 1. 활혈거어(活血祛瘀) : 경기복통(經期腹痛), 혈체경폐(血滯經閉), 산후어조복통(産後瘀阻腹痛), 태루(胎漏), 난산, 포의불하(胞衣不下), 붕루하혈(崩漏下血), 질타손상(跌打損傷), 어혈복통(瘀血腹痛)

2. 소간조경(疏肝調經) : 월경부조

3. 이뇨소종(利尿消腫) : 수종(水腫)

【해설】 본품은 맛이 쓰고 매우며, 약성(藥性)이 약간 차다. 매운맛은 개(開)하고 쓴맛

은 설(泄)하며, 서늘한 성질은 청열(淸熱)한다. 심간(心肝)의 혈분(血分)에 들어가 활혈조경(活血調經)하는 효능이 있어 부인과의 임신전이나 출산 후를 막론하고 경산(經産)의 중요한 약이 되어 월경부조(月經不調), 산후의 어혈(瘀血)이 불행(不行)하여 일어나는 복통, 두목현훈(頭目眩暈) 등의 증상을 치료한다. 그리고 본품은 거어생신(祛瘀生新)의 효능으로 붕루하혈(崩漏下血)을 치료하여 출혈을 그치게 하지만, 본품 자체에 지혈하는 효능은 없다. 따라서 어체(瘀滯)로 인하지 않은 병증(病證)에는 사용하는 것이 마땅하지 않다.

본품은 이뇨의 효능으로 수종(水腫)을 치료하지만, 성질이 화평(和平)하여 단미(單味)로는 그 효능이 약하므로 중용(重用)하거나, 이수삼습약(利水滲濕藥)을 함께 배합하여야 한다.

【포제】 잡질을 제거하고 절단(切斷)하여 사용한다. 생용(生用)으로 많이 활용하며, 주자(酒炙)하여 건조한 후에는 약간 차가운 약성(藥性)을 완화하고 활혈거어(活血祛瘀), 조경지통(調經止痛)하는 효능을 증강한다.

【용량과 용법】 12~20g.

【금기증】 임신부, 음허혈소자(陰虛血少者)는 복용을 하지 말아야 한다.

【임상응용】 ① 산후의 어체(瘀滯)로 인한 복통에는 당귀(當歸), 유기노(劉寄奴), 운대자(蕓薹子), 육계(肉桂), 몰약(沒藥)을 배합한다(예 : 익모초산(益母草散)[태평성혜방(太平聖惠方)]).

② 기혈(氣血)이 양허(兩虛)하고 비위(脾胃)가 같이 허약하면서, 월경부조(月經不調)하고 요산(腰酸), 복창(腹脹)하고, 월경이 끊어졌다 이어졌다하는 경우, 오랫동안 임신이 안 되는 경우, 혹은 태(胎)가 불안(不安)한 경우, 적백대하(赤白帶下)가 있는 경우에는 인삼(人參), 백출(白朮), 감초(甘草), 작약(芍藥), 숙지황(熟地黃), 당귀(當歸), 천궁(川芎)을 배합한다.

도인(桃仁)【신농본초경(神農本草經)】PERSICAE SEMEN

【기원】 장미과(Rosaceae)에 속한 낙엽 소교목인 복사나무 *Prunus persica* (L.) Batsch.와 산복사 *P. davidiana* (Carr.) Franch.의 성숙한 종자를 건조한 것이다. 과실이 성숙한 후 과실을 따서 과육과 씨앗과 껍질을 제거하고 종인(種仁)만 취하여 햇볕에 말린다.

【성미】 성질은 평하고, 독이 없으며, 맛은 쓰고 달다.

【귀경】 심, 간, 대장경.

【효능 및 주치】 1. 활혈거어(活血祛瘀) : 경폐(經閉), 징가(癥瘕), 열병축혈(熱病蓄血), 폐옹(肺癰), 장옹(腸癰), 질타손상(跌打損傷), 어혈동통(瘀血疼痛)

2. 윤조활장(潤燥滑腸) : 장조변비(腸燥便秘)

3. 지해평천(止咳平喘) : 해수기천(咳嗽氣喘)

【해설】 본품은 맛이 달고 쓰며, 약성(藥性)이 평(平)하고, 질(質)이 윤(潤)하다. 간경(肝經)의 혈분(血分)에 들어가 파어행혈(破瘀行血)에 항상 사용하는 중요한 약이 되어 어혈조체(瘀血阻滯)로 인한 여러 가지 증상과 장옹(腸癰), 폐옹(肺癰)에 적용하며, 홍화(紅花) · 소목(蘇木)을 함께 배합하여 치료효과를 높인다. 또한 본품에는 많은 량의 지방유가 함유되어 있어 윤장통변(潤腸通便) 효과를 나타내므로 진액부족으로 발생하는 변비를 치료하지만, 임신부의 변비에는 도인(桃仁) 대신 마자인(麻子仁)과 후박(厚朴)으로 대용(代用)한다. 그 외에 본품은 맛이 쓰고 성질이 강(降)하여 강기(降氣)하는 효능으로 해역상기(咳逆上氣)를 멎게 하는 효능이 있으며, 좋은 진해(鎭咳)작용이 있다.

현대에 와서 본품은 협심증의 치료에 효과가 있고, 항상 복용하면 혈압을 안정시키며, 고지혈증에도 효과가 있다.

【포제】 잡질을 제거하고 사용할 때에 파쇄(破碎)하여 사용하거나 초용(炒用)하기도 한다. 천법(燀法)을 사용하여 도인(桃仁)의 껍질을 제거하는 것은 비약용(非藥用) 부위를 제거하는 것으로, 천법(燀法)을 사용한 후에는 함유하고 있는 emulsin을 파괴하여 유효성분의 보존에 유리하며, 유효성분의 물질이 잘 우러나오게 하는데 유리하다. 그 효능은 생품과 기본적으로 일치한다. 생품은 활혈력(活血力)이 강하여 혈어제증(血瘀諸證)에 많이 활용하는데, 초(炒)한 후에는 윤조화혈(潤燥和血)에 효능이 치우쳐서, 주로 장조변비(腸燥便秘)의 증상에 많이 사용된다.

【용량과 용법】 6~12g.

【금기증】 임신부에게는 조심해서 사용해야 한다.

【임상응용】 ① 노인의 장액(腸液)이 고조(枯燥)하거나 혹은 산후의 혈소(血少)로 인한 혈허변비(血虛便秘)를 치료하는 경우에는 당귀(當歸), 생지황(生地黃), 화마인(火麻仁) 등을 배합하여 윤장통변(潤腸通便)한다(예 : 윤장환(潤腸丸)[심씨존생서(沈氏尊生書)]).

② 혈어경폐(血瘀經閉), 통경(痛經), 산후복통(産後腹痛)을 치료하는 경우에는 당귀(當歸), 천궁(川芎), 홍화(紅花) 등을 배합한다(예 : 도홍사물탕(桃花四物湯)[의종금감(醫宗金鑑)]).

③ 질타손상(跌打損傷)으로 악혈(惡血)이 협하(脇下)에 머물러서 통증이 심하거나 소복작통(小腹作痛)하거나 국부홍종(局部紅腫), 청암(靑黯)하는 것을 치료하는 경우에는 시호(柴胡), 당귀(當歸), 천산갑(穿山甲) 등을 배합하여 활혈거어(活血祛瘀), 소간통락(疏肝通絡)한다(예 : 복원활혈탕(復元活血湯)[의학발명(醫學發明)]).

④ 출산한 후에 오로불행(惡露不行)으로 소복동통(小腹疼痛), 거안(拒按), 맥세삽(脈細澁) 혹은 현세(弦細), 설질(舌質)은 암담(暗淡)하는 등의 증상이 나타나는 경우에는 당귀(當歸), 천궁(川芎) 등을 배합하여 활혈거어(活血祛瘀), 온경지통(溫經止痛)한다(예 : 생화탕(生化湯)[부청주여과(傅靑註女科)]).

⑤ 하초(下焦)에 축혈(蓄血)이 있어서, 소복(小腹)이 급결(急結)하고, 소변은 잘 나오지만 대변은 색이 검은색이고, 심하면 섬어(譫語), 번갈(煩渴)하고 그 사람이 미친 듯하며, 밤이 되면 발열하는 경우에는 대황(大黃), 망초(芒硝), 계지(桂枝) 등을 배합하여 파혈(破血), 하어(下瘀)한다(예 : 도핵승기탕(桃核承氣湯)[상한론(傷寒論)]). 또한 이 처방은 혈어경폐(血瘀經閉), 통경(痛經)을 치료하는데, 맥(脈)은 침실(沉實)하거나 삽(澀)한 경우가 적응증이다.

⑥ 폐옹(肺癰)으로 성취황담(腥臭黃痰)과 농혈(膿血)을 해토(咳吐)하고, 흉중은통(胸中隱痛)하는 경우에는 동과자(冬瓜子), 의이인(薏苡仁), 위경(葦莖 ; 노근(蘆根)) 등을 배합하여 청폐화담(淸肺化痰), 축어배농(逐瘀排膿)한다(예 : 위경탕(葦莖湯)[천금방(千金方)]).

홍화(紅花) 【본초도경(本草圖經)】 CARTHAMI FLOS

【기원】 국화과(Compositae)에 속한 1년생 풀인 잇꽃 *Carthamus tinctorius* L.의 꽃을 건조한 것으로, 7~8월에 꽃잎이 노란색에서 붉은 색으로 변할 때 통상화(筒狀花)를 따서 햇볕에 말리거나 또는 그늘에서 말린다.

【성미】 성은 따뜻하고, 독이 없으며, 맛은 맵다.

【귀경】 심, 간경.

【효능 및 주치】 1. 활혈거어(活血祛瘀) : 징가적취(癥瘕積聚), 혈체경폐(血滯經閉), 산후어조(産後瘀阻), 질타손상(跌打損傷), 태사복중(胎死腹中)

2. 통경지통(通經止痛) : 부인복중혈기자통(婦人腹中血氣刺痛), 통경(痛經), 흉배자통(胸背刺痛), 관절동통(關節疼痛)

3. 조혈화혈(調血和血) : 기혈부조(氣血不調)

【해설】 매운맛은 산(散)하고, 따뜻한 성질은 통(通)하게 하며, 심(心) · 간(肝)의 혈분(血分)에 들어가 활혈통경(活血通經)시키고 거어지통(祛瘀止痛)하는 효능이 있어 경폐(經閉), 산후어조복통(産後瘀阻腹痛), 질타손상(跌打損傷)으로 인한 어혈작통(瘀血作痛) 등 각종 어혈조체(瘀血阻滯)로 인한 병증(病證)을 치료한다.

본품을 소량으로 사용하면 화혈양혈(和血養血)하고, 대량으로 사용하면 파혈통경(破血通經)하고 최생하태(催生下胎)한다. 또한 본품은 도인(桃仁)을 함께 배합하면 활혈(活血)효과가 증강된다.

본품은 활혈통경(活血通經)의 효능이 비교적 강하므로 어체(瘀滯)가 없는 자와 임신부는 복용을 금해야 한다.

【포제】 잡질과 줄기와 잎, 꽃받침을 제거하고 사용한다.

【용량과 용법】 4~12g.

【금기증】 임신부, 습관성으로 유산하는 사람 및 출혈증 환자는 복용을 하지 말아야 한다.

【임상응용】 ① 혈어경폐(血瘀經閉), 통경(痛經), 산후복통(産後腹痛)을 치료하는 경우에는 당귀(當歸), 천궁(川芎), 도인(桃仁) 등을 배합한다(예 : 도홍사물탕(桃花四物湯)[의종금감(醫宗金鑑)]).

② 질타손상(跌打損傷)으로 악혈(惡血)이 협하(脇下)에 머물러서 통증이 심하거나 소복작통(小腹作痛)하거나 국부홍종(局部紅腫), 청암(靑黯)하는 것을 치료하는 경우에는 당귀(當歸), 천산갑(穿山甲), 도인(桃仁) 등을 배합하여 활혈거어(活血祛瘀), 소간통락(疏肝通絡)한다(예 : 복원활혈탕(復元活血湯)[의학발명(醫學發明)]).

③ 기혈(氣血)이 경락(經絡)에 비조(痹阻)하여 견통(肩痛), 비병(臂病), 요통(腰痛), 퇴통(腿痛), 혹은 주신동통(周身疼痛)이 있어서 오랫동안 낫지 않는 경우에는 진교(秦艽),

천궁(川芎), 도인(桃仁), 향부자(香附子) 등을 배합하여 활혈행기(活血行氣), 거어통락(祛瘀通絡), 통비지통(通痹止痛)한다(예 : 신통축어탕(身痛逐瘀湯)[의림개착(醫林改錯)]).

오령지(五靈脂) 【개보본초(開寶本草)】 TROGOPTERORUM FAECES

【기원】 날다람쥐과(Petauristidae)에 속한 동물인 하늘날다람쥐 *Trogopterus xanthipes* Milne-Edwards.와 날쥐 *Pteromys volans* L.의 똥을 건조한 것으로, 1년 중 아무 때나 채취하여 잡질을 제거하고 햇볕에 말린다. 본품은 외부 형태가 같지 않아 영지괴(靈脂塊)와 영지미(靈脂米)로 분류한다.

【성미】 성은 따뜻하고, 독이 없으며, 맛은 쓰고 달다.

【귀경】 심, 간경.

【효능 및 주치】 1. 산어지통(散瘀止痛)(생용(生用)) : 통경(痛經), 경폐(經閉), 복통, 산통(疝痛)

2. 활혈지혈(活血止血)(초탄(炒炭)) : 붕루(崩漏), 월경과다, 질타손상(跌打損傷)

3. 해독(解毒)(생용(生用)) : 사(蛇) · 갈(蝎) · 오공교상(蜈蚣咬傷), 약독(藥毒)

【해설】 본품은 맛이 쓰고 달며, 약성(藥性)이 따뜻하다. 심(心), 간(肝) 2경(經)의 혈분(血分)에 들어가 혈맥(血脈)을 통리(通利)시켜 활혈산어(活血散瘀)하여 좋은 지통작용을 나타내는데, 그 효과는 유향(乳香), 몰약(沒藥)과 비슷하며, 어혈불행(瘀血不行)으로 인한 월경통, 산후의 소복통(小腹痛) 및 위통(胃痛)을 치료한다. 또한 본품은 관상동맥경화로 인한 협심증과 늑간신경통 및 위 · 십이지장의 출혈동통에 사용된다. 그 외에 본품은 사독(蛇毒)을 풀어주는데 이 때는 웅황(雄黃)과 함께 사용하여 주복(酒服)하거나 환부(患部)에 바른다.

그런데, 본품을 초탄(炒炭)하면 거어지혈(祛瘀止血)의 효능이 있어 부녀의 혈붕(血崩)과 월경과다가 어혈(瘀血)로 인한 경우 지혈시킨다.

본품은 혈허(血虛)하면서 어혈(瘀血)이 없는 자에는 사용하지 말아야 하고, 임신부에게는 사용을 삼가는 것이 좋다.

【포제】 잡질을 제거하고 사용한다. 그런데, 생품(生品)은 성취미(腥臭味)가 있어 복용에 불리하며, 주로 외용(外用)으로 많이 활용되고, 지통지혈(止痛止血)하는 작용이 있

다. 주로 충사교상(蟲蛇咬傷) 등의 증상에 활용된다. 본품을 포제(炮製)한 후에는 교미(矯味), 교취(矯臭)되는 효과가 있다. 초제(醋製)한 후에는 간경(肝經)으로 들어가고, 산어지통(散瘀止痛)의 작용은 증강되며, 아울러 냄새는 약해지고 맛이 좋아지게 되며, 주로 산후오로불쾌(産後惡露不快), 토혈(吐血), 부녀의 월경과다 등의 증상에 활용된다. 주제(酒製)한 후에는 활혈지통(活血止痛)의 작용이 증강되고, 아울러 교취(矯臭) · 교미(矯味)하는 효과가 있다. 주로 경폐복통(經閉腹痛), 통경(痛經), 산후어조복통(産後瘀阻腹痛) 등의 증상에 사용된다.

【용량과 용법】 4~12g. 만약 탕제(湯劑)에 사용하는 경우에는 포(包)해서 달여야 한다.

【금기증】 혈허(血虛)로 인한 복통과 혈허(血虛)로 인한 경폐(經閉), 산후에 실혈과다(失血過多)로 인한 현훈(眩暈), 심허유화(心虛有火)로 인하여 아픈 경우와 혈허(血虛)하면서 어혈(瘀血)이 없는 자는 복용을 하지 말아야 한다.

【임상응용】 ① 충사교상(蟲蛇咬傷)에는 웅황(雄黃), 반지련(半枝蓮) 등의 약을 배합하여 가루로 만든 다음, 마유(麻油)나 채유(菜油)로 잘 개어서 환처(患處)에 발라주는데, 지통지혈(止痛止血)한다.

② 기체혈조(氣滯血阻)로 인하여 위완동통(胃脘疼痛), 구토산수(嘔吐酸水)하는 등의 증상이 있는 경우에는 고량강(高良薑), 연호색(延胡索), 목향(木香) 등을 배합하여 행기지통(行氣止痛)한다(예 : 구기념통산(九氣拈痛散)[중국약전(中國藥典)]).

③ 출산 후에 오로(惡露)가 불행(不行)하여 복중동통(腹中疼痛)하는 것을 치료하고, 월경부조(月經不調)하고 소복(小腹)이 극통(劇痛)하는 것을 치료하는 경우에는 포황(蒲黃)을 배합하여 활혈(活血), 행어(行瘀), 지통(止痛)한다(예 : 실소산(失笑散)[화제국방(和劑局方)]). 이 처방은 또한 어조(瘀阻)로 인한 심복제통(心腹諸痛)을 치료한다.

④ 혈체(血滯)로 경폐복통(經閉腹痛)이나 경래복통(經來腹痛)하면서 양소색암(量少色暗)하는 경우에는 포황(蒲黃) 등을 배합하여 활혈통경(活血通經)한다(예 : 실소산(失笑散)[화제국방(和劑局方)]).

⑤ 산후 오로불하(惡露不下)하거나 혹은 하혈심소(下血甚少), 소복동통(小腹疼痛)하는 경우에는 당귀(當歸), 천궁(川芎), 익모초(益母草) 등을 배합하여 오로(惡露)를 없애고, 신혈(新血)을 생성한다(예 : 자금환(紫金丸)[양씨산유방(楊氏産乳方)]).

우슬(牛膝)【신농본초경(神農本草經)】ACHYRANTHIS BIDENTATAE RADIX

【기원】 비름과(Amaramthaceae)에 속한 여러 해 살이 풀인 우슬(牛膝)(회우슬(懷牛膝)) *Achyranthes bidentata* Bl.과 마우슬(麻牛膝) *Cyathula capitata* (Wall.) Moq. 및 첨우슬(甛牛膝)(천우슬(川牛膝)) *C. officinalis* Kuan.의 뿌리를 건조한 것으로, 겨울철에 줄기와 잎이 마른 다음에 채취하여 흙을 제거하고 햇볕에 말린다.

우리나라에서는 쇠무릎 *Achyranthes japonica* (Miq.) Nakai.의 뿌리를 건조하여 쓰고 있다.

【성미】 성질은 평하고, 독이 없으며, 맛은 쓰고 시면서 약간 달다.

【귀경】 간, 신경.

【효능 및 주치】 1. 활혈거어(活血祛瘀)(생용(生用)) : 월경부조(月經不調), 통경(痛經), 폐경(閉經), 산후어조복통(産後瘀阻腹痛), 질타손상(跌打損傷), 징가(癥瘕)

2. 보간신(補肝腎) · 강근골(强筋骨)(숙용(熟用)) : 위증(痿症), 비증(痺證), 요슬산통(腰膝痠痛)

3. 이뇨통림(利尿通淋)(생용(生用)) : 혈림(血淋), 소변불리(小便不利), 요도삽통(尿道澀痛)

4. 인혈하행(引血下行)(생용(生用)) : 상부혈열망행(上部血熱妄行)→토혈(吐血) · 비뉵(鼻衄), 아은종통(牙齦腫痛), 치통, 두통, 현훈(眩暈), 난산, 포의불하(胞衣不下)

5. 사화해독(瀉火解毒)(생용(生用)) : 옹종(癰腫), 인비(咽痺), 구설생창(口舌生瘡)

【해설】 쓴맛은 설강(泄降)하므로 활혈거어(活血祛瘀)시키고 인혈하행(引血下行)하여 부인과의 혈어증(血瘀證)에 항상 사용하는 중요한 약이 되며, 부녀의 월경불통(月經不通), 어혈결괴(瘀血結塊), 난산, 포의불하(胞衣不下)를 치료한다.

본품은 활혈(活血)작용으로 관절을 통리(通利)하고, 간신(肝腎)을 보양(補養)하고 강근골(强筋骨)하여 풍습관절통(風濕關節痛)과 간신부족(肝腎不足)으로 인한 요슬산통(腰膝痠痛)과 양족위약(兩足痿弱), 근골무력(筋骨無力), 불능행주(不能行走) 등의 증상에 응용된다. 그런데, 본품의 간신(肝腎)을 보(補)하는 효능은 천속단(川續斷)과 두중(杜仲)보다 약하다.

본품은 인혈하행(引血下行)하는 성질로 혈열상염(血熱上炎)으로 인한 비뉵(鼻衄), 현훈(眩暈) 등의 병증(病證)을 치료하고, 이뇨통림(利尿通淋)하여 임병(淋病), 뇨혈(尿血), 뇨도삽통(尿道澀痛)을 치료한다. 또한 강(降)하기는 하되 승(升)하는 성질이 없어서 간신(肝腎)의 하초(下焦)질환에 사용되며, 사화해독(瀉火解毒)하여 옹종(癰腫)을 치료한다.

본품은 사천산(四川産)의 "천우슬(川牛膝)"과 하남(河南) 회경산(懷慶産)의 "회우슬(懷牛膝)"로 구분되는데, 천우슬(川牛膝)은 활혈통경(活血通經)에 효능이 편중되어 어혈조체(瘀血阻滯), 경맥불통(經脈不通)에 사용된다. 회우슬(懷牛膝)은 보간신(補肝腎), 강근골(强筋骨)하는 데에 효능이 편중되어 간신부족(肝腎不足)으로 인한 요슬연약(腰膝軟弱) 등의 증상을 치료한다. 그러나, 실제 임상에서는 이 두 가지의 효능은 크게 다르지 않으며, 약을 활용하는 경우에서도 엄격하게 구분되지 않는다. 다만 우슬(牛膝)은 생용(生用)하면 활혈거어(活血祛瘀), 이뇨통림(利尿通淋), 인혈하행(引血下行), 사화해독(瀉火解毒)의 효능이 좋으며, 숙용(熟用)하면 보익간신(補益肝腎), 강근골(强筋骨)하는 효능이 좋아진다.

【포제】 잡질을 제거하고 깨끗이 씻은 다음 윤투(潤透)되면 남아있는 노두(蘆頭)를 제거하고 절단하여 햇볕에 말려서 사용한다.

주자(酒炙)한 후에는 활혈거어(活血祛瘀), 통경활락(通經活絡), 지통(止痛)하는 작용이 증강되며, 또한 보간신(補肝腎), 강근골(强筋骨)의 작용도 증강된다. 염자(鹽炙)한 후에는 약을 이끌고 신(腎)으로 들어가게 하며, 보간신(補肝腎), 강근골(强筋骨)하는 작용을 증강한다.

【용량과 용법】 6~12g.

【금기증】 본품은 성질이 활(滑)하므로 침강하행(沈降下行)하는 것이 주가 되어 타태(墮胎)할 수 있으며, 비허설사(脾虛泄瀉), 유정활정(遺精滑精), 부녀의 월경과다 및 임신부의 경우에는 복용을 금하는 것이 좋다.

【임상응용】 ① 간신(肝腎)과 기혈(氣血)이 부족하여 발생하는 풍한습비(風寒濕痹), 수족구련(手足拘攣) 등의 증상을 치료하는 경우에는 두중(杜仲), 방풍(防風), 계심(桂心), 세신(細辛) 등을 배합하여 거풍습(祛風濕), 지비통(止痹痛), 익간신(益肝腎), 보기혈(補氣血)한다(예 : 삼비탕(三痹湯)[교주부인량방(校注婦人良方)]).

② 어혈(瘀血)의 정체(停滯)로 흉협동통(胸脇疼痛) 혹은 완고한 두통(頭痛)이 있고, 내열번민(內熱煩悶), 실면다몽(失眠多夢), 심계정충(心悸怔忡), 급조선노(急躁善怒)하거나

혹은 협통(脇痛)이 오랫동안 있고, 혹은 월경부조(月經不調)하며, 설변(舌邊)에 청근(靑筋), 어반(瘀斑) 등의 증상이 출현하는 것을 치료하는 경우에는 당귀(當歸), 생지황(生地黃), 도인(桃仁), 지각(枳殼) 등을 배합하여 활혈거어(活血祛瘀), 이기지통(理氣止痛)한다(예 : 혈부축어탕(血府逐瘀湯)[의림개착(醫林改錯)]). 이 처방은 또한 흉중(胸中)의 혈어증(血瘀證)을 치료한다.

③ 경폐불통(經閉不通) 및 혈괴동통(血塊疼痛)을 치료하는 경우에는 당귀미(當歸尾), 도인(桃仁), 건칠(乾漆) 등을 배합하여 활혈거어(活血祛瘀)한다(예 : 대통경환(大通經丸)[험방회집(驗方匯輯)]).

④ 신음(腎陰)은 부족하고 양명위열(陽明胃熱)은 넘쳐나서 두통, 치통, 번열(煩熱), 구갈(口渴)이 나타나는 경우에는 숙지황(熟地黃), 지모(知母), 맥문동(麥門冬), 우슬(牛膝) 등을 배합하여 청위자음(淸胃滋陰)한다(예 : 옥녀전(玉女煎)[경악전서(景岳全書)]).

⑤ 간신(肝腎)의 정혈부족(精血不足)으로 인한 수발조백(鬚髮早白), 치아동요(齒牙動搖), 몽유활정(夢遺滑精), 붕루대하(崩漏帶下), 신허불육(腎虛不育), 요슬산연(腰膝酸軟)하는 경우에는 하수오(何首烏), 복령(茯苓), 당귀(當歸), 구기자(枸杞子) 등을 배합하여 자신수(滋腎水), 익간혈(益肝血)한다(예 : 칠보미염단(七寶美髥丹)[의방집해(醫方集解)]이다.

⑥ 소변불통(小便不通), 경중통(莖中痛)을 치료하는 경우에는 당귀(當歸), 황금(黃芩)을 배합하여 활혈(活血), 이뇨통림(利尿通淋)한다(예 : 우슬탕(牛膝湯)[증치준승(證治準繩)]).

⑦ 습열하주(濕熱下注)로 하지침중(下肢沉重)하고 심하면 마목(麻木)하는 경우에는 창출(蒼朮), 황백(黃柏)을 배합하여 하초습열(下焦濕熱)을 청(淸)하고, 거습통비(祛濕通痺)한다(예 : 삼묘환(三妙丸)[의학정전(醫學正傳)]).

⑧ 산부(產婦)의 기혈허약(氣血虛弱)으로 태사불하(胎死不下)하는 경우에는 인삼(人參), 당귀(當歸), 유향(乳香) 등을 배합한다(예 : 료아산(療兒散)[부청주여과(傅青主女科)]).

천산갑(穿山甲)【명의별록(名醫別錄)】MANITIS SQUAMA

【기원】능리과(鯪鯉科)(Manidae)에 속한 동물인 천산갑(穿山甲) *Manis pentadactyla* L.의 비늘 껍데기로, 1년 중 언제나 잡아 죽인 후 끓는 물에 약간 탕포(燙泡)한 다음 비늘 껍데기를 채취하여 햇볕에 말린다.

【성미】성질은 약간 차고, 독이 없으며, 맛은 짜다.

【귀경】간, 위경.

【효능 및 주치】1. 활혈통경활락(活血通經活絡) : 소복창동(小腹脹疼), 경폐불통(經閉不通), 풍습비통(風濕痺痛), 징가(癥瘕)

2. 소옹궤농(消癰潰膿) : 옹종(癰腫), 급성유선염

3. 지혈(외용(外用)) : 각종 외상출혈, 비뉵(鼻衄), 치창출혈(痔瘡出血)

4. 하유(下乳) : 유즙불하(乳汁不下)

【해설】본품은 맛이 짜고 약성(藥性)이 약간 차다. 맛이 짜서 연견(軟堅)하고 성질이 주찬(走竄)하여 행산(行散)하는 효능을 가지고 있어 경락(經絡)을 투과(透過)하여 질병이 있는 부위에 직접 도달하고 통경하유(通經下乳)한다. 또한 소옹배농(消癰排膿)하고 통락거풍(通絡祛風)하므로 어혈조체(瘀血阻滯)로 맥락(脈絡)이 통(通)하지 못하는 병증(病證)에 적용된다.

본품은 소종배농(消腫排膿)효능이 있어 치창종통(痔瘡腫痛)과 옹저창독(癰疽瘡毒) 등의 외증(外證)에 적용하며, 옹종초기(癰腫初起)와 농성불궤(膿成不潰)에 적용하는데, 농(膿)이 아직 이루어지지 않은 옹종(癰腫)의 초기에는 소산(消散)하고, 이미 농(膿)이 형성된 경우에는 빠른 시기에 허물어지게 할 수 있도록 하며, 옹종(癰腫)이 화농(化膿)하려 할 때에 가장 적합하다. 또한 종괴(腫塊)가 궤파(潰破)된 후 창구(瘡口)가 아물지 않았을 때 본품을 소존성(燒存性)으로 한 다음 가루로 만들어 환부(患部)에 도부(塗敷)하면 농(膿)의 배출이 촉진되고 창구(瘡口)가 수렴된다.

본품은 주찬(走竄)하는 성질로 부인의 유즙불통(乳汁不通)으로 인한 유즙불하(乳汁不下)에 응용하며, 통경락(通經絡)하여 풍습(風濕)으로 인한 비통(痺痛)과 근골구련(筋骨拘攣)에 활혈제비(活血除痺)하여 치료한다.

본품은 행산력(行散力)이 강하여 과량을 사용하여서는 안 되고, 옹저(癰疽)가 이미 허물어져 오래된 경우나 농즙(膿汁)이 청희(淸稀)한 상태와 임신부에게는 사용을 금해야 한다.

【포제】 잡질을 제거하고 깨끗이 씻은 다음 건조하여 사용하거나, 사초(砂炒)하거나, 사초(砂炒)한 다음 초쉬(醋淬) 후 건조하여 사용한다.

생품(生品)은 질이 단단하고, 달이거나 분쇄하는 것이 쉽지 않으며, 아울러 비린내가 있어서 대부분 직접적으로 약에 들어가는 경우는 많지 않은데, 사초(砂炒)한 후에 약재의 질은 바삭바삭하게 되고, 분쇄와 유효성분이 잘 우러나오게 되며, 비린내가 나지 않는다. 초쉬(醋淬)하면 간(肝)으로 들어가서 산어지통(散瘀止痛)하는 작용을 증강한다.

【용량과 용법】 6~12g.

【금기증】 기혈(氣血)이 부족한 경우와 옹저(癰疽)가 이미 허물어져 오래된 경우와 임신부는 복용을 하지 말아야 한다.

【임상응용】 ① 질타손상(跌打損傷)으로 악혈(惡血)이 협하(脇下)에 머물러서 통증이 심하거나 소복작통(小腹作痛)하거나 국부홍종(局部紅腫), 청암(靑黯)하는 것을 치료하는 경우에는 시호(柴胡), 당귀(當歸), 도인(桃仁), 홍화(紅花) 등을 배합하여 활혈거어(活血祛瘀), 소간통락(疏肝通絡)한다(예 : 복원활혈탕(復元活血湯)[의학발명(醫學發明)]).

② 옹양종독초기(癰瘍腫毒初起)에 적종흔통(赤腫焮痛)하는 경우에는 금은화(金銀花), 천화분(天花粉), 유향(乳香) 등을 배합하여 소종배농(消腫排膿)한다(예 : 선방활명음(仙方活命飮)[외과발휘(外科發揮)]).

③ 풍습비통(風濕痹痛), 지체동통(肢體疼痛), 활동불리(活動不利), 근맥구련(筋脈拘攣)을 치료하는 경우에는 강활(羌活), 방풍(防風), 소목(蘇木) 등을 배합하여 거풍습(祛風濕), 통경락(通經絡)한다(예 : 투경해련탕(透經解攣湯)[여양기요(瘍瘍機要)]).

④ 혈체경폐(血滯經閉), 소복동통(小腹疼痛), 징가비괴(癥瘕痞塊)를 치료하는 경우에는 적작약(赤芍藥), 천궁(川芎), 당귀(當歸) 등을 배합하여 활혈통경(活血通經)한다(예 : 천산갑산(穿山甲散)[부인양방(婦人良方)]).

⑤ 기체혈어(氣血瘀滯)로 인한 유방창경(乳房脹硬), 산부(産婦)의 유즙불하(乳汁不下), 혹은 젖이 나오기는 하되 많이 나오지 않는 증상을 치료하는 경우에는 왕불류행(王不留行), 당귀(當歸) 등을 배합하여 하유(下乳)한다(예 : 용천산(涌泉散)[위생보감(衛生寶鑑)]).

⑥ 옹양종통(癰瘍腫痛)에 정기(正氣)가 허하여 탁독(托毒)하지 못하는 증상을 치료하

는데, 옹저이성난궤(癰疽已成難潰)를 치료하는 경우에는 황기(黃芪), 조각자(皂角刺), 당귀(當歸), 천궁(川芎)을 배합하여 보익기혈(補益氣血), 탁독배농(托毒排膿)한다(예 : 투농산(透膿散)[외과정종(外科正宗)]).

자충(䗪蟲) 【신농본초경(神農本草經)】 EUPOLYPHAGA

【기원】 왕바퀴과(Blattidae)에 속한 곤충인 지별(地鱉) *Eupolyphaga sinensis* Walker. 또는 기지별(冀地鱉) *Steleophaga plancyi* Boleny.의 암컷의 몸 전체를 건조한 것으로, 여름철에 암컷을 잡아 뜨거운 물에 넣어 죽인 후, 햇볕에 말리거나 또는 홍건(烘乾)한다.

【성미】 성은 차고, 약간의 독이 있으며, 맛은 짜다.

【귀경】 간경

【효능 및 주치】 1. 파혈축어(破血逐瘀), 통경지통(通經止痛) : 어혈경폐(瘀血經閉), 징가(癥瘕), 적취(積聚), 비괴(痞塊), 산후복통

2. 속근접골(續筋接骨) : 골절상통(骨折傷痛), 질복뉴상(跌扑扭傷)

【해설】 짠맛은 혈분(血分)에 들어가 연견(軟堅)하여 행어통경(行瘀通經)하고 소징산결(消癥散結)시키는 강력한 작용을 지니게 되어 혈체경폐(血滯經閉)와 어혈적취(瘀血積聚)로 인한 징가(癥瘕)를 치료하며, 근골절상(筋骨折傷)을 치료하는 좋은 약이 되어 골절(骨折)로 인한 어체종통(瘀滯腫痛)과 어혈(瘀血)이 결취(結聚)되어 흩어지지 않는 질환을 치료한다. 현대 임상에서는 본품을 이용하여 자궁 외 임신으로 인한 복통과 복부의 포괴불소(包塊不消) 및 만성간염으로 인한 간종대, 간경변 등으로 인한 간(肝) 부위의 자통(刺痛)을 치료한다.

【포제】 잡질을 제거하고 거족(去足)하여 초용(炒用)한다. 초(炒)한 후에는 약의 차가운 성질이 감소되고, 비린내가 제거되며, 약재의 질이 파삭파삭하게 되어 분쇄와 복용에 편리하게 된다.

【용량과 용법】 탕제(湯劑)에 사용하는 경우에는 3~10g. 연말(研末)하여 탄복(呑服)하는 경우에는 매회 1~1.5g.

【금기증】 어혈(瘀血)의 정체(停滯)가 없는 자와 혈허(血虛)하면서 어혈(瘀血)이 있는

자는 사용을 삼가는 것이 좋다. 또한 본품은 유산시키기 쉬우므로 임신부는 복용을 금해야 한다.

【임상응용】 ① 산후의 어혈(瘀血)로 인한 복통을 치료하는 경우에는 대황(大黃), 도인(桃仁)을 배합한다(예 : 하어혈탕(下瘀血湯)[금궤요략(金匱要略)]).

② 어혈정체(瘀血阻滯)로 인하여 경폐(經閉)하고, 어혈내정(瘀血內停)으로 복부가 종괴(腫塊)하며 조열(潮熱), 이수(羸瘦)하는 경우에는 도인(桃仁), 작약(芍藥), 건지황(乾地黃), 자충(蟅蟲) 등을 배합하여 거어파징(祛瘀破癥), 통경(通經)한다(예 : 대황자충환(大黃蟅蟲丸)[금궤요략(金匱要略)]).

③ 질타손상(跌打損傷), 어종동통(瘀腫疼痛)을 치료하는 경우에는 삼릉(三棱), 아출(莪朮), 당귀(當歸) 등을 배합한다(예 : 활혈단(活血丹)[양의대전(瘍醫大全)]).

④ 질타손상(跌打損傷)을 치료하는 단자연동(煅自然銅), 골쇄보(骨碎補), 당귀(當歸), 홍화(紅花), 유향(乳香), 몰약(沒藥) 등을 배합한다(예 : 접골자금단(接骨紫金丹)[잡병원류서촉(雜病源流犀燭)]).

⑤ 산후의 혈가견적(血瘕堅積)으로 면색위황(面色萎黃), 구역상기(嘔逆上氣), 월수불통(月水不通) 등의 증상이 있는 경우에는 건칠(乾漆), 대황(大黃), 적작약(赤芍藥), 당귀(當歸), 우슬(牛膝), 인삼(人參), 건강(乾薑) 등을 배합한다(예 : 건칠환(乾漆丸)[태평성혜방(太平聖惠方)]).

⑥ 난소암, 자궁암을 치료하는 경우에는 대황(大黃), 도인(桃仁) 등을 배합한다.

⑦ 소화계통 암증(癌症)을 치료하는 경우에는 오공(蜈蚣), 지룡(地龍), 오초사(烏梢蛇), 삼릉(三七), 천산갑(穿山甲) 등을 배합한다.

수질(水蛭) 【신농본초경(神農本草經)】 HIRUDO

【기원】 거머리과(Hirudinidae)에 속한 환절동물인 말거머리(마황(螞蟥)) *Whitmania pigra* Whitman. 과 참거머리(수질(水蛭)) *Hirudo nipponica* Whitman. 및 갈색말거머리(유엽마황(柳葉螞蟥)) *Whitmania acranulata* Whitman.의 건조한 몸체로, 여름과 가을에 잡아 끓는 물에 데쳐서 죽인 다음, 햇볕에 말리거나 또는 저온에서 건조한다.

【성미】 성질은 평하고, 약간의 독이 있으며, 맛은 맵고 짜며 쓰다.

【귀경】 간경.

【효능 및 주치】 1. 파혈축어(破血逐瘀) : 징가비괴(癥瘕痞塊), 질타손상(跌打損傷), 혈어경폐(血瘀經閉), 고지혈증, 관상동맥경화증, 협심증

【해설】 매운맛은 산(散)하고 쓴맛은 설(泄)하며 짠맛은 연견(軟堅)하여, 간경(肝經)의 혈분(血分)에 들어가 파혈축어(破血逐瘀)하고 통경폐(通經閉)하는 효능이 있으므로 혈어(血瘀)로 인한 경폐(經閉), 징가적취(癥瘕積聚), 축혈발광(蓄血發狂) 및 질타손상(跌打損傷)의 중증(重症)을 치료하는데 사용된다. 아울러 태아를 유산시킬 수 있다. 이 외에 살아있는 수질(水蛭)을 상처부위에 붙여서 피를 빨아먹게 하면 옹종(癰腫), 단독(丹毒)을 삭일 수 있다.

본품은 파혈축어(破血逐瘀)의 효능이 강하므로 임신부, 월경기(月經期)와 어혈(瘀血)이 없는 자는 복용을 금해야 한다.

【포제】 잡질을 제거하고, 절단(切斷)하여 사용하거나, 활석분초(滑石粉炒) 또는 저유(猪油)로 초(炒)하여 사용한다. 활석분(滑石粉)으로 초탕(炒燙)한 후에는 약성(藥性)이 완화되고 독성을 감소시켜 순도를 높이며, 질이 파삭파삭하여져서 분쇄하기가 쉽고, 또한 비린내를 없앨 수 있게 되어 복용에 편리하다.

【용량과 용법】 4~8g.

【금기증】 몸이 약하고 혈허(血虛)한 자, 어혈정취(瘀血停聚)가 없는 자, 출혈증, 실증(實證)이 아닌 자는 복용을 하지 말아야 한다.

【임상응용】 ① 어혈축적(瘀血蓄積)으로 발광(發狂)하고 잘 잊어버리며 소복경만(少腹硬滿), 소변자리(小便自利), 대변이 검은색인 경우 및 어혈경폐(瘀血經閉)로 소복(少腹)이 동통(疼痛)하고 거안(拒按)하는 것을 치료하는 경우에는 대황(大黃), 맹충(虻蟲), 도인(桃仁)을 배합한다(예 : 저당탕(抵當湯)[상한론(傷寒論)]).

② 어혈조체(瘀血阻滯)로 인한 월경폐색(月經閉塞), 소복창통(小腹脹痛)하거나 혹은 산후의 오로결취(惡露結聚)를 치료하는 경우에는 숙지황(熟地黃), 맹충(虻蟲), 도인(桃仁)을 배합하여 파혈통경(破血通經)한다(예 : 지황통경환(地黃通經丸)[부인양방(婦人良方)]).

③ 질타손상(跌打損傷)으로 내손(內損)하여 어혈(瘀血)이 있어서 심복동통(心腹疼痛),

대소변색(大小便塞), 기절욕사(氣絶欲死)하는 것을 치료하는 경우에는 대황(大黃), 견우자(牽牛子)를 배합하여 산어지통(散瘀止痛)한다(예 : 탈명산(奪命散)[제생방(濟生方)]).

택란(澤蘭) 【신농본초경(神農本草經)】 LYCOPI HERBA

【기원】 꿀풀과(Labiatae)에 속한 여러 해 살이 풀인 털쉽싸리(모엽지과아묘(毛葉地瓜兒苗)) *Lycopus lucidus* Turcz. var. *hirtus* Regel.와 쉽싸리(지과아묘(地瓜兒苗)) *L. lucidus* Turcz. ex Benth.의 전초(全草)를 건조한 것으로, 여름부터 가을에 걸쳐 줄기와 잎이 무성했을 때 전초(全草)를 채취하여 햇볕에 말린다.

【성미】 성질은 약간 따뜻하고, 독이 없으며, 맛은 쓰고 맵다.

【귀경】 간, 비경.

【효능 및 주치】 1. 활혈거어(活血祛瘀) : 혈체경폐(血滯經閉), 경행복통(經行腹痛), 월경부조(月經不調), 복중포괴(腹中包塊), 산후복통

2. 행수소종(行水消腫) : 산후부종(産後浮腫), 신면부종(身面浮腫)

【해설】 본품은 맛이 쓰고 매우며 향기가 있고, 약성(藥性)이 약간 따뜻하여 통달(通達)하는 성질이 있으므로, 간(肝)·비(脾) 2경(經)에 들어가 울체(鬱滯)를 잘 풀어주고 활혈통경(活血通經)시키는 효능이 있다. 따라서 월경불통(月經不通)이나 산후의 어조복통(瘀阻腹痛)을 치료하며, 아울러 옹종(癰腫)을 소산(消散)하고, 질타손상(跌打損傷), 어혈작통(瘀血作痛) 등의 증상을 치료한다. 그런데, 본품은 거어(祛瘀)하면서도 정기(正氣)를 손상시키지 않으므로, 부인과에 항상 사용하는 중요한 약이 된다.

이 외에 본품은 또한 소변을 통리(通利)하여서 부종(浮腫)을 없애며, 활혈거어(活血祛瘀)하는 효능도 같이 지니고 있으므로 수종(水腫)에 어혈(瘀血)을 동반한 것과 혈어(血瘀)로 인한 수종(水腫)을 치료하는데 좋다.

【포제】 잡질을 제거하고 윤투(潤透)한 후 절단하여 사용한다.

【용량과 용법】 8~16g.

【금기증】 어혈(瘀血)이 없는 자, 빈혈(貧血)이 있는 자는 복용을 하지 말아야 한다.

【임상응용】 ① 혈어경폐(血瘀經閉), 경기복통(經期腹痛)의 경우에는 당귀(當歸), 백작약(白芍藥), 감초(甘草)를 배합한다(예 : 택란탕(澤蘭湯)[계봉보제방(鷄峰普濟方)]).

능소화(凌霄花) 【신농본초경(神農本草經)】 CAMPSIS FLOS

【기원】 능소화과(Bignoniaceae)에 속한 낙엽 활엽 덩굴성 나무인 능소화 *Campsis grandiflora* (Thunb.) K. Schum.의 꽃을 건조한 것으로, 꽃이 필 때에 채취하여 그늘에서 말린다.

【성미】 성은 차고 독이 없으며, 맛은 맵고 달며 시다.

【귀경】 간, 심포경.

【효능 및 주치】 1. 행혈거어(行血祛瘀) : 혈체경폐(血滯經閉), 징가(癥瘕), 산후유종(產後乳腫)

2. 양혈거풍(凉血祛風) : 풍열진(風熱疹), 풍소양(風瘙痒), 간풍(肝風), 전정통(巓頂痛)

【해설】 본품은 맛이 달고 시고 매우며, 약성(藥性)은 차고, 간경(肝經)의 혈분(血分)에 들어가 혈(血) 중의 복화(伏火)를 없애고 파혈거어(破血祛瘀)하는 효능이 있어 혈체경폐(血滯經閉)와 징가(癥瘕)를 치료하며, 양혈거어(凉血祛瘀)하는 효능은 혈열(血熱)로 인한 풍양(風痒), 피부소양(皮膚瘙痒) 등을 치료하는데 많이 활용된다.

본품은 임신부에게 사용을 금해야 하는데 어혈(瘀血)이 없는 임신부에게 사용하면 유산시키는 위험이 있으므로 사용하는데 주의를 기울여야 한다.

【포제】 잡질을 제거하고 사용한다.

【용량과 용법】 4~12g.

【금기증】 기혈(氣血)이 허약한 자와 임신부는 복용을 하지 말아야 한다.

【임상응용】 ① 실녀(室女)의 월후부통(月候不通), 제복동통(臍腹疼痛), 일체의 혈질(血疾)에는 당귀(當歸), 아출(莪朮)을 배합한다(예 : 자위산(紫葳散)[계봉보제방(鷄峰普濟方)]).

자연동(自然銅) 【개보본초(開寶本草)】 PYRITUM

【기원】 황화물의 광물인 황철광족에 속한 황철광 Pyrite으로, 황화철(FeS_2)을 함유하고 있는 광석이다.

【성미】 성질은 평하고 독이 없으며, 맛은 맵고, 약간 쓰다.

【귀경】 간, 신경.

【효능 및 주치】 1. 산어지통(散瘀止痛) : 질타손상(跌打損傷), 어혈종통(瘀血腫痛), 적취(積聚), 창양(瘡瘍), 영류(癭瘤)

2. 접근속골(接筋續骨) : 질타골절(跌打骨折)

【해설】 본품은 맛이 맵고 기(氣)가 평(平)하며, 간경(肝經)의 혈분(血分)에 들어가 행혈산어지통(行血散瘀止痛)하고 속근접골(續筋接骨)하므로 상과(傷科)의 접골(接骨)에 중요한 약이 되어 골절손상(骨折損傷)으로 어혈종통(瘀血腫痛)한 증상을 치료한다.

접골(接骨)에 좋은 효과가 있지만 조산(燥散)하기 때문에 사용할 때에는 신중해야 한다. 본품은 성질이 강강(剛强)하므로 오랫동안 복용해서는 안 되고, 접골(接骨)한 후에는 활혈행기약(活血行氣藥)에 기혈(氣血)을 보익(補益)하는 약을 배합하여 근골(筋骨)을 온양(溫養)해야 한다.

【포제】 잡질을 제거한 생자연동(生自然銅)을 사용하거나 초단쉬제(醋煅淬製)한 후에 사용한다. 생품(生品)은 대부분 외용(外用)하는데, 두풍동통(頭風疼痛), 항하기영(項下氣癭)에 활용된다. 초단쉬제(醋煅淬製) 후에는 질이 파삭파삭하게 되어 부서지기 쉬워서 분쇄 또는 유효성분의 전출(煎出)이 편리하며, 또 보료(輔料)로 활용되는 식초의 효능 때문에 산어활혈지통(散瘀活血止痛)하는 효능이 증강된다.

【용량과 용법】 4~12g.

【금기증】 골절어종(骨折瘀腫)의 환자가 아니면 복용을 하지 말아야 한다. 소화장애가 있을 경우에는 금해야 하고, 너무 많은 량을 복용하거나 오랫동안 복용하는 것을 금하여야 하는데, 화독(火毒)이 있어 조산(燥散)하는 폐해가 있기 때문이다.

【임상응용】 ① 항하기영(項下氣癭)에는 자연동(自然銅)을 수옹(水瓮) 중에 저장하였다가 날마다 음식을 할 때 이 물을 사용하면 영(癭)이 삭는다([인재직지방(仁齋直指方)]).

② 질타손상(跌打損傷)에는 유향(乳香), 혈갈(血竭), 소목(蘇木), 홍화(紅花) 등을 배합하여 접골산어(接骨散瘀)한다(예 : 팔리산(八釐散)[의종금감(醫宗金鑑)]).

③ 질복종통(跌扑腫痛), 근골절상(筋骨折傷)을 치료하는 경우에는 유향(乳香), 몰약(沒藥), 당귀(當歸) 등을 배합하여 활혈속근(活血續筋), 소종지통(消腫止痛)한다(예 : 자연동산(自然銅散)[장씨의통(張氏醫通)]).

왕불류행(王不留行) 【신농본초경(神農本草經)】 VACCARIAE SEMEN

【기원】 석죽과(石竹科 ; Caryophyllaceae)에 속한 장구채(경엽여루채(硬葉女婁菜)) *Melandrium firmum* Rohrbach의 열매가 익었을 때의 지상부(地上部)를 건조한 것이다. 중국에서는 석죽과(石竹科 ; Caryophyllaceae)에 속한 1년생 또는 2년생 풀인 맥람채(麥藍菜) *Vaccaria segetalis* (Neck.) Garcke.의 성숙한 종자를 건조한 것을 사용하는데, 여름철에 과실이 성숙하여 열매껍질이 벌어지지 않을 때 베어 햇볕에 말린 다음 종자를 털어 잡질을 제거하고 햇볕에 말린다.

【성미】 성질은 평하고, 독이 없으며, 맛은 쓰고 달다.

【귀경】 간, 위, 방광경.

【효능 및 주치】 1. 활혈통경(活血通經) : 통경(痛經), 경폐(經閉)

2. 통락하유(通絡下乳) : 결유(缺乳), 유옹(乳癰)

3. 해독소옹(解毒消癰) : 금창(金瘡), 유선염(乳腺炎), 대상포진, 피부습진, 옹(癰)

4. 이뇨통림(利尿通淋) : 석림(石淋), 고림(膏淋)

【해설】 본품은 맛이 쓰고 달며, 약성(藥性)은 평(平)하다. 본품의 쓴맛은 설(泄)하여 행혈(行血)하고 혈맥(血脈)을 통리(通利)시켜 어혈(瘀血)이 조체(阻滯)된 병증(病證)을 치료하므로, 어혈불행(瘀血不行)으로 인한 월경불통(月經不通), 풍습비통(風濕痺痛)을 치료한다. 아울러, 최산(催産)하여 난산을 치료하며, 소종지통(消腫止痛)하므로 옹종(癰腫)을 치료한다. 또한 하유(下乳)의 효능이 있어 유즙불통(乳汁不通)으로 유옹(乳癰)이 발생한 경우를 치료하는데 효과가 좋다.

이 외에 본품은 이뇨통림(利尿通淋)의 효능이 있어 금전초(金錢草)·해금사(海金砂)·편축(萹蓄)·차전초(車前草) 등과 배합되어 소변림력삽통(小便淋瀝澀痛)을 치료한다.

【약재감별】 우리 나라 한약규격집에서는 왕불류행(王不留行)으로 장구채 *Silene firma* Sieb. et Zucc.[=*Melandrium firmum* (Sieb. et Zucc.) Rohrb.]의 전초(全草)를 이용하는데, 중국에서는 경엽여루채(硬葉女婁菜)라는 한약재로 사용하고 있다. 맛이 감담(甘淡)하고, 서늘하며, 주로 소장(小腸)·간경(肝經)으로 들어가서 효능을 발휘하는데, 청열해독(淸熱解毒), 이뇨(利尿), 조경(調經)하는 효능을 지니고 있어서, 주로 인후종통(咽喉腫痛), 정이출농(聤耳出膿), 소변불리(小便不利) 등을 치료한다.

이 외에도 애기장구채 *Melandrium aprica* (Turcz.) Rohrb.[=*Silene aprica* Turcz.]의 전초(全草)는 여루채(女婁菜)라는 한약재로 활용되고 있으며, 성미(性味)가 신고(辛苦), 평(平)하고, 간비경(肝脾經)으로 들어가서 효능을 발휘한다. 주로 활혈조경(活血調經), 하유(下乳), 건비(健脾), 이습(利濕), 해독(解毒)하는 효능을 지니고 있으며, 주로 월경부조(月經不調), 유소(乳少), 소아감적(小兒疳積), 비허부종(脾虛浮腫), 정창종독(疔瘡腫毒) 등의 증상을 치료한다.

【포제】 잡질을 제거하고 깨끗이 씻은 다음 건조해서 사용하거나 미초(微炒)하여 사용한다. 생품(生品)은 재질이 단단하여 약의 유효성분이 잘 우러나오기가 힘들다. 초(炒)한 후에는 종육(種肉)이 팽창되어 종피(種皮)가 갈라져서 유효성분이 잘 우러나오며, 종자(種子)에 함유된 사포닌의 배당체 대부분이 분해되어 파괴된다. 또한 따뜻한 성질로 치우치게 되며 주산력(走散力)이 비교적 강하게 되며, 행혈통경(行血通經), 하유(下乳), 이수통림(利水通淋)하는 효능이 좋아진다.

【용량과 용법】 6~12g.

【금기증】 임신부는 복용을 금해야 하며, 특히 습관성 유산자는 조심해야 한다.

【임상응용】 ① 만성전립선염에는 초왕불류행(炒王不留行)에 단삼(丹參), 도인(桃仁), 적작약(赤芍藥), 패장(敗醬) 등을 배합하여 활혈소염(活血消炎)한다.

② 기체혈어(氣血瘀滯)로 인한 유방창경(乳房脹硬), 산부(産婦)의 유즙불하(乳汁不下), 혹은 젖이 나오기는 하되 많이 나오지 않는 증상을 치료하는 경우에는 당귀(當歸), 천산갑(穿山甲), 천궁(川芎) 등을 배합하여 양혈(養血), 활혈(活血), 최유(催乳)한다(예 : 용천산(涌泉散)[위생보감(衛生寶鑑)]).

소목(蘇木) 【신수본초(新修本草)】 SAPPAN LIGNUM

【기원】 콩과(Leguminosae)에 속한 낙엽 소교목 혹은 관목인 소목 *Caesalpinia sappan* L.의 심재(心材)를 건조한 것으로, 1년 중 아무 때나 채취하여 수피(樹皮)와 변재(邊材)를 제거하고 중심부분만 취하여 햇볕에 말린다.

【성미】 성질은 평하고, 독이 없으며, 맛은 달고 맵고 짜다.

【귀경】 심, 간, 비경.

【효능 및 주치】 1. 행혈파어(行血破瘀) : 폐경(閉經), 통경(痛經), 산후오로부진(産後惡露不盡), 중풍

2. 소종지통(消腫止痛) : 옹저창독(癰疽瘡毒), 질타손상(跌打損傷)

【해설】 본품의 맛은 달고 짜며 약간 맵고, 성질은 평(平)하다. 심(心)·간(肝)·비(脾) 3경(經)의 혈분(血分)에 들어가 활혈거어(活血祛瘀)하고 소종지통(消腫止痛)하여 외과(外科)에서 중요한 약이 되며, 부녀의 어혈(瘀血)로 인한 산후작통(産後作痛), 월경곤란, 소복작통(小腹作痛) 등의 병증(病證)에 적용되고, 질타손상(跌打損傷), 어혈작통(瘀血作痛)의 증상을 치료한다.

본품은 소량을 사용하면 화어(化瘀)의 작용을 나타내고, 대량을 사용하면 파어(破瘀)의 작용을 나타낸다. 다만 본품의 성질은 주산동혈(走散動血)하므로, 혈허무어(血虛無瘀)한 사람은 복용을 금해야 한다.

【포제】 사용할 때 박편(薄片) 또는 세절(細切)하여 사용한다.

【용량과 용법】 4~12g.

【금기증】 혈허무어(血虛無瘀)한 사람과 임신부는 복용을 하지 말아야 한다.

【임상응용】 ① 월경불통(月經不通), 통경(痛經), 산후(産後) 어체복통(瘀滯腹痛)에는 도인(桃仁), 당귀(當歸), 향부자(香附子), 홍화(紅花), 우슬(牛膝)을 배합한다.

② 질타손상(跌打損傷)으로 인한 어종동통(瘀腫疼痛)에는 유향(乳香), 몰약(沒藥), 자연동(自然銅) 등을 배합한다.

건칠(乾漆) 【신농본초경(神農本草經)】 LACCA RHOIS EXSICCATA

【기원】 옻나무과(Anacardiaceae)에 속한 낙엽 교목인 옻나무 *Rhus verniciflua* Stokes.의 수지(樹脂)를 건조한 것으로, 여름에 줄기와 수피(樹皮)에 자상(刺傷)을 입혀 흘러나오는 수지(樹脂)를 말려서 만든다. 건칠(乾漆)이란 생칠(生漆)속의 urushiol이 laccase의 작용으로 공기 중에서 산화되어 생성된 검은색의 resin양 물질이다.

【성미】 성은 따뜻하고, 약간의 독이 있으며, 맛은 맵고 쓰다.

【귀경】 간, 위경.

【효능 및 주치】 1. 활혈통경(活血通經) : 어체경폐(瘀滯經閉), 어혈요통(瘀血腰痛),

풍한습비(風寒濕痺), 징가(癥瘕), 포의불하(胞衣不下), 부인제하결물(婦人臍下結物), 냉심통(冷心痛)

2. 소적살충(消積殺蟲) : 충적복통(蟲積腹痛), 노채(勞瘵)

【해설】 본품은 맛이 맵고 쓰며, 성질이 따뜻하다. 매운맛은 산(散)하고, 쓴맛은 설(泄)하며, 따뜻한 성질은 통경행체(通經行滯)하여 파혈공견(破血攻堅)하므로 어혈(瘀血)이 조체(阻滯)되어 나타나는 경폐통경(經閉痛經)과 징가(癥瘕) 등을 치료하는데 적용하며, 소적살충(消積殺蟲)의 효능이 있어 복중결괴(腹中結塊)와 충적복통(蟲積腹痛) 등의 증상에 사용할 수 있는데 효과가 비교적 빠르다.

본품은 독성이 있으므로 반드시 수치(修治)를 한 후에 비로소 사용할 수 있으며, 전제(煎劑)에 넣는 것은 마땅하지 않다.

【포제】 생건칠(生乾漆)은 영혈(營血)과 비위(脾胃)를 쉽게 손상하게 하고, 또 독이 있으므로, 생용(生用)하는 것은 적합하지 않다. 단(煅)하여 탄(炭)으로 만든 포제품(炮製品)은 독성과 자극성이 감소하여 복용에 편리하며 비위(脾胃)를 손상하지 않는다. 주로 부녀의 경폐(經閉), 징가(癥瘕), 어혈(瘀血), 충적(蟲積)의 경우에 사용된다.

단건칠(煅乾漆) 제법 : 깨끗한 건칠(乾漆)을 솥 용량의 1/3 가량 넣고 위에는 약간 작은 솥으로 덮고 두 솥의 결합 부위를 진흙으로 봉(封)하여 위를 무거운 물건으로 누른다. 덮어둔 솥의 밑바닥에 백지(白紙) 한 장을 붙여 놓거나 쌀알을 몇 개 놓아두고, 무화(武火)로 가열하여 단(煅)하는데, 백지(白紙)나 쌀이 짙은 황색을 띠게 되면(보통 5~6시간 굽는다) 불을 끈 뒤 불문을 막고 다음 날 솥이 완전히 식은 후에 꺼내 약 1.5㎝의 소괴(小塊)로 부수거나 갈아 부순다.

【용량과 용법】 2~4g(환제(丸劑), 산제(散劑)로 복용하며, 탕제(湯劑)로 사용해서는 안 된다.)

【금기증】 임신부와 신체가 허약한 자 및 어혈(瘀血)이 없는 자는 복용을 하지 말아야 한다. 또한 옻독에 민감한 체질의 사람은 사용을 금해야 한다.

【임상응용】 ① 어혈정체(瘀血阻滯)로 인하여 경폐(經閉)하고, 어혈내정(瘀血內停)으로 복부가 종괴(腫塊)하며 조열(潮熱), 이수(羸瘦)하는 경우에는 도인(桃仁), 작약(芍藥), 건지황(乾地黃), 자충(蟅蟲) 등을 배합하여 거어파징(祛瘀破癥), 통경(通經)한다(예 : 대황자충환(大黃蟅蟲丸)[금궤요략(金匱要略)]).

② 산후에 어혈(瘀血)이 심(心)을 공격하는 증상, 징가(癥瘕), 혈비(血痹), 건혈로(乾血勞)를 치료하는 경우에는 인삼(人蔘), 삼릉(三棱), 도인(桃仁) 등을 배합하여 소징화어(消癥化瘀)한다(예 : 화징회생단(化癥回生丹)[만병회춘(萬病回春)]).

③ 충적복통(蟲積腹痛), 복창(腹脹), 충적고독(蟲積蠱毒) 등의 경우에는 뇌환(雷丸), 빈랑(檳榔) 등을 배합하여 살충소적(殺蟲消積)한다.

조각자(皂角刺) 【신농본초경(神農本草經)衍義補遺】 GLEDITSIAE SPINA

【기원】 콩과(Leguminosae)에 속한 낙엽교목인 조각자나무 *Gleditsia sinensis* Lam.의 가시를 건조한 것으로 1년 내내 아무 때나 채취하여 건조한다.

【성미】 성은 따뜻하고, 독이 없으며, 맛은 맵다.

【귀경】 간, 위경.

【효능 및 주치】 1. 소종배농(消腫排膿) : 옹저창독(癰疽瘡毒)의 초기, 옹저창독(癰疽瘡毒)의 농성불궤(膿成不潰), 담핵(痰核), 나력(瘰癧), 유옹(乳癰)

2. 거풍살충(祛風殺蟲) : 선창(癬瘡), 마풍(麻風), 개선(疥癬)

3. 행기행혈(行氣行血) : 징가결괴(癥瘕結塊), 포의불하(胞衣不下), 투유(妒乳)

【해설】 본품의 매운맛은 산(散)하고 따뜻한 성질은 통(通)하며 성질이 예리하여 질병이 있는 부위에 직달(直達)하는 것이 천산갑(穿山甲)과 비슷하며, 소종탁독배농(消腫托毒排膿)의 작용이 있어 옹저종독(癰疽腫毒)이 아직 형성되지 않은 경우에는 소산(消散)하고, 이미 형성된 것은 빨리 허물어뜨리며, 이미 궤양(潰瘍)을 일으킨 것은 궤란(潰爛)시키는 효능이 있으므로, 외과(外科)에 항상 사용하는 중요한 약이 된다. 또한 본품은 담핵(痰核)·나력(瘰癧)과 징가결괴(癥瘕結塊)에도 병증(病證)에 따라 사용할 수 있다.

아울러 본품은 거풍살충(祛風殺蟲)의 효능이 있어 마풍(麻風)이나 개선(疥癬)에도 배합하여 응용하며, 통유(通乳) 효능도 있어 유옹(乳癰), 유즙불통(乳汁不通)을 치료하는데 효과가 비교적 좋다.

【포제】 잡질을 제거하고 윤투(潤透)한 다음 세절(細切)하여 햇볕에 말려서 사용한다.

【용량과 용법】 4~12g.

【금기증】 옹저(癰疽)가 이미 허물어진 자와 임신부는 복용을 하지 말아야 한다.

【임상응용】 ① 옹양종통(癰瘍腫痛)에 정기(正氣)가 허하여 탁독(托毒)하지 못하는 증상을 치료하는데, 옹저이성난궤(癰疽已成難潰)를 치료하는 경우에는 황기(黃芪), 천산갑(穿山甲), 당귀(當歸), 천궁(川芎)을 배합하여 보익기혈(補益氣血), 탁독배농(托毒排膿)한다(예 : 투농산(透膿散)[외과정종(外科正宗)]).

혈갈(血竭) 【신수본초(新修本草)】 DRACONIS SANGUIS

【기원】 종려과(棕櫚科)(Palmae)에 속한 여러 해 살이 상록 등본(藤本)인 기린갈(麒麟竭) *Daemonorops draco* Bl.의 과실과 줄기에서 채취한 수지(樹脂)이다.

【성미】 성질은 평하고, 독이 없으며, 맛은 달고 짜다.

【귀경】 심, 간경.

【효능 및 주치】 1. 활혈산어(活血散瘀)(내복(內服)) : 흉비(胸痺), 경폐(經閉), 통경(痛經), 산후어조복통(産後瘀阻腹痛), 심복자통(心腹刺痛)

2. 지혈생기렴창(止血生肌斂瘡)(외용(外用)) : 악창옹저(惡瘡癰疽)의 창구(瘡口)가 오랫동안 아물지 않는 증상, 금창출혈(金瘡出血), 창구불합(瘡口不合), 위십이지장궤양, 식도정맥파열 등 각종 소화기 출혈

【해설】 본품은 상과(傷科)와 외과(外科)에서 중요하게 사용되는 약으로, 외용(外用)하면 렴창생기지혈(斂創生肌止血)하는 효능이 있어 창궤구불수구(瘡潰久不收口), 창구불렴(瘡口不斂) 및 외상출혈(外傷出血)에 사용하여 창상면(創傷面)의 유합(愈合)을 촉진한다. 내복(內服)하면 파혈행어지통(破血行瘀止痛)하는 효능이 있어 질타손상(跌打損傷)으로 인한 어종작통(瘀腫作痛) 혹은 내상(內傷)으로 혈취(血聚)하여 된 흉복제통(胸腹諸痛) 및 부녀의 경폐(經閉), 산후(産後)의 어혈작통(瘀血作痛) 등에 모두 적용한다.

본품을 내복용(內服用)으로 사용할 때에는 용량이 5푼을 넘지 않도록 한다. 전탕(煎湯)하면 용해가 잘 되지 않으므로 환제(丸劑)나 산제(散劑)로 사용한다.

【포제】 가루로 만들어서 사용한다.

【용량과 용법】 내복(內服)하는 경우에는 매회 1~1.5g을 사용하는데, 환산제(丸散劑)로 이용한다. 외용(外用)하는 경우에는 적당량을 사용하여 가루로 만들어 뿌리거나 고약(膏藥) 내에 넣어서 첩부(貼敷)한다.

【금기증】 혈병(血病)에 어혈적체(瘀血積滯)가 없는 자와 임신부는 복용을 하지 말아야 한다.

【임상응용】 ① 치루(痔漏)에는 혈갈(血竭)을 가루로 갈아서 자기 자신의 침으로 잘 섞어서 자주 바르면 된다(예 : 혈갈산(血竭散)[양씨가장방(楊氏家藏方)]).

② 근골(筋骨)을 손상한 경우에는 몰약(沒藥), 당귀(當歸), 백지(白芷), 적작약(赤芍藥) 등을 배합하여 활혈통락(活血通絡), 지통한다(예 : 기린혈산(麒麟血散)[태평성혜방(太平聖惠方)]).

③ 복중혈괴(腹中血塊)에는 몰약(沒藥), 활석(滑石), 목단피(牧丹皮) 등을 배합하여 화어(化瘀)한다[적원방(摘元方)]).

④ 질타손상(跌打損傷), 뼈와 근육이 끊어지는 손상을 받아서 어체작통(瘀滯作痛)이 있거나, 혹은 금인(金刃)으로 절상(折傷)이 있으면서 출혈이 그치지 않는 경우에는 유향(乳香), 몰약(沒藥), 홍화(紅花) 등을 배합하여 활혈산어(活血散瘀), 정통(定痛), 지혈(止血)한다(예 : 칠리산(七厘散)[양방집액(良方集腋)]).

충울자(茺蔚子) 【신농본초경(神農本草經)】 LEONURI SEMEN

【기원】 꿀풀과(Labiatae)에 속한 1년생 풀인 익모초 *Leonurus sibiricus* L.의 과실을 건조한 것으로, 8~10월에 과실이 성숙하였을 때 채취하여 햇볕에 말린다.

【성미】 성질은 약간 차고, 독이 없으며, 맛은 달고 맵다.

【귀경】 심포, 간경.

【효능 및 주치】 1. 활혈거어(活血祛瘀) : 혈체경폐(血滯經閉), 통경(痛經), 월경선후무정기(月經先後無定期), 산후어조복통(産後瘀阻腹痛), 오로불하(惡露不下), 질타손상(跌打損傷)

2. 양간명목(凉肝明目) : 간열두통(肝熱頭痛), 목적종통(目赤腫痛), 목생예막(目生翳膜)

3. 이수소종(利水消腫) : 수종(水腫), 소변불리(小便不利)

4. 청열해독소종(淸熱解毒消腫) : 무명종통(無名腫痛), 피부속진(皮膚粟疹)

【해설】 본품은 맛이 달고 매우며, 성질이 약간 차다. 심포(心包)·간(肝) 2경(經)에 들어가 활혈조경(活血調經)시키고 양간명목(凉肝明目)시키는 효능이 있는데 활혈(活血) 작

용은 익모초(益母草)와 비슷하다.

본품은 부녀의 혈맥어체(血脈瘀滯)로 인한 월경부조(月經不調), 경행불창(經行不暢), 소복창통(小腹脹痛), 경폐(經閉), 산후(産後)의 어조복통(瘀阻腹痛), 오로부진(惡露不盡) 및 질타손상(跌打損傷)으로 인한 어혈작통(瘀血作痛) 등을 치료하며, 또한 간열(肝熱)로 인한 두통, 목적종통(目赤腫痛) 및 목생예막(目生翳膜) 등도 치료한다.

그런데, 본품을 많이 복용하면 중독이 일어나는데, 분말로 만든 것을 30g 이상 복용하면 전신무력, 산마동통(痠麻疼痛), 한출(汗出), 허탈(虛脫) 등의 증상이 나타난다.

【포제】 잡질을 제거하고 생용(生用)하거나 미초(微炒)하여 사용한다. 생품은 성질이 약간 차므로, 청간명목(清肝明目)하는 데에 장점이 있다. 초(炒)한 후에는 질이 연약해져서 짓찧어 부수기에 편리하고 유효성분이 잘 우러나오며, 활혈조경(活血調經)하는 데에 장점이 있다.

【용량과 용법】 6~20g.

【금기증】 혈허(血虛)하면서 어혈(瘀血)이 없는 자는 사용을 삼가는 것이 좋으며, 동공이 산대(散大)한 자는 복용을 하지 말아야 한다.

【임상응용】 ① 간허적열(肝虛積熱)로 양쪽 눈이 홍종동통(紅腫疼痛)하고, 밝은 곳을 보면 싫어하고 눈물이 자주 흐르는 증상이 때때로 발생하고 오래 지속되며, 목생예막(目生翳膜), 시물혼화(視物昏花)하는 경우에는 생지황(生地黃), 토사자(菟絲子), 청상자(青葙子), 차전자(車前子) 등을 배합하여 양간익신(養肝益腎), 청열명목(清熱明目)한다(예 : 청상환(青葙丸)[의종금감(醫宗金鑑)]).

② 산후(産後)의 어체(瘀滯)로 인한 복통에는 당귀(當歸), 유기노(劉寄奴), 운대자(蕓薹子), 육계(肉桂), 몰약(沒藥)을 배합한다(예 : 익모초산(益母草散)[태평성혜방(太平聖惠方)]).

③ 목생예막(目生翳膜) 혹은 목적종통(目赤腫痛)의 경우에는 청상자(青葙子), 석결명(石決明), 생지황(生地黃), 구기자(枸杞子), 차전자(車前子) 등을 배합하여 청사간열(清瀉肝熱), 익신명목(益腎明目)한다(예 : 충울자환(茺蔚子丸)[심시요함(審視瑤函)]).

권백(卷柏)【신농본초경(神農本草經)】SELAGINELLIAE HERBA

【기원】 부처손과(Selaginellaceae)에 속한 여러 해 살이 상록 풀인 부처손 *Selaginella tamariscina* (Beauv.) Spring.의 전초(全草)를 건조한 것으로, 봄과 가을에 채취하여 햇볕에 말린다.

【성미】 성질은 평하고, 독이 없으며, 맛은 맵다.

【귀경】 간, 담, 비경.

【효능 및 주치】 1. 파혈거어(破血祛瘀)(생용(生用)) : 징가적취(癥瘕積聚), 질타손상(跌打損傷), 경폐(經閉), 복통, 위벽(痿躄)

2. 지혈(초탄(炒炭)) : 토혈(吐血), 뉵혈(衄血), 뇨혈(尿血), 변혈(便血), 붕루(崩漏)

3. 지해화담(止咳化痰) : 효천(哮喘), 해수(咳嗽), 해담(咳痰)

【해설】 본품은 맛이 맵고, 성질이 평(平)하다. 암석 위에서 자라며, 간경(肝經)의 혈분(血分)에 들어가 혈병(血病)을 치료하는데, 생용(生用)하면 파혈통경(破血通經)하는 효능이 있으므로 경폐(經閉), 징가(癥瘕)와 질박손상(跌撲損傷)을 치료한다. 아울러 간풍(肝風)으로 인한 두목현훈(頭目眩暈)을 치료하며, 위벽(痿躄) 및 폐로(肺癆) 등의 질병도 치료한다.

초탄(炒炭)하여 사용하면 지혈시키는 효능이 있어 토혈(吐血), 뉵혈(衄血), 뇨혈(尿血), 변혈(便血), 탈항(脫肛) 등의 증상을 치료하는데, 특히 대변출혈을 잘 치료한다.

【포제】 잡질을 제거하고 사용한다. 생용(生用)하면 파혈(破血)한다. 초탄(炒炭)한 후에는 성질이 떫게 되어서 화어지혈(化瘀止血)하게 되며, 주로 토혈(吐血), 붕루(崩漏), 변혈(便血)의 경우에 사용된다.

【용량과 용법】 2~6g.

【금기증】 임신부는 복용을 하지 말아야 한다.

【임상응용】 ① 어혈응체(瘀血凝滯)로 협하(脇下)나 복중(腹中)에 징가적괴(癥瘕積塊)가 있는 경우에는 삼릉(三棱), 아출(莪朮), 위령선(威靈仙), 자충(蟅蟲) 등을 배합하여 활혈파어(活血破瘀) 작용을 증강한다.

② 폐암, 비인강암(鼻咽腔癌)에는 취오동(臭梧桐), 백화사설초(白花蛇舌草), 사매(蛇莓), 작상(爵床), 발계(菝葜), 희수(喜樹) 등을 배합한다[한방의약대사전].

③ 사리농혈(瀉痢膿血), 탈항(脫肛)을 치료하는 경우에는 창출(蒼朮), 작약(芍藥), 지유(地楡)를 배합하여 양혈지리(凉血止痢)한다(예 : 지유작약탕(地楡芍藥湯)[소문병기의보명집(素問病機宜保命集)]).

계혈등(鷄血藤)【본초강목습유(本草綱目拾遺)】SPATHOLOBI CAULIS

【기원】 콩과(Leguminosae)에 속한 낙엽 목질 대등본(大藤本)인 밀화두(密花豆) *Spatholobus suberectus* Dunn.의 등경(藤莖)을 건조한 것으로, 가을과 겨울에 채취하여 가지와 잎을 제거하고 절편(切片)하여 햇볕에 말린다.

【성미】 성은 따뜻하고, 독이 없으며, 맛은 쓰고 달다.

【귀경】 간, 심, 비, 신경.

【효능 및 주치】 1. 활혈화어(活血化瘀), 보혈(補血) : 월경과소(月經過少), 월경부조(月經不調), 통경(痛經), 혈허경폐(血虛經閉)

2. 서근활락(舒筋活絡) : 수족마목(手足麻木), 관절산통(關節痠痛), 지체탄탄(肢體癱瘓), 풍습비통(風濕痺痛)

【해설】 본품은 맛이 쓰고 약간 달며, 약성(藥性)은 따뜻한데, 쓴맛은 설(泄)하고, 따뜻한 성질은 통(通)하게 하며, 또한 단맛은 보(補)하므로, 행혈(行血)하되 보혈(補血)하고, 행혈(行血)시키는 힘이 비교적 강하지만 행혈(行血)하되 음혈(陰血)을 상하지 않게 하며, 보혈(補血)하되 체혈(滯血)하게 하지 않는 특징이 있다. 부녀의 월경부조(月經不調)와 통경(痛經) 및 경폐(經閉)의 증상에 허실(虛實)을 막론하고 모두 응용이 가능하며, 더욱이 허(虛)에 체(滯)를 겸한 자에게 마땅하므로 사물탕(四物湯)에 배합하면 치료효과를 증강시킨다.

본품은 서근활락(舒筋活絡)하는 효능이 있어 풍한습사(風寒濕邪)가 경락(經絡)에 조체(阻滯)하였다든가 노인, 부녀가 혈허(血虛)로 양근(養筋)하지 못하여 발생하는 요슬산통(腰膝酸痛), 풍습비통(風濕痺痛), 지체마목(肢體麻木), 근맥구련(筋脈拘攣), 관절동통(關節疼痛) 등의 증상을 치료하며, 또한 방사선치료로 백혈구가 감소하는 증상에도 일정한 효과가 있다.

본품을 고(膏)로 만들면 계혈등고(鷄血藤膏)가 되는데, 효능이 계혈등(鷄血藤)과 같으나 보혈(補血)작용이 더 좋으며, 술에 녹여서 복용한다.

【포제】 잡질을 제거하고 절쇄(切碎)하여 사용하거나 고(膏)로 만들어 사용한다.

【용량과 용법】 12~20g.

【금기증】 혈열(血熱)로 인한 자, 음허화왕(陰虛火旺)의 경우에는 복용을 하지 말아야 한다. 또한 본품은 자궁수축을 강화하므로 임신부에게 사용해서는 안 된다.

【임상응용】 ① 풍습비통(風濕痹痛), 관절(關節)의 굴신불리(屈伸不利), 만성 풍습성(風濕性) 관절염에는 하수오(何首烏), 목단피(牧丹皮), 숙지황(熟地黃), 당귀(當歸), 방기(防己) 등을 배합한다.

제 13 장 화담지해평천약(化痰止咳平喘藥)

거담(祛痰) 또는 소담(消痰)시키는 약물을 화담약(化痰藥)이라 하며, 해수(咳嗽), 천식을 완화하거나 제지(制止)할 수 있는 약물을 지해평천약(止咳平喘藥)이라 한다. 화담약(化痰藥)은 대부분 지해(止咳)시키기 위하여 응용하며, 대부분의 지해평천약(止咳平喘藥)은 화담(化痰)작용을 겸하고 있다. 그러므로 화담약(化痰藥)과 지해평천약(止咳平喘藥)을 같이 기술한다.

일반적으로 해수(咳嗽)하게 되면 대개 담(痰)을 끼고 있으며, 담(痰)이 많게 되면 또한 해수(咳嗽)하는 경우가 많다. 그러므로 임상에 응용할 때에는 화담약(化痰藥)과 지해약(止咳藥)을 항상 서로 배합하여 응용한다. 화담약(化痰藥)은 담다(痰多)로 인한 해수(咳嗽) 혹은 담음(痰飮)으로 인한 기천(氣喘), 객담불상(喀痰不爽) 그리고 담(痰)과 관계가 있는 전간(癲癎), 경궐(驚厥), 영류(癭瘤), 나력(瘰癧), 음저유주(陰疽流注) 등 증(證)에 사용된다.

지해평천약(止咳平喘藥)은 해수(咳嗽)와 기천(氣喘) 등의 증상이 있는 많은 질환에 사용되고, 무릇 외감(外感)과 내상(內傷) 모두 천해(喘咳)와 다담(多痰)을 일으키므로, 임상에 응용할 때는 병의 정황에 따른 화담지해(化痰止咳) 약물을 선택하여 사용하는 외에 각종 발병원인을 근거로 하여 그 표리(表裏), 한열(寒熱), 허실(虛實)을 종합관찰해서 필요한 배합을 한 처방이라야 치료효과를 증강시킬 수가 있게 된다. 예를 들면 표증(表證)을 겸한 경우에는 해표약(解表藥)을 배합하고, 이열(裏熱)을 겸한 경우에는 청열약(淸熱藥)을 배합하며, 이한(裏寒)을 겸한 경우에는 온리약(溫裏藥)을 배합하고, 허로해수(虛勞咳嗽)에는 보익약(補益藥)을 배합하여야 한다. 이 외에도 전간경궐(癲癎驚厥)에는 안신약(安神藥)과 평간식풍약(平肝熄風藥)을 배합하며, 영류(癭瘤)와 나력(瘰癧)에는 연견산결(軟堅散結)시키는 약물을 배합하고, 음저유주(陰疽流注)에는 산한통체(散寒通滯)시키는 약물을 배합하여 응용하여야 한다.

그런데, 해수(咳嗽)에 객혈(喀血)을 겸하였을 경우에는 강렬하고 자극성이 있는 화담약(化痰藥)을 응용하여서는 안 되며, 만일 이것을 지키지 않을 경우에는 출혈을 촉진시키는 잘못을 범하게 된다. 마진초기(麻疹初起)의 해수(咳嗽)에는 일반적으로 폐기(肺氣)를 청선(清宣)시키는 것을 주로 하여야 하고 지해(止咳)시키는 방법을 사용해서는 안 되며, 더욱이 온성(溫性)이나 수렴성(收斂性)의 화담지해약(化痰止咳藥)을 사용해서는 안 된다. 만일 이러한 것을 지키지 않으면 열(熱)을 도와 병세(病勢)를 가중시키며 마진(痲疹)의 투발(透發)에 영향을 미쳐 역증(逆證)을 초래하기 쉽다.

제 1 절 온화한담약(溫化寒痰藥)

온화한담약(溫化寒痰藥)은 약성(藥性)이 온조(溫燥)하며 온폐거한(溫肺祛寒)시키고 조습화담(燥濕化痰)시키는 작용을 가진 약물을 말한다. 온화한담약(溫化寒痰藥)은 한담(寒痰)과 습담(濕痰)으로 인한 해수기천(咳嗽氣喘)과 담다희박(痰多稀薄) 등 증후(證候)와 습담(濕痰)이 경락(經絡)에 조체(阻滯)되어 일어난 지절산통(肢節酸痛)과 음저유주(陰疽流注) 등 증(證)에 적용된다. 임상에 응용할 때에는 항상 조습건비(燥濕健脾)시키는 약과 한사(寒邪)를 온산(溫散)시키는 약을 배합하여 응용하여야 한다.

온화한담약(溫化寒痰藥) 중에서 반하(半夏)·천남성(天南星)·백부자(白附子)·백개자(白芥子) 등은 성질이 비교적 조렬(燥烈)하여 음허조해(陰虛燥咳), 열담옹폐(熱痰壅肺) 및 폐열각혈(肺熱咯血)에는 사용을 삼가야 한다.

반하(半夏) 【신농본초경(神農本草經)】 PINELLIAE TUBER

【기원】 천남성과(Araceae)에 속한 여러 해 살이 풀인 반하 *Pinellia ternata* (Thunb.) Breit.의 덩이줄기를 건조한 것으로, 7~8월에 채취하여 외피(外皮)를 벗기고 햇볕에 말린다.

【성미】 성은 따뜻하고, 독이 있으며, 맛은 맵고 약간 쓰다.

【귀경】 비, 위, 폐경.

【효능 및 주치】 1. 조습화담(燥濕化痰) : 담음현계(痰飮眩悸), 풍담현운(風痰眩暈), 담궐두통(痰厥頭痛), 담습해수(痰濕咳嗽), 담천(痰喘), 풍한해수(風寒咳嗽)

2. 강역지구(降逆止嘔) : 외감구토(外感嘔吐), 상식구토(傷食嘔吐), 위열구토(胃熱嘔吐)(배황련(配黃連)·죽여(竹茹)), 임신구토(배진피(配陳皮)·죽여(竹茹)·사인(砂仁) 등), 비

위허한구토(脾胃虛寒嘔吐), 담음내조구토(痰飮內阻嘔吐)

3. 소비산결(消痞散結) : 흉완비민(胸脘痞悶), 담기교조(痰氣交阻)→매핵기증(梅核氣證), 영류(癭瘤), 담핵(痰核)

【해설】 본품은 맛이 맵고 약성(藥性)이 따뜻하며, 성질이 온조(溫燥)하다. 이러한 맵고 따뜻한 성미(性味)로 인하여 주로 비위(脾胃) 2경(經)에 들어가서 조습화담(燥濕化痰)시키는 효능을 발휘하며, 조습화담(燥濕化痰)하는 효능으로 인하여 비위(脾胃)의 습담(濕痰)이 제거됨으로써 건비화위(健脾和胃)하고 강역지구(降逆止嘔)하는 효능을 발휘하게 된다. 따라서 본품은 습담(濕痰)으로 일어나는 두통, 해수(咳嗽)를 치료하고, 담수(痰水)가 정류(停留)하여 출현하는 흉완창만(胸脘脹滿), 불사음식(不思飮食), 구토 등의 증상을 치료한다. 또한 매운 맛은 산(散)하므로, 산결소비(散結消痞)하여 흉중비만(胸中痞滿)과 영류나력(癭瘤瘰癧) 및 매핵기(梅核氣) 등을 치료한다.

그런데, 본품은 온조(溫燥)하여 음액(陰液)을 손모(損耗)하므로 음허조해(陰虛燥咳), 음허폐열(陰虛肺熱)로 인한 담다객혈(痰多喀血), 진상구갈(津傷口渴) 및 출혈자는 복용해서는 안 된다.

생반하(生半夏)는 독성이 있으므로, 생것은 주로 외용(外用)하여 소종산결(消腫散結)의 목적으로 이용된다. 내복(內服)하는 경우에는 일반적으로 법제(法製)한 후에 많이 사용하는데, 포제방법(炮製方法)에 따라 효능이 달라진다. 생품(生品)은 유독(有毒)하여 인후를 자극할 수 있으며, 사람으로 하여금 구토, 인후종통(咽喉腫痛), 실음(失音)하게 하므로 일반적으로는 내복(內服)하지 않고 대부분 외용(外用)으로 많이 쓰며, 때에 따라서 전제(煎劑)에는 사용되지만, 환(丸)·산제(散劑)로 사용되는 것은 적당하지 않다. 생용(生用)하면 화담지해(化痰止咳)·소종산결(消腫散結)하는 효능이 주가 되며, 창옹종독(瘡癰腫毒), 습담해수(濕痰咳嗽) 등의 증상에 활용된다.

일반적으로 포제품(炮製品)은 내복(內服)하는데 많이 쓰이는데, 제(製)한 후에는 점막을 자극시키는 독성이 감소되고, 약성(藥性)이 완화되며, 부작용이 없어진다. 백반수(白礬水)에 침표(浸漂)하거나 자(煮)한 후에는 화담(化痰)에 장점을 지니게 되어서 조습화담(燥濕化痰)하는 효능이 주가 되며, 습담해수(濕痰咳嗽), 담열내결(痰熱內結), 풍담토역(風痰吐逆), 담연응취(痰涎凝聚), 각토불출(咯吐不出) 등의 증상에 사용된다. 따라서 청반하(淸半夏)는 조습화담(燥濕化痰)의 작용을 증강시킨다.

생강(生薑), 백반(白礬)으로 포제(炮製)한 후에는 지구(止嘔)하는 효능이 좋아서 온중화담(溫中化痰)·강역지구(降逆止嘔)하는 효능이 주가 되며, 담음구토(痰飮嘔吐), 위완비만(胃脘痞滿), 후비(喉痹), 나력(瘰癧) 등의 증상에 활용된다. 따라서 강반하(薑半夏)는 강역지구(降逆止嘔)의 작용이 증강된다.

감초(甘草), 석회수(石灰水)로 포제(炮製)한 후에는 한담(寒痰)을 거(祛)하고, 동시에 조비화위(調脾和胃)하는 작용에 치우치게 되며, 주로 한담(寒痰), 습담(濕痰) 등의 증상과 위(胃)에 담탁(痰濁)이 있어 부득와(不得臥)하는 등의 증상에 활용된다. 따라서 법반하(法半夏)는 화위조비(和胃調脾)의 작용이 증강된다.

그 외에도 반하국(半夏麯)은 화담소식(化痰消食)하는데 주로 이용되며, 죽력반하(竹瀝半夏)는 화담청열(化痰淸熱)하는데 주로 이용된다.

【약효감별】 반하(半夏)와 남성(南星)은 모두 조습화담(燥濕化痰)하는 효능이 있는데, 다만 반하(半夏)는 비위(脾胃)의 습담(濕痰)을 화(化)하고 겸하여 지구(止嘔)할 수 있으나, 남성(南星)은 경락(經絡)의 풍담(風痰)을 화(化)하며 조렬(燥烈)한 성질이 더욱 심하다.

【포제】 ① 생반하(生半夏) : 잡질을 제거하고, 작은 부스러기는 체로 쳐서 가려낸다.

② 법반하(法半夏) : 반하(半夏)를 크기가 비슷한 것으로 나누어 햇볕을 피하여 냉수에 축여 바래서 둔다. 수침(水浸) 일수는 산지와 품질, 기후에 따라서 조정하며, 10일쯤 담구어 흰 거품이 나오면 반하(半夏) 50kg에 백반(白礬) 100g을 넣어 매일 물을 갈아주어 아린 맛이 안 날 정도가 되면, 햇볕에 약간 말린다.

이와는 별도로 감초전액(甘草煎液)을 만들고, 다시 석회(石灰) 덩어리를 여기에 넣고 잘 뒤섞은 다음, 잠시 가라앉기를 기다린 후, 맑은 위쪽의 물을 여과하여 침표(浸漂)한 반하(半夏)를 그 속에 4~5일 동안 침포(浸泡)하며, 매일 1~3회 휘젓는다. 중심부의 백심(白心)이 없어지고 고루 스며들어 황색으로 되면 꺼내어 그늘에서 말린다. 이때 사용되는 보료의 비율은 반하(半夏) 1,000g : 백반(白礬) 20g : 감초(甘草) 160g : 석회괴(石灰塊) 200g의 비율로 한다.

③ 강반하(薑半夏) : 정선된 반하(半夏)를 위의 방법으로 처리한 다음, 백반(白礬)과 생강편(生薑片)을 넣어 액(液)이 충분히 스며들도록 쪄서 음건(陰乾)한다. 이때 사용되는 보료의 비율은 반하(半夏) 1,000g : 생강(生薑) 250g : 백반(白礬) 125g의 비율로 한다.

④ 청반하(淸半夏) : 정선(精選)된 반하(半夏)를 위의 방법에 따라서 처리한 다음, 백반수(白礬水)를 넣어 삶아서 통풍이 잘되는 곳에서 건조한다. 이때 사용되는 보료의 비율은 반하(半夏) 1,000g : 백반(白礬) 125g의 비율로 한다.

【용량과 용법】 5~20g을 달여서 복용하며, 외용(外用)하는 경우에는 적당량을 이용한다.

【금기증】 오두(烏頭)에 반(反)한다. 본품은 온조(溫燥)하므로, 음허조해(陰虛燥咳), 실화인통(實火咽痛), 혈증(血證), 열담(熱痰) 등에는 모두 사용을 삼가거나 사용하지 말아야 한다.

【임상응용】 ① 비위허약(脾胃虛弱)으로 담탁(痰濁)이 중조(中阻)하고, 허풍(虛風)이 담(痰)을 끼고 상요(上擾)하여 발생한 담궐두통(痰厥頭痛)을 치료하는 경우에는 백출(白朮), 천마(天麻), 귤피(橘皮) 등을 배합하여 건비화습(健脾化濕), 거풍지현(祛風止眩)한다(예 : 반하백출천마탕(半夏白朮天麻湯)[비위론(脾胃論)]).

② 담열내결(痰熱內結)로 해수담황(咳嗽痰黃), 조후교점(稠厚膠粘)하는 것을 치료하는 경우에는 과루인(瓜蔞仁), 황금(黃芩), 담남성(膽南星) 등을 배합한다(예 : 청기화담환(淸氣化痰丸)[의방고(醫方考)]).

③ 습담내조(濕痰內阻), 비위불화(脾胃不和)로 흉완비민(胸脘痞悶), 구토, 오심(惡心)하며, 혹은 두현(頭眩), 심계(心悸)하고, 혹은 해수담다(咳嗽痰多)하는 것을 치료하는 경우에는 진피(陳皮), 자감초(炙甘草), 복령(茯苓) 등을 배합하여 조습화담지해(燥濕化痰止咳), 이기(理氣), 화중(和中)한다(예 : 이진탕(二陳湯)[화제국방(和劑局方)]).

④ 기울담결(氣鬱痰結)로 인후(咽喉) 중에 자련(炙臠)이 있는 것과 같은 경우에는 후박(厚朴), 적복령(赤茯苓), 자소엽(紫蘇葉) 등을 배합하여 행기산결(行氣散結), 화담이인(化痰利咽)한다(예 : 반하산(半夏散)[태평성혜방(太平聖惠方)]).

⑤ 우사울노(憂思鬱怒)로 기결담응(氣結痰凝)하여 흉복창통(胸腹脹痛), 통인심배(痛引心背)하는 것을 치료하는 경우에는 진피(陳皮), 소경(蘇梗), 후박(厚朴) 등을 배합한다(예 : 이진사칠탕(二陳四七湯)[증인맥치(症因脈治)]).

⑥ 간병(癇病)으로 갑자기 훈도(暈倒)하고, 신연교아(身軟咬牙), 토연말(吐涎沫), 불성인사(不省人事)하며, 깨어난 후에는 외관상으로 정상인과 같이 보이는 것을 치료하는 경우에는 맥문동(麥門冬), 천궁(川芎), 원지육(遠志肉)을 배합한다(예 : 청심온담탕(淸心溫膽湯)[고금의감(古今醫鑑)]).

⑦ 갑상선종류(甲狀腺腫瘤)를 치료하는 경우에는 생반하(生半夏) 10g을 증(證)에 따라 가미(加味)하여 물로 달여 복용한다.

⑧ 심중(心中)의 기혈(氣血)이 허손(虛損)하고 겸하여 심하(心下)에 담음(痰飮)이 정체(停滯)되어 있어 경계(驚悸), 불면하는 경우에는 용안육(龍眼肉), 산조인(酸棗仁), 생용골(生龍骨) 등을 배합하여 보혈안신(補血安神), 조습화담(燥濕化痰)한다(예 : 안혼탕(安魂湯)[의학충중참서록(醫學衷中參書錄)]).

⑨ 한사(寒邪)가 위(胃)를 객(客)하여 담음(痰飮)이 중조(中阻)하고 청수(淸水) 혹은 담연(痰涎)을 구토하면 생강(生薑)을 배합한다(예 : 소반하탕(小半夏湯)[금궤요략(金匱要略)]).

⑩ 소양증(少陽證)이 있고 흉격비만(胸膈痞滿)하고 그 곳을 누르면 아픈 경우에는 시호(柴胡), 천련(川連), 길경(桔梗) 등을 배합하여 청열화담(淸熱化痰), 관흉개격(寬胸開膈)한다(예 : 시호함흉탕(柴胡陷胸湯)[통속상한론(通俗傷寒論)]).

⑪ 흉격에 담(痰)이 있고 비위(脾胃)에 냉적(冷積)이 있어서 애초탄산(噫醋呑酸), 불사음식(不思飮食)하는 경우에는 곽향엽(藿香葉), 정향(丁香)과 같이 배합한다(예 : 곽향반하환(藿香半夏丸)[성제총록(聖濟總錄)]).

⑫ 졸중(卒中)을 치료하는 경우에는 제남성(製南星), 목향(木香), 석창포(石菖蒲) 등을 배합한다(예 : 섭생음(攝生飮)[유유신서(幼幼新書)]).

⑬ 소아가 여름철에 수열(受熱)로 혼미불성(昏迷不省), 신열구건(身熱口乾), 소변적황(小便赤黃)하는 것을 치료하는 경우에는 향유(香薷), 편두(扁豆), 황금(黃芩) 등을 배합한다(예 : 해서탕(解暑湯)[췌마유득집(揣摩有得集)]이다.

⑭ 장위(腸胃)의 기능이 실조(失調)하고 한열호결(寒熱互結)하여, 심하비경(心下痞硬)하면서 단지 통감(痛感)이 없고, 장명하리(腸鳴下利), 구오(口惡), 불사음식(不思飮食), 설태(舌苔)가 니(膩)하면서 미황(微黃)하는 증상이 있는 경우에는 황금(黃芩), 건강(乾薑), 인삼(人蔘) 등을 배합하여 화위강역(和胃降逆), 개결산비(開結散痞), 한열평조(寒熱平調)한다(예 : 반하사심탕(半夏瀉心湯)[상한론(傷寒論)]).

천남성(天南星)【신농본초경(神農本草經)】ARISAEMATIS RHIZOMA---

【기원】 천남성과(Araceae)에 속한 여러 해 살이 풀인 천남성(天南星) *Arisaema amurense* var. *serratum* Nakai.와 동북천남성(東北天南星) *A. amurense* Maxim. 및 이엽천남성(異葉天南星) *A. heterophyllum* Bl.의 덩이줄기를 건조한 것으로, 가을과 겨울에 채취하여 잔가지와 잔뿌리 및 외피(外皮)를 제거하고 햇볕에 말린다.

【성미】 성은 따뜻하고, 독이 있으며, 맛은 쓰고 맵다.

【귀경】 폐, 간, 비경.

【효능 및 주치】 1. 조습화담(燥濕化痰) : 현훈(眩暈), 중풍, 습담해수(濕痰咳嗽), 흉격만민(胸膈滿悶)

2. 거풍정경(祛風定驚) : 전간(癲癎), 경풍(驚風), 파상풍

3. 소종산결(消腫散結) : 후비(喉痺), 나력(瘰癧), 옹종(癰腫), 사교상(蛇咬傷), 질복손상(跌扑損傷)

【해설】 본품은 맛이 맵고 쓰며, 약성(藥性)이 따뜻하고, 성질이 온조(溫燥)하여 담(痰)을 치료하는 효능이 반하(半夏)와 같은데, 신렬(辛烈)한 성질은 반하(半夏)보다 심하며 조습거담(燥濕祛痰)하는 작용이 강하여 습담해수(濕痰咳嗽)와 흉격만민(胸膈滿悶)을 치료한다.

본품의 매운 맛은 개(開)하고 주찬(走竄)하는 작용이 강하여 산풍화담(散風化痰)하고 경련을 풀어주는 효능이 있으며, 특히 간경(肝經)에 들어가 경락(經絡)의 담(痰)을 없애는 장점이 있다. 따라서 풍담(風痰)이 경락(經絡)에 조체(阻滯)되어 나타나는 중풍, 돌연혼궐(突然昏厥), 구금(口噤), 반신불수, 구안와사 및 파상풍 등에 좋은 효과가 있다. 또한 본품을 생용하면 매운 맛의 주찬(走竄)하고 산(散)하는 성질로 인하여 산결소종(散結消腫)하는 효능이 있으므로, 옹종(癰腫), 나력(瘰癧)에 외부(外敷)하여 치료한다.

【비고】 본품을 가루 내고 우담즙(牛膽汁)을 배합하여 만든 것을 우담남성(牛膽南星)이라고 하는데, 조성(燥性)과 독성이 줄어들고, 맛이 쓰고 약성(藥性)이 서늘하다. 주로 심(心), 간(肝), 담경(膽經)에 들어가서 효능을 발휘한다. 청열화담(清熱化痰)하고, 진정지경(鎭靜止痙)하는 효능을 지니고 있어 담열(痰熱)로 인하여 발생하는 경풍(驚風), 담천(痰喘), 경궐(痙厥), 추축(抽搐), 중풍, 전간(癲癎) 등의 증상에 적용한다. 이 외에도 청심

안신(淸心安神)하는 효능이 있어서 노년신매(老年神呆), 산후정충(産後怔忡), 담화실면(痰火失眠) 등의 증상을 치료한다.

【포제】 ① 생천남성(生天南星) : 잡질을 제거하고, 세정(洗淨)한 다음 건조한다.

② 제천남성(製天南星) : 정선(精選)한 천남성(天南星)을 냉수에 담가 매일 2~3회씩 물을 갈아 주어 흰 거품이 나오게 되면 백반수(白礬水)(천남성(天南星) 100kg에 백반(白礬) 2kg)에 하루 정도 담갔다가 다시 물을 갈아준다. 이와 같이 한 다음 쪼개어 맛을 보아 아린 맛이 없으면 꺼내어, 생강편(生薑片)과 백반(白礬)을 용기에 넣고(천남성(天南星) 10kg에 생강(生薑) 2.5kg, 백반(白礬) 1.25~2.5kg), 적당량의 물로 끓인 후 천남성(天南星)을 넣고 내부에 건심(乾心)이 없어질 때까지 끓인 다음 꺼내어 생강편(生薑片)을 제거하고 어느 정도 말린 다음 박편(薄片)으로 썰어 건조한다.

그런데, 천남성(天南星)의 생품은 극독(劇毒)의 약으로 내복(內服)하면 인후(咽喉)를 자극하여 실음(失音)과 입과 혀를 마비하는 등의 증상을 일으킬 수 있으므로, 내복(內服)하는 경우에는 포제(炮製)하여 많이 쓰는데, 생강(生薑)과 백반(白礬)으로 포제(炮製)한 제남성(製南星)은 독성이 감소되고 조습화담(燥濕化痰)의 작용을 증강시켜서, 주로 완담해수(頑痰咳嗽), 흉격창민(胸膈脹悶), 담조현훈(痰阻眩暈) 등의 증상에 활용된다.

【용량과 용법】 4~12g.

【금기증】 음허조해(陰虛燥咳) 및 임신부는 사용하지 않는다. 남성(南星)을 잘못 사용하면 혀가 마비되는데, 만일 방풍(防風)을 같이 사용하면 마비가 되지 않는다.

【임상응용】 1. 천남성(天南星)

① 파상풍(破傷風)으로 아관긴급(牙關緊急), 구촬순긴(口撮脣緊), 신체강직(身體强直), 각궁반장(角弓反張)하는 경우에는 방풍(防風), 백지(白芷), 천마(天麻) 등을 배합하여 거풍지경(祛風止痙)한다(예 : 옥진산(玉眞散)[외과정종(外科正宗)]).

② 모든 양증(陽證)의 옹양(癰瘍), 창절(瘡癤), 옹저발배(癰疽發背)를 치료하는 경우에는 천화분(天花粉), 황백(黃柏), 대황(大黃) 등을 배합하여 외용하는데, 청열(淸熱), 제습(除濕), 해독(解毒), 소종지통(消腫止痛), 배농(排膿), 활혈산어(活血散瘀)한다(예 : 여의금황산(如意金黃散)[외과정종(外科正宗), 의종금감(醫宗金鑒)]). 이 처방은 또한 화단(火丹), 천포창(天疱瘡), 기부적종(肌膚赤腫), 질타손상(跌打損傷), 칠창(漆瘡), 건습각기(乾濕脚氣), 부인(婦人)의 유옹(乳癰), 소아의 단독(丹毒)도 치료한다.

③ 중풍탄탄(中風癱瘓), 위비담궐(痿痹痰厥), 구련동통(拘攣疼痛), 옹저유주(癰疽流注), 질복손상(跌扑損傷), 소아경통(小兒驚痛), 부인정경(婦人停經)을 치료하는 경우에는 방풍(防風), 오초사(烏梢蛇), 위령선(威靈仙), 초오(草烏) 등을 배합하여 부정거풍(扶正祛風), 온경지통(溫經止痛), 화담통락(化痰通絡)한다(예 : 대활락단(大活絡丹)[난대궤범(蘭臺軌范)]).

2. 담남성(膽南星)

① 담열(痰熱)이 조폐(阻肺)하여 해수담황(咳嗽痰黃), 조후교점(稠厚膠粘), 흉격불리(胸膈不利)하는 경우에는 황금(黃芩), 과루인(瓜蔞仁), 행인(杏仁), 반하(半夏) 등을 배합하여 청열화담(淸熱化痰), 이기지해(理氣止咳)한다(예 : 청기화담환(淸氣化痰丸)[의방고(醫方考)]).

② 소아의 급만성 경풍(驚風) 및 풍열풍치(風熱風痴), 담수(痰嗽), 축닉(搐搦) 등을 치료하는 경우에는 우황(牛黃), 천축황(天竺黃), 진주(珍珠) 등을 배합한다(우황포룡환(牛黃抱龍丸)[동의보감(東醫寶鑑)]).

백부자(白附子) 【명의별록(名醫別錄)】 TYPHONII TUBER

【기원】 천남성과(Araceae)에 속한 여러 해 살이 풀인 독각련(獨角蓮)(우백부(禹白附)) *Typhonium giganteum* Engl.의 덩이줄기를 건조한 것으로, 8~9월에 채취하여 줄기, 잎과 잔뿌리를 제거한 다음 햇볕에 말린다.

우리나라에서는 미나리아재비과(Ranunculaceae)에 속한 여러 해 살이 풀인 백부자(白附子)(관백부(關白附) ; 노랑돌쩌귀) *Aconitum korcanum* R. Raymond.의 덩이뿌리를 사용하고 있다.

【성미】 성은 따뜻하고, 독이 있으며, 맛은 맵고 약간 달다.

【귀경】 비, 위경.

【효능 및 주치】 1. 거풍화담지경(祛風化痰止痙) : 중풍, 구안와사, 파상풍(아관긴폐(牙關緊閉), 사지추축(四肢抽搐), 각궁반장(角弓反張))

2. 산한거습지통(散寒祛濕止痛) : 풍한습비(風寒濕痺), 한습(寒濕)이나 풍담(風痰)으로 인한 두통이나 편두통

3. 해독산결(解毒散結) : 나력담핵(瘰癧痰核), 옹종(癰腫)

【해설】 본품은 조열(燥烈)하고 독이 있으며, 그 효능이 남성(南星)과 유사하며, 풍담(風痰)을 없애고 한습(寒濕)을 몰아내어서 지경(止痙)시키는 효능이 있어 풍담(風痰)으로 인한 여러 가지 증상을 치료한다. 특히 본품은 맵고 따뜻하며 승산(升散)하여 약의 기운을 상행(上行)하게 하여 머리와 얼굴부위의 질환을 치료하므로, 편정두통(偏正頭痛), 구안와사, 중풍담옹(中風痰壅) 등의 증상을 치료하는데 좋다.

본품은 조열(燥烈)한 성질이 매우 강하여 음액(陰液)을 손상하므로, 음허양항(陰虛陽亢)으로 인한 두통현훈(頭痛眩暈)과 중풍에는 적용하지 말아야 한다.

본품에는 두 가지 종류가 있는데 풍담(風痰)이 경락(經絡)에 조체(阻滯)되어 나타난 중풍, 현훈(眩暈), 파상풍 등에는 독각련(獨角蓮)의 덩이줄기를 기원으로 이용하는 우백부(禹白附)의 효능이 더 좋고, 풍한습사(風寒濕邪)로 인한 머리와 얼굴부위의 질환에는 노랑돌쩌귀의 덩이뿌리를 기원으로 하는 관백부(關白附)의 효능이 더 좋다.

【포제】 생품은 독이 있으므로, 일반적으로는 내복(內服)으로는 활용하는 경우가 드물고, 외용(外用)으로 많이 활용된다. 제백부자(製白附子)는 생강(生薑), 백반(白礬)으로 포제(炮製)한 것으로, 독성이 감소되고 마랄미(痲辣味)가 없어지며, 거풍담(祛風痰)의 작용이 증강되어 주로 편두통(偏頭痛), 한습두통(寒濕頭痛), 담습두통(痰濕頭痛), 해수담다(咳嗽痰多) 등의 증상에 사용된다.

① 생백부자(生白附子)를 물에 담가 1일에 2~3회씩 물을 갈아주고, 5~7일 후에 건져 두부와 같이 약 30분간 삶아서 두부를 버리고 그늘에서 말린다. 적당히 말랐을 때 잘게 썰어서 햇볕에 말린다(백부자(白附子) 50kg : 두부 1.25kg).

② 제백부자(製白附子) : 원약재(原藥材)를 크기에 따라 분류하고 흙이나 모래, 잡질을 제거한다. 깨끗한 백부자(白附子)에 청수(淸水)를 부어 며칠을 침포(浸泡)하여 담그되, 매일 2~3번 물을 갈아주고, 얼마쯤 시간이 경과한 후 흰 거품이 일어나는 것이 보이면 백부자(白附子)의 2% 분량으로 백반(白礬) 가루를 넣고 다시 하루 동안 담갔다가 물을 갈아주되, 약재의 안쪽까지 건심(乾心)이 없을 때까지 포(泡)한 다음 꺼낸다. 다시 짓찧은 생강(生薑), 백반(白礬)과 적당량의 물을 가한 다음 함께 달여서 맛을 보아 혀를 마비하는 감각이 약간 남아 있게 되면 꺼낸다. 그늘진 곳에서 이것을 말려서 60%정도 마르게 되면, 후편(厚片)으로 잘라서 건조한다.

보료용량 : 매회 약재 10kg에 신선한 생강(生薑) 2.5kg, 백반(白礬) 1.25kg을 쓴다.

【용량과 용법】 4~8g.

【금기증】 음허(陰虛) 혹은 열성(熱盛), 임신부의 경우에는 복용을 해서는 안 된다.

【임상응용】 ① 풍담(風痰)이 경락(經絡)을 조체(阻滯)하여 면탄(面癱), 구안왜사(口眼歪斜), 면부(面部)의 근육추동(筋肉抽動)를 치료하는 경우에는 백강잠(白殭蠶), 천남성(天南星), 전갈(全蝎)을 배합하여 거풍화담(祛風化痰), 지경(止痙)한다(예 : 견정산(索正散)[양씨가장방(楊氏家藏方)]).

② 파상풍(破傷風), 풍견교상(瘋犬咬傷)으로 아관긴급(牙關緊急), 구촬순긴(口撮脣緊), 신체강직(身體強直), 각궁반장(角弓反張)하는 경우에는 남성(南星), 백지(白芷), 천마(天麻) 등을 배합하여 거풍지경(祛風止痙)한다(예 : 옥진산(玉眞散)[외과정종(外科正宗)]).

③ 풍담옹조(風痰壅阻)로 인한 사지추축(四肢抽搐), 구토담연(嘔吐痰涎)을 치료하는 경우에는 반하(半夏), 천마(天麻), 목향(木香) 등을 배합하여 거풍담(祛風痰), 지경련(止痙攣), 순위기(順胃氣)한다(예 : 백부음(白附飮)[증치준승(證治準繩)]).

④ 신장중풍(腎臟中風)으로 각슬마비(脚膝麻痹), 요배강직동통(腰背强直疼痛), 어언불리(語言不利), 면색위흑(面色萎黑)하는 경우에는 전갈(全蝎), 방풍(防風), 독활(獨活) 등을 배합하여 활락통비(活絡通痺)한다(예 : 백부자환(白附子丸)[성제총록(聖濟總錄)]).

⑤ 풍한(風寒)이 두중(頭中)에 감(感)하여 편두통이 발생하여 양목(兩目)을 견인(牽引)하고 심하면 실명(失明)까지 하는 경우에는 마황(麻黃), 포천오(炮川烏), 포천남성(炮天南星) 등을 배합하여 축한습(逐寒濕), 지두통(止頭痛)한다(예 : 백부자산(白附子散)[본사방(本事方)]).

⑥ 풍담(風痰)이 상궐(上厥)하여 발생하는 현훈(眩暈), 두동(頭疼)을 치료하는 경우에는 초전갈(炒全蝎), 포천남성(炮天南星), 반하(半夏) 등을 배합한다(예 : 백부자환(白附子丸)[단계심법부여(丹溪心法附餘)]).

⑦ 담습(痰濕)이 울폐(鬱肺)하여 해수담다(咳嗽痰多)하거나 혹은 구토담연(嘔吐痰涎), 발열, 토사(吐瀉), 심신불안(心神不安)하는 경우에는 남성(南星), 반하(半夏), 백반(白礬)을 배합하여 조습화담(燥濕化痰)한다(예 : 백부환(白附丸)[증치준승(證治準繩)]).

⑧ 오풍내장(烏風內障)의 초기에 양쪽 눈이 흑화혼혼(黑花昏昏)하는 경우에는 형개

(荊芥), 방풍(防風), 국화(菊花) 등을 배합하여 거풍제장(祛風除障)한다(예 : 백부자탕(白附子湯)[심시요함(審視瑤函)]).

⑨ 풍경(風痙)으로 신체강직(身體强直), 아관긴급(牙關緊急), 심신혼매(心神昏昧)하는 경우에는 우황(牛黃), 용뇌(龍腦), 백강잠(白殭蠶) 등을 배합하여 거풍해경(祛風解痙)한다(예 : 우황환(牛黃丸)[태평성혜방(太平聖惠方)]).

백개자(白芥子)【명의별록(名醫別錄)】SINAPIS SEMEN

【기원】 십자화과(Cruciferae)에 속한 1년생 또는 2년생 풀인 백개(白芥) *Sinapis alba* (L.) 또는 개(芥) *Brassica juncea* (L.) Czern. et Coss.의 성숙한 종자를 건조한 것으로, 늦은 여름과 가을에 과실이 성숙할 때 채취하여 햇볕에 말린다.

【성미】 성은 따뜻하고, 맛은 맵다.

【귀경】 폐, 위경.

【효능 및 주치】 1. 온폐거담(溫肺祛痰) : 담탁해수(痰濁咳嗽), 담탁효천(痰濁哮喘), 흉협창만(胸脇脹滿), 전광(癲狂)

2. 온화한습(溫化寒濕) : 구토반위(嘔吐反胃), 한습각기(寒濕脚氣)

3. 이기산결(理氣散結) : 유담(流痰), 음저(陰疽), 탈저(脫疽)

4. 통락지통(通絡止痛) : 요통, 구비(久痺)

【해설】 본품은 맛이 맵고, 약성(藥性)이 따뜻하며, 폐경(肺經)에 들어가서 효능을 발휘한다. 본품의 맵고 따뜻한 성미(性味)는 폐기(肺氣)를 선통(宣通)하여 한습(寒濕)이 응취(凝聚)되어 발생한 담(痰)을 화(化)하여 활담리기(豁痰理氣)시키는 효능이 있으므로, 담조기체(痰阻氣滯)로 인한 해수기천(咳嗽氣喘)과 흉협(胸脇)이 만통(滿痛)하는 증상을 치료한다. 또한 맵고 따뜻한 성미(性味)는 주산(走散)하여 이기산결(利氣散結)하고 경락을 투달(透達)하여 협하(脇下)와 피리막외(皮裏膜外) 및 근육과 뼈 사이에 응취(凝聚)된 한담(寒痰)을 잘 없애므로, 학질(瘧疾)이 오래도록 낫지 않고 협하(脇下)에 비괴(痞塊)를 형성한 증상이나 담(痰)이 기부(肌膚)에 유주(流注)하여 어체불산(瘀滯不散)하여 발생한 음저(陰疽)를 치료하며, 통경락지통(通經絡止痛)하는 효능이 있어 담(痰)이 경락(經絡)에 유체(留滯)되어 나타나는 지체동통(肢體疼痛), 비통(痺痛) 등 증상에 모두 응용하여 치료

한다.

본품은 소량을 사용하면 위장관운동과 소화액의 분비를 촉진시키나, 과량을 사용하면 구토를 일으킬 수 있으며 설사를 유발할 수 있다.

【포제】 잡질을 제거하고 깨끗이 씻은 다음, 햇볕에 말려서 사용하거나 초(炒)해서 사용한다. 초(炒)한 후에는 신조(辛燥)하는 성질이 완화되어서 기(氣)를 소모하고 음액(陰液)을 상하게 하는 폐해를 없앨 수 있고, 아울러 순기활담(順氣豁痰)하는 효능을 좋게 하며, 종피(種皮)가 파열되어 유효성분이 쉽게 잘 우러날 수 있게 되어 약효가 증대된다. 임상에서는 주로 해수기천(咳嗽氣喘), 특히 한담천해(寒痰喘咳)에 상용(常用)되며, 또한 식적(食積)이 비(痞)를 형성한 경우를 치료한다.

【용량과 용법】 4~12g.

【금기증】 피부점막에 자극작용이 있어 외부(外敷)하면 쉽게 발포(發泡)하므로, 피부가 민감하거나, 소화기궤양, 출혈이 있는 자는 사용을 말아야 한다. 또, 용량이 과다하면 위장염을 일으킬 수 있고, 복통, 설사를 일으킨다. 본품은 맵고 따뜻한 성미(性味)를 지니고 있고, 성질이 주산(走散)하여 모기상음(耗氣傷陰)하므로, 구해폐허(久咳肺虛) 및 음허화왕(陰虛火旺)에는 사용하지 말아야 한다.

【임상응용】 ① 담옹기체(痰壅氣滯)로 인하여 해수(咳嗽), 천역(喘逆), 담다(痰多), 흉비(胸痞), 식소(食少)하고 소화가 잘 안되며, 설태(舌苔)는 백니(白膩), 맥활(脈滑) 등의 증상이 나타나는 경우에는 소자(蘇子), 내복자(萊菔子)를 배합하여 강기(降氣), 활담(豁痰), 소창(消脹), 정천(定喘), 소식(消食)한다(예 : 삼자양친탕(三子養親湯)[한씨의통(韓氏醫通)]).

② 담(痰)이 경락(經絡)에 체(滯)하여 견비지체(肩臂肢體)가 동통(疼痛)하고 마비되는 것이 때때로 발생하였다가 그치는 증상을 치료하는 경우에는 목별자(木鼈子), 계심(桂心), 몰약(沒藥), 목향(木香) 등을 배합하여 이기통락(利氣通絡)한다(예 : 백개자산(白芥子散)[증치준승(證治準繩)]).

③ 담연(痰涎)이 내복(內伏)하여 흉배(胸背), 수각(手脚), 경항(頸項), 요과(腰胯)가 갑자기 통증이 심하고, 안으로 근골(筋骨)까지 연이어서 견인작통(牽引灼痛)하며, 좌와불녕(坐臥不寧), 주이부정(走而不定)하며 혹은 두통으로 머리를 들 수 없으며, 담타점조(痰唾粘稠)하고 야간에는 후중(喉中)에 촉성(鐲聲)이 있는 증상 및 수각침중(手脚沈重), 퇴랭

마비(腿冷麻痺)하는 것을 치료하는 경우에는 감수(甘遂), 대극(大戟)을 배합하여 거담축음(祛痰逐飮)한다(예 : 공연단(控涎丹)[삼인극일병증방론(三因極一病證方論)]).

④ 양허한응증(陽虛寒凝證)으로 인하여 음저만종(陰疽漫腫), 담핵결괴(痰核結塊), 학슬풍(鶴膝風), 첩골저(貼骨疽), 탈저(脫疽), 유주(流注) 등의 질환에 환처(患處)가 만종무두(漫腫無頭)하며 피부색이 변하지 않고 구중불갈(口中不渴), 설태담백(舌苔淡白), 맥침세(脈沈細)한 증상이 있는 경우에는 육계(肉桂), 녹각교(鹿角膠), 숙지황(熟地黃) 등을 배합하여 온양보혈(溫陽補血), 산한통체(散寒通滯)한다(예 : 양화탕(陽和湯)[외과전생집(外科全生集)]).

조협(皂莢) 【신농본초경(神農本草經)】 GLENDITSIAE FRUCTUS

【기원】 콩과(Leguminosae)에 속한 낙엽교목인 조각자나무(조협(皂莢)) *Gleditsia sinensis* Lam. 및 주엽나무(산조협(山皂莢)) *G. japonica* Miquel.의 성숙한 과실을 건조한 것으로, 가을에 과실이 성숙하였을 때 채취하여 햇볕에 말린다.

【성미】 성은 따뜻하고, 소독(小毒)이 있으며, 맛은 맵다.

【귀경】 폐, 대장경.

【효능 및 주치】 1. 거풍화담지해(祛風化痰止咳) : 두풍두통(頭風頭痛), 담천(痰喘)

2. 통규개폐(通竅開閉) : 중풍, 전간담성(癲癎痰盛)

3. 산결소종(散結消腫) : 옹종(癰腫)

4. 조습살충(燥濕殺蟲) : 개선(疥癬)

5. 통변 : 대변비결(5便秘結)

【해설】 본품은 맛이 맵고 약성(藥性)이 따뜻하며, 약간의 독이 있다. 본품은 비교적 강한 거담(祛痰)작용이 있어 완담(頑痰)이 조색(阻塞)되어 흉민천해(胸悶喘咳)하고 객담(喀痰)이 불상(不爽)한 증상에 사용된다.

개규(開竅)작용이 있어 재채기와 구토를 촉진하는 약으로 사용하여 담연(痰涎)을 토하게 할 수 있으므로, 돌연혼미(突然昏迷), 담연상용(痰涎上涌), 혹은 중풍담다(中風痰多), 신혼불어(神昏不語) 등의 증상, 전간(癲癎)에 담(痰)의 옹성(壅盛)으로 관규(關竅)가 조폐(阻閉)한 증상 등에 코에 불어넣어 재채기를 하게 하거나 따뜻한 물로 잘 갠 다음 먹어서 토하게 한다.

이 외에도 본품은 대장경(大腸經)으로 들어가서 장조변비(腸燥便秘)를 치료하며, 산결소종지통(散結消腫止痛)시키는 효능이 있어 창종미궤(瘡腫未潰)에 오고(熬膏)로 만들어 상처부위에 도부(塗敷)하여 치료한다.

【포제】 잡질을 제거하고 사용할 때 두드려 부수어서 사용한다.

【용량과 용법】 2~4g.

【금기증】 본품을 과다복용하면 구토와 설사를 일으킨다. 또한 본품은 맛이 맵고 약성(藥性)이 따뜻하며, 주찬(走竄)하는 성질이 매우 강하여 완담(頑痰)의 실증(實證)이고 건장한 사람이 아니면 함부로 사용하지 않는다. 임신부, 기허음휴(氣虛陰虧) 및 출혈경향이 있는 경우에는 사용하지 않는다.

【임상응용】 ① 졸중풍(卒中風)으로 인한 구안와사(口眼喎斜)에 조협(皂莢)을 얼굴부위에 바른다([천금방(千金方)]).

선복화(旋覆花) 【신농본초경(神農本草經)】 INULAE FLOS

【기원】 국화과(Compositae)에 속한 여러 해 살이 풀인 금불초(선복화(旋覆花)) *Inula britannica* var. *chinensis* Regel. 및 구아선복화(歐亞旋覆花)) *I. britannica* L.의 두상화서(頭狀花序)를 건조한 것으로, 여름과 가을에 막 피기 시작한 화서(花序)를 채취하여 햇볕에 말린다.

【성미】 성질은 약간 따뜻하고, 맛은 쓰고 매우며 짜다.

【귀경】 폐, 비, 위, 대장경.

【효능 및 주치】 1. 소담행수(消痰行水) : 담음(痰飮), 해천(咳喘), 수종(水腫), 소변불리(小便不利)

2. 강기지구(降氣止嘔) : 심하비경(心下痞硬), 애기부제(噯氣不除)

3. 산풍통락(散風通絡) : 풍한두통(風寒頭痛), 두목현창(頭目眩脹), 유즙불통(乳汁不通)

4. 통리대장(通利大腸) : 대변비결(大便秘結)

【해설】 본품의 맛은 쓰고 매우며 따뜻하고, 약성(藥性)은 약간 따뜻하다. 소담(消痰), 지해(止咳), 강기(降氣)하는 효능이 있어서 담옹(痰壅)으로 인한 기천(氣喘), 해수(咳嗽),

폐(肺)에 한(寒)이 있어 발생하는 담음(痰飮), 해수(咳嗽), 기천(氣喘)의 증상을 치료한다. 또한 본품은 강기(降氣)할 뿐만 아니라, 아울러 지구(止嘔)하므로 트림, 구토 등의 증상에 적용된다.

이 외에 본품은 산한(散寒)하고 통경락(通經絡)하여 풍한두통(風寒頭痛), 두목현창(頭目眩脹), 유즙불통(乳汁不通), 흉협통(胸脇痛) 등의 증상을 치료하며, 행수(行水)하는 효능도 있다.

본품은 성질이 온산(溫散)에 편중하여 음허해수(陰虛咳嗽)와 위열구얼(胃熱嘔噦)에 적용하는 것은 마땅하지 않으며, 모서(毛序)가 많아 인후(咽喉)를 자극하여 소양(瘙痒)하게 하므로 탕제(湯劑)에 넣을 때는 베로 싸서 달여야 한다.

선복화(旋覆花)는 약용부위가 두상화서(頭狀花序)이지만, 줄기와 잎은 금불초(金沸草)라는 한약재로 활용된다. 이 두 가지 약물은 효능이 서로 같다.

【포제】 생용(生用)하면 강기(降氣), 화담(化痰), 행수(行水), 지구(止嘔)하는 힘이 강하지만, 지해(止咳)하는 작용은 비교적 약하다. 밀자(蜜炙)하면 윤폐거담(潤肺祛痰), 평천지해(平喘止咳) 효능이 강해지며, 그 성질이 윤(潤)하고, 폐(肺)로 작용하는데 치우친다.

【용량과 용법】 4~12g.

【금기증】 음허로수(陰虛勞嗽), 진상조해(津傷燥咳)의 경우에는 사용하지 않는다. 또, 융모(絨毛)가 있어 인후를 자극하여 간지럽게 하여 창해(嗆咳), 구토를 유발할 수 있으므로 포전(包煎)해야 한다.

【임상응용】 ① 상한(傷寒)의 한토하(汗吐下)한 후에 심하비경(心下痞硬)하고, 애기(噫氣)가 없어지지 않는 것을 치료하는 경우에는 대자석(代赭石), 생강(生薑), 반하(半夏) 등을 배합하여 화위(和胃), 소담(消痰), 강기(降氣), 익기(益氣)한다(예 : 선복대자탕(旋覆代赭湯)[상한론(傷寒論)]. 이 처방은 또한 위기(胃氣)가 허약하고, 담탁(痰濁)이 내조(內阻)하여 애기(噯氣), 애역(呃逆)하고, 위완창민(胃脘脹悶), 오심(惡心), 음식물이 들어가면 바로 토(吐)하고, 설태(舌苔)는 백활(白滑)하며, 맥(脈)은 현(弦)하면서 허(虛)한 증상이 나타나는 것을 치료한다.

② 담음(痰飮)이 흉격에 막혀서 구(嘔)가 그치지 않고, 장명다타(腸鳴多唾)하며, 입 속에서 청수(淸水)가 저절로 흘러나오고, 협륵급창(脇肋急脹), 통불욕식(痛不欲食)하는 경우에는 반하(半夏), 인삼(人參), 자감초(炙甘草), 복령(茯苓) 등을 배합하여 화음행수(化

飮行水)한다(예 : 선복화탕(旋覆花湯)[보제본사방(普濟本事方)]).

백전(白前) 【명의별록(名醫別綠)】
CYNANCHI STAUNTONII RHIZOMA ET RADIX

【기원】 박주가리과(Asclepiadaceae)에 속한 여러 해 살이 풀인 유엽백전(柳葉白前) *Cynanchum stauntonii(Decen)* Schltr. et Levl. 또는 원화엽백전(芫花葉白前) *C. glaucescens* (Dence) Hand-Mazz.의 뿌리줄기와 뿌리를 건조한 것으로, 가을에 채취하여 햇볕에 말린다.

【성미】 성질은 약간 따뜻하고, 맛은 맵고 쓰며 달다.

【귀경】 폐경.

【효능 및 주치】 1. 강기거담지해(降氣祛痰止咳) : 풍한해수(風寒咳嗽), 담습옹폐(痰濕壅肺)→해수담다(咳嗽痰多)·흉민기역(胸悶氣逆), 천식

【해설】 본품은 맛이 맵고 쓰며 달고, 약성(藥性)이 약간 따뜻하다. 약성(藥性)이 따뜻하되 조(燥)하지 않으며, 성질이 화평(和平)하므로 온폐선기(溫肺宣氣)하고 거담(祛痰)하며, 또한 쓴맛은 폐기(肺氣)를 하강(下降)하게 하여 천해(喘咳)를 그치게 하므로, 폐기옹실(肺氣壅實)로 담다해수(痰多咳嗽)하고 객담불창(喀痰不暢)하며 흉격(胸膈)이 역만(逆滿)한 증(證)에 한열(寒熱)을 막론하고 모두 배합하여 사용하는데 그 효과가 매우 좋다.

본품은 쓴맛으로 설(泄)하고, 매운 맛으로 산(散)하므로 기허해수(氣虛咳嗽)에는 마땅하지 않으며, 밀자(蜜炙)하면 윤폐지해(潤肺止咳)시키는 작용이 있다.

【포제】 잡질을 제거하고 생용(生用)하거나, 밀자(蜜炙)하여 사용한다. 백전(白前)을 생용(生用)하면 위(胃)에 대해 자극성이 있어서 비위(脾胃)가 허약한 자가 복용한 후에는 오심(惡心), 구토(嘔吐)를 일으킬 수 있는데, 밀자(蜜炙)하면 이러한 위(胃)에 대한 자극성이 완화되고, 온윤(溫潤)한 성질이 증강되어, 윤폐강기(潤肺降氣), 화담지해(化痰止咳)하는 작용이 강해져서 폐허해수(肺虛咳嗽), 해수담다(咳嗽痰多) 등의 증상에 많이 사용된다.

【용량과 용법】 4~12g.

【금기증】 기허해수(氣虛咳嗽)자, 설사하는 자는 복용을 하지 말아야 한다.

【임상응용】 ① 풍사(風邪)가 폐(肺)를 침범한 외감해수(外感咳嗽)로, 해수(咳嗽), 인

양(咽痒)하고, 오랫동안 그치지 않으며, 해담불창(咳痰不暢), 혹은 가벼운 정도의 오한(惡寒), 두통이 있고, 설태(舌苔)는 백(白)하고, 맥(脈)은 부완(浮緩)한 증상이 나타나는 것을 치료하는 경우에는 형개(荊芥), 길경(桔梗), 백부(百部) 등을 배합하여 지해화담(止咳化痰), 선폐(宣肺), 소표(疏表)한다(예 : 지수산(止嗽散)[의학심오(醫學心悟)]).

② 해역상기(咳逆上氣)를 오랫동안 앓으며, 체중(體腫), 단기창만(短氣脹滿)하고, 밤낮으로 벽에 의지하고 누울 수 없으며, 후(喉)에는 항상 수계명(水鷄鳴)이 발생하는 경우에는 자완(紫菀), 반하(半夏), 대극(大戟)을 배합하여 강기거담(降氣祛痰)한다(예 : 백전탕(白前湯)[외대비요(外臺秘要)]).

③ 폐위(肺痿)로 해수(咳嗽)가 오랫동안 계속되고, 천식이 발생하는 경우에는 선복화(旋覆花), 오미자(五味子), 마황(麻黃) 등을 배합한다(예 : 백전산(白前散)[태평성혜방(太平聖惠方)]).

④ 폭열해수(暴熱咳嗽), 심폐기옹(心肺氣壅), 흉격번동(胸膈煩疼), 사지무력(四肢無力)하는 경우에는 자소(紫蘇), 상백피(桑白皮), 행인(杏仁) 등을 배합한다(예 : 백전산(白前散)[태평성혜방(太平聖惠方)].

⑤ 구해(久咳)로 상음(傷陰)하여 폐음(肺陰)이 부족하고 담열(痰熱)이 내조(內阻)하여 해수담황(咳嗽痰黃), 구건인조(口乾咽燥)하는 경우에는 맥문동(麥門冬), 상백피(桑白皮), 생지황(生地黃) 등을 배합하여 윤폐거담지해(潤肺祛痰止咳)한다(예 : 백전탕(白前湯)[비요방(秘要方)]).

⑥ 폐기(肺氣)가 부족하고 한담(寒痰)이 내조(內阻)하여 해수기단(咳嗽氣短), 각담백말(咯痰白沫), 신피체권(神疲體倦)하는 경우에는 관동화(款冬花), 자완(紫菀), 황기(黃芪) 등을 배합하여 보폐지해(補肺止咳), 거담(祛痰)한다.

제 2 절 청화열담약(淸化熱痰藥)

청화열담약(淸化熱痰藥)은 약성(藥性)이 차거나 서늘한 것에 치우쳐 있어 열담(熱痰)을 청열화담(淸熱化痰)시키는 주요 작용을 가진 약물을 말한다. 청화열담약(淸化熱痰藥) 중에는 청폐(淸肺)키고 윤조(潤燥)시키며 연견산결(軟堅散結)시키는 효능을 겸하는 약물도 있다.

청화열담약(淸化熱痰藥)은 담열(痰熱)이 울폐(鬱肺)하여 일어난 해천흉민(咳喘胸悶)과 담액조점(痰液稠粘)으로 각담불상(咯痰不爽)한 증(證)에 응용된다. 또한 어떠한 약물은 담열(痰熱)과 관계가 있는 전간(癲癎)과 경궐(驚厥), 중풍과 나력담핵(瘰癧痰核), 영류(癭瘤) 등 증(證)에 적용되기도 한다.

이 약물을 임상에 응용할 때에는 반드시 다양한 병의 정황에 따라서 적절하게 배합하여야 한다. 예를 들어 화열(火熱)이 편성(偏盛)한 경우에는 청열사화약(淸熱瀉火藥)을 배합하며, 음허폐조(陰虛肺燥)의 경우에는 양음윤폐약(養陰潤肺藥)을 배합하여 응용하여야 한다.

전호(前胡) 【명의별록(名醫別錄)】 PEUCEDANI RADIX

【기원】 미나리과(Umbelliferae)에 속한 바디나물 *Peucedanum decursivum* (Miq.) Maxim.[=*Angelica decursiva* (Miq.) Fr. et Sav.]와 흰꽃바디나물 *P. praeruptorum* Dunn.[=*A. decursiva* for. *albiflora* Max.]의 뿌리를 건조한 것으로, 가을 또는 겨울에 잎과 줄기가 말라 죽었을 때 뿌리를 채취하여 햇볕에 말린다.

【성미】 성질은 약간 차고, 맛은 쓰고 맵다.

【귀경】 폐, 비경.

【효능 및 주치】 1. 선산풍열(宣散風熱) : 외감풍열(外感風熱)로 인한 해수유담(咳嗽有痰)

2. 하기화담(下氣化痰) : 담열조폐(痰熱阻肺)로 인한 해천담다색황(咳喘痰多色黃), 담기호결(痰氣互結)

【해설】 본품은 맛이 맵고 쓰며, 약성(藥性)이 약간 차다. 매운 맛은 산(散)하고, 쓴맛은 강(降)하여, 거담(祛痰)하고 강기(降氣)하므로 폐기(肺氣)의 옹색(壅塞)을 없애어서 지해(止咳)하고, 또한 폐기(肺氣)의 상역(上逆)을 제지(制止)하며, 약간 차가운 성질은 청열(淸熱)하고 겸하여 폐경(肺經)의 풍열(風熱)을 선산(宣散)시키는 효능이 있어, 폐기(肺氣)가 내려가지 못하여 발생하는 담열해수(痰熱咳嗽)와 폐(肺)에 풍열(風熱)이 울체(鬱滯)하여 나타나는 해역천만증(咳逆喘滿症)에 적용하여 치료한다.

【포제】 잡질을 제거하고 윤투(潤透)시킨 다음 절편(切片)하여 사용한다. 밀자(蜜炙)

한 후에는 윤폐화담지해(潤肺化痰止咳)하는 작용이 강해져서 폐조해수(肺燥咳嗽), 해수담황(咳嗽痰黃), 인후건조(咽喉乾燥), 흉민(胸悶), 기촉(氣促), 흉격불리(胸膈不利), 구토불식(嘔吐不食) 등의 증상에 사용된다.

【용량과 용법】 4~12g.

【금기증】 기허혈소자(氣虛血少者)나 음허화치(陰虛火熾)로 진음(眞陰)이 손상되어 나타나는 담다해수(痰多咳嗽)와 천식 등의 증상이 있는 자, 진기(眞氣)가 쇠약하여 흉협역만(胸脇逆滿)하거나 음허(陰虛)에 기인한 두통 및 내열(內熱)에 의한 흉부번민자(胸部煩悶者)는 복용을 하지 말아야 한다.

【임상응용】 ① 폐열해수(肺熱咳嗽), 담옹(痰壅)으로 기천불안(氣喘不安)하는 경우에는 패모(貝母), 백전(白前), 맥문동(麥門冬) 등을 배합하여 소풍청열(疏風淸熱), 지해(止咳)한다(예 : 전호음(前胡飮)[성제총록(聖濟總錄)]).

② 양조사(凉燥邪)가 상폐(傷肺)하여 기(氣)가 청숙(淸肅)을 제대로 하지 못하고, 담습(痰濕)이 내조(內阻)하여 오한(惡寒), 무한(無汗), 해수담희(咳嗽痰稀), 비색(鼻塞), 인건조(咽乾燥)하는 경우에는 소엽(蘇葉), 반하(半夏), 복령(茯苓), 길경(桔梗) 등을 배합하여 경선량조(輕宣凉燥), 선폐화담(宣肺化痰)한다(예 : 행소산(杏蘇散)[온병조변(溫病條辨)]).

③ 실천(實喘)을 치료하는데, 담연(痰涎)이 옹성(壅盛)하고, 천해(喘咳), 단기(短氣), 흉격만민(胸膈滿悶) 혹은 요동(腰疼), 각연(脚軟)하고 혹은 지체부종(肢體浮腫)하고, 설태(舌苔)는 백활(白滑)하거나 백니(白膩)하는 경우에는 소자(蘇子), 반하(半夏), 당귀(當歸), 후박(厚朴) 등을 배합하여 강기평천(降氣平喘), 거담지해(祛痰止咳)한다(예 : 소자강기탕(蘇子降氣湯)[화제국방(和劑局方)]).

길경(桔梗) 【신농본초경(神農本草經)】 PLATYCODONIS RADIX

【기원】 초롱꽃과(Campanulaceae)에 속한 여러 해 살이 풀인 도라지 *Platycodon grandiflorum* (Jacq) A. DC.의 뿌리를 건조한 것으로, 봄과 가을에 채취하여 햇볕에 말린다.

【성미】 성질은 평하고, 맛은 쓰고 맵다.

【귀경】 폐, 위경.

【효능 및 주치】 1. 선폐해표(宣肺解表) : 풍한외속(風寒外束), 풍열범폐(風熱犯肺), 추조상폐(秋燥傷肺)

2. 이기산결(利氣散結) : 비허설사(脾虛泄瀉), 수종(水腫), 이질(痢疾), 혈부어결(血府瘀結), 흉민불창(胸悶不暢)

3. 거담평천(祛痰平喘) : 기천(氣喘)

4. 배농소옹(排膿消癰) : 폐옹(肺癰)

5. 이인(利咽) : 인후실음(咽喉失音)

6. 선폐리수(宣肺利水) : 수종(水腫)

【해설】 본품의 맛은 쓰고 매우며 성질은 평(平)하다. 매운 맛은 산(散)하고, 쓴맛은 설(泄)하며, 약성(藥性)이 평(平)하여 폐경(肺經)에 들어가 상초(上焦)를 선통(宣通)하고 폐기(肺氣)를 승제(升提)하므로 승부상행(升浮上行)하게 하여 흉격(胸膈)과 인후를 이(利)하게 하고, 선폐거담(宣肺祛痰)하는 좋은 효능이 있어 외사(外邪)가 폐(肺)를 범하여 생긴 해수담다(咳嗽痰多), 흉격비민(胸膈痞悶), 인통실음(咽痛失音) 등의 증상에 한열(寒熱)을 막론하고 응용하여 치료한다.

또한 본품은 폐기(肺氣)를 개설(開泄)하고 거담(祛痰)시키는 효능이 있어 폐(肺) 중의 담탁농혈(痰濁膿血)을 몸 밖으로 배설하므로 폐옹(肺癰), 해토농혈(咳吐膿血)의 증(證)에 상용(常用)된다.

본품은 개제선통(開提宣通)하게 하여 폐기(肺氣)를 선통(宣通)하는데, 폐(肺)와 표리(表裏)가 되는 장위(腸胃)을 소통(疏通)하게 하여 이질(痢疾)로 인한 후중(後重) 등을 치료하며, 또한 기화(氣化)하여 방광(膀胱)으로 하수(下輸)하게 하므로 소변을 이(利)하게 하여 융폐(癃閉) 등을 치료한다.

본품은 성미(性味)가 경부상행(輕浮上行)하여 소량을 사용하면 재약상행(載藥上行)하여 병소(病所)에 직접 도달하므로 상초(上焦)를 치료하는 방제(方劑)에 인도약(引導藥)으로 많이 사용한다.

【포제】 잡질을 제거하고 절편(切片)하여 사용한다.

【용량과 용법】 4~12g.

【금기증】 승산(升散)하는 성질이 있으므로, 공하제(攻下劑)나 하초(下焦)의 보제(補

劑)에 사용해서는 안 되며, 기기(氣機)가 상역(上逆)하여 나타나는 구토, 창해(嗆咳), 현운(眩暈), 음허화왕(陰虛火旺)으로 인한 해혈(咳血) 등에는 사용하지 않는다. 대량으로 사용하면 메스꺼움, 구토를 유발하며, 길경 사포닌은 용혈(溶血)작용이 있으므로, 주사제로 사용하여서는 곤란하다.

【임상응용】 ① 풍한(風寒)이 객폐(客肺)하여 해수희담(咳嗽稀痰), 두통, 비색(鼻塞)하는 경우에는 행인(杏仁), 소엽(蘇葉), 진피(陳皮) 등을 배합하여 소풍산한(疏風散寒), 선폐거담(宣肺祛痰)한다.

② 풍열(風熱)이 객폐(客肺)하여 발생한 외감열병(外感熱病)의 초기로 해수담황(咳嗽痰黃), 인후양통(咽喉痒痛), 발열, 미오풍한(微惡風寒)하는 것을 치료하는 경우에는 박하(薄荷), 형개(荊芥), 연교(連翹), 금은화(金銀花), 감초(甘草) 등을 배합하여 신량투표(辛凉透表), 청열해독리인(淸熱解毒利咽)한다(예 : 은교산(銀翹散)[온병조변(溫病條辨)]).

③ 풍사(風邪)가 폐(肺)를 침범한 외감해수(外感咳嗽)로, 해수(咳嗽), 인양(咽痒)하고, 오랫동안 그치지 않으며, 해담불창(咳痰不暢), 혹은 가벼운 정도의 오한(惡寒), 두통이 있고, 설태(舌苔)는 백(白)하고, 맥(脈)은 부완(浮緩)한 증상이 나타나는 것을 치료하는 경우에는 형개(荊芥), 자완(紫菀), 백부(百部) 등을 배합하여 지해화담(止咳化痰), 선폐(宣肺), 소표(疏表)한다(예 : 지수산(止嗽散)[의학심오(醫學心悟)]).

④ 음허화왕(陰虛火旺)으로 인조구건(咽燥口乾), 해수담중대혈(咳嗽痰中帶血), 오후조열(午後潮熱)하는 것을 치료하는 경우에는 숙지황(熟地黃), 생지황(生地黃), 맥문동(麥門冬), 백합(百合), 패모(貝母), 당귀(當歸) 등을 배합하여 양음윤폐(養陰潤肺), 화담지해(化痰止咳)한다.

⑤ 풍습(風濕)을 감수(感受)하고 형한음랭(形寒飮冷)하여 담음해수(痰飮咳嗽)가 연속하여 발생하는 것을 치료하는 경우에는 행인(杏仁), 마황(麻黃), 형개(荊芥) 등을 배합한다(예 : 오요탕(五拗湯)[증치준승(證治準繩)]).

⑥ 폐옹(肺癰)으로 해(咳)하면서 흉만(胸滿)하고, 담타성취(痰唾腥臭) 혹은 토농(吐膿)하는 것을 치료하는 경우에는 감초(甘草)를 배합한다(예 : 길경탕(桔梗湯)[상한론(傷寒論)]).

⑦ 한습(寒濕)의 사기(邪氣)를 감수(感受)하여, 파랭(怕冷), 발열, 두통, 흉복창민(胸腹脹悶), 범오(泛惡), 위매(胃呆)의 증상이 나타나거나, 혹은 대변당설(大便溏泄), 구담(口

淡), 구첨(口甛), 설태니(舌苔膩) 등의 습탁중조(濕濁中阻)한 증후(證候)를 치료하는 경우에는 곽향(藿香), 후박(厚朴), 진피(陳皮) 등을 배합하여 방향화습(芳香化濕), 소산표사(疏散表邪), 화중(和中)한다(예 : 곽향정기산(藿香正氣散)[화제국방(和劑局方)]).

과루(瓜蔞) 【신농본초경(神農本草經)】 TRICHOSANTHIS FRUCTUS

【기원】 박과(Cucurbitaceae)에 속한 여러 해 살이 초질(草質) 등본(藤本)인 하늘타리(괄루(栝樓)) *Trichosanthes kirilowii* Maxim.와 쌍변괄루(雙邊栝樓)) *T. rosthornii* Harms. 및 같은 속 근연식물의 성숙한 과실을 건조한 것으로, 10월 하순부터 11월 상순 사이에 과실이 익어서 과피(果皮)에 흰 가루가 나오고 담황색(淡黃色)이 되었을 때 채집하여 햇볕에 말린다.

【성미】 성은 차고, 맛은 달고 약간 쓰다.

【귀경】 폐, 위, 대장경.

【효능 및 주치】 1. 이기관흉산결(利氣寬胸散結) : 흉비(胸痺), 결흉(結胸)

2. 청열화담지수(淸熱化痰止嗽) : 폐열해수(肺熱咳嗽), 담열내결해수(痰熱內結咳嗽)

3. 윤조활장통변(潤燥滑腸通便) : 조결변비증(燥結便秘症)

4. 청열해독소옹(淸熱解毒消癰) : 유옹초기(乳癰初起), 급성유선염초기(미화농기(未化膿期)), 폐옹(肺癰), 장옹(腸癰)

【해설】 본품의 맛은 달고, 약성(藥性)은 차며, 질(質)이 윤(潤)하면서 활(滑)하여 청윤(淸潤)시키는 효능이 있다. 폐경(肺經)에 들어가서 청열윤폐(淸熱潤肺)시키므로 담(痰)이 저절로 화(化)하여 능히 청열화담(淸熱化痰)케 되므로 담열내결(痰熱內結)로 인한 해천(咳喘)을 치료하고, 위경(胃經)에 들어가 청윤(淸潤)시켜 중초(中焦)의 담체(痰滯)를 저절로 삭게 함으로 관흉산결(寬胸散結)되어 담(痰)이 흉격(胸膈)에 정체되어 일어나는 흉비(胸痺)와 결흉(結胸)을 치료하며, 대장경(大腸經)에 들어가 청윤(淸潤)시켜 변비를 통하게 하므로 활장통변(滑腸通便)의 효능이 있어 진고(津枯)로 인한 장조변비(腸燥便秘)를 치료한다.

이 외에도 본품은 산결소옹(散結消癰)시키는 효능이 있어 폐옹(肺癰), 유옹(乳癰), 장옹(腸癰) 등의 증(證)을 치료한다. 그러나 이 약은 한활(寒滑)하고 기미(氣味) 또한 열악하므로 비위(脾胃)가 허약하거나 구토변당(嘔吐便溏)하는 자의 경우에는 복용을 모두 금해야 한다.

【약효감별】 과루(瓜蔞)를 전과루(全瓜蔞), 과루피(瓜蔞皮), 과루인(瓜蔞仁)으로 분류하는데, 전과루(全瓜蔞)는 청열화담(淸熱化痰)하고 관흉산결(寬胸散結)시키며 또한 윤장통변(潤腸通便)시키고, 과루피(瓜蔞皮)는 청폐화담(淸肺化痰)시키고, 관흉리기(寬胸利氣)시키는데 편중되었으며, 과루인(瓜蔞仁)은 질(質)이 윤(潤)하고 지방질이 많아서 윤조화담(潤燥化痰)하고 활장통변(滑腸通便)시키는 작용에 편중하여 치료한다.

【포제】 잡질을 제거하고 생용(生用)하거나 초용(炒用)한다. 밀자과루(蜜炙瓜蔞)는 윤폐지해(潤肺止咳)의 효능이 증강되며, 폐조해수(肺燥咳嗽)에 많이 사용되는데, 특히 대변이 건조하고 단단하게 맺힌 경우에 적합하다.

【용량과 용법】 과루(瓜蔞) 10~20g. 과루피(瓜蔞皮) 9~12g.

【금기증】 오두(烏頭)에 반(反)한다. 본품은 맛이 달고 성질이 차면서 활(滑)하여 비허변당(脾虛便溏) 및 습담(濕痰), 한담(寒痰)인 경우에는 사용하지 않는다.

【임상응용】 ① 폐조(肺燥)로 담(痰)이 있는데, 담(痰)이 점조(粘稠)하여 각담(咯痰)이 불리(不利)하고, 상기(上氣), 천급(喘急)하며, 인후(咽喉)가 건조하고, 설홍(舌紅), 소태(少苔)하는 것을 치료하는 경우에는 패모(貝母), 천화분(天花粉) 등을 배합하여 윤폐청열(潤肺淸熱), 이기화담(理氣化痰)한다(예 : 패모과루산(貝母瓜蔞散)[의학심오(醫學心悟)]).

② 흉양(胸陽)이 부진(不振)하고, 기체담조(氣滯痰阻)로 흉비(胸痺)가 되어, 흉통철배(胸痛徹背), 배통철심(背痛徹心), 해수담다(咳嗽痰多), 기급(氣急), 설태백니(舌苔白膩), 촌구맥(寸口脈)은 침(沈)하면서 지(遲)하고 관상(關上)에서는 소긴삭(小緊數)하는 증상이 나타나는 경우에는 해백(薤白), 백주(白酒)를 배합하여 통양산결(通陽散結), 활담(豁痰), 하기(下氣)한다(예 : 괄루해백백주탕(栝蔞薤白白酒湯)[금궤요략(金匱要略)]).

③ 담열(痰熱)이 심하(心下)에 호결(互結)하여 결흉(結胸)이 되어 흉중비만창통(胸中痞滿脹痛)하고 눌러 보면 아프고, 혹은 해담황조(咳痰黃稠)하고, 구고(口苦), 설태(舌苔)가 황니(黃膩)한 증상이 나타나는 경우에는 황련(黃連), 반하(半夏)를 배합하여 청열화담(淸熱化痰), 관흉(寬胸), 산결(散結)한다(예 : 소함흉탕(小陷胸湯)[상한론(傷寒論)]).

④ 흉비(胸痹)인데 담탁(痰濁)이 비교적 심하며, 흉중만통철배(胸中滿痛徹背), 불능안

와(不能安臥)하는 경우에는 해백(薤白), 반하(半夏)를 배합하여 통양산결(通陽散結), 거담관흉(祛痰寬胸)한다(예 : 과루해백반하탕(瓜蔞薤白半夏湯)[금궤요략(金匱要略)]).

⑤ 폐옹(肺癰)으로 각담성취(咯痰腥臭)하거나 담중대혈(痰中帶血)하는 경우에는 어성초(魚腥草), 금은화(金銀花), 동과자(冬瓜子), 의이인(薏苡仁), 패장초(敗醬草) 등을 배합하여 소옹배농(消癰排膿), 양혈해독(凉血解毒)한다.

과루인(瓜蔞仁) 【신농본초경집주(神農本草經集注)】 TRICHOSANTHIS SEMEN

【기원】 박과(Cucurbitaceae)에 속한 여러 해 살이 초질(草質) 등본(藤本)인 하늘타리(괄루(栝樓)) *Trichosanthes kirilowii* Maxim.와 쌍변괄루(雙邊栝樓)) *T. rosthornii* Harms. 및 같은 속 근연식물의 종인(種仁)이다. 10월 하순부터 11월 상순사이에 과실이 익어서 과피(果皮)에 백분(白粉)이 나오고 담황색(淡黃色)이 되었을 때 과실을 채집한 다음 그 속의 종인(種仁)을 분리하여 깨끗이 씻은 다음 햇볕에 말린다.

【성미】 성은 차고, 맛은 달고 약간 쓰다.

【귀경】 폐, 위, 대장경.

【효능 및 주치】 1. 청열윤조화담(清熱潤燥化痰) : 열담해수(熱痰咳嗽), 객담조후(咯痰稠厚), 해토불리(咳吐不利)

2. 산결소옹(散結消癰) : 유옹(乳癰), 장옹(腸癰)

3. 활장통변(滑腸通便) : 장조변비(腸燥便秘)

【해설】 본품은 맛이 달고 성질이 차며, 질(質)이 윤(潤)하면서 활(滑)하여 청열(清熱)시키는 효능이 있다. 폐경(肺經)에 들어가서 청열화담(清熱化痰)하고 윤폐(潤肺)시키므로 담열내결(痰熱內結)로 인한 해천(咳喘)을 치료하고, 관흉산결(寬胸散結)하게 하여 중초(中焦)의 담체(痰滯)를 자소(自消)하게 하므로 담(痰)이 흉격(胸膈)에 정체(停滯)하여 생기는 흉비(胸痺), 결흉(結胸)을 치료하고, 대장경(大腸經)에 들어가 청윤(清潤)시켜 변비를 통하게 하므로 활장통변(滑腸通便)의 효능이 있어 진고(津枯)로 인한 장조변비(腸燥便秘)를 치료한다. 또한 본품은 산결소종(散結消腫)시키는 효능이 있어 폐옹(肺癰), 장옹(腸癰), 유옹(乳癰) 등을 치료하며, 생진지갈(生津止渴)하는 효능이 있어 소갈(消渴)을 치료하는 성약(聖藥)이 되며, 황달로 인한 이변불리(二便不利)를 치료한다.

본품은 약성(藥性)이 차고 성질이 활(滑)하며, 기미(氣味)가 열악하여 비위(脾胃)가 허약하거나 구토변당(嘔吐便溏)하는 자는 복용을 하지 말아야 한다.

【포제】 과루인상(瓜蔞仁霜)은 효능이 오로지 윤폐거담(潤肺祛痰)하지만 활장(滑腸)의 작용이 완화되어 비위(脾胃)가 허약한 사람에게도 사용할 수 있고, 또한 오심(惡心), 복사(腹瀉)의 부작용을 피할 수 있다. 따라서 주로 대변이 부실(不實)하면서 폐열해수(肺熱咳嗽), 각담불상(咯痰不爽)하는 환자의 경우에 활용된다. 초(炒)하면 차가운 성질이 줄어들고, 이폐화담(理肺化痰)할 수 있어서 주로 담탁해수(痰濁咳嗽)에 활용된다. 또한 담열해수(痰熱咳嗽)이면서 열(熱)이 성(盛)하지 않는 경우에 사용되기도 한다. 밀제(蜜製)한 후에는 윤조(潤燥) 작용이 더욱 더 증강된다.

【용량과 용법】 10~15g.

【금기증】 오두(烏頭)와 상반(相反), 건강(乾薑)과는 상오(相惡), 우슬(牛膝)과는 상외(相畏)작용을 한다. 이 약은 맛이 달고 성질이 차면서 활(滑)하여 비허변당(脾虛便溏) 및 습담(濕痰), 한담(寒痰)인 경우에는 사용하지 않는다.

【임상응용】 ① 담열(痰熱)이 조폐(阻肺)하여 해수담황(咳嗽痰黃), 조후교점(稠厚膠粘), 흉격불리(胸膈不利)하는 경우에는 황금(黃芩), 담남성(膽南星), 행인(杏仁), 반하(半夏) 등을 배합하여 청열화담(清熱化痰), 이기지해(理氣止咳)한다(예 : 청기화담환(清氣化痰丸)[의방고(醫方考)]).

② 폐(肺)에 조열(燥熱)이 있어서 해수담소(咳嗽痰少), 인후건조(咽喉乾燥)하고, 또한 비허(脾虛)가 불운(不運)하여 대변부실(大便不實)한 경우에는 북사삼(北沙蔘), 맥문동(麥門冬), 산약(山藥), 백작약(白芍藥), 백편두(白扁豆) 등을 배합하여 청열윤폐(清熱潤肺), 화중익비(和中益脾)할 수 있다.

③ 담탁(痰濁)이 조폐(阻肺)하고 기(氣)가 선강(宣降)하지 못하여 해수흉민(咳嗽胸悶), 각토백말(咯吐白沫) 등이 나타나는 경우에는 반하(半夏), 진피(陳皮), 백개자(白芥子), 자완(紫菀), 관동화(款冬花) 등을 배합하여 이폐화담(理肺化痰)한다. 또한 담열해수(痰熱咳嗽)이면서 열이 성(盛)하지 않는 경우도 치료한다.

④ 장옹(腸癰) 초기에 습체혈어(濕滯血瘀)로 복중교통(腹中絞痛), 소변불리(小便不利), 번조불안(煩躁不安) 등의 증상이 나타나는 경우 및 부인의 산후, 월경전후 및 습체혈어(濕滯血瘀)로 복통이 있는 경우에는 목단피(牧丹皮), 도인(桃仁), 과루인(瓜蔞仁) 등을

배합하여 청열활혈(清熱活血), 배농소옹(排膿消癰)한다(예 : 의이인탕(薏苡仁湯)[증치준승(證治準繩)]).

천패모(川貝母)【신농본초경(神農本草經)】FRITILLARIAE CIRRHOSAE BULBUS

【기원】 백합과(Liliaceae)에 속한 여러 해 살이 풀인 천패모(川貝母) *Fritillaria cirrhosa* D. Don., 암자패모(暗紫貝母) *F. unibracteata* Hsiao et K.C. Hsia., 또는 능사패모(棱砂貝母) *F. delavayi* Frandh., 감숙패모(甘肅貝母) *F. przewalskii* Maxim.의 비늘줄기를 건조한 것으로, 여름과 가을에 채집하여 햇볕에 말리거나 또는 저온에서 건조한다.

【성미】 성질은 약간 차고, 맛은 쓰고 달다.

【귀경】 폐, 심경.

【효능 및 주치】 1. 청조윤폐(清燥潤肺), 화담지해(化痰止咳)(청열화담지해(清熱化痰止咳)) : 음허해수(陰虛咳嗽), 폐조담점(肺燥痰粘), 해혈(咳血), 폐위(肺痿)

2. 산결소종(散結消腫) : 폐옹(肺癰), 나력(瘰癧), 후비(喉痺), 산가(疝瘕)

【해설】 본품은 약성(藥性)이 약간 차고 맛이 쓰고 달다. 따라서 쓰고 약간 찬 성미(性味)로 인하여 청폐화담(清肺化痰)하고 지해(止咳)하므로 담열(痰熱)로 인한 해수(咳嗽)를 치료하지만, 단맛으로 인한 자윤성(滋潤性)이 강하여 윤폐화담(潤肺化痰)하는 특징을 겸하고 있어, 특히 폐열조해(肺熱燥咳)와 폐허로수(肺虛勞嗽)에 많이 활용한다.

【약효감별】 천패모(川貝母)와 절패모(浙貝母)는 모두 약성(藥性)이 차면서 쓴맛을 지니고 있어서 청폐화담(清肺化痰)으로 지해(止咳)하는 효능이 있어 담열해수(痰熱咳嗽), 폐위(肺痿) 등의 증상에 적용하며, 청열산결(清熱散結)의 효능이 있어 나력(瘰癧), 창옹(瘡癰), 종독(腫毒) 또는 폐옹(肺癰), 유옹(乳癰) 등의 증(證)이 미궤(未潰)하였을 때 적용된다. 그러나, 천패모(川貝母)는 약성(藥性)이 절패모(浙貝母)에 비해서 약간 차고 단맛을 더 가지고 있으므로 윤폐(潤肺)작용이 더 강하며, 청열산결(清熱散結)의 효능은 약하다. 따라서, 천패모(川貝母)는 허증(虛證)에 많이 활용하고, 절패모(浙貝母)는 실증(實證)에 많이 활용한다.

【포제】 잡질을 제거하고, 산제(散劑)로 만들어 사용한다.

【용량과 용법】 3~9g(가루로 갈아서 충복(沖服)하는데, 1회 1~2g을 사용한다.)

【금기증】 오두(烏頭)에 반(反)한다. 한담(寒痰)과 습담(濕痰)으로 인한 담다해수(痰多咳嗽)에는 복용을 하지 말아야 한다.

【임상응용】 ① 폐조(肺燥)로 담(痰)이 있는데, 담(痰)이 점조(粘稠)하여 각담(咯痰)이 불리(不利)하고, 상기(上氣), 천급(喘急)하며, 인후(咽喉)가 건조하고, 설홍(舌紅), 소태(少苔)하는 것을 치료하는 경우에는 과루(瓜蔞), 천화분(天花粉) 등을 배합하여 윤폐청열(潤肺淸熱), 이기화담(理氣化痰)한다(예 : 패모과루산(貝母瓜蔞散)[의학심오(醫學心悟)]).

② 폐경(肺經)의 조담(燥痰)으로 담삽(痰澀)하면서 배출하기가 어렵고, 상기천촉(上氣喘促)하는 경우에는 천화분(天花粉), 길경(桔梗), 맥문동(麥門冬) 등을 배합한다(예 : 윤폐탕(潤肺湯)[불거집(不居集)]).

③ 담열(痰熱)이 내요(內擾)하여 된 간증(癎證)으로 갑자기 발작하고 어지러워서 땅에 쓰러지며, 목에서는 돼지나 양이 울부짖는 것 같은 담명(痰鳴)이 들리며, 심하면 추축목사(抽搐目斜)하는 증상이 나타나는 경우와 전광(癲狂)을 치료하는 경우에는 천마(天麻), 담남성(膽南星), 석창포(石菖蒲) 등을 배합하여 활담개규(豁痰開竅), 식풍진경(熄風鎭痙), 안신(安神)한다(예 : 정간환(定癎丸)[의학심오(醫學心悟)]).

절패모(浙貝母) 【본초강목습유(本草綱目拾遺)】
FRITILLARIAE THUNBERGII BULBUS

【기원】 백합과(Liliaceae)에 속한 여러 해 살이 풀인 절패모(浙貝母) *Fritillaria thunbergii* Miq.의 비늘줄기를 건조한 것으로, 초여름에 줄기가 마를 때 채집하여 햇볕에 말린다.

【성미】 성은 차고, 맛은 쓰다.

【귀경】 폐, 심, 위경.

【효능 및 주치】 1. 청열화담(淸熱化痰) : 풍열해수(風熱咳嗽), 담열옹폐(痰熱壅肺)→해수담다(咳嗽痰多)·질점조(質粘稠) 하거나 해담황(咳痰黃)

2. 개울산결(開鬱散結) : 폐옹(肺癰), 유옹(乳癰), 나력(瘰癧), 창옹종독(瘡癰腫毒)

3. 제산지통(制酸止痛) : 위산과다, 위완조잡범산(胃脘嘈雜泛酸)

【해설】 본품은 맛이 쓰고 성질이 차며, 청폐화담(淸肺化痰)하여 지해(止咳)하므로 담열(痰熱)로 인한 해수(咳嗽), 폐위(肺痿) 등의 증상을 치료한다. 또 본품은 쓰고 찬 성미(性味)가 비교적 강하여 개설(開泄)시키는 작용과 청열산결(淸熱散結)하고 개울제번열(開鬱除煩熱)시키는 효능이 강하여 담열(痰熱)의 울결(鬱結)로 인한 나력(瘰癧), 옹종(癰腫) 등의 증상에 응용하여 치료한다.

본품은 제산지통(制酸止痛)하는 효능이 있어 간기범위(肝氣犯胃)하고 목토불화(木土不和)하여 발생하는 위산과다, 위완조잡범산(胃脘嘈雜泛酸)하는 증상을 치료하는데, 주로 오적골(烏賊骨)과 배합되어 응용된다.

【포제】 잡질을 제거하고 절편(切片)하여 사용하거나, 연말(研末)하여 사용한다.

【용량과 용법】 4~12g.

【금기증】 오두(烏頭)에 반(反)한다. 한담(寒痰), 습담(濕痰)으로 인한 해수(咳嗽)에는 복용을 하지 말아야 한다.

【임상응용】 ① 나력(瘰癧), 담핵(痰核)이 있으면서 인건(咽乾), 설홍(舌紅)하는 경우에는 현삼(玄參), 모려(牡蠣)를 배합하여 청열화담(淸熱化痰), 연견산결(軟堅散結)한다(예 : 소라환(消瘰丸)[의학심오(醫學心悟)]).

② 위통탄산(胃痛呑酸)하거나 혹은 구토산수(嘔吐酸水)하거나 혹은 위중조잡(胃中嘈雜)하는 경우에는 해표초(海螵蛸)를 배합하여 제산지통(制酸止痛)한다.

천축황(天竺黃) 【개보본초(開寶本草)】 BAMBUSAE CONCRETIO SILICEA

【기원】 대나무과(Bambusaceae)에 속한 여러 해 살이 상록교목인 청피죽(靑皮竹) *Bambusa textilis* Mc-Clure.와 화사로죽(華思勞竹) *Schizostachyum chinense* Rend. 등에 기생하는 죽황봉(竹黃蜂)이 교상(咬傷)한 후 대나무 마디 사이에 분비액이 고여 응결한 덩어리 모양의 물질로, 가을과 겨울에 채집하여 햇볕에 말린다.

【성미】 성은 서늘하고, 맛은 달다.

【귀경】 심, 간, 담경.

【효능 및 주치】 1. 청열활담(淸熱豁痰) : 열병신혼섬어(熱病神昏譫語), 중풍담미불어(中風痰迷不語)

2. 정경안신(定驚安神) : 소아경풍추축(小兒驚風抽搐), 전간(癲癎)

【해설】 본품은 맛이 달고 약성(藥性)이 차며, 심(心)·간(肝) 2경(經)의 열(熱)을 청(淸)하며, 활담개규(豁痰開竅)하고 청화열담(淸化熱痰)하며 양심정경(凉心定驚)하는 좋은 약이다. 따라서 열병신혼(熱病神昏), 중풍불어(中風不語) 및 소아의 고열(高熱)로 발생하는 급경풍(急驚風), 추축(抽搐) 등이 담열(痰熱)에 속한 자에게 적용하여 치료한다.

본품은 성질이 비교적 완화하며, 정경(定驚)하는 특징이 있으므로, 특히 소아의 경간(驚癎)을 치료하는데 많이 활용된다.

【포제】 잡질을 제거하고 생용(生用)하거나 강초용(薑炒用)한다.

【용량과 용법】 4~12g.

【금기증】 한담(寒痰)인 경우와 비위(脾胃)가 허약한 자에게는 사용하지 말아야 한다.

【임상응용】 ① 담열옹성(痰熱壅盛)으로 인한 해천기급(咳喘氣急)과 번조불안(煩躁不安)을 치료하는 경우에는 황련(黃連), 강잠(殭蠶), 주사(朱砂) 등을 배합한다.

② 소아의 급만성 경풍(驚風) 및 풍열풍치(風熱風痴), 담수(痰嗽), 축닉(搐搦) 등을 치료하는 경우에는 우황(牛黃), 웅황(雄黃), 진주(珍珠) 등을 배합한다(우황포룡환(牛黃抱龍丸)[동의보감(東醫寶鑑)]).

죽여(竹茹) 【명의별록(名醫別錄)】 BAMBUSAE CAULIS IN TAENIAM

【기원】 대나무과(Bambusaceae)에 속한 여러 해 살이 상록 목본식물인 솜대 *Phyllostachys nigra* (Lodd.) Munro var. *henonis* (Bean) Stapf.의 줄기의 외피(外皮)를 제거한 중간층을 건조한 것이다. 중국에서는 청간죽(靑稈竹) *Bambusa tuldoides* Munro., 대두전죽(大頭典竹) *Sinocalamus beecheyanus* (Munro) Mc-Clure var. *pubesceus* P.F. Li.의 신선한 줄기에서 외피(外皮)를 제거하고 녹색을 띤 중간층을 실 모양 또는 얇은 선 모양으로 만들어 그늘에서 말린다.

【성미】 성질은 약간 차고, 맛은 달다.

【귀경】 폐, 위, 담, 심경.

【효능 및 주치】 1. 청열화담(淸熱化痰) : 폐열해수(肺熱咳嗽), 해담황조(咳痰黃稠)

2. 청위강역(淸胃降逆) : 위열구토(胃熱嘔吐)

3. 양혈안태(凉血安胎) : 토혈(吐血), 해혈(咳血), 뇨혈(尿血), 붕루(崩漏), 태동불안(胎動不安)

4. 청열제번(清熱除煩) : 심번(心煩), 실면(失眠)

【해설】 본품은 맛이 달고 약성(藥性)이 약간 차며, 폐(肺)·위(胃) 2경(經)에 들어가 청폐화담(清肺化痰)하여 폐열해수(肺熱咳嗽)를 치료하고, 담열(痰熱)이 울결(鬱結)되고 담화(痰火)가 상요(上擾)하여 심번불면(心煩不眠), 흉민담다(胸悶痰多)하는 등의 증상을 치료한다. 또한 청위지구(清胃止嘔)하여 위열구얼(胃熱嘔噦)을 치료하고, 아울러 위(胃)가 불화(不和)하여 발생하는 실면(失眠)을 치료한다. 또한 양혈안태(凉血安胎)하는 효능이 있어 태동불안(胎動不安)을 치료한다.

본품은 담열(痰熱)을 치료하는 경우에는 생용(生用)해야 하고, 지구(止嘔)나 화담(化痰) 효능을 증강하려면 강즙초(薑汁炒)하여 사용한다.

【포제】 잡질을 제거하고, 청열화담(清熱化痰)에는 생용(生用)하며, 강역지구(降逆止嘔)에는 강즙자(薑汁炙)하여 사용한다.

【용량과 용법】 8~16g.

【금기증】 위한구토(胃寒嘔吐) 및 감한협식(感寒挾食)으로 구토하는 사람은 복용하지 말아야 한다.

【임상응용】 ① 담위(膽胃)가 불화(不和)하고, 담열(痰熱)이 내요(內擾)하여 발생하는 병증(病證)을 치료한다. 주로 담겁(膽怯), 이경(易驚), 허번불면(虛煩不眠), 현훈(眩暈), 실면다몽(失眠多夢), 구토, 애역(呃逆), 전간(癲癎), 경계(驚悸), 태니(苔膩) 등의 증상이 있는 경우에는 반하(半夏), 진피(陳皮), 복령(茯苓), 지실(枳實) 등을 배합하여 이기화담(理氣化痰), 청담(清膽), 화위(和胃), 안신(安神)한다(예 : 온담탕(溫膽湯)[비급천금요방(備急千金要方)]).

② 담화내요(痰火內擾)로 담열해수(痰熱咳嗽), 해담황조(咳痰黃稠), 심번불안(心煩不安)하는 경우에는 황금(黃芩), 과루(瓜蔞)를 배합하여 청열화담(清化熱痰), 제번(除煩)한다.

③ 위허(胃虛)하고 열(熱)이 있어서 애역(呃逆), 혹은 건구(乾嘔), 오심(惡心)이 있고, 겸하여 허번불안(虛煩不安), 소기(少氣), 구건(口乾), 수족심열(手足心熱), 설(舌)은 홍눈(紅嫩)하고, 맥(脈)은 허삭(虛數)한 증상이 나타나는 경우에는 인삼(人參), 진피(陳皮), 생강(生薑) 등을 배합하여 화위강역(和胃降逆), 지구(止嘔), 익기(益氣), 청열(清熱)한다

(예 : 귤피죽여탕(橘皮竹茹湯)[금궤요략(金匱要略)]).

④ 외감습열(外感濕熱)의 사기(邪氣)가 기분(氣分)에 머물러서 미오한(微惡寒)하면서 발열(發熱)하고, 유한불해(有汗不解), 조경모중(朝輕暮重), 두중(頭重), 지권(肢倦), 흉민비만(胸悶痞滿), 범오(泛惡), 구건(口乾) 혹은 갈불인음(渴不引飮), 뇨적(尿赤) 혹 변설(便泄) 등의 증상이 나타나는 것을 치료하는 경우에는 청호(靑蒿), 황금(黃芩), 강반하(薑半夏), 진피(陳皮) 등을 배합하여 청담설열(淸膽泄熱), 화위화습화담(和胃化濕化痰)한다(예 : 호금청담탕(蒿芩淸膽湯)[중정통속상한론(重訂通俗傷寒論)]). 이 처방은 그 외에도 소양(少陽)의 습열(濕熱)의 담탁증(痰濁證)으로 한열여학(寒熱如瘧), 한경열중(寒輕熱重), 구고흉민(口苦胸悶), 토산고수(吐酸苦水) 혹은 구황연(嘔黃涎)하면서 점(粘)하고 심하면 건구(乾嘔), 애역(呃逆)하고, 흉협창통(胸脇脹痛) 등의 증상이 나타나는 것을 치료한다.

죽력(竹瀝) 【명의별록(名醫別錄)】 BAMBUSAE CAULIS IN LIQUAMEN

【기원】 대나무과(Bambusaceae)에 속한 솜대 *Phyllostachys nigra* Mun ro var. henonis Stapf. 또는 왕대 *P. bambusoides* Sieb. et Zucc.의 줄기를 불에 구어서 빼낸 액즙으로, 신선한 죽간(竹稈)을 30~50㎝로 잘라서 양끝의 마디를 제거하고 세로로 쪼갠 것을 선반에 걸쳐놓고 불로 구어 양끝에서 흘러내린 액체를 그릇에 받아 모은다.

【성미】 성은 차고, 맛은 달고 쓰다.

【귀경】 심, 폐, 위, 간경.

【효능 및 주치】 1. 청열제담(淸熱除痰) : 사열옹폐(邪熱壅肺)로 인한 열해담조(熱咳痰稠), 발열번갈(發熱煩渴)

2. 진경개규(鎭驚開竅) : 중풍담미(中風痰迷), 파상풍, 전간(癲癎), 전광(癲狂)

【해설】 본품은 맛이 달고 쓰며, 약성(藥性)이 차고, 성질이 활윤(滑潤)하며, 청열활담(淸熱豁痰)하는 효능이 있는데, 그 효능이 죽여(竹茹)와 유사하나 청열화담(淸熱化痰)의 작용이 죽여(竹茹)보다 우수하다. 따라서 본품은 열병(熱病)으로 유한(有汗), 번열(煩熱), 구갈(口渴)을 치료하는 데에도 효능이 좋고, 열담해수(熱痰咳嗽)를 치료하는 효과가 있다. 이 외에도 진경(鎭痙), 통규(通竅)하는 효능이 있으므로, 담열(痰熱)이 청규(淸竅)를 몽폐(蒙蔽)하여 발생하는 중풍불어(中風不語)와 혼미(昏迷), 전간(癲癎), 경광(驚狂), 경

궐(痙厥) 등 담연(痰涎)이 옹폐(壅閉)된 경우에 생강즙(生薑汁)과 함께 사용하여 치료하고, 담(痰)이 경락(經絡)에 정체하여 지체(肢體)가 마목(麻木)하거나 구급(拘急)한 데에도 적용하여 치료하는데, 담(痰)이 경락사지(經絡四肢), 피리막외(皮裏膜外)에 있는 것은 본품이 아니면 달(達)하지 못한다.

본품을 강즙(薑汁)과 함께 사용하면 거담(祛痰)하는 효능이 증강된다. 그런데, 본품은 약의 성질이 차고 활리(滑利)하므로 한담해수(寒痰咳嗽) 및 비허변당(脾虛便溏)의 경우에는 사용해서는 안 되며, 또한 본품은 액체이므로 효과가 신속하지만, 오래 저장해서는 안 되며, 신맛이 나면 변질된 것이다.

【포제】 본품은 신선한 것이 좋으며, 오래 저장해서는 안 된다.

【용량과 용법】 30~50g.

【금기증】 본품은 약성(藥性)이 차고 활(滑)하여 한담(寒痰) 및 변당자(便溏者)에게는 사용하지 않는다.

【임상응용】 ① 중풍구금(中風口噤), 부지인(不知人)의 경우에는 생강즙(生薑汁)을 배합하여 복용한다.

② 담열상옹(痰熱上壅)으로 천급혼미(喘急昏迷), 완담교고(頑痰膠痼), 번민전광(煩悶癲狂)의 여러 가지 증상에는 귤홍(橘紅), 반하(半夏), 대황(大黃), 황금(黃芩), 청몽석(青礞石) 등을 배합하여 활제완담(豁除頑痰), 청화순기(清火順氣)한다(예 : 죽력달담환(竹瀝達痰丸)[동의보감(東醫寶鑑)·의학입문(醫學入門)]).

몽석(礞石) 【가우본초(嘉祐本草)】 LAPIS CHLORITI

【기원】 변질암류(變質岩類)에 속한 흑운모편암(黑雲母片岩)(금몽석(金礞石)) 혹은 녹니석화운모탄산염편암(綠泥石化雲母炭酸鹽片岩)(청몽석(青礞石))을 채취하여 니사(泥砂)와 잡석(雜石)을 제거한 것이다.

【성미】 성질은 평하고, 맛은 달고 짜다.

【귀경】 폐, 심, 간, 위경.

【효능 및 주치】 1. 타담하기(墮痰下氣) : 해담수급(咳痰嗽急), 천역부득평와(喘逆不得平臥), 완담벽결(頑痰癖結)

2. 평간진경(平肝鎭驚) : 담적(痰積)으로 인한 전간(癲癎), 경간(驚癎), 급경풍(急驚風), 광조번민(狂躁煩悶)

【해설】 본품은 맛이 달고 짜며, 성질은 평(平)하다. 재질이 무겁고 침강(沈降)하여 진타하행(鎭墮下行)하게 하여 하기타담(下氣墮痰)하고 평간진경(平肝鎭驚)하는 효능이 있어 완담(頑痰)이 옹색(壅塞)하여 나타나는 기급천해(氣急喘咳)와 경풍(驚風), 전간(癲癎) 등에 응용하여 치료한다. 또한 정신병과 전간(癲癎) 등에 사용되는데 신체가 장실(壯實)하고 실열로담(實熱老痰)에 속한 자에게 적합하다. 또한 소식(消食)효과가 있어 식적불소(食積不消)를 치료하는데, 그 효과가 좋다.

그런데, 본품은 중타하설(重墮下泄)하는 작용이 너무 강렬하므로 담적실증(痰積實證)에 적용하며 비허기약(脾虛氣弱)이나 소아의 만경(慢驚) 및 임신부의 경우에는 복용을 하지 말아야 한다.

【포제】 잡질을 제거하고 금황색(金黃色)이 될 때까지 단(煅)하여 가루로 만든 다음 수비(水飛)해서 그늘에서 말려서 사용한다. 단제(煅製)한 후에는 유기잡질(有機雜質)이 파괴되어 약재가 깨끗하게 되고, 재질이 파삭파삭하고 느슨하게 되어 유효성분의 잘 우러나오게 되고, 아울러 소식(消食), 타담(墮痰), 하기(下氣), 평간(平肝) 작용이 강해진다.

【용량과 용법】 8~12g(환산제(丸散劑) 1.5~3g).

【금기증】 질(質)이 중추(重墜)하고 성질이 사나우므로, 담열내결(痰熱內結)한 실증(實證)이 아니면 사용하지 않는다. 또, 비위(脾胃)가 허약하거나 소아만경(小兒慢驚) 및 임신부의 경우에는 사용을 하지 말아야 한다.

【임상응용】 ① 완담(頑痰)이나 노담(老痰)이 교결(膠結)한 실열로담(實熱老痰)의 경우에는 대황(大黃), 황금(黃芩), 침향(沈香)을 배합하여 강화축담(降火逐痰)한다(예 : 몽석곤담환(礞石滾痰丸)[경악전서(景岳全書)]). 이 처방은 또한 소아의 폐렴의 중증(重症)으로 폐폐천해(肺閉喘咳), 담다황조(痰多黃稠)한 경우를 치료한다.

② 열담옹성(熱痰壅盛)으로 경풍추축(驚風抽搐)하는 경우에는 청몽석(靑礞石)을 박하즙(薄荷汁)과 백밀(白蜜)로 복용한다(예 : 탈명산(奪命散)[영해보서(嬰孩寶書)]).

해조(海藻) 【신농본초경(神農本草經)】 SARGASSUM

【기원】 모자반과(Sargassaceae)에 속한 여러 해 살이 갈조식물(褐藻植物)인 알송이모자반(해호자(海蒿子), 대엽해조(大葉海藻)) *Sargassum pallidum* (Turn.) C. Ag. 또는 톳(양서채(羊栖菜), 소엽해조(小葉海藻)) *S. fusiforme* (Harv.) Setch.의 전초(全草)를 건조한 것으로, 여름과 가을에 바다 속에서 채취하여 잡질을 제거하고 담수(淡水)로 세정(洗淨)한 다음 햇볕에 말린다.

【성미】 성은 차고, 맛은 쓰고 짜다.

【귀경】 간, 위, 신경.

【효능 및 주치】 1. 소담연견(消痰軟堅) : 나력(瘰癧), 적취(積聚), 영류(癭瘤), 고환종대(睾丸腫大)

2. 설열이수(泄熱利水) : 수종(水腫), 각기부종(脚氣浮腫)

【해설】 본품은 맛이 쓰고 짜며, 성질은 차고 독이 없는데, 쓴맛은 사결(瀉結)하고 짠맛은 화담연견(化痰軟堅)하는 효능이 있어 영류(癭瘤)와 나력(瘰癧)을 삭이며, 창만(脹滿)을 없애고 복부의 종괴(腫塊), 고환종통(睾丸腫痛)을 치료한다. 또한 곤포(昆布)를 배합(配合)하여 응용하면 치료효과가 증강되어 간비종대(肝脾腫大)에도 응용한다.

본품은 맛이 쓰고 성질이 차서 청열리수(淸熱利水)하는 효능이 있어 사(邪)를 소변과 함께 배출하게 하여 열(熱)을 없애므로, 열(熱)로 인해 수도(水道)가 폐색(閉塞)되어 발생한 소변불통(小便不通)을 치료한다.

【포제】 잡질을 제거하고 청수(淸水)에 세표(洗漂)한 다음 세절(細切)하여 햇볕에 말려서 사용한다.

【용량과 용법】 12~20g.

【금기증】 감초(甘草)에 반(反)한다. 비위허약(脾胃虛弱), 만성 위장염, 기혈양허(氣血兩虛)의 경우에는 사용을 하지 말아야 한다.

【임상응용】 ① 갑상선종에는 곤포(昆布), 해조(海藻)를 같은 량으로 배합하여 가루로 하여 환으로 만들어서 매회 3.75g, 매일 2회, 40일을 한 개의 치료과정으로 하고, 20일을 약을 중지하는 과정을 반복한다.

② 영류(癭瘤)에는 곤포(昆布), 당귀(當歸) 등을 배합하여 소담연견(消痰軟堅)한다(예 : 해조옥호탕(海藻玉壺湯)[의종금감(醫宗金鑑)]).

곤포(昆布)【명의별록(名醫別錄)】
LAMINARIAE THALLUS(ECKLONIAE THALLUS)

【기원】 다시마과(Laminariaceae)에 속한 여러 해 살이 대형(大型) 갈조식물(褐藻植物)인 다시마(해대(海帶)) *Laminaria japonica* Aresch.와 시조과(翅藻科) 식물인 감태(곤포(昆布)) *Ecklonia kurome* Okam.의 엽상체(葉狀體)를 건조한 것으로, 여름에서 가을에 걸쳐 바다 밑에서 건져내 햇볕에 말린다.

【성미】 성은 차고, 맛은 짜고 약간 쓰다.

【귀경】 간, 위, 신, 폐경.

【효능 및 주치】 1. 소담산결(消痰散結) : 나력(瘰癧), 영류(癭瘤), 열격(噎膈)

2. 이수소종(利水消腫) : 수종(水腫), 각기(脚氣), 임증(淋症), 대하, 고환종대(睾丸腫大)

【해설】 본품은 맛이 짜고 성질이 차며, 질(質)이 활(滑)하여 연견산결(軟堅散結)하고 청열화담(淸熱化痰)하는 효능이 있어 영류(癭瘤)와 나력(瘰癧), 담핵(痰核)을 치료하는데 특히 영(癭)을 치료하는 주약(主藥)이 된다. 또한 소징가(消癥瘕)하는 효능이 있어 협하(脇下)의 종괴동통(腫塊疼痛)과 고환종통(睾丸腫痛)을 치료한다.

본품은 성질이 활(滑)하여 윤하(潤下)하므로 이수소종(利水消腫)하는 효능이 있어 수종창만(水腫脹滿)과 습열각기(濕熱脚氣) 등을 치료한다.

【포제】 잡질을 제거하고 청수(淸水)에 세표(洗漂)한 다음, 세절(細切)하여 햇볕에 말려서 사용한다.

【용량과 용법】 12~20g.

【금기증】 비위(脾胃)가 허한(虛寒)하여 습(濕)이 적체(積滯)되어 있는 자, 만성 위장염환자와 임신부는 복용을 하지 말아야 한다.

【임상응용】 ① 영기(癭氣)로 흉격(胸膈)이 만색(滿塞)하고, 인후(咽喉), 경항(頸項)이 점차 굵어지는 경우에는 해조(海藻), 통초(通草), 해합각(海蛤殼) 등을 배합하여 청열화담(淸熱化痰), 연견산결(軟堅散結)한다(예 : 곤포환(昆布丸)[외대비요(外臺秘要)]).

② 갑상선종에는 곤포(昆布), 해조(海藻)를 같은 량으로 배합하여 가루로 하여 환으로 만들어서 매회 3.75g, 매일 2회, 40일을 한 개의 치료과정으로 하고, 20일을 약을 중지하는 과정을 반복한다.

반대해(胖大海) 【본초강목습유(本草綱目拾遺)】 STERCULIAE SEMEN

【기원】 벽오동과(Sterculiaceae)에 속한 낙엽교목인 반대해(胖大海) *Sterculia scaphigera* Wall.와 신주자(新州子) *S. lychophora* Hance.의 성숙한 종자를 건조한 것으로, 4~6월 사이에 성숙한 종자를 채취하여 햇볕에 말린다.

【성미】 성은 서늘하고, 맛은 달고 슴슴하다.

【귀경】 폐, 대장경.

【효능 및 주치】 1. 선폐청열(宣肺淸熱) : 폐열음아(肺熱音啞), 인후종통(咽喉腫痛), 담열해수(痰熱咳嗽), 진출불창(疹出不暢)

2. 청두목풍열(淸頭目風熱) : 목적(目赤), 건삽유루(乾澁流淚), 치은홍종(齒齦紅腫)

3. 청열지혈(淸熱止血) : 토혈(吐血), 뉵혈(衄血), 변혈(便血)

4. 청장통변(淸腸通便) : 대변불통(大便不通), 습관성변비

【해설】 본품은 맛이 달고 슴슴하며, 약성(藥性)은 약간 차고, 폐경(肺經)에 들어가 청폐열(淸肺熱)하고 개폐기(開肺氣)하며, 이인(利咽)하고 해독하는 효능이 있어, 폐열(肺熱)로 폐기(肺氣)가 옹폐(壅閉)되어 발생하는 열담해수(熱痰咳嗽)를 치료하고, 인후종통(咽喉腫痛)을 치료한다. 또 성음(聲音)을 개(開)하는 효능이 있어 감모해수(感冒咳嗽)로 인한 음아(音啞)를 치료한다.

본품은 다량의 점액을 함유하고 있어 청장통변(淸腸通便)하는 작용이 있으므로, 열결변비(熱結便秘)를 치료한다. 이 외에도 두목(頭目)의 풍열(風熱)을 청(淸)하게 하여 두통, 목적(目赤) 및 가벼운 정도의 발열 등을 치료한다.

【포제】 잡질을 제거하고 생용(生用)한다.

【용량과 용법】 6~12g.

【금기증】 중한(中寒)이나 중습(中濕)으로 인하여 대변이 설사에 가깝도록 묽게 보는 경우에는 복용을 하지 말아야 한다.

【임상응용】 ① 풍화후비(風火喉痹)에는 국화(菊花), 생감초(生甘草)를 배합한다([중화약해(中華藥海)]).

② 풍열(風熱)이 폐(肺)를 범(犯)하고, 후(喉)를 객(客)하여 발생한 음아(音啞)에는 박하(薄荷), 창포(菖蒲)를 배합하여 소풍산열(疏風散熱), 청폐이인(淸肺利咽)한다(예 : 개음음(開音飮)[중화약해(中華藥海)]).

비파엽(枇杷葉)【명의별록(名醫別綠)】ERIOBOTRYAE FOLIUM

【기원】 장미과(Rosaceae)에 속한 상록 소교목(小喬木)인 비파나무 *Eriobotrya japonica* (Thunb.) Lindl.의 잎을 건조한 것으로, 일년 중 아무 때나 수시로 채취하여 햇볕에 말린다.

【성미】 성질은 약간 차고, 맛은 쓰다.

【귀경】 폐, 위경.

【효능 및 주치】 1. 청열화담(清熱化痰), 지해평천(止咳平喘) : 풍열담수(風熱痰嗽), 풍조상폐(風燥傷肺)(밀자(蜜炙)해서 사용), 기역천급(氣逆喘急), 해혈(咳血)

2. 청위강역(清胃降逆) : 위열구얼(胃熱嘔噦), 번열구갈(煩熱口渴), 토혈(吐血)

3. 청열해독(清熱解毒) : 옹(癰), 농포창(膿疱瘡)

【해설】 본품은 맛이 쓰고, 약성(藥性)이 약간 차며, 폐경(肺經)에 들어가 청강(清降)하는 효능이 있어, 위로는 폐열(肺熱)을 청(清)하여 폐기(肺氣)가 숙강(肅降)하게 하여 화담지해(化痰止咳)하고, 위경(胃經)에 들어가 위열(胃熱)을 청(清)하여 화위강역(和胃降逆)하여 구얼(嘔噦)을 그치게 한다. 이 외에 주독(酒毒)을 풀어주고 구갈(口渴)을 없애는 효능이 있다.

그런데, 본품의 잎의 뒷면에는 융모(絨毛)가 있어서 인후를 자극하여 해수(咳嗽)를 유발할 수 있으므로, 탕제(湯劑)에 넣을 때는 뒷면의 융모(絨毛)를 씻어 내고 달여야 한다.

【포제】 잡질을 제거하고 생용(生用)하거나 밀자(蜜炙)하여 사용한다. 생품(生品)은 청폐지해(清肺止咳), 강역지구(降逆止嘔)하는 효능이 강하다. 밀자(蜜炙)한 후에는 고강(苦降)의 성능을 완화시키고, 아울러 윤폐지해(潤肺止咳)의 작용이 증강된다.

【용량과 용법】 2~12g.

【금기증】 위한(胃寒)으로 인한 구토(嘔吐)와 풍한(風寒)으로 인한 해수(咳嗽)에는 복용을 하지 말아야 한다.

【임상응용】 ① 온조사(溫燥邪)가 상폐(傷肺)하거나 폐음(肺陰)이 휴손(虧損)되어 건해무담(乾咳無痰), 인후건조 혹은 담중대혈(痰中帶血) 등의 증상이 나타나는 경우에는 석고(石膏), 행인(杏仁), 맥문동(麥門冬), 아교(阿膠) 등을 배합하여 청조윤폐(清燥潤肺)한다(예 : 청조구폐탕(清燥救肺湯)[의문법률(醫門法律)]).

② 위기(胃氣)가 상역(上逆)하여 오심(惡心), 구토하는 경우에는 반하(半夏), 복령(茯苓), 생강(生薑) 등을 배합하여 화위지구(和胃止嘔)한다(예 : 비파엽음(枇杷葉飮)[보제본사방(普濟本事方)]).

동과자(冬瓜子) 【신농본초경(神農本草經)】 BENINCASAE SEMEN

【기원】 박과(Cucurbitaceae)에 속한 일년생 덩굴성 풀인 동과(冬瓜) *Benincasa hispida* (Thunb.) Cong.의 성숙한 종자를 건조한 것으로, 8~9월 사이에 성숙한 동과(冬瓜)를 채취하여 종자를 꺼내어서 건조한다.

【성미】 성은 서늘하고, 맛은 달다.

【귀경】 폐, 신, 대장, 간경.

【효능 및 주치】 1. 청폐화담(清肺化痰) : 담열해수(痰熱咳嗽)

2. 소옹배농(消癰排膿) : 폐옹(肺癰), 장옹(腸癰), 치창(痔瘡), 비면주사(鼻面酒齇)

3. 이수(利水) : 수종(水腫), 임병(淋病), 각기(脚氣), 하초습열(下焦濕熱)로 인한 소변백탁(小便白濁)·백대하(白帶下)

【해설】 본품은 성미(性味)가 동과피(冬瓜皮)와 유사하며, 동과피(冬瓜皮)가 이수퇴종(利水退腫)하는 데에 효능이 치우친 것에 비하여, 본품은 주로 청폐화담(清肺化痰)하고 소종배농(消腫排膿)하여, 위로는 폐(肺)의 온열(蘊熱)을 청(淸)하게 하고, 아래로는 장(腸)의 열적(熱積)을 없앤다. 따라서 폐(肺)의 열담(熱痰)으로 인한 해수(咳嗽)를 치료하고, 습열(濕熱)이 몸 안에 쌓인 것이 오래되어 농(膿)을 형성한 폐옹(肺癰)과 장옹(腸癰)을 치료하는데 좋은 효능을 발휘한다.

본품은 또한 하초(下焦)의 습열(濕熱)을 청제(清除)하는 효능이 있으므로, 백탁(白濁), 대하 등을 치료한다.

【포제】 잡질을 제거하고, 생용(生用)하거나 약간 초(炒)하여 사용한다. 초(炒)한 후에는 차가운 성질이 줄어들고, 재질이 약해져서 쉽게 부셔져서 약효의 성분이 잘 우러나게 되며, 향기가 있어 성비개위(醒脾開胃)하고, 이습(利濕), 삼습화탁(滲濕化濁)하는 데에 장점을 지니고 있으므로, 습열대하(濕熱帶下), 백탁(白濁)에 많이 사용된다.

【용량과 용법】 4~20g.

【금기증】 한담해수(寒痰咳嗽)에는 복용을 하지 말아야 한다.

【임상응용】 ① 폐옹(肺癰)으로 성취황담(腥臭黃痰)과 농혈(膿血)을 해토(咳吐)하고, 흉중은통(胸中隱痛)하는 경우에는 위경(葦莖 ; 노근(蘆根)), 의이인(薏苡仁), 도인(桃仁)을 배합하여 청폐화담(淸肺化痰), 축어배농(逐瘀排膿)한다(예 : 위경탕(葦莖湯)[천금방(千金方)]).

② 장옹(腸癰)으로 소복종비(少腹腫痞)하고, 누르면 통증이 심하고, 발열, 오한(惡寒)하는 것을 치료하는 경우에는 대황(大黃), 도인(桃仁), 목단피(牧丹皮), 망초(芒硝)를 배합하여 사열파어(瀉熱破瘀), 산결소종(散結消腫)한다(예 : 대황모단피탕(大黃牡丹皮湯)[금궤요략(金匱要略)]).

제 3 절 지해평천약(止咳平喘藥)

지해평천약(止咳平喘藥)은 지해평천(止咳平喘)을 주요한 효능으로 지니고 있는 약물을 말한다.

지해평천약(止咳平喘藥)은 해수(咳嗽), 천식(喘息)의 병증(病證)에 적용되는데, 천수(喘嗽)의 증상은 비교적 복잡하여 건해무담(乾咳無痰), 해담황조(咳痰黃稠) 혹은 청희(淸稀), 외감해수기천(外感咳嗽氣喘), 허로해천(虛勞咳喘) 등이 다양하게 나타나며, 한열허실(寒熱虛實)이 서로 같지 않아 적용할 경우에는 반드시 적당한 약물을 적절하게 배합하여 질병의 정황에 맞게 활용하여야 한다.

행인(杏仁) 【신농본초경(神農本草經)】 ARMENIACAE SEMEN

【기원】 장미과(Rosaceae)에 속한 낙엽교목인 살구(산행(山杏)) *Prunus armeniaca* L. var. *ansu* Maxim., 개살구나무(요행(遼杏)) *P. mandshurica* (Maxim.) Koehne var. *glabra* Nakai., 시베리아살구나무 *P. sibirica* L. 및 같은 속 근연식물의 성숙한 종자를 건조한 것이다. 여름에 과실이 성숙할 때 과육(果肉)과 핵(核)의 각(殼)을 제거하고 종인(種仁)만 취하여 햇볕에 말린다.

【성미】 성질은 약간 따뜻하고, 약간의 독이 있으며, 맛은 쓰고 약간 맵다.

【귀경】 폐, 대장경.

【효능 및 주치】 1. 강기지해평천(降氣止咳平喘) : 풍한(風寒)으로 인한 외감해수(外感咳嗽), 한천(寒喘), 천만(喘滿)

2. 윤장통변(潤腸通便) : 노인 혹은 허약한 사람의 진액고조(津液枯燥)로 인한 변비, 산후변비(産後便祕)

【해설】 본품은 약성(藥性)이 약간 따뜻하고, 맛이 쓰고 약간 매운데, 쓴맛은 폐기(肺氣)를 강(降)하고 매운맛은 소산(疏散)하며, 선폐제담(宣肺除痰)하고 강기지해평천(降氣止咳平喘)하여 담(痰)을 소(消)하고 폐기(肺氣)를 선통(宣通)하게 하여 해천(咳喘)을 저절로 가라앉게 하므로, 해천(咳喘)을 치료하는 중요한 약이 된다.

본품은 유질(油質)을 함유하여 강기윤장통변(降氣潤腸通便)하는 효능이 있어 장중(腸中)의 진액(津液)이 부족하여 발생하는 대변곤란(大便困難), 대장기체(大腸氣滯)로 인한 대변폐결불통(大便閉結不通) 등의 증상에 적용하여 치료한다. 또한 구독(狗毒)을 제압하여 개고기로 인한 적(積)을 없앤다.

【포제】 잡질을 제거하고 피첨(皮尖)을 제거하고 생용(生用)하거나, 사용할 때 도쇄(搗碎)하여 사용한다. 혹은 초행인(炒杏仁)이나 행인상(杏仁霜)으로 만들어 사용하기도 한다. 생품(生品)은 독성이 약간 있어 지나치게 많은 양을 사용하면 안 된다. 포제(炮製)한 후에는 독성이 낮아져 응용하기 쉽다.

천법(燀法)을 실시한 후에는 효소가 대부분 파괴되어서 배당체를 보존할 수 있으며, 또한 껍질을 제거하였으므로 유효성분이 잘 녹아나오게 해서 전제(煎劑) 중의 amygdalin의 함량이 생품(生品)보다 높아 치료효과를 높여준다. 그러면서도 amygdalin을 신속하게 분해하여 청산(HCN)으로 만들어 독성을 유발하는 효소(amygdalase)가 파괴되어서 독성이 감소되어 생품(生品)에 비해 응용이 쉬워진다. 그리고 그 작용은 생품(生品)과 같다.

초행인(炒杏仁)은 성질이 따뜻해지고 아울러 독성도 제거된다. 온폐산한(溫肺散寒) 작용이 우수하므로 폐한해천(肺寒咳喘), 폐허구해(肺虛久咳)에 많이 활용되며, 또한 장조변비(腸燥便秘)에도 좋은 효능을 발휘한다. 또한 초(炒)한 후에는 유지(油脂)가 약간 제거되고 그 고설(苦泄)하는 성질이 약간 완화되므로 체허비약(體虛脾弱)한 자의 해천(咳喘)에 많이 활용된다.

행인상(杏仁霜)은 유지(油脂)를 제거한 것이므로 윤장통변(潤腸通便) 작용이 없어지게 되며, 폐기(肺氣)를 선강(宣降)하여 지해(止咳)하는 장점이 있으므로, 비허(脾虛)로 설사에 가까운 대변을 보면서 해천증(咳喘證)이 있는 사람에게 많이 활용된다.

【용량과 용법】 3~10g.

【금기증】 약간의 독이 있으므로 과량을 복용하는 것을 금해야 하며, 특히 영아에게는 신중하게 사용해야 한다. 또 본품은 윤장통변(潤腸通便)의 효과가 있으므로 대변이 당설(溏泄)한 경우에는 조심하여 사용해야 한다.

【임상응용】 ① 외감풍한(外感風寒)으로 두통, 신동(身疼), 비색(鼻塞), 무한(無汗) 등의 증상이 나타나는 표실증(表實證)을 치료하는 경우에는 마황(麻黃), 계지(桂枝) 등을 배합하여 발한해표(發汗解表), 선폐평천(宣肺平喘)한다(예 : 마황탕(麻黃湯)[상한론(傷寒論)]).

② 양조사(凉燥邪)가 상폐(傷肺)하여 기(氣)가 청숙(淸肅)을 제대로 하지 못하고, 담습(痰濕)이 내조(內阻)하여 오한(惡寒), 무한(無汗), 해수담희(咳嗽痰稀), 비색(鼻塞), 인건조(咽乾燥)하는 경우에는 소엽(蘇葉), 반하(半夏), 복령(茯苓), 길경(桔梗) 등을 배합하여 경선량조(輕宣凉燥), 선폐화담(宣肺化痰)한다(예 : 행소산(杏蘇散)[온병조변(溫病條辨)]).

③ 열이 폐(肺)에 옹체(壅滯)되어 해수기천(咳嗽氣喘), 담황(痰黃)하면서 조(稠)하고 혹은 발열, 구갈(口渴), 맥활삭(脈滑數), 태황(苔黃) 등의 증상이 있는 경우에는 마황(麻黃), 석고(石膏), 감초(甘草) 등을 배합하여 선폐설열평천(宣肺泄熱平喘)한다(예 : 마행감석탕(麻杏石甘湯)[상한론(傷寒論)]).

④ 풍조상폐(風燥傷肺)나 외감온조(外感溫燥)로 조열해수(燥熱咳嗽)하며 건해무담(乾咳無痰), 비조인건(鼻燥咽乾)하고 겸하여 구갈(口渴), 신열(身熱)하는 경우에는 상엽(桑葉), 패모(貝母), 사삼(沙參), 치자(梔子) 등을 배합하여 청선온조(淸宣溫燥)한다(예 : 상행탕(桑杏湯)[온병조변(溫病條辨)]).

백부근(百部根) 【명의별록(名醫別錄)】 STEMONAE RADIX

【기원】 백부과(百部科)(Stemonaceae)에 속한 여러 해 살이 전요(纏繞) 초본(草本)인 직립백부(直立百部) *Stemona sessilifolia* (Miq.) Franch. et Sav., 만생백부(蔓生百

部) *S. japonica* (Bl.) Miq. 및 대엽백부(對葉百部) *S. tuberosa* Lour.의 덩이뿌리를 건조한 것이다.

봄철 새싹이 나오기 전이나 또는 가을에 채취하여 깨끗이 씻은 다음 끓는 물에 담갔다가 세절(細切)하여 햇볕에 말린다.

【성미】 성질은 약간 따뜻하고, 맛은 달고 쓰다.

【귀경】 폐경.

【효능 및 주치】 1. 윤폐지해평천(潤肺止咳平喘) : 구해(久咳), 백일해, 폐로해수(肺癆咳嗽), 신구해수(新久咳嗽)

2. 멸슬살충(滅蝨殺蟲) : 요충, 회충, 두슬(頭蝨), 체슬(體蝨), 피부개선(皮膚疥癬), 습진

【해설】 본품은 맛이 달아서 윤(潤)하고, 맛이 써서 강(降)하며, 약간 따뜻하고 조(燥)하지 않아서 비교적 좋은 윤폐지해(潤肺止咳), 살충(殺蟲)작용이 있어 폐로해수(肺癆咳嗽)를 치료하는 중요한 약이 된다. 또 본품은 진해거담(鎭咳祛痰)효과가 있어 외감풍한(外感風寒)으로 인한 해수(咳嗽)에도 효과가 있으며, 그 외에 여러 가지 신구해수(新久咳嗽)와 한열해수(寒熱咳嗽) 및 백일해 등에 적용하여 치료하는데, 특히 구해(久咳)를 치료하는데 효과가 좋다.

본품은 살충하는 작용이 있어 인체의 두슬(頭蝨), 체슬(體蝨), 음슬(陰蝨) 및 요충 등에 비교적 좋은 살충작용이 있으며, 피부의 개선(疥癬)에도 외용(外用)할 수 있다.

본품은 생용(生用)하면 살충력이 강하고, 밀자용(蜜炙用)하면 윤폐지해(潤肺止咳)하는 힘이 증강되어 특히 구해(久咳), 조해(燥咳), 노수(勞嗽) 및 소아경해(小兒痙咳) 등에 활용된다. 증백부(蒸百部)는 약성(藥性)이 비교적 화평(和平)하고 자니(滋膩)한 성질이 작으며, 류사(留邪)하고 니격(泥膈)하는 우려가 없으므로 신구해수(新久咳嗽)에 모두 사용이 가능하다.

【포제】 잡질을 제거하고 생용(生用)하거나 밀자용(蜜炙用)한다. 생품(生品)은 적은 량의 독이 있고, 위에 대한 일정한 자극성이 있으므로, 내복(內服)하는 용량이 과대해서는 안 된다. 밀제(蜜製)한 후에는 부분적으로 alkaloid를 파괴하여 위(胃)에 대한 자극성이 완화되고, 윤폐지해(潤肺止咳)의 작용이 증강되어 주로 폐허구해(肺虛久咳), 음허로수(陰虛勞嗽), 담중대혈(痰中帶血) 및 백일해(百日咳) 등의 증상에 활용된다.

【용량과 용법】 5~10g. 외용(外用)하는 경우에는 적당량을 사용한다.

【금기증】 구해허수(久咳虛嗽)를 치료하고자 할 경우에는 밀자(蜜炙)하는 것이 좋다. 이 약은 쉽게 활장(滑腸)하므로, 비허변당(脾虛便溏)의 경우에는 사용을 금해야 한다.

【임상응용】 ① 소아(小兒)인데 풍한(風寒)이 속폐(束肺)하여 해수기천(咳嗽氣喘)하고 약간 담(痰)이 있는 경우에는 마황(麻黃), 행인(杏仁)을 배합하여 선폐화담(宣肺化痰), 지해평천(止咳平喘)한다(예 : 백부환(百部丸)[소아약증직결(小兒藥證直訣)]).

② 개선(疥癬), 우피선(牛皮癬)을 치료하는 경우에는 백선피(白鮮皮), 학슬(鶴虱), 황백(黃柏) 등을 배합한다(예 : 백부고(百部膏)[의학심오(醫學心悟)]).

③ 구수(久嗽)가 그치지 않고 담연(痰涎)을 해토(咳吐)하고 진액을 심하게 소모하여 점차 폐위(肺痿)가 되려고 하는 경우에는 의이인(薏苡仁), 백합(百合), 맥문동(麥門冬) 등을 배합한다(예 : 백부탕(百部湯)[본초회언(本草滙言)]).

④ 음허해수(陰虛咳嗽)를 치료하는 경우에는 천문동(天門冬), 맥문동(麥門冬), 사삼(沙參) 등을 배합하여 자음보폐(滋陰補肺), 소담지해(消痰止咳)한다(예 : 월화환(月華丸)[의학심오(醫學心悟)]).

⑤ 구신해수(久新咳嗽)하며, 천식유음(喘息有音), 시토농혈(時吐膿血), 인중성취(咽中腥臭), 기식불통(氣息不通)하는 것을 치료하는 경우에는 승마(升麻), 오미자(五味子), 자완(紫菀) 등을 배합하여 지해화담(止咳化痰)한다(예 : 백부환(百部丸)[비급천금요방(備急千金要方)]).

⑥ 천수(喘嗽)가 그치지 않거나 혹은 담중대혈(痰中帶血)하는 것을 치료하는 경우에는 관동화(款冬花)를 배합하여 윤폐지해(潤肺止咳)한다(예 : 백부고(百部膏)[제생방(濟生方)]).

⑦ 해수(咳嗽), 담중대혈(痰中帶血)하는 경우에는 관동화(款冬花), 백합(百合)을 배합한다(예 : 청해탕(淸咳湯)[선념집(仙拈集)]).

자완(紫菀) 【신농본초경(神農本草經)】 ASTERIS RADIX ET RHIZOMA

【기원】 국화과(Compositae)에 속한 여러 해 살이 풀인 개미취 *Aster tataricus* L.의 뿌리와 뿌리줄기를 건조한 것으로, 봄과 가을에 채취하여 햇볕에 말린다.

【성미】 성은 따뜻하고, 맛은 쓰고 달고 맵다.

【귀경】 폐경.

【효능 및 주치】 1. 화담지해(化痰止咳) : 풍한해수(風寒咳嗽), 담다천해(痰多喘咳), 신구해수(新久咳嗽)

2. 윤폐하기(潤肺下氣)(밀자(蜜炙)) : 노수해혈(勞嗽咳血)

【해설】 본품은 맛이 쓰고 맵고 달며, 성질은 따뜻하다. 본품은 온폐하기(溫肺下氣)하지만 조(燥)하지 않고, 또한 맛이 달고 약성(藥性)이 따뜻하여 윤폐(潤肺)하지만 이체(膩滯)하지 않아 화담지해(化痰止咳)의 중요한 약이 되어 해수(咳嗽)의 외감내상(外感內傷)이나 한열(寒熱)을 막론하고 해수(咳嗽)에 담(痰)이 있어 객토불창(喀吐不暢)한 증상을 치료한다. 그러나 본품은 거담(祛痰)효과는 상당히 우수하지만 지해(止咳)작용은 현저하지 못하다.

본품은 일반적으로 관동화(款冬花)를 함께 배합하여 치료효과를 높인다. 본품을 밀자(蜜炙)하면 윤폐(潤肺)작용이 증가되어 폐허구해(肺虛久咳)에 상용(常用)하며, 특히 폐조상음(肺燥傷陰)에 적합하다.

【포제】 잡질을 제거하고 절단(切段)하여 생용(生用)하거나 밀자(蜜炙)한다. 밀자(蜜炙)한 후에는 윤폐화담지해(潤肺化痰止咳)의 작용이 증강되어 주로 폐허구해(肺虛久咳), 폐로해수(肺癆咳嗽), 담중대혈(痰中帶血) 혹은 폐조건해(肺燥乾咳)의 경우에 많이 사용된다.

【용량과 용법】 5~10g.

【금기증】 노상폐신(勞傷肺腎), 수휴금조(水虧金燥)이면서 해천실혈(咳喘失血)하는 경우에는 밀자(蜜炙)하여 사용해야 하며, 자윤(滋潤)효능이 거의 없으므로 생용(生用)으로 사용해서는 안 된다. 또한 성질이 따뜻하여 조열(助熱)할 수 있기 때문에 실열(實熱)로 인한 해수(咳嗽), 음허화항(陰虛火亢)으로 인한 조해(燥咳) 등의 증상에도 복용을 금해야 한다.

【임상응용】 ① 풍사(風邪)가 폐(肺)를 침범한 외감해수(外感咳嗽)로, 해수(咳嗽), 인양(咽痒)하고, 오랫동안 그치지 않으며, 해담불창(咳痰不暢), 혹은 가벼운 정도의 오한(惡寒), 두통이 있고, 설태(舌苔)는 백(白)하고, 맥(脈)은 부완(浮緩)한 증상이 나타나는 것을 치료하는 경우에는 형개(荊芥), 길경(桔梗), 백부(百部) 등을 배합하여 지해화담(止咳化痰), 선폐(宣肺), 소표(疏表)한다(예 : 지수산(止嗽散)[의학심오(醫學心悟)]).

② 담음(痰飮)이 내조(內阻)하고 폐기(肺氣)가 옹색(壅塞)하여 심복창만(心腹脹滿), 해수기천(咳嗽氣喘)하는 경우에는 마황(麻黃), 복령(茯苓), 상백피(桑白皮), 행인(杏仁) 등을 배합하여 온폐산한(溫肺散寒), 이수평천거담(利水平喘祛痰)한다(예 : 자완산(紫菀散)[태평성혜방(太平聖惠方)]).

③ 폐허(肺虛)로 구해(久咳), 담중대혈(痰中帶血)하는 경우에는 지모(知母), 천패모(川貝母), 아교(阿膠) 등을 배합하여 보폐거담(補肺祛痰), 지해지혈(止咳止血)한다(예 : 자완탕(紫菀湯)[의방집해(醫方集解)]).

관동화(款冬花) 【신농본초경(神農本草經)】 FARFARAE FLOS

【기원】 국화과(Compositae)에 속한 여러 해 살이 풀인 관동(款冬) *Tussilago farfara* L.의 꽃봉오리를 건조한 것으로, 10월 하순부터 12월 하순 꽃이 아직 지면(地面)에 나오기 전에 채취하여 화경(花梗)과 니사(泥砂)를 제거하고 건조한다.

【성미】 성은 따뜻하고, 맛은 맵고 약간 달다.

【귀경】 폐경.

【효능 및 주치】 1. 윤폐하기(潤肺下氣) : 폐위(肺痿), 폐로(肺癆), 폐창(肺脹)

2. 지해평천(止咳平喘) : 외감해수(外感咳嗽), 효증(哮證), 천증(喘證)

【해설】 본품은 맛이 맵고 달며, 약성(藥性)이 따뜻하고, 윤(潤)하여 폐경(肺經)에 들어가 따뜻하게 하되 열(熱)하게 하지는 않고, 신(辛)하되 조(燥)하지 않게 하며, 감(甘)하되 이체(膩滯)하지 않게 하는 특징이 있어 이폐하기(理肺下氣), 화담지해(化痰止咳)하는 좋은 약이 되어 모든 해수(咳嗽)를 치료하며, 외상(外傷), 내상(內傷), 한열허실(寒熱虛實)을 막론하고 모두 응용된다.

본품은 외감해수(外感咳嗽)에는 생용(生用)하고, 내상해수(內傷咳嗽)에는 밀자(蜜炙)한다. 즉, 밀자(蜜炙) 관동화(款冬花)는 윤폐지해(潤肺止咳)하는 효능에 편중되며, 특히 폐허해천(肺虛咳喘)의 증(證)에 적합하다.

【약효감별】 우리나라에서는 국화과(Compositae) 머위 Petasites japonicus F. Schmidt.의 뿌리줄기를 관동화(款冬花)로 잘 못 사용하는 경우가 있는데, 봉두채(蜂斗菜)라는 한약재로 구분해서 사용해야 한다. 이 약재의 성미(性味)는 신고(辛苦), 량(凉)하

고 독이 없다. 청열해독(淸熱解毒), 산어소종지통(散瘀消腫止痛)하는 효능이 있어서 인후종통(咽喉腫痛), 옹종정독(癰腫疔毒), 독사교상(毒蛇咬傷), 질타손상(跌打損傷)을 치료한다.

본품과 자완(紫菀)은 작용이 유사하여 모두 윤폐화담지해(潤肺化痰止咳)하지만, 자완(紫菀)은 거담력(祛痰力)이 우수하고 본품은 지해력(止咳力)이 우수하므로 함께 배합하여 치료효과를 증가시킨다.

【포제】 잡질을 제거하고 생용(生用)하거나 밀자(蜜炙)한다. 생품(生品)은 산한지해(散寒止咳)하는 데에 장점을 지니고 있다. 밀자(蜜炙)한 후에는 약성(藥性)이 온윤(溫潤)해지게 되고 윤폐지해(潤肺止咳)의 작용이 증강된다.

【용량과 용법】 5~10g.

【금기증】 본품은 맵고 따뜻한 약이라 손기조열(損氣助熱)할 수 있으므로, 해혈(咳血)과 폐옹(肺癰)으로 인한 해수농혈(咳嗽膿血)의 경우에는 신중을 기해서 사용해야 한다.

【임상응용】 ① 외감해수(外感咳嗽) 혹은 감모(感冒) 후의 후유증으로 해수(咳嗽)하는 등 모든 해수(咳嗽)를 치료하는 경우에는 길경(桔梗), 형개(荊芥), 백부근(百部根) 등을 배합하여 지해화담(止咳化痰), 선폐(宣肺), 소표(疏表)한다(예 : 지수산(止嗽散)[의학심오(醫學心悟)]).

② 풍한(風寒)이 외속(外束)하고 담열(痰熱)이 내온(內蘊)하여 발생하는 담다기급(痰多氣急), 해수효천(咳嗽哮喘) 등의 경우에는 마황(麻黃), 상백피(桑白皮), 반하(半夏), 행인(杏仁) 등을 배합하여 선폐강기(宣肺降氣), 거담평천(祛痰平喘)한다(예 : 정천탕(定喘湯)[섭생중묘방(攝生衆妙方)]).

③ 한음(寒飮)이 울폐(鬱肺)하여 해역상기(咳逆上氣), 후중담성록록(喉中痰聲漉漉) 등의 증상이 나타나는 경우에는 자완(紫菀), 사간(射干), 마황(麻黃), 세신(細辛) 등을 배합하여 온폐화담(溫肺化痰), 지해평천(止咳平喘)한다(예 : 사간마황탕(射干麻黃湯)[금궤요략(金匱要略)]).

소자(蘇子) 【명의별록(名醫別錄)】 PERILLAE FRUCTUS

【기원】 꿀풀과(Labiatae)에 속한 일년생 풀인 차조기(소엽(蘇葉)) *Perilla frutescens* var. acuta Kudo. 또는 주름소엽 *P. frutescens* Brit ton var. *crispa* Decne.의 성숙한 과실을 건조한 것으로, 가을에 종자가 성숙했을 때 채취하여 햇볕에 말린다.

【성미】 성은 따뜻하고, 맛은 맵다.

【귀경】 폐, 대장경.

【효능 및 주치】 1. 화담평천강기(化痰平喘降氣) : 담옹기역(痰壅氣逆), 해수기천(咳嗽氣喘)

2. 윤장통변(潤腸通便) : 장조변비(腸燥便秘)

【해설】 본품은 맛이 맵고, 약성(藥性)이 따뜻하며, 폐경(肺經)에 들어가 강기소담(降氣消痰), 지해수(止咳嗽), 평기천(平氣喘)하는 효능이 있어 담옹(痰壅)으로 인한 기역(氣逆)과 해수기천(咳嗽氣喘)을 치료하고, 이 외에 강기(降氣)하면서 윤장(潤腸)하는 효능이 있어 장조변비(腸燥便秘), 담다기역(痰多氣逆)하면서 대변불통(大便不通)하는 증상을 치료한다.

【포제】 잡질을 제거하고 햇볕에 말린다. 사용할 때는 도쇄(搗碎)한다. 생품은 윤조활장(潤燥滑腸)하는 효력이 주로 발휘되어 장조변비(腸燥便秘)에 사용되며, 또한 담다해수(痰多咳嗽)에도 사용되는데, 특히 천해(喘咳)하면서 변비가 겸하여 있는 경우에 적합하다. 초제(炒製)한 후에는 신산(辛散)의 성질이 완화되어 휘발성 성분이 부분적으로 제거되고, 온폐강기(溫肺降氣)하는 작용이 비교적 강해지며, 분쇄하기가 쉬워지고 아울러 약효의 전출(煎出)이 쉬워져서 임상에서 상용하는 포제(炮製) 방법이 된다. 여러 종류의 원인으로 발생되는 천해(喘咳), 해수(咳嗽)에 활용된다. 밀자소자(蜜炙蘇子)는 온윤(溫潤)작용이 있게 되고, 효능이 완화되어 정기(正氣)를 손상하지 않으며, 윤폐지해(潤肺止咳), 강기평천(降氣平喘)하는 데에 장점을 발휘하여서, 주로 폐허(肺虛) 혹은 신불납기(腎不納氣)로 인한 천해(喘咳)에 사용된다. 소자상(蘇子霜)은 유지(油脂)를 제거한 것이어서, 강기평천(降氣平喘)하는 효능이 있지만, 활장(滑腸)의 우려는 거의 없으므로 위장(胃腸)을 손상하지 않는다. 주로 해천담다(咳喘痰多)하면서 비허(脾虛)로 변당(便溏)한 사람이 활용할 수 있다.

【용량과 용법】 5~10g.

【금기증】 음허천해(陰虛喘咳) 및 비허변당(脾虛便溏)의 경우에는 사용을 삼가야 한다.

【임상응용】 ① 실천(實喘)을 치료하는데, 담연(痰涎)이 옹성(壅盛)하고, 천해(喘咳),

단기(短氣), 흉격만민(胸膈滿悶) 혹은 요동(腰疼), 각연(脚軟)하고 혹은 지체부종(肢體浮腫)하고, 설태(舌苔)는 백활(白滑)하거나 백니(白膩)하는 경우에는 반하(半夏), 당귀(當歸), 전호(前胡), 후박(厚朴) 등을 배합하여 강기평천(降氣平喘), 거담지해(祛痰止咳)한다(예 : 소자강기탕(蘇子降氣湯)[화제국방(和劑局方)]).

② 담옹기체(痰壅氣滯)로 인하여 해수(咳嗽), 천역(喘逆), 담다(痰多), 흉비(胸痞), 식소(食少)하고 소화가 잘 안되며, 설태(舌苔)는 백니(白膩), 맥활(脈滑) 등의 증상이 나타나는 경우에는 백개자(白芥子), 내복자(萊菔子)를 배합하여 강기(降氣), 활담(豁痰), 소창(消脹), 정천(定喘), 소식(消食)한다(예 : 삼자양친탕(三子養親湯)[한씨의통(韓氏醫通)]).

③ 외감풍한(外感風寒)으로 폐기(肺氣)가 불선(不宣)하여 담(痰)이 조체(阻滯)되어 해수기역(咳嗽喘逆), 담토불리(痰吐不利), 하합유성(呀呷有聲)하는 등의 증상을 치료하는 경우에는 마황(麻黃), 상백피(桑白皮), 행인(杏仁), 진피(陳皮) 등을 배합하여 선폐해표(宣肺解表), 거담지해(祛痰止咳)한다(예 : 화개산(華蓋散)[화제국방(和劑局方)]).

④ 혈허장조(血虛腸燥), 기체변비(氣滯便秘)의 경우에는 숙지황(熟地黃), 마인(麻仁), 당귀(當歸), 지각(枳殼), 행인(杏仁) 등을 배합하여 양혈윤조(養血潤燥), 행기통변(行氣通便)한다(예 : 익혈윤장환(益血潤腸丸)[류증활인서(類證活人書)]).

상백피(桑白皮) 【신농본초경(神農本草經)】 MORI RADICIS CORTEX

【기원】 뽕나무과(Moracae)에 속한 낙엽교목인 뽕나무 *Morus alba* L. 및 같은 속 근연식물의 뿌리껍질을 건조한 것이다. 겨울에 뿌리껍질을 채취하여 코르크층을 제거하고 햇볕에 말린다.

【성미】 성은 차고, 맛은 달다.

【귀경】 폐, 비경.

【효능 및 주치】 1. 청열사폐(清熱瀉肺) : 폐열천역(肺熱喘逆), 간화범폐(肝火犯肺)로 인한 기역해천(氣逆咳喘) · 담체인후(痰滯咽喉)

2. 이수소종(利水消腫) : 수음정폐(水飮停肺), 습열림증(濕熱淋症), 습열대하(濕熱帶下)

3. 사열지혈(瀉熱止血) : 폐열(肺熱)로 인한 뉵혈(衄血)·해혈(咳血), 담중대혈(痰中帶血)

【해설】 본품은 맛이 달고 약성(藥性)이 차며, 폐경(肺經)에 들어가 사폐평천(瀉肺平

喘)하고 행수소종(行水消腫)하는 효능이 있어 폐열(肺熱)로 인한 해수기천(咳嗽氣喘)을 치료하는데 아주 효과가 좋으며, 수종(水腫)으로 소변이 불리(不利)하고 천만(喘滿)한 것을 치료한다. 또한 강압(降壓)효능이 있어 고혈압에 차로 응용하기도 한다.

【포제】 잡질을 제거하고 생용(生用)하거나 밀자(蜜炙)한다. 밀자(蜜炙)한 후에는 약성(藥性)이 차가우면서도 윤(潤)에 치우치며, 한사(寒瀉)하는 성질이 완화되어 있다. 아울러 지해(止咳), 강기(降氣), 평천(平喘)의 작용이 증강되므로, 폐열해천(肺熱咳喘)에 많이 사용되며, 폐허해천(肺虛咳喘)의 경우에도 활용이 가능하다.

【용량과 용법】 10~15g.

【금기증】 폐허무화(肺虛無火)와 소변과다(小便過多), 풍한해수(風寒咳嗽)에는 복용을 하지 말아야 한다.

【임상응용】 ① 폐열(肺熱)로 해수(咳嗽)하고, 심하면 기천(氣喘), 기급(氣急), 객혈(喀血)하며, 피부증열(皮膚蒸熱)이 있고 일포(日晡)에 특히 심해지는 증상이 있으며, 조열(潮熱), 구건순조(口乾脣燥), 설홍(舌紅), 태박(苔薄), 맥세삭(脈細數) 등의 증상이 나타나는 것을 치료하는 경우에는 지골피(地骨皮), 감초(甘草), 갱미(粳米) 등을 배합하여 청사폐열(清瀉肺熱), 지해(止咳), 평천(平喘), 청허열(清虛熱)한다(예 : 사백산(瀉白散)[소아약증직결(小兒藥證直訣)]).

② 수음(水飮)이 폐(肺)에 정체(停滯)하여 해수천급(咳嗽喘急), 흉격만민(胸膈滿悶)하는 경우에는 마황(麻黃), 행인(杏仁), 계지(桂枝), 건강(乾薑) 등을 배합하여 화음리폐(化飮利肺), 강기평천(降氣平喘)한다(예 : 상백피탕(桑白皮湯)[본초회언(本草滙言)]).

③ 수습정체(水濕停滯)로 두면사지부종(頭面四肢浮腫), 흉복창만(胸腹脹滿), 소변불리(小便不利) 등의 증상이 있는 경우에는 생강피(生薑皮), 복령피(茯苓皮), 대복피(大腹皮) 등을 배합하여 사폐행수(瀉肺行水)한다(예 : 오피산(五皮散)[화제국방(和劑局方)]).

④ 폐기휴허(肺氣虧虛)로 해천(咳喘), 단기(短氣)하는 경우에는 황기(黃芪), 인삼(人參), 오미자(五味子), 자완(紫菀) 등을 배합하여 보폐지해(補肺止咳)한다.

정력자(葶藶子) 【신농본초경(神農本草經)】
LEPIDII SEMEN(DESCURAINIAE SEMEN)

【기원】 십자화과(Cruciferae)에 속한 이년생 풀인 다닥냉이(독행채(獨行菜), 북정력자(北葶藶子)) *Lepidium apetalum* Willd., 북미독행채(北美獨行菜) *Lepidium virginicum* L.의 종자를 건조한 것인데, 이를 고정력자(苦葶藶子)라 한다. 혹은 재쑥(파랑호(播娘蒿), 남정력자(南葶藶子)) *Descurainia sophia* (L.) Schur.의 성숙한 종자를 건조한 것을 이용하기도 하는데, 이것을 첨정력자(甛葶藶子)라고 부른다.

여름에 과실이 성숙하였을 때 채취하여 햇볕에 말린다.

【성미】 성은 차고, 약간의 독이 있으며, 맛은 맵고 쓰다.

【귀경】 폐, 방광경.

【효능 및 주치】 1. 사폐정천(瀉肺定喘) : 담열옹폐(痰熱壅肺)로 인한 천해담다(喘咳痰多), 열효(熱哮), 폐옹(肺癰)

2. 행수소종(行水消腫) : 소변불리(小便不利), 흉복적수(胸腹積水)

【해설】 본품은 맛이 맵고 쓰며, 약성(藥性)이 차다. 맛이 쓰고 성질이 차가워서 침강(沈降)하고, 폐경(肺經)에 들어가 사폐강기(瀉肺降氣)하고 소담(消痰)하며, 거담평천(祛痰平喘)의 효능이 있어 담음옹체(痰飮壅滯)로 폐기(肺氣)가 불강(不降)하여 나타나는 해수기천(咳嗽氣喘)을 치료한다. 또 방광경(膀胱經)에 들어가서 이소변(利小便)하여 수종(水腫)을 치료하는 효능이 있다. 또, 본품은 폐(肺)의 폐색(閉塞)을 사(瀉)하므로 수지상원(水之上源)인 폐(肺)가 옹실(壅實)해서 발생하는 실증(實證)의 수종(水腫)과 흉복적수(胸腹積水) 등을 치료한다. 아울러 복부 중의 어혈정체(瘀血停滯)로 결괴(結塊)한 것을 산(散)할 수 있으며, 담열(痰熱)이 울결(鬱結)해서 해수(咳嗽), 흉통(胸痛)하는 폐옹(肺癰)을 치료한다.

그런데, 본품은 사폐행수(瀉肺行水)하는 중요한 약이 되지만, 설리(泄利)하여 정기(正氣)를 손상시키므로 몸이 허약한 자는 반드시 보익약(補益藥)을 같이 배합하여 사용해야 한다.

그런데, 첨정력자(甛葶藶子)는 맛이 감담(淡甘)하면서 성질은 완(緩)하고, 고정력자(苦葶藶子)는 맛이 고(苦)하면서 성질이 준맹(峻猛)하다. 따라서, 처방에는 고정력자(苦葶藶子)를 사용한다.

【포제】 잡질을 제거하고 생용(生用)하거나, 미초(微炒)하여 사용할 때 도쇄(搗碎)하여 사용한다. 생품은 맛이 쓰고 성질이 차며, 침강(沈降)하고, 효력이 빠르되 비교적 맹렬

하여 폐기(肺氣)를 모상(耗傷)할 수 있다. 그런데, 초제(炒製) 후에는 그 준렬(峻烈)한 약성(藥性)이 완화되어 허증(虛證)을 동반한 경우에도 사용할 수 있으며, 담음천해(痰飮喘咳), 폐옹(肺癰), 복수창만(腹水脹滿) 등에 상용(常用)된다. 또한 초(炒)한 후에는 약재의 재질을 성글게 하여 유효성분의 추출을 높일 수 있다.

【용량과 용법】 3~10g.

【금기증】 풍한해수(風寒咳嗽)와 비위허약(脾胃虛弱)이나 진음부족(眞陰不足)으로 인한 부종에는 복용을 금한다.

【임상응용】 ① 담음수(痰飮水)가 장간(腸間)으로 주(走)하여 복만종창(腹滿腫脹), 장명록록(腸鳴漉漉), 이변불리(二便不利), 구건설조(口乾舌燥)의 증상이 나타나는 경우를 치료하는 경우에는 방기(防己), 초목(椒目), 대황(大黃)을 배합하여 공축수음(攻逐水飮), 이뇨(利尿), 통변(通便), 행기(行氣), 소창(消脹)한다(예 : 기초력황환(己椒藶黃丸)[금궤요략(金匱要略)]). 이 처방은 또한 음사(飮邪)가 상범(上犯)하고 폐기(肺氣)가 불리(不利)하여 천해창민(喘咳脹悶)하고, 설태(舌苔)는 황니(黃膩)하거나 황후(黃厚)하며, 맥(脈)은 침현(沈弦)하고 유력(有力)한 증상을 치료한다.

② 폐옹(肺癰) 혹은 지음(支飮)으로 담음(痰飮)이 폐(肺)에 옹체(壅滯)하여 사실(邪實), 기폐(氣閉)하여 해수(咳嗽), 천식(喘息)으로 누울 수 없고, 흉협창만(胸脇脹滿)하고, 혹은 면목부종(面目浮腫), 소변단소(小便短少), 비색류체(鼻塞流涕), 냄새를 잘 못 맡으며, 맥(脈)은 활삭(滑數)하거나 현활(弦滑)하는 증상이 나타나는 경우에는 대조(大棗)를 배합하여 청열(淸熱), 사폐(瀉肺), 하기(下氣), 평천(平喘), 거담(祛痰), 행수(行水)한다(예 : 정력대조사폐탕(葶藶大棗瀉肺湯)[금궤요략(金匱要略)]).

③ 결흉증(結胸證)에 흉중(胸中)이 경만(硬滿)하면서 통증이 있고, 흉협적수(胸脇積水), 항강(項强)의 증상이 있는 것을 치료하는 경우에는 대황(大黃), 망초(芒硝), 행인(杏仁), 감수(甘遂)를 배합하여 사열축수(瀉熱逐水)한다(예 : 대함흉환(大陷胸丸)[상한론(傷寒論)]). 수열결흉(水熱結胸)이지만 사기(邪氣)의 울결(鬱結) 위치가 흉중(胸中)에 있는 것이다.

마두령(馬兜鈴)【개보본초(開寶本草)】ARISTOLOCHIAE FRUCTUS

【기원】 쥐방울덩굴과(Aristolochiaceae)에 속한 여러 해 살이 덩굴성 식물인 쥐방울덩굴(북마두령(北馬兜鈴)) *Aristolochia contorta* Bunge.과 마두령(馬兜鈴) *A. debilis* Sieb. et Zucc.의 성숙한 과실을 건조한 것이다. 9~10월에 과실(果實)이 녹색에서 황색으로 변할 때 과병(果柄)까지 함께 채취하여 햇볕에 말린다.

【성미】 성은 차고, 맛은 쓰고 약간 맵다.

【귀경】 폐, 대장경.

【효능 및 주치】 1. 청폐강기(淸肺降氣), 지해평천(止咳平喘) : 폐열해수(肺熱咳嗽), 열천(熱喘)

2. 청인후열(淸咽喉熱) : 폐조실음(肺燥失音), 인두염, 후두염, 편도선염

3. 강저혈압(降低血壓) : 고혈압(심장 및 뇌혈관 질환의 초기)

4. 양혈지혈(凉血止血) : 폐열객혈(肺熱喀血), 치창(痔瘡)

5. 이수소종(利水消腫) : 수종(水腫)

【해설】 본품은 맛이 맵고 쓰며, 기(氣)가 차가워서 폐(肺)와 대장(大腸)의 열(熱)을 청(淸)한다. 맛이 맵고 약성(藥性)이 차가워서 폐열(肺熱)을 산(散)하고, 맛이 쓰고 약간 매우며 약성(藥性)이 차가워서 폐기(肺氣)를 강(降)하여 청숙(淸肅)하는 가운데 개설(開泄)하여 청폐강기(淸肺降氣), 지해평천(止咳平喘)하므로, 내복(內服)하면 담(痰)이 있는 기천(氣喘)과 폐열(肺熱)로 인한 해수(咳嗽)를 치료한다. 또한 폐열(肺熱)이 청(淸)하여지면 표리(表裏) 관계인 대장(大腸)의 열(熱) 또한 청(淸)해지며, 소종지통(消腫止痛)하므로 훈세(熏洗)하면 치창종통(痔瘡腫痛), 치루(痔漏)를 치료하고, 장열(腸熱)로 인한 치혈(痔血)도 치료한다.

본품은 맛이 쓰고 약성(藥性)이 차가워서 하강(下降)하므로, 허한해천(虛寒咳喘)과 감모해수(感冒咳嗽)에는 복용을 금해야 하고, 또한 쓴맛이 강하고 맛이 나빠서 오심구토(惡心嘔吐)를 유발하므로, 임신부나 위기허약(胃氣虛弱)한 사람에게는 사용을 삼가야 한다. 만일, 밀자(蜜炙)를 하면 윤폐화담지해(潤肺化痰止咳)의 작용이 증가되어 폐허유열(肺虛有熱)로 인한 해천(咳喘)에 사용하면 적합하며, 또한 쓴맛이 감소되어 오심구토(惡心嘔吐)의 부작용이 없어지게 된다.

【포제】 잡질을 제거하고 비벼 부수어서 근(筋)을 제거한 다음 체로 쳐서 니토(泥土)를 제거하여 생용(生用)하거나 정선(精選)한 후 밀자(蜜炙)하여 사용한다.

【용량과 용법】 3~10g.

【금기증】 용량이 너무 많으면 쉽게 오심(惡心), 구토를 발생한다. 본품은 약성(藥性)이 차가우므로 허한해천(虛寒咳喘)이나 비위(脾胃)가 허한(虛寒)하여 하리(下痢)하는 자는 복용을 하지 말아야 한다.

【임상응용】 ① 담열(痰熱)이 조폐(阻肺)하여 기역천해(氣逆喘咳), 흉격번민(胸膈煩悶)하는 경우에는 상백피(桑白皮), 정력자(葶藶子), 반하(半夏), 감초(甘草) 등을 배합하여 청폐강기(淸肺降氣), 지해평천(止咳平喘)한다(예 : 마두령탕(馬兜鈴湯)[보제방(普濟方)]).

② 폐열(肺熱)로 음(陰)을 상하여 폐허유열(肺虛有熱)이 되어 해수각혈(咳嗽咯血)하거나 담중대혈(痰中帶血)하는 경우에는 아교(阿膠), 우방자(牛蒡子), 행인(杏仁), 나미(糯米) 등을 배합하여 보폐청금(補肺淸金), 지혈(止血)한다(예 : 보폐아교탕(補肺阿膠湯)[소아약증직결(小兒藥證直訣)])

백과(白果) 【본초강목(本草綱目)】 GINKGONIS SEMEN

【기원】 은행나무과(Ginkgoaceae)에 속한 낙엽교목인 은행나무 *Ginkgo biloba* L.의 성숙한 종자를 건조한 것이다. 10~11월에 성숙한 과실(果實)을 채취하여 다육질(多肉質)의 외종피(外種皮)를 제거한 다음 세정(洗淨)하여 햇볕에 말린다.

【성미】 성질은 평하고, 약간의 독이 있으며, 맛은 달고 쓰며 떫다.

【귀경】 폐, 신경.

【효능 및 주치】 1. 렴폐기(斂肺氣), 정담천(停痰喘) : 담다천해(痰多喘咳), 효천(哮喘)

2. 수삽지대(收澀止帶), 축소변(縮小便) : 백대(白帶), 유정(遺精), 임탁(淋濁), 뇨빈(尿頻)

3. 소독살충(消毒殺蟲) : 창개(瘡疥), 주사비(酒齄鼻)

4. 배농생기(排膿生肌) : 창양궤란(瘡瘍潰爛), 유옹궤란(乳癰潰爛)

【해설】 본품은 맛이 달고 떫으면서 써서 강(降)하여 폐기(肺氣)를 수렴하고 정천지해(定喘止咳)하므로 해수(咳嗽), 기천(氣喘)을 치료하고, 쓰고 떫은 맛은 제습지대(除濕止

帶)하고 축소변(縮小便)하는 작용이 있어 대하, 백탁(白濁), 소변빈삭(小便頻數) 등을 치료한다. 또 간식으로 본품을 복용하면 해주(解酒)할 수 있다.

그 외에도 소독살충(消毒殺蟲)하여 창개(瘡疥), 주사비(酒齄鼻)를 치료하며, 배농생기(排膿生肌)하여 창양궤란(瘡瘍潰爛), 유옹궤란(乳癰潰爛)을 치료한다.

그런데, 본품은 삽렴옹기(澁斂壅氣)하므로, 감모(感冒)로 인한 해수(咳嗽)나 해수다담(咳嗽多痰)으로 불리(不利)하는 경우에는 사용하지 말아야 하며, 독성이 있어 너무 많이 먹으면 안 되고 특히 소아에게는 주의해야 한다. 본품을 전제(煎劑)에 넣을 경우에는 생용(生用)이 가능하며, 산제(散劑)나 혹은 씹어 먹을 경우에는 외숙(煨熟)하여 사용해야 한다.

【포제】 본품은 생용(生用)하거나, 향기가 날 때까지 초(炒)하여 사용한다. 초(炒)하면 가열하는 과정에서 독성이 줄어들고, 렴삽(斂澀) 작용이 증강되어 온폐평천(溫肺平喘)·지대(止帶)·축뇨(縮尿)의 효능을 지니게 되어, 주로 천해(喘咳) 혹은 구수(久嗽), 대하(帶下), 신허뇨빈(腎虛尿頻)의 경우에 사용된다. 다만, 이 경우에도 많이 복용하지 않는 것이 좋다.

【용량과 용법】 6~10g. 생용(生用)하는 경우에는 독성이 커서 쉽게 중독되므로 사용량을 엄격하게 지켜야 한다.

【금기증】 독이 있으므로 생것을 대량으로 사용하는 것을 금해야 하며, 소아에게는 더욱 주의해야 한다. 또한 본품은 삽(澀)하므로 해수담조불리(咳嗽痰稠不利)한 자는 사용을 삼가야 한다.

【임상응용】 ① 풍한(風寒)이 외속(外束)하고 담열(痰熱)이 내온(內蘊)하여 발생하는 담다기급(痰多氣急), 해수효천(咳嗽哮喘) 등의 경우에는 마황(麻黃), 상백피(桑白皮), 반하(半夏), 행인(杏仁) 등을 배합하여 선폐강기(宣肺降氣), 거담평천(祛痰平喘)한다(예 : 정천탕(定喘湯)[섭생중묘방(攝生衆妙方)]).

② 대하가 습열(濕熱)에 편중되어 대하황조(帶下黃稠)하면서 냄새가 나는 경우에는 황백(黃柏), 차전자(車前子), 계관화(鷄冠花), 춘근피(椿根皮) 등을 배합하여 청리습열(淸利濕熱), 고삽지대(固澀止帶)한다. 허한(虛寒)에 편중되어 대하청희(帶下淸稀), 요산복냉(腰痠腹冷)하는 경우에는 백출(白朮), 포강(炮薑), 검실(芡實), 토사자(兎絲子) 등을 배합한다.

③ 노인 및 체허(體虛) 환자가 소변빈삭(小便頻數)하면서 요산요연(腰痠腰軟), 뇨빈청

장(尿頻淸長)하거나 여력부진(餘瀝不盡), 체권신피(體倦神疲)하는 경우에는 익지인(益智仁), 오약(烏藥), 산약(山藥), 복분자(覆盆子), 황기(黃芪) 등을 배합하여 보기익신(補氣益腎), 고삽축뇨(固澀縮尿)한다.

제 14 장 안신약(安神藥)

진정안신(鎭靜安神)의 효능이 있는 약물을 안신약(安神藥)이라 한다. 심(心)은 신(神)을 장(藏)하고, 신명(神明)을 주(主)하여 정신사유 활동을 하는 곳이다. 간(肝)은 혼(魂)을 장(藏)하고, 소설(疏泄)을 주관하는데, 예를 들면 간기울결(肝氣鬱結)로 소설(疏泄)이 제대로 되지 못하면, 신지(神志) 활동에 영향을 주게 된다. 따라서, 여기에 속하는 약물은 주로 심(心), 간(肝) 2경(經)으로 귀경(歸經)하게 된다.

심신불안(心神不安)의 원인은 아주 많다. 자주 나타나는 것으로는 정지소상(情志所傷)으로 간실조달(肝失條達)한 것이 있고, 혹은 본래부터 몸이 허약하여 심비양허(心脾兩虛)로 심실소양(心失所養)하고 신불수사(神不守舍)하여 나타나는 경우가 있으며, 혹은 심음휴허(心陰虧虛)하고 허화상염(虛火上炎)하여 신명(神明)을 내요(內擾)하는 것이 있고, 혹은 신정휴모(腎精虧耗)로 심신(心腎)이 불교(不交)하는 것이 있으며, 혹은 음식부절(飮食不節)로 위기(胃氣)가 불화(不和)하여 누워도 안정되지 못하는 것이 있으며, 혹은 간울화화(肝鬱化火), 혹은 담열내요(痰熱內擾) 등이 있다. 이 외에도 또한 담탁(痰濁)으로 인한 전간(癲癎), 광망(狂妄) 등이 있는 경우에도 또한 심신불녕(心神不寧)의 증상이 있다. 이러한 것을 종합해 보면, 허(虛), 실(實)의 두 가지로 구분할 수 있는데, 허증(虛證)은 심(心), 비(脾), 간(肝), 신(腎)의 음혈부족(陰血不足)과 관계가 있으며, 실증(實證)은 대부분 간울화화(肝鬱化火), 식체담탁(食滯痰濁) 등으로 발생한다.

심신불안(心神不安)의 병인(病因)과 병기(病機)는 다르며, 임상표현 또한 각각 차이가 있다. 일반적으로 허증(虛證)은 대부분 두목현훈(頭目眩暈), 심계정충(心悸怔忡), 허번불면(虛煩不眠), 건망(健忘), 도한(盜汗), 설담(舌淡), 맥세(脈細) 등의 증상이 주요 특징이 된다. 실증(實證)의 경우에는 조동불안(躁動不安), 경척실면(驚惕失眠), 두중흉민(頭重胸悶), 목적구고(目赤口苦), 태황(苔黃), 맥활삭(脈滑數) 등의 증상이 중요한 특징이 된다.

안신약(安神藥)에는 래원(來源)과 효능의 특징의 차이점에 따라 중진안신약(重鎭安神藥)과 양심안신약(養心安神藥)의 두 가지로 분류할 수 있다. 중진안신약(重鎭安神藥)은 광물약이 주가 되며, 무거운 성질을 이용하여 진(鎭)하고 거겁(祛怯)하는 작용을 지니고 있어서 주로 실증(實證)에 활용되는데, 예를 들면 주사(朱砂), 호박(琥珀), 자석(磁石) 등이 있다. 양심안신약(養心安神藥)은 대부분 식물약으로 대부분 보(補)하는 성질을 지니고 있어서 양심자간(養心滋肝)하는 작용을 취하여 허증(虛證)에 많이 활용되는데, 예를 들면 산조인(酸棗仁), 백자인(柏子仁), 원지(遠志) 등이 있다.

안신약(安神藥)을 사용하는데 있어서 반드시 다양한 원인, 병기(病機)에 따라 안신약(安神藥) 중에서도 적당한 약물을 선택하여 상응(相應)하는 약물을 배합하여야 한다. 예를 들면 음허혈소(陰虛血少)한 경우에는 양혈보음약(養血補陰藥)을 배합하고, 간양상항(肝陽上亢)한 경우에는 모름지기 평간잠양약(平肝潛陽藥)을 배합하며, 심화(心火)가 치성(熾盛)한 경우에는 마땅히 심화(心火)를 청화(淸火)시키는 약을 배합하여 응용하여야 한다. 그러나 전간(癲癎)과 경풍(驚風) 등의 증(證)에는 대부분 화담개규약(化痰開竅藥)이나 평간식풍약(平肝熄風藥)을 주로 하여 응용하고 다만 안신약(安神藥)은 보조약으로 사용한다.

안신약(安神藥) 중 광석류의 약물은 환제(丸劑)나 산제(散劑)로 만들어 복용하면 쉽게 상위모기(傷胃耗氣)하므로 반드시 증상을 참작하여 양위건위약(養胃健胃藥)을 배합하여 응용해야 한다. 또한 안신약(安神藥)은 대증치표(對症治標)하는 약이므로 잠깐 동안만 복용하는 것이 마땅하고, 오랫동안 복용해서는 안 되며, 병이 나으면 바로 복용을 중지하여야 한다. 또한 어떠한 약물은 독성이 있으므로 더욱 더 사용하는데 삼가야 한다.

주사(朱砂) 【신농본초경(神農本草經)】 CINNABARIS

【기원】 황화물류의 광물인 진사족(辰砂族)에 속한 진사(辰砂) Cinnabar의 광석으로 황화수은 HgS를 함유한 것으로, 채취하여 정선(精選)한다.

【성미】 성질은 차고, 큰 독이 있으며, 맛은 달다.

【귀경】 심경.

【효능 및 주치】 1. 진심안신정경(鎭心安神定驚) : 심경유열(心經有熱)→경계(驚悸)·실면(失眠), 전간(癲癎), 광란(狂亂), 소아경풍추축(小兒驚風抽搐)

2. 청열해독(淸熱解毒) : 열독창양종독(熱毒瘡瘍腫毒), 인후종통(咽喉腫痛), 구설생창(口舌生瘡)

3. 방부(防腐) : 환제(丸劑)를 만들 때 포의(包衣)한다.

【해설】 본품은 질(質)이 무거워서 진겁(鎭怯)하고 차가운 성질은 청열(淸熱)하여, 심경(心經)에 들어가 사열(邪熱)을 제거하므로 진심(鎭心), 안신(安神), 정경(定驚)하는 주약이 되며, 심화(心火)가 항성(亢盛)하여 나타나는 심신불안(心神不安)과 경계실면(驚悸失眠) 및 전광(癲狂), 전간(癲癇), 신혼(神昏) 등의 증상에 응용된다.

또한 해독하는 효능이 있어 창양종독(瘡瘍腫毒)과 인후종통(咽喉腫痛) 등의 외과질환에 자주 활용하며, 목적예장(目赤翳障)도 치료한다.

본품을 과량으로 복용하거나 오랫동안 복용해서는 안 되며, 만일 화(火)로 단(煅)하면 수은이 녹아 나와서 매우 독성이 강하여 중독되기 쉬우므로 절대로 단(煅)해서는 안 된다. 주사(朱砂)는 열에 의해 수은이 유리되면서 독성이 나타나기 때문에, 다만 환(丸)·산제(散劑)나 충복(冲服)으로만 응용하고 전제(煎劑)에는 넣지 않는다. 본품으로 환약(丸藥) 등에 의(衣)를 입히면 방부효과가 있다.

【포제】 석괴(石塊)와 잡질을 제거하고 수비(水飛)하여 극세말(極細末)로 만든 다음 자철(磁鐵)로 철설(鐵屑)를 제거하고 사용한다. 수비(水飛)를 한 후에는 약물이 매우 가늘고 깨끗하게 되며, 제제(製劑)를 만드는 경우와 내복(內服)이나 외용(外用)에도 편리하다. 또한 수비(水飛)를 하여 고운 분말을 만들면 유리 수은과 가용성(可溶性) 수은의 함량을 낮추고 독성을 낮출 수 있다.

【용량과 용법】 0.3~1.5g을 사용하는데 연말(研末)하여 충복(冲服)한다. 내복(內服)하는 경우에는 대부분 환산(丸散)으로만 사용한다. 외용(外用)은 적당량을 사용한다.

더러 다른 약을 반염(拌染)해서 같이 달이는 약으로 활용되기도 하는데, 예를 들면 반복령(拌茯苓), 반맥동(拌麥冬), 반등심초(拌燈心草) 등이 있는데, 안신(安神)작용을 증강한다.

【금기증】 독이 있으므로 과량 또는 지속적으로 복용해서는 안 되며, 불을 가하면 수은(水銀)이 나오므로 불을 가해서는 안 된다.

【임상응용】 ① 심화항성(心火亢盛)으로 음혈(陰血)이 작상(灼傷)하여 심신불안(心神不安), 정충실면(怔忡失眠), 흉중번열(胸中煩熱), 야수다몽(夜睡多夢), 설홍(舌紅), 맥세삭(脈細數)하는 경우에는 생지황(生地黃), 황련(黃連), 당귀(當歸), 감초(甘草)를 배합하여 진심안신(鎭心安神), 양음(養陰), 양혈(養血), 청열(淸熱)한다(예 : 주사안신환(朱砂安神丸)[의학발명(醫學發明)]).

② 심신부족(心腎不足)하고 기(氣)가 승강(昇降)하지 못하여 발생하는 경계(驚悸), 전광(癲狂)을 치료하는 경우에는 포부자(炮附子), 복령(茯苓)을 배합한다(예 : 주부단(朱附丹)[보제방(普濟方)]).

③ 담열공심(痰熱攻心)으로 인하여 전광창곡(癲狂唱哭)하는 경우에는 대황(大黃), 황금(黃芩), 침향(沈香), 몽석(礞石)을 배합한다(예 : 주사곤담환(朱砂滾痰丸)[의종금감(醫宗金鑑)]).

④ 풍담(風痰)으로 발생하는 경풍(驚風)의 경우에는 사향(麝香), 건갈(乾葛), 두시(豆豉)를 배합하여 개규식풍지경(開竅熄風止痙)한다(예 : 주사환(朱砂丸)[의방유취(醫方類聚)]).

⑤ 옹저궤란(癰疽潰爛), 홍종열통(紅腫熱痛)에는 생석고(生石膏), 빙편(冰片), 붕사(硼砂)를 가루로 갈아서 외부(外敷)한다(예 : 생기정통산(生肌定痛散)[의종금감(醫宗金鑑)]).

⑥ 음허양항(陰虛陽亢)이나 심신불교(心腎不交)로, 시물혼호(視物昏糊), 이명이롱(耳鳴耳聾), 두통, 두훈(頭暈), 심계(心悸), 불매(不寐) 등의 증상이 나타나는 경우에는 주사(朱砂), 신국(神麯)을 배합하여 중진안신(重鎭安神), 익음(益陰), 명목(明目)한다(예 : 자주환(磁朱丸)[비급천금요방(備急千金要方)]). 또한 이 처방은 전간(癲癎)을 치료한다.

자석(磁石) 【신농본초경(神農本草經)】 MAGNETITUM

【기원】 산화물류(酸化物類)의 광물인 첨정석족(尖晶石族)에 속한 자철광(磁鐵礦) Magnetite으로 사산화삼철(Fe_3O_4)을 함유하며, 채취 후 잡석을 제거하고 극세말(極細末)하여 햇볕에 말린다.

【성미】 성은 차고, 독이 없으며, 맛은 맵고 짜다.

【귀경】 간, 심, 신, 폐경.

【효능 및 주치】 1. 진간잠양(鎭肝潛陽) : 간양상항(肝陽上亢)

2. 총이명목(聰耳明目) : 시물혼화(視物昏花), 이명(耳鳴), 이롱(耳聾)

3. 진경안신(鎭驚安神) : 정충(怔忡), 실면(失眠), 전간(癲癎)

4. 납기정천(納氣定喘) : 신허작천(腎虛作喘)

【해설】 본품은 질(質)이 중(重)하고 약성(藥性)이 차서 부양(浮陽)을 진잠(鎭潛)하고 신기(腎氣)를 섭납(攝納)하며, 중진안신(重鎭安神)하는 좋은 약이 되어 신허간왕(腎虛肝旺)의 증(證)을 치료하는데 응용되므로, 신허(腎虛)로 인하여 귀나 눈이 밝지 못하는 증상을 치료하고, 간신(肝腎)의 음(陰)이 허하고 간양(肝陽)이 상항(上亢)하여 나타나는 두훈목현(頭暈目眩), 이명(耳鳴), 이롱(耳聾)과 경계실면(驚悸失眠) 등의 심신불안(心神不安)의 증상을 치료한다. 또한 납기평천(納氣平喘)하는 효능이 있어 신허(腎虛)로 폐기(肺氣)를 섭납(攝納)하지 못해 발생하는 허천(虛喘)에 사용된다.

【포제】 잡질을 제거하고 깨부수어 생용(生用)하거나, 세정(洗淨)한 정선품(精選品)을 단(煅)하여 초쉬(醋淬)를 반복하여 부서지기 쉽게 한 다음 도쇄(搗碎)하여 사용한다.

생품(生品)은 약즙(藥汁)이 추출되는데 어려움이 있어서 치료효과가 약간 좋지 못하다. 생용(生用)하면 주로 평간잠양(平肝潛陽), 진경안신(鎭驚安神)하는 효능이 있고, 초쉬제(醋淬製)한 후에는 재질이 푸석푸석하고 부서지기 쉽게 변하며, 유효성분을 우려내기가 쉬워지고, 총이명목(聰耳明目), 보신납기(補腎納氣)하는 효능이 증강된다.

【용량과 용법】 10~30g. 환산제(丸散劑)에 넣는 경우에는 매회 1~3g을 사용한다.

【금기증】 많이 복용하면 기(氣)를 상하므로 잠시 동안만 사용해야 하고, 오랫동안 복용해서는 안 된다. 탄복(呑服)한 후에는 쉽게 소화가 되지 않으므로 환산제(丸散劑)에 넣는 경우에는 많이 복용해서는 안 된다. 비위(脾胃)가 허약한 경우에도 사용을 삼가야 한다.

【임상응용】 ① 음허양항(陰虛陽亢)이나 심신불교(心腎不交)로, 시물혼호(視物昏糊), 이명이롱(耳鳴耳聾), 두통, 두훈(頭暈), 심계(心悸), 불매(不寐) 등의 증상이 나타나는 경우에는 주사(朱砂), 신국(神麴)을 배합하여 중진안신(重鎭安神), 익음(益陰), 명목(明目)한다(예 : 자주환(磁朱丸)[비급천금요방(備急千金要方)]). 또한 이 처방은 전간(癲癎)을 치료한다.

② 간양상항(肝陽上亢)으로 인한 두목현훈(頭目眩暈)에는 석결명(石決明), 모려(牡蠣), 용골(龍骨), 백작약(白芍藥), 생지황(生地黃) 등을 배합하여 평간잠양(平肝潛陽)한다.

③ 간신구허(肝腎俱虛)로 동인(瞳仁) 내에 담백색(淡白色)이 있고 혼암(昏暗)하여져서 점차 내장(內障)(백내장)을 형성하는 경우에는 오미자(五味子), 숙지황(熟地黃), 구기자(枸杞子) 등을 배합하여 보간신명목(補肝腎明目)한다(예 : 주경보신명목환(駐景補腎明目丸)[은해정미(銀海精微)]).

④ 시물혼암(視物昏暗)하고 내장(內障)을 형성하려고 하는 경우에는 토사자(菟絲子), 육종용(肉蓯蓉) 등을 배합한다(예 : 자석환(磁石丸)[심시요함(審視瑤函)]).

⑤ 간신음허(肝腎陰虛)로 인한 이명(耳鳴), 이롱(耳聾)에는 숙지황(熟地黃), 산수유(山茱萸), 오미자(五味子), 산약(山藥), 석곡(石斛) 등을 배합하여 양간신(養肝腎), 총이명목(聰耳明目)한다.

⑥ 외감열병(外感熱病) 혹은 온열병(溫熱病)으로 열사(熱邪)가 심포(心包)에 내함(內陷)하여, 장열(壯熱), 번조(煩躁), 순초(脣焦), 신혼섬어(神昏譫語), 추축(抽搐), 경궐(痙厥), 뇨적(尿赤), 변비(便秘) 등의 증상이 나타나는 경우에는 활석(滑石), 석고(石膏), 청목향(青木香), 사향(麝香) 등을 배합하여 청열(淸熱), 해독(解毒), 개규(開竅), 진경(鎭痙), 안신(安神)한다(예 : 자설단(紫雪丹)(원명 자설(紫雪))[화제국방(和劑局方)]). 또한 이 처방은 소아(小兒)의 열(熱)이 심하여 나타나는 경궐(痙厥)을 치료한다.

용골(龍骨) 【신농본초경(神農本草經)】 FOSSILIA OSSIS MASTODI

【기원】 고대의 포유동물인 상류(象類), 서류(犀類), 삼지마(三趾馬) Hipparion sp, 우류(牛類) 등의 유해가 지층에 매몰되어 골격, 아치(牙齒), 각(角) 등이 화석화된 것을 채취한 것이다.

【성미】 성질은 약간 차고, 독이 없으며, 맛은 달고 떫다.

【귀경】 심, 간, 신경.

【효능 및 주치】 1. 진경안신(鎭驚安神) : 심계(心悸), 실면(失眠), 전광(癲狂), 전간(癲癎)

2. 평간잠양(平肝潛陽) : 현훈(眩暈), 번조(煩躁), 실면(失眠), 조열(潮熱), 도한(盜汗), 중풍

3. 수렴고삽(收斂固澀) : 유정(遺精), 붕루(崩漏), 대하, 고림(膏淋), 허한(虛汗), 뇨혈(尿血)

4. 수습생기렴창(收濕生肌斂瘡)(외용(外用)) : 궤양구불수구(潰瘍久不收口), 습진

【해설】 본품은 맛이 달고 떫으며, 질(質)이 중(重)하다. 중(重)한 성질은 진경안신(鎭驚安神)하므로 심계(心悸), 실면(失眠), 다몽(多夢), 건망(健忘) 등의 증상을 치료하고, 아울러 잠양(潛陽)하는 효능도 있어 풍열(風熱)로 인한 전광(癲狂), 경간(驚癎) 등의 증상에

적용한다. 삽(澀)한 성질은 수렴고탈(收斂固脫)하여 삽정(澀精), 렴한(斂汗), 지혈(止血), 고장지사(固腸止瀉)하므로 유정(遺精), 활정(滑精), 자한(自汗), 도한(盜汗), 구사(久瀉), 탈항(脫肛), 붕루(崩漏), 대하 등에 적용하며, 또한 생기렴창(生肌斂瘡)하여 외용(外用)하면 궤양(潰瘍)이 오랫동안 상처가 아물지 않는 증상을 치료한다.

본품은 탕제(湯劑)에 넣을 때에는 선전(先煎)해야 하며, 생용(生用)하면 진경안신잠양(鎭驚安神潛陽)하는 효과가 좋으며, 수렴고삽(收斂固澀)하는 경우에는 단용(煅用)하는 것이 좋다.

【약효감별】 치아의 화석을 용치(龍齒)라 하는데 효능은 본품과 같으나, 진경안신(鎭驚安神)작용은 본품보다 우수하여 심신불안(心神不安), 불면(不眠), 번조(煩躁) 및 경간(驚癎) 등의 증상을 치료하는데 효과가 더 우수하고, 용골(龍骨)은 설사, 유정(遺精) 등의 증상에 사용하는 것이 더 효과적이다.

【포제】 니사(泥砂)와 잡질을 제거하고 타쇄(打碎)하여 생용(生用)하거나 또는 단용(煅用)한다. 단(煅)한 후에는 재질이 파삭파삭하여져서 분쇄하기 쉬워지고 유효성분이 잘 우러나오게 되며, 수렴고삽(收斂固澀)효능이 증강되어, 지혈(止血), 삽장(澀腸), 생기렴창(生肌斂瘡), 렴한(斂汗), 삽정(澀精)하는 작용이 증가된다.

【용량과 용법】 15~30g(탕제(湯劑)로 활용하는 경우에는 선전(先煎)해야 한다.)

【금기증】 수렴하는 작용이 비교적 강하므로 습열(濕熱)이 있는 자, 실열(實熱)이 있는 자는 복용을 금해야 한다.

【임상응용】 ① 충임불고(衝任不固)로 인한 붕중루하(崩中漏下) 혹은 월경과다를 치료하는 경우에는 당귀(當歸), 종려탄(棕櫚炭), 향부자(香附子)를 배합한다(예 : 당귀산(當歸散)[유문사친(儒門事親)]).

② 진액피겁(津液被劫)으로 심계실면(心悸失眠) 등의 증상이 나타나는 경우에는 모려(牡蠣), 건지황(乾地黃), 맥문동(麥冬), 백작(白芍) 등을 배합한다(예 : 구역탕(救逆湯)[온병조변(溫病條辨)]).

③ 신음부족(腎陰不足), 신관불고(腎關不固)로 인하여 유정활설(遺精滑泄)하는 경우에는 검실(芡實), 사원질려(沙苑蒺藜), 연수(蓮鬚), 모려(牡蠣)를 배합하여 고신삽정(固腎澀精)한다(예 : 금쇄고정환(金鎖固精丸)[의방집해(醫方集解)]).

④ 충임불고(衝任不固)로 인하여 붕중루하(崩中漏下)하는 경우에는 오적골(烏賊骨),

초백출(炒白朮), 황기(黃芪), 단모려(煅牡蠣), 진종탄(棕櫚炭) 등을 배합하여 익기건비(益氣健脾), 고충섭혈(固冲攝血)한다(예 : 고충탕(固冲湯)[의학충중참서록(醫學衷中參書錄)]).

⑤ 간양상항(肝陽上亢)에 속하는 고혈압병이나 두훈목현(頭暈目眩)을 치료하는 경우에는 생대자석(生代赭石), 생모려(生牡蠣), 백작약(白芍藥) 등을 배합하여 평간잠양(平肝潛陽)한다(예 : 진간식풍탕(鎭肝熄風湯)[의학충중참서록(醫學衷中參書錄)]).

⑥ 창양궤후(瘡瘍潰後)에 창구불렴(瘡口不斂)하는 경우에는 우황(牛黃), 진주(珍珠), 단노감석(煅爐甘石) 등을 배합하여 거부생기(祛腐生肌), 해독소종(解毒消腫)한다(예 : 팔보단(八寶丹)[양의대전(瘍醫大全)]).

⑦ 습창양진(濕瘡痒疹) 및 창양궤후(瘡瘍潰後)에 오랫동안 유합(愈合)되지 않는 증상에는 고반(枯礬)을 배합하여 환처(患處)에 외부(外敷)한다.

⑧ 사려(思慮)로 생담(生痰)하고 담생열(痰生熱)로 인하여 발생하는 신지불녕(神志不寧)을 치료하는 경우에는 백자인(柏子仁), 백작(白芍), 청반하(淸半夏), 진피(陳皮) 등을 배합한다(예 : 용호리담탕(龍蠔理痰湯)[의학충중참서록(醫學衷中參書錄)]).

⑨ 백탁(白濁)에는 적석지(赤石脂), 백복령(白茯苓) 등을 배합하여 수렴고삽(收斂固澁)한다(예 : 용골환(龍骨丸)[위씨가장방(魏氏家藏方)]).

⑩ 부녀(婦女)의 경수(經水)가 행(行)할 때에 많고 오래되며, 그 기간이 지나도 그치지 않거나 혹은 때가 아닌데도 누하(漏下)하고, 색(色)은 담(淡)하고 질(質)은 박(薄)하며, 청희(淸稀)하여 물과 같고, 얼굴색은 광백(晄白)하며, 심계(心悸), 정충(怔忡), 기단(氣短), 나언(懶言), 소복공추(小腹空墜), 지연무력(肢軟無力), 설질담(舌質淡), 태박윤(苔薄潤), 맥(脈)은 허(虛)하고 힘이 없는 증상이 나타나는 것을 치료하는 경우에는 백출(白朮), 황기(黃芪), 해표초(海螵硝) 등을 배합하여 보기양혈(補氣養血), 안충지혈(安冲止血)한다(예 : 안충탕(安冲湯)[의학충중참서록(醫學衷中參書錄)]).

호박(琥珀) 【명의별록(名醫別錄)】 SUCCINUM

【기원】 소나무과에 속한 식물의 수지(樹脂)가 지하에 매몰되어 오랫동안에 걸쳐서 응결된 화석모양의 물질이다.

【성미】 성질은 평하고, 독이 없으며, 맛은 달고 슴슴하다.

【귀경】 심, 간, 방광경.

【효능 및 주치】 1. 녕심안신(寧心安神) : 경풍(驚風), 전간(癲癎), 심계(心悸), 실면(失眠)

2. 활혈산어(活血散瘀) : 산후어혈복통(産後瘀血腹痛), 폐경(閉經), 옹종(癰腫), 질타손상(跌打損傷)

3. 이수통림(利水通淋) : 석림(石淋), 혈림(血淋), 소변불통(小便不通)

【해설】 본품은 맛이 달고 슴슴하며, 약성(藥性)이 평(平)하다. 단맛은 완화하고, 지하에서 오랫동안 응결하였으므로 침장(沈藏)하는 성질이 있어 안신정지진경(安神定志鎭驚)하는 효능이 있어서 심신불안(心神不安)과 경계(驚悸), 실면(失眠), 다몽(多夢) 및 전간(癲癎), 경풍(驚風)을 치료한다. 또 달고 슴슴한 맛으로 이수통림(利水通淋)하는 효능이 있으므로 방광(膀胱)의 습열(濕熱)로 인한 혈림(血淋)과 열림(熱淋)에 자주 사용한다. 또한 활혈화어(活血化瘀)하는 효능이 있어 혈어경폐(血瘀經閉), 징가(癥瘕)를 치료하며, 외상(外傷)으로 인한 어혈(瘀血)과 음낭혈종(陰囊血腫) 및 부녀의 음순혈종(陰脣血腫) 등에도 적용한다.

본품은 탕제(湯劑)에 직접 넣는 것은 마땅치 않고 가루 내어 충복(沖服)해야 하며, 주로 산제(散劑)나 환제(丸劑)로 복용한다. 본품은 음허내열(陰虛內熱)로 인한 소변불리(小便不利)에는 사용해서는 안 된다.

【포제】 니토(泥土)와 사석(砂石) 등의 잡질을 제거하고 도쇄(搗碎)하여 세분(細粉)으로 가루내어 충복(沖服)한다.

【용량과 용법】 1.5~3g을 가루로 만들어 봉밀(蜂蜜)로 조복(調服)하는데, 전제(煎劑)에 넣어서는 안 된다. 대부분 환산제(丸散劑)에 많이 활용한다. 외용(外用)하는 경우에는 적당량을 사용한다. 화단(火煅)해서는 안 된다.

【금기증】 음허내열(陰虛內熱)과 어체(瘀滯)가 없는 자는 복용을 하지 말아야 한다.

【임상응용】 ① 체혈불소(滯血不消) 혹은 월경폐색(月經閉塞)으로 소복동통(少腹疼痛)하는 경우에는 대황(大黃), 별갑(鱉甲)을 배합하여 거어통경(祛瘀通經)한다(예 : 별갑환(鱉甲丸)[태평성혜방(太平聖惠方)]).

② 경간(驚癎), 전간(癲癎)에는 초산약(炒山藥), 주사(朱砂), 천축황(天竺黃), 단향(檀香), 담남성(膽南星) 등을 배합하여 환(丸)으로 만들어 진경안신(鎭驚安神), 청열화담(淸

熱化痰)한다.

③ 오로불하(惡露不下)로 기공심복(氣攻心腹), 번민자통(煩悶刺痛)하는 경우에는 주우슬(酒牛膝), 호장(虎杖), 단피(丹皮), 강황(薑黃) 등을 배합하여 거어지통(祛瘀止痛)한다(예 : 호박탕(琥珀湯)[성제총록(聖濟總錄)]).

④ 소변뇨혈(小便尿血)에는 등심탕(燈心湯)으로 가루로 만든 호박(琥珀)을 먹는다.

⑤ 비뇨계 결석에는 금전초(金錢草), 계내금(鷄內金), 당귀(當歸), 해금사(海金砂), 울금(鬱金), 초포황(炒蒲黃), 천우슬(川牛膝) 등을 배합한다.

⑥ 소아의 급만성 경풍(驚風) 및 풍열풍치(風熱風痴), 담수(痰嗽), 축닉(搐搦) 등을 치료하는 경우에는 우황(牛黃), 천축황(天竺黃), 진주(珍珠) 등을 배합한다(우황포룡환(牛黃抱龍丸)[동의보감(東醫寶鑑)]).

산조인(酸棗仁) 【신농본초경(神農本草經)】 ZIZYPHI SPINOSAE SEMEN

【기원】 갈매나무과(Rhamnaceae)에 속한 낙엽관목인 산조(酸棗) *Zizyphus spinosa* Hu.의 성숙한 종자를 건조한 것이다. 가을에 성숙한 과실(果實)을 따서 과실을 하룻밤 동안 침포(浸泡)한 다음 과육(果肉)을 제거하고 과핵(果核)을 취하여 절구에 찧어 종자(種子)만 취하여 햇볕에 말린다.

【성미】 성질은 평하고, 독이 없으며, 맛은 달고 시다.

【귀경】 심, 간, 담, 비경.

【효능 및 주치】 1. 양심안신(養心安神) : 심계(心悸), 정충(怔忡), 불면(不眠), 다몽(多夢), 신백불녕(神魄不寧)

2. 렴음지한(斂陰止汗) : 자한(自汗), 도한(盜汗)

【해설】 본품은 맛이 달고 시며, 약성(藥性)이 평(平)하다. 단맛은 보(補)하고 신맛은 수렴하여 영혈(營血)을 보하여 안신(安神)하고 또한 렴음(斂陰)하여 지한(止汗)하므로 녕심(寧心), 안신(安神), 렴한(斂汗)하는 좋은 약이 된다. 따라서 음혈부족(陰血不足)으로 심신(心神)을 실양(失養)하여 발생하는 허번실면(虛煩失眠), 심계(心悸)와 허화망동(虛火妄動)으로 음액(陰液)이 외설(外泄)되어 나타나는 허한부지(虛汗不止)에 자주 사용하는 중요한 약이 된다.

본품은 초숙(炒熟)하여 사용하면 허번불면(虛煩不眠)을 치료하고, 생용(生用)하면 담화(膽火)를 청(淸)하게 하므로 다면(多眠)을 치료한다고 하지만, 약리실험에 의하면 초용(炒用), 생용(生用)에 모두 좋은 진정(鎭靜), 최면(催眠)효과가 있는 것으로 밝혀졌으며, 단지 너무 심하게 초(炒)하면 안신(安神)작용이 없어지므로 미초(微炒)하는 것이 좋다.

【포제】 잡질을 제거하고 생용(生用)하거나 미초(微炒)한 다음 도쇄(搗碎)하여 사용한다. 생품(生品)과 초품(炒品)의 효능은 기본적으로 같으며, 모두 녕심안신(寧心安神)하는 작용을 지니고 있다. 다만 생품(生品)은 맛이 달고 윤(潤)하며 약성(藥性)이 평(平)하지만 량(凉)에 치우쳐 있다. 청열제(淸熱劑) 중에 사용하는 것이 적합하여 열(熱)로 인한 불면(不眠)이나 정신불안에 사용하는 것이 좀 더 좋다. 초제(炒製) 과정을 거친 후에는 질이 약해지고 파삭파삭하여지며, 약효가 잘 우러나도록 한다. 또한 수렴(收斂) 작용이 우수해져 허한(虛汗)을 그치게 하고 약성(藥性)이 평(平)하지만 온(溫)에 치우쳐 있으므로, 온제(溫劑) 중에 사용하여 한(寒)에 치우친 불면(不眠)에 사용하는 것이 적합하다.

【용량과 용법】 10~18g. 또한 연말(硏末)해서 잠들기 전에 1.5~3g을 복용하기도 한다. 탕제(湯劑)에 넣기 전에 반드시 먼저 도쇄(搗碎)해야 한다.

【금기증】 방기(防已)를 오(惡)한다. 사기(邪氣)가 있어 울화(鬱火)하였거나 활설(滑泄)의 경우에는 복용을 하지 말아야 한다.

【임상응용】 ① 심비양허(心脾兩虛)하고 사려과도(思慮過度)로 심비(心脾)를 노상(勞傷)하고 기혈(氣血)이 부족하여 심계정충(心悸怔忡), 건망불면(健忘不眠), 도한(盜汗), 허열(虛熱), 식소체권(食少體倦), 면색위황(面色萎黃)하는 것을 치료하는 경우에는 당귀(當歸), 황기(黃芪), 백출(白朮) 등을 배합하여 익기보혈(益氣補血), 건비양심(健脾養心)한다(예 : 귀비탕(歸脾湯)[제생방(濟生方)]).

② 심신(心腎)이 부족하고, 음혈(陰血)이 휴소(虧少)하여 실면(失眠), 심계(心悸), 도한(盜汗), 구건(口乾), 몽유(夢遺), 건망(健忘), 맥세삭(脈細數) 등의 증상이 나타나는 것을 치료하는 경우에는 당귀(當歸), 천문동(天門冬), 오미자(五味子), 백자인(柏子仁), 맥문동(麥門冬) 등을 배합하여 자음(滋陰), 양혈(養血), 보심(補心), 안신(安神)한다(예 : 천왕보심단(天王補心丹)[세의득효방(世醫得效方)]).

③ 허로(虛勞)로 영음(營陰)이 부족하고 허열(虛熱)이 상요(上擾)하여 허번(虛煩)하고, 잠을 잘 못하며 잠을 자도 꿈을 많이 꾸고 쉽게 놀라면서 깨어버린다. 두창(頭脹), 현훈(眩

暈), 두통(頭痛), 번조(煩躁), 이노(易怒), 심계(心悸), 도한(盜汗), 인건(咽乾), 구조(口燥), 맥현(脈弦) 혹은 세삭(細數) 등의 증상이 나타나는 것을 치료하는 경우에는 감초(甘草), 복령(茯苓), 천궁(川芎), 지모(知母) 등을 배합하여 양혈(養血), 안신(安神), 청열(淸熱), 제번(除煩)한다(예 : 산조인탕(酸棗仁湯)[금궤요략(金匱要略)]). 만일 심화(心火)가 편왕(偏旺)하는 경우에는 황련(黃連)을 가하고, 음허(陰虛)에는 생지황(生地黃), 백합(百合)을 가하며, 기허(氣虛)에는 인삼(人參)을 가하고, 담습(痰濕)이 있는 경우에는 온담탕(溫膽湯)을 배합한다.

④ 심혈부족(心血不足)으로 인한 심계정충(心悸怔忡), 허번실면(虛煩失眠)하는 경우에는 당귀(當歸), 백작약(白芍藥), 생지황(生地黃), 복신(茯神), 황련(黃連) 등을 배합하여 자음청열(滋陰淸熱), 양심보혈(養心補血)한다(예 : 사물안신탕(四物安神湯)[잡병원류서촉(雜病源流犀燭)]).

백자인(柏子仁) 【신농본초경(神農本草經)】 PLATYCLADI SEMEN

【기원】 측백나무과(Cupressacae)에 속한 상록교목인 측백나무 *Platycladus orientalis* Frano.의 성숙한 종인(種仁)을 건조한 것이다. 초겨울에 종자가 성숙(成熟)했을 때 채취해서 햇볕에 말린 다음 종피(種皮)를 파쇄(破碎)하여 종인(種仁)만 취하여 그늘에 말린다.

【성미】 성질은 평하고, 독이 없으며, 맛은 달다.

【귀경】 심, 신, 대장경.

【효능 및 주치】 1. 양심안신(養心安神) : 경계실면(驚悸失眠), 야몽유정(夜夢遺精)

2. 익음양혈(益陰養血) : 음허도한(陰虛盜汗), 허화경폐(虛火經閉), 부고발락(膚枯髮落)

3. 윤장통변(潤腸通便) : 장조변비(腸燥便秘)

【해설】 본품은 맛이 달고 질(質)이 윤(潤)하여 심경(心經)에 들어가 음혈(陰血)을 자양(滋養)하여 양심안신(養心安神)하므로, 심혈부족(心血不足)으로 인한 심계실면(心悸失眠) 등에 산조인(酸棗仁)을 같이 배합하여 치료하고, 아울러 심기(心氣)가 부족한 심도실면(心跳失眠)도 치료하며, 렴한(斂汗)하는 효능이 있어서 심혈부족(心血不足)으로 인한 허한과다(虛汗過多)를 치료한다. 또한 유질(油質)이 풍부하여 윤장통변(潤腸通便)하는

작용이 있어 장조변비(腸燥便秘)를 치료한다.

【약효감별】 본품과 산조인(酸棗仁)은 효능이 서로 비슷한데, 산조인(酸棗仁)은 간담(肝膽)을 자양(滋養)하여 안신(安神)하므로 간담음부족(肝膽陰不足)으로 인한 실면(失眠)에 많이 활용하고, 본품은 심혈(心血)을 자양(滋養)하여 안신(安神)하므로 심혈부족(心血不足)으로 인한 실면(失眠)을 치료하는데 많이 활용한다. 그러나 심(心)과 간(肝)은 혈(血)과 관계가 있는 장부(臟腑)로 간혈(肝血)이 부족하면 그 영향은 심(心)에 미치고, 또 심혈(心血)이 부족하면 그 영향이 간(肝)에 미치게 된다. 따라서 심간양허(心肝兩虛)의 경계(驚悸), 실면(失眠)에는 두 가지 약물을 같이 배합하여 응용한다.

【포제】 잡질을 제거하고 파쇄(破碎)하여 사용하거나, 초제(炒製)하거나, 백자인상(柏子仁霜)을 만들어 사용한다. 생품(生品)은 지방유가 풍부해서 윤장통변(潤腸通便)하는 효능이 강하며, 이상한 맛이 있어서 구토(嘔吐)를 일으키는 부작용이 있다. 제상(製霜)한 후에는 대부분의 지방유가 제거되어 설사를 일으키는 경우를 막을 수 있어서 대변(大便)이 당설(溏泄)하는 환자에게 활용한다. 초제(炒製)해서 사용하면 부작용이 적어지고, 특히 비위(脾胃)가 허약한 환자에게 적용한다.

【용량과 용법】 10~18g.

【금기증】 유질(油質)이 많으므로 장활(腸滑)한 자와 담음(痰飮)이 많은 자 및 신가유열(腎家有熱) 자는 복용을 하지 말아야 한다.

【임상응용】 ① 심신(心腎)이 부족하고, 음혈(陰血)이 휴소(虧少)하여 실면(失眠), 심계(心悸), 도한(盜汗), 구건(口乾), 몽유(夢遺), 건망(健忘), 맥세삭(脈細數) 등의 증상이 나타나는 것을 치료하는 경우에는 당귀(當歸), 천문동(天門冬), 오미자(五味子), 산조인(酸棗仁), 맥문동(麥門冬) 등을 배합하여 자음(滋陰), 양혈(養血), 보심(補心), 안신(安神)한다(예 : 천왕보심단(天王補心丹)[세의득효방(世醫得效方)]).

② 진고변비(津枯便秘)를 치료하는 경우에는 도인(桃仁), 행인(杏仁), 욱리인(郁李仁) 등을 배합하여 윤장통변(潤腸通便)한다(예 : 오인환(五仁丸)[세의득효방(世醫得效方)]).

③ 영혈부족(營血不足), 심신실조(心腎失調)로 인하여 정신황홀(精神恍惚), 경계다몽(驚悸多夢), 건망도한(健忘盜汗)하는 경우에는 구기자(枸杞子), 숙지황(熟地黃), 복신(茯神), 당귀(當歸), 맥문동(麥門冬) 등을 배합하여 양심안신(養心安神), 자음보신(滋陰補腎)한다(예 : 백자양심환(柏子養心丸)[체인회편(體仁匯編)]).

④ 음허도한(陰虛盜汗)에는 모려(牡蠣), 마황근(麻黃根), 오미자(五味子), 생지황(生地黃), 맥문동(麥門冬) 등을 배합하여 양심렴한(養心斂汗)한다. 만약 기허(氣虛)가 뚜렷하여 자한(自汗), 도한(盜汗), 면색소화(面色少華), 단기핍력(短氣乏力)하는 경우에는 황기(黃芪), 부소맥(浮小麥), 태자삼(太子參) 등 익기렴한(益氣斂汗)하는 약을 배합하여서 기음(氣陰)을 같이 고려하여 지한(止汗) 효능을 강화한다.

원지(遠志) 【신농본초경(神農本草經)】 POLYGALAE RADIX

【기원】 원지과(遠志科)(Polygalacea)에 속한 여러 해 살이 풀인 원지(遠志) *Polygala tenuifolia* Willd. 혹은 두메애기풀(난엽원지(卵葉遠志)) *P. sibirica* L.의 뿌리를 건조한 것이다. 봄과 가을에 채취하여 햇볕에 말린다.

신선할 때 비교적 굵은 뿌리를 골라서 목질심(木質心)을 빼낸 것을 원지통(遠志筒), 가는 뿌리를 곤봉으로 두들겨 목질부(木質部)를 제거한 것을 원지육(遠志肉)이라 하고, 목질부(木質部)를 제거하지 않은 아주 가는 뿌리를 원지곤(遠志棍)이라고 한다.

약재는 원통모양으로 통통하며 목심(木心)을 깨끗이 제거한 것이 양품(良品)이다.

【성미】 성질은 약간 따뜻하고, 독이 없으며, 맛은 쓰고 맵다.

【귀경】 폐, 심, 신경.

【효능 및 주치】 1. 녕심안신익지(寧心安神益智) : 신경쇠약, 허번불면(虛煩不眠), 심신불안(心神不安), 심계(心悸)

2. 소산옹종(消散癰腫) : 옹종(癰腫), 창저(瘡疽), 유방종통(乳房腫痛)

3. 거담이규(祛痰利竅) : 담다해수(痰多咳嗽), 담조심규(痰稠心竅)→정신혼란·건망, 경간(驚癎)

【해설】 본품은 맛이 쓰고 매우며, 약성(藥性)이 약간 따뜻하다. 쓴맛은 설(泄)하고, 매운맛은 산(散)하며, 따뜻한 성질은 통(通)하므로, 담습(痰濕)을 제거하여 안신진심익지(安神鎭心益智)하는 효능이 있어서 담습(痰濕)이 내조(內阻)되어 나타나는 신혼(神昏), 경계(驚悸), 건망(健忘) 및 실면(失眠)을 치료한다. 본품은 또한 화담산울결(化痰散鬱結)하는 효능이 있어 담다해수(痰多咳嗽)와 담습(痰濕)이 경락(經絡)에 옹색(壅塞)하여 발생하는 옹저(癰疽) 등의 외증(外證)에도 적용된다.

본품을 과량으로 복용하면 구토를 일으킬 수 있으며, 약성(藥性)이 약간 따뜻하므로 음허화왕(陰虛火旺) 및 실열(實熱)로 인한 경우에 사용하면 안 된다.

【포제】 잡질과 목부(木部)를 제거하고 세절(細切)하여 사용한다. 감초수제원지(甘草水製遠志), 밀자원지(蜜炙遠志)로 만들어서 사용한다.

원지(遠志)는 맛이 써서 생용(生用)하면 사람의 인후(咽喉)에 자극을 준다. 따라서, 생원지(生遠志)는 거담개규(祛痰開竅)작용이 비교적 강하지만, 내복(內服)하면 쉽게 오심구토(惡心嘔吐)가 일어날 수 있으므로, 주로 소산옹종(疏散癰腫)의 작용으로 옹저종독(癰疽腫毒), 유방종통(乳房腫痛)의 증상에 이용하거나 외용(外用)으로 이용된다.

감초수(甘草水)를 이용하여 약한 불로 자(煮)하여 그 액(液)이 모두 흡수될 때까지 포제(炮製)한다. 이렇게 하면, 감초(甘草)는 단맛으로써 완화시켜주므로 감초수(甘草水)를 사용하여 그 고조(苦燥)한 성질을 감소시킬 수 있으며, 인후(咽喉)의 점막에 대한 자극성(아린 맛)이 완화되고, 안으로는 안신익지(安神益智)의 효능을 증강시켜서, 주로 심신불안(心神不安), 불면(不眠), 건망(健忘), 경계정충(驚悸怔忡) 등의 병증(病證)이 나타나는 경우에 많이 응용한다. 또한 위기(胃氣)가 허약한 경우에 활용하면 적합하며, 원지(遠志)를 감초수(甘草水)로 수치(修治)하여 사용하지 않으면 쉽게 오심(惡心), 구토의 부작용이 발생하기 쉽다.

밀자(蜜炙)한 후에는 성질이 비교적 자윤(滋潤)해져서 윤폐화담지해(潤肺化痰止咳)하는 작용이 증강되므로, 한담해수(寒痰咳嗽), 담다해수(痰多咳嗽), 담조난객(痰燥難喀)하는 경우와 간풍내동(肝風內動)으로 협담상요(挾痰上擾)하거나 혹은 폐기불리(肺氣不利)로 정담협습(停痰挾濕)하여 해수담다(咳嗽痰多), 해토불상(咳吐不爽)하는 경우에 많이 활용한다.

【용량과 용법】 3~10g. 외용으로는 적당량을 사용한다.

【금기증】 심신(心腎)에 화(火)가 있는 자와 음허양항(陰虛陽亢) 자는 복용을 하지 말아야 한다. 대량을 사용하면 오심(惡心), 구토하기 쉽고, 궤양병(潰瘍病), 위염(胃炎) 환자에게는 사용을 삼가는 것이 좋다.

【임상응용】 ① 심비양허(心脾兩虛)하고 사려과도(思慮過度)로 심비(心脾)를 노상(勞傷)하고 기혈(氣血)이 부족하여 심계정충(心悸怔忡), 건망불면(健忘不眠), 도한(盜汗), 허열(虛熱), 식소체권(食少體倦), 면색위황(面色萎黃)하는 것을 치료하는 경우에는

당귀(當歸), 황기(黃芪), 백출(白朮) 등을 배합하여 익기보혈(益氣補血), 건비양심(健脾養心)한다(예 : 귀비탕(歸脾湯)[제생방(濟生方)]).

② 오로칠상(五勞七傷), 제허백손(諸虛百損), 하원허랭(下元虛冷), 남자양위(男子陽痿), 부인불잉(婦人不孕)을 치료하는 경우에는 천문동(天門冬), 숙지황(熟地黃), 파극천(巴戟天) 등을 배합한다(예 : 연령고본단(延齡固本丹)[증보만병회춘(增補萬病回春)]). 이 처방은 늙어가면서 팔다리의 힘이 약해지며 머리털이 일찍 희어지고 기억력이 낮아지며 시력이 약해지고 귀에서 소리가 나며, 중년기 음위(陰痿) 등이 있는 경우에 사용한다.

③ 심허번열(心虛煩熱)로 야와불녕(夜臥不寧)하고, 병후허번(病後虛煩)이 있는 경우에는 황기(黃芪), 당귀(當歸), 산조인(酸棗仁) 등을 배합하여 녕심안신(寧心安神)한다(예 : 원지탕(遠志湯)[증치준승(證治準繩)]).

④ 노손(勞損)과 기혈부족(氣血不足)으로, 기단(氣短), 소기(少氣), 심허경계(心虛驚悸), 인건순조(咽乾脣燥), 소식(少食), 한열(寒熱), 자한(自汗)을 치료하는 경우에는 백작약(白芍藥), 당귀(當歸), 인삼(人參), 원지(遠志) 등을 배합하여 익기보혈(益氣補血), 양심안신(養心安神)한다(예 : 인삼양영탕(人蔘養營湯)[태평혜민화제국방(太平惠民和劑局方)]).

합환피(合歡皮)【신농본초경(神農本草經)】ALBIZIAE CORTEX

【기원】 콩과(Leguminosae)에 속한 낙엽 소교목인 자귀나무 *Albizia julibrissin* Durazz.의 수피(樹皮)를 건조한 것으로 여름에서 가을에 수피(樹皮)를 벗겨 햇볕에 말린다.

【성미】 성질은 평하고 독이 없으며, 맛은 달다.

【귀경】 심, 간, 폐경.

【효능 및 주치】 1. 해울안신(解鬱安神) : 심신불안(心神不安), 우울심번(憂鬱心煩), 실면(失眠), 건망, 신경쇠약

2. 활혈지통(活血止痛), 속근접골(續筋接骨) : 타박손상(打撲損傷), 골절(骨折)

3. 소옹료창(消癰療瘡) : 창옹종독(瘡癰腫毒), 나력담핵(瘰癧痰核), 폐옹(肺癰)

【해설】 본품은 맛이 달고 약성(藥性)이 평(平)하다. 안신해울(安神解鬱)하여 울민(鬱悶)을 없애는 효능이 있으므로, 정신(精神)이 자창(自暢)하게 되어 정신불안과 건망, 실면

(失眠) 및 분노번조(忿怒煩躁)와 억울우사(抑鬱憂思) 등을 치료한다.

본품에는 활혈소종지통(活血消腫止痛)하고 속근접골(續筋接骨)하는 효능이 있어 골절(骨折)에 사용하고, 옹종(癰腫)과 폐옹(肺癰)을 치료하는데 응용된다. 다만, 본품은 기(氣)가 미약하고 효력이 강하지 못하여 사용할 때 용량을 많게 하여야 한다.

【약리작용】 마우스의 자발성활동을 현저하게 억제하여 진정(鎭靜), 최면(催眠)작용을 지니고 있다. 또한 임신 자궁에 규칙성 수축을 증강하고 아울러 조기 임신을 억제하는 효능이 밝혀졌다.

【부록】 자귀나무의 꽃을 합환화(合歡花)라고 하는데, 성질은 평(平)하고, 맛은 달다. 주로 심(心), 간(肝), 비경(脾經)으로 들어가서 효능을 발휘한다.

해울안신(解鬱安神)하는 효능이 있어서 기(氣)의 울체로 인한 심신불안(心神不安), 우울, 심신불녕(心神不寧), 정신황홀(精神恍惚), 다사선려(多思善慮), 심계담겁(心悸膽怯), 실면건망(失眠健忘) 등의 증상을 치료한다. 이기개위(理氣開胃)하는 효능이 있어서 흉격비민(胸膈痞悶), 완복창통(脘腹脹痛), 식소납매(食少納呆) 등의 증상을 치료한다. 활락지통(活絡止痛)하는 효능이 있어서 옹종동통(癰腫疼痛), 질타손상동통(跌打損傷疼痛) 등의 증상을 치료한다.

【포제】 잡질을 제거하고 세절(細切)하여 사용한다.

【용량과 용법】 10~15g.

【금기증】 풍열자한(風熱自汗)과 외감(外感)으로 잠이 잘 오지 않는 자는 복용을 하지 말아야 한다. 장기간 연속으로 복용해야만 효과를 볼 수 있다.

【임상응용】 ① 고(膏)로 달여서 옹종(癰腫)을 없애고, 속근접골(續筋接骨)하는데 활용할 수 있다[일화자본초(日華子本草)].

영지(靈芝) 【신농본초경(神農本草經)】 GANODERMA

【기원】 구멍쟁이버섯과(Polyporaceae)에 속한 진균인 영지(적지(赤芝)) *Ganoderma lucidum* (Leyss. ex Fr.) Karst. 또는 자지(紫芝) *G. japonicum* (Fr.) Lloyd.의 자실체를 건조한 것으로, 가을에 채취하여 햇볕에 말린다.

【성미】 성질은 평(혹은 약간 차다)하고, 독이 없으며, 맛은 달고 약간 쓰다.

【귀경】 심, 비, 폐, 간, 신경.

【효능 및 주치】 1. 자보강장(滋補强壯) : 허로(虛勞), 병후체허(病後體虛)

2. 양심안신(養心安神) : 두훈(頭暈), 실면(失眠), 심계(心悸), 정충(怔忡), 건망, 신경쇠약

3. 지해평천(止咳平喘), 거담(祛痰) : 폐허구해(肺虛久咳), 만성기관지염, 효천(哮喘), 폐신허(肺腎虛)로 인한 해천(咳喘), 소아(小兒) 기관지효천

4. 기타 : 동맥경화, 협심증, 고지혈증(고(高) cholesterol 혈증), 백혈구감소증, 간염, 고혈압

【해설】 본품은 맛이 달고 약간 쓰며, 약성(藥性)이 평(平)(혹은 약간 차다)하다. 심비(心脾) 2경(經)에 들어가 양심안신(養心安神)하여 심기허약(心氣虛弱), 심기부족(心氣不足)으로 인한 실면다몽(失眠多夢), 심계정충(心悸怔忡) 및 건망을 치료한다. 또 폐경(肺經)에 들어가 지해거담(止咳祛痰), 납기(納氣), 렴폐(斂肺), 평천(平喘)하여 폐허(肺虛)로 인한 구해(久咳)와 폐신양허(肺腎兩虛)로 인한 해천(咳喘)을 치료한다.

또한 고혈압, 고지혈증, 관상동맥경화증, 간염 및 질병을 앓은 후 몸이 허약해진 경우를 치료하는데 응용된다. 또한 감초(甘草)를 같이 배합하여 버섯류 중독을 풀어준다.

【약리작용】 중추 신경계통의 흥분성을 저하시켜서 진정(鎭靜)작용을 발생한다. 주제(酒劑)는 전기로 유발되는 경궐(驚厥)을 억제하며 아울러 진통작용이 있다.

간장 보호, 해독, 강혈당(降血糖) 및 항방사선(抗放射線) 작용이 있으며, 실험성 위궤양을 보호하는 작용이 있다. 강심(强心), 강압(降壓)작용이 있으며, 산소결핍시에 견딜 수 있는 능력을 높여 주고, 심장근육에 혈액이 결핍된 상태를 보호해 주며, 강혈지(降血脂)작용이 있고, 죽상동맥경화증을 막아주는 역할을 한다.

영지의 다당(多糖)은 면역력을 증강하고, 항종류(抗腫瘤)작용을 발휘한다.

【포제】 잡질을 제거하고 생용(生用)한다.

【용량과 용법】 3~15g. 연말(研末)하여 복용하는 경우에는 1.5~3g을 복용한다.

【금기증】 비위허한(脾胃虛寒)의 경우에는 사용을 삼가야 한다.

【임상응용】 ① 식관암(食管癌)을 치료하는 경우에 마발(馬勃), 사향(麝香) 등을 배합한다[중화본초(中華本草)].

② 화학요법 후에 골수억제를 막으려고 하는 경우에는 당삼(黨參), 황기(黃芪), 당귀(當歸), 백작약(白芍藥), 계혈등(鷄血藤) 등을 배합한다[중화본초(中華本草)].

야교등(夜交藤)【본초강목(本草綱目)】POLYGONI MULTIFLORI RAMULUS

【기원】 마디풀과(Polygonaceae)에 속한 여러 해 살이 만생(蔓生) 풀인 하수오(何首烏) *Polygonum multiflorum* Thunb.의 만경(蔓莖)을 건조한 것으로, 여름과 가을에 채취하여 햇볕에 말린다.

【성미】 성질은 평하고 독이 없으며, 맛은 달고 약간 쓰다.

【귀경】 심, 간경.

【효능 및 주치】 1. 양심안신(養心安神) : 실면(失眠), 다몽(多夢), 허번(虛煩), 비조광형정신병(非躁狂型精神病)

2. 거풍통락(祛風通絡) : 혈허신통(血虛身痛), 풍습비통(風濕痺痛)

3. 해독지양(解毒止痒)(외용(外用)) : 옹저(癰疽), 나력(瘰癧), 풍창(風瘡), 개선(疥癬), 습진

【해설】 본품은 맛이 달고 약간 쓰며, 약성(藥性)이 평(平)하다. 심(心)·간(肝) 2경(經)에 들어가 양심안신(養心安神)하므로 음허혈소(陰虛血少)로 인한 허번불면(虛煩不眠)과 다몽(多夢) 등을 치료한다. 또한 대량을 사용하면 비조광형(非躁狂型) 정신병에도 응용할 수 있다. 거풍통락(祛風通絡)하여 풍습비통(風濕痺痛)을 치료하며, 혈허(血虛)로 인한 지체산통(肢體痠痛) 등의 증상을 치료한다. 이 외에도 전탕액(煎湯液)을 외세(外洗)하면 피부의 창진(瘡疹)과 소양(瘙痒)을 치료하여 거풍지양(祛風止痒)하는 효과가 있다.

【포제】 잡질을 제거하고 절단(切斷)하여 사용한다.

【용량과 용법】 12~24g.

【임상응용】 ① 실면(失眠), 다몽(多夢)을 치료하는 경우에는 단삼(丹蔘), 오미자(五味子), 석창포(石菖蒲), 합환피(合歡皮), 생지황(生地黃) 등을 배합한다[중화약해(中華藥海)].

제 15 장 평간약(平肝藥)

평간식풍(平肝熄風) 혹은 평간잠양(平肝潛陽)의 작용을 가진 약물을 평간약(平肝藥)이라 한다. 평간약(平肝藥)은 주로 간풍내동(肝風內動)으로 인한 경간(驚癎), 추축(抽搐) 혹은 간양상항(肝陽上亢)으로 인한 두훈목현(頭暈目眩) 등의 증상에 적용된다.

평간약(平肝藥)은 증상에 따라 적당한 약물을 배합하는데, 간양상항(肝陽上亢)으로 간풍(肝風)이 내동(內動)한 경우에는 평간잠양약(平肝潛陽藥)과 평간식풍약(平肝熄風藥)을 함께 사용한다. 또한 경간경궐(驚癎痙厥) 환자에게 경계(驚悸), 실면(失眠) 증상이 수반되는 경우에는 안신약(安神藥)을 같이 사용한다.

다만 평간약(平肝藥)은 치표(治標)에 속할 뿐이므로 사용할 때에는 상응하는 치본약(治本藥)을 배합할 필요가 있다. 예를 들면 음허혈소(陰虛血少)로 간(肝)을 자양(滋養)하지 못하여 간풍(肝風)이 내동(內動)하였을 경우에는 보혈약(補血藥)과 자신양음약(滋腎養陰藥)을 함께 사용하고, 간양(肝陽)이 상항(上亢)한데 간열(肝熱)을 겸했을 경우에는 간열(肝熱)을 청설(淸泄)하는 약을 같이 사용해야 한다. 만일 화열치성(火熱熾盛)으로 고열(高熱)이 물러가지 않고 열극생풍(熱極生風)으로 간풍(肝風)이 내동(內動)한 경우에는 청열사화약(淸熱瀉火藥)을 같이 사용하여 치료한다. 간풍(肝風)에 담(痰)을 겸하여 경락(經絡)을 횡찬(橫竄)함으로 지체(肢體)가 마목불수(麻木不遂)하는 경우에는 거풍담약(祛風痰藥)을 배합하며, 간신음허(肝腎陰虛)로 허양(虛陽)이 상부(上浮)하는 경우에는 간신(肝腎)의 음(陰)을 보하는 약을 같이 사용하며, 혈허(血虛)로 인한 경우에는 보혈양간(補血養肝)하는 약물을 배합하여 사용한다.

또한 평간약(平肝藥)을 사용할 경우에 주의해야 할 점이 있다.

① 질병의 정황에 따라 병사(病邪)의 성질에 정확히 대응하여 약물을 선택해야 한다. 예를 들면 열성동풍(熱盛動風)으로 경풍(驚風), 경궐(痙厥)하는 경우에는 간열(肝熱)을 청설(淸泄)하고 평간식풍(平肝熄風)하는 약으로 영양각(羚羊角), 우황(牛黃), 조구등(釣鉤藤), 지룡(地龍) 등을 사용하고, 간양편항(肝陽偏亢)으로 간풍(肝風)이 상선(上旋)하여 현훈두통(眩暈頭痛)하는 경우에는 평간잠양(平肝潛陽)약물인 모려(牡蠣), 석결명(石決明), 진주모(珍珠母), 대자석(代赭石) 등을 사용한다.

② 비허(脾虛)로 인하여 만경풍(慢驚風)인 경우는 차거나 서늘한 약물을 사용하는 것은 적당하지 않다.

③ 진경(鎭痙)약물이라 하더라도 그 성질이 온조(溫燥)한 것은 혈허음상자(血虛陰傷者)에게는 사용을 삼가는 것이 좋다.

④ 금석류(金石類)와 패각류(貝殼類) 약물은 재질이 단단하므로 잘게 부수어서 선전(先煎)해야만 그 약효를 충분히 발휘할 수 있다.

평간약(平肝藥)을 그 약물의 효능의 특성에 따라 평간식풍약(平肝熄風藥)과 평간잠양약(平肝潛陽藥)으로 분류할 수 있다.

제 1 절 평간식풍약(平肝熄風藥)

평간식풍약(平肝熄風藥)은 간풍(肝風)을 평식(平熄)하여 경련을 그치게 하는 작용을 가진 약물을 말하며, 달리 식풍지경약(熄風止痙藥)이라 한다. 여기에 해당되는 약은 주로 동물성(動物性) 약재로서, 약성(藥性)이 대개 차거나 서늘하지만 일부 온조(溫燥)한 것도 있으며, 모두 간경(肝經)으로 들어가 내풍(內風)을 다스린다. 평간식풍(平肝熄風)과 경련(止痙攣)을 그치게 하는 작용이 있다. 장부(臟腑)의 병변(病變)으로 인한 풍병(風病)을 주로 치료하는데 이런 "풍(風)"은 간풍(肝風)을 가리킨다. ≪내경(內經)≫에서 말한 "제풍도현(諸風掉眩), 개속어간(皆屬於肝)"은 바로 이런 의미로서, 치료는 마땅히 간풍(肝風)을 평식(平熄)해야 한다.

평간식풍약(平肝熄風藥)은 임상에서는 주로 온열병(溫熱病)의 열(熱)이 치성(熾盛)하여 발생하는 고열불퇴(高熱不退), 신지혼미(神志昏迷), 경궐추축(驚厥抽搐) 심지어 각궁반장(角弓反張)하는 경우 또는 중풍(中風)의 돌연혼도(突然昏倒), 반신불수, 구안와사 및 부녀의 자간(子癎), 파상풍, 전간(癲癎), 경풍(驚風) 등 간풍내동(肝風內動) 병증(病證)을 치료하는데 사용한다.

영양각(羚羊角) 【신농본초경(神農本草經)】 SAIGAE SEU GAZELLAE CORNU

【기원】 소과(Bovidae)에 속한 동물인 새가영양(賽加羚羊) *Saiga tatarica* L. 또는 영

양(羚羊) *Gazella subgutturosa* (Guldenstaedt).의 뿔을 8~10월에 잘라 햇볕에 말린 것이다.

【성미】 성은 차고, 독이 없으며, 맛은 짜다.

【귀경】 간, 심경.

【효능 및 주치】 1. 평간식풍(平肝熄風) : 간양상항증(肝陽上亢證)(두목현훈(頭目眩暈)), 간화치성(肝火熾盛)→두통·현훈(眩暈)·목적삽통(目赤澀痛)·예장(翳障), 간풍내동(肝風內動)(수족진전(手足震顫), 추축(抽搐), 심즉돌연혼도(甚則突然昏倒), 경궐(痙厥)), 경풍(驚風), 전간(癲癎)

2. 청열량혈해독(淸熱凉血解毒) : 온열병(溫熱病)의 열입영혈(熱入營血)(고열번조(高熱煩躁), 신혼섬어(神昏譫語), 경궐(痙厥)), 소아의 열성경궐(熱盛驚厥), 옹종창독(癰腫瘡毒)

【해설】 본품은 맛이 짜고, 성질이 차다. 간경(肝經)에 들어가 간화(肝火)를 청(淸)하고 식풍지경(熄風止痙)하며 명목(明目)하는 효능이 있으므로 열성동풍(熱盛動風)으로 인한 경궐추축(驚厥抽搐)과 간화항성(肝火亢盛)으로 인한 두훈(頭暈), 목적종통(目赤腫痛), 수명파광(羞明怕光) 등의 증상을 치료한다. 또 청열해독(淸熱解毒)하는 효능이 있으므로 옹종창독(癰腫瘡毒), 온열병(溫熱病)으로 인한 고열(高熱), 신혼(神昏), 경련과 소아경풍(小兒驚風), 사지추축(四肢抽搐) 등의 증상을 치료하며, 열독발반(熱毒發斑) 등에 좋은 치료효과가 있다.

본품은 맛이 짜고 성질이 차며 강설(降泄)하므로 화열(火熱)이 없는 자에게는 적용하지 말아야 한다. 본품의 대용(代用)으로 산양각(山羊角)을 사용하는데, 그 작용이 약하므로 제량(劑量)을 질병의 상황에 따라 적절히 사용량을 늘려서 적용해야 한다.

【비고】 산양각(山羊角)은 산양의 뿔이다. 약성(藥性)은 차고, 독이 없으며, 맛은 짜다. 주로 간경(肝經)으로 들어가서 효능을 발휘한다.

평간진경(平肝鎭驚)하는 효능이 있어서 간양상항(肝陽上亢)으로 인한 두통현훈(頭痛眩暈), 간화상염(肝火上炎)으로 인한 목적종통(目赤腫痛), 고열(高熱)로 인한 경풍추축(驚風抽搐) 등의 증상을 치료하는 효능이 있다. 다만, 본품은 약성(藥性)이 차가운 편에 속하므로, 비허만경(脾虛慢驚)한 사람에게는 사용을 하지 말아야 한다.

【포제】 마즙(磨汁)이나 방(鎊) 또는 박편(薄片)으로 하여 사용한다.

【용량과 용법】 1~3g(마즙(磨汁) 또는 세말(細末)하여 충복(沖服)).

【금기증】 본품은 사화산사(瀉火散邪)하는 약이므로, 화열(火熱)이 없는 자는 복용을 하지 말아야 한다.

【임상응용】 ① 열극생풍(熱極生風)으로 수족추축(手足抽搐)하는 경궐(痙厥) 등의 증상을 치료하는 경우에는 조구등(釣鉤藤), 국화(菊花), 선지황(鮮地黃), 백작약(白芍藥) 등을 배합하여 청간식풍(淸肝熄風), 화담(化痰)한다(예 : 영각구등탕(羚角鉤藤湯)[통속상한론(通俗傷寒論)]). 이 처방은 또한 간양상항(肝陽上亢)으로 인하여 두통(頭痛), 두훈(頭暈), 진전(震顫) 등의 증상이 나타나는 것을 치료한다.

② 간양상항(肝陽上亢)으로 인한 두훈목현(頭暈目眩)에는 석결명(石決明), 모려(牡蠣), 천마(天麻) 등을 배합하여 평간잠양(平肝潛陽)한다.

③ 고열신혼(高熱神昏), 광조(狂躁), 추축(抽搐) 등의 증상에는 석고(石膏), 한수석(寒水石), 자석(磁石) 등을 배합하여 청열해독(淸熱解毒), 진경개규(鎭痙開竅)한다(예 : 자설단(紫雪丹)[온병조변(溫病條辨)]).

④ 소아의 천조(天弔), 급경풍으로, 담열옹성(痰熱壅盛)하고 경계장열(驚悸壯熱), 아관긴폐(牙關緊閉), 수족추축(手足抽搐), 안목앙시(眼目仰視)하는 경우에는 구등(鉤藤), 전갈(全蝎), 인삼(人參) 등을 배합하여 청열식풍(淸熱熄風), 익기해경(益氣解痙)한다(예 : 구등음(鉤藤飮)[의종금감(醫宗金鑑)]).

⑤ 간로실열(肝癆實熱), 간화상염(肝火上炎)으로 목적(目赤), 두통하는 경우에는 시호(柴胡), 결명자(決明子), 황금(黃芩), 적작약(赤芍藥) 등을 배합한다(예 : 영양각산(羚羊角散)[제생방(濟生方)]).

⑥ 눈의 외장(外障), 홍적종창(紅赤腫脹), 유루(流淚), 치다점조(眵多粘稠), 사삽부적(沙澀不適), 주목창급(珠目脹急) 등에는 서각(犀角), 방풍(防風), 현삼(玄參), 초결명(草決明), 차전자(車前子) 등을 배합한다(예 : 영양각음자(羚羊角飮子)[심시요함(審視瑤函)]).

조구등(釣鉤藤) 【명의별록(名醫別錄)】 UNCARIAE RAMULUS ET UNCUS

【기원】 꼭두서니과(Rubiaceae)에 속한 상록 덩굴성 관목인 구등(鉤藤) *Uncaria*

rhynchophylla (Miq.) Jacks.과 대엽구등(大葉鉤藤) *U. macrophylla* Wall., 모구등(毛鉤藤) *U. hirsuta Havil*., 화구등(華鉤藤) *U. sinensis* (Oliv.) Havil. 또는 무병과구등(無柄果鉤藤) *U. sessifructus* Roxb.의 갈고리(구(鉤))가 달린 가지를 건조한 것으로, 봄과 가을에 갈고리가 달린 어린 가지를 채취하여 햇볕에 말린다.

【성미】 성질은 약간 차고, 독이 없으며 맛은 달다.

【귀경】 간, 심포경.

【효능 및 주치】 1. 식풍지경(熄風止痙) : 경간추축(驚癎抽搐), 소아급경풍(小兒急驚風), 소아경제(小兒驚啼), 부녀자간(婦女子癎)

2. 청열평간(淸熱平肝) : 두훈목현(頭暈目眩), 두목창통(頭目脹痛), 풍열두통(風熱頭痛), 반신불수(半身不隨), 고혈압

【해설】 본품은 맛이 달고, 성질이 서늘하며, 간(肝), 심포경(心包經)에 효능을 발휘하는 중요한 약이다. 본품은 간열(肝熱)을 청(淸)하고 평간식풍(平肝熄風), 지경(止痙)하는 효능이 있으므로, 소아의 고열(高熱), 간풍내동(肝風內動)으로 인한 경풍추축(驚風抽搐)과 수족구안(手足口眼)의 추축(抽搐) 등 경련 현상을 치료하며, 간풍(肝風)이 상승하여 발생하는 두목현훈(頭目眩暈)을 치료한다.

그런데, 본품은 청열(淸熱)작용이 영양각(羚羊角)보다 약하고 식풍지경(熄風止痙)작용은 전갈(全蝎)보다 약하여 소아의 경풍(驚風)초기의 경증(輕症)에 마땅하고 고열(高熱)로 인한 경풍추축(驚風抽搐)에는 영양각(羚羊角), 전갈(全蝎) 등을 같이 배합해야 한다.

본품은 가벼운 청열(淸熱)작용이 있어 투발(透發)하므로 투발(透發)이 어려운 반진(斑疹)에 사용할 수 있다.

본품은 강압(强壓)작용이 있어서 간열상항(肝熱上亢)으로 인한 고혈압에 적용하는데, 오래 달이면 약효가 감소되므로 달일 때에 후하(後下)하여 15~20분 정도만 달여야 한다.

【포제】 잡질을 제거하고 세절(細切)하여 사용한다.

【용량과 용법】 10~15g(오랫동안 달여서는 마땅하지 않다.).

【금기증】 풍열(風熱)이나 실열(實熱)이 없는 자는 복용을 하지 말아야 한다. 구등(鉤藤)의 유효성분은 가열한 후에 쉽게 파괴되므로, 20분 이상 달여서는 안 된다.

【임상응용】 ① 열극생풍(熱極生風)으로 수족추축(手足抽搐)하는 경궐(痙厥) 등의 증상을 치료하는 경우에는 영양각(羚羊角), 국화(菊花), 선지황(鮮地黃), 백작약(白芍藥) 등

을 배합하여 청간식풍(清肝熄風), 화담(化痰)한다(예 : 영각구등탕(羚角鉤藤湯)[통속상한론(通俗傷寒論)]). 이 처방은 또한 간양상항(肝陽上亢)으로 인하여 두통(頭痛), 두훈(頭暈), 진전(震顫) 등의 증상이 나타나는 것을 치료한다.

② 음허간양상항(陰虛肝陽上亢)으로 인한 두통, 현훈(眩暈), 혼요불매(魂擾不寐)하는 경우에는 천마(天麻), 상기생(桑寄生), 우슬(牛膝) 등을 배합하여 평간잠양(平肝潛陽)한다(예 : 천마구등음(天麻鉤藤飮)[잡병증치신의(雜病證治新義)]).

천마(天麻) 【신농본초경(神農本草經)】 GASTRODIAE RHIZOMA

【기원】 난초과(Orchidaceae)에 속한 여러 해 살이 기생 풀인 천마 *Gastrodia elata* Bl.의 덩이줄기를 건조한 것으로, 가을에서 다음 해 봄 사이에 채취하여 햇볕에 말린다.

【성미】 성질은 평하고 독이 없으며, 맛은 달고 약간 맵다.

【귀경】 간경.

【효능 및 주치】 1. 평간잠양(平肝潛陽) : 간양두통(肝陽頭痛), 간양현훈(肝陽眩暈)

2. 식풍지경(熄風止痙) : 간증(癎症), 파상풍, 담탁두통(痰濁頭痛), 편두통

3. 거풍통락지통(祛風通絡止痛) : 풍습비통(風濕痺痛), 지체마목(肢體麻木), 수족불수(手足不遂), 좌골신경통, 삼차신경통, 광상신경통(眶上神經痛)

【해설】 본품은 맛이 달고 성질이 평(平)하며, 질(質)이 윤(潤)하고, 오로지 간경(肝經)에 들어가 평간식풍(平肝熄風), 해제경련(解除痙攣)하는 효능이 있어 간풍내동(肝風內動)으로 인한 현훈두통(眩暈頭痛)과 경련추축(痙攣抽搐) 및 지체마목(肢體麻木), 수족불수(手足不遂) 등 일체의 풍증(風症)에 한열(寒熱)을 막론하고 모두 적용하며, 평간잠양(平肝潛陽)하여 특히 두통과 현훈(眩暈)에 더욱 좋은 효과가 있다.

본품은 맛이 달고 질(質)이 윤(潤)하며, 약성(藥性)이 평(平)하여 약력(藥力)이 완만하므로 단독으로 사용하면 효과가 뚜렷하지 않다.

【포제】 잡질을 제거하고 윤투(潤透)시킨 다음, 세절(細切)하여 사용한다.

【용량과 용법】 4~12g.

【금기증】 혈허무풍(血虛無風)과 화담두훈(火痰頭暈) 및 유중풍(類中風)에는 복용을 하지 말아야 한다.

【임상응용】 ① 비위허약(脾胃虛弱)으로 담탁(痰濁)이 중조(中阻)하고, 허풍(虛風)이 담(痰)을 끼고 상요(上擾)하여 발생한 담궐두통(痰厥頭痛)을 치료하는 경우에는 반하(半夏), 백출(白朮), 귤피(橘皮) 등을 배합하여 건비화습(健脾化濕), 거풍지현(祛風止眩)한다(예 : 반하백출천마탕(半夏白朮天麻湯)[비위론(脾胃論)]).

② 음허간양상항(陰虛肝陽上亢)으로 인한 두통, 현훈(眩暈), 혼요불매(魂擾不寐)하는 경우에는 구등(鉤藤), 천마(天麻), 우슬(牛膝) 등을 배합하여 평간잠양(平肝潛陽)한다(예 : 천마구등음(天麻鉤藤飮)[잡병증치신의(雜病證治新義)]).

③ 소아의 천조(天弔), 급경풍으로, 담열옹성(痰熱壅盛)하고 경계장열(驚悸壯熱), 아관긴폐(牙關緊閉), 수족추축(手足抽搐), 안목앙시(眼目仰視)하는 경우에는 구등(鉤藤), 영양각(羚羊角), 전갈(全蝎) 등을 배합하여 청열식풍(淸熱熄風), 익기해경(益氣解痙)한다(예 : 구등음(鉤藤飮)[의종금감(醫宗金鑑)]).

④ 파상풍(破傷風)으로 아관긴급(牙關緊急), 구촬순긴(口撮脣緊), 신체강직(身體强直), 각궁반장(角弓反張)하는 경우에는 남성(南星), 백지(白芷), 천마(天麻) 등을 배합하여 거풍지경(祛風止痙)한다(예 : 옥진산(玉眞散)[외과정종(外科正宗)]).

백강잠(白殭蠶) 【신농본초경(神農本草經)】 BOMBYX BATRYTICATUS

【기원】 누에과(Bombycidae)에 속한 곤충인 누에 *Bombyx mori* L.가 토사(吐絲)하기 전에 백강잠균(白殭蠶菌) *Beauveria bassiana* (Bals.) Vuill.의 감염에 의하여 백강병(白殭病)으로 경직사(硬直死)한 몸체를 건조한 것이다.

【성미】 성질은 평하고 독이 없으며, 맛은 짜고 맵다.

【귀경】 간, 폐경.

【효능 및 주치】 1. 식풍지경(熄風止痙) : 중풍, 구안와사(口眼喎斜), 경간(驚癎), 두풍(頭風), 소아담열급경(小兒痰熱急驚), 파상풍

2. 화담산결(化痰散結) : 나력(瘰癧), 담핵(痰核), 매핵기(梅核氣), 흉비(胸痺), 무명종독(無名腫毒), 단독(丹毒), 유옹(乳癰), 금창(金瘡)

3. 거풍지통지양(祛風止痛止痒) : 풍열두통(風熱頭痛), 풍열상공(風熱上攻)→인후종통(咽喉腫痛)·성음시아(聲音嘶啞), 간경풍열상공(肝經風熱上攻)→두통·목적종통(目赤

腫痛)·영풍유루(迎風流淚), 풍진소양(風疹瘙痒)

【해설】 본품은 맛이 맵고 짜며, 약성(藥性)이 평(平)하다. 풍열(風熱)을 없애고 간풍(肝風)을 식(熄)하며, 추축(抽搐)을 그치게 하고 습담(濕痰)을 화(化)하는 효능이 있어 풍담(風痰)으로 인한 여러 가지 증상을 치료하며, 구안와사(口眼喎斜), 소아의 경풍(驚風)과 간증(癎症)으로 인한 사지추축(四肢抽搐) 및 풍열두통(風熱頭痛), 치통, 목통(目痛), 인후종통(咽喉腫痛) 등을 치료한다. 이 외에 제습화담(除濕化痰)하고 소창독(消瘡毒)하는 작용이 있어 나력담핵(瘰癧痰核)과 피부습창(皮膚濕瘡), 단독(丹毒) 등의 증상에 상용(常用)하며, 제창(諸瘡)의 반흔(瘢痕)에 본품을 가루 내어 외부(外敷)하면 좋은 효능이 있다.

【포제】 잡질을 제거하고, 풍열(風熱)에는 생용(生用)하며, 일반적으로 부초(麩炒)하여 사용한다. 부초(麩炒)한 후에는 맛과 향이 좋아져서 비린내가 제거되고, 분쇄(粉碎)에도 유리하게 된다. 신산력(辛散力)이 감소되어 소풍(疏風), 해표(解表)하는 효력이 약간 떨어지게 되고 화담(化痰), 산결(散結)하는 효능에 장점을 발휘하게 된다.

【용량과 용법】 4~12g.

【금기증】 중풍으로 인한 구금(口噤)과 소아의 경간야제(驚癎夜啼)가 심허(心虛)로 인하여 발생한 경우와 혈허(血虛)로 경락(經絡)이 경급(痙急)한 병증(病證)에는 복용을 하지 말아야 한다.

【임상응용】 ① 풍담(風痰)이 경락(經絡)을 조체(阻滯)하여 면탄(面癱), 구안왜사(口眼歪斜), 면부(面部)의 근육추동(筋肉抽動)를 치료하는 경우에는 우백부(禹白附), 천남성(天南星), 전갈(全蝎)을 배합하여 거풍화담(祛風化痰), 지경(止痙)한다(예 : 견정산(牽正散)[양씨가장방(楊氏家藏方)]).

② 풍사(風邪)가 기표(肌表)에 침입하여 풍진소양(風疹瘙痒) 등이 있는 경우에는 선태(蟬蛻), 지부자(地膚子), 박하(薄荷) 등을 배합하여 소풍지양(疏風止痒)한다.

③ 풍열상옹(風熱上壅)으로 인한 인통후비(咽痛喉痹), 중풍실음(中風失音)의 경우에는 길경(桔梗), 감초(甘草), 형개(荊芥) 등을 배합하여 소풍리인(疏風利咽)한다(예 : 육미탕(六味湯)[후과지장(喉科指掌)]).

④ 제풍(諸風) 및 담열상공(痰熱上攻)으로 인한 두통, 목적(目赤), 두목현훈(頭目眩暈), 담타조탁(痰唾稠濁), 관절동통을 치료하는 경우에는 반하(半夏), 사향(麝香), 활석(滑石) 등을 배합하여 화담지해(化痰止咳)한다(예 : 팔풍단(八風丹)[성제총록(聖濟總錄)]).

전갈(全蝎)【개보본초(開寶本草)】SCORPIO

【기원】전갈과(Buthidae)에 속한 곤충인 전갈(全蝎)(겸갈(鉗蠍)) *Buthus martensii* Karsch.의 건조 몸체로, 봄과 가을에 잡아서 끓는 물에 넣어 데쳐서 죽인 다음 햇볕에 말리거나 또는 소금물에 삶아서 햇볕에 말린다.

【성미】성질은 평하고 독이 있으며, 맛은 맵고 짜다.

【귀경】간경.

【효능 및 주치】1. 식풍지경(熄風止痙) : 급만경풍(急慢驚風), 중풍면탄(中風面癱), 파상풍, 구안와사(口眼喎斜), 경련추축(痙攣抽搐)

2. 해독산결(解毒散結) : 창양종독(瘡瘍腫毒), 나력결핵(瘰癧結核)

3. 통락지통(通絡止痛) : 편정두통(偏正頭痛), 풍습비통(風濕痺痛)

【해설】본품은 맛이 맵고 짜며, 약성(藥性)은 평(平)하고, 독이 있다. 간경(肝經)에 들어가 비교적 강한 식풍지경(熄風止痙) 효능이 있어 경련추축(痙攣抽搐)을 치료하는 중요한 약이 되며, 또 구안와사(口眼喎斜), 반신불수(半身不遂)를 치료하는데, 약성(藥性)이 평(平)하므로 열증(熱證)과 한증(寒證)에 상관없이 증(證)에 따라 적절하게 배합하여 사용하면 좋은 효과가 있다. 매운맛은 산(散)하여 통락지통(通絡止痛)하므로 편정두통(偏正頭痛), 관절비통(關節痺痛)을 치료하며, 해창독(解瘡毒)하는 효능이 있어 치창(痔瘡), 창종발양(瘡腫發痒) 등의 증상을 치료한다.

본품은 가루로 만들어서 복용하는 것이 더욱 좋으며, 달이게 되면 효과가 떨어진다.

【포제】잡질과 소금기를 제거하고 전갈의 발을 없앤 후에 사용한다.

【용량과 용법】2~6g(가루로 만들어 복용한다).

【금기증】혈허(血虛)로 발생한 풍증(風症)에는 복용을 하지 말아야 한다.

【임상응용】① 풍담(風痰)이 경락(經絡)을 조체(阻滯)하여 면탄(面癱), 구안왜사(口眼歪斜), 면부(面部)의 근육추동(筋肉抽動)를 치료하는 경우에는 백강잠(白殭蠶), 천남성(天南星), 백강잠(白殭蠶)을 배합하여 거풍화담(祛風化痰), 지경(止痙)한다(예 : 견정산(牽正散)[양씨가장방(楊氏家藏方)]).

② 파상풍(破傷風)으로 수족추축(手足抽搐), 각궁반장(角弓反張)하는 경우에는 오공(蜈蚣), 구등(鉤藤), 주사(朱砂), 백강잠(白殭蠶) 등을 배합한다(예 : 촬풍산(撮風散)[증치

준승(證治準繩)]).

③ 간증(癎症)에는 오공(蜈蚣), 석창포(石菖蒲), 천마(天麻), 천축황(天竺黃), 원지(遠志) 등을 배합하여 식풍지경(熄風止痙)한다.

④ 소아의 천조(天弔), 급경풍으로, 담열옹성(痰熱壅盛)하고 경계장열(驚悸壯熱), 아관긴폐(牙關緊閉), 수족추축(手足抽搐), 안목앙시(眼目仰視)하는 경우에는 구등(鉤藤), 영양각(羚羊角), 천마(天麻) 등을 배합하여 청열식풍(淸熱熄風), 익기해경(益氣解痙)한다(예 : 구등음(鉤藤飮)[의종금감(醫宗金鑑)]).

오공(蜈蚣) 【신농본초경(神農本草經)】 SCOLOPENDRA

【기원】 왕지네과(Scolopendridae)에 속한 동물인 왕지네 *Scolopendra subspinipes mutilans* L. Koch.의 건조 몸체로, 봄과 가을에 잡아서 죽편(竹片)으로 머리와 꼬리를 고정시켜 햇볕에 말리거나 또는 끓는 물에 살짝 담가 두었다가 건조한다.

【성미】 성은 따뜻하고 독이 있으며, 맛은 맵다.

【귀경】 간경.

【효능 및 주치】 1. 식풍지경(熄風止痙) : 급만성경풍(急慢性驚風), 경련추축(痙攣抽搐), 구안와사(口眼喎斜), 반신불수, 파상풍

2. 해독산결(解毒散結) : 절종(癤腫), 정창(疔瘡), 나력(瘰癧), 사충교상(蛇蟲咬傷)

3. 통경활락(通經活絡) : 두풍(頭風), 어혈두통(瘀血頭痛), 풍한습비(風寒濕痺)

【해설】 본품은 매운맛이 있어서 산(散)하고, 온조(溫燥)하며 독이 있다. 성질이 주찬(走竄)하여 절풍정축(截風定搐)하며 작용이 맹렬하여 식풍지경(熄風止痙)의 중요한 약이 되어 급(急)·만경풍(慢驚風)과 파상풍 등으로 인한 경련추축(痙攣抽搐)을 치료한다. 또한 해독산결(解毒散結)하고 사독(蛇毒)을 풀어 주는 효능이 있어 창양종독(瘡瘍腫毒), 나력궤란(瘰癧潰爛) 및 독사교상(毒蛇咬傷)을 치료하고, 통락지통(通絡止痛)하여 완고성(頑固性) 두부추체동통(頭部抽掣疼痛), 풍습비통(風濕痺痛) 등에 내복(內服)이나 외용(外用)하여 응용한다. 이 외에도 악혈(惡血)을 없애고 타태(墮胎)하는 효능이 있으므로 임신부는 사용하지 않는 것이 좋다.

【포제】 머리, 다리, 꼬리를 제거하고 생용(生用)하거나 홍배(烘焙)한다. 홍배(烘焙)하

면 효능은 생품(生品)과 같으나, 맛과 냄새를 바로잡게 되며, 비린내를 없애고, 독성물질이 파괴되어 독성이 줄어들며, 또한 재질을 푸석푸석하게 하여 분쇄하기가 편리해지므로 환산제(丸散劑)로 만들어 내복(內服)하거나 외부(外敷)하는 경우에 많이 이용한다.

【용량과 용법】 2~4g.

【금기증】 약성(藥性)이 독렬(毒烈)하여 정기(正氣)를 손상하고 유산시킬 수 있으므로 중증(重證)이 아니면 사용하지 말아야 하고, 혈허(血虛)로 인하여 발경(發驚)하는 경우와 임신부는 복용을 하지 말아야 한다.

【임상응용】 ① 중풍추축(中風抽搐) 및 파상풍추축(破傷風抽搐) 등의 증상에는 전갈(全蝎), 독활(獨活), 강활(羌活) 등을 배합하여 거풍통락지통(祛風通絡止痛)한다(예 : 축풍탕(逐風湯)[의학충중참서록(醫學衷中參書錄)]).

② 구안와사(口眼喎斜)에는 가루로 갈아서 저담즙(猪膽汁)으로 잘 개어서 환처에 바른다.

③ 급만경풍(急慢驚風)으로 인한 추축(抽搐), 각궁반장(角弓反張)의 증상이 있는 경우에는 전갈(全蝎) 등을 배합하여 식풍지경(熄風止痙)한다.

구인(蚯蚓) 【신농본초경(神農本草經)】 LUMBRICUS

【기원】 지렁이과(Lumbricidae)에 속한 환절동물인 삼환모인(參環毛蚓)(광지룡(廣地龍)) *Pheretima aspergillum* (E. Perrier)과 낚시지렁이과(Lumbricidae)에 속한 갈색지렁이(호구인(縞蚯蚓), 토지룡(土地龍)) *Allolobophora caliginosa* (Savigny) *trapezoides* (Ant. Duges)의 건조 몸체이다. 봄부터 가을에 잡아서 광지룡(廣地龍)은 내장을 제거하고 깨끗이 씻어 햇볕에 말리거나 또는 저온에서 건조하며, 토지룡(土地龍)은 초목회(草木灰)에 넣어 죽인 다음 햇볕에 말리거나 또는 저온에서 건조한다.

【성미】 성은 차고 독이 없으며, 맛은 짜다.

【귀경】 간, 비, 폐, 방광경.

【효능 및 주치】 1. 청열해독(清熱解毒) : 고열광조(高熱狂躁), 목적종통(目赤腫痛), 풍열두통(風熱頭痛), 열독황달(熱毒黃疸)

2. 평간식풍(平肝熄風) : 경풍추축(驚風抽搐), 간풍내동(肝風內動)

3. 지해평천(止咳平喘) : 폐열천해(肺熱喘咳)

4. 서근활락(舒筋活絡) : 역절풍통(歷節風痛), 중풍편탄(中風偏癱)

5. 통리소변(通利小便) : 방광열결(膀胱熱結)→소변불리(小便不利), 수종(水腫)

6. 강압(降壓) : 원발성고혈압, 간양상항(肝陽上亢)→고혈압

【해설】 본품은 맛이 짜고, 성질이 차며, 그 성질이 하행주찬(下行走竄)한다. 청열(淸熱)하고 식풍지경(熄風止痙)하는 효능이 있으므로, 상한병(傷寒病)이나 온열병(溫熱病)으로 인한 고열(高熱), 경광란어(驚狂亂語), 열성(熱盛)으로 인한 동풍증(動風證), 열광(熱狂), 전간(癲癎) 등의 증상을 치료한다.

통경락(通經絡)하는 특징이 있어 비증(痺證)으로 지체(肢體)의 굴신(屈伸)이 불리(不利)한 증상을 치료한다.

평천(平喘), 이뇨(利尿)의 효능이 있어 폐열(肺熱)로 인한 천해(喘咳)와 열결(熱結)로 인한 소변불통(小便不通) 등을 치료하는데 좋은 효과가 있다.

이 외에도 고혈압과 풍진소양(風疹瘙痒) 및 시선염(腮腺炎), 하지궤양(下肢潰瘍) 등에 치료효과가 있다.

【포제】 잡질을 제거하고 생용(生用)하거나 선용(鮮用)한다. 주자지룡(酒炙地龍)은 재질이 파삭파삭하여 부서지기 쉬우며, 분쇄와 유효성분을 달여서 잘 우러나오게 하는데 편리하고, 또한 불량(不良)한 기미(氣味)를 바로잡아서 복용하기에 편리하다. 아울러 통경활락(通經活絡), 거어지통(祛瘀止痛)하는 효능을 증강하는 작용이 있다.

【용량과 용법】 4~12g.

【금기증】 약성(藥性)이 차므로 비위(脾胃)가 허한(虛寒)한 자, 양허(陽虛)로 설사에 가까운 묽은 변을 보는 사람과 실열(實熱)이 없는 자는 복용을 하지 말아야 한다.

【임상응용】 ① 풍한습사(風寒濕邪)가 경락(經絡)에 머물러 체(滯)하여서 관절동통(關節疼痛), 관절의 굴신불리(屈伸不利), 지체(肢體)의 근맥(筋脈)이 연통(攣痛), 동통(疼痛)의 유주부정(游走不定)한 증상이 나타나는 것을 치료하는 경우에는 천오(川烏), 초오(草烏), 유향(乳香) 등을 배합하여 거풍제습(祛風除濕), 화담(化痰), 통락(通絡), 활혈지통(活血止痛)한다(예 : 소활락단(小活絡丹)[비급천금요방(備急千金要方)]). 이 처방은 또한 중풍(中風)으로 수족불인(手足不仁)하고 오랫동안 낫지 않아서 경락(經絡) 중에 습담(濕痰)·사혈(死血)이 있으면서 요퇴(腰腿)가 침중(沈重)하거나 퇴비(腿臂)의 사이에 통증(痛症)이 있는 것도 치료한다.

② 중풍후유증을 치료하는데, 반신불수(半身不遂), 구안와사(口眼喎斜), 언어건삽(言語蹇澁), 구각유연(口角流涎), 혹은 절탄(截癱), 하반신위폐(下半身痿廢), 소변빈삭(小便頻數) 혹은 유뇨불금(遺尿不禁), 태백(苔白), 맥완(脈緩) 등의 증상이 나타나는 경우에는 황기(黃芪), 당귀미(當歸尾), 적작(赤芍) 등을 배합하여 보기(補氣), 활혈(活血), 통락(通絡)한다(예 : 보양환오탕(補陽還五湯)[의림개착(醫林改錯)]).

③ 각종 창양종독(瘡瘍腫毒), 나력(瘰癧), 급성시선염(急性腮腺炎), 만성하지궤양(慢性下肢潰瘍), 탕상(燙傷), 음경창(陰莖瘡) 등을 치료하는 경우에는 두분(豆粉)을 배합하여 갈아서 바르면 공독료창(攻毒療瘡)한다(예 : 구인산(蚯蚓散)[증치준승(證治準繩)]).

④ 질타손상(跌打損傷)으로 어혈(瘀血)이 태양경(太陽經) 중에 정체되어 요척견비통(腰脊肩臂痛)이 심한 경우에는 관계(官桂), 소목(蘇木), 당귀(當歸) 등을 배합하여 화어료상(化瘀療傷)한다(예 : 지룡산(地龍散)[성제총록(聖濟總錄)]).

결명자(決明子) 【신농본초경(神農本草經)】 CASSIAE SEMEN

【기원】 콩과(Leguminosae)에 속한 일년생 풀인 긴강남차 *Cassia tora* L.와 결명(決明) *C. obtusifolia* L.의 성숙한 종자를 건조한 것이다. 가을철에 과실이 성숙할 때 채취하여 햇볕에 말린다.

【성미】 성질은 약간 차고, 독이 없으며, 맛은 달고 쓰며 짜다.

【귀경】 간, 대장경.

【효능 및 주치】 1. 청간명목(淸肝明目) : 청맹(靑盲), 수명유루(羞明流淚), 목적종통(目赤腫痛), 목생예장(目生翳障) 혹은 운예(雲翳), 야맹증, 두통, 현훈(眩暈), 근시, 원시

2. 윤장통변(潤腸通便) : 대변비결(大便秘結)

3. cholesterol 수치 저하 : 고지혈증, 동맥경화

4. 강압 : 고혈압

5. 평억간양(平抑肝陽) : 간양상항(肝陽上亢)으로 인한 두목현훈(頭目眩暈)

【해설】 본품은 맛이 달고 쓰며 짜고, 성질은 약간 차다. 쓰고 약간 차가운 성미(性味)는 간화(肝火)를 청(淸)하고, 가벼워서 기부(氣浮)하여 풍열(風熱)의 사기(邪氣)를 산(散)하는데, 간경(肝經)에 들어가 명목(明目)하여 간열(肝熱)이나 간경풍열(肝經風熱)로 인한

목적종통(目赤腫痛)와 다루불수(多淚不收)의 안정병(眼睛病)을 치료한다. 또한 이 약은 맛이 달고 짜며, 질(質)이 윤(潤)한 성질은 대장경(大腸經)에 들어가 윤조통변(潤燥通便)하여 대변조결불통(大便燥結不通)을 치료한다.

이 외에 혈청 중의 cholesterol을 떨어 뜨려주는 효과가 있어서 혈관의 경화(硬化)를 막아 주는데 일정한 효과가 있다.

【포제】 잡질을 제거하고 깨끗이 씻어서 생용(生用)하거나 초용(炒用)한다. 초(炒)한 후에는 종자의 재질이 성글어져서 바삭바삭하게 하고 약효가 잘 우러나오게 하며, 활장(滑腸) 작용을 완화시켜 준다.

【용량과 용법】 12~20g.

【금기증】 대변당설(大便溏泄)한 경우와 혈허(血虛)로 인한 현훈(眩暈)에는 복용을 하지 말아야 한다.

【임상응용】 ① 풍열상요(風熱上擾)로 인하여 목적종통(目赤腫痛)하거나 혹은 두훈(頭暈), 두통을 겸하고 있는 경우에는 국화(菊花), 만형자(蔓荊子), 황금(黃芩), 강활(羌活) 등을 배합한다(예 : 결명자산(決明子散)[제생방(濟生方)]).

② 음허내열(陰虛內熱)로 인한 대변비결(大便秘結)로 변비가 심한 경우에는 화마인(火麻仁), 과루인(瓜蔞仁)을 배합한다.

제 2 절 평간잠양약(平肝潛陽藥)

간양(肝陽)을 평간(平肝)시켜 억제시키는 주된 작용을 하는 약물을 평간잠양약(平肝潛陽藥)이라 하며, 또는 평간약(平肝藥)이라고도 한다. 이 약들은 주로 광석패각류(礦石貝殼類) 약재로서 약성(藥性)이 차거나 서늘하며, 심(心)·간경(肝經)으로 들어간다. 잠진(潛鎭)에 능하여 평간억양(平肝抑陽)하고 양항(陽亢)을 제지하는 작용을 하여 간양편항(肝陽偏亢), 간풍상선(肝風上旋)으로 인한 두통(頭痛), 현훈(眩暈), 면적이명(面赤耳鳴), 번조실면(煩躁失眠) 등의 증상에 적용한다. 이 약들 중의 어떤 약물은 청간(淸肝), 안신(安神)작용을 겸하고 있어서 간열(肝熱)로 인한 두통·목적수명(目赤羞明) 및 신지불안(神志不安) · 심계실면(心悸失眠) 등의 증상에도 사용한다.

평간잠양약(平肝潛陽藥)은 간양(肝陽)이 상항(上亢)되어 된 증상을 제거하는 외에도,

식풍지경약(熄風止痙藥) 혹은 안신약(安神藥)을 배합하여 간풍내동(肝風內動)으로 경련추축(痙攣抽搐)한 증상과 혹은 부양상요(浮陽上搖)하여 번조불면(煩躁不眠)하는 등의 증(證)에도 사용된다.

석결명(石決明) 【명의별록(名醫別錄)】 HALIOTIDIS CONCHA

【기원】 전복과(Haliotidae)에 속한 동물인 말전복 *Haliotis gigantea* Gmelin. 및 같은 속 근연동물의 조개껍질을 건조한 것으로 여름과 가을에 잡아서 조갯살을 제거하고 깨끗이 씻은 다음 햇볕에 말린다.

【성미】 성은 차고, 독이 없으며, 맛은 짜다.

【귀경】 간경.

【효능 및 주치】 1. 평간잠양(平肝潛陽) : 두통현훈(頭痛眩暈), 경풍추축(驚風抽搐)

2. 청간명목(淸肝明目) : 청맹(靑盲), 목적종통(目赤腫痛), 예막차정(翳膜遮睛), 시물혼호(視物昏糊)

【해설】 본품은 맛이 짜고, 성질이 차며, 간경(肝經)에 들어가며, 질(質)이 중(重)하여 진잠(鎭潛)하므로 간화(肝火)를 청(淸)하게 하고 부양(浮陽)을 진잠(鎭潛)하여 평간잠양(平肝潛陽)하는 중요한 약이 된다. 따라서 간양상승(肝陽上昇)으로 두목혼현(頭目昏眩)하거나 간열생풍(肝熱生風)으로 소아경풍(小兒驚風), 사지추축(四肢抽搐) 등의 증상이 나타나는 것을 치료한다. 또 본품은 청간(淸肝)하여 양목혼암(兩目昏暗), 시물모호(視物模糊) 혹은 목적수명(目赤羞明) 등의 눈 질환을 치료한다. 이 외에도 지모(知母), 생지황(生地黃), 지골피(地骨皮) 등을 같이 배합하여 음허(陰虛)로 인한 골증로열(骨蒸勞熱)을 치료한다.

다만, 본품은 맛이 짜고 성질이 차서 양기(陽氣)를 손상하기 쉬우므로 비위(脾胃)가 허한(虛寒)한 자는 복용을 하지 말아야 한다.

본품은 생용(生用)하면 평간잠양(平肝潛陽), 청열명목(淸熱明目)하는 효능이 비교적 강하며, 단용(煅用)하면 차고 서늘한 약성(藥性)이 줄어들고 수삽(收澀)효능이 증강되어 외상출혈(外傷出血)을 치료하는데 좋다. 또한 제산지통(制酸止痛)의 효능이 있어서 위산과다로 인한 위완동통(胃脘疼痛)에 활용한다.

【포제】 잡질을 제거하고 부수어서 생용(生用)하거나 단용(煅用)한다.

【용량과 용법】 12~40g.

【금기증】 양허(陽虛)한 자는 사용을 삼가는 것이 좋고, 비위(脾胃)가 허한(虛寒)한 자는 복용을 하지 말아야 한다.

【임상응용】 ① 음허간양상항(陰虛肝陽上亢)으로 인한 두통, 현훈(眩暈), 혼요불매(魂擾不寐)하는 경우에는 구등(鉤藤), 천마(天麻), 우슬(牛膝) 등을 배합하여 평간잠양(平肝潛陽)한다(예 : 천마구등음(天麻鉤藤飮)[잡병증치신의(雜病證治新義)]).

② 간풍내동(肝風內動)으로 신혼경궐(神昏驚厥)이나 경간추축(驚癎抽搐)하는 경우에는 백강잠(白僵蠶), 담남성(膽南星), 전갈(全蠍) 등을 배합하여 평간식풍(平肝熄風)한다.

③ 궤양(潰瘍), 금창구불렴구(金瘡久不斂口), 출혈의 경우에는 단석결명(煅石決明) 단미(單味)를 잘게 가루로 갈아서 외부(外敷)한다.

④ 안생정예(眼生丁翳)를 치료하는 경우에는 오적골(烏賊骨), 용뇌(龍腦), 진주(眞珠) 등을 배합하여 가루로 만들어 점안(點眼)한다(예 : 석결명산(石決明散)[태평성혜방(太平聖惠方)]).

⑤ 안생예막(眼生翳膜), 청맹작목(靑盲雀目), 치창루관(痔瘡漏管) 및 외상출혈 등을 치료하는 경우에는 백질려(白蒺藜), 국화(菊花) 등을 배합하여 양간명목퇴예(養肝明目退翳)한다(예 : 환정산(還睛散)[심시요함(審視瑤函)]).

모려(牡蠣) 【신농본초경(神農本草經)】 OSTREAE CONCHA

【기원】 굴과(Ostreidae)에 속한 연체동물인 굴 *Ostrea gigas* Thunb. 및 같은 속 근연동물의 조개껍질을 건조한 것으로, 일년 중 아무 때나 채취하여 조갯살을 제거하고 깨끗이 씻은 다음 햇볕에 말린다.

【성미】 성질은 약간 차고 독이 없으며 맛은 짜고 떫다.

【귀경】 간, 신, 위경.

【효능 및 주치】 1. 수렴고삽(收斂固澀) : 도한(盜汗), 자한(自汗), 유정(遺精), 설사, 뇨빈(尿頻), 붕루, 대하

2. 잠양진경(潛陽鎭驚) : 경간(驚癎), 현훈(眩暈)

3. 연견산결화담(軟堅散結化痰) : 나력담핵(瘰癧痰核), 산가(疝瘕), 심통(心痛), 옹종창독(癰腫瘡毒)

4. 제산(制酸) : 위통범산(胃痛泛酸), 구토, 위궤양

【해설】 본품은 약성(藥性)이 약간 차고, 질(質)이 중(重)하여 평간잠양(平肝潛陽)하는 효능이 있으므로 음허양항(陰虛陽亢)으로 인한 번조불안(煩躁不安)과 심계실면(心悸失眠), 두훈목현(頭暈目眩) 및 이명(耳鳴) 등을 치료한다. 짠맛은 연견산결(軟堅散結), 화로담(化老痰)하는 효능이 있어 협하견만작통(脇下堅滿作痛), 담화울결(痰火鬱結)로 인한 나력담핵(瘰癧痰核), 간비종대(肝脾腫大)를 치료한다.

본품을 단(煅)하면 재질이 파삭파삭하여져서 분쇄와 유효성분의 추출이 쉬워지고, 수렴고삽(收斂固澀)하는 효능이 우수하여 자한(自汗), 도한(盜汗), 유정(遺精), 활정(滑精), 대하, 붕루(崩漏) 등을 치료한다. 이 외에도 본품은 제산(制酸)작용이 있어 위산과다로 인한 궤양에 좋은 효과가 있다.

본품은 탕제(湯劑)에 넣을 때에는 선전(先煎)해야 한다. 생용하면 잠양(潛陽), 진경안신(鎭驚安神), 연견산결(軟堅散結)하는 효능이 우수하며, 단(煅)하면 수렴고삽(收斂固澀), 제산(制酸)하는 효능이 우수하다.

【약효감별】 본품과 용골(龍骨)은 모두 동계(動悸)를 치료할 수 있는데, 본품은 흉복동계(胸腹動悸)를 치료하는데 효능이 우수하고, 용골(龍骨)은 제하동계(臍下動悸)를 치료하는데 더 효능이 좋다.

【포제】 잡질을 제거하고 사용한다. 잠양(潛陽), 연견(軟堅)에는 생용(生用)하고, 수렴고삽(收斂固澀), 제산(制酸)에는 단용(煅用)한다.

【용량과 용법】 12~40g.

【금기증】 허한(虛寒)한 자, 신허무화(腎虛無火)로 정한자출(精寒自出)한 자, 대변이 비결(秘結)한 자, 열병인데 땀이 나지 않는 자, 위산이 부족한 자는 복용을 하지 말아야 한다.

【임상응용】 ① 간양상항(肝陽上亢)으로 인하여 현훈이명(眩暈耳鳴), 정신불안 등이 나타나는 경우에는 대자석(代赭石), 생귀판(生龜板), 용골(龍骨) 등을 배합하여 평간잠양(平肝潛陽)한다(예 : 진간식풍탕(鎭肝熄風湯)[의학충중참서록(醫學衷中參書錄)]).

② 나력(瘰癧), 담핵(痰核), 영류(癭瘤)의 경우에는 절패모(浙貝母), 현삼(玄參), 하고초(夏枯草) 등을 배합하여 화담연견(化痰軟堅)한다(예 : 내소나력환(內消瘰癧丸)[의학심

오(醫學心悟)]).

③ 간비종대(肝脾腫大)에는 별갑(鱉甲), 단삼(丹參), 아출(莪朮) 등을 배합한다.

④ 창양궤란(瘡瘍潰爛)이 오랫동안 아물지 않는 증상, 음부에 생창(生瘡)하거나 혹은 습수(濕水)로 가려운 질환, 액한(腋汗), 수족심한(手足心汗)의 경우에는 황단(黃丹), 고반(枯礬)을 배합하여 가루로 갈아서 바르면 생기렴창(生肌斂瘡)한다.

⑤ 기허부족(氣虛不足)으로 자한(自汗), 도한(盜汗), 체권신태(體倦神怠)의 증상이 있는 경우에는 마황근(麻黃根), 황기(黃芪), 부소맥(浮小麥)을 배합하여 고표지한(固表斂汗)한다(예 : 모려산(牡蠣散)[화제국방(和劑局方)]).

⑥ 신허(腎虛)로 정관(精關)이 단단하지 못하여 유정활설(遺精滑泄), 몽유(夢遺)하고, 요각산연(腰脚酸軟) 등의 증상이 있는 경우에는 검실(芡實), 사원자(沙苑子) 등을 배합하여 익신고정(益腎固精)한다(예 : 금쇄고정환(金鎖固精丸)[의방집해(醫方集解)]).

⑦ 충임불고(衝任不固)로 붕중루하(崩中漏下)가 오래 되어도 낫지 않는 경우에는 아교(阿膠), 적석지(赤石脂), 당귀(當歸) 등을 배합하여 고경지혈(固經止血)한다(예 : 모려환(牡蠣丸)[증치준승(證治準繩)]).

⑧ 적백대하(赤白帶下)를 치료하는 경우에는 산약(山藥), 모려(牡蠣), 해표초(海螵蛸) 등을 배합하여 건비(健脾), 고삽(固澀), 지대(止帶)한다(예 : 청대탕(淸帶湯)[의학충중참서록(醫學衷中參書錄)]).

진주(珍珠)【개보본초(開寶本草)】MARGARITA

【기원】 진주조개과(Pteriidae)에 속한 연체동물인 진주조개 *Pteria martensii* Dunker. 및 같은 속 근연동물이 자극을 받아 형성된 진주를 진주조개의 몸에서 꺼내어 깨끗이 씻은 다음 햇볕에 말린다.

【성미】 성은 차고, 독이 없으며, 맛은 달고 짜다.

【귀경】 심, 간경.

【효능 및 주치】 1. 진심정경(鎭心定驚) : 경계(驚悸), 실면(失眠), 심신불안(心神不安), 공포, 급경풍(急驚風), 전간(癲癇)

2. 명목소예(明目消翳) : 목생예장(目生翳障), 안내적맥(眼內赤脈)

3. 해독렴창생기(解毒斂瘡生肌) : 창양구궤불렴(瘡瘍久潰不斂), 후비종동(喉痺腫疼), 구설생창(口舌生瘡), 소화성궤양

【해설】 본품은 맛이 달고 짜며, 약성(藥性)이 차고 독이 없다. 심(心)·간(肝) 2경(經)에 들어가 청열(淸熱)하고 진심정경(鎭心定驚)하는 효능이 있어 경계(驚悸), 전간(癲癎), 경풍(驚風) 등을 치료한다. 또한 청간(淸肝)하여 명목거예(明目祛翳)하는 효능이 있어 목적종통(目赤腫痛)과 예장노육(翳障胬肉) 등의 눈 질환을 치료한다. 아울러 거담(祛痰), 해갈(解渴)하는 효능이 있어 열병(熱病), 담궐(痰厥)에 상용(常用)한다. 또한 이롱(耳聾)에도 응용한다.

본품을 외용(外用)하면 방부해독(防腐解毒)하고 생기렴창(生肌斂瘡)하는 작용이 있으므로 궤양의 창면(瘡面)이 오래도록 아물지 못하거나 인후부란(咽喉腐爛), 아감(牙疳), 구창(口瘡) 등에 좋은 치료효과가 있다.

본품을 응용할 때는 탕제(湯劑)에 넣어서는 안 되며, 환제(丸劑)나 산제(散劑)로 응용해야 한다. 또한 아주 잘게 갈지 않으면 장부(臟腑)를 상하게 하므로 주의해야 한다.

【포제】 잡질을 제거하고 가루로 갈아서 수비(水飛)하여 사용하거나, 두부와 같이 삶은 다음 꺼내어 연마(硏磨)하여 사용한다. 본품의 질은 단단하고 물에 녹지 않는데, 수비(水飛)하여 아주 가느다란 가루로 만들면 쉽게 흡수되며, 두부제(豆腐製)한 후에는 분쇄하기가 좋게 되고, 본품의 외부에 남아 있는 유이(油膩), 잡물 등을 제거하여 약재를 깨끗하게 할 수 있다.

【용량과 용법】 0.3~1g(대부분 환산제(丸散劑)에 넣어서 사용한다).

【금기증】 병(病)이 화열(火熱)로 인하지 않은 경우에는 복용을 금한다.

【임상응용】 ① 경풍(驚風), 전간(癲癎)으로 번조불안(煩躁不安)하거나, 소아의 경제부지(驚啼不止)하는 경우에는 복룡간(伏龍肝), 단사(丹砂), 사향(麝香)을 배합하여 안신정경(安神定驚)한다(예 : 진주환(珍珠丸)[성제총록(聖濟總錄)]).

② 간열상공(肝熱上攻)으로 인한 목적종통(目赤腫痛), 예장노육(翳障胬肉)을 치료하는 경우에는 우황(牛黃), 웅담(熊膽), 빙편(冰片)을 배합하여 가루로 만들어 복용하거나 점안(點眼)하면 명목소예(明目消翳)한다(예 : 칠보고(七寶膏)[등원방(鄧苑方)]).

③ 창양궤란(瘡瘍潰爛)이 오랫동안 아물지 않고 삼출물이 많은 경우에는 초감석(炒甘石), 혈갈(血竭), 호박(琥珀) 등을 배합하여 수렴생기(收斂生肌)한다(예 : 진주산(珍珠散)

[장씨의통(張氏醫通)]).

④ 소아의 급만성 경풍(驚風) 및 풍열풍치(風熱風痴), 담수(痰嗽), 축닉(搐搦) 등을 치료하는 경우에는 우황(牛黃), 천축황(天竺黃), 호박(琥珀) 등을 배합한다(우황포룡환(牛黃抱龍丸)[동의보감(東醫寶鑑)]).

대자석(代赭石) 【신농본초경(神農本草經)】 HAEMATITUM

【기원】 삼방정계(三方晶系)에 속한 적철광(赤鐵鑛) *Haematites* (Fe_2O_3)의 광석을 채취한 것이다.

【성미】 성은 차고 독이 없으며, 맛은 쓰다.

【귀경】 간, 심, 위, 폐경.

【효능 및 주치】 1. 평간잠양(平肝潛陽) : 간화두통(肝火頭痛), 음허양항(陰虛陽亢), 두훈목현(頭暈目眩), 경간(驚癎)

2. 중진강역(重鎭降逆) : 기역천식(氣逆喘息), 애역(呃逆), 애기(噯氣), 구토, 열격(噎膈), 반위(反胃)

3. 양혈지혈(凉血止血) : 토혈(吐血), 뉵혈(衄血), 붕루하혈(崩漏下血)

【해설】 본품은 맛이 쓰고 성질이 차며, 질(質)이 무겁다. 차가운 성질은 사열(瀉熱)하고, 무거운 재질은 진강(鎭降)한다. 간(肝)·심(心) 2경(經)에 들어가 평간잠양(平肝潛陽)하여 간양상항(肝陽上亢)으로 인한 현훈(眩暈), 두통, 이명(耳鳴)을 치료하고, 중진강역(重鎭降逆)하므로 난산이나 포의불하(胞衣不下) 및 감적사리(疳積瀉痢)를 치료하며, 기(氣)가 상역(上逆)하여 발생하는 구토, 트림, 딸꾹질, 담천기급(痰喘氣急) 등을 치료한다.

본품은 색이 붉어서 혈분(血分)으로 들어가고, 약성이 차서 청열강화(淸熱降火)하고 양혈지혈(凉血止血)하는 효능이 있어 혈분(血分)에 열(熱)이 있어 나타나는 토혈(吐血), 뉵혈(衄血), 자궁출혈 및 적백대하(赤白帶下) 등의 증상에 적용하면 좋은 치료효과가 있다. 또 진경(鎭驚)하여 소아경간(小兒驚癎)을 치료한다.

본품은 재질이 무겁고 성질이 타(墮)하며, 맛이 쓰고 성질이 차므로, 허한(虛寒)한 자와 임신부는 복용을 하지 말아야 한다.

【포제】 잡질을 제거하고, 중진청화강역(重鎭淸火降逆), 평간잠양(平肝潛陽)과 양혈

지혈(凉血止血)에는 부수어서 생용(生用)한다. 단(煅)하여 초쉬(醋淬)한 후에는 재질이 파삭파삭하게 되어 부수기 쉬워지고 유효성분을 달여서 우려내기가 편리해지며, 쓰고 차가운 성미(性味)가 줄어들고, 약을 이끌고 간경(肝經)의 혈분(血分)으로 들어가게 하며, 평간(平肝), 수렴지혈(收斂止血)의 작용이 증강한다.

【용량과 용법】 10~30g.

【금기증】 병(病)이 허증(虛證)에 속한 자와 임신부는 복용을 하지 말아야 한다.

【임상응용】 ① 간음(肝陰)이 부족하고 간양(肝陽)이 상항(上亢)하여 간풍내동(肝風內動)으로, 맥(脈)이 현경유력(弦勁有力)하고, 두목현훈(頭目眩暈)하거나 뇌중발열(腦中發熱), 양이선명(兩耳蟬鳴)하고, 혹은 지체(肢體)가 점점 감각이 잘 느껴지지 않고, 혹은 구안왜사(口眼歪斜)하며, 의식이 혼미(昏迷)하여 사람을 잘 알아보지 못하며, 깨어난 후에도 지체(肢體)가 위폐(痿廢)하거나 혹은 편고(偏枯)가 형성되는 질환의 경우에는 백작약(白芍藥), 회우슬(懷牛膝), 생모려(生牡蠣) 등을 배합하여 진간식풍(鎭肝熄風), 자음잠양(滋陰潛陽)한다(예 : 진간식풍탕(鎭肝熄風湯)[의학충중참서록(醫學衷中參書錄)]).

② 위기상역(胃氣上逆)으로 인하여 애역(呃逆), 애기빈작(噫氣頻作), 구토가 나타나는 경우에는 선복화(旋覆花), 인삼(人參), 생강(生薑), 반하(半夏) 등을 배합하여 강역지구(降逆止嘔), 화위(和胃), 소담(消痰), 강기(降氣), 익기(益氣)한다(예 : 선복대자탕(旋覆代赭湯)[상한론(傷寒論)]).

③ 부녀의 루하(漏下)로 구허체약(久虛體弱)한 경우에는 포부자(炮附子), 적석지(赤石脂), 포황(蒲黃), 녹용(鹿茸), 당귀(當歸) 등을 배합한다(예 : 대자산(代赭散)[태평성혜방(太平聖惠方)]).

백질려(白蒺藜) 【신농본초경(神農本草經)】 TRIBULI FRUCTUS

【기원】 납가새과(Zygophyllaceae)에 속한 일년생 또는 여러 해 살이 풀인 납가새 *Tribulus terrestris* L.의 성숙한 과실을 건조한 것이다. 가을에 과실이 성숙할 때 채취하여 햇볕에 말린다.

【성미】 성질은 평하고, 독이 없으며, 맛은 맵고 쓰다. 소독(小毒)이 있다.

【귀경】 간, 폐경.

【효능 및 주치】 1. 평간잠양(平肝潛陽) : 두통, 현훈

2. 소간해울(疏肝解鬱) : 흉협동통(胸脇疼痛), 결유(缺乳)

3. 거풍명목(祛風明目), 지양(止痒) : 간열상요(肝熱上擾)→목적종통(目赤腫痛) · 수명유루(羞明流淚), 습창(濕瘡), 풍진(風疹)

4. 산결거어(散結祛瘀) : 적취(積聚), 나력(瘰癧), 유암(乳岩)

【해설】 본품은 맛이 맵고 쓰며, 약성(藥性)이 평(平)하다. 매운맛은 발산(發散)하고 쓴맛은 강설(降泄)한다. 간경(肝經)에 들어가 승(升)하기도 하고 강(降)하기도 하며 소(疏)하기도 하고 이(利)하기도 하므로, 평간해울(平肝解鬱)하며 거풍명목(祛風明目)하여 간양(肝陽)이 상충되어 나타나는 두통현훈(頭痛眩暈)과 풍열(風熱)로 인한 목적다루(目赤多淚), 목생예막(目生翳膜)을 치료한다.

본품은 간기울체(肝氣鬱滯)로 흉협(胸脇)이 서창(舒暢)되지 못하여 나타나는 흉협창통(胸脇脹痛)과 유즙불하(乳汁不下)를 치료하며, 거풍지양(祛風止痒)하는 효능은 풍진소양(風疹瘙痒)에 적용하여 치료한다.

【포제】 잡질을 제거하고, 초황(炒黃)하거나 소금물에 자(炙)하여 사용한다. 생품은 맛이 맵고 그 성질이 개산(開散)하므로, 간경(肝經)의 풍사(風邪)를 산(散)하는 데에 좋다. 풍열소양(風熱瘙癢), 풍열목적(風熱目赤), 백전풍(白癜風) 등에 사용된다. 염수(鹽水)로 포제(炮製)한 후에는 약이 하행(下行)하여 신(腎)으로 들어가서 작용하게 하며, 보신(補腎), 소간(疏肝), 명목(明目) 작용이 증강된다. 초(炒)한 후에는 약성(藥性)이 완화되고 신산(辛散)의 성질이 약화되며, 가시를 제거하기가 쉬워진다. 평간잠양(平肝潛陽), 개울산결(開鬱散結)하는데 장점을 지니게 되며, 간양두통(肝陽頭痛), 현훈(眩暈), 간울흉협동통(肝鬱胸脇疼痛), 유즙불통(乳汁不通)에 많이 활용되고, 또한 신허풍열(腎虛風熱)로 인한 목적(目赤), 혼암(昏暗)을 치료하는데도 이용된다.

【용량과 용법】 8~16g.

【금기증】 혈허기약(血虛氣弱)한 경우나 임신부는 복용을 하지 말아야 한다.

【임상응용】 ① 풍열(風熱)로 목적종통(目赤腫痛)하는 경우에는 감국(甘菊), 만형자(만형자), 황금(黃芩), 방풍(防風), 치자(梔子) 등을 배합하여 간경(肝經)의 풍열(風熱)을 산(散)한다(예 : 세간명목산(洗肝明目散)[만병회춘(萬病回春)]).

② 안생예막(眼生翳膜), 청맹작목(青盲雀目), 치창루관(痔瘡漏管) 및 외상출혈 등을

치료하는 경우에는 석결명(石決明), 국화(菊花) 등을 배합하여 양간명목퇴예(養肝明目退翳)한다(예 : 환정산(還睛散)[심시요함(審視瑤函)]).

③ 예막차정(翳膜遮睛), 적종동통(赤腫疼痛), 시물불명(視物不明), 은삽난개(隱澀難開), 치루(眵泪)가 많이 발생하는 등의 증상이 나타나는 경우에는 곡정초(穀精草), 선태(蟬蛻), 초결명(草決明) 등을 배합한다(예 : 선화산(蟬花散)[화제국방(和劑局方)]).

제 16 장 개규약(開竅藥)

개규약(開竅藥)은 신향주찬(辛香走竄)의 성질을 가지고 있어 개규성신(開竅醒神)시키는 주요한 효능이 있는 약물을 말한다. 방향개규약(芳香開竅藥)은 중추신경계를 흥분시켜 깨어나게 하며, 진정제번(鎭靜除煩)하며, 경궐(驚厥)을 억제하여 경련발작을 멎게 하여 폐증(閉證)을 치료한다.

개규약(開竅藥)은 열사(熱邪)가 심포(心包)에 함입(陷入)하였다든가 혹은 담탁(痰濁)이 청규(淸竅)를 막아서 된 신혼증(神昏證)과 경간(驚癎), 중풍 등에 혼궐(昏厥)이 갑자기 나타나는 증(證)에 사용한다. 신지(神志)가 혼미(昏迷)되는 증(證)에는 허증(虛證)과 실증(實證)으로 분류할 수 있는데, 실증(實證)은 곧 폐증(閉證)으로 구금(口噤), 악권(握拳), 맥유력(脈有力) 등이 변증(辨證)의 근거가 되며, 이러한 경우에 개규약(開竅藥)을 사용할 수 있다.

폐증(閉證)에 있어서 또한 한폐(寒閉)와 열폐(熱閉)로 구분되는데, 한폐(寒閉)는 대체로 면청(面靑), 신량(身涼), 태백(苔白), 맥지(脈遲) 등의 증상이 나타나며, 이러한 증(證)에는 온개법(溫開法)에 거한행기약(祛寒行氣藥)을 배합하여 응용하고, 열폐(熱閉)에는 면적(面赤), 신열(身熱), 태황(苔黃), 맥삭(脈數) 등의 증상이 나타나며, 이러한 증상에는 양개법(凉開法)에 청열해독약(淸熱解毒藥)을 배합하여 응용하여야 한다. 반면에, 허증(虛證)은 곧 탈증(脫證)으로 신혼(神昏), 냉한(冷汗), 지량(肢凉), 맥미욕절(脈微欲絶) 등의 증상이 나타나는데, 이러한 증(證)에는 회양구역법(回陽救逆法)을 응용하여야 하며 개규약(開竅藥)을 적용하여서는 안 된다.

개규약(開竅藥)은 구급(救急)과 치표(治標)의 약이기 때문에 다만 잠깐 동안만 사용하여야 하며, 신향주찬(辛香走竄)하여 약성(藥性)이 발산(發散)으로 치우치므로 너무 많이 사용하면 원기(元氣)의 모상(耗傷)을 피할 수 없으며, 아울러 탈증(脫證)에는 사용을 금하여야 한다. 개규약(開竅藥)은 신향주찬(辛香走竄)하고 쉽게 휘발하므로 내복(內服)할 때는 다만 환제(丸劑), 산제(散劑)에 넣어 복용해야 하고 전제(煎劑)에는 넣으면 유효성분이 사라질 위험이 많다. 또한 신향(辛香)한 성질이 있고 주찬(走竄)하여 파기(破氣), 타태(墮胎) 작용을 하므로 임신부는 사용을 하지 말아야 한다. 또한 간양상항(肝陽上亢)으로 인한 혼궐(昏厥)에는 사용을 삼가는 것이 좋다.

사향(麝香)【신농본초경(神農本草經)】MOSCHUS

【기원】 사슴과(Cervidae)에 속한 동물인 사향노루 *Moschus moschiferus* L.와 임사(林麝) *M. berezovskii* Flerov. 및 마사(馬麝) *M. sifanicus* Przewalski.의 성숙한 수컷의 향주머니 중의 분비물을 건조한 것이다. 야생은 겨울 또는 봄 사이에 사냥하여 향주머니를 떼어 그늘에서 말린 것을 모각사향(毛殼麝香)(정사향(整麝香))이라 하고, 향주머니를 쪼개어 주머니껍질을 제거한 것을 사향인(麝香仁)이라 한다.

【성미】 성은 따뜻하고 독이 없으며, 맛은 맵다.

【귀경】 심, 비, 간경.

【효능 및 주치】 1. 개규성신(開竅醒神) : 중풍, 담궐(痰厥), 경간(驚癎), 고열신혼(高熱神昏)

2. 활혈행경통락(活血行經通絡) : 경폐(經閉), 징가(癥瘕)

3. 소종지통(消腫止痛) : 창옹종독(瘡癰腫毒), 질타손상(跌打損傷)

4. 최산하태(催産下胎) : 난산, 포의불하(胞衣不下)

【해설】 본품은 맛이 맵고 약성(藥性)이 따뜻한데, 매운맛은 산(散)하고, 매운맛과 따뜻한 성질은 통규(通竅)하며, 특이한 방향(芳香)은 주찬(走竄)하여, 능히 개규성신(開竅醒神)하고 예탁악기(穢濁惡氣)를 물리치며 정경(定驚)하는 효능이 있다. 본품은 개규(開竅)시키는 효능이 강하여 사기(邪氣)가 심규(心竅)를 몽폐(蒙蔽)하여 된 신지혼미(神志昏迷)를 치료하는 약이 되어 개규(開竅)하는 처방 중에 사용된다. 그 외에 경간(驚癎), 담궐(痰厥) 및 예악기(穢惡氣)를 감수(感受)하여 돌연혼도(突然昏倒) 하는 등의 폐증(閉證)에 사용된다.

본품은 따뜻한 성질의 약에 속하지만, 청열약(淸熱藥)을 배합하면 양개제(凉開劑)가 되고, 거한약(祛寒藥)을 배합하면 온개제(溫開劑)가 되어 구급(救急)의 약품이 되며, 각종 급성 열병(熱病)의 신혼(神昏)과 중풍으로 혼미(昏迷)한 증상을 치료한다.

본품은 또한 활혈(活血), 통경락(通經絡)하고, 소종지통(消腫止痛)하는 효능이 있어 외과(外科)의 창양종독(瘡瘍腫毒)이나 상과(傷科)의 질타손상(跌打損傷), 어혈작통(瘀血作痛) 등의 증상에 내복(內服) 또는 외용(外用)하여 응용한다.

【포제】 모각사향(毛殼麝香)은 향주머니 껍질을 제거하고 사향인(麝香仁)을 취하여

잡질을 제거, 아주 잘게 가루를 내어서 사용한다.

【용량과 용법】 0.03~0.1g.

【금기증】 임신부는 복용을 금한다.

【임상응용】 ① 중서(中暑), 중악(中惡), 중풍(中風) 및 온병(溫病)에 담열(痰熱)이 내폐(內閉)하여 신혼(神昏), 불어(不語), 경궐(痙厥), 담성기조(痰盛氣粗), 신열(身熱), 번조(煩躁), 설홍태황구니(舌紅苔黃垢膩), 맥활삭(脈滑數) 등의 증상이 나타나는 것을 치료하는 경우에는 서각(犀角), 대모(玳瑁), 안식향(安息香), 용뇌(龍腦) 등을 배합하여 거담(祛痰), 개규(開竅), 진경(鎭痙), 청열해독(淸熱解毒)한다(예 : 지보단(至寶丹)[화제국방(和劑局方)·소침량방(蘇沈良方)]). 또한 이 처방은 담열(痰熱)이 내폐(內閉)한 소아의 경궐(驚厥)을 치료한다.

② 열성병(熱性病)으로 열(熱)이 영혈(營血)로 들어가서, 규폐(竅閉), 신혼(神昏)이 나타나고, 심하면 경궐(痙厥)한 증상이 나타나는 경우에는 울금(鬱金), 서각(犀角), 주사(朱砂), 사향(麝香) 등을 배합하여 청열해독(淸熱解毒), 개규진경(開竅鎭痙)한다(예 : 안궁우황환(安宮牛黃丸)[온병조변(溫病條辨)]). 이 처방은 또한 중풍(中風)으로 규폐(竅閉)한 경우와 담열(痰熱)이 심규(心竅)를 내폐(內閉)한 소아의 경궐(驚厥)을 치료한다.

③ 외감열병(外感熱病) 혹은 온열병(溫熱病)으로 열사(熱邪)가 심포(心包)에 내함(內陷)하여, 장열(壯熱), 번조(煩躁), 순초(脣焦), 신혼섬어(神昏譫語), 추축(抽搐), 경궐(痙厥), 뇨적(尿赤), 변비(便秘) 등의 증상이 나타나는 경우에는 활석(滑石), 석고(石膏), 청목향(青木香), 자석(磁石) 등을 배합하여 청열(淸熱), 해독(解毒), 개규(開竅), 진경(鎭痙), 안신(安神)한다(예 : 자설단(紫雪丹)(원명 자설(紫雪))[화제국방(和劑局方)]). 또한 이 처방은 소아(小兒)의 열(熱)이 심하여 나타나는 경궐(痙厥)을 치료한다.

④ 돌연혼도(突然昏倒), 아관긴폐(牙關緊閉), 불성인사(不省人事), 태백(苔白), 맥지(脈遲)의 증상이 나타나는 한폐증(寒閉症)을 치료하는 경우에는 백출(白朮), 목향(木香), 안식향(安息香), 침향(沈香) 등을 배합하여 개규(開竅), 벽예(辟穢), 이기지통(理氣止痛)한다(예 : 소합향환(蘇合香丸)[화제국방(和劑局方)]). 이 처방은 또한 심복(心腹)이 졸통(卒痛)하고 심하면 혼궐(昏厥)하며, 또한 중풍혼미(中風昏迷), 사기(痧氣)로 인한 훈궐(暈厥), 심교통(心絞痛)의 경우에 설태후니(舌苔厚膩), 담탁내성(痰濁內盛) 등의 증상이 나타나고 한폐(寒閉)에 속하는 것을 치료한다.

⑤ 열병에 담연옹성(痰涎壅盛)으로 인한 전광(癲狂), 전간(癲癇), 경풍(驚風)을 치료하는 경우에는 당귀(當歸), 천궁(川芎), 빙편(冰片), 주사(朱砂), 사향(麝香) 등을 배합하여 청심화담(淸心化痰), 진경거풍(鎭驚祛風)한다(예 : 우황청심환(牛黃淸心丸)[화제국방(和劑局方)]).

빙편(冰片) 【신수본초(新修本草)】 BORNEOLUM SYNTHETICUM

【기원】 용뇌향과(龍腦香科)(Dipterocarpaceae)에 속한 상록교목인 용뇌향(龍腦香) *Dryobalanops aromatica* Gaertn. f.의 수지(樹脂)를 가공한 것이다.

원래는 용뇌향(龍腦香)의 수간(樹幹)을 잘게 썰어서 수증기 증류법으로 승화시켜서 냉각하면 결정체가 얻어진 것을 사용한다. 그러나, 현대에 와서는 대부분 장뇌(樟腦)와 송절유(松節油)(turpentine유) 등을 사용하여 화학적 방법으로 합성하는데, 이것을 특별히 기제빙편(機製冰片), 합성용뇌(合成龍腦)라고 부른다.

【성미】 성은 서늘하고 독이 없으며, 맛은 맵고 쓰다.

【귀경】 심, 폐경.

【효능 및 주치】 1. 개규성신(開竅醒神) : 중풍, 담궐(痰厥), 온열병(溫熱病)의 신혼경궐(神昏痙厥), 기궐(氣厥), 졸연혼도(卒然昏倒)

2. 청열지통(淸熱止痛)(외용(外用)) : 각종 창양(瘡瘍), 구창(口瘡), 인후종통(咽喉腫痛), 목질(目疾)

【해설】 본품의 매운맛은 산(散)하고, 심한 방향(芳香)은 주찬(走竄)하여 개규성뇌(開竅醒腦)하는 효능이 있어서 담열내폐(痰熱內閉)로 인한 신지혼미(神志昏迷), 경간전광(驚癇癲狂), 호언난어(胡言亂語) 등의 증상을 치료한다. 본품은 개규성신(開竅醒神) 효능이 사향(麝香)과 비슷하나 약력(藥力)이 약하며, 규폐(竅閉)로 인한 신혼(神昏)을 치료하는 데는 이 두 약을 함께 배합하여 응용한다.

맛이 쓰고 성질이 차서 청열(淸熱)하고, 맛이 맵고 성질이 차서 울화(鬱火)를 잘 산(散)하며, 소종지통(消腫止痛)하는 효능이 있으며, 방부(防腐), 지양(止痒)하는 효능이 있어 인후종통(咽喉腫痛), 아감(牙疳), 구창(口瘡)을 치료하고, 목적종통(目赤腫痛), 예막차정(翳膜遮睛) 등의 눈 질환 및 옹저창양(癰疽瘡瘍) 등의 증상을 치료하는데 외용(外用)한다.

그러나 매운맛으로 산(散)하고 기(氣)를 소모하므로, 음허양항(陰虛陽亢)으로 인하여 혼궐(昏厥)하는 자와 임신부는 복용을 금해야 한다.

【포제】 잡질을 제거하고, 세말(細末)로 갈아서 사용한다.

【용량과 용법】 0.15~0.3g.

【금기증】 기혈(氣血)이 허약한 경우에는 복용을 금하고, 임신부는 사용을 삼가는 것이 좋다.

【임상증상】 ① 돌연혼도(突然昏倒), 아관긴폐(牙關緊閉), 불성인사(不省人事), 태백(苔白), 맥지(脈遲)의 증상이 나타나는 한폐증(寒閉症)을 치료하는 경우에는 백출(白朮), 목향(木香), 안식향(安息香), 침향(沈香), 사향(麝香) 등을 배합하여 개규(開竅), 벽예(辟穢), 이기지통(理氣止痛)한다(예 : 소합향환(蘇合香丸)[화제국방(和劑局方)]). 이 처방은 또한 심복(心腹)이 졸통(卒痛)하고 심하면 혼궐(昏厥)하며, 또한 중풍혼미(中風昏迷), 사기(痧氣)로 인한 훈궐(暈厥), 심교통(心絞痛)의 경우에 설태후니(舌苔厚膩), 담탁내성(痰濁內盛) 등의 증상이 나타나고 한폐(寒閉)에 속하는 것을 치료한다.

② 아구창(鵝口瘡), 혹은 인후(咽喉), 아은(牙齦), 구설종통(口舌腫痛) 등 인후(咽喉)와 구치(口齒)의 신구(新久) 종통(腫痛)을 치료하는 경우에는 주사(朱砂), 현명분(玄明粉), 붕사(硼砂)를 배합하여 청화(清火), 해독(解毒), 산결(散結), 소종지통(消腫止痛)한다(예 : 빙붕산(冰硼散)[외과정종(外科正宗), 의종금감(醫宗金鑒)]). 이 처방은 또한 구수담수(久嗽痰水), 인아작통(咽啞作痛)을 치료한다. 가루로 갈아서 불어넣어 환처(患處)를 문지르거나, 1-2% 용액으로 수구(漱口)하여 구강 소독제로 활용할 수 있다.

③ 열성병(熱性病)으로 열(熱)이 영혈(營血)로 들어가서, 규폐(竅閉), 신혼(神昏)이 나타나고, 심하면 경궐(痙厥)한 증상이 나타나는 경우에는 우황(牛黃), 울금(鬱金), 주사(朱砂) 등을 배합하여 청열해독(清熱解毒), 개규진경(開竅鎮痙)한다(예 : 안궁우황환(安宮牛黃丸)[온병조변(溫病條辨)]). 이 처방은 또한 중풍(中風)으로 규폐(竅閉)한 경우와 담열(痰熱)이 심규(心竅)를 내폐(內閉)한 소아의 경궐(驚厥)을 치료한다.

석창포(石菖蒲) 【신농본초경(神農本草經)】 ACORI GRAMINEI RHIZOMA

【기원】 천남성과(Araceae)에 속한 여러 해 살이 풀인 석창포 *Acorus gramineus*

Soland.의 뿌리줄기를 건조한 것이다. 중국에서는 석창포(石菖蒲) *Acorus tatarinowii* Schott.도 기원식물로 이용한다. 가을과 겨울에 채취하여 잔뿌리와 묻어 있는 흙을 제거하고 건조한다.

【성미】 성은 따뜻하고 독이 없으며, 맛은 맵고 쓰다.

【귀경】 심, 위경.

【효능 및 주치】 1. 제담개규(除痰開竅) : 담습몽폐청규(痰濕蒙蔽淸竅)→신지혼란(神志昏亂), 전간(癲癎), 치매(痴呆), 담미심규(痰迷心竅)

2. 성신익지(醒神益智) : 건망, 이명(耳鳴), 실청(失聽)

3. 화습화위(化濕和胃) : 완비불기(脘痞不飢), 금구하리(噤口下痢)

4. 산한제비(散寒除痺) : 풍한습비(風寒濕痺), 냉비(冷痺)

5. 거습지양(祛濕止痒) : 피부습창(皮膚濕瘡), 개선(疥癬), 음한습양(陰汗濕痒)

【해설】 본품은 맛이 맵고 쓰며, 약성(藥性)이 따뜻하고 방향(芳香)이 있어서 성질이 주찬(走竄)한다. 담습(痰濕)을 없애고 개규통폐(開竅通閉)하는 효능이 있어서 담습(痰濕)이 심규(心竅)를 몽폐(蒙蔽)하여 발생하는 신지혼미(神志昏迷), 전간발광(癲癎發狂), 치매(痴呆)를 치료한다. 청양(淸陽)의 기(氣)를 진창(振暢)하게 하므로 귀와 눈을 밝게 하고 성신건뇌(醒神健腦)하므로, 청양(淸陽)의 기(氣)가 불승(不升)하여 나타나는 이롱불총(耳聾不聰), 두목불청(頭目不淸), 정신지둔(精神遲鈍), 기억모호(記憶模糊)를 치료한다. 아울러 화중개위(和中開胃)하여 습탁(濕濁)이 불화(不化)하고 중조(中阻)하여 나타나는 완비불기(脘痞不飢)와 구금하리(口噤下痢) 등에 자주 사용하는 중요한 약이 된다.

또한 풍습(風濕)을 산(散)하는 효능이 있어서 관절동통(關節疼痛)을 치료하며, 능히 개규제담(開竅除痰)하므로 풍한(風寒)이 상폐(傷肺)하여 폐기(肺氣)가 불선(不宣)하고 담음(痰飮)이 폐색(閉塞)하여 일어나는 성음불출(聲音不出)에 비교적 좋은 효능을 발휘한다.

본품은 성질이 조산(燥散)하므로 음휴혈허(陰虧血虛)와 정활다한(精滑多汗)의 경우에 적용하는 것은 마땅하지 않다.

【비고】 석창포(石菖蒲)는 석창포 Acorus gramineus Soland.의 뿌리줄기이다. 수창포(水菖蒲)는 백창(白菖) Acorus calamus L.의 뿌리줄기이다. 석창포(石菖蒲)와 수창포(水菖蒲)는 효능이 비슷하나, 석창포(石菖蒲)가 기미(氣味)가 더 짙고 통규(通竅)의 효능도 강하므로 잘 사용된다. 신선(新鮮)한 것은 고열(高熱)로 인한 의식장해에 대한 효과가

더 강하다.

역대 본초학 문헌에서는 석창포(石菖蒲)의 뿌리줄기가 가늘고 마디가 빽빽하게 있어 일촌(一寸)에 아홉 마디가 있는 것이 좋은 것으로 여겨 구절창포(九節菖蒲)라고 부르기도 했다. 그러나, 현재 구절창포(九節菖蒲)라고 유통되고 있는 것은 미나리아재비과의 알타이은련화(銀蓮花) Anemone altaica Fisch.의 뿌리줄기를 건조한 것으로, 혼용해서는 안 된다. 이 약은 방향개규(芳香開竅)의 효능이 석창포(石菖蒲) 보다 강하다.

【포제】 깨끗이 씻어서 잠시 침포(浸泡)한 다음 윤투(潤透)되면 꺼내어서 절편(切片)해서 햇볕에 말려서 사용한다.

【용량과 용법】 4~12g.

【금기증】 음휴혈허(陰虧血虛), 음허양항(陰虛陽亢)으로 번조다한(煩躁多汗), 해수(咳嗽), 토혈(吐血), 정활불고(精滑不固)한 자는 모두 사용을 삼가는 것이 좋다.

【임상응용】 ① 담습(痰濕)이 청규(淸竅)를 몽폐(蒙蔽)하거나 고열(高熱)로 일어나는 신식혼미(神識昏迷), 설태후니(舌苔厚膩) 등에는 죽력(竹瀝), 울금(鬱金), 반하(半夏) 등을 배합하여 화담습(化痰濕), 청신지(淸神志)한다.

② 고림(膏淋), 백탁(白濁)으로 소변이 빈삭(頻數)하며, 소변이 혼탁(混濁)하여 맑지 않고, 미감(米泔)처럼 흰색이며, 고호(膏糊)같이 빽빽한 증상이 나타나는 경우에는 비해(萆薢), 오약(烏藥), 익지인(益智仁)을 배합하여 온신(溫腎), 이습(利濕), 분청화탁(分淸化濁)한다(예 : 비해분청음(萆薢分淸飮)[단계심법(丹溪心法)]).

③ 습(濕)이 비위(脾胃)에 조체(阻滯)되어 흉복창민(胸腹脹悶) 등이 나타나는 경우에는 진피(陳皮), 후박(厚朴) 등을 배합한다.

④ 금구리(噤口痢)에는 석련자(石蓮子), 황련(黃連) 등을 배합한다.

⑤ 전광(癲狂), 치매(痴呆)의 경우에는 원지(遠志), 복령(茯苓), 용골(龍骨) 등을 배합하여 화담습(化濕痰)하면서 개규(開竅)한다.

⑥ 영혈부족(營血不足), 심신실조(心腎失調)로 인하여 정신황홀(精神恍惚), 경계다몽(驚悸多夢), 건망도한(健忘盜汗)하는 경우에는 구기자(枸杞子), 숙지황(熟地黃), 복신(茯神), 당귀(當歸), 맥문동(麥門冬) 등을 배합하여 양심안신(養心安神), 자음보신(滋陰補腎)한다(예 : 백자양심환(柏子養心丸)[체인회편(體仁匯編)]).

소합향(蘇合香)【명의별록(名醫別錄)】LIQUIDAMBARIS STORAX

【기원】 조롱나무과(Hamamelidaceae)에 속한 낙엽교목인 소합향수(蘇合香樹) *Liquidambar orientalis* Mill.의 수지(樹脂)이다.

초여름에 수피(樹皮)에 충격을 주어 상처를 내거나 혹은 목부(木部)에 이르도록 깊게 상처를 내서 향수지(香樹脂)를 분비케 하여 수피(樹皮)부분에 스며들게 한다. 가을이 되면 수피(樹皮)를 벗겨내고 그 향수지(香樹脂)를 압착하여 취한다. 그 찌꺼기에는 물을 가하여 삶은 후 또 압착하여 수지(樹脂)를 얻는다. 이렇게 얻은 수지(樹脂)는 보통의 소합향(蘇合香)이다. 이것을 알콜에 용해해서 여과한 다음 알콜을 증발시켜 정제소합향(精製蘇合香)을 제조한다.

본품은 그늘지고 서늘한 곳에 밀폐하여 보존해야 한다.

【성미】 성은 따뜻하고 독이 없으며, 맛은 맵다.

【귀경】 심, 비경.

【효능 및 주치】 1. 개울화담(開鬱化痰) : 담궐(痰厥), 경병(痙病), 경간(驚癎)

2. 벽예살충(辟穢殺蟲) : 온학(溫瘧), 개선(疥癬), 진(疹), 비(痱)

3. 행기행혈(行氣行血) : 기혈적체(氣血積滯), 기역완통(氣逆脘痛), 동창(凍瘡)

4. 이수소종(利水消腫) : 수창(水脹)

【해설】 본품은 맛이 맵고 약성(藥性)이 따뜻하며 방향(芳香)이 있어, 개규(開竅)하고 성뇌(醒腦)하여 돌연혼도(突然昏倒), 혼미불성(昏迷不醒)을 치료한다. 또 거담(祛痰)하며, 기관지벽의 신경을 자극하여 분비물을 삼출시키므로 담옹기조(痰壅氣阻)로 인한 담궐(痰厥), 전간(癲癎) 등의 증상을 치료한다. 또한 벽예(辟穢)효능이 있어 산람(山嵐), 장학(瘴瘧)의 기(氣)를 잘 치료하여 여러 종류의 충독(蟲毒)과 학질(瘧疾)을 치료하고, 예악(穢惡)한 기(氣)로 인하여 놀라고 두려워하는 등의 증상을 치료한다. 또 혈행(血行)을 촉진하고 기(氣)의 흐름을 잘 돌게 하므로 관상동맥경화로 인한 협심증에도 단향(檀香), 빙편(冰片), 유향(乳香) 등과 같이 배합되어 이용된다.

본품은 항독(抗毒), 감균(減菌), 방부(防腐)작용이 있어 외용(外用)하면 개선(疥癬), 궤양(潰瘍), 음슬(陰蝨) 등 기생충성 피부질환과 동상 등에 술로 잘 개어서 도부(塗敷)하여 치료한다.

다만, 본품은 맛이 맵고 약성(藥性)이 따뜻하며 향기가 있어 산(散)하므로 한폐(寒閉)에 적합하며, 열폐(熱閉)로 인한 신혼(神昏) 및 정기(正氣)가 허탈(虛脫)한 경우에는 사용하지 말아야 한다.

【포제】 잡질을 제거하고 사용하거나, 또는 알콜에 용해하여 도부(塗敷)하기도 한다.

【용량과 용법】 1~2g.

【금기증】 음허다화자(陰虛多火者), 고열(高熱)로 인한 의식장애가 있는 자는 복용을 금한다.

【임상증상】 ① 돌연혼도(突然昏倒), 아관긴폐(牙關緊閉), 불성인사(不省人事), 태백(苔白), 맥지(脈遲)의 증상이 나타나는 한폐증(寒閉症)을 치료하는 경우에는 백출(白朮), 목향(木香), 안식향(安息香), 침향(沈香), 사향(麝香) 등을 배합하여 개규(開竅), 벽예(辟穢), 이기지통(理氣止痛)한다(예 : 소합향환(蘇合香丸)[화제국방(和劑局方)]). 이 처방은 또한 심복(心腹)이 졸통(卒痛)하고 심하면 혼궐(昏厥)하며, 또한 중풍혼미(中風昏迷), 사기(痧氣)로 인한 훈궐(暈厥), 심교통(心絞痛)의 경우에 설태후니(舌苔厚膩), 담탁내성(痰濁內盛) 등의 증상이 나타나고 한폐(寒閉)에 속하는 것을 치료한다.

② 심교통(心絞痛)으로 흉민(胸悶), 별기(憋氣)하는 경우에는 빙편(氷片), 단향(檀香), 유향(乳香) 등을 배합하여 온통개규(溫通開竅), 이기관흉(理氣寬胸), 활혈지통(活血止痛)한다.

안식향(安息香) 【신농본초경(神農本草經)】 BENZOINUM

【기원】 때죽나무과(Styracaceae)에 속한 안식향수(安息香樹) *Styrax benzoin* Dryand.와 월남안식향수(越南安息香樹) *S. tonkinensis* (Pier.) Craib. 및 같은 속 근연식물의 수지(樹脂)를 말린 것이다. 여름에서 가을에 나무의 나이가 5~10년 된 것을 골라 지상에서 약 40㎝쯤 되는 곳에 삼각형의 상처를 많이 만들고 일주일 후 상구(傷口)에서 흘러나오는 흰색의 수지(樹脂)를 채취하여 건조한다.

【성미】 성질은 평하고 독이 없으며, 맛은 맵고 쓰다.

【귀경】 심, 비경.

【효능 및 주치】 1. 벽예개규(辟穢開竅) : 중풍, 중기(中氣), 졸중폭궐(卒中暴厥), 곽란

구토(霍亂嘔吐), 기울폭궐(氣鬱暴厥)

2. 행기활혈지통(行氣活血止痛) : 심복제통(心腹諸痛), 산후혈훈(産後血暈)

【해설】 본품은 맛이 맵고 쓰며, 약성(藥性)이 평(平)하고 방향(芳香)이 매우 강하다. 심(心)·비(脾) 2경(經)에 들어가 개규회소(開竅回蘇)하고 거담(祛痰)하는 효능이 있으므로 신지(神志)가 혼미(昏迷)하고 담연(痰涎)이 옹성(壅盛)하여 된 폐증(閉證)과 중풍담궐(中風痰厥) 등을 치료한다. 행기활혈(行氣活血)하는 효능이 있어 기체(氣滯)로 심복(心腹)이 동통(疼痛)한 증상을 치료하는데 적용하며, 사태(死胎)를 떨어뜨리는 작용도 한다. 이 외에도 궤양창면(潰瘍瘡面)에 본품을 갈아서 외부(外敷)하면 오래도록 아물지 않는 창구(瘡口)의 유합(癒合)을 촉진한다.

【약효감별】 본품과 사향(麝香), 소합향(蘇合香)은 모두 개규(開竅)작용이 있고 중추신경을 흥분시켜 뇌졸중의 의식장애에 사용되는데, 개규(開竅)작용은 사향(麝香)이 가장 강하고, 본품과 소합향(蘇合香)은 그 효력이 비슷하다. 또한 사향(麝香)은 소종거옹(消腫祛癰)하는 작용이 있어 화농증(化膿症)이나 타박손상(打撲損傷)에 효과가 있고, 소합향(蘇合香)은 의식장애로 담(痰)이 많을 때 이용되며, 본품은 기혈(氣血)을 소통(疏通)시켜 가슴이나 복부의 동통(疼痛)을 그치게 하는데 사용된다.

【포제】 잡질을 제거하고, 생것을 갈아서 사용한다.

【용량과 용법】 0.6~1.5g(대부분 환산제(丸散劑)에 넣는다).

【금기증】 불로 가공하는 것을 금해야 하고, 기허식소(氣虛食少), 음허다화자(陰虛多火者) 및 병(病)이 악기(惡氣)의 침범으로 인하지 않은 자는 복용을 금한다.

【임상응용】 ① 중서(中暑), 중악(中惡), 중풍(中風) 및 온병(溫病)에 담열(痰熱)이 내폐(內閉)하여 신혼(神昏), 불어(不語), 경궐(痙厥), 담성기조(痰盛氣粗), 신열(身熱), 번조(煩躁), 설홍태황구니(舌紅苔黃垢膩), 맥활삭(脈滑數) 등의 증상이 나타나는 것을 치료하는 경우에는 서각(犀角), 우황(牛黃), 용뇌(龍腦) 등을 배합하여 거담(祛痰), 개규(開竅), 진경(鎭痙), 청열해독(淸熱解毒)한다(예 : 지보단(至寶丹)[화제국방(和劑局方)·소침량방(蘇沈良方)]). 또한 이 처방은 담열(痰熱)이 내폐(內閉)한 소아의 경궐(驚厥)을 치료한다.

② 돌연혼도(突然昏倒), 아관긴폐(牙關緊閉), 불성인사(不省人事), 태백(苔白), 맥지(脈遲)의 증상이 나타나는 한폐증(寒閉症)을 치료하는 경우에는 백출(白朮), 목향(木香), 침향(沈香), 사향(麝香) 등을 배합하여 개규(開竅), 벽예(辟穢), 이기지통(理氣止痛)한다

(예 : 소합향환(蘇合香丸)[화제국방(和劑局方)]). 이 처방은 또한 심복(心腹)이 졸통(卒痛)하고 심하면 혼궐(昏厥)하며, 또한 중풍혼미(中風昏迷), 사기(痧氣)로 인한 훈궐(暈厥), 심교통(心絞痛)의 경우에 설태후니(舌苔厚膩), 담탁내성(痰濁內盛) 등의 증상이 나타나고 한폐(寒閉)에 속하는 것을 치료한다.

섬수(蟾酥) 【약성론(藥性論)】 BUFONIS VENENUM

【기원】 두꺼비과(Bufonidae)에 속한 동물인 중화대섬여(中華大蟾蜍) *Bufo bufo gargarizans* Cantor.와 흑광섬여(黑眶蟾蜍) *Bufo melanostictus* Schneider.의 분비물을 건조한 것이다. 섬여(蟾蜍)를 여름과 가을에 잡아서 귀 뒤의 선(腺)과 피부선에서 분비되는 흰색의 장액(漿液)을 가공하여 건조한다.

【성미】 성은 따뜻하고 독이 있으며, 맛은 달고 맵다.

【귀경】 심, 위경.

【효능 및 주치】 1. 해독소종(解毒消腫) : 옹저종독(癰疽腫毒), 절(癤), 옹(癰), 인두염(咽頭炎), 인후종통(咽喉腫痛), 유선염, 골수염, 골결핵, 편도선염

2. 성신개규(醒神開竅) : 중한(中寒), 혼미불성(昏迷不醒), 사창(痧脹)

3. 지통 : 토사복통(吐瀉腹痛), 아통(牙痛), 각종 암종(간암, 장암, 백혈병, 피부암 등)

4. 강심(强心) : 호흡과 순환쇠갈(循環衰竭)

【해설】 본품은 맛이 달고 매우며, 약성(藥性)이 따뜻하다. 외과(外科)에 자주 사용하는 중요한 약으로 내복(內服)과 외용(外用)을 막론하고 모두 강한 발독산종(拔毒散腫)효과가 있고 지통작용이 있으므로, 모든 옹종정독(癰腫疔毒)과 인후종통(咽喉腫痛) 등에 적용하여 좋은 치료효과를 발휘하며, 간암, 장암, 백혈병, 피부암 등 각종 암종(癌腫)에 사용되기도 한다. 또한 벽예통규(辟翳通竅)의 효능이 있어 서습예악(暑濕穢惡)으로 인한 곽란토사복통(霍亂吐瀉腹痛)과 중악신지혼미(中惡神志昏迷)의 증상에 성신회소(醒神回蘇)하는 효능이 있다.

본품은 매워서 산(散)하고 큰 독이 있으므로, 오랫동안 복용해서는 안 되며, 임신부는 사용을 금해야 한다. 독성이 강하므로 사용량에 주의해야 하며, 고혈압 환자, 임산부에 사용하지 말아야 한다. 또한 눈에 들어가면 실명할 수 있으므로 주의해야 한다.

【포제】 섬수(蟾酥)를 도쇄(搗碎)하고 백주(白酒) 혹은 우유를 가하여 담갔다가 뒤 섞어 조고상(稠膏狀)이 되면 꺼내어 건조시켜 분쇄하여 사용한다. 이 때 섬수(蟾酥) 10kg에 백주(白酒) 혹은 우유는 20kg을 사용한다.

생품(生品)은 좋은 마취작용이 있고, 해독소종(解毒消腫)하기는 하지만, 질이 단단해서 분쇄하기 어려우며 독성이 비교적 커서, 가루로 만들어서 주로 환제(丸劑)나 산제(散劑)로 활용하거나 외용(外用)한다. 혹은 표면 마취제로 만들기도 한다. 유섬수(乳蟾酥)는 우유에 담가 포제(炮製)한 것이므로, 독기를 밖으로 나가게 하면서 안으로 공격하지 않게 한다. 주섬수(酒蟾酥)는 독성이 줄어들며, 극렬한 성질이 없어지고 분쇄하기가 편해진다. 아울러 신산(辛散)하여 소종개규(消腫開竅)하는 효능을 증강시키고 내복(內服)할 수 있다.

【용량과 용법】 0.015~0.03g.

【금기증】 독이 있으므로 내복(內服)할 경우 과량을 사용해서는 절대로 안 되며, 외용(外用)할 경우에는 눈에 들어가게 해서는 안 된다. 임신부의 경우에는 사용하지 않는다.

【임상응용】 ① 인후종통(咽喉腫痛), 옹저창절(癰疽瘡癤)에는 우황(牛黃), 웅황(雄黃), 사향(麝香), 주사(朱砂), 진주(眞珠)를 배합하여 복용하거나 외용(外用)하면 해독소종(解毒消腫)한다(예 : 육신환(六神丸)[후과심법(喉科心法)]).

② 간암(肝癌), 장암(腸癌) 등 악성 종양에는 용규(龍葵), 등리근(藤梨根), 하고초(夏枯草), 백화사설초(白花蛇舌草) 등을 배합한다.

장뇌(樟腦) 【본초강목(本草綱目)】 CAMPHORUM

【기원】 녹나무과(Lauraceae)에 속한 낙엽 대형 교목인 녹나무 *Cinnamomum camphora* (L.) Sieb.의 뿌리, 몸통, 가지, 잎을 증류정제(蒸溜精製)하여 얻은 과립결정체이다.

보통 9~12월 사이에 오래된 나무를 베어서 뿌리, 나무의 몸통줄기, 수피(樹皮)를 자르거나 잘게 썰어서 증류기에 넣고 증류하여 녹나무에 함유되어 있는 장뇌(樟腦)와 정유(精油)를 수증기와 같이 증발시켜 냉각하면 조제장뇌(粗製樟腦)가 얻어진다. 이 조제장뇌(粗製樟腦)를 다시 승화정제(昇華精製)하면 정제장뇌분(精製樟腦粉)이 된다. 이 장뇌분(樟腦粉)을 모형(模型)에 넣어 압착하면 투명한 장뇌괴(樟腦塊)가 된다. 상온에서는 쉽게 휘발되므로 밀폐하여 보존해야 한다.

본품은 50년 이상 자란 나무에서 생산량이 풍부하며, 어린 가지와 잎에서는 함유량이 낮다.

【성미】 성은 뜨겁고, 독이 있으며, 맛은 맵다.

【귀경】 심, 비경.

【효능 및 주치】 1. 개규벽예(開竅辟穢) : 중풍담궐(中風痰厥), 신지혼미(神志昏迷), 중풍돌연혼도(中風突然昏倒), 중악(中惡), 과식생냉과과(過食生冷瓜果)→구토하리(嘔吐下利)·완복창통(脘腹脹痛)

2. 제습살충(除濕殺蟲) : 두선(頭癬), 개창(疥瘡), 습각기(濕脚氣)

3. 소종지통(消腫止痛) : 질박손상(跌撲損傷), 어체종통(瘀滯腫痛)

【해설】 본품은 맛이 맵고 약성(藥性)이 뜨거우며, 방향(芳香)이 강렬하다. 본품을 외용(外用)하면 제습살충지양(除濕殺蟲止痒)하고 소종지통(消腫止痛)하여 개선(疥癬), 습창소양(濕瘡瘙痒) 등의 피부병과 손상종통(損傷腫痛) 및 한습비통(寒濕痺痛)을 치료하는 효능이 있다. 내복(內服)하면 벽예악(辟穢惡)하고 개규(開竅)하는 효능이 있어서 중악(中惡)으로 갑자기 혼도(昏倒)하거나 열병(熱病)으로 신지혼미(神志昏迷)하고 헛소리하는 등의 증상을 치료할 수 있다.

그런데, 본품은 맛이 맵고 약성(藥性)이 뜨거우며, 독이 있으므로, 과량을 복용하면 중독되기 쉬우므로 내복(內服)에는 사용을 삼가는 것이 좋으며, 임신부는 복용을 금해야 한다.

【포제】 연말(研末)하여 사용한다.

【용량과 용법】 내복(內服)하는 경우 0.3~0.5g.

【금기증】 기허(氣虛)자는 많이 활용해서는 마땅하지 않고, 타태(墮胎)의 우려가 있으므로 임신부는 복용을 금한다.

【임상응용】 ① 개창(疥瘡), 백독창(白禿瘡)에는 유황(硫黃), 천초(川椒) 등을 배합한다(예 : 장뇌산(樟腦散)[부지의필요(不知醫必要)]).

② 완복창통(脘腹脹痛), 질타손상(跌打損傷) 등에는 유향(乳香)을 배합하여 활혈산한(活血散寒), 행기지통(行氣止痛) 효능을 강화한다.

제 17 장 보익약(補益藥)

보익약(補益藥)은 인체의 기혈음양(氣血陰陽)의 부족을 보충하여서 장부(臟腑)의 기능을 개선하고, 체질을 증강하며, 질병에 대한 저항력을 증강시키고, 허증(虛證)을 치료하는 약물을 말하는데, 달리 보허약(補虛藥), 보양약(補養藥)이라고도 한다.

보익약(補益藥)을 임상에 응용하는 데는 두 가지 의의가 있다. 하나는 질병을 앓은 후 정기(正氣)가 허약한 경우에 사용하여 정기를 보조(補助)함으로써 허약한 증상을 개선하고 건강이 빨리 회복되도록 촉진하는 것이며, 둘째는 사성정허(邪盛正虛)하거나 혹은 정기(正氣)가 허약하여 병사(病邪)가 미진(未盡)한 병증(病證)에 사용하여 거사(祛邪)시키는 약물과 배합함으로써 부정거사(扶正祛邪)되어 질병을 이기며 질병의 치유를 촉진하게 한다.

보익약(補益藥)을 많은 질병에 상용(常用)하는데 임상응용에 적극적인 의의를 갖고 있다. 만일 질병이 없다면 "강신(强身)"이나 "연년익수(延年益壽)"의 목적으로 사용할 수는 없다. 정기(正氣)의 허약은 일반적으로 기허(氣虛), 양허(陽虛), 혈허(血虛), 음허(陰虛)로 나눌 수 있는데, 정기(正氣)를 보익(補益)하는 약물도 그들의 효능과 응용범위에 따라 보기약(補氣藥), 보양약(補陽藥), 보혈약(補血藥), 보음약(補陰藥)의 네 가지로 나누어진다.

임상응용의 경우에는 허증(虛證)의 다양한 유형에 따라 보익약(補益藥)도 구별하여 활용하여야 한다. 다만 인체의 기혈음양(氣血陰陽)은 상호 의존과 상호 전화(轉化)의 관계가 있어서 양허(陽虛)는 대부분 기허(氣虛)를 겸하며, 기허(氣虛)는 양허(陽虛)에 쉽게 도달한다. 양허(陽虛)와 기허(氣虛)의 주된 증상은 신체활동능력의 감퇴이다. 음허(陰虛)는 또한 혈허(血虛)를 겸하고 혈허(血虛)는 음허(陰虛)에 쉽게 도달한다. 혈허(血虛)와 음허(陰虛)의 주된 증상은 체내의 정혈(精血)과 진액(津液)의 소모이다. 그러므로 보기약(補氣藥)과 보양약(補養藥), 보혈약(補血藥)과 보음약(補陰藥)은 왕왕 함께 쓰인다. 더욱이 기혈(氣血)이 둘 다 모자라거나 음양(陰陽)이 모두 허하면, 반드시 기혈(氣血)을 겸하여 살피고 음양(陰陽)을 아울러 보(補)하여야 한다.

기혈음양(氣血陰陽)은 생명활동 과정 중에서 형성된 하나의 통일된 정체(整體)이다. 생리상태에서 기혈음양(氣血陰陽)은 상호 자생(資生)하고, 상호 전화(轉化)하며, 병리상태에서도 또한 상호 영향을 준다. 때문에 하나의 허증(虛證)만 나타나는 경우는 드물며,

두 가지, 혹은 두 가지 이상의 허증(虛證)이 같이 나타나는 경우가 일반적이다. 예를 들면 기허(氣虛)와 양허(陽虛), 기허(氣虛)와 혈허(血虛), 기허(氣虛)와 음허(陰虛), 음허(陰虛)와 혈허(血虛), 음허(陰虛)와 양허(陽虛) 등이 같이 나타나는 경우가 아주 많다. 이러한 경우에는 증(證)에 따라 적절하게 배합하여 활용하여야 한다. 또한 허증(虛證)에도 겸증(兼證)을 지니고 있는 경우가 많은데, 또한 주의하여 적절하게 다른 약을 배합하여야 한다.

사기(邪氣)가 아직 제거되지 않고 정기(正氣)가 이미 허하거나 정기(正氣)가 이미 허하였는데 다시 외사(外邪)에 감(感)했을 경우에는 모두 보허약(補虛藥) 중에 적당한 거사약(祛邪藥)을 배합하여 부정거사(扶正祛邪)의 목적에 도달해야 한다. 보익약(補益藥)을 부정거사(扶正祛邪)에 사용할 때에는 마땅히 부정(扶正)과 구사(驅邪)의 관계를 잘 처리하여 주차(主次)를 분명히 하고, 해표(解表), 청열(淸熱), 사하(瀉下) 등의 거사(祛邪)하는 약물을 적절히 배합하여야 한다.

보익약(補益藥)은 정기(正氣)가 허약한 경우에만 사용하여야지 신체가 건강하고 장부(臟腑)의 기능 활동이 정상인 경우에 이들 약물을 사용한다면 오히려 음양이 실조(失調)되고 장부(臟腑)의 정상적인 기능이 요란하게 될 것이다.

보익약(補益藥)은 자미농후(滋味濃厚)한 성질이 있으므로, 만일 오랫동안 복용해야 한다면 일반적으로 밀환제(蜜丸劑), 자고제(滋膏劑) 혹은 주제(酒劑)로 만들어서 소량(少量)으로 복용하게 하여서 지속적이고 완만하게 약효를 발휘되도록 해야 한다. 만일 전탕(煎湯)할 때는 마땅히 문화(文火)로 오랫동안 달여야 효과를 발휘할 수 있다. 또한 이들 약물을 복용할 때에는 반드시 비위(脾胃)를 보호해야 한다. 만일 고질병이 있어서 처음에는 기색(起色)이 있고 위기(胃氣)가 처음에는 회복되는 것 같다가 허불수보(虛不受補)하는 경우에는 보익약(補益藥)을 받아들이지 못하는 것이므로, 개위화중(開胃和中)을 우선적으로 생각해야 한다. 겸하여 청담평보(淸淡平補)한 약으로 부드럽게 조리해야 하며, 절대로 대량으로 준보(峻補)하는 약을 사용하여서 위매기체(胃呆氣滯)하거나 중초비만(中焦痞滿)하게 해서는 안 된다.

보익약(補益藥)은 체질을 증강한다. 다만, 잘못 사용할 경우 그 해로움 또한 크게 된다. 보양약(補陽藥)은 성질이 대부분 온조(溫燥)하여서 상음조화(傷陰助火)하며, 음허화왕(陰虛火旺)한 경우에 잘못 사용하면 허화(虛火)가 더욱 성(盛)하게 된다. 보기약(補氣藥)은 대부분 맛이 달아서 중기(中氣)를 옹체(壅滯)하므로 중초(中焦)가 만민(滿悶)한 사람은 복용하는 것이 마땅하지 않다. 보혈약(補血藥)과 보음약(補陰藥)은 성질이 대부분 점체(粘滯)하여 소화기능을 방해하므로, 습탁(濕濁)이 중초(中焦)에 쌓여 있어서 복창변당(腹脹便溏)한 사람은 복용해서는 안 된다.

제 1 절 보기약(補氣藥)

비기(脾氣), 폐기(肺氣), 심기(心氣) 등을 보익(補益)하여 기허(氣虛)한 증(證)을 없애거나 혹은 개선하는 약물을 보기약(補氣藥)이라고 한다. 보기약(補氣藥)은 기체(機體)의 활동능력을 증강하는데, 특히 비폐(脾肺) 2장(臟)의 생리기능에 현저한 증가가 있으며, 여기에 해당되는 약물은 특히 비기허약(脾氣虛弱)과 폐기허약(肺氣虛弱)의 병증(病證)에 주로 적용된다.

비기(脾氣)가 허하면 음식부진(飮食不振), 기육소수(肌肉消瘦), 체권신피(體倦神疲), 대변희당(大便稀溏), 장기하수(臟器下垂)(탈항, 자궁탈수 등)와 혹은 조혈기능(造血機能)이 부족하고 혹은 혈(血)이 통섭(統攝)함을 상실하게 된다. 폐기(肺氣)가 허하면 단기천핍(短氣喘乏), 성음저미(聲音低微), 이출허한(易出虛汗)의 증상이 있다. 이 외에 심기(心氣)가 허하면 심계(心悸), 맥미(脈微) 혹은 허약무력(虛弱無力)한 증상이 나타난다. 이와 같은 증상은 모두 보기약(補氣藥)의 적응증이 된다.

보기약(補氣藥)을 임상에 응용할 때에는 다양한 기허증(氣虛證)에 따라 적당한 보기약(補氣藥)을 분별해서 활용해야 한다. 양허(陽虛)에 음허(陰虛)를 겸하였을 때에는 보양약(補陽藥)과 보음약(補陰藥)을 같이 사용하여야 한다. 기(氣)가 왕성하면 생혈(生血)할 수 있고, 기(氣)는 능히 혈액(血液)을 통섭(統攝)하므로 임상에서 보혈(補血)과 지혈(止血)을 할 때에 보기약(補氣藥)을 사용하기도 한다.

인삼(人參) 【신농본초경(神農本草經)】 GINSENG RADIX

【기원】 두릅나무과(Araliaceae)에 속한 여러 해 살이 풀인 인삼 *Panax ginseng* C.A Mey.의 뿌리를 건조한 것으로, 심고 나서 4~6년 후 가을에 줄기와 잎이 마를 때 캐어 햇볕에 말린 것을 백삼(白蔘)이라 하고, 잔뿌리를 제거하고 쪄서 건조한 것을 홍삼(紅蔘)이라 한다.

【성미】 성질은 약간 따뜻하고 독이 없으며, 맛은 달고 약간 쓰다.

【귀경】 비, 폐, 심경.

【효능 및 주치】 1. 대보원기(大補元氣) : 호흡단촉(呼吸短促), 지냉한출(肢冷汗出), 맥미세욕절(脈微細欲絶), 권태(倦怠), 현훈두통(眩暈頭痛), 양위(陽痿), 빈뇨(頻尿)

2. 보비익폐(補脾益肺) : 비기부족증(脾氣不足證)(권태핍력(倦怠乏力), 식욕부진, 완복비만(脘腹痞滿), 대변당사(大便溏瀉) 등), 폐기허약증(肺氣虛弱證)(단기천촉(短氣喘促), 나언성미(懶言聲微), 행동핍력(行動乏力), 맥허(脈虛), 자한(自汗)), 혈허증(血虛證)(면색위황(面色萎黃), 순갑창백(脣甲蒼白) 등)

3. 생진지갈(生津止渴) : 소갈(消渴), 열상진액증(熱傷津液證), 구갈(口渴)(기진양상(氣津兩傷))

4. 안신익지(安神益智) : 신지불안(神志不安), 심계정충(心悸怔忡), 실면(失眠)

【해설】 본품은 맛이 달고 약간 쓰며, 성질은 약간 따뜻하여, 원기(元氣)를 보익(補益)하는 효능이 가장 큰 약으로서, 비폐(脾肺) 2경(經)에 들어가 비폐(脾肺)를 보하는 중요한 약이 된다. 비(脾)는 생화(生化)의 근원이 되고 폐(肺)는 일신(一身)의 기(氣)를 주관하는데, 비폐(脾肺)의 기(氣)가 충족되면 원기(元氣)를 대보(大補)하여 일신(一身)의 기(氣)가 왕성하게 되며, 또한 양생음장(陽生陰長)하여 생진지갈(生津止渴)하게 된다. 또한 원기(元氣)가 충족되면 안신익지(安神益智)의 효과를 거둘 수 있게 된다.

원기(元氣)는 신장(腎臟)에 깃들어 있으면서 온몸의 원양(元陽)과 원음(元陰)의 기(氣)를 두루 순환하며 오장육부(五臟六腑)의 모든 조직기관의 기능을 추동(推動)하고 기혈(氣血)의 운행(運行)과 전신(全身) 영양(營養)의 동력이 된다. 따라서, 인삼(人參)은 모든 오장(五臟) 장기(臟器)의 부족 예를 들면 심허(心虛)로 인한 심계불매(心悸不寐), 비허(脾虛)로 인한 설사지냉(泄瀉肢冷), 폐허(肺虛)로 인한 기천식단(氣喘息短), 간허(肝虛)로 인한 경계불녕(驚悸不寧), 신허(腎虛)로 인한 골약위연(骨弱痿軟) 등의 증상 및 일체의 쇠약 혹은 대토사(大吐瀉), 대출혈(大出血) 후의 원기(元氣)가 쇠약해져 나타나는 허탈(虛脫) 등에 모두 응용이 가능하다. 그리고, 본품은 원기(元氣)가 허탈(虛脫)한 위급한 상황에 사용하여 보허구급(補虛救急)의 중요한 약이 되며, 모든 기허증(氣虛證) 특히, 비위기허(脾胃氣虛), 폐기부족(肺氣不足), 심기허(心氣虛)로 인한 심신불안(心神不安) 등에 모두 좋은 효능이 있다.

본품은 또한 강심작용이 있어 몸이 약하고 전신이 무력하며 심장이 약해진 경우에 본품을 물로 달인 것이나 본품의 제제(製劑)를 복용하면 심장박동을 강화하는데 좋은 효과가 있다.

【포제】 노두(盧頭)를 제거하고 윤투(潤透)시켜 박편(薄片)으로 잘라서 건조한다.

【용량과 용법】 4~12g.

【금기증】 음허양항(陰虛陽亢)으로 인한 조열(燥熱), 골증(骨蒸)과 폐열해수(肺熱咳嗽), 담옹기급(痰壅氣急) 및 간양상승(肝陽上昇)으로 인한 두훈목적(頭暈目赤)과 모든 화울내실증(火鬱內實證)에는 복용을 하지 말아야 한다.

【임상응용】 ① 비위기허(脾胃氣虛)로 식소(食少), 신피(身疲), 외한(畏寒), 자한(自汗) 혹은 발열(發熱), 맥허대무력(脈虛大無力)하는 증상이 나타나는 경우에는 황기(黃芪), 백출(白朮), 감초(甘草) 등을 배합하여 익기승양(益氣升陽), 조보비위(調補脾胃), 보중익기(補中益氣)한다(예 : 보중익기탕(補中益氣湯)[비위론(脾胃論)]).

② 기음(氣陰)이 양상(兩傷)하고 위화(胃火)가 편성(偏盛)하여 기단구건(氣短口乾), 한다체권(汗多體倦)하거나 혹은 심폐(心肺)의 기음부족(氣陰不足)으로 해수천촉(咳嗽喘促), 지체위약(肢體痿弱)하는 것을 치료하는 경우에는 맥문동(麥門冬), 오미자(五味子)를 배합하여 익기양음(益氣養陰), 렴한생맥(斂汗生脈), 렴음(斂陰)한다(예 : 생맥산(生脈散)[내외상변혹론(內外傷辨惑論)]).

③ 원기(元氣)가 매우 휴손(虧損)되고, 양기(陽氣)가 폭탈(暴脫)하여 상기(上氣), 천급(喘急), 한출(汗出), 지냉(肢冷), 두훈(頭暈), 기단(氣短), 호흡미약(呼吸微弱), 면색창백(面色蒼白), 복통자리(腹痛自利), 맥미욕절(脈微欲絶)하는 증상이 나타나는 증후를 치료하는 경우에는 부자(附子)를 배합하여 회양(回陽), 익기(益氣), 구탈(救脫)한다(예 : 삼부탕(參附湯)[세의득효방(世醫得效方)]).

④ 비위허약(脾胃虛弱)으로 음식불소(飮食不消)하고 혹은 토(吐)하고 혹은 사(瀉)하며, 면색위황(面色萎黃), 형체허리(形體虛羸), 사지무력(四肢無力), 흉완불창(胸脘不暢)하며, 맥(脈)은 허(虛)하면서 완(緩)한 증상이 나타나는 것을 치료하는 경우에는 백출(白朮), 백복령(白茯苓), 자감초(炙甘草) 등을 배합하여 건비(健脾), 보기(補氣), 화위(和胃), 삼습(滲濕), 지사(止瀉)한다(예 : 삼령백출산(蔘苓白朮散)[화제국방(和劑局方)]).

⑤ 비위허약(脾胃虛弱)하고, 운화(運化)가 힘이 없으며, 기허부족(氣虛不足)하여 피

핍무력(疲乏無力), 면황(面黃), 체수(體瘦), 음식감소, 장명(腸鳴), 대변당박(大便溏薄), 맥유연무력(脈濡軟無力), 설태박백(舌苔薄白) 등의 증상이 나타나는 경우에는 백출(白朮), 복령(茯苓), 감초(甘草)를 배합하여 건비익기(健脾益氣), 보중(補中), 양위(養胃)한다(예 : 사군자탕(四君子湯)[화제국방(和劑局方)]).

⑥ 열상기음(熱傷氣陰)으로 구갈(口渴), 다한(多汗), 기허맥약(氣虛脈弱)하는 경우에는 석고(石膏), 지모(知母)를 배합하여 청열(淸熱), 익기(益氣), 생진지갈(生津止渴)한다(예 : 백호가인삼탕(白虎加人蔘湯)[상한론(傷寒論)]).

⑦ 상소(上消)로 다음소식(多飮少食), 소변빈다(小便頻多)하는 경우에는 담죽엽(淡竹葉), 맥문동(麥門冬), 치자(梔子)를 배합하여 익기생진(益氣生津)한다(예 : 인삼죽엽탕(人蔘竹葉湯)[증치회보(證治匯補)]).

서양삼(西洋參)【본초강목습유(本草綱目拾遺)】PANACIS QUINQUEFOLII RADIX

【기원】 오갈피나무과(Araliaceae)에 속하는 여러 해 살이 풀인 서양삼 *Panax quinquefolium* L.의 뿌리이다. 재배한 것은 3-6년생 된 것을 가을에 채취하여 가는 뿌리를 제거하고 햇볕에 말린다.

【성미】 성은 차고, 맛은 쓰고 약간 달다.

【귀경】 심, 폐, 위, 신경, 대장경.

【효능 및 주치】 1. 보기익음(補氣益陰) : 기허해천(氣虛咳喘), 내상소갈(內傷消渴)

2. 청열생진(淸熱生津) : 허열번권제증(虛熱煩倦諸症)

3. 청열지혈(淸熱止血) : 폐열해혈(肺熱咳血), 장열변혈(腸熱便血)

【해설】 서양삼(西洋參)은 맛이 약간 달고 쓰며, 성질이 차서 보기양음(補氣養陰)하고 청화생진(淸火生津)한다. 따라서 기음(氣陰)이 허약하면서 화(火)가 있을 때 응용하는데, 예를 들면 음허화왕(陰虛火旺)으로 천해담소(喘咳痰少), 담중대혈(痰中帶血)하는 증상에 지모(知母), 패모(貝母), 아교(阿膠) 등 양음청열약(養陰淸熱藥)과 배합되어 이용되며, 열병(熱病)으로 기음(氣陰)이 둘 다 상하여 번권(煩倦), 구갈(口渴)하는 증상에 선생지(鮮生地), 선석곡(鮮石斛) 등 양음청열생진약(養陰淸熱生津藥)과 배합되어 응용된다.

이 밖에 장열진휴(腸熱津虧)로 인한 변혈(便血)을 다스리는데, 흔히 용안육(龍眼肉)을 배합하여 응용한다.

【용량과 용법】 내복(內服)하는 경우에는 전탕(煎湯)하는데, 3.2-8g을 사용한다. 별전(別煎)하여 다른 전탕액(煎湯液)과 섞어서 복용한다.

【금기증】 중양(中陽)이 쇠미(衰微)하거나 위(胃)에 한습(寒濕)이 있는 경우에는 복용을 하지 말아야 한다. 철기(鐵器)에서 불로 초(炒)하는 것을 금한다. 여로(藜蘆)를 같이 사용하지 말아야 한다.

【임상응용】 ① 음허화왕(陰虛火旺)하고 폐(肺)가 청숙(淸肅) 기능을 발휘하지 못하여 천해담혈(喘咳痰血)하는 등의 증상이 나타나는 경우에는 맥문동(麥門冬), 아교(阿膠), 지모(知母) 등을 배합하여 보기양음(補氣養陰), 청폐화담(淸肺化痰)한다.

② 열병(熱病)으로 기음(氣陰)이 둘 다 상(傷)하여 번권구갈(煩倦口渴) 등이 나타나는 경우에는 선생지(鮮生地), 선석곡(鮮石斛), 맥문동(麥門冬) 등을 배합하여 청열익기(淸熱益氣), 양음생진(養陰生津)한다.

③ 역후(疫喉)로 부란(腐爛)하고, 사(痧)는 투(透)되었으나 열(熱)이 머물러 있어서 설건소진(舌乾少津)하는 경우에는 모려(牡蠣), 별갑(鼈甲), 귀갑(龜甲) 등을 배합한다(예 : 청인복맥탕(淸咽復脈湯)[역후천론(疫喉淺論)]).

당삼(黨參) 【신농본초경(神農本草經)】 CODONOPSIS PILOSULAE RADIX

【기원】 초롱꽃과(Campanulaceae)에 속한 여러 해 살이 풀인 만삼 *Codonopsis pilosula* (Fr.) Nannf.의 뿌리를 건조한 것으로, 가을에 채취하여 땅위부분을 제거하고 붙어 있는 흙을 깨끗이 씻은 다음 햇볕에 말린다.

【성미】 성질은 평하고 독이 없으며, 맛은 달다.

【귀경】 비, 폐경.

【효능 및 주치】 1. 보중익기(補中益氣) : 식욕부진(食慾不振), 설사, 구토, 구병기허(久病氣虛)

2. 생진(生津), 양혈(養血) : 기진양상허증(氣津兩傷虛證), 혈허(血虛) 혹은 기혈양허(氣血兩虛)

【해설】 본품은 맛이 달고 약성(藥性)이 평(平)하여 보중익기(補中益氣)하고 지갈생

진(止渴生津)하는 효능이 있어 비폐기허(脾肺氣虛)로 인하여 발생하는 성음저미(聲音低微), 나언단기(懶言短氣), 사지무력(四肢無力), 식욕불가(食欲不佳) 및 혈허위황(血虛萎黃) 등의 증상을 치료한다.

그런데, 본품은 보익(補益)작용이 인삼(人參)과 같아 일반적으로 보기(補氣)와 건비(健脾)시키는 처방에 인삼(人參)을 대용으로 당삼(黨參)을 많이 활용하고 있으나, 보(補)하는 효능이 인삼(人參)과 비교하여 약하므로, 일반적인 허증(虛證)에는 대용이 가능하지만 허탈위중(虛脫危重)한 증(證)에 급히 보기고탈(補氣固脫)하여야 할 때는 본품 보다는 인삼(人參)을 사용하는 것이 마땅하다.

【포제】 잡질을 제거하고, 일반적으로 생용(生用)하며, 밀자(蜜炙)하면 보중익기(補中益氣)하고, 윤조양음(潤燥養陰)하는 효능이 증강한다.

【용량과 용법】 10~30g.

【금기증】 허한증(虛寒證)에 적용하는 약이 되므로, 열증(熱證)에 속한 병증(病證)에는 복용을 하지 말아야 한다.

【임상응용】 ① 폐기휴허(肺氣虧虛)로 해천기단(咳喘氣短), 기겁성저(氣怯聲低)한 것을 치료하는 경우에는 오미자(五味子), 황기(黃芪) 등을 배합한다.

② 기혈양휴(氣血兩虧)하여 형체이수(形體羸瘦), 권태핍력(倦怠乏力), 면색무화(面色無華)를 치료하는 경우에는 당귀(當歸), 숙지황(熟地黃) 등을 배합한다.

③ 진기양상(津氣兩傷)으로 기단(氣短), 구갈(口渴)하는 것을 치료하는 경우에는 맥문동(麥門冬), 오미자(五味子)를 배합하여 익기생진(益氣生津)한다.

④ 비위허약(脾胃虛弱)으로 인한 식소(食少), 변당(便溏) 등의 증상을 치료하는 경우에는 백출(白朮), 진피(陳皮), 작약(芍藥), 백편두(白扁豆) 등을 배합한다.

⑤ 중기하함(中氣下陷)으로 소복추창(小腹墜脹), 구리(久痢), 탈항, 내장하수(內臟下垂)하는 것을 치료하는 경우에는 자황기(炙黃芪), 초백출(炒白朮), 자감초(炙甘草), 밀승마(蜜升麻) 등을 배합하여 보중익기(補中益氣), 승양거함(升陽擧陷)한다.

황기(黃芪) 【신농본초경(神農本草經)】 ASTRAGALI RADIX

【기원】 콩과(Leguminosae)에 속한 여러 해 살이 풀인 황기 *Astragalus*

membranaceus Bunge.의 뿌리를 건조한 것으로, 봄과 가을에 채취하여 잔뿌리와 꼭대기부위를 제거하고 햇볕에 말린다.

【성미】 성은 따뜻하고, 독이 없으며, 맛은 달다.

【귀경】 폐, 비경.

【효능 및 주치】 1. 보중익기(補中益氣) : 비위기허증(脾胃氣虛證), 중초허한증(中焦虛寒證), 기허증(氣虛證)

2. 익위고표(益衛固表) : 기허자한(氣虛自汗), 체허도한(體虛盜汗)

3. 이수퇴종(利水退腫) : 기허수종(氣虛水腫), 각기(脚氣), 면목부종(面目浮腫), 만성신염으로 인한 부종

4. 탁창생기(托瘡生肌) : 창양내함(瘡瘍內陷), 농성불궤(膿成不潰), 구궤불렴(久潰不斂)

5. 익기승양(益氣升陽) : 탈항(脫肛), 위하수, 자궁탈수(子宮脫垂), 붕루(崩漏)

【해설】 황기(黃芪)는 맛이 달고 약성(藥性)이 따뜻하며, 보기(補氣)하는데 아주 중요한 것으로 없어서는 안 되는 약이다. 보중익기(補中益氣)하고 비폐(脾肺)의 기(氣)를 보하는 효능이 있으므로, 내상노권(內傷勞倦), 비허(脾虛)로 인한 설사, 비폐기허(脾肺氣虛)로 인한 소기(少氣), 나언(懶言)과 식소변당(食少便溏) 등을 치료한다. 또, 보비익기(補脾益氣)하는 가운데 승거양기(升擧陽氣)하고 바깥으로 기표(肌表)에 도달하므로 보기승양(補氣升陽)하여 원기(元氣)가 하함(下陷)된 것을 승거(升擧)하여 중기하함(中氣下陷)으로 인한 구사탈항(久瀉脫肛), 자궁하수를 치료하고 보기(補氣)함으로써 생혈(生血)하여 기혈부족(氣血不足)한 증(證)에 적용한다.

황기(黃芪)는 보기(補氣)하고 고표지한(固表止汗)하는 작용이 있다. 기(氣)가 허(虛)하면 기표(肌表)가 치밀하지 못하여 땀이 그치지 않는 증상이 나타날 수 있는데, 본품은 보기고표(補氣固表)하므로 기허(氣虛)로 인한 자한(自汗)에 항상 사용한다.

본품은 탁독생기(托毒生肌)하여 기혈부족(氣血不足)으로 인한 창양내함(瘡瘍內陷)과 농성불궤(膿成不潰) 혹은 궤구불렴(潰久不斂)을 치료하는데, 이것은 본품이 기(氣)를 충족하게 하고 기(氣)가 충족하게 되면 혈(血)이 충족해지기 때문이다.

본품은 양기(陽氣)를 온운(溫運)하게 하여 이수소종(利水消腫)하는 효능이 있으므로, 기허실운(氣虛失運)으로 인한 소변불리(小便不利)와 피부수종(皮膚水腫)을 치료하고, 기(氣)가 섭혈(攝血)하지 못하여 나타나는 붕루변혈(崩漏便血)에도 적용하여 치료한다.

【포제】 잡질을 제거하고 절편(切片)하여 사용한다. 익위고표(益衛固表), 이수소종(利水消腫), 탁독(托毒), 생기(生肌)에는 생용(生用)하고, 밀자(蜜炙)한 후에는 성미(性味)가 비교적 달고 따뜻해져서 보중익기(補中益氣)를 증강하게 하고, 보기승양(補氣升陽)하며, 겸하여 윤조(潤燥)하는 작용이 있다.

【용량과 용법】 4~12g, 대제(大劑)인 경우에는 37.5~75g을 사용한다.

【금기증】 보기승양(補氣升陽)하여 조화(助火)하며 지한(止汗)하므로, 표실사성(表實邪盛)이나 기체습조(氣滯濕阻), 식적내정(食積內停), 음허양항(陰虛陽亢) 혹은 창양(瘡瘍)이 궤후(潰後)에 열독(熱毒)이 오히려 왕성할 때는 적용하지 않는다.

【임상응용】 ① 비위기허(脾胃氣虛)로 식소(食少), 신피(身疲), 외한(畏寒), 자한(自汗) 혹은 발열(發熱), 맥허대무력(脈虛大無力)하는 증상이 나타나는 경우에는 인삼(人參), 백출(白朮), 감초(甘草) 등을 배합하여 익기승양(益氣升陽), 조보비위(調補脾胃), 보중익기(補中益氣)한다(예 : 보중익기탕(補中益氣湯)[비위론(脾胃論)]).

② 풍습(風濕)이 상박(相搏)하여 근골(筋骨)에 풍습(風濕)이 머물러 있어서 영위양허(營衛兩虛)하고, 풍습비통(風濕痺痛), 견항비통(肩項臂痛), 수족마목(手足麻木), 요슬침중(腰膝沈重), 거동곤란(擧動困難) 등의 증상이 나타나는 것을 치료하는 경우에는 당귀(當歸), 방풍(防風), 강활(羌活) 등을 배합하여 익기활혈화영(益氣活血和營), 거풍승습(祛風勝濕)한다(예 : 견비탕(蠲痺湯)[백일선방(百一選方)]).

③ 큰 출혈이 있은 후, 부녀의 붕루(崩漏)나 출산을 한 후, 노권내상(勞倦內傷) 등에서 각종 혈허(血虛)로 인하여 면색위황(面色萎黃), 신권핍력(神倦乏力), 혹은 저열(低熱)이 있고, 맥허무력(脈虛無力)하는 증상이 나타나는 것을 치료하는 경우에는 당귀(當歸)를 배합하여 보기생혈(補氣生血)한다(예 : 당귀보혈탕(當歸補血湯)[내외상변혹론(內外傷辨惑論)]). 이 처방은 또한 혈허발열(血虛發熱)로 기열(肌熱), 면적(面赤), 번갈욕음(煩渴欲飮), 맥홍대(脈洪大)하면서 허(虛)한 경우에도 사용이 가능하다. 또, 창양(瘡瘍)이 궤파(潰破)된 후에 농혈(膿血)이 과다(過多)하고 오랫동안 유합(癒合)하지 않는 등의 각종 혈허증(血虛證)에 사용할 수 있다.

④ 음허화왕(陰虛火旺)으로 인한 도한(盜汗)을 치료하는데, 그 외에 발열(發熱), 구건(口乾), 심번(心煩), 대변건결(大便乾結), 소변황적(小便黃赤), 설홍강(舌紅絳), 맥세삭(脈細數) 등의 증상이 나타난다. 당귀(當歸), 생지황(生地黃), 숙지황(熟地黃) 등을 배합

하여 사화(瀉火), 자음(滋陰), 보기혈(補氣血), 지도한(止盜汗)한다(예 : 당귀육황탕(當歸六黃湯)[난실비장(蘭室秘藏)]).

⑤ 위표(衛表)가 치밀하지 못하여 풍수부종(風水浮腫)이 있거나 혹은 풍습(風濕)이 있어서 한출(汗出), 오풍(惡風), 신중(身重), 소변불리(小便不利), 설담태백(舌淡苔白), 맥부(脈浮)의 증상이 있는 경우를 치료하는 경우에는 방기(防己), 감초(甘草), 백출(白朮)을 배합하여 익기(益氣), 거풍(祛風), 건비(健脾), 이수퇴종(利水退腫)한다(예 : 방기황기탕(防己黃芪湯)[금궤요략(金匱要略)]). 이 처방은 또한 습비(濕痺)로 지체(肢體)가 중착마목(重着麻木), 한출(汗出), 오풍(惡風), 맥유세(脈濡細) 등의 증상이 있는 경우에도 사용할 수 있다.

⑥ 제허부족(諸虛不足)으로 위기(衛氣)가 치밀하지 못하여 자한(自汗)이 때때로 나는 경우를 치료하는 경우에는 모려(牡蠣), 마황근(麻黃根)을 배합하여 고표렴한(固表斂汗)한다(예 : 모려산(牡蠣散)[화제국방(和劑局方)]).

⑦ 위허(衛虛)로 기표(肌表)가 불고(不固)하여 표허자한(表虛自汗) 하거나, 허약한 사람이 쉽게 풍사(風邪)에 감(感)하는 것을 치료하는데, 자한(自汗), 오풍(惡風), 면색광백(面色皖白), 설담태백(舌淡苔白), 맥부허연(脈浮虛軟)의 증상이 나타나는 경우에는 황기(黃芪), 방풍(防風)을 배합하여 익기건비(益氣健脾), 고표(固表), 지한(止汗)한다(예 : 옥병풍산(玉屛風散)[세의득효방(世醫得效方)]).

⑧ 옹양종통(癰瘍腫痛)에 정기(正氣)가 허하여 탁독(托毒)하지 못하는 증상을 치료하는데, 옹저이성난궤(癰疽已成難潰)를 치료하는 경우에는 천산갑(穿山甲), 조각자(皂角刺), 당귀(當歸), 천궁(川芎)을 배합하여 보익기혈(補益氣血), 탁독배농(托毒排膿)한다(예 : 투농산(透膿散)[외과정종(外科正宗)]).

⑨ 중풍후유증을 치료하는데, 반신불수(半身不遂), 구안와사(口眼喎斜), 언어건삽(言語蹇澁), 구각유연(口角流涎), 혹은 절탄(截癱), 하반신위폐(下半身痿廢), 소변빈삭(小便頻數) 혹은 유뇨불금(遺尿不禁), 태백(苔白), 맥완(脈緩) 등의 증상이 나타나는 경우에는 천궁(川芎), 당귀미(當歸尾), 홍화(紅花), 구인(蚯蚓) 등을 배합하여 보기(補氣), 활혈(活血), 통락(通絡)한다(예 : 보양환오탕(補陽還五湯)[의림개착(醫林改錯)]).

⑩ 노손(勞損)과 기혈부족(氣血不足)으로, 기단(氣短), 소기(少氣), 심허경계(心虛驚悸), 인건순조(咽乾脣燥), 소식(少食), 한열(寒熱), 자한(自汗)을 치료하는 경우에는 백작

약(白芍藥), 당귀(當歸), 인삼(人參), 원지(遠志) 등을 배합하여 익기보혈(益氣補血), 양심안신(養心安神)한다(예 : 인삼양영탕(人蔘養營湯)[태평혜민화제국방(太平惠民和劑局方)]).

백출(白朮)【신농본초경(神農本草經)】
ATRACTYLODIS MACROCEPHALAE RHIZOMA

【기원】 국화과(Compositae)에 속한 여러 해 살이 풀인 백출(白朮) *Atractylodes macrocephala* Koidz. 또는 삽주 *Atractylodes japonica* Koidz.의 뿌리줄기를 건조한 것이다.

상강부터 입동 사이에 채취하여 줄기와 잎, 흙을 제거하고 햇볕에 말린 후 다시 잔뿌리를 제거한 것이다.

【성미】 성은 따뜻하고 독이 없으며, 맛은 쓰고 달다.

【귀경】 비, 위경.

【효능 및 주치】 1. 보기건비(補氣健脾) : 비위허약(脾胃虛弱)→설사 · 불사음식(不思飮食) · 구토

2. 고표지한(固表止汗) : 기허자한(氣虛自汗)

3. 조습이수(燥濕利水) : 수종(水腫), 담음(痰飮), 소변불리(小便不利), 현훈(眩暈)

4. 보기안태(補氣安胎) : 임신부종(妊娠浮腫), 태동불안(胎動不安)

【해설】 본품은 맛이 달고 쓰며, 성질이 따뜻하다. 맛이 달고 따뜻한 성질은 보중(補中)하고, 맛이 쓰고 따뜻한 약성(藥性)은 조습(燥濕)하며, 중초(中焦)에 들어가 비위(脾胃)를 보하면서 조습(燥濕)하는 작용을 지니고 있다. 그러나, 본품의 보기(補氣)작용은 비교적 약한 편이지만 온조(溫燥)의 성질이 강하여 비양(脾陽)를 온보(溫補)하고 있어 비위(脾胃)로 하여금 건운(健運)하게 한다. 따라서, 건비위(健脾胃)하는 효능이 있어, 비위허약(脾胃虛弱)으로 발생하는 소식(少食), 창만(脹滿), 설사(泄瀉) 등의 증상을 치료한다. 또, 조습리수(燥濕利水)하는 효능이 있어 비양(脾陽)의 부진(不振)으로 운화(運化)가 실조(失調)되고 수습(水濕)이 불화(不化)하여 발생하는 설사, 수종(水腫), 종만(腫滿) 및 담습(痰濕)이 정류(停留)하여 발생하는 담비(痰痞)를 치료한다.

또, 본품은 안태(安胎)하는 효능이 있어 임신부가 비위(脾胃)가 허약하고 수습(水濕)이 내정(內停)하여 구토, 현훈(眩暈) 및 족부부종(足部浮腫) 등의 태기(胎氣)가 불화(不和)한 증상이 있는 것을 치료한다.

본품은 고표(固表)로 지한(止汗)하는 작용이 있는데, 이 효능은 비기(脾氣)가 건운(健運)하게 되면 수습(水濕)이 스스로 화습(化濕)되고 기표(肌表)가 견고(堅固)하게 되어 고표지한(固表止汗)의 효능이 발휘된다. 따라서 표허(表虛)로 인한 자한(自汗)에 응용할 수 있다.

【포제】 잡질을 제거하고 사용한다. 토초(土炒)한 후에는 토기(土氣)의 조비(助脾)하는 힘을 빌려서 보비지사(補脾止瀉)하는 효능이 우수하다. 초백출(焦白朮)은 볶은 후에 휘발유가 줄어들어서 위장(胃腸)에 대한 자극이 감소되고, 약성(藥性)이 완화된다. 부초(麩炒)한 후에는 조성(燥性)이 완화되고, 밀기울의 성질로 인하여 건비익기(健脾益氣), 화위(和胃)의 작용이 증강된다.

【용량과 용법】 4~12g.

【금기증】 조습상음(燥濕傷陰)하므로 중초(中焦)에 습사(濕邪)가 있는 증후(證候)에 적용하며, 음허내열(陰虛內熱)하거나 진액이 휴손(虧損)되어 조갈(燥渴)이 있는 자는 복용을 하지 말아야 한다.

【임상응용】 ① 비위허약(脾胃虛弱)으로 담탁(痰濁)이 중조(中阻)하고, 허풍(虛風)이 담(痰)을 끼고 상요(上擾)하여 발생한 담궐두통(痰厥頭痛)을 치료하는 경우에는 반하(半夏), 천마(天麻), 귤피(橘皮) 등을 배합하여 건비화습(健脾化濕), 거풍지현(祛風止眩)한다(예 : 반하백출천마탕(半夏白朮天麻湯)[비위론(脾胃論)]).

② 비위기허(脾胃氣虛)로 식소(食少), 신피(身疲), 외한(畏寒), 자한(自汗) 혹은 발열(發熱), 맥허대무력(脈虛大無力)하는 증상이 나타나는 경우에는 황기(黃芪), 인삼(人參), 감초(甘草) 등을 배합하여 익기승양(益氣升陽), 조보비위(調補脾胃), 보중익기(補中益氣)한다(예 : 보중익기탕(補中益氣湯)[비위론(脾胃論)]).

③ 간울비허(肝鬱脾虛)하여 장명(腸鳴), 복통, 대변설사하고, 설사하면 반드시 복통이 있고, 매번 정서(情緖)로 인하여 영향을 받아서 발작하고, 설태(舌苔)는 박백(薄白)하고, 맥(脈)은 현(弦)하면서 완(緩)한 경우에는 방풍(防風), 진피(陳皮), 백작약(白芍藥)을 배합하여 소간(疏肝), 보비(補脾), 지사(止瀉), 거습(祛濕), 지통(止痛)한다(예 : 통사요방(痛瀉

要方)[경악전서(景岳全書)]).

④ 비위허약(脾胃虛弱)으로 음식불소(飮食不消)하고 혹은 토(吐)하고 혹은 사(瀉)하며, 면색위황(面色萎黃), 형체허리(形體虛羸), 사지무력(四肢無力), 흉완불창(胸脘不暢)하며, 맥(脈)은 허(虛)하면서 완(緩)한 증상이 나타나는 것을 치료하는 경우에는 인삼(人蔘), 백복령(白茯苓), 자감초(炙甘草) 등을 배합하여 건비(健脾), 보기(補氣), 화위(和胃), 삼습(滲濕), 지사(止瀉)한다(예 : 삼령백출산(蔘苓白朮散)[화제국방(和劑局方)]).

⑤ 위허(衛虛)로 기표(肌表)가 불고(不固)하여 표허자한(表虛自汗)하거나 허약한 사람이 쉽게 풍사(風邪)에 감(感)하는 것을 치료하는데, 자한(自汗), 오풍(惡風), 면색광백(面色晄白), 설담태백(舌淡苔白), 맥부허연(脈浮虛軟)의 증상이 나타나는 경우에는 황기(黃芪), 방풍(防風)을 배합하여 익기건비(益氣健脾), 고표(固表), 지한(止汗)한다(예 : 옥병풍산(玉屛風散)[세의득효방(世醫得效方)]).

⑥ 수습(水濕)이 내정(內停)하여 수종(水腫), 소변불리 등의 증상에는 복령(茯苓), 택사(澤瀉), 저령(豬苓) 등을 배합하여 통양화기(通陽化氣), 건비리수(健脾利水), 이수삼습(利水滲濕)한다(예 : 오령산(五苓散)[상한론(傷寒論)]).

⑦ 비허간울(脾虛肝鬱)하고 습탁(濕濁)이 하주(下注)하여 대하(帶下)의 색이 흰색이거나 담황(淡黃)이고, 청희무취(淸稀無臭)하며, 권태변당(倦怠便溏)하는 경우에는 산약(山藥), 인삼(人參), 백작(白芍) 등을 배합하여 건비조습(健脾燥濕)한다(예 : 완대탕(完帶湯)[부청주여과(傅靑主女科)]).

⑧ 비위기허(脾胃氣虛)에 습(濕)을 끼고 있어 권태무력(倦怠無力), 소화불량, 완복창만(脘腹脹滿), 식소토사(食少吐瀉) 등의 증상이 나타나는 경우에는 인삼(人參), 복령(茯苓), 진피(陳皮) 등을 배합하여 건비보기(健脾補氣)한다(예 : 육군자탕(六君子湯)[世醫得效方]).

⑨ 비위허한(脾胃虛寒)으로 복통설사(腹痛泄瀉), 구토(嘔吐), 식소(食少), 구불갈(口不渴), 설담(舌淡), 태백(苔白) 맥침세(脈沈細) 혹 지완(遲緩)하는 경우를 치료하는 경우에는 인삼(人蔘), 건강(乾薑), 감초(甘草)를 배합하여 온중거한(溫中祛寒), 건비(健脾), 보기(補氣)한다(예 : 이중환(理中丸) [상한론(傷寒論)]). 이 처방은 또한 양허실혈(陽虛失血)을 치료한다. 또한 소아가 만경병(慢驚病)을 앓은 후에 희타연말(喜唾涎沫)하는 경우를 치료한다. 허증(虛證)의 흉비(胸痺)에 권태소기(倦怠少氣), 사지불온(四肢不溫), 흉통철

배(胸痛徹背)하는 증상이 있는 등 중초허한(中焦虛寒)으로 인하는 여러 가지 증상을 치료한다.

⑩ 비위허약(脾胃虛弱)하고 운화(運化) 기능이 좋지 못한 상태에서 음식정체(飮食停滯)가 있어서 복창비만(腹脹痞滿), 식욕부진 등의 증상이 나타나는 경우에는 백출(白朮)을 배합하여 건비소비(健脾消痞)한다(예 : 지출환(枳朮丸)[비위론(脾胃論), 내외상변혹론(內外傷辨惑論)]).

산약(山藥)【신농본초경(神農本草經)】DIOSCOREAE RHIZOMA

【기원】마과(Dioscoreaceae)에 속한 여러 해 살이 덩굴성 풀인 참마 *Dioscorea japonica* Thunb. 또는 마 *D. batatas* Decne.와 중국의 산약(山藥) *D. opposita* Thunb.의 뿌리줄기를 건조한 것이다.

11~12월에 채취하여 근두(根頭)를 제거하고, 붙어 있는 흙을 깨끗이 씻은 후 죽도(竹刀)로 외피(外皮)를 벗겨 내고 햇볕에 말리거나 또는 홍건(烘乾)한다.

【성미】성은 따뜻하고 독이 없으며, 맛은 달다.

【귀경】비, 폐, 신경.

【효능 및 주치】1. 건비보폐(健脾補肺) : 비허기약증(脾虛氣弱證)(설사, 구리(久痢), 식소(食少), 권태핍력(倦怠乏力) 등증), 폐허(肺虛)→구천(久喘) 혹은 허천(虛喘)

2. 보신고정지대(補腎固精止帶) : 유정(遺精), 대하, 소변빈삭(小便頻數)

3. 익기양음(益氣養陰) : 음허내열(陰虛內熱)→소갈(消渴)

【해설】본품은 맛이 달고, 약성(藥性)이 따뜻하며, 작용이 완화(緩和)하고 불한불열(不寒不熱)하므로 능히 보기(補氣)하고 양음(養陰)하지만 보(補)하되 체(滯)하지 않고 자(滋)하되 이체(膩滯)하지 않아 비위(脾胃)를 평보(平補)하는 중요한 약이 되어 비양(脾陽), 비음(脾陰)을 막론하고 허(虛)한 것을 치료할 수 있다. 따라서 비위허약(脾胃虛弱)으로 인한 식욕부진, 설사, 구리(久痢) 등의 증상을 치료할 수 있다.

본품은 폐신(肺腎)을 보익(補益)하고 수삽(收澀)하는 효능이 있고 고신삽정(固腎澀精)하여 폐허해수(肺虛咳嗽), 신허유정(腎虛遺精), 대하, 뇨빈(尿頻) 및 소갈(消渴) 등에 모두 좋은 효과가 있다. 또한 음(陰)부족으로 인한 허열(虛熱)을 청(淸)하게 한다.

본품은 보음(補陰)하는 데는 생용(生用)하는 것이 좋고, 보기(補氣)와 건비지사(健脾止瀉)의 목적으로 사용하는 경우에는 초황(炒黃)하는 것이 좋다. 본품은 성질이 비교적 화평(和平)하여 응용하는 데는 비교적 용량을 많이 사용해야 한다.

다만, 본품은 양음조습(養陰助濕)하는 작용이 있으므로, 습성중만(濕盛中滿) 및 적체(積滯)의 경우에는 복용하지 않는 것이 좋다.

【포제】 잡질을 제거하고 절편(切片)하여 보음(補陰)에는 생용(生用)하고, 건비지사(健脾止瀉)에는 초황(炒黃)하여 사용한다.

【용량과 용법】 8~24g.

【금기증】 양음(養陰)하고 조습(助濕)하므로 습성중만(濕盛中滿)자나 적체(積滯)가 있는 자는 복용을 하지 말아야 한다.

【임상응용】 ① 비위허약(脾胃虛弱)으로 음식불소(飮食不消)하고 혹은 토(吐)하고 혹은 사(瀉)하며, 면색위황(面色萎黃), 형체허리(形體虛羸), 사지무력(四肢無力), 흉완불창(胸脘不暢)하며, 맥(脈)은 허(虛)하면서 완(緩)한 증상이 나타나는 것을 치료하는 경우에는 인삼(人蔘), 백출(白朮), 백복령(白茯苓) 등을 배합하여 건비(健脾), 보기(補氣), 화위(和胃), 삼습(滲濕), 지사(止瀉)한다(예 : 삼령백출산(蔘苓白朮散)[화제국방(和劑局方)]).

② 신음허(腎陰虛)하고 납기(納氣)를 하지 못하여 천역담명(喘逆痰鳴), 구조인건(口燥咽乾)하는 경우에는 숙지황(熟地黃), 산수유(山茱萸), 시상병(柿霜餅) 등을 배합하여 자신보간(滋腎補肝), 양음정천(養陰定喘)한다(예 : 서여납기탕(薯蕷納氣湯)[의학충중참서록(醫學衷中參書錄)]).

③ 폐허(肺虛)로 인하여 해수(咳嗽), 천급(喘急)이 때때로 나았다가 때때로 발생하며, 면색(面色)은 황백소신(黃白少神)하고, 피모초고(皮毛焦枯)하는 경우에는 행인(杏仁), 아교(阿膠), 인삼(人參) 등을 배합하여 보폐녕수(補肺寧嗽)한다(예 : 서여환(薯蕷丸)[금궤요략(金匱要略)]).

④ 신액휴모(腎液虧耗), 음허화왕(陰虛火旺)으로 구갈인음(口渴引飮), 자한도한(自汗盜汗)하거나 혹은 소갈증(消渴證)을 치료하는 경우에는 생황기(生黃芪), 지모(知母), 오미자(五味子) 등을 배합하여 익기양음(益氣養陰), 생진지갈(生津止渴)한다(예 : 옥액탕(玉液湯)[의학충중참서록(醫學衷中參書錄)]).

⑤ 간신음허(肝腎陰虛)로 인한 두목현훈(頭目眩暈), 안화이롱(眼花耳聾), 요슬산연(腰

膝酸軟), 자한도한(自汗盜汗), 골증로열(骨蒸勞熱), 유정조설(遺精早泄), 소변빈삭(小便頻數), 수발조백(鬚髮早白), 소갈인음(消渴引飮) 등의 증상을 치료하는 경우에는 숙지황(熟地黃), 산수유(山茱萸), 복령(茯苓), 목단피(牧丹皮) 등을 배합하여 자신음(滋腎陰), 보간혈(補肝血)한다(예 : 지황환(地黃丸)[소아약증직결(小兒藥證直訣)]).

⑥ 신양부족(腎陽不足)의 증(證)으로 요슬냉통(腰膝冷痛), 소복구급(少腹拘急), 소변불리(小便不利) 혹은 실금(失禁) 혹은 야간다뇨(夜間多尿), 담음천해(痰飮喘咳), 소갈(消渴), 수종(水腫), 구사(久瀉) 등의 증상이 나타나는 경우에는 건지황(乾地黃), 산수유(山茱萸), 택사(澤瀉) 등을 배합하여 보신조양(補腎助陽)하고 겸하여 간신(肝腎)의 음(陰)을 보(補)한다(예 : 금궤신기환(金匱腎氣丸)[금궤요략(金匱要略)]).

⑦ 비허간울(脾虛肝鬱)하고 습탁(濕濁)이 하주(下注)하여 백대(白帶)의 양이 많고 청희(淸稀)하며, 면면부단(綿綿不斷)하고, 권태(倦怠), 변당(便溏)하는 경우에는 백출(白朮), 차전자(車前子), 백작(白芍), 인삼(人參) 등을 배합하여 보비지대(補脾止帶)한다(예 : 완대탕(完帶湯)[부청주여과(傅靑主女科)]).

백편두(白扁豆)【명의별록(名醫別錄)】DOLICHORIS SEMEN

【기원】 콩과(Leguminosae)에 속한 1년생 덩굴성 식물인 편두(까치콩) *Dolichos lablab* L.의 과실을 건조한 것으로, 가을에 완숙한 흰색의 종자를 채취하여 햇볕에 말린다.

【성미】 성질은 약간 따뜻하고 독이 없으며, 맛은 달다.

【귀경】 비, 위, 폐경.

【효능 및 주치】 1. 소서화습(消暑化濕) : 하상서습(夏傷暑濕)→구토 · 설사

2. 해독(생용(生用)) : 식물중독(食物中毒), 주독(酒毒)

3. 건비화중(健脾和中)(초황(炒黃)) : 식소구설(食少久泄), 변당(便溏), 비허구토(脾虛嘔吐), 백대과다(白帶過多)

【해설】 본품은 맛이 달고 약성(藥性)이 약간 따뜻하며, 단맛으로 인하여 주로 비위경(脾胃經)에 들어가서 건비화습(健脾化濕)하는 효능을 발휘한다. 본품은 비(脾)를 보하되 자니(滋膩)하지 않고 방향화습(芳香化濕)하되 조렬(燥烈)하지 않아 건비화중(健脾和中), 소서화습(消暑化濕)하는 좋은 약이 되므로, 비허(脾虛)로 습사(濕邪)가 정체되어 일어나

는 설사나, 서습(暑濕)이 비위(脾胃)를 내상(內傷)하여 중기(中氣)가 불화(不和)함으로써 나타나는 상토하사(上吐下瀉), 전근(轉筋)의 증상을 치료하며, 그 외에 부녀의 비허유습(脾虛有濕)으로 인한 대하 등에 응용한다. 또 본품은 생으로 갈아서 즙을 짜서 복용하면 청열해독(淸熱解毒)하는 효능이 있고 주독(酒毒)을 풀어줄 수 있다.

본품은 큰 병을 앓고 난 후에 처음으로 보제(補劑)를 투여할 경우 먼저 응용하면 정기(正氣)를 조양(調養)하여 옹체(壅滯)의 폐해가 발생되지 않도록 한다. 또, 본품은 다른 약들과 잘 조화(調和)되므로 보조제(輔助劑)로 많이 활용된다.

본품을 청열해독(淸熱解毒), 해주독(解酒毒), 해서(解暑)의 목적에 사용하려면 생용(生用)하고, 비위(脾胃)를 튼튼하게 하려면 마땅히 초용(炒用)하여야 된다.

【포제】 천제(燀製)를 통하여 편두의(扁豆衣)와 편두(扁豆)로 구분한다. 생편두(生扁豆)는 소서(消暑), 화습(化濕)하는데 장점이 있다. 초(炒)한 후에는 콩 비린내를 제거할 수 있고 분쇄가 쉬워지며, 약성이 온성(溫性)으로 변하고, 약간 향기가 있게 되어 오로지 건비지사(健脾止瀉)하게 되며, 건비(健脾), 화위(和胃), 화습(化濕)에 장점을 지니게 된다. 토초(土炒)한 후에는 보비지사작용(補脾止瀉作用)이 증강된다.

【용량과 용법】 8~16g.

【금기증】 상한한열(傷寒寒熱)과 외사(外邪)가 왕성한 경우에는 복용을 하지 말아야 한다.

【임상응용】 ① 풍한(風寒)이 표(表)에 객(客)하고 서습(暑濕)이 중초(中焦)에 조체(阻滯)되어, 오한(惡寒), 발열, 두통, 무한(無汗), 맥부(脈浮) 등의 표한증(表寒證)이 나타나는 경우 및 흉민(胸悶), 범오(泛惡), 심하면 구토, 복통, 복사(腹瀉), 설태백니(舌苔白膩) 등 습탁중조(濕濁中阻)의 증후(證候)가 나타나는 것을 치료하는 경우에는 향유(香薷), 후박(厚朴)을 배합하여 발한해표(發汗解表), 거서화습(祛暑化濕), 화중(和中)한다(예 : 향유산(香薷散)[태평혜민화제국방(太平惠民和劑局方)]).

② 비허협습(脾虛挾濕)으로 설사, 식욕부진 등이 나타나는 경우에는 인삼(人參), 백출(4다(예 : 삼령백출산(參苓白朮散)[화제국방(和劑局方)]).

감초(甘草) 【신농본초경(神農本草經)】 GLYCYRRHIZAE RADIX

【기원】 콩과(Leguminosae)에 속한 여러 해 살이 풀인 감초(甘草) *Glycyrrhiza uralensis* Fisch.와 창과감초(脹果甘草) *G. inflata* Bat. 및 광과감초(光果甘草) *G. glabra* L.의 뿌리 및 뿌리줄기를 건조한 것이다. 봄과 가을에 채취하여 잔뿌리를 제거하고 햇볕에 말린다.

【성미】 성질은 평하고 독이 없으며, 맛은 달다.

【귀경】 심, 폐, 비, 위경.

【효능 및 주치】 1. 보중익기(補中益氣)(밀자(蜜炙)) : 비위허약(脾胃虛弱)→권태핍력(倦怠乏力) · 식소변당(食少便溏), 심기부족(心氣不足)→심동계(心動悸) · 맥결대(脈結代)

2. 윤폐지해(潤肺止咳)(밀자(蜜炙)) : 해수(咳嗽), 천해(喘咳)

3. 청열해독(淸熱解毒)(생용(生用)) : 인후종통(咽喉腫痛), 약물중독, 음식물중독, 농약중독, 열독창양(熱毒瘡瘍)

4. 완급지통(緩急止痛)(생용(生用)) : 복중급통(腹中急痛), 복피급축(腹皮急縮), 장조(臟躁), 위궤양, 십이지장궤양

5. 완화약성(緩和藥性), 조화제약(調和諸藥)(생용(生用))

【해설】 본품은 단맛을 가지고 있는데, 생용(生用)하면 약성(藥性)이 약간 차고(혹은 평), 자용(炙用)하면 약성(藥性)이 약간 따뜻하다. 밀자(蜜炙)하면 맛이 달고 약성(藥性)이 약간 따뜻해지게 되는데, 이렇게 되면 보비익기(補脾益氣)하고 윤폐지해(潤肺止咳)하여 비위허약(脾胃虛弱)과 폐허천해(肺虛喘咳)를 치료한다. 그런데, 생용(生用)하면 약성(藥性)이 약간 차서 사화해독(瀉火解毒)하는 효능이 있어 창양종독(瘡瘍腫毒)과 인후종통(咽喉腫痛)을 치료한다.

본품의 감완(甘緩)한 성미(性味)는 또한 완급지통(緩急止痛)하여 완복(脘腹) 또는 사지(四肢)의 연급작통(攣急作痛)을 치료한다. 또한 감초(甘草)는 각종 약물의 편성(偏性)을 조화(調和)하는 효능이 있어 약의 효능을 더욱 더 잘 발휘되게 하며, 열약(熱藥)과 같이 사용되면 그 뜨거운 성질을 완화하고, 한약(寒藥)과 같이 사용되면 그 차가운 약성(藥性)을 완화하며, 보(補)나 사(瀉)의 약성(藥性)이 급한 것에 이르지 않게 한다.

【포제】 잡질을 제거하고 세정(洗淨)하여 수침윤투(水浸潤透)시켜 절편(切片)하여 사

용한다. 청열해독(清熱解毒)과 거담지해(祛痰止咳)에는 햇볕에 말려서 생용(生用)하며, 보비익기(補脾益氣)에는 밀자(蜜炙)한다.

【용량과 용법】 2~12g.

【금기증】 단맛은 기(氣)를 옹체(壅滯)하게 하는 경우가 많아 중만(中滿)하므로 습사(濕邪)가 흉복(胸腹)에 조체(阻滯)하여 창만(脹滿)한 자나 구토, 부종(浮腫)이 있는 자는 복용을 하지 말아야 한다.

【임상응용】 ① 인후종통(咽喉腫痛)을 치료하는 경우에는 길경(桔梗)을 배합하여 선폐이인(宣肺利咽), 청열해독(清熱解毒) 작용을 발휘한다(예 : 길경탕(桔梗湯)[상한론(傷寒論)]).

② 비위허약(脾胃虛弱)으로 장명설사(腸鳴泄瀉), 사지권태(四肢倦怠)하는 등의 증상을 치료하는 경우에는 인삼(人參), 백출(白朮), 복령(茯苓)을 배합하여 익기보비(益氣補脾)의 작용을 발휘한다(예 : 사군자탕(四君子湯)[화제국방(和劑局方)]).

③ 심장(心臟)의 음양기혈(陰陽氣血)이 모두 허(虛)하여 심동계(心動悸), 맥결대(脈結代)가 생기고, 체리(體羸), 기단(氣短), 설첨(舌尖)의 색담(色淡), 소진(少津)하는 것을 치료하는 경우에는 인삼(人蔘), 계지(桂枝), 생지황(生地黃), 맥문동(麥門冬) 등을 배합하여 익기(益氣), 온양(溫陽), 양음(養陰), 보혈(補血), 복맥(復脈)한다(예 : 자감초탕(炙甘草湯)[상한론(傷寒論)]). 또한 이 처방은 허로폐위(虛勞肺痿)로 건해무담(乾咳無痰), 혹은 각담부다(咯痰不多), 담중대혈사(痰中帶血絲), 형수(形瘦), 기단(氣短), 허번불면(虛煩不眠), 자한(自汗) 혹은 도한(盜汗), 인건(咽乾), 설조(舌燥), 대변건결(大便乾結), 혹은 허열(虛熱)이 때때로 발생하는 것을 치료한다.

④ 비위기허(脾胃氣虛)로 중기(中氣)가 부족하여 장기(臟器)가 하수(下垂)하는 등의 증상을 치료하는 경우에는 황기(黃芪), 인삼(人參), 승마(升麻) 등을 배합하여 익기승양(益氣升陽), 조보비위(調補脾胃), 보중익기(補中益氣)한다(예 : 보중익기탕(補中益氣湯)[비위론(脾胃論)]).

⑤ 장조(臟躁)로 정신황홀(精神恍惚), 항상 슬퍼서 울려고 하며, 자기 뜻대로 자주적으로 하지 못하고, 수면불안(睡眠不安)하고, 심하면 언어가 정상적이지 않고, 하품을 자주 하며, 설홍(舌紅), 소태(少苔) 등의 증상이 나타나는 경우에는 소맥(小麥), 대조(大棗)를 배합하여 양심안신(養心安神), 화중완급(和中緩急), 보비기(補脾氣)한다(예 : 감맥대조

탕(甘麥大棗湯)[금궤요략(金匱要略)]).

⑥ 각퇴연급(脚腿攣急) 혹은 복중동통(腹中疼痛)을 치료하는 경우에는 항상 백작약(白芍藥)을 배합하여 완급지통(緩急止痛)한다(예 : 작약감초탕(芍藥甘草湯)[상한론(傷寒論)]).

⑦ 위기(胃氣)가 허약하고 기결(氣結)하여 비(痞)가 되어 납곡불화(納穀不化)하고 장명하리(腹鳴下痢)하며 심하비경(心下痞硬)하면서 만(滿)한 증상을 치료하는 경우에는 황련(黃連), 건강(乾薑), 반하(半夏) 등을 배합하여 익기화위(益氣和胃), 소비지구(消痞止嘔)의 작용을 발휘한다(예 : 감초사심탕(甘草瀉心湯)[상한론(傷寒論)]).

대조(大棗) 【신농본초경(神農本草經)】 JUJUBAE FRUCTUS

【기원】 갈매나무과(Rhamnaceae)에 속한 낙엽 관목인 대추 *Zizyphus jujuba* Mill. var. *inermis* Rehder.의 성숙한 과실을 건조한 것으로, 가을에 채취하여 햇볕에 말린다.

【성미】 성은 따뜻하고 독이 없으며, 맛은 달다.

【귀경】 비, 위, 심경.

【효능 및 주치】 1. 보비화위(補脾和胃) : 위허식소(胃虛食少), 비허변당(脾虛便溏)

2. 양혈안신(養血安神) : 심계(心悸), 정충(怔忡), 건망(健忘), 장조(臟躁)

3. 익기생진(益氣生津) : 기혈진액부조(氣血津液不調)(영위부조(營衛不調))

4. 해제약독(解諸藥毒), 완화약성(緩和藥性)

【해설】 본품은 맛이 달고 성질이 윤(潤)하고 화평(和平)하여 익기보비(益氣補脾)하고, 양혈안신(養血安神)하는 효능이 있어 비위(脾胃)가 허약하여 식소변당(食少便溏)한 증상을 치료하며, 혈허(血虛)로 장조(臟躁)하고 심계정충(心悸怔忡)하는 등의 증상을 치료한다. 또 익기생진(益氣生津)하는 효능이 있어 기혈진액(氣血津液)이 부족한 증상을 치료한다.

본품은 제약(諸藥)을 조화하는 효능이 있으며, 특히 공하약(攻下藥)을 같이 배합하여 사용하면 준렬(峻烈)한 성질을 완화하여 사기(邪氣)를 공하(攻下)함에 있어 정기(正氣)를 손상하지 않게 하고 비위(脾胃)를 보양(補養)하여 공축(攻逐)의 작용이 태과(太過)하게 되는 폐해를 방지한다.

다만 본품은 쉽게 습(濕)을 조장하여 담(痰)을 생성되게 하므로, 담습(痰濕)으로 유발된 흉중창만(胸中脹滿)의 경우에는 사용해서는 안 된다.

본품은 처방에서 보통 생강(生薑)과 같이 배합하여 사용되는데, 본품은 생강(生薑)의 자극성을 완화하고 생강(生薑)은 대조(大棗)가 기(氣)를 옹체(壅滯)하는 것을 막아서 창만(脹滿)에 이르지 않게 한다. 또, 이와 같이 달고 매운 두 가지 맛의 약재를 같이 배합하면 영위(營衛)를 조화시키고 다한(多汗)으로 인해 영기(營氣)를 상하게 하는 것을 방지한다.

【포제】 증숙(蒸熟)하여 껍질과 핵(核)을 제거하고 사용한다.

【용량과 용법】 3~12개.

【금기증】 본품은 조습생열(助濕生熱)하여 중만(中滿)하게 하므로, 습성(濕盛)으로 인한 창만(脹滿)과 식적(食積), 충적(蟲積), 우치작통(齲齒作痛) 및 담열해수(痰熱咳嗽)의 경우에는 복용을 하지 말아야 한다.

【임상응용】 ① 수종복창(水腫腹脹), 이변불리(二便不利)의 실증(實證)을 치료하는 경우에는 원화(芫花), 감수(甘遂) 등을 배합하여 수음(水飮)을 공축(攻逐)한다(예 : 십조탕(十棗湯)[상한론(傷寒論)]). 이 처방은 또한 현음(懸飮) 혹은 지음(支飮)으로 음(飮)이 흉협(胸脇)에 머물러서 해타(咳唾)하고, 흉협(胸脇)을 당기면서 아프며, 심하비경(心下痞硬), 건구단기(乾嘔短氣), 두통목현(頭痛目眩)하거나 혹은 흉배(胸背)가 체통(掣痛)하여 숨 쉴 수가 없으며, 설태(舌苔)는 활(滑)하고, 맥(脈)이 침현(沈弦)한 증상이 있는 것을 치료한다. 그 외에도 수종(水腫), 복창(腹脹)이 실증(實證)에 속하는 것을 치료한다.

② 폐옹(肺癰) 혹은 지음(支飮)으로 담음(痰飮)이 폐(肺)에 옹체(壅滯)하여 사실(邪實), 기폐(氣閉)하여 해수(咳嗽), 천식(喘息)으로 누울 수 없고, 흉협창만(胸脇脹滿)하고, 혹은 면목부종(面目浮腫), 소변단소(小便短少), 비색류체(鼻塞流涕), 냄새를 잘 못 맡으며, 맥(脈)은 활삭(滑數)하거나 현활(弦滑)하는 증상이 나타나는 경우에는 정력자(葶藶子)를 배합하여 청열(淸熱), 사폐(瀉肺), 하기(下氣), 평천(平喘), 거담(祛痰), 행수(行水)한다(예 : 정력대조사폐탕(葶藶大棗瀉肺湯)[금궤요략(金匱要略)]).

③ 장조(臟躁)로 정신황홀(精神恍惚), 항상 슬퍼서 울려고 하며, 자기 뜻대로 자주적으로 하지 못하고, 수면불안(睡眠不安)하고, 심하면 언어가 정상적이지 않고, 하품을 자주 하며, 설홍(舌紅), 소태(少苔) 등의 증상이 나타나는 경우에는 감초(甘草), 소맥(小麥)를 배합하여 양심안신(養心安神), 화중완급(和中緩急), 보비기(補脾氣)한다(예 : 감맥대조탕(甘麥大棗湯)[금궤요략(金匱要略)]).

봉밀(蜂蜜)【신농본초경(神農本草經)】MEL

【기원】꿀벌과(Apidae)에 속한 곤충인 양꿀벌 *Apis mellifera* L. 또는 동양꿀벌 *A. indica* Radoszkowski.이 벌집에 모은 감미로운 물질로, 봄부터 가을까지 사이에 채취하여 여과한다.

【성미】성질은 평하고 독이 없으며, 맛은 달다.

【귀경】폐, 비, 대장경.

【효능 및 주치】1. 윤폐(潤肺), 윤조(潤燥) : 폐조해수(肺燥咳嗽), 폐허구해(肺虛久咳)

2. 활장통변(滑腸通便) : 장조변비(腸燥便秘)

3. 지통 : 위완동통(胃脘疼痛), 한산복통(寒疝腹痛)

4. 해독 : 구창(口瘡), 탕화탕상(湯火燙傷), 창양(瘡瘍), 해오두독(解烏頭毒)

【해설】본품은 약성(藥性)이 평하고 맛이 달다. 본품은 익기(益氣), 보비위(補脾胃)하는 효능이 있어 비위허약증(脾胃虛弱證)을 개선하고, 윤조윤폐(潤燥潤肺)하는 효능이 있어 폐조건해(肺燥乾咳)를 치료하며, 해수(咳嗽)를 다스리는 약물에 밀자(蜜炙)하여 치료하는 경우가 많다. 또한 윤조통변(潤燥通便)작용이 있어 진액이 내갈(內竭)되어 대변이 불통(不通)할 경우를 치료하는데, 좌약(坐藥)의 형태로 사용하여 대변을 통하게 할 수도 있다.

본품은 완급(緩急)하여 능히 심복기육(心腹肌肉)의 창양(瘡瘍)의 통증을 그치게 하고, 맛이 달고 화평(和平)한 성미(性味)는 해독(解毒)하여 오두독(烏頭毒)을 풀어주고, 백약(百藥)을 조화하는 것이 감초(甘草)와 비슷하다.

특히 생밀(生蜜)은 약성(藥性)이 서늘하여 청열해독(清熱解毒)하여 구창(口瘡), 탕화탕상(湯火燙傷)을 치료하는데 효능이 좋으며, 숙밀(熟蜜)은 성질이 따뜻하여 보중(補中)한다.

【비고】석밀(石蜜)은 야생 봉밀(蜂蜜)이며, 현재는 대부분이 봉밀(蜂蜜)을 많이 사용한다. 그 성미(性味)와 효능은 서로 같다.

【포제】상화(桑火)로 만연(慢煉)하여 부말(浮沫)을 걷어내고 사용한다.

【용량과 용법】12~40g.

【금기증】본품은 조습(助濕)하여 중만(中滿)하게 하고 활장(滑腸)하게 하므로 습열

담체(濕熱痰滯)로 인해 흉민불관(胸悶不寬)하고 변당(便溏)하거나 설사를 하는 자는 복용을 하지 말아야 한다.

【임상응용】 ① 장위(腸胃)의 조열(燥熱)로 진액이 부족하여 대변비결(大便秘結), 복중창만(腹中脹滿)하는 것을 치료하거나 치창(痔瘡)으로 인한 변비를 치료하는 경우에 마자인(麻子仁), 행인(杏仁), 지실(枳實) 등을 배합하여 윤장설열(潤腸泄熱), 행기통변(行氣通便)한다(예 : 마자인환(麻子仁丸)[상한론(傷寒論)]).

② 정(精)과 수(髓)를 불려 주고 진기(眞氣)를 고르게 하며, 원기(元氣)를 보하여 늙은 이를 젊어지게 하고 모든 허손증(虛損症)을 보하며 온갖 병을 낫게 하는 상용 약품을 만들기 위해서 생지황(生地黃), 백복령(白茯苓), 인삼(人參)을 배합하여 보비화위(補脾和胃), 익기생진(益氣生津), 조영위(調營衛)한다(예 : 경옥고(瓊玉膏)[동의보감(東醫寶鑑)]).

제 2 절 보양약(補陽藥)

인체의 양기(陽氣)를 부조(扶助)하고 기화공능(氣化功能)을 촉진하여 양허증(陽虛證)을 없애거나 혹은 개선하는 약물을 보양약(補陽藥)이라고 하며, 또한 조양약(助陽藥)이라고도 부른다.

양허증(陽虛證)은 심양허(心陽虛), 비양허(脾陽虛), 신양허(腎陽虛) 등 증(證)을 포괄한다. 신(腎)은 원양(元陽)이므로 인체의 장부(臟腑)에 대하여 온후생화(溫煦生化)하는 작용이 있어서 양허(陽虛)의 여러 가지 증(證)은 종종 신양허(腎陽虛)와 밀접한 관계가 있어 보양약(補陽藥)은 주로 신양(腎陽)을 보하는 약물이 된다. 따라서, 심양(心陽)을 조(助)하고 비양(脾陽)을 온(溫)하는 약물들, 예를 들면 육계(肉桂), 부자(附子)와 같은 것은 온리약(溫裏藥)에서 서술한다.

신양(腎陽)을 보하는 약물은 일반적으로 신양(腎陽)을 온보(溫補)하는 외에 많은 약물들이 익정수(益精髓), 건근골(健筋骨)하므로, 신양허(腎陽虛)로 인한 신피지냉(神疲肢冷), 요슬산연(腰膝酸軟), 뇨빈유뇨(尿頻遺尿), 양위유정(陽痿遺精), 설담맥침(舌淡脈沈) 등 증(證) 외에도 정수부족(精髓不足), 두훈이명(頭暈耳鳴), 불잉(不孕), 불육(不育) 혹은 근골불건(筋骨不健), 수족위연(手足痿軟), 소아행지(小兒行遲), 치지(齒遲)의 병증(病證)

에도 사용할 수 있다. 아울러 신양(腎陽)이 쇠미(衰微)하면 비위(脾胃)를 온운(溫運)하지 못하여 복사(腹瀉)를 일으킬 수 있고, 신양(腎陽)이 부족하여 신(腎)이 납기(納氣)하지 못하면 천촉(喘促)을 일으킬 수 있다. 그러므로 신양(腎陽)을 보하는 많은 약물들이 비신양허(脾腎兩虛)로 인한 설사와 폐신양허(肺腎兩虛)로 인한 기천(氣喘)에 사용된다.

인체의 음양(陰陽)과 장부(臟腑)간의 생리, 병리 관계와 각 약물들의 특징을 기초로 하여 보양약(補陽藥)은 임상에 있어서 보통 온리약(溫裏藥), 보간신약(補肝腎藥) 그리고 보비기(補脾氣), 보간기(補肝氣)하는 약물들과 배합된다.

보양약(補陽藥)은 그 성질이 대부분 온조(溫燥)하므로 양허(陽虛)하되 음혈(陰血)이 부족한 경우에는 약물의 배합에 세밀하게 주의하여야 한다. 그리하여 보양조화(補陽助火)하면서도 음혈(陰血)을 소모하는 것을 피하여야 한다.

녹용(鹿茸) 【신농본초경(神農本草經)】 CERVI PANTOTRICHUM CORNU

【기원】 사슴과(Cervidae)에 속한 동물인 매화록(梅花鹿) *Cervus nippon* Temminck. 또는 마록(馬鹿) *C. elaphus* L. 및 같은 속 근연동물의 아직 골화(骨化)되지 않은 어린 각(角)을 잘라 건조한 것이다.

【성미】 성은 따뜻하고 독이 없으며, 맛은 달고 짜다.

【귀경】 간, 신경.

【효능 및 주치】 1. 온신장양(溫腎壯陽), 익정혈(益精血) : 신허양위(腎虛陽痿), 조설(早泄), 몽유(夢遺), 활정(滑精), 궁냉불잉(宮冷不孕), 이명이롱(耳鳴耳聾), 신허설사(腎虛泄瀉), 허로이수(虛勞羸瘦)

2. 익정혈(益精血), 강근골(强筋骨) : 근골위연(筋骨痿軟), 소아의 발육부진, 행지(行遲)

3. 조충임(調衝任), 지붕대(止崩帶) : 붕루하혈(崩漏下血), 대하과다(帶下過多)

4. 탁독생기(托毒生肌) : 창양궤불렴(瘡瘍潰不斂), 음저내함불기증(陰疽內陷不起症)

【해설】 본품은 신양(腎陽)을 보하고, 정혈(精血)을 보태 주며, 보기(補氣)하는 효능을 지니고 있고, 근골(筋骨)을 강하게 하며, 아울러 독맥(督脈)을 보하고, 충임맥(衝任脈)을 단단하게 한다. 따라서 본품은 신양부족(腎陽不足)으로 발생되는 양위(陽痿), 유정(遺精), 요슬한냉(腰膝寒冷), 하지연약무력(下肢軟弱無力), 유뇨(遺尿) 혹은 소변대혈(小便帶血)

등의 증상을 치료하며, 정혈휴허(精血虧虛) 및 충임맥(衝任脈)이 불고(不固)하여 발생하는 붕중대하(崩中帶下) 등의 병증(病證)에 좋은 치료효과를 나타낸다. 또한 성장발육을 촉진하는 작용이 있어 소아의 골격이나 운동능력의 발달이 좋지 못한 경우를 치료한다. 이 외에도 음저궤구(陰疽潰久)나 농청불렴(膿淸不斂)한 허한성(虛寒性) 증상에도 온보내탁(溫補內托)하는 효능이 있어 생기수구(生肌收口)하는 효능을 도와준다.

본품은 약성(藥性)이 따뜻하여 보양(補陽)하는 효능에 치우치므로, 음허양항(陰虛陽亢), 위화내성(胃火內盛), 외감열병(外感熱病)이나 혈분(血分)에 열(熱)이 있는 자는 복용을 금해야 한다. 또한 본품을 복용할 경우에는 적은 량부터 시작하여 서서히 사용량을 증가하여야 하며 갑자기 대량을 사용하지 말아야 하는데, 승양동풍(升陽動風)하여 두훈목현(頭暈目眩)이 일어나거나 혹은 음상동혈(陰傷動血)하여 토뉵하혈(吐衄下血)의 증상이 나타날 수가 있다.

【포제】 사용할 때 불에 그슬려서 털을 제거하고 괄정(刮淨)한 후 황주(黃酒)에 윤투(潤透)하거나 관주(灌酒)하고 약간 쪄서 박편(薄片)으로 횡절(橫切)하여 건조해서 사용한다.

【용량과 용법】 2~4g.

【금기증】 음허유화(陰虛有火), 상초(上焦)에 담열(痰熱)이 있는 경우, 위(胃)에 화(火)가 있는 경우, 음허화치(陰虛火熾)로 인한 토혈(吐血)과 하혈(下血)에는 모두 복용해서는 안 된다. 고혈압, 동맥경화, 협심증, 심장의 기질적 변화가 있을 때, 피의 응고성이 높아진 경우, 중증의 신장염 등에는 사용하지 않는 것이 좋다.

【임상응용】 ① 신기부족(腎氣不足)으로 얼굴색이 검고, 족냉(足冷), 족종(足腫)하며, 이명이롱(耳鳴耳聾), 지체이수(肢體羸瘦), 족슬연약(足膝軟弱), 소변불리(小便不利), 요척동통(腰脊疼痛)이 나타나는 경우에는 숙지황(熟地黃), 산약(山藥), 육계(肉桂), 오미자(五味子) 등을 배합하여 온보신양(溫補腎陽)한다(예 : 십보환(十補丸)[제생방(濟生方)]).

② 신허소갈(腎虛消渴)로 소변을 자주 보는 경우에는 맥문동(麥門冬), 숙지황(熟地黃), 황기(黃芪), 산수유(山茱萸) 등을 배합한다(예 : 녹용환(鹿茸丸)[삼인극일병증방론(三因極一病證方論)]).

③ 적백대하부지(赤白帶下不止)의 경우에는 녹각교(鹿角膠), 포강(炮薑), 적석지(赤石脂), 용골(龍骨) 등을 배합한다(예 : 녹용환(鹿茸丸)[태평성혜방(太平聖惠方)]).

④ 소변불금(小便不禁), 양위각약(陽痿脚弱) 등의 경우에는 구자(韮子), 부자(附子),

육계(桂心) 등을 배합하여 온보신양(溫補腎陽)한다(예 : 녹용산(鹿茸散)[태평성혜방(太平聖惠方)]).

녹각(鹿角) 【신농본초경(神農本草經)】 CERVI CORNU

【기원】 사슴과(Cervidae)에 속한 매화록(梅花鹿) *Cervus nippon* Temminck. 또는 마록(馬鹿) *C. elaphus* L. 및 같은 속 근연동물의 이미 골질화된 노각(老角)이 자연적으로 탈각(脫角)된 것을 채집하기도 하고 또는 노각(老角)을 자른 것도 있다.

【성미】 성은 따뜻하고 독이 없으며, 맛은 짜다.

【귀경】 간, 신경.

【효능 및 주치】 1. 보신조양(補腎助陽), 강근골(强筋骨) : 양위조설(陽萎早泄), 유정(遺精), 허로내상(虛勞內傷), 요척냉통(腰脊冷痛), 뇨빈(尿頻), 뇨다(尿多), 부인몽교(婦人夢交)

2. 활혈산어소종(活血散瘀消腫) : 음저창양(陰疽瘡瘍), 각종 창양종독(瘡瘍腫毒), 유옹초기(乳癰初起), 어혈작통(瘀血作痛), 절상악혈(折傷惡血)

【해설】 달여서 숙용(熟用)하게 되면 신양(腎陽)을 보하고 근골(筋骨)을 강장(强壯)하므로, 녹용(鹿茸)의 대용품으로 응용할 수 있으나 그 효력이 약하다. 또한 가루로 갈아서 생용(生用)하면 활혈산어소종(活血散瘀消腫)하는 효능이 있어 허증성(虛證性)의 옹저종독(癰疽腫毒)을 치료하는데, 내복(內服)이나 외부(外敷) 모두 가능하다.

【포제】 녹각(鹿角)을 세정(洗淨)하고 톱으로 잘라 온수(溫水)에 담갔다가 꺼내 절편(切片)하여 햇볕에 말려서 사용한다.

【용량과 용법】 4~12g.

【금기증】 음허화왕(陰虛火旺)의 경우에는 복용을 하지 말아야 한다.

【임상응용】 ① 신휴기쇠(腎虧氣衰)로 발락치고(髮落齒枯), 요척산통(腰脊酸痛)하는 경우에는 우슬(牛膝)을 배합하여 보신건골(補腎健骨)한다(예 : 녹각환(鹿角丸)[제생방(濟生方)]).

② 신양부족(腎陽不足)으로 인한 양위(陽萎)에는 육종용(肉蓯蓉), 파극천(巴戟天), 토사자(菟絲子) 등을 배합하여 보신장양(補腎壯陽)한다.

③ 음저만종(陰疽漫腫)에는 숙지황(熟地黃), 육계(肉桂) 등을 배합하여 온산한응(溫散凝寒)한다.

녹각교(鹿角膠)【신농본초경(神農本草經)】CERVI CORNUS COLLA

【기원】 녹각(鹿角)을 절단(切斷)하여 물로 끓여서 농축하여 만든 고체형태의 교질(膠質) 덩어리이다.

【성미】 성은 따뜻하고 독이 없으며, 맛은 달고 짜다.

【귀경】 간, 신경.

【효능 및 주치】 1. 온보신양(溫補腎陽) : 양위(陽痿), 활정(滑精), 요통

2. 보간신(補肝腎), 익정혈(益精血) : 허로리수(虛勞羸瘦), 부인무자(婦人無子), 태동불안(胎動不安)

3. 지혈(止血), 지대(止帶) : 토혈(吐血), 객혈(喀血), 붕루(崩漏)

【해설】 본품은 녹각을 오랫동안 달이고 졸여서 농축하여 교상(膠狀)으로 만든 것으로, 신양(腎陽)을 온보(溫補)하고 정혈(精血)을 보익(補益)하는 효능이 있으나 그 효능이 녹용(鹿茸)보다 약하며 다만 녹각(鹿角)에 비교해서 좋을 뿐이다. 아울러 본품은 비교적 좋은 지혈작용이 있고, 안태(安胎)효능을 겸하고 있으므로, 양허정휴(陽虛精虧)와 체약소수(體弱消瘦), 허한성(虛寒性)으로 인한 토뉵(吐衄), 붕루(崩漏) 및 대하, 음저내함(陰疽內陷) 등에 상용(常用)한다.

【제법】 녹각을 톱으로 길이 6~10㎝가 되게 잘라 물에 담가 맑은 물이 될 때까지 씻어낸 다음 물로 끓여 여과하고 다시 끓인 여과액을 합하여 문화(文火)로 농축한다. 이 때에 적당량의 두유(豆油), 빙당(冰糖), 황주(黃酒) 등을 넣어 조고상(稠膏狀)으로 되었을 때 식혀서 응고되면 그늘에서 말린다.

【포제】 합분(蛤粉)으로 초(炒)하여 주(珠)로 만들면, 달라붙는 성질이 줄어들고, 냄새와 맛이 감소되며, 재질을 바삭바삭하게 할 수 있어 쉽게 부서지게 되므로, 환제(丸劑)와 산제(散劑)로 쓸 수 있게 된다.

【용량과 용법】 4~12g.

【금기증】 음허화왕(陰虛火旺)의 경우에는 복용을 하지 말아야 한다.

【임상응용】 ① 신양부족(腎陽不足), 명문화쇠(命門火衰)로 인한 증(證)을 치료하는데, 년로(年老) 혹은 구병(久病)으로 기쇠신피(氣衰神疲)하고, 외한(畏寒), 지냉(肢冷), 양위(陽痿), 유정(遺精), 활정(滑精), 요슬산연(腰膝痠軟) 혹은 음식감소, 대변부실(大便不實), 혹은 소변자유(小便自遺), 설담태백(舌淡苔白), 맥침지(脈沈遲) 등의 증상이 나타나는 것을 치료하는 경우에는 숙지황(熟地黃), 산약(山藥), 두중(杜仲), 육계(肉桂) 등을 배합하여 온보신양(溫補腎陽), 전정(塡精), 익수(益髓)한다(예 : 우귀환(右歸丸)[경악전서(景岳全書)]).

② 상복(常服)하여 연년익수(延年益壽)하려는 경우에는 녹각상(鹿角霜), 토사자(菟絲子), 백자인(柏子仁), 숙지황(熟地黃) 등을 배합한다(예 : 반룡환(斑龍丸)[의학정전(醫學正傳)]).

녹각상(鹿角霜) 【본초품회정요(本草品匯精要)】 CERVI CORNUS DEGELATINATUM

【기원】 녹각을 오래 동안 졸여서 교질(膠質)을 뺀 골질(骨質)을 건조한 것이다.

【성미】 성은 따뜻하고 독이 없으며, 맛은 짜다.

【귀경】 간, 신경.

【효능 및 주치】 1. 온신조양(溫腎助陽) : 비신양허(脾腎陽虛)→ 소식(少食)·구토·변당(便溏), 신양부족(腎陽不足)→유뇨(遺尿)·빈뇨(頻尿)·자궁허냉(子宮虛冷)·요척산통(腰脊酸痛)

2. 수렴지혈렴창(收斂止血斂瘡) : 붕루대하(崩漏帶下), 창상출혈(創傷出血), 창구불렴(瘡口不斂), 소아의 유뇨(遺尿)

【해설】 본품은 녹각(鹿角)을 오랫동안 끓이고 졸여서 교질(膠質)의 녹각교(鹿角膠)를 추출(抽出)하고 남은 뼈의 찌꺼기로, 그 효능은 녹각(鹿角)과 같이 익신조양(益腎助陽)하여 신양부족(腎陽不足)의 증상이나 비위허한(脾胃虛寒)으로 일어나는 구토, 식소(食少), 변당(便溏) 등의 증상을 치료하는 효능이 있으나, 그 약력이 박약(薄弱)하다.

다만 수렴시키는 작용을 겸하고 있어 삽정(澀精), 지혈, 렴창(斂瘡)하는 효능이 있다. 내복(內服)하여 붕루(崩漏), 유정(遺精)을 치료하고, 외용(外用)하면 창상출혈(創傷出血)

을 그치게 하며, 창양(瘡瘍)이 오래도록 아물어 붙지 않는 것을 치료한다.

【제법】 본품은 녹각교(鹿角膠)를 만들고 남은 각질(角質)을 취출(取出)하여 건조한다.

【용량과 용법】 12~20g.

【금기증】 음허화왕(陰虛火旺)의 경우에는 복용을 하지 말아야 한다.

【임상응용】 ① 충임불고(衝任不固)로 인한 붕루부지(崩漏不止)에는 당귀(當歸), 오적골(烏賊骨), 용골(龍骨), 종려탄(棕櫚炭) 등을 배합하여 고충지혈(固衝止血)한다.

② 비신양허(脾腎兩虛)로 구설(久泄)하는 경우에는 보골지(補骨脂), 오미자(五味子), 육두구(肉豆蔻) 등을 배합하여 온보비신(溫補脾腎), 삽장지사(澀腸止瀉)한다.

③ 부인의 기혈(氣血)이 모두 허(虛)하여 경맥(經脈)이 불순(不順)하고 단속(斷續)되든가, 탁(濁)한 것이 있든가, 또는 복통, 요산(腰酸)이 있으며, 식욕부진, 수약(瘦弱)하여 불임인 것을 치료하는 경우에는 숙지황(熟地黃), 토사자(菟絲子), 인삼(人參) 등을 배합한다(예 : 육린주(毓麟珠)[경악전서(景岳全書)]).

파극천(巴戟天) 【신농본초경(神農本草經)】 MORINDAE OFFICINALIS RADIX

【기원】 꼭두서니과(Rubiaceae)에 속한 여러 해 살이 등본(藤本) 식물인 파극천(巴戟天) *Morinda officinalis* How.의 뿌리를 건조한 것으로, 겨울과 봄에 채취하여 잔뿌리를 제거하고 세정(洗淨)하여 건조한다.

【성미】 성질은 약간 따뜻하고 독이 없으며, 맛은 달고 맵다.

【귀경】 간, 신경.

【효능 및 주치】 1. 보신조양(補腎助陽) : 신허양위(腎虛陽痿), 유정조설(遺精早泄), 신허요통(腎虛腰痛), 궁냉불잉(宮冷不孕), 소복냉통(少腹冷痛), 두훈이명(頭暈耳鳴), 월경부조

2. 거풍제습(祛風除濕) : 풍습비통(風濕痺痛)(겸신양부족(兼腎陽不足)), 요슬산통(腰膝痠痛)

3. 강근골(强筋骨) : 요슬연약무력(腰膝軟弱無力), 치송이탈(齒鬆易脫)

【해설】 본품은 맛이 맵고 달며, 약성(藥性)은 따뜻하다. 달고 따뜻한 성미(性味)는 보(補)하고, 맵고 따뜻한 성미(性味)는 산(散)한다. 따라서 신경(腎經)에 들어가 신양(腎陽)

을 온보(溫補)하여 허손병(虛損病), 예를 들면 신허양위(腎虛陽痿), 몽설(夢泄), 활정(滑精)과 궁냉불잉(宮冷不孕), 월경기(月經期)의 소복냉통(少腹冷痛) 등의 증상을 치료하고, 간신경(肝腎經)에 들어가서 근골(筋骨)을 강장(强壯)시키고 겸하여 거풍습(祛風濕)하는 효능이 있어 족슬위연(足膝痿軟), 요배산통(腰背痠痛), 풍습관절통(風濕關節痛)을 치료한다. 다만 본품의 성질은 비교적 온윤(溫潤)하여 온(溫)하면서도 조(燥)하지 않으며, 보(補)하게 하면서도 체(滯)하게는 하지 않아서, 풍습(風濕)을 없애지만 일반적인 풍습비통(風濕痺痛)에는 적합하지 않고 신허(腎虛)에 의한 요슬비통(腰膝痺痛)에 사용하는 것이 적합하다.

본품은 지혈, 안태(安胎)하는 작용이 있어 부인의 체허(體虛)로 나타나는 월경과다, 복부냉통(腹部冷痛) 등을 치료한다.

본품은 온신조양(溫腎助陽)하면서도 성질이 비교적 유윤(柔潤)하여 음양곽(淫羊藿)의 조산(燥散)하는 것만은 못하지만, 양허유한(陽虛有寒)의 증(證)에 적합하며, 만일 음허화왕(陰虛火旺)이나 습열(濕熱)이 내성(內盛)한 경우에는 복용을 금해야 한다.

【포제】 주침(酒浸)하여 속심을 제거하고 피육(皮肉)을 취하여 배용(焙用)하거나 혹은 구기자탕(枸杞子湯)에 하루 동안 담갔다가 조금 부드러워지면 건져내고, 다시 잠깐 주침(酒浸)하였다가 국화(菊花)와 같이 볶아 황색(黃色)이 나면 국화(菊花)는 버리고 육질(肉質)을 썰어 사용한다.

염수(鹽水)로 찐 후에는 효능이 오로지 신(腎)으로 작용되고, 또 약성(藥性)이 따뜻하되 조(燥)하지 않아서 오랫동안 복용하여도 음(陰)을 상하게 하는 폐해는 없다. 보신장양(補腎壯陽)하는 작용이 증강된다. 감초수(甘草水)로 자(煮)하여 모두 흡수하게 한 후에는 맛이 달게 되고 감초(甘草)의 보비(補脾) 작용이 더해져서 보익(補益) 작용이 증가하므로, 보비익기(補脾益氣) 작용이 증가하여서 비허(脾虛)를 겸한 경우에 적합하다. 또한 보신조양(補腎助陽), 익기양혈(益氣養血)의 처방 중에도 많이 사용된다.

【용량과 용법】 6~12.

【금기증】 음허화왕(陰虛火旺)자나 습열(濕熱)이 있는 자는 복용을 하지 말아야 한다.

【임상응용】 ① 오로칠상(五勞七傷), 제허백손(諸虛百損), 하원허냉(下元虛冷), 남자양위(男子陽痿), 부인불잉(婦人不孕)을 치료하는 경우에는 천문동(天門冬), 숙지황(熟地黃), 파극천(巴戟天) 등을 배합한다(예 : 연령고본단(延齡固本丹)[증보만병회춘(增補萬

病回春)]). 이 처방은 늙어가면서 팔다리의 힘이 약해지며 머리털이 일찍 희어지고 기억력이 낮아지며 시력이 약해지고 귀에서 소리가 나며, 중년기 음위(陰痿) 등이 있는데 사용한다.

② 부인의 하부한냉불잉(下部寒冷不孕)에는 백출(白朮), 두중(杜仲), 토사자(菟絲子) 등을 배합하여 보신조양(補腎助陽)한다(예 : 온포음(溫胞飮)[부청주여과(傅靑主女科)]).

③ 신양허쇠(腎陽虛衰)로 양위불거(陽痿不擧), 소변빈삭(小便頻數), 유정(遺精), 도한(盜汗)하는 경우에는 육종용(肉蓯蓉), 숙지황(熟地黃), 토사자(菟絲子) 등을 배합하여 보신조양(補腎助陽)한다(예 : 파극환(巴戟丸)[의학발명(醫學發明)]).

육종용(肉蓯蓉) 【신농본초경(神農本草經)】 CISTANCHES HERBA

【기원】 열당과(列當科)(Orobanchaceae)에 속한 여러 해 살이 기생 풀인 육종용(肉蓯蓉) *Cistanche deserticola* Y.C. Ma.과 같은 속 근연식물의 육질(肉質) 줄기를 건조한 것으로, 봄과 가을에 채취하여 화서(花序)를 제거하고 햇볕에 말린다.

【성미】 성은 따뜻하고 독이 없으며, 맛은 달고 시며 짜다.

【귀경】 신, 대장경.

【효능 및 주치】 1. 보신양(補腎陽), 익정혈(益精血) : 남자의 양위(陽痿), 유정(遺精), 월경부조(月經不調), 여자의 불잉(不孕), 요슬산통(腰膝痠痛), 신허정휴(腎虛精虧), 소변림리(小便淋漓), 성아실음(聲啞失音)

2. 윤장통변(潤腸通便) : 장조변비(腸燥便秘), 혈고변폐(血枯便閉)

【해설】 본품은 맛이 달고 시며 짜면서 약성(藥性)이 따뜻하여, 단맛은 보(補)하고 따뜻한 성질은 보양(補陽)하고, 짠맛은 신(腎)에 들어가게 하여 보신장양(補腎壯陽)하는 중요한 약이 되며, 또한 자니(滋膩)한 성질이 있어 정혈(精血)을 보익(補益)하는 작용을 한다. 따라서 신허(腎虛)로 인한 양위(陽痿)를 치료하며, 요슬(腰膝)이 무력(無力)하고 연약냉통(軟弱冷痛)하는 등의 증상을 치료한다.

또한 질(質)이 유이(油膩)하여 윤장통변(潤腸通便)하는 작용이 있어 혈허(血虛)나 장액(腸液)이 건고(乾枯)하여 발생하는 대변비결(大便秘結)의 증상을 치료한다.

다만, 본품은 약성(藥性)이 부드럽기 때문에 소량을 사용하면 효과가 없으므로 비교적 많은 용량을 투여해야 효과를 볼 수 있으며(용량 10~20g), 보양(補陽)하면서 활장(滑腸)하는 효과가 있으므로, 음허화왕(陰虛火旺)이나 대변당사(大便溏瀉)의 경우에는 복용하지 말아야 하며, 실열변비(實熱便秘)에도 사용하는 것이 적합하지 않다.

【포제】 주제(酒製)한 후에는 온신장양(溫腎壯陽)의 작용이 증강하고, 아울러 활장치사(滑腸致瀉)의 효과를 줄일 수 있으므로 양위(陽痿), 요통(腰痛), 불잉(不孕)의 경우에 많이 사용된다.

【용량과 용법】 4~20g.

【금기증】 음허화왕(陰虛火旺), 대변당설(大便溏泄)에는 복용을 금해야 하고, 장위실열(腸胃實熱)로 대변(大便)이 조결(燥結)한 경우에도 복용을 하지 말아야 한다.

【임상응용】 ① 구병(久病)으로 허손(虛損)되어 변폐(便閉)한 것을 치료하는 경우에는 당귀(當歸), 우슬(牛膝) 등을 배합하여 보신양혈(補腎養血), 윤장통변(潤腸通便)한다(예 : 제천전(濟川煎)[경악전서(景岳全書)]).

② 간신부족(肝腎不足)으로 인한 요슬동통(腰膝疼痛)에는 두중(杜仲), 속단(續斷), 토사자(菟絲子) 등을 배합하여 보간신(補肝腎), 강요슬(强腰膝)한다(예 : 육종용환(肉蓯蓉丸)[태평성혜방(太平聖惠方)]).

③ 노인 또는 허인(虛人)의 변비에는 우슬(牛膝), 당귀(當歸), 지각(枳殼), 욱리인(郁李仁) 등을 배합한다(예 : 윤혈음(潤血飮)[제중신편(濟衆新編)]).

선모(仙茅) 【해약본초(海藥本草)】 CURCULIGINIS RHIZOMA

【기원】 수선화과(Amaryllidaceae)에 속한 여러 해 살이 풀인 선모(仙茅) *Curculigo orchioides* Gaertn.의 뿌리줄기를 건조한 것으로, 가을과 겨울에 채취하여 근두(根頭)와 잔뿌리를 제거하고 세정(洗淨)하여 건조한다.

【성미】 성은 뜨겁고, 약간의 독이 있으며, 맛은 맵다.

【귀경】 신, 간, 비경.

【효능 및 주치】 1. 온신장양(溫腎壯陽) : 양위정냉(陽痿精冷), 양허냉사(陽虛冷瀉), 소변빈삭(小便頻數), 유뇨(遺尿), 근골위연(筋骨萎軟), 유정(遺精), 붕루(崩漏)

2. 온비양(溫脾陽) : 복통, 설사

3. 거한습(祛寒濕), 강근골(强筋骨) : 근골불건(筋骨不健), 요슬냉비(腰膝冷痺), 한습비통(寒濕痺痛)

【해설】 본품은 맛이 맵고 약성(藥性)이 따뜻하고(혹은 뜨겁다) 성질이 맹렬하며, 신경(腎經)에 들어가 신양(腎陽)을 보하는 중요한 약이 되므로 명문화(命門火)를 보하며 양도(陽道)를 발흥(發興)하게 하여 신허양위(腎虛陽痿), 성욕감퇴, 화쇠정한(火衰精寒) 등의 증상을 치료한다. 또한 한습(寒濕)을 없애고 요슬(腰膝)을 따뜻하게 하여 요슬근맥구급(腰膝筋脈拘急), 관절불리(關節不利), 요슬냉통(腰膝冷痛), 행동곤란 등의 허손로상병(虛損勞傷病)을 치료하는데 많이 활용한다.

본품은 맛이 맵고 성질이 뜨거우며 독이 있고 조렬(燥烈)의 성질이 매우 강하므로, 잠시 동안만 사용해야 하고, 오랫동안 복용해서는 안 된다. 만일 본품을 너무 많이 복용하면 입과 입술에 건조증이 나타난다. 또한 음허화왕(陰虛火旺)의 경우에는 사용을 금하는 것이 좋다.

【포제】 주자선모(酒炙仙茅)는 독성이 줄어들고, 보신장양(補腎壯陽), 온신강근(溫腎强筋) 효능이 증강된다.

【용량과 용법】 4~12g.

【금기증】 음허화왕(陰虛火旺)에는 복용을 하지 말아야 한다. 선모(仙茅)의 중독으로 혀가 부어오르는 증상이 나타날 수 있는데, 이럴 경우에는 대황(大黃) · 현명분(玄明粉)을 물에 달여 복용하거나, 삼황탕(三黃湯)을 복용하면 해독된다.

【임상응용】 ① 간신허약(肝腎虛弱)으로 인한 두목현훈(頭目眩暈), 요슬산연(腰膝酸軟), 정신피비(精神疲憊) 등의 경우에는 구기자(枸杞子), 숙지황(熟地黃), 생지황(生地黃) 등을 배합하여 자음보신(滋陰補腎)한다(예 : 선모환(仙茅丸)[성제총록(聖濟總錄)]).

② 신양부족(腎陽不足)으로 양위정냉(陽痿精冷)하거나 혹은 활정(滑精), 요슬냉비(腰膝冷痺), 심복냉통(心腹冷痛) 등이 나타나는 경우에는 음양곽(淫羊藿), 파극천(巴戟天), 양기석(陽起石) 등을 배합하여 보신장양(補腎壯陽)한다.

③ 한습비통(寒濕痺痛), 요슬냉통(腰膝冷痛), 근골위연(筋骨萎軟) 등의 경우에는 부자(附子), 두중(杜仲), 독활(獨活) 등을 배합하여 거습지통(祛濕止痛)한다.

음양곽(淫羊藿) 【신농본초경(神農本草經)】 EPIMEDII HERBA

【기원】 매자나무과(Berberidaceae)에 속한 여러 해 살이 풀인 삼지구엽초 *Epimedium koreanum* Nakai.의 전초(全草)를 건조한 것으로, 여름과 가을 사이에 땅위부분을 채취하여 햇볕에 말리거나 또는 그늘에서 말린다.

중국에서는 음양곽(淫羊藿) *E. brevicornum* Maxim.과 유모음양곽(柔毛淫羊藿) *E. pubescens* Maxim.의 땅위부분을 채취하여 건조한 것을 사용한다.

【성미】 성은 따뜻하고 독이 없으며, 맛은 맵고 달다.

【귀경】 간, 신경.

【효능 및 주치】 1. 보신장양(補腎壯陽) : 양위(陽痿), 유정(遺精), 양위불거(陽痿不擧), 유뇨(遺尿), 빈뇨(頻尿), 경중양통(莖中痒痛), 소변림력(小便淋瀝), 요슬무력(腰膝無力)

2. 강근골(强筋骨) : 간신휴손(肝腎虧損)→위폐(痿廢)

3. 거풍제습(祛風除濕) : 근골련급(筋骨攣急), 반신불수(半身不隨), 사지구급(四肢拘急), 풍습비통(風濕痺痛), 소아마비의 급성기 및 후유증기

【해설】 본품은 맛이 맵고 달며, 약성(藥性)이 따뜻하다. 맛이 달고 성질이 따뜻하여서 온신장양(溫腎壯陽)하고, 맵고 따뜻하여서 거풍제습(祛風除濕)하므로, 안으로는 신양(腎陽)을 강장(强壯)하게 하여 강근건골(强筋健骨)하고, 밖으로는 풍습(風濕)의 사기(邪氣)를 산(散)하여 통비지통(通痺止痛)하는 효능이 있다. 본품은 온신장양(溫腎壯陽)하는 효능이 비교적 강하여 신양부족(腎陽不足)으로 인한 남자의 양위(陽痿)와 여자의 자궁발육부전 및 풍한비통(風寒痺痛) 등에 많이 응용된다. 이 외에 또한 강지(强志)하는 효과가 있어 건망증을 치료할 수 있다.

그러나, 본품은 성질이 조열(燥熱)하여 음액(陰液)을 손상시키고 허화(虛火)를 도와주기 쉬우므로, 음허화왕(陰虛火旺)으로 인한 몽정(夢精), 유정(遺精) 및 양강이거(陽强易擧)의 경우에는 복용을 하지 말아야 한다.

【포제】 생품(生品)은 거풍습(祛風濕)하는 작용이 강하여 풍한습비(風寒濕痺)에 많이 사용된다. 양지유자(羊脂油炙) 후에는 온신조양(溫腎助陽)의 작용이 증강되어 양위(陽痿), 조설(早泄) 등 신양부족(腎陽不足)의 경우에 많이 사용된다.

【용량과 용법】 4~12g.

【금기증】 음허(陰虛)로 상화(相火)가 쉽게 동(動)하는 자는 복용을 하지 말아야 한다.

【임상응용】 ① 풍한습비(風寒濕痹)로 통증이 돌아다니면서 아픈 경우에는 위령선(威靈仙), 계심(桂心), 천궁(川芎), 창이자(蒼耳子)를 배합하여 거풍지통(祛風止痛)한다(예 : 선령비산(仙靈脾散)[태평성혜방(太平聖惠方)]).

② 신양부족(腎陽不足), 충임허한(衝任虛寒)으로 궁냉불잉(宮冷不孕)하는 것에는 육계(肉桂), 부자(附子), 오수유(吳茱萸), 당귀(當歸) 등을 배합하여 온신난궁(溫腎暖宮)한다.

호로파(胡蘆巴) 【가우본초(嘉祐本草)】 TRIGONELLAE SEMEN

【기원】 콩과(Leguminosae)에 속한 1년생 풀인 호로파(胡蘆巴) *Trigonella foenumgraecum* L.의 성숙한 종자를 건조한 것으로, 여름과 가을철 과실이 성숙할 때 채취하여 건조한다.

【성미】 성은 따뜻하고 독이 없으며, 맛은 쓰다.

【귀경】 신, 간경.

【효능 및 주치】 1. 보신장양(補腎壯陽) : 한산복통(寒疝腹痛), 신허요산(腎虛腰痠), 양위(陽痿), 조설(早泄), 유정(遺精), 유뇨(遺溺), 현훈이명(眩暈耳鳴)

2. 축거한습(逐祛寒濕) : 한습각기(寒濕脚氣), 한습비통(寒濕痺痛), 흉비한통(胸痺寒痛), 복동한산(腹疼寒疝), 한습설사(寒濕泄瀉), 한습통경(寒濕痛經)

【해설】 본품은 맛이 쓰고, 약성(藥性)이 매우 따뜻하며, 신경(腎經)에 들어가 신양(腎陽)을 온보(溫補)하게 하고 한습(寒濕)을 몰아내며, 아울러 지통(止痛)하는 작용이 있다. 따라서 신허양쇠(腎虛陽衰)하고 한응기체(寒凝氣滯)하여 발생하는 복협창통(腹脇脹痛), 한산(寒疝), 소복냉통(少腹冷痛) 및 신허한사(腎虛寒瀉) 등의 증상을 치료하며, 이 외에도 한습각기(寒濕脚氣)를 치료할 수 있다.

【포제】 하룻밤 동안 주침(酒浸)하여 햇볕에 말리고 증숙(蒸熟)하여 건조하거나, 혹은 염수(鹽水)에 초(炒)하여 사용한다. 초(炒)한 후에는 종자의 육(肉)이 팽창하고, 종피(種皮)가 터져서 파괴되며, 질이 약해져 쉽게 분쇄되고, 유효성분이 잘 우러나온다. 염자(鹽炙)한 후에는 신경(腎經)으로 약을 이끌어 들어가게 하며, 온신조양(溫腎助陽)하고 산증(疝症)을 치료하는 효과를 강하게 한다. 또한 가열하여 초(炒)한 것이므로 약효가 잘 우러

나오게 한다.

【용량과 용법】 4~12g.

【금기증】 음허화왕(陰虛火旺)과 습열(濕熱)이 있는 경우에는 복용을 하지 말아야 한다.

【임상응용】 ① 한습각기(寒濕脚氣)로 요슬동통(腰膝疼痛), 행보무력(行步無力)한 경우에는 파고지(破故紙), 목과(木瓜)를 배합하여 온산한습(溫散寒濕), 서근지통(舒筋止痛)한다(예 : 호로파환(胡蘆巴丸)[양씨가장방(楊氏家藏方)]).

② 신허요통(腎虛腰痛)에는 부자(附子), 보골지(補骨脂), 두중(杜仲), 우슬(牛膝) 등을 배합하여 온보신양(溫補腎陽), 산한지통(散寒止痛)한다.

③ 신양쇠약(腎陽衰弱)으로 납기(納氣)하지 못하여 상기천촉(上氣喘促)하는 경우에는 양기석(陽起石), 침향(沈香), 포부자(炮附子), 호로파(胡蘆巴), 유황(硫黃) 등을 배합한다(예 : 흑석단(黑錫丹)[화제국방(和劑局方)]).

두중(杜仲) 【신농본초경(神農本草經)】 EUCOMMIAE CORTEX

【기원】 두충과(Eucommiaceae)에 속한 낙엽교목인 두충 *Eucommia ulmoides* Oliv.의 수피(樹皮)를 건조한 것으로, 4~5월에 수피(樹皮)를 채취한 다음 조피(粗皮 ; 코르크층)를 벗겨 제거하고 쌓아 놓아 내피(內皮)가 자갈색(紫褐色)을 나타낼 때 건조한다.

【성미】 성은 따뜻하고 독이 없으며, 맛은 달고 약간 맵다.

【귀경】 간, 신경.

【효능 및 주치】 1. 보간신(補肝腎), 강근골(强筋骨) : 요척산동(腰脊痠疼), 족슬위약(足膝痿弱), 소변여력(小便餘瀝), 활정(滑精), 오경설사(五更泄瀉), 허손(虛損), 허로(虛勞), 두목현훈(頭目眩暈), 신허요통(腎虛腰痛)

2. 안태지혈(安胎止血) : 임신루혈(妊娠漏血), 태동불안(胎動不安)

3. 강혈압(降血壓) : 고혈압(肝腎不足)

【해설】 본품은 맛이 달고 약간 매우며, 약성(藥性)이 따뜻한데, 간(肝) · 신(腎) 2경(經)을 보익(補益)하는 중요한 약이 되고, 보간신(補肝腎), 장근골(壯筋骨)하는 작용을 지니고 있다. 간(肝)은 근육을 주관하고, 신(腎)은 뼈를 주관하여, 간신(肝腎)이 튼튼하게 되면 뼈와 근육 또한 강건(强健)하게 되므로, 본품은 간신부족(肝腎不足)으로 인한 요슬산

통(腰膝痠痛)과 근골무력(筋骨無力)을 치료하는 중요한 약이 된다. 또한 간신양쇠(肝腎陽衰)로 인한 양위(陽痿), 뇨의빈삭(尿意頻數), 두훈(頭暈), 목현(目眩) 등의 증상을 치료한다.

본품은 간신(肝腎)이 충족되게 하여 태원(胎元)을 견고(堅固)하게 하는 안태(安胎)효능이 있어 신장허한(腎臟虛寒)으로 인한 태동불안(胎動不安)이나 요통(腰痛), 태루(胎漏)를 치료하며, 습관성 유산에도 좋은 효능을 발휘한다.

본품에는 지속적이고 뚜렷한 강압작용이 있어 관상동맥경화로 인한 고혈압, 빈혈성 고혈압, 신허(腎虛)에 고혈압을 겸한 경우 등의 증후(證候)에 응용할 수 있다.

【포제】 코르크층의 껍질을 벗겨내어 없애고 세정(洗淨)하여 절사(切絲)한 다음 염수(鹽水)를 가하여 고루 섞어 윤투(潤透)시켜 중화(中火)로 초흑색(焦黑色)이 될 때까지 초(炒)하여 흰색 실과 같은 것이 쉽게 끊어질 때 꺼내 건조하여 사용한다. 이 때 두중(杜仲) 100kg에 식염(食鹽) 2kg을 넣어 염수(鹽水)를 만든다. 염제(鹽製)한 후에는 약을 하초(下焦) 신(腎)으로 직접 들어가게 하고, 그 보간신(補肝腎)하는 작용을 증강하므로, 신허요통(腎虛腰痛), 양위(陽痿), 활정(滑精), 태원불고(胎元不固) 등에 많이 사용하고, 아울러 유효성분을 잘 우러나오게 한다.

【용량과 용법】 8~12g(단미(單味)로 고혈압에 사용할 때는 15~40g을 사용한다).

【금기증】 음허화왕(陰虛火旺)의 경우에는 복용을 하지 말아야 한다.

【임상응용】 ① 신허요통(腎虛腰痛)으로 기좌불리(起坐不利), 각연핍력(膝軟乏力)의 증상이 나타나는 경우에는 보골지(補骨脂), 호도(胡桃) 등을 배합하여 보신강요(補腎强腰)한다(예 : 청아원(靑娥元)[단계심법(丹溪心法)]이다.

② 간허(肝虛)로 풍양(風陽)이 상요(上擾)하여 두목현훈(頭目眩暈)하는 경우에는 구기자(枸杞子), 국화(菊花), 백작약(白芍藥), 하고초(夏枯草) 등을 배합하여 양간식풍(養肝熄風)한다.

③ 신양부족(腎陽不足)으로 인하여 양위(陽痿), 활정(滑精), 뇨빈(尿頻), 요슬산연(腰膝酸軟)이 있는 경우에는 파극천(巴戟天), 토사자(菟絲子), 주우슬(酒牛膝) 등을 배합하여 보간신(補肝腎), 익정기(益精氣)한다(예 : 전록환(全鹿丸)[경악전서(景岳全書)]).

④ 진음(眞陰)이 휴손(虧損)되어 부인의 월경(月經)이 지삽(遲澀)하고, 혈소(血少)하며, 근골(筋骨)과 심복(心腹)의 동통(疼痛)이 있는 등의 여러 가지 증상이 있는 경우에는

숙지황(熟地黃), 당귀(當歸), 구기자(枸杞子) 등을 배합한다(예 : 대영전(大營煎)[경악전서(景岳全書)]).

속단(續斷)【신농본초경(神農本草經)】DIPSACI RADIX

【기원】 산토끼꽃과(Dipsacaceae)에 속한 여러 해 살이 풀인 천속단(川續斷) *Dipsacus asperoides* Wall. 및 산토끼꽃 *D. japonicus* Miq.의 뿌리를 건조한 것이다. 가을에 채취하여 근두(根頭)와 미초(尾梢) 및 가는 뿌리를 제거하고 미화(微火)로 홍건(烘乾)한다.

【성미】 성질은 약간 따뜻하고 독이 없으며, 맛은 쓰고 맵다.

【귀경】 간, 신경.

【효능 및 주치】 1. 보간신(補肝腎), 강근골(强筋骨) : 요슬무력(腰膝無力), 신허요통(腎虛腰痛), 요배산통(腰背痠痛), 각약(脚弱), 유정(遺精), 비통(痺痛)

2. 안태지혈(安胎止血) : 태동불안(胎動不安), 태루(胎漏), 붕루과다(崩漏過多)

3. 행혈맥(行血脈), 속근골(續筋骨) : 옹저창종(癰疽瘡腫), 질타손상(跌打損傷), 금창(金瘡), 골절(骨折)

【해설】 본품은 맛이 쓰고 매우며, 약성(藥性)이 약간 따뜻한데, 간신(肝腎)을 보익(補益)하고 근골(筋骨)을 강하게 하며, 또한 혈맥(血脈)을 통행(通行)하고 속골료상(續骨療傷)하는 효능을 가지고 있어 간신부족(肝腎不足)으로 나타나는 요슬산통(腰膝痠痛), 요통각약(腰痛脚弱), 행동곤란 및 외상(外傷)으로 인한 근골손상(筋骨損傷), 관절불리(關節不利) 등에 좋은 효과가 있다. 또한 보(補)하지만 체(滯)하지 않고 행혈(行血)하지만 사(瀉)하지 않으며, 따뜻하되 조(燥)하지 않은 특징이 있다. 본품의 효능은 두중(杜仲)과 비슷하지만 두중(杜仲)은 보(補)하는 효능이 비교적 강하고, 속단(續斷)은 통(通)하게 하는 작용이 우수하다.

이 외에 고정(固精)하고 붕대(崩帶)를 그치게 하는 효능이 있어 유정(遺精), 부녀의 혈붕(血崩)이나 태루(胎漏) 및 대하 등의 증상을 그치게 한다. 특히, 붕루하혈(崩漏下血)을 치료하는 경우에는 초(炒)하여 사용하는 것이 효과가 더 좋다.

【포제】 잡질을 제거하고 생용(生用)하거나 주초(酒炒) 혹은 염수초(鹽水炒)하여 사

용한다. 초속단(炒續斷)은 보(補)하는 중에도 적체(積滯)하지 않으며, 행(行)하는 중에 설(泄)하지 않게 하는 장점이 있어서, 생품(生品)보다 보간신(補肝腎), 지루혈(止漏血), 안태(安胎)하는 효능이 증강된다. 주자속단(酒炙續斷)은 생품(生品)에 비하여 활혈(活血), 속근(續筋), 료상(療傷)하는 효능이 증강된다. 염자속단(鹽炙續斷)은 약을 이끌어 하행(下行)시켜 간신(肝腎)을 보익(補益)하는 작용을 증강한다.

【용량과 용법】 6~12g.

【금기증】 고열(高熱), 내열(內熱)이 있는 자는 복용을 하지 말아야 한다. 맛이 쓰고 성질이 차가운 약과 함께 사용하여 혈병(血病)을 치료해서는 안 되며, 맛이 맵고 성질이 뜨거운 약과 함께 사용하여 태전(胎前)과 산후(産後)의 여러 가지 증후(證候)를 치료해서는 안 된다.

【임상응용】 ① 간신(肝腎)과 기혈(氣血)이 부족하여 발생하는 풍한습비(風寒濕痹), 수족구련(手足拘攣) 등의 증상을 치료하는 경우에는 두중(杜仲), 방풍(防風), 계심(桂心), 세신(細辛) 등을 배합하여 거풍습(祛風濕), 지비통(止痹痛), 익간신(益肝腎), 보기혈(補氣血)한다(예 : 삼비탕(三痹湯)[교주부인량방(校注婦人良方)]).

② 간신부족(肝腎不足)으로 인하여 요배산통(腰背酸痛), 족슬연약(足膝軟弱)하는 경우에는 두중(杜仲), 우슬(牛膝), 상기생(桑寄生) 등을 배합하여 보간신(補肝腎), 강근골(强筋骨)한다.

③ 질타손상(跌打損傷), 근상골절(筋傷骨折), 국부종통(局部腫痛)에는 당귀(當歸), 우슬(牛膝), 유향(乳香), 몰약(沒藥)을 배합하여 통혈맥(通血脈), 속근골(續筋骨)한다.

④ 지종(肢腫), 기육마목(肌肉麻木), 풍습비통(風濕痹痛)을 치료하는 경우에는 당귀(當歸), 부자(附子), 비해(萆薢) 등을 배합한다(예 : 속단환(續斷丸)[잡병원류서촉(雜病源流犀燭)]).

⑤ 신휴(腎虧)로 요슬산연(腰膝酸軟), 뇨빈(尿頻), 유뇨(遺尿), 유정(遺精)하는 경우에는 두중(杜仲), 토사자(兎絲子), 사원자(沙苑子) 등을 배합하여 보신지정축뇨(補腎止精縮尿)한다.

보골지(補骨脂) 【개보본초(開寶本草)】 PSORALEAE FRUCTUS

【기원】 콩과(Leguminosae)에 속한 1년생 풀인 보골지(補骨脂) *Psoralea corylifolia* L.의 성숙한 과실을 건조한 것이다. 9월에 채취하여 건조한다.

【성미】 성질은 따뜻하고(혹 크게 따뜻하고) 독이 없으며, 맛은 맵고 쓰다.

【귀경】 신, 비경.

【효능 및 주치】 1. 보신장양(補腎壯陽) : 요슬냉통(腰膝冷痛), 산연무력(酸軟無力), 신허양위(腎虛陽痿)

2. 납기평천(納氣平喘) : 신허작천(腎虛作喘), 허한천해(虛寒喘咳)

3. 고정축뇨(固精縮尿) : 유뇨(遺尿), 뇨빈삭(尿頻數), 활정(滑精)

4. 온비지사(溫脾止瀉) : 비신양허(脾腎陽虛)→설사

5. 치피부병(治皮膚病)(외용(外用)) : 백전풍(白癜風), 원형탈모증, 반독(斑禿)

【해설】 본품은 맛이 맵고 쓰며, 약성(藥性)이 매우 따뜻하다. 약성(藥性)이 매우 따뜻하여 신경(腎經)에 들어가 보신장양(補腎壯陽)하는 주약이 되고, 흥양고정(興陽固精)하고 축뇨지사(縮尿止瀉)하여 양위유정(陽痿遺精), 요슬산연(腰膝痠軟), 소변빈삭(小便頻數) 및 비신허한(脾腎虛寒)의 설사 등의 증상을 치료한다.

본품은 능히 장양(壯陽)하여 음한(陰寒)의 증상을 화(化)하고 보신(補腎)하여 하원(下元)을 견고(堅固)하게 하며 명문(命門)의 화(火)를 보하여 온비지사(溫脾止瀉)하고 신기(腎氣)를 보하여 납기평천(納氣平喘)하는 효능이 있어 신양부족(腎陽不足)으로 인한 하원불고(下元不固)와 비신양허(脾腎陽虛)에 자주 사용된다. 또한 외용(外用)하면 melanin의 생성을 촉진하는 효과가 있다.

【포제】 잡질을 제거하고 염수(鹽水)에 자(炙)하여 사용한다. 보골지(補骨脂)는 장양(壯陽) 작용이 강하지만, 생용(生用)하면 신열(辛熱)하면서 조(燥)하여 장기적으로 복용하면 상음(傷陰)하여 구건(口乾), 설조(舌燥), 후통(喉痛) 등의 증상을 발생하게 하는 폐단이 있다. 염자(鹽炙)한 후에는 신찬온조(辛竄溫燥)한 성질이 완화되고, 상음(傷陰)하는 폐해를 피할 수 있으며, 아울러 약을 이끌고 신(腎)으로 들어가게 하며, 보신(補腎), 납기(納氣)의 작용이 증강되므로, 주로 요슬냉통(腰膝冷痛), 양위(陽痿), 유정(遺精), 유뇨(遺尿), 신허효천(腎虛哮喘) 등에 많이 사용된다.

【용량과 용법】 8~12g.

【금기증】 성질이 온조(溫燥)하여 상음조화(傷陰助火)하므로, 음허화왕(陰虛火旺)과 대변조결(大便燥結)의 경우에는 복용을 하지 말아야 한다.

【임상응용】 ① 비신허한(脾腎虛寒)으로 구사(久瀉)하거나 오경설사(五更泄瀉)하는 것을 치료하는데, 음식을 먹을 생각이 나지 않고, 먹어도 소화가 안 되며, 혹은 복통(腹痛)하고, 지냉(肢冷), 신피(神疲), 핍력(乏力), 맥침지(脈沈遲), 설담(舌淡), 태박백(苔薄白) 등의 증상이 같이 나타난다. 이 경우에는 육두구(肉荳蔻), 오미자(五味子), 오수유(吳茱萸)를 배합하여 온보비신(溫補脾腎), 삽장지사(澁腸止瀉)한다(예 : 사신환(四神丸)[내과적요(內科摘要)]).

② 백전풍(白癜風), 은설병(銀屑病)을 치료하는 경우에는 보골지(補骨脂) 30g을 잘게 부수고, 95%의 alcohol 1,000㎖에 5~7일 동안 포(泡)한 보골지액(補骨脂液)을 환부에 바른다.

③ 신허요통(腎虛腰痛)으로 기좌불리(起坐不利), 각연핍력(膝軟乏力)의 증상이 나타나는 경우에는 보골지(補骨脂), 호도(胡桃) 등을 배합하여 보신강요(補腎强腰)한다(예 : 청아원(青娥元)[단계심법(丹溪心法)]이다.

④ 양허기약(陽虛氣弱)으로 인한 뇨빈(尿頻), 유뇨(遺尿)를 치료하는 경우에는 상표초(桑螵蛸), 인삼(人參), 황기(黃芪), 두중(杜仲) 등을 배합한다(예 : 가미상표초환(加味桑螵蛸丸)[장씨의통(張氏醫通)]).

구척(狗脊)【신농본초경(神農本草經)】CIBOTII RHIZOMA

【기원】 방각궐과(蚌殼蕨科)(Dicksoniaceae)에 속한 여러 해 살이 수궐(樹蕨)인 금모구척(金毛狗脊) *Cibotium barometz* (L.) J. Smith.의 뿌리모양의 줄기를 건조한 것으로, 가을과 겨울에 채취하여 건조한다.

【성미】 성은 따뜻하고 독이 없으며, 맛은 쓰고 달다.

【귀경】 간, 신경.

【효능 및 주치】 1. 보간신(補肝腎) : 뇨빈(尿頻), 유뇨(遺尿), 요통, 충임허한(衝任虛寒)→대하

2. 강요슬(强腰膝) : 요배산동(腰背痠疼), 슬통각약(膝痛脚弱), 각종 요통

3. 거풍제습(祛風除濕) : 풍습비통(風濕痺痛), 요통척강(腰痛脊强), 불능부앙(不能俯仰), 족슬연약(足膝軟弱)

4. 생기지혈(生肌止血) : 금창(金瘡), 질손(跌損)

【해설】 본품의 맛이 쓰고 달며, 약의 성질은 따뜻하다. 맛이 달아서 간(肝) · 신(腎) 2경(經)에 들어가 간신(肝腎)을 보하고 근골(筋骨)을 강건하게 하는 효능이 있어 요척(腰脊)의 산통(痠痛)을 치료하는데, 그 효능이 두중(杜仲)과 비슷하다. 쓰고 따뜻한 성미(性味)는 풍습(風濕)을 없애고 관절을 통리(通利)하는 효능이 있어, 한습(寒濕)으로 인한 주비(周痺)를 치료하는데, 그 효능이 파극천(巴戟天)과 유사하다. 본품을 주약(主藥)으로 사용하는 것은 드물고, 주로 가감제(加減劑)로 많이 사용한다.

본품의 뿌리줄기 위에 있는 융모(絨毛)는 외상출혈(外傷出血)에 외부(外敷)하여 지혈하고 생기(生肌)하는 효능이 있다.

【포제】 불에 료(燎)하여 거모(去毛)하고 세좌(細剉)하여 주침(酒浸)을 하룻밤 동안 한 다음 6시간 동안 쪄서 건조하거나 혹은 거모(去毛)하고 절편(切片)하여 사용한다.

【용량과 용법】 4~16g.

【금기증】 신허유열(腎虛有熱)로 소변이 불리(不利)하거나 단삽(短澁)하고 구고설건(口苦舌乾)한 증후(證候)에는 복용을 하지 말아야 한다.

【임상응용】 ① 풍습비(風濕痹)로 사지불인(四肢不仁), 기육순동(肌肉瞤動), 거체무력(擧體無力)하는 증상을 치료하는 경우에는 천웅(天雄), 부자(附子), 진교(秦艽) 등을 배합하여 활락통비(活絡通痺)한다(예 : 구척산(狗脊散)[태평성혜방(太平聖惠方)]).

② 허로(虛勞), 신기부족(腎氣不足), 요통, 음한(陰寒), 소변빈삭(小便頻數)하거나 혹은 여력(餘瀝)이 있고, 음낭습냉(陰囊濕冷), 양위불거(陽痿不擧)를 치료하는 경우에는 육종용(肉蓯蓉), 부자(附子), 산수유(山茱萸) 등을 배합한다(예 : 신기환(腎氣丸)[고금록험방(古今錄驗方)]).

③ 신장(腎臟)이 허냉(虛冷)하고 기공(氣攻)하여 요과동통(腰胯疼痛), 이약무력(羸弱無力)하는 것을 치료하는 경우에는 목향(木香), 숙건지황(熟乾地黃), 우슬(牛膝) 등을 배합한다(예 : 구척환(狗脊丸)[태평성혜방(太平聖惠方)]).

④ 간신부족(肝腎不足)으로 요부동통(腰部疼痛), 각슬무력(脚膝無力)하는 것을 치료

하는 경우에는 두중(杜仲), 비해(萆薢), 토사자(菟絲子) 등을 배합하여 보간신(補肝腎), 강근골(强筋骨)한다(예 : 구척음(狗脊飮)[태평성혜방(太平聖惠方)]).

⑤ 신기(腎氣)와 대맥(帶脈), 충임(衝任)이 모두 허하여 유정(遺精), 유뇨(遺尿) 및 여자의 대하가 나타나는 것을 치료하는 경우에는 녹용(鹿茸), 백렴(白蘞), 애엽(艾葉)을 배합한다(예 : 백렴환(白蘞丸)[태평성혜방(太平聖惠方)]).

익지인(益智仁) 【본초습유(本草拾遺)】 ALPINIAE OXYPHYLLAE FRUCTUS

【기원】 생강과(Zingiberaceae)에 속한 여러 해 살이 풀인 익지(益智) *Alpinia oxyphylla* Miq.의 과실을 건조한 것이다. 5~6월 사이에 녹색에서 홍색으로 변할 때 채취하여 햇볕에 말리거나 또는 저온에서 건조한다.

【성미】 성은 따뜻하고 독이 없으며, 맛은 맵고 떫다.

【귀경】 비, 신경.

【효능 및 주치】 1. 온비산한지사(溫脾散寒止瀉) : 복중냉통(腹中冷痛), 중한토사(中寒吐瀉), 설사, 구토, 유연(流涎)

2. 보신고정(補腎固精) : 신허유뇨(腎虛遺溺), 야다소변(夜多小便), 소변여력(小便餘瀝), 유정(遺精), 백탁(白濁), 붕루대하(崩漏帶下)

【해설】 본품은 맛이 맵고 약성(藥性)이 따뜻하며, 향기가 있는데, 방향성이 강하고 떫은 맛을 겸하고 있어 능히 비위(脾胃)를 따뜻하게 하고 화중(和中)하며 신양(腎陽)을 따뜻하게 데워 준다. 또한 고하(固下)하는 효능이 있어 비신양허(脾腎陽虛)로 인한 병증(病證)을 치료하는데 사용된다. 따라서 신기허한(腎氣虛寒)으로 인한 유뇨(遺尿), 소변빈삭(小便頻數) 및 유정(遺精)을 치료하며, 비한(脾寒)으로 인한 오심구토(惡心嘔吐), 타연다(唾涎多) 등의 증상을 치료한다.

【포제】 껍질을 제거하고 인(仁)을 취하여 짓찧어 부수어서 사용한다. 생품(生品)은 조성(燥性)이 비교적 커서 온비지사(溫脾止瀉), 섭연타(攝涎唾)하는 효능이 우수하다. 염자익지인(鹽炙益智仁)은 신미(辛味)가 완화되고, 오로지 신(腎)으로 약효가 발휘되도록 하여서, 축뇨(縮尿), 삽정(澀精) 등의 보신(補腎)하는 효능을 강하게 한다.

【용량과 용법】 4~12g.

【금기증】 성질이 조열(燥熱)하여 상음조화(傷陰助火)하므로, 음허화왕(陰虛火旺)자나 열로 인한 유정(遺精), 뇨의빈삭(尿意頻數), 붕루(崩漏) 등에는 복용을 하지 말아야 한다.

【임상응용】 ① 방광허한증(膀胱虛寒證)을 치료하는데, 포기(脬氣)의 부족으로 소변이 잦아서 하루에도 백여 차례 소변을 보고, 설담(舌淡), 맥침약(脈沈弱) 등의 증세를 동반하는 경우에는 오약(烏藥), 산약(山藥)을 배합하여 온신(溫腎), 거한(祛寒), 축뇨(縮尿), 지유(止遺)한다(예 : 축천환(縮泉丸)[부인양방(婦人良方)]).

② 고림(膏淋), 백탁(白濁)으로 소변이 빈삭(頻數)하며, 소변이 혼탁(混濁)하여 맑지 않고, 미감(米泔)처럼 흰색이며, 고호(膏糊)같이 빽빽한 증상이 나타나는 경우에는 오약(烏藥), 비해(萆薢), 석창포(石菖蒲)를 배합하여 온신(溫腎), 이습(利濕), 분청화탁(分淸化濁)한다(예 : 비해분청음(萆薢分淸飮)[단계심법(丹溪心法)]).

골쇄보(骨碎補) 【본초습유(本草拾遺)】 DRYNARIAE RHIZOMA

【기원】 고란초과(Polypodiaceae)에 속한 여러 해 살이 부생(附生) 풀인 곡궐(槲蕨) *Drynaria fortunei* (Kunze) J. Sm. 또는 중화곡궐(中華槲蕨) *D. baronii* (Chrit) Diels.의 뿌리줄기를 건조한 것으로, 겨울과 봄에 채취하여 건조한다.

【성미】 성은 따뜻하고 독이 없으며, 맛은 쓰다.

【귀경】 간, 신경.

【효능 및 주치】 1. 보신(補腎), 강근골(强筋骨) : 요각동통(腰脚疼痛), 이명(耳鳴), 이롱(耳聾), 아통(牙痛), 구사(久瀉)

2. 활혈지혈(活血止血), 속근골(續筋骨) : 질타손상(跌打損傷), 비통(痺痛), 장옹(腸癰), 금창(金瘡), 근단골절(筋斷骨折), 어종동통(瘀腫疼痛), 관절탈위(關節脫位), 좌섬(挫閃), 각종 외상

3. 기타 : 반독(斑禿), 백전풍(白癜風), streptomycin의 부작용.

【해설】 본품은 맛이 쓰고, 약성(藥性)이 따뜻하며, 하강(下降)하는 성질이 있어 신(腎)을 보하고 양(陽)이 허부(虛浮)한 것을 수렴하는 효능이 있어 신허(腎虛)로 양(陽)이 상부(上浮)하여 된 아통(牙痛), 치은출혈(齒齦出血)과 이명(耳鳴)을 치료한다.

본품은 신(腎)을 보하여 강골(强骨)하고, 활혈(活血)하여 골(骨)의 손상을 치료하여 상

과(傷科)의 중요한 약이 되는데, 질복근골손상(跌扑筋骨損傷), 어혈정적동통(瘀血停積疼痛)을 치료한다. 또한 온신(溫腎)하여 신허(腎虛)로 인한 구사(久瀉)를 치료한다.

【포제】 구리로 만든 칼로 황적(黃赤)색의 털을 벗겨내고 세절(細切)해서 꿀을 잘 뒤섞어서 하루 동안 쪄서 햇볕에 말리거나, 외용(外用)에는 생용(生用)(선품(鮮品))한다.

【용량과 용법】 9~12g.

【금기증】 음허화왕(陰虛火旺), 어혈(瘀血)이 없는 경우에는 사용을 삼가야 한다.

【임상응용】 ① 신허요통(腎虛腰痛), 이명(耳鳴), 이롱(耳聾), 아통(牙痛) 및 구사(久瀉)를 치료하는 경우에는 숙지황(熟地黃), 산수유(山茱萸), 목단피(牧丹皮) 등을 배합한다(예 : 가미지황탕(加味地黃湯)[본초회언(本草滙言)]).

② 부인(婦人)이 양기허약(陽氣虛弱)하고 외한(外寒)이 침습(侵襲)하여 요각동통(腰脚疼痛), 복협구급(腹脇拘急)이 나타나는 것을 치료하는 경우에는 비해(萆薢), 우슬(牛膝), 당귀(當歸) 등을 배합한다(예 : 골쇄보산(骨碎補散)[교주부인량방(校注婦人良方)]).

③ 간신허풍(肝腎風虛), 상공하주(上攻下注)로 근맥구련(筋脈拘攣), 골절동통(骨節疼痛), 두면부종(頭面浮腫), 수비소력(手臂少力), 요배강통(腰背强痛), 각슬완약(脚膝緩弱), 굴신불리(屈伸不利), 행리간난(行履艱難)하는 것을 치료하는 경우에는 우슬(牛膝), 육종용(肉蓯蓉), 포부자(炮附子) 등을 배합하여 보신지통(補腎止痛)한다(예 : 골쇄보환(骨碎補丸)[화제국방(和劑局方)]).

④ 금창(金瘡)으로 상근단골(傷筋斷骨)하여 동통(疼痛)이 심한 증상을 치료하는 경우에는 자연동(自然銅), 몰약(沒藥) 등을 배합한다(예 : 골쇄보산(骨碎補散)[태평성혜방(太平聖惠方)]).

동충하초(冬蟲夏草) 【본초종신(本草從新)】 CORDYCEPS

【기원】 맥각균과(麥角菌科)(Clavicipitaceae)에 속한 진균인 동충하초균 *Cordyceps sinensis* (Berk.) Sacc.이 박쥐나방과(Hepialidae) 곤충인 편복아(蝙蝠蛾) *Hepialus armoricanus* Oberthür.의 유충에서 기생하여 자란 자실체와 유충을 건조한 것이다.

【성미】 성은 따뜻하고 독이 없으며, 맛은 달다.

【귀경】 폐, 신경.

【효능 및 주치】 1. 보신조양(補腎助陽) : 명문화쇠(命門火衰), 양위(陽痿), 유정(遺精), 활정(滑精), 요슬산통(腰膝痠痛)

2. 보허손(補虛損) : 병후구허불복(病後久虛不復)

3. 보폐(補肺), 지혈화담(止血化痰) : 구해허천(久咳虛喘), 노수담혈(勞嗽痰血)

【해설】 본품은 맛이 달고 약성(藥性)이 따뜻하며, 단맛은 보(補)하고, 따뜻한 성질은 조양(助陽)한다. 폐(肺) · 신(腎) 2경(經)에 들어가 폐음(肺陰)을 양(養)하고 신양(腎陽)을 보하여 음양(陰陽)을 평보(平補)하는 좋은 약이 되어 음허양쇠(陰虛陽衰)의 허로(虛勞), 해혈(咳血)과 양위(陽痿), 유정(遺精) 등에 적용한다. 본품은 폐결핵이나 쇠약한 노인의 만성 해수(咳嗽)와 기천(氣喘), 토혈(吐血), 도한(盜汗), 자한(自汗) 등을 치료한다. 다만, 본품을 오랫동안 복용하여야 효과가 있다.

일반적은 사용량은 5~10g이며, 단용(單用)으로 푹 고아서 먹는 경우에는 15~30g을 이용할 수 있다.

【포제】 잡질을 제거하고 생용(生用)한다.

【용량과 용법】 6~12g.

【금기증】 표사(表邪)가 있거나 폐열(肺熱)로 인한 해혈(咳血)하는 경우에는 사용을 삼가야 한다.

【임상응용】 ① 병후허손(病後虛損)에 수컷오리와 같이 끓여서 먹는다[본초강목습유(本草綱目拾遺)].

② 빈혈, 양위(陽萎), 유정(遺精)에는 닭과 같이 푹 고아 먹는다.

합개(蛤蚧) 【뇌공포자론(雷公炮炙論)】 GECKO

【기원】 도마뱀부치과(Geckonidae)에 속한 동물인 합개(蛤蚧) *Gekko gecko* L.의 내장을 제거하고 저온에서 건조한 건조 몸체이다.

【성미】 성질은 평하고, 약간의 독이 있으며, 맛은 짜다.

【귀경】 폐, 신경.

【효능 및 주치】 1. 보폐신(補肺腎), 정해천(定咳喘) : 폐허해수(肺虛咳嗽), 신허작천(腎虛作喘), 허로천해(虛勞喘咳)

2. 조신양(助腎陽), 익정혈(益精血) : 양위(陽痿), 유정(遺精), 소갈(消渴)

【해설】 본품은 보폐익신(補肺益腎)하고 신기(腎氣)를 섭납(攝納)하며 정천(定喘)하는 작용이 있어 폐신허(肺腎虛)로 인한 천식을 치료하는 중요한 약이 된다. 또한 폐위(肺痿), 기천해수(氣喘咳嗽), 기관지효천(氣管支哮喘), 폐기종, 폐결핵 등이 폐신양허(肺腎兩虛)로 인한 경우에 많이 활용하며, 신경쇠약에도 적용하여 치료한다.

본품은 온신조양(溫腎助陽)하고 익정(益精)하는 작용이 있어 신허양위(腎虛陽痿), 유정(遺精)을 치료하는데 응용한다.

본품은 일반적으로 꼬리부분의 약의 힘이 좋아 꼬리부분이 손상되지 않은 것이 좋으며, 눈동자에는 독이 있으므로 눈동자를 제거하고 사용한다.

【포제】 사용할 때 머리, 다리와 비늘, 눈동자를 제거한다. 생품(生品)과 수유합개(酥油蛤蚧), 주합개(酒蛤蚧)는 효능이 같으나, 수유(酥油)로 포제(炮製)한 후에는 쉽게 부수어지고 비린내가 줄어들게 되며, 보폐익정(補肺益精), 납기정천(納氣定喘)하는 효능이 좋아진다. 주(酒)로 포제(炮製)하면 술기운으로 인하여 비린내를 없애고 맛을 바로 잡아주는 작용이 있으므로, 복용하기 편리하며, 아울러 질이 파삭파삭하게 되어 분쇄가 잘 되고 제제(製劑)에 편리해 진다. 또한 보신장양(補腎壯陽) 효능이 좋아져서 양위(陽萎)에 주로 사용된다.

【용량과 용법】 4~8g.

【금기증】 외감풍한(外感風寒)과 실열(實熱)이나 담음(痰飮)으로 인하여 해천(咳喘)하는 자는 복용을 하지 말아야 한다.

【임상응용】 ① 폐신부족(肺腎不足)으로 인한 해수허천(咳嗽虛喘), 기단핍력(氣短乏力) 혹은 허로해수(虛勞咳嗽), 담중대혈(痰中帶血)하는 경우에는 인삼(人參), 호도(胡桃), 백부(百部), 자완(紫菀), 오미자(五味子), 천패모(川貝母) 등을 배합한다(예 : 인삼합개산(人蔘蛤蚧散)[위생보감(衛生寶鑑)]).

② 산후에 기천(氣喘)하고 기혈(氣血)이 장차 탈진되려고 하는 경우에는 인삼(人參), 숙지황(熟地黃), 육계(肉桂), 소자(蘇子) 등을 배합하여 보기구탈(補氣救脫), 강역평천(降逆平喘)한다(예 : 합개구천단(蛤蚧救喘丹)[변증록(辨證錄)]).

③ 원기허한(元氣虛寒)으로 상기(上氣), 해수(咳嗽), 기천(氣喘)이 오랫동안 낫지 않는 경우에는 관동화(款冬花), 육계(肉桂), 백반(白礬), 감초(甘草) 등을 배합하여 온폐화담

(溫肺化痰), 지해정천(止咳定喘)한다.

④ 신양부족(腎陽不足), 정혈휴허(精血虧虛)로 양위(陽痿)가 나타나는 경우에는 인삼(人參), 녹용(鹿茸), 음양곽(淫羊藿) 등을 배합하여 조신장양(助腎壯陽), 익정혈(益精血)한다.

호도육(胡桃肉) 【개보본초(開寶本草)】 JUGLANDIS SEMEN

【기원】 가래나무과(Juglandaceae)에 속한 낙엽교목인 호두나무 *Juglans sinensis* Dode.의 성숙한 과실을 건조한 것이다. 가을에 채취하여 껍질을 제거하고 햇볕에 말린 종인(種仁)이다.

【성미】 성은 따뜻하고 독이 없으며, 맛은 달다. 껍질째로 사용하면 떫은맛도 있다.

【귀경】 신, 폐, 대장경.

【효능 및 주치】 1. 보신고정(補腎固精) : 요퇴산연(腰腿酸軟), 요통각약(腰痛脚弱), 양위(陽痿), 유정(遺精), 소변빈삭(小便頻數), 석림(石淋)

2. 온폐정천(溫肺定喘) : 신허해수(腎虛咳嗽), 폐신부족(肺腎不足)→허한해천(虛寒咳喘)

3. 윤장통변(潤腸通便) : 대변조결(大便燥結)

【해설】 본품은 맛이 달면서 약성(藥性)이 따뜻하고 약재의 질(質)에 윤기가 있다. 신(腎)을 보하여 요슬(腰膝)을 강건하게 하므로 신허요통(腎虛腰痛), 각약(脚弱)을 치료할 수 있으며, 또한 보신납기(補腎納氣)하고 렴폐정천(斂肺定喘)하므로 폐신(肺腎)의 부족으로 인한 해수(咳嗽), 기천(氣喘)을 치료할 수 있다. 다만, 본품은 약성(藥性)이 완화하여 보조약(輔助藥)을 배합하여 응용해야 하고, 질이 기름기가 있어서 윤기가 있으므로 윤조활장(潤燥滑腸)하여 대변조결(大便燥結)을 치료하므로, 장활변당(腸滑便溏)자는 복용을 하지 말아야 한다. 또 음허화왕(陰虛火旺)이나 담열해수(痰熱咳嗽)의 경우에도 사용하지 말아야 한다.

본품의 속껍질은 성질이 삽(澀)하여 수렴하므로 정천지수(定喘止嗽)하는 경우에는 껍질째로 사용하는 것이 좋고, 윤장통변(潤腸通便)하는 경우에는 속껍질을 제거하고 사용한다.

【포제】 윤조양음약(潤燥養陰藥)에 넣을 때는 속껍질을 없애고 초용(炒用)하며, 수렴

납기약(收斂納氣藥)에 넣을 때는 껍질이 붙어있는 채로 생용(生用)한다.

【용량과 용법】 8~12g, 대제(大劑) 40g.

【금기증】 음허화왕(陰虛火旺), 담열해수(痰熱咳嗽) 및 변당(便溏)의 경우에는 복용을 하지 말아야 한다.

【임상응용】 ① 보골지(補骨脂), 두중(杜仲)을 배합하여 상복(常服)하면 장근골(壯筋骨), 활혈맥(活血脈), 오자수(烏髭鬚), 익안색(益顏色)한다(예 : 청아환(青娥丸)[태평혜민화제국방(太平惠民和劑局方)]).

② 흉만(胸滿), 천급(喘急)이 심하여 잠을 자기 어려운 경우에는 인삼(人參), 생강(生薑)을 배합한다(예 : 인삼호도탕(人參胡桃湯)[제생방(濟生方)]).

자하거(紫何車)【본초습유(本草拾遺)】HOMINIS PLACENTA

【기원】 건강한 사람의 태반을 홍제(烘製)하여 건조한 것이다.

【성미】 성은 따뜻하고 독이 없으며, 맛은 달고 짜다.

【귀경】 폐, 간, 신경.

【효능 및 주치】 1. 보정익양(補精益陽) : 궁냉불잉(宮冷不孕), 유정(遺精), 양위(陽痿), 요산(腰痠), 이명(耳鳴)

2. 양혈익기(養血益氣) : 허손리수(虛損羸瘦), 노열골증(勞熱骨蒸), 산후유소(産後乳少), 붕루하혈(崩漏下血), 부녀의 혈기부족(血氣不足)

3. 보폐(補肺), 정천수(定喘嗽) : 허천(虛喘), 노수(勞嗽)

【해설】 본품은 단맛에 다가 짠맛을 겸하고 있고, 약성(藥性)이 따뜻하지만 조(燥)하지 않다. 폐(肺)·간(肝)·신(腎) 3경(經)에 들어가 기혈(氣血)을 크게 보하고 신정(腎精)을 보익(補益)하여 남녀의 모든 허손로상병(虛損勞傷病)을 치료하는데, 예를 들면 오래된 병으로 인한 신체허약 혹은 체질허약, 기혈부족(氣血不足) 및 신허정휴(腎虛精虧) 등을 치료하는데 응용한다.

본품은 인체의 저항력을 높여 폐결핵, 신경쇠약, 빈혈, 기관지해천(氣管支咳喘) 등 만성병에 응용되는데 오랫동안 복용하여야 효과를 나타낸다.

다만, 본품은 약성(藥性)이 따뜻하므로, 음허내열(陰虛內熱)로 인한 경우에는 단독으로 사용하는 것은 좋지 않다.

【포제】 건강한 출산부의 신선한 태반을 취하여 제대(臍帶)를 잘라버리고 부착된 혈액을 물에 여러 번 씻어 깨끗이 한 다음 용기에 넣어 물 위에 뜰 정도로 삶아서 꺼내어 홍건(烘乾) 또는 햇볕에 말린다. 생품(生品)은 비린내가 있어 내복(內服)하면 오심(惡心), 구토(嘔吐)를 쉽게 유발하는 부작용이 있다. 주자(酒炙)하면 비린내가 없고 복용에 편리하고, 아울러 그 질이 바삭바삭하여 분쇄하기 쉬워서 약효가 증강된다.

【용량과 용법】 2~4g.

【금기증】 음허화왕(陰虛火旺)의 경우에 단용(單用)해서는 안 된다.

【임상응용】 ① 간신양휴(肝腎兩虧)로 허로해수(虛勞咳嗽), 조열골증(潮熱骨蒸), 도한유정(盜汗遺精), 요슬산연(腰膝酸軟) 등의 증상이 나타나는 경우에는 숙지황(熟地黃), 천문동(天門冬), 염두중(鹽杜仲), 염황백(鹽黃柏) 등을 배합하여 자음청열(滋陰淸熱)한다(예 : 하거대조환(河車大造丸)[오구방(吳球方)]).

② 노채허손(勞瘵虛損), 골증(骨蒸) 등의 증상을 치료하는 경우에는 인삼(人參), 복령(茯苓), 산약(山藥), 오미자(五味子)를 배합하여 보신익기(補腎益氣)한다(예 : 하거환(河車丸)[부인양방(婦人良方)]).

③ 정혈휴허(精血虧虛)로 불잉(不孕), 양위유정(陽痿遺精), 요산이명(腰痠耳鳴) 등의 증상이 나타나는 경우에는 녹용(鹿茸), 인삼(人參), 당귀(當歸), 토사자(菟絲子) 등을 배합하여 온신온양익정(溫腎溫陽益精)한다.

토사자(菟絲子) 【신농본초경(神農本草經)】 CUSCUTAE SEMEN

【기원】 메꽃과(Convolvulaceae)에 속한 1년생 기생 풀인 갯실새삼 *Cuscuta chinensis* Lam., 실새삼 *C. australis* R. Brown.의 성숙한 종자를 건조한 것으로, 7~9월에 채취하여 햇볕에 말린다.

【성미】 성은 따뜻하고, 독이 없으며, 맛은 달고 맵다.

【귀경】 간, 신, 비경.

【효능 및 주치】 1. 보신고정(補腎固精), 축뇨(縮尿), 지대(止帶) : 신허양위(腎虛陽痿), 요슬산통(腰膝痠痛), 유정(遺精), 이명(耳鳴), 소변빈삭(小便頻數), 대하, 뇨탁(尿濁),

소갈(消渴)

2. 양간명목(養肝明目) : 간신휴허(肝腎虧虛)→목암(目暗), 목혼(目昏), 양목혼호(兩目昏糊)

3. 보비지사(補脾止瀉) : 비허구사(脾虛久瀉), 변당(便溏), 설사

4. 안태(安胎) : 태동불안(胎動不安), 태루(胎漏)

【해설】 본품은 약성(藥性)이 따뜻하고, 질이 윤(潤)하며, 심하게 따뜻하지도 않고 조(燥)하지도 않으며 자이(滋膩)하다. 따라서 보양(補陽)하고 익음(益陰)하며 정수(精髓)를 보익(補益)하여 간신(肝腎)을 평보(平補)하는 좋은 약이 되며, 장근골(壯筋骨), 고정(固精), 명목(明目), 지사(止瀉)하는 효능이 있어 신허(腎虛)로 인한 양위(陽痿)와 유정(遺精), 뇨빈(尿頻) 및 간신부족(肝腎不足)으로 인한 요슬랭통(腰膝冷痛), 연약무력(軟弱無力), 양목혼호(兩目昏糊)와 비신양허(脾腎兩虛)로 인한 변당(便溏) 등의 증상을 치료하는데 자주 활용된다.

본품은 평보(平補)하여 음허(陰虛)와 양허(陽虛)에 모두 사용할 수 있으나, 보양(補陽)하는데에 효능이 치우치므로 음허화왕(陰虛火旺), 대변조결(大便燥結), 소변단적(小便短赤)의 경우에는 복용하지 말아야 한다.

【포제】 잡질을 제거하고 세정(洗淨)하여 햇볕에 말린 다음 사용한다. 전제(煎劑)에 넣을 때는 미초(微炒)하여 연말(研末)하며, 환제(丸劑)에 넣을 때는 자숙(煮熟)한 다음 짓찧어서 병(餠)으로 만들어 햇볕에 말려서 사용한다.

생품(生品)은 질이 매우 단단하여 분쇄하기가 어렵고, 끓인 후에는 끈끈하게 되므로, 약효가 제대로 우러나기 위해서는 포제(炮製)한 후에 사용하는 것이 적합하다. 염자(鹽炙)한 후에는 짓찧어 부수기가 편리하고 약효가 잘 우러나오며, 간신(肝腎)을 평보(平補)하고 아울러 약을 신(腎)으로 이끌고 들어가 보신고삽(補腎固澀) 작용을 증가시킨다. 주제토사병(酒製菟絲餠)은 보신장양(補腎壯陽), 건비지설(健脾止泄)하는 작용이 증강되고, 아울러 약효가 잘 우러나온다. 초토사자(炒菟絲子)는 생품(生品)과 효능이 서로 비슷하며, 초(炒)한 후에는 약효가 잘 우러나온다.

【용량과 용법】 6~12g.

【금기증】 본품은 음양(陰陽)을 평보(平補)하는 약이지만 보양(補陽)에 편중되어 있어, 음허화왕(陰虛火旺), 대변조결(大便燥結), 소변단적(小便短赤)의 경우에는 복용을 하

지 말아야 한다.

【임상응용】 ① 간신부족(肝腎不足)으로 안목(眼目)이 혼암(昏暗)하고 흑화(黑花)가 늘 보이며 냉루(冷淚)가 많이 흐르는 것을 치료하는 경우에는 당귀(當歸), 생지황(生地黃), 천문동(天門冬) 등을 배합한다(예 : 명목장수환(明目壯水丸)[고금의감(古今醫鑑)]).

② 정휴(精虧)로 인하여 양위(陽痿), 요슬산연(腰膝酸軟), 두훈이명(頭暈耳鳴), 구무자사(久無子嗣)하는 경우에는 구기자(枸杞子), 복분자(覆盆子), 오미자(五味子), 차전자(車前子)를 배합하여 보신익정(補腎益精)한다(예 : 오자연종환(五子衍宗丸)[섭생중묘방(攝生衆妙方)]).

③ 간신부족(肝腎不足)으로 인한 시력감퇴, 목암불명(目暗不明)하는 경우에는 숙지황(熟地黃), 상심자(桑椹子), 여정자(女貞子), 구기자(枸杞子) 등을 배합하여 보신익정(補腎益精), 양간명목(養肝明目)한다(예 : 주경환(駐景丸)[천금방(千金方)]).

④ 간신부족(肝腎不足)으로 인한 활태(滑胎)에는 아교(阿膠), 속단(續斷), 상기생(桑寄生) 등을 배합하여 보신안태(補腎安胎)한다(예 : 수태환(壽胎丸)[의학충중참서록(醫學衷中參書錄)]).

⑤ 간신구허(肝腎俱虛)로 인하여 눈이 항상 혼암(昏暗)하고, 흑화(黑花)가 많이 보이며, 혹은 예장(翳障)이 있고, 시물불명(視物不明)하며, 영풍유루(迎風有淚)의 증상이 있는 경우에는 숙지황(熟地黃), 차전자(車前子)를 배합한다(예 : 주경환(駐景丸)[태평혜민화제국방(太平惠民和劑局方)]).

사원자(沙苑子) 【본초연의(本草衍義)】 ASTRAGALI COMPLANATI SEMEN

【기원】 콩과(Leguminosae)에 속한 여러 해 살이 풀인 편경황기(扁莖黃芪) *Astragalus complanatus* R. Br.와 화황기(華黃芪) *A. chinensis* L. 및 같은 속 근연식물의 성숙한 종자를 건조한 것이다. 가을과 겨울에 채취하여 건조한다.

【성미】 성은 따뜻하고, 독이 없으며, 맛은 달다.

【귀경】 간, 신경.

【효능 및 주치】 1. 보신고정(補腎固精)·축뇨(縮尿) : 간신부족(肝腎不足)→요슬산통(腰膝酸痛), 유정조설(遺精早泄), 유정(遺精), 소변빈삭(小便頻數), 유뇨(遺尿), 뇨혈(尿

血), 백대(白帶)

2. 양간명목(養肝明目) : 두혼안화(頭昏眼花), 목혼(目昏), 운무이정(雲霧移睛)

【해설】 본품은 효능이 토사자(菟絲子)와 비슷하여 간신(肝腎)을 평보(平補)한다. 본품은 맛이 달고 약성(藥性)이 따뜻하며, 삽성(澁性)이 있어 간신(肝腎)을 보익(補益)하고 고정축뇨(固精縮尿)하는 효능이 있으며 또한 양간명목(養肝明目)작용이 있어서 간신부족(肝腎不足)으로 인한 유정조설(遺精早泄), 요슬산통(腰膝酸痛), 두훈목화(頭暈目花) 및 소변빈삭(小便頻數) 등의 증상을 치료한다.

또한 강압(降壓)작용이 있어 고혈압에 적용하여 치료한다.

【포제】 잡질을 제거하고 세정(洗淨)하여 햇볕에 말려서 사용하거나 또는 염수자(鹽水炙)하여 사용한다. 염자(鹽炙)하면 약성(藥性)이 더욱 화평(和平)하게 되어 음양(陰陽)을 평보(平補)할 수 있으며, 또한 약을 신(腎)으로 들어가게 하여 그 보신고정(補腎固精), 축뇨지뇨(縮尿止溺) 효능이 좋아진다.

【용량과 용법】 12~20g.

【금기증】 온보고삽(溫補固澀)하므로 음허화왕(陰虛火旺)이나 소변불리(小便不利)의 증후(證候)를 지닌 자는 복용을 하지 말아야 한다.

【임상응용】 ① 신허(腎虛)로 정관(精關)이 불고(不固)하여 유정(遺精)하는 것을 치료하는 경우에는 검실(芡實), 연수(蓮鬚), 용골(龍骨) 등을 배합하여 정관(精關)을 고삽(固澀)하고, 보신(補腎)한다(예 : 금쇄고정환(金鎖固精丸)[의방집해(醫方集解)]). 이 처방은 또한 신허정휴(腎虛精虧)로 유정(遺精), 활설(滑泄), 신피(神疲), 핍력(乏力), 사지산연(四肢酸軟), 요산(腰酸), 이명(耳鳴)의 증상이 있는 것을 치료한다.

② 신허(腎虛)로 인한 요부산통(腰部痠痛)으로 오래 서 있지 못하는 경우에는 두중(杜仲), 상기생(桑寄生), 속단(續斷), 회우슬(懷牛膝) 등을 배합하여 보신강요(補腎强腰)한다. 만약 신양허(腎陽虛)를 겸하고 있는 경우에는 부자(附子), 육계(肉桂), 보골지(補骨脂)를 배합한다.

③ 신허(腎虛)로 뇨빈(尿頻), 유뇨(遺尿)하거나 혹은 뇨후(尿後)에 여력부진(餘瀝不盡)하는 경우에는 익지인(益智仁), 오약(烏藥), 검실(芡實), 복분자(覆盆子) 등을 배합하여 보신축뇨(補腎縮尿)한다. 만약 신양부족(腎陽不足)인 경우에는 부자(附子), 육계(肉桂)를 배합하고, 만약 중기(中氣)가 부족한 경우에는 황기(黃芪), 인삼(人參), 승마(升麻)를 가한다.

④ 시력장애, 백내장 등의 눈병을 치료하는 경우에는 숙지황(熟地黃), 구기자(枸杞子), 토사자(兎絲子), 차전자(車前子) 등을 배합하여 보간명목(補肝明目)한다.

쇄양(鎖陽) 【본초연의보유(本草衍義補遺)】 CYNOMORII HERBA

【기원】 쇄양과(鎖陽科)(Cynomoraceae)에 속한 여러 해 살이 육질 기생 풀인 쇄양(鎖陽) *Cynomorium songaricum* Rupr.의 꽃대를 없앤 육질 줄기를 건조한 것이다. 봄과 가을에 채취하여 화서(花序)를 제거하고 햇볕에 말린다.

【성미】 성은 따뜻하고, 독이 없으며, 맛은 달다.

【귀경】 비, 신, 대장, 간경.

【효능 및 주치】 1. 보신양(補腎陽) : 요슬산연(腰膝痠軟), 양위활정(陽痿滑精), 정랭불육(精冷不育)

2. 익정혈(益精血) : 간신부족(肝腎不足)·정혈휴허(精血虧虛)→ 요슬산연(腰膝酸軟)·근골무력(筋骨無力)·행보곤란(行步困難)·하지탄탄(下肢癱瘓) 등증

3. 강장근골(强壯筋骨) : 근골무력(筋骨無力), 소아의 발육불량, 골연(骨軟), 행지(行遲), 노신과기불합(顱囟過期不合)

4. 윤장통변(潤腸通便) : 혈허진휴변비(血虛津虧便秘), 양허변비(陽虛便秘)

【해설】 본품은 맛이 달고 약성(藥性)이 따뜻하며 질(質)이 자윤(滋潤)하여 장양보정(壯陽補精)하고 양근건골(養筋健骨)하며 윤장통변(潤腸通便)하는 효능이 있다. 따라서, 신허(腎虛)로 인한 양위(陽痿), 유정(遺精), 근골위약(筋骨萎弱), 요슬무력(腰膝無力) 및 장조변비(腸燥便秘) 등의 증상을 치료한다. 또, 본품은 보신윤조(補腎潤燥)하고 양근기위(養筋起痿)하므로 간신부족으로 근골(筋骨)이 위약(痿弱)하여 보행이 곤란한데 응용되어 각종의 탄탄(癱瘓)에 많이 활용된다.

본품은 주제(主劑) 보다는 가감제(加減劑)로 응용되며, 보양(補陽)하되 약의 효력이 화완(和緩)하므로 투여량이 많아야만 효과가 나타난다. 보통 용량은 10~15g 정도이다.

【약효감별】 본품의 효능은 육종용(肉蓯蓉)과 같이 보신장양(補腎壯陽)하고 윤장통변(潤腸通便)하는 효능이 있다. 다만 육종용(肉蓯蓉)은 온(溫)하되 조(燥)하지 않고 보(補)하되 그 정도가 강렬하지 않는데, 본품은 성질이 비교적 따뜻하고 조(燥)하여 조양(助

陽)하는 효력은 크나 윤장(潤腸)하는 효력은 육종용(肉蓯蓉)에 미치지 못한다.

【포제】 붙어 있는 흙과 잡질을 제거하고 세정(洗淨)하여 윤투(潤透)한 후 절편(切片)하여 햇볕에 말려서 사용한다.

【용량과 용법】 6~12g.

【금기증】 음허화왕(陰虛火旺), 비허설사(脾虛泄瀉), 실열변비(實熱便秘) 등의 증후(證候)가 있는 자는 복용을 하지 말아야 한다.

【임상응용】 ① 간신부족(肝腎不足)으로 음허내열(陰虛內熱)하여 요슬산연(腰膝酸軟), 근골위연(筋骨痿軟), 퇴족소수(腿足消瘦), 보리불편(步履不便) 등의 증상이 있는 경우에는 숙지황(熟地黃), 귀판(龜板), 백작약(白芍藥) 등을 배합하여 자음강화(滋陰降火), 강장근골(强壯筋骨)한다(예 : 호잠환(虎潛丸)[단계심법(丹溪心法)]).

② 몽유(夢遺), 활정(滑精), 목현(目眩), 이롱(耳聾), 요슬산통(腰膝痠痛)이 있는 경우에는 녹각상(鹿角霜), 용골(龍骨), 구자(韮子), 검실(芡實) 등을 배합한다.

구자(韮子) 【본초경집주(本草經集注)】 ALLII TUBEROSI SEMEN

【기원】 백합과(Liliaceae)에 속한 여러 해 살이 풀인 부추 *Allium tuberosum* Rottler.의 성숙한 종자를 건조한 것이다. 가을에 채취하여 건조한다.

【성미】 성은 따뜻하고, 독이 없으며, 맛은 맵고 달다.

【귀경】 간, 신경.

【효능 및 주치】 1. 온보간신(溫補肝腎), 난요슬(暖腰膝) : 요슬산연랭통(腰膝痠軟冷痛)

2. 장양고정(壯陽固精), 축뇨지대(縮尿止帶) : 양위(陽痿), 몽유(夢遺), 유정(遺精), 요슬산연(腰膝酸軟), 소변빈삭(小便頻數), 백탁(白濁), 대하과다(帶下過多)

【해설】 본품은 맛이 맵고 달며 약성(藥性)이 따뜻하며, 주로 간신(肝腎) 2경(經)에 들어가서 보간고신(補肝固腎)하고 온신장양(溫腎壯陽)하며 고정축뇨(固精縮尿)하는 효능이 있어서 간신부족(肝腎不足)으로 인한 병증(病證)에 좋은 치료효과가 있다. 본품의 맵고 따뜻한 성미(性味)는 신양허쇠(腎陽虛衰)와 간신부족(肝腎不足)으로 인한 양위(陽痿)와 요슬산연랭통(腰膝酸軟冷痛)에 적용하고, 신기불고(腎氣不固)로 인한 유정(遺精)과 뇨의빈삭(尿意頻數) 및 부녀의 백대과다(白帶過多) 등에 적용하여 간신(肝腎)을 보(補)하

고 장양고정(壯陽固精)한다.

【비고】 본품의 전초(全草)인 구채(韮菜)는 맛이 맵고 약성(藥性)이 따뜻하며, 위기(胃氣)를 통(通)하게 하고 한사(寒邪)를 산(散)하는 효능이 있어 위한기체(胃寒氣滯)로 창민작통(脹悶作痛)하는 증상을 치료한다.

【포제】 잡질을 제거하고 세정(洗淨)한 다음 햇볕에 말린다. 염자(鹽炙)하면 매운맛이 줄어들고, 약재의 재질을 성글게 하여 유효성분이 잘 우러나오게 하며, 약을 신(腎)으로 인경(引經)하고 보신장양고정(補腎壯陽固精) 작용을 증강한다.

【용량과 용법】 4~12g.

【금기증】 음허화왕(陰虛火旺)의 경우에는 복용을 하지 말아야 한다.

【임상응용】 ① 부녀의 백대(白帶)를 치료하는 경우에는 상표초(桑螵蛸), 단용골(煅龍骨)을 배합한다.

② 명문화쇠(命門火衰), 정기허한(精氣虛寒)으로 발생한 양위(陽痿)에는 육종용(肉蓯蓉), 음양곽(淫羊藿), 선모(仙茅), 파극천(巴戟天), 숙지황(熟地黃), 부자(附子) 등을 배합하여 온보하원(溫補下元)한다.

③ 신허(腎虛)로 인한 뇨빈(尿頻), 유뇨(遺尿)에는 익지인(益智仁), 복분자(覆盆子), 금앵자(金櫻子), 상표초(桑螵蛸), 오미자(五味子) 등을 배합하여 보신조양(補腎助陽), 고삽축뇨(固澀縮尿)한다.

양기석(陽起石) 【신농본초경(神農本草經)】 TREMOLITUM

【기원】 규산염류(硅酸鹽類)에 속한 광물인 양기석(陽起石) Actinolite와 양기석석면(陽起石石棉) Actinolite asbestus의 광석이다.

【성미】 성질은 약간 따뜻하고 독이 없으며, 맛은 짜다.

【귀경】 신경.

【효능 및 주치】 1. 온신장양(溫腎壯陽), 제하원허랭(除下元虛冷) : 하초허한(下焦虛寒), 요슬랭비(腰膝冷痺), 남자의 양위(陽痿), 여자의 궁랭불잉(宮冷不孕), 붕루(崩漏), 음두냉증(陰頭冷症), 양쇠무자(陽衰無子), 징가(癥瘕)

【해설】 본품은 맛이 짜고 약성(藥性)은 약간 따뜻하며, 짠맛은 신경(腎經)에 들어가

고 따뜻한 성질은 조양(助陽)하여 보신장양(補腎壯陽)하는 좋은 약이 된다. 본품은 주로 신양부족(腎陽不足)으로 인한 양위조설(陽萎早泄)과 자궁허한(子宮虛寒)으로 인한 불임 등의 증후(證候)에 적용되는데 비교적 빠른 치료효과가 있다.

다만 허한증(虛寒證)이 아닌 자에게 적용하는 것과 단용(單用), 구복(久服)은 마땅치 않다. 또 본품은 그 질(質)이 날카로워 장내(腸內)의 출혈을 일으킬 수 있으므로 아주 잘게 가루 내어 사용해야 하며, 본품을 비롯한 모든 단석류(丹石類)의 약물을 너무 오랫동안 복용하면 내열(內熱)로 소갈(消渴) 등을 유발하므로 주의해야 한다.

【포제】 양기석(陽起石)은 임상에서 모두 단(煅)하여 사용되는데, 단(煅)한 후에는 재질이 바삭바삭하여 부서지기 쉬우며, 유효성분의 전출(煎出)에 편리하다. 단주쉬양기석(煅酒淬陽起石)(양기석(陽起石) 100kg에 황주(黃酒) 20kg을 쓴다)으로 포제(炮製)하면 재질이 바삭바삭하여 부서지기 쉬우며, 유효성분의 전출(煎出)에 편리하다. 아울러 온신장양(溫腎壯陽)작용이 증강된다.

【용량과 용법】 4~12g.

【금기증】 음허화왕(陰虛火旺)의 경우에는 복용을 금해야 하며, 오래 복용하지 말아야 한다.

【임상응용】 ① 음양쇠미(陰陽衰微)로 발기가 잘 안되고 교접(交接)하여도 바로 설(泄)하며, 한정자류(寒精自流), 흉중단기(胸中短氣), 음한(陰汗), 도한(盜汗)의 증상이 있는 경우에는 침향(沈香), 오미자(五味子), 녹용(鹿茸), 상표초(桑螵蛸) 등을 배합하여 조음조양(助陰壯陽)한다(예 : 양기석환(陽起石丸)[보제방(普濟方)]).

② 충임부족(衝任不足)으로 허한(虛寒)이 극도로 심하여 붕중(崩中)이 그치지 않는 경우에는 녹용(鹿茸)을 배합한다(예 : 양기석환(陽起石丸)[제생방(濟生方)]).

③ 신양쇠약(腎陽衰弱)으로 납기(納氣)하지 못하여 상기천촉(上氣喘促)하는 경우에는 침향(沈香), 포부자(炮附子), 호로파(胡蘆巴), 유황(硫黃) 등을 배합한다(예 : 흑석단(黑錫丹)[화제국방(和劑局方)]).

④ 남자불육(男子不育), 정청정랭(精淸精冷)을 치료하는 경우에는 토사자(菟絲子), 녹용(鹿茸), 천웅(天雄), 구자(韭子), 육종용(肉蓯蓉), 복분자(覆盆子), 상기생(桑寄生), 석곡(石斛) 등을 배합한다(예 : 양기석환(陽起石丸)[제생방(濟生方)]).

해구신(海狗腎) 【본초도경(本草圖經)】 OTARIAE TESTIS ET PENIS

【기원】 물개과(Otariidae)에 속한 동물인 물개 *Callorhinus ursinus* L.[=*Otaria ursinus* Gray.]의 음경과 고환을 잘라 취하여 주위의 육질(肉質)과 지방을 제거하고 홍건(烘乾) 또는 양건(晾乾)한 것이다.

【성미】 성은 뜨겁고 독이 없으며, 맛은 짜다.

【귀경】 간, 신경.

【효능 및 주치】 1. 난신장양(暖腎壯陽) : 허손로상(虛損勞傷), 요슬위약(腰膝萎弱), 양위정랭(陽痿精冷), 성기능감퇴

2. 익정보수(益精補髓) : 정소불육(精少不育)

【해설】 본품은 맛이 달고 짜며(혹은 짜고), 약성(藥性)이 매우 뜨겁고, 신경(腎經)에 들어가 난신조양(暖腎助陽)하고 정수(精髓)를 보하는 중요한 약이 되어 허손로상(虛損勞傷)으로 인한 모든 증상과 신양허약(腎陽虛弱)으로 인한 양위정쇠(陽痿精衰), 요슬한랭(腰膝寒冷) 및 간신구허(肝腎俱虛)로 인한 요슬연약무력(腰膝軟弱無力) 등의 증상을 치료한다. 또한 한담결취(寒痰結聚)로 옆구리와 배가 아픈 현벽(痃癖)을 치료하기도 한다.

본품을 대신하여 황구신(黃狗腎)이나 흑구신(黑狗腎)을 사용하기도 하는데, 맛이 짜고 약성(藥性)이 따뜻하여 보신장양(補腎壯陽)하는 효능이 있어 신허양쇠(腎虛陽衰)로 인한 남자의 양위(陽痿)와 음랭(陰冷) 및 외한지냉(畏寒肢冷), 요산(腰痠), 뇨빈(尿頻) 등을 치료하는데 자주 사용한다.

【포제】 주자(酒炙)하며, 사초(砂炒)하여 연말(研末)해서 사용하거나 활석분초(滑石粉炒)하여 사용한다. 본품을 생용(生用)하면 질이 질기며 비린내가 나는데, 주자(酒炙)하면 보신장양(補腎壯陽)의 효능이 강해지고 또한 강장근골(强壯筋骨)하는 효능이 있게 된다. 활석분(滑石粉)으로 포제(炮製)하면 비린내가 제거되고, 분쇄(粉碎)와 전자(煎煮)하기가 편해진다.

【용량과 용법】 6~12g. 환제(丸劑)의 경우에는 보통은 1구(具)

【금기증】 음허화치(陰虛火熾)와 골증로수(骨蒸勞嗽)의 경우에는 복용을 하지 말아야 한다.

【임상응용】 ① 진양쇠비(眞陽衰憊)로 인하여 제복랭통(臍腹冷痛), 지체산통(肢體酸

痛), 요배구급(腰背拘急), 기육소수(肌肉消瘦), 목현이명(目眩耳鳴), 소변빈삭(小便頻數) 등의 증상이 나타나는 경우에는 포부자(炮附子), 녹용(鹿茸), 인삼(人參), 침향(沈香) 등을 배합한다(예 : 올눌제환(膃肭臍丸)[제생방(濟生方)]).

② 하원구랭(下元久冷), 허기(虛氣)가 심(心), 비(脾), 소장(小腸)을 자(刺)하여 냉통(冷痛)으로 참을 수 없는 증상이 나타나는 경우에는 오수유(吳茱萸), 감송(甘松), 진피(陳皮), 고량강(高良薑) 등을 배합한다(예 : 올눌제산(膃肭臍散)[성제총록(聖濟總錄)]).

해마(海馬) 【본초습유(本草拾遺)】 HIPPOCAMPUS

【기원】 실고기과(해룡과(海龍科))(Syngnathidae)에 속한 동물인 해마 *Hippocampus coronatus* Temminick et Schlegel., 극씨해마(克氏海馬) *H. kelloggi* Jordan. et Snyder.와 자해마(刺海馬) *H. histrix* Kaup., 대해마(大海馬) *H. kuda* Bleeker., 삼반해마(三斑海馬) *H. trimaculatus* Leach. 및 일본해마(日本海馬) *H. japonicus* Kaup.를 포획하여 내장을 제거하고 햇볕에 말린 것이다.

【성미】 성은 따뜻하고 독이 없으며, 맛은 달다.

【귀경】 간, 신경.

【효능 및 주치】 1. 보신장양(補腎壯陽) : 양위(陽痿), 유뇨(遺尿), 신허작천(腎虛作喘)

2. 조기활혈정통(調氣活血定痛) : 징가적취(癥瘕積聚), 정창종독(疔瘡腫毒), 난산(難産), 질타손상(跌打損傷)

3. 산결소종(散結消腫) : 정창종독(疔瘡腫毒)의 미성농기(未成膿期) 및 회복기

【해설】 본품은 맛이 달고 약성(藥性)이 따뜻하며, 신경(腎經)에 들어가 원양(元陽)을 보조하는 중요한 약이 되므로 신기쇠극(腎氣衰極)으로 인한 정한(精寒), 양위(陽痿), 유뇨(遺尿)를 치료하고, 신허(腎虛)로 인한 천식을 치료한다. 본품은 성욕을 촉진하고 양허(陽虛)로 인한 음위(陰痿)를 치료하는데 그 효능이 합개(蛤蚧)보다 강하나 사상자(蛇床子), 음양곽(淫羊藿)보다는 약하다.

본품은 간경(肝經)에 들어가서는 조기활혈(調氣活血)하여 기혈불행(氣血不行)으로 인한 징가(癥瘕)와 난산 및 정창(疔瘡)을 치료한다. 또한 부인이 해산할 때에 진통이 미약한 것을 촉진하여 최생(催生)하는 효능이 좋은데, 태워 먹거나 손에 지니고 있으면 된다.

【포제】 주침(酒浸) 또는 수자(酥炙)하여 사용하거나 혹은 소존성(燒存性)으로 도말(搗末)하여 사용한다.

【용량과 용법】 4~12g.

【금기증】 임신부와 음허화왕(陰虛火旺)의 경우에는 복용을 하지 말아야 한다.

【임상응용】 ① 신양(腎陽) 허약으로 야뇨(夜尿)가 자주 발생하는 경우에는 구기자(枸杞子), 대조(大棗) 등을 배합한다.

② 신기허한(腎氣虛寒)으로 양위(陽萎), 사지무력(四肢無力), 몽유(夢遺), 활정(滑精) 등의 증상이 나타나는 경우에는 구기자(枸杞子), 녹용(鹿茸), 산약(山藥), 황기(黃芪) 등을 배합한다.

사상자(蛇床子) 【신농본초경(神農本草經)】 CNIDII FRUCTUS

【기원】 산형과(繖形科)(Umbelliferae)에 속한 1년생 풀인 벌사상자 *Cnidium monnieri* (L.) Cusson.의 성숙한 과실을 건조한 것으로, 여름과 가을에 과실이 성숙할 때 채취하여 잡질을 제거하고 햇볕에 말린다.

【성미】 성은 따뜻하고 독이 없으며, 맛은 맵고 쓰다.

【귀경】 신, 비경.

【효능 및 주치】 1. 온신조양(溫腎助陽) : 양위(陽痿), 자궁한랭불잉(子宮寒冷不孕)

2. 산한거풍(散寒祛風) : 풍습비통(風濕痺痛), 한습대하(寒濕帶下), 습비(濕痺), 요통(腰痛)

3. 조습살충지양(燥濕殺蟲止痒) : 음낭습양(陰囊濕痒), 대하(帶下), 음양(陰痒), 습진, 개선(疥癬), 적충성(滴蟲性) 음도염(陰道炎), 음중종통(陰中腫痛)

【해설】 본품은 맛이 맵고 약성(藥性)이 따뜻하여 산한(散寒)하고 거풍(祛風)하며 온신조양(溫腎助陽)한다. 또한 고조(苦燥)하므로 제습지양(除濕止痒)하며 살충하는 효능이 있다. 본품은 내복(內服)하면 온신조양(溫腎助陽)하는 효능이 있어 신장허한(腎臟虛寒)으로 인한 양위(陽痿)와 궁랭(宮冷)을 치료하고, 외용(外用)하면 조습살충(燥濕殺蟲)하는 효능이 있어 개선습창(疥癬濕瘡), 대마풍(大麻風) 등의 피부병을 치료하고 여성들의 음양대하(陰痒帶下), 음도적충병(陰道滴蟲病) 등을 치료한다.

【포제】 내복(內服)하는 경우에는 주초(酒炒)하고, 외용(外用)에는 생용(生用)한다.

【용량과 용법】 4~12g.

【금기증】 하초(下焦)에 습열(濕熱)이 있는 자와 신음부족(腎陰不足)자 및 상화(相火)가 쉽게 동하여 정관(精關)이 불고(不固)한 자는 복용을 하지 말아야 한다.

【임상응용】 ① 신낭(腎囊)의 풍습열(風濕熱)로 인하여 흘탑(疙瘩)으로 가렵고, 긁으면 아픈 증상이 나타나는 경우에는 당귀(當歸), 위령선(威靈仙), 고삼(苦蔘)을 배합하여 청열조습(淸熱燥濕), 거풍(祛風), 지양(止痒)한다(예 : 사상자탕(蛇床子湯)[외과정종(外科正宗)]).

② 신허양위(腎虛陽痿)에는 오미자(五味子), 토사자(菟絲子)를 배합하여 보신기위(補腎起痿)한다(예 : 삼자환(三子丸)[천금방(千金方)]). 만약 신양부족(腎陽不足)으로 양위(陽痿)가 비교적 중(重)한 경우에는 여기에 다시 보골지(補骨脂), 음양곽(淫羊藿), 파극천(巴戟天) 등을 배합하여 보신장양(補腎壯陽)한다.

제 3 절 보혈약(補血藥)

보혈약(補血藥)은 혈허(血虛)한 증후(證候)를 개선 또는 없애는 약물을 말하는데, 혈허(血虛)의 주된 증후(證候)는 면색(面色)이 위황(萎黃) 혹은 창백(蒼白)하고, 순갑창백(脣甲蒼白), 현훈(眩暈), 이명(耳鳴), 목혼(目昏), 심계(心悸), 실면(失眠), 건망과 그리고 부녀의 월경지연(月經遲延)과 량소(量少), 색담(色淡), 심하면 경폐(經閉) 등이 있다.

심(心)·간(肝)·비(脾) 3장(臟)은 혈허(血虛) 증후(證候)의 출현과 밀접한 관계가 있으며, 이 장기(臟器)들은 혈(血)의 생화(生化)와 수포(輸布)에 직접적인 영향을 미친다. 보혈약(補血藥)의 구체적인 기능은 생혈(生血)을 자양(滋養)하고 심(心)·간(肝) 2경(經)의 기능 상태를 조절하여 조혈(造血)하는 것이다.

혈허(血虛)와 음허(陰虛)는 종종 병기(病機)에 있어 서로 인과(因果)가 있으므로, 증후(證候)가 동시에 나타나는 경우가 대부분이다. 그러므로 혈허(血虛)하며 음허(陰虛)를 겸할 때에는 보음약(補陰藥)을 배합하여 그 작용을 강하게 한다. 그 밖에 기(氣)와 혈(血)도 관계가 밀접하므로, 기허(氣虛)를 겸하였을 때에는 보기약(補氣藥)을 적당히 배합하여야 보기생혈(補氣生血)의 효과를 얻을 수 있다.

보혈약(補血藥)은 그 성질이 대부분 자니(滋膩)하여 소화흡수를 방해할 수 있으므로, 습(濕)이 중초(中焦)에 체(滯)하여 완복창만(脘腹脹滿)과 식소변당(食少便溏)한 경우에는 사용하는 것이 마땅하지 않다. 만일 반드시 사용해야 할 경우에는 건비(健脾)하고 소화작용을 도와주는 약물을 같이 배합해야 하고, 그렇게 함으로써 습(濕)이 비(脾)를 조애(阻碍)하여 비위(脾胃)의 건운(健運)에 영향을 미치는 것을 피하여야 한다.

당귀(當歸) 【신농본초경(神農本草經)】 ANGELICAE SINENSIS RADIX

【기원】 산형과(繖形科)(Umbelliferae)에 속한 여러 해 살이 풀로 당귀(當歸) *A. sinensis* (Oliv.) Diels.의 뿌리를 건조한 것으로, 가을에 뿌리를 채취하여 건조한다.

그러나, 우리나라에서는 참당귀 *Angelica gigas* Nakai.의 뿌리를 토당귀(土當歸)라는 한약재로 이용하고 있으며, 우리나라와 일본에서는 대화당귀(大和當歸) *A. acutiloba* Kitag.를 일당귀(日當歸)로 이용하고 있다.

【성미】 성은 따뜻하고 독이 없으며, 맛은 달고 맵다.

【귀경】 심, 간, 비경.

【효능 및 주치】 1. 보혈화혈(補血和血) : 월경부조(月經不調), 혈허두통(血虛頭痛), 현훈(眩暈), 위비(痿痹)

2. 조경지통(調經止痛) : 경폐복통(經閉腹痛), 월경부조(月經不調), 붕루(崩漏), 징가결취(癥瘕結聚), 옹저창양(癰疽瘡瘍), 질타손상(跌打損傷)

3. 윤장통변(潤腸通便) : 장조변난(腸燥便難)

【해설】 본품의 단맛은 보(補)하고 매운맛은 산(散)하며, 따뜻한 성질은 통기(通氣)하게 하여 보혈(補血)하고 활혈(活血)하며 행기지통(行氣止痛)하므로 심(心)·간(肝)·비(脾) 3경(經)에 작용한다. 그런데, 심(心)은 혈(血)을 주(主)하고, 간(肝)은 혈(血)을 장(藏)하며, 비(脾)는 혈(血)을 통괄하므로, 당귀(當歸)는 혈병(血病)의 중요 약이 되고, 조경(調經)에 좋은 효과가 있어 부인과에서 중요하게 응용된다. 따라서, 본품은 면색창백(面色蒼白), 두훈안화(頭暈眼花), 심도(心跳) 등의 혈허휴손(血虛虧損)으로 인한 질환과 어혈조체(瘀血阻滯)로 인한 월경부조(月經不調), 통경(痛經), 경폐(經閉) 및 옹저종통(癰疽腫痛) 등의 증후(證候)를 치료하는데 자주 활용된다.

그 외에 본품은 달고 성질이 윤(潤)하므로 윤조활장(潤燥滑腸)하는 작용이 있어 혈허(血虛)와 진액부족으로 인한 대변비결(大便秘結)을 치료한다.

본품은 맛이 달고 성질이 따뜻하면서 윤(潤)하며 신향선주(辛香善走)하므로 이기약(理氣藥)을 함께 사용하면 혈어기체(血瘀氣滯)를, 거풍습약(祛風濕藥)을 같이 사용하면 풍습비통(風濕痺痛)을, 윤장약(潤腸藥)을 함께 사용하면 혈허(血虛)로 인한 장조변비(腸燥便秘)를 치료한다. 이상과 같이 본품은 혈허(血虛), 기체(氣滯)로 인한 모든 증(證)에 사용되며, 혈분(血分)에 한사(寒邪)가 있는 경우에 더욱 적당하다.

본품은 부위에 따라 효능의 차이가 있는데, 당귀신(當歸身)은 보혈(補血)하고, 당귀미(當歸尾)는 활혈거어(活血祛瘀)하며, 전당귀(全當歸)는 보혈화혈(補血和血)한다.

본품은 행혈(行血)하기 때문에 붕루(崩漏)나 월경과다(月經過多)가 순수하게 허(虛)에 속하고 어체(瘀滯)가 없는 자에게는 사용할 때 조심해야 하고, 습사(濕邪)가 중주(中洲)에 조체(阻滯)하여 중만(中滿)하고 대변이 당설(溏泄)한 자에게는 사용해서는 안 된다.

【포제】 주자(酒炙)하면 활혈산어(活血散瘀)의 효능이 증강되어 혈어경폐(血瘀經閉)와 통경(痛經), 출산 후에 어체(瘀滯)로 인한 복통, 타박손상(打撲損傷) 및 풍습비통(風濕痺痛)을 치료하고, 토초(土炒)하면 혈허(血虛)로 인한 변당(便溏)을 치료하며, 초탄(炒炭)하면 화혈지혈(和血止血)한다.

【용량과 용법】 4~20g.

【금기증】 습성(濕盛)으로 중만(中滿)하는 자와 변당(便溏), 설사하는 자는 복용을 하지 말아야 한다.

【임상응용】 ① 노인의 장액(腸液)이 고조(枯燥)하거나 혹은 산후(産後)의 혈소(血少)로 인한 혈허변비(血虛便秘)를 치료하는 경우에는 도인(桃仁), 생지황(生地黃), 화마인(火麻仁) 등을 배합하여 윤장통변(潤腸通便)한다(예 : 윤장환(潤腸丸)[심씨존생서(沈氏尊生書)]).

② 구병(久病)으로 허손(虛損)되어 변폐(便閉)한 것을 치료하는 경우에는 우슬(牛膝), 육종용(肉蓯蓉) 등을 배합하여 보신양혈(補腎養血), 윤장통변(潤腸通便)한다(예 : 제천전(濟川煎)[경악전서(景岳全書)]).

③ 심비양허(心脾兩虛)하고 사려과도(思慮過度)로 심비(心脾)를 노상(勞傷)하고 기혈(氣血)이 부족하여 심계정충(心悸怔忡), 건망불면(健忘不眠), 도한(盜汗), 허열(虛熱), 식

소체권(食少體倦), 면색위황(面色萎黃)하는 것을 치료하는 경우에는 황기(黃芪), 백출(白朮), 용안육(龍眼肉) 등을 배합하여 익기보혈(益氣補血), 건비양심(健脾養心)한다(예 : 귀비탕(歸脾湯)[제생방(濟生方)]).

④ 혈허(血虛)에 속하거나 혈허(血虛)하면서 어체(瘀滯)가 있어서, 심계실면(心悸失眠), 두훈목현(頭暈目眩), 면색무화(面色無華), 부인들의 월경부조(月經不調), 량소(量少) 혹은 경폐불행(經閉不行), 제복통(臍腹痛) 등의 증상이 나타나는 경우에는 숙지황(熟地黃), 백작약(白芍藥), 천궁(川芎)을 배합하여 보혈(補血), 화혈(和血), 조경(調經)한다(예 : 사물탕(四物湯)[화제국방(和劑局方)]).

⑤ 혈어경폐(血瘀經閉), 통경(痛經), 산후복통(産後腹痛)을 치료하는 경우에는 천궁(川芎), 도인(桃仁), 홍화(紅花) 등을 배합한다(예 : 도홍사물탕(桃花四物湯)[의종금감(醫宗金鑑)]).

⑥ 질타손상(跌打損傷)으로 악혈(惡血)이 협하(脇下)에 머물러서 통증이 심하거나 소복작통(小腹作痛)하거나 국부홍종(局部紅腫), 청암(青黯)하는 것을 치료하는 경우에는 천산갑(穿山甲), 대황(大黃), 도인(桃仁) 등을 배합하여 활혈거어(活血袪瘀), 소간통락(疏肝通絡)한다(예 : 복원활혈탕(復元活血湯)[의학발명(醫學發明)]).

⑦ 부인의 혈붕(血崩)으로 출혈이 많이 되어 심신(心神)이 황홀한 경우를 치료하는 경우에는 당귀두(當歸頭)에 원지(遠志), 지유(地楡), 산조인(酸棗仁) 등을 배합한다(예 : 복원양영탕(復元養榮湯)[수세보원(壽世保元)]).

⑧ 충임불고(衝任不固)로 인한 붕중루하(崩中漏下) 혹은 월경과다를 치료하는 경우에는 종려탄(棕櫚炭), 용골(龍骨), 향부자(香附子)를 배합한다(예 : 당귀산(當歸散)[유문사친(儒門事親)]).

⑨ 풍습(風濕)이 상박(相搏)하여 신체번동(身體煩疼), 항비통중(項臂痛重), 거동간난(擧動艱難) 및 수족랭비(手足冷痺), 요퇴침중(腰腿沈重), 근맥무력(筋脈無力)하는 증상을 치료하는 경우에는 강활(羌活), 자황기(炙黃芪), 방풍(防風) 등을 배합한다(예 : 견비탕(蠲痺湯)[양씨가장방(楊氏家藏方)]).

⑩ 비위기허(脾胃氣虛)로 식소(食少), 신피(身疲), 외한(畏寒), 자한(自汗) 혹은 발열(發熱), 맥허대무력(脈虛大無力)하는 증상이 나타나는 경우에는 황기(黃芪), 인삼(人參), 백출(白朮), 감초(甘草) 등을 배합하여 익기승양(益氣升陽), 조보비위(調補脾胃), 보중익

기(補中益氣)한다(예 : 보중익기탕(補中益氣湯)[비위론(脾胃論)]). 이 처방은 또한 중기하함(中氣下陷), 내장하수(內臟下垂)(탈항, 자궁하수 등) 및 부녀(婦女)의 붕루(崩漏)가 기(氣)가 섭혈(攝血)할 수 없어서 발생하는 증상을 치료한다.

⑪ 산후의 허리부족(虛羸不足)으로 복중교통부지(腹中疞痛不止), 호흡소기(呼吸少氣), 혹은 소복구급(少腹拘急), 통인복배(痛引腹背), 불욕음식(不欲飮食)하는 증상이 나타나는 경우에는 감초(甘草), 이당(飴糖), 당귀(當歸) 등을 배합하여 온중보기보혈(溫中補氣補血), 화리완급(和裏緩急)한다(예 : 당귀건중탕(當歸建中湯)[천금익(千金翼)]).

⑫ 심신부족(心腎不足)으로 안목혼암(眼目昏暗)하는 것을 치료하는 경우에는 숙지황(熟地黃), 복분자(覆盆子), 구기자(枸杞子) 등을 배합하여 양심익신(養心益腎), 보혈명목(補血明目)한다(예 : 사물오자환(四物五子丸)[의방유취(醫方類聚)]).

⑬ 간신부족(肝腎不足)으로 안목(眼目)이 혼암(昏暗)하고 흑화(黑花)가 늘 보이며 냉루(冷淚)가 많이 흐르는 것을 치료하는 경우에는 생지황(生地黃), 천문동(天門冬), 토사자(兎絲子) 등을 배합한다(예 : 명목장수환(明目壯水丸)[고금의감(古今醫鑑)]).

⑭ 음허화왕(陰虛火旺)으로 인한 도한(盜汗)을 치료하는데, 그 외에 발열(發熱), 구건(口乾), 심번(心煩), 대변건결(大便乾結), 소변황적(小便黃赤), 설홍강(舌紅絳), 맥세삭(脈細數) 등의 증상이 나타난다. 생지황(生地黃), 숙지황(熟地黃), 황기(黃芪) 등을 배합하여 사화(瀉火), 자음(滋陰), 보기혈(補氣血), 지도한(止盜汗)한다(예 : 당귀육황탕(當歸六黃湯)[난실비장(蘭室秘藏)]).

⑮ 출산한 후에 오로불행(惡露不行)으로 소복동통(小腹疼痛), 거안(拒按), 맥세삽(脈細澁) 혹은 현세(弦細), 설질(舌質)은 암담(暗淡)하는 등의 증상이 나타나는 경우에는 천궁(川芎), 도인(桃仁) 등을 배합하여 활혈거어(活血祛瘀), 온경지통(溫經止痛)한다(예 : 생화탕(生化湯)[부청주여과(傅靑註女科)]).

숙지황(熟地黃)【명의별록(名醫別錄)】REHMANNIAE RHIZOMA PREPARATA

【기원】 현삼과(Scrophulariaceae)에 속한 여러 해 살이 풀인 지황 *Rehmannia glutinosa* (Gaertner) Libosch. 또는 회경지황(懷慶地黃) *R. glutinosa* Libosch. var. *hueichingensis* (Chao et Schih) Hsia.의 뿌리줄기를 쪄서 말린 것이다.

【성미】 성질은 약간 따뜻하고 독이 없으며, 맛은 달다.

【귀경】 간, 신경.

【효능 및 주치】 1. 보혈(補血) : 혈허(血虛)→위황(萎黃), 현훈(眩暈), 심계실면(心悸失眠), 월경부조(月經不調), 붕루(崩漏)

2. 자음(滋陰) : 골증조열(骨蒸潮熱), 내열소갈(內熱消渴), 도한(盜汗), 유정(遺精)

3. 익정(益精), 전수(塡髓) : 요슬산연(腰膝痠軟), 현훈(眩暈), 이명(耳鳴), 수발조백(鬚髮早白)

【해설】 본품은 맛이 달고 성질이 약간 따뜻하며, 맛은 후(厚)하고 질(質)이 윤(潤)하며 즙액이 많아서 보혈(補血)하고 자윤(滋潤)하게 하며, 생정익수(生精益髓)하는 효능이 있어, 간신(肝腎)을 보익(補益)하는 중요한 약이다. 따라서, 자음(滋陰)하는 효능으로 인하여 신음부족(腎陰不足)으로 인한 골증(骨蒸), 조열(潮熱), 도한(盜汗), 유정(遺精) 또는 소갈(消渴) 등의 증상에 적용되며, 또한 보혈(補血)하는 효능이 있어 심간혈허(心肝血虛)의 여러 가지 증후(證候)에 자주 사용하는 좋은 약이 된다.

그런데, 본품은 성질이 점니(粘膩)하여 위장에 부담을 주어 습사(濕邪)를 정체하게 하기 쉬운데, 사인(砂仁)을 배합하면 점니성(粘膩性)이 줄어들게 되어 위장장애를 피할 수 있다.

【포제】 숙지황(熟地黃)을 초탄(炒炭)하거나 단탄(煅炭)한 후에는 보혈지혈(補血止血)하는 효능이 주가 되어 붕루(崩漏) 혹은 허손성출혈(虛損性出血)에 많이 활용된다.

【제법(製法)】 ① 주제숙지(酒製熟地) : 깨끗이 씻은 지황(地黃)을 용기에 넣고, 일정량의 황주(黃酒)를 부어 골고루 축인 후 찜통에 넣어 물솥에 넣고 센 불로 48시간 정도 쪄서 술이 다 흡수되면, 오흑색(烏黑色)의 광택이 나고 단맛으로 변한다. 이 때 꺼내 건조시키고, 남은 약즙(藥汁)은 제품(製品)에 뿌려 햇볕에 80% 정도 말린 다음 굵직하게 썰어 다시 햇볕에 말린다. 우리나라에서는 구증구폭(九蒸九曝)한 것을 좋은 약으로 생각한다. 보료용량(輔料用量)은 매회 깨끗한 생지(生地) 100kg과 황주(黃酒) 30kg을 사용한다.

② 증제숙지(蒸製熟地) : 깨끗하게 씻은 지황(地黃)을 찜통 안에 넣고, 물 솥 위에 놓아 센 불로 가열하여 수증기로 찌고, 오흑색(烏黑色)이 나타나면 꺼내어서 햇볕에 80% 정도 말리고, 약 6㎜ 두께의 편(片)으로 썰어 다시 햇볕에 말린다.

【용량과 용법】 4~20g.

【금기증】 성질이 점니(粘膩)하여 소화에 장애를 주므로, 기체담다(氣滯痰多)나 완복(脘腹)이 창통(脹痛)하고 식소변당(食少便溏)한 경우에는 복용을 금해야 한다.

【임상응용】 ① 혈허(血虛)에 속하거나 혈허(血虛)하면서 어체(瘀滯)가 있어서, 심계실면(心悸失眠), 두훈목현(頭暈目眩), 면색무화(面色無華), 부인들의 월경부조(月經不調), 량소(量少) 혹은 경폐불행(經閉不行), 제복통(臍腹痛) 등의 증상이 나타나는 경우에는 당귀(當歸), 백작약(白芍藥), 천궁(川芎)을 배합하여 보혈(補血), 화혈(和血), 조경(調經)한다(예 : 사물탕(四物湯)[화제국방(和劑局方)]).

② 심신부족(心腎不足)으로 안목혼암(眼目昏暗)하는 것을 치료하는 경우에는 당귀(當歸), 복분자(覆盆子), 구기자(枸杞子) 등을 배합하여 양심익신(養心益腎), 보혈명목(補血明目)한다(예 : 사물오자환(四物五子丸)[의방유취(醫方類聚)]).

③ 신양부족(腎陽不足), 명문화쇠(命門火衰)로 인한 증(證)을 치료하는데, 년로(年老) 혹은 구병(久病)으로 기쇠신피(氣衰神疲)하고, 외한(畏寒), 지냉(肢冷), 양위(陽痿), 유정(遺精), 활정(滑精), 요슬산연(腰膝痠軟) 혹은 음식감소, 대변부실(大便不實), 혹은 소변자유(小便自遺), 설담태백(舌淡苔白), 맥침지(脈沈遲) 등의 증상이 나타나는 것을 치료하는 경우에는 산약(山藥), 녹각교(鹿角膠), 두중(杜仲), 육계(肉桂) 등을 배합하여 온보신양(溫補腎陽), 전정(塡精), 익수(益髓)한다(예 : 우귀환(右歸丸)[경악전서(景岳全書)]).

④ 신음부족(腎陰不足)이나 간신음허(肝腎陰虛)로 요슬산연(腰膝酸軟), 두훈목현(頭暈目眩), 이명이롱(耳鳴耳聾), 자한(自汗), 도한(盜汗), 유정(遺精), 몽설(夢泄), 소갈(消渴), 수족심열(手足心熱), 설조(舌燥), 후통(喉痛), 치아동요(齒牙動搖), 족근작통(足跟作痛), 설홍소태(舌紅少苔), 맥침세삭(脈沈細數) 등의 증상이 나타나는 것을 치료하는 경우에는 산수유(山茱萸), 산약(山藥) 등을 배합하여 자음(滋陰), 보신(補腎)한다(예 : 육미지황환(六味地黃丸)[소아약증직결(小兒藥證直訣)]).

⑤ 진음(眞陰)이 부족하고, 간신(肝腎)의 정혈(精血)이 허손(虛損)하여 형체소수(形體消瘦), 자한(自汗), 도한(盜汗), 오심번열(五心煩熱), 구조인건(口燥咽乾), 갈욕음수(渴欲飮水), 요슬산연(腰膝酸軟), 현훈(眩暈), 유정(遺精), 설홍소태(舌紅少苔), 맥세(脈細) 하거나 맥삭(脈數)하는 등의 증상이 나타나는 경우에는 산약(山藥), 산수유(山茱萸), 구기자(枸杞子) 등을 배합하여 자음(滋陰), 보신(補腎), 전정(塡精), 익수(益髓)한다(예 : 좌귀환(左歸丸)[경악전서(景岳全書)]).

⑥ 신음허(腎陰虛)로 인한 기천(氣喘), 애역(呃逆)하는 것을 치료하는 경우에는 산약(山藥), 산수유(山茱萸), 오미자(五味子) 등을 배합하여 자신납기평천(滋腎納氣平喘)한다(예 : 도기환(都氣丸)[의종기임편(醫宗己任編)]).

건지황(乾地黃) 【신농본초경(神農本草經)】 REHMANNIAE RHIZOMA

【기원】 현삼과(Scrophulariaceae)에 속한 여러 해 살이 풀인 지황 *Rehmannia glutinosa* (Gaertner) Libosch. 또는 회경지황(懷慶地黃) *R. glutinosa* Libosch. var. *hueichingensis* (Chao et Schih) Hsia.의 뿌리줄기를 말린 것이다.

【성미】 성은 서늘하고, 맛은 달고 쓰다.

【귀경】 심, 간, 신경.

【효능 및 주치】 1. 청열량혈(淸熱凉血) : 열입영혈(熱入營血), 열병발반(熱病發斑), 혈림(血淋), 난후사(爛喉痧), 혈열붕루(血熱崩漏), 태동불안(胎動不安)

2. 양음생진(養陰生津) : 음허소갈(陰虛消渴), 장조변비(腸燥便秘), 폐신음휴(肺腎陰虧), 산후(産後)의 혈허발열(血虛發熱), 음허발열(陰虛發熱)

【해설】 본품은 맛이 달고 쓰며, 약성(藥性)이 서늘하다. 주로 심간신(心肝腎) 3경(經)에 들어가서 효능을 발휘한다. 선지황(鮮地黃)(생지황(生地黃))에 비하여 차가운 성질과 쓴맛이 약간 덜하며 보음(補陰), 보혈(補血), 양혈(凉血)하는 효능을 지니고 있다.

중국에서 말하는 생지황(生地黃)은 선지황(鮮地黃)(생지황(生地黃))과 건지황(乾地黃)을 포괄하여 말하며, 모두 양음양혈(養陰凉血)한다. 다만 선지황(鮮地黃)(생지황(生地黃))은 쓴맛이 단맛 보다 강하고 기(氣)가 매우 차서 청열량혈(淸熱凉血)하는 효능이 우수하고, 건지황(乾地黃)은 단맛이 쓴맛 보다 강하고 자음양혈(滋陰養血)하는 효능이 더 강하다. 따라서 급성열병(急性熱病)에는 선지황(鮮地黃)(생지황(生地黃))을 적용하고, 만성음허혈소(陰虛血少)한 증후(證候)에는 건지황(乾地黃)을 적용하는 것이 마땅하다. 또한 건지황(乾地黃)을 초탄(炒炭)하면 지혈작용이 강해져서 실혈증(失血症)에 적용할 수 있다.

【포제】 생지황탄(生地黃炭)(건지황탄(乾地黃炭))은 주로 혈분(血分)으로 들어가서 양혈지혈(凉血止血)하는 작용을 발휘하여, 주로 혈열(血熱)로 일어나는 각혈(咯血), 뉵혈(衄血), 변혈(便血), 뇨혈(尿血), 붕루(崩漏) 등 각종 출혈증에 사용한다.

【용량과 용법】 3~12g. 대제(大劑)는 60~90g.

【금기증】 중한(中寒)으로 비증(痞症)이 있거나 쉽게 설사하는 사람은 금하며, 비허설사(脾虛泄瀉), 위허식소(胃虛食少), 흉격다담(胸膈多痰)의 경우에도 사용하지 않는 것이 좋다.

【임상응용】 ① 간신부족(肝腎不足)으로 안목(眼目)이 혼암(昏暗)하고 흑화(黑花)가 늘 보이며 냉루(冷淚)가 많이 흐르는 것을 치료하는 경우에는 당귀(當歸), 천문동(天門冬), 토사자(兎絲子) 등을 배합한다(예 : 명목장수환(明目壯水丸)[고금의감(古今醫鑑)]).

② 신양부족(腎陽不足)의 증(證)으로 요슬랭통(腰膝冷痛), 소복구급(少腹拘急), 소변불리(小便不利) 혹은 실금(失禁) 혹은 야간다뇨(夜間多尿), 담음천해(痰飮喘咳), 소갈(消渴), 수종(水腫), 구사(久瀉) 등의 증상이 나타나는 경우에는 산약(山藥), 산수유(山茱萸), 택사(澤瀉) 등을 배합하여 보신조양(補腎助陽)하고 겸하여 간신(肝腎)의 음(陰)을 보(補)한다(예 : 금궤신기환(金匱腎氣丸)[금궤요략(金匱要略)]).

③ 온사(溫邪)가 하초(下焦)에 깊이 들어와서 열(熱)이 깊어지고, 궐(厥)이 심하여 심중담담대동(心中憺憺大動)하고, 심하면 더러 심흉동통(心胸疼痛)하며, 맥세촉(脈細促)한 증상이 나타나는 것을 치료하는 경우에는 생귀판(生龜板), 생모려(生牡蠣), 아교(阿膠) 등을 배합하여 육음(育陰), 잠양(潛陽), 양혈(養血), 식풍(熄風)한다(예 : 삼갑복맥탕(三甲復脈湯)[온병조변(溫病條辨)]). 이 처방은 또한 열병(熱病) 후기에 음(陰)이 상하여 설(舌)이 건강(乾絳)하고, 맥세삭무력(脈細數無力), 수족심열(手足心熱), 경궐(痙厥), 수지연동(手指蠕動)하는 것을 치료한다. 또한 잡병(雜病)으로 음허양항(陰虛陽亢)하여서, 출혈(出血), 심계(心悸), 두통(頭痛), 현훈(眩暈), 이명(耳鳴), 인건(咽乾), 맥세현(脈細弦), 설건(舌乾), 태광박(苔光剝) 등의 증상이 나타나는 것을 치료한다.

백작약(白芍藥) 【신농본초경(神農本草經)】 PAEONIAE RADIX ALBA

【기원】 미나리아재비과(Ranunculaceae)에 속한 여러 해 살이 풀인 작약 *Paeonia lactiflora* Pall.의 뿌리를 건조한 것이다. 여름과 가을에 채취하여 껍질을 벗겨 낸 후 자(煮)하여 햇볕에 말린다.

【성미】 성질은 약간 차고 독이 없으며, 맛은 쓰고 시다.

【귀경】 간, 비경.

【효능 및 주치】 1. 양혈유간(養血柔肝) : 월경부조(月經不調), 통경(痛經), 붕루(崩漏), 폐경(閉經), 대하, 혈비(血痺), 위증(痿症), 흉복협륵동통(胸腹脇肋疼痛), 사지구련(四肢拘攣), 간급제통(肝急諸痛)

2. 완중지통(緩中止痛) : 복통, 설사, 협통(脇痛), 위통(胃痛)

3. 렴음지한(斂陰止汗) : 자한(自汗), 도한(盜汗), 황한(黃汗)

4. 평억간양(平抑肝陽) : 두통, 중풍, 경궐(痙厥)

【해설】 본품은 맛이 쓰고 시며, 성질은 약간 차다. 간비(肝脾) 2경(經)의 혈분(血分)에 들어가 신맛은 수렴하여 양음보혈(養陰補血)하고 수렴지한(收斂止汗)하여 혈허(血虛)로 인한 월경부조(月經不調)와 경통(經痛), 위증(痿症), 붕루(崩漏)를 치료하고, 영음불고(營陰不固)로 인한 자한(自汗), 도한(盜汗)을 치료한다.

또 본품은 맛이 쓰기 때문에 파(破)하고, 맛이 시기 때문에 수렴하므로 유간지통(柔肝止痛)하는 효능이 있어 간울불서(肝鬱不舒) 또는 간비불화(肝脾不和)로 인한 흉협완복동통(胸脇脘腹疼痛)과 사지련급동통(四肢攣急疼痛)을 치료하며, 신맛으로 수렴하고 약간 찬 약성(藥性)이 설열(泄熱)하여 간양(肝陽)을 화평(和平)하게 하는 효능이 있으므로 평억간양(平抑肝陽)하여 간음부족(肝陰不足)이나 간양상항(肝陽上亢)으로 인한 두통, 현훈(眩暈) 등에 적용된다.

다만 백작약(白芍藥)의 약성(藥性)이 약간 차기 때문에 허한성(虛寒性)에 속하는 증상에는 사용해서는 안 된다.

【포제】 생용(生用)은 렴음평간(斂陰平肝)의 작용이 강하여 간양상항(肝陽上亢)으로 인한 두통, 현운(眩暈), 이명(耳鳴) 등 증상에 적용된다. 주자용(酒炙用)은 시고 찬 성미가 약화되어 화중완급(和中緩急)의 효능이 있어 협륵동통(脇肋疼痛)과 복통을 치료하는데 응용되며, 지통의 효능이 증강되어 산후의 복통을 치료한다. 초용(炒用)은 성질이 완화되어 양혈렴음(養血斂陰)의 효능이 있어 간왕비허(肝旺脾虛)의 증상에 사용한다.

【용량과 용법】 6~12g.

【금기증】 허한(虛寒)으로 복통, 설사하는 자는 복용을 하지 말아야 한다. 또한 간(肝) 기능이 좋지 못한 환자가 많은 량을 복용하거나 또는 장기간 복용하는 것은 바람직하지 않다는 보고가 있다.

【임상응용】 ① 혈허(血虛)에 속하거나 혈허(血虛)하면서 어체(瘀滯)가 있어서, 심계실면(心悸失眠), 두훈목현(頭暈目眩), 면색무화(面色無華), 부인들의 월경부조(月經不調), 량소(量少) 혹은 경폐불행(經閉不行), 제복통(臍腹痛) 등의 증상이 나타나는 경우에는 숙지황(熟地黃), 당귀(當歸), 천궁(川芎)을 배합하여 보혈(補血), 화혈(和血), 조경(調經)한다(예 : 사물탕(四物湯)[화제국방(和劑局方)]).

② 외감풍한표증(外感風寒表證)의 허증(虛證)으로, 두통(頭痛), 발열(發熱)하고, 한출(汗出), 오풍(惡風)하며, 비색류체(鼻塞流涕)하고, 건구(乾嘔)하며, 입에는 갈증이 없고, 설태(舌苔)는 박백(薄白)하면서 활윤(滑潤)하며, 맥(脈)은 부완(浮緩)하거나 혹은 부약(浮弱)한 증상을 치료하는 경우에는 계지(桂枝), 자감초(炙甘草) 등을 배합하여 해기발표(解肌發表), 조화영위(調和營衛)한다(예 : 계지탕(桂枝湯)[상한론(傷寒論)]).

③ 열(熱)이 진음(眞陰)을 작(炸)하여 허풍(虛風)이 내동(內動)하여 수족계종(手足瘈瘲)하는 경우에는 아교(阿膠), 생귀판(生龜板), 별갑(鱉甲) 등을 배합하여 자음유간식풍(滋陰柔肝熄風)한다(예 : 대정풍주(大定風珠)[온병조변(溫病條辨)]).

④ 토혈(吐血), 뉵혈(衄血), 붕루(崩漏), 대하, 경수부지(經水不止) 및 금창출혈(金瘡出血)을 치료하는 경우에는 숙지황(熟地黃), 용골(龍骨), 모려(牡蠣) 등을 배합하여 렴음지혈(斂陰止血)한다(예 : 백작약산(白芍藥散)[증치준승(證治準繩)]).

⑤ 상한(傷寒)에 상음(傷陰)으로 근맥(筋脈)이 실유(失濡)하여 각퇴련급(腿脚攣急)하며, 간비(肝脾)가 불화(不和)하여 완복동통(脘腹疼痛)하는 증상을 치료하는 경우에는 감초(甘草)를 배합하여 조화간비(調和肝脾), 완급지통(緩急止痛)한다(예 : 작약감초탕(芍藥甘草湯)[상한론(傷寒論)]).

⑥ 간음(肝陰)이 부족하고 간양(肝陽)이 상항(上亢)하여 간풍내동(肝風內動)으로, 맥(脈)이 현경유력(弦勁有力)하고, 두목현훈(頭目眩暈)하거나 뇌중발열(腦中發熱), 양이선명(兩耳蟬鳴)하고, 혹은 지체(肢體)가 점점 감각이 잘 느껴지지 않고, 혹은 구안왜사(口眼歪斜)하며, 의식이 혼미(昏迷)하여 사람을 잘 알아보지 못하며, 깨어난 후에도 지체(肢體)가 위폐(痿廢)하거나 혹은 편고(偏枯)가 형성되는 질환의 경우에는 대자석(代赭石), 회우슬(懷牛膝), 생모려(生牡蠣) 등을 배합하여 진간식풍(鎭肝熄風), 자음잠양(滋陰潛陽)한다(예 : 진간식풍탕(鎭肝熄風湯)[의학충중참서록(醫學衷中參書錄)]).

⑦ 기혈양허(氣血兩虛)한 도한(盜汗)에는 당귀(當歸), 백출(白朮), 밀황기(蜜黃芪) 등

을 배합한다(예 : 당귀지황산(當歸地黃散)[잡병원류서촉(雜病源流犀燭)]).

⑧ 허로(虛勞)로 자한(自汗), 도한(盜汗)하는 경우에는 황기(黃芪), 백출(白朮), 감초(甘草)를 배합하여 렴음지한(斂陰止汗)한다(예 : 작약황기탕(芍藥黃芪湯)[적수현주(赤水玄珠)]).

⑨ 열극생풍(熱極生風)으로 수족추축(手足抽搐)하는 경궐(痙厥) 등의 증상을 치료하는 경우에는 영양각(羚羊角), 조구등(釣鉤藤), 국화(菊花) 등을 배합하여 청간식풍(淸肝熄風), 화담(化痰)한다(예 : 영각구등탕(羚角鉤藤湯)[통속상한론(通俗傷寒論)]). 이 처방은 또한 간양상항(肝陽上亢)으로 인하여 두통(頭痛), 두훈(頭暈), 진전(震顫) 등의 증상이 나타나는 것을 치료한다.

⑩ 열사(熱邪)가 오랫동안 머물러 음액(陰液)이 손상되어 수족계종(手足瘈瘲)한 풍동(風動)의 경우에는 아교(阿膠), 석결명(石決明), 조구등(釣鉤藤)을 배합한다(예 : 아교계자황탕(阿膠鷄子黃湯)[통속상한론(通俗傷寒論)]).

⑪ 사(邪)가 태음(太陰)으로 들어가서 복만인건(腹滿咽乾), 구토불식(嘔吐不食), 하리복통(下利腹痛)하는 경우에는 황금(黃芩), 황련(黃連), 지각(枳殼) 등을 배합하여 거습지리(祛濕止痢)한다(예 : 작약황금탕(芍藥黃芩湯)[고송원의경(顧松園醫鏡)]).

⑫ 기혈응체(氣血凝滯)로 인한 수족구련(手足拘攣), 풍비(風痹)의 경우에는 속단(續斷), 두중(杜仲), 방풍(防風) 등을 배합하여 양혈거풍(養血祛風)한다(예 : 삼비탕(三痹湯)[교주부인양방(校注婦人良方)]).

⑬ 혈어(血瘀)로 제복(臍腹)의 아래가 아프고 희안(喜按)하는 것은 신체가 본래 허(虛)한 것이며, 당귀(當歸), 도인(桃仁), 홍화(紅花) 등을 배합하여 양혈화어(養血化瘀)한다(예 : 화어탕(化瘀湯)[회약의경(會約醫鏡)]).

⑭ 악혈불행(惡血不行)으로 인한 산후(産後) 심복통(心腹痛) 혹은 아침통(兒枕痛)의 경우에는 당귀(當歸), 천궁(川芎), 오령지(五靈脂) 등을 배합한다(예 : 기침산(起枕散)[고금의감(古今醫鑑)]).

⑮ 희온희안(喜溫喜按)하는 완복련통(脘腹攣痛)을 치료하는 경우에는 계지(桂枝), 감초(甘草), 생강(生薑) 등을 배합하여 화리완급지통(和裏緩急止痛)한다(예 : 소건중탕(小建中湯)[부과발휘(婦科發揮)]).

⑯ 자궁허랭(子宮虛冷)으로 대하백음(帶下白淫), 면색위황(面色萎黃), 사지산통(四肢

酸痛), 경맥부조(經脈不調), 두복시통(肚腹時痛)하는 것을 치료하는 경우에는 향부자(香附子), 애엽(艾葉), 당귀(當歸) 등을 배합한다(예 : 애부난궁환(艾附暖宮丸)[인재직지방론(仁齋直指方論)]).

⑰ 산후(産後)의 울결(鬱結)로 유즙이 불통(不通)한 경우에는 당귀(當歸), 백출(白朮), 통초(通草) 등을 배합하여 소간해울(疏肝解鬱), 양혈통유(養血通乳)한다(예 : 통간생유탕(通肝生乳湯)[부청주여과(傅青主女科)]).

⑱ 간울혈허(肝鬱血虛)하고, 비(脾)가 건운(健運)하지 못하여 양협창만(兩脇脹滿) 혹은 동통(疼痛)하고, 두통목현(頭痛目眩), 구조인건(口燥咽乾), 신피(神疲), 소식(少食), 번조이노(煩躁易怒), 한숨을 잘 쉬는 증상이 있거나 혹은 한열왕래(寒熱往來), 혹은 복통(腹痛)이 있으면서 설사(泄瀉)하려고 하는 증상이 있으며, 장명시기(腸鳴矢氣)가 있거나, 혹은 월경부조(月經不調), 유방작창(乳房作脹), 설담홍(舌淡紅), 설태백(舌苔白), 맥상(脈象)은 현완(弦緩)한 증상을 치료하는 경우에는 시호(柴胡), 당귀(當歸), 백출(白朮) 등을 배합하여 소간해울(疏肝解鬱)하고, 화비(和脾)하며, 양혈(養血), 조경(調經)한다(예 : 소요산(逍遙散)[화제국방(和劑局方)]).

하수오(何首烏) 【개보본초(開寶本草)】 POLYGONI MULTIFLORI RADIX

【기원】 마디풀과(Polygonaceae)에 속한 여러 해 살이 덩굴성 풀인 하수오 *Polygonum multiflolum* Thunb.의 덩이뿌리를 건조한 것으로, 가을과 겨울에 채취하여 건조한다.

【성미】 생용(生用)의 성질은 평하고 독이 없으며, 맛은 쓰고 달다. 제수오(製首烏)의 성은 따뜻하고, 맛은 달고 떫다.

【귀경】 생용(生用)은 간, 심, 대장경으로 들어가고, 제수오(製首烏)는 간, 신경으로 들어간다.

【효능 및 주치】 1. 보간신(補肝腎), 익정혈(益精血)(제용(製用)) : 간신부족(肝腎不足)·정혈휴허(精血虧虛)·혈허음휴(血虛陰虧)→수발조백(鬚髮早白)·근골불건(筋骨不健)·두훈안화(頭暈眼花)·유정(遺精)·대하·요슬산연(腰膝酸軟)·이명(耳鳴), 빈혈

2. 거풍(祛風)(제용(製用)) : 혈허피부소양(血虛皮膚瘙痒), 고콜레스테롤혈증, 고혈압,

관상동맥경화증

3. 안신(安神)(제용(製用)) : 신경쇠약, 심계정충(心悸怔忡)

4. 청열해독(淸熱解毒)(생용(生用)) : 창종양통(瘡腫痒痛), 나력(瘰癧), 옹저창양(癰疽瘡瘍)

5. 절학(截瘧)(생용(生用)) : 구학부지(久瘧不止)

6. 윤장통변(潤腸通便)(생용(生用)) : 장조변비(腸燥便秘)

【해설】 본품은 생숙(生熟)에 따라 성미(性味)와 효능에 차이가 있는데, 생품(生品)은 맛이 달고 쓰며 약성(藥性)이 평(平)하여 사(瀉)하는 효능을 주로 발휘하는 반면에, 제숙(製熟)하면 맛이 달고 떫게 되며 약성(藥性)이 약간 따뜻하게 되어 보(補)하는 작용을 주로 발휘하게 된다.

본품을 생것으로 사용하면 윤장통변(潤腸通便)하여 장조변비(腸燥便秘)를 치료하며, 해독소종(解毒消腫)하여 창옹(瘡癰), 나력(瘰癧)을 치료하고, 절학(截瘧)하는 효능이 있어 오래된 학질로 정기(正氣)가 허약한 경우 등의 증상을 치료한다.

본품을 증(蒸)하여 제수오(製首烏)로 만들면 간신(肝腎)을 보(補)하고 정혈(精血)을 보태주어서 간신부족(肝腎不足)이나 정혈휴허(精血虧虛)로 인한 여러 가지 증상을 치료하는데 적합하다. 아울러 수발(鬚髮)을 검게 하며, 사람의 피부를 광택이 나고 아름답게 만든다. 본품은 정혈(精血)을 보하는 힘이 비교적 좋아서 간신(肝腎)의 정혈(精血)이 휴허(虧虛)한 허약증(虛弱證)을 치료할 뿐만 아니라 동시에 인체의 저항력을 증강하여 수명을 연장하는 효과가 있다. 또한 보혈(補血)하는 효능이 있어 혈허음휴(血虛陰虧)로 인하여 발생하는 유정(遺精), 대하, 요슬산연(腰膝痠軟) 등의 증상을 치료한다.

현대에 와서는 고혈압, 관상동맥경화, 고콜레스테롤증 등의 증상에 단삼(丹參)·영지(靈芝)·상기생(桑寄生) 등의 약과 배합되어 응용된다.

【약재감별】 하수오(何首烏) 포제품(炮製品)의 효능이 숙지황(熟地黃)과 비슷하여 간신(肝腎)의 정혈(精血)이 부족한 증(證)에 두 가지 약을 상수(相須)하여 응용한다. 그러나 숙지황(熟地黃)은 미후자니(味厚滋膩)하여 양음(養陰)작용이 비교적 강하나, 본품은 성질이 온화(溫和)하고 한(寒)하지도 않고 조(燥)하지도 않아서 간경(肝經)에 들어가 양혈(養血)하고 신경(腎經)에 들어가 정(精)을 보하지만 그 효능이 숙지황(熟地黃) 보다는 못하다. 다만 본품은 니체(膩滯)하지 않아 여러 가지 허약 증후(證候)를 보하는데 응용된다.

하수오(何首烏)는 마디풀과의 하수오 *Polygonum multiflorum* Thunb.의 덩이뿌리를 건조한 것으로 절단면이 붉은 색이고 비대하며, 백수오(白首烏)는 박주가리과 우피소(牛皮消) *Cynanchum auriculatum* Royle ex Wight., 대근우피소(大根牛皮消) *Cynanchum bungei* Decne.의 덩이뿌리로 절단면이 흰색이다. 그런데, 우리나라(대한약전외 한약규격집)에서는 은조롱(큰조롱, 새박풀) *Cynanchum wilfordii* (Max.) Hemsley.의 덩이뿌리를 백수오(白首烏)로 이용하고 있으며, 중국에서는 이것을 격산소(隔山消)라는 한약재로 이용하고 있다.

백수오(白首烏)는 맛이 감(甘)·미고(微苦)하고, 약성(藥性)은 평(平)하며, 주로 간(肝), 신(腎), 비(脾), 위경(胃經)으로 들어간다. 간신(肝腎)을 보하고, 정혈(精血)을 보태 주며, 근골(筋骨)을 강하게 하여, 두혼안화(頭昏眼花), 실면건망(失眠健忘), 수발조백(鬚髮早白), 요슬산연(腰膝痠軟), 양위(陽痿), 유정(遺精), 심계실면(心悸失眠)을 치료한다. 또한 건비(健脾), 소식(消食)하는 효능이 있어서 식욕부진, 소아감적(小兒疳積), 산후유즙희소(産後乳汁稀少)를 치료하고, 해독료창(解毒療瘡)하는 효능이 있어서 창옹종통(瘡癰腫痛), 독사교상(毒蛇咬傷)을 치료한다.

격산소(隔山消)(백수오(白首烏))는 감(甘)·미고(微苦)하고 성질이 미온(微溫)하며, 주로, 간(肝), 신(腎), 비경(脾經)으로 들어간다. 간신(肝腎)을 보하고, 근골(筋骨)을 강하게 하여서, 간신(肝腎)이 둘 다 허(虛)하여 나타나는 두혼안화(頭昏眼花), 실면건망(失眠健忘), 수발조백(鬚髮早白), 양위(陽痿), 유정(遺精), 요슬산연(腰膝酸軟)을 치료하며, 건비위(健脾胃)하여 비허(脾虛)로 운화(運化)를 못하여 나타나는 완복창만(脘腹脹滿), 식욕부진, 설사, 산후유즙희소(産後乳汁稀少)를 치료하며, 해독(解毒)하여서 어구창독(魚口瘡毒)을 치료한다.

따라서, 효능면에서 보면 백수오(白首烏)나 격산소(隔山消)(백수오(白首烏))는 하수오(何首烏)를 가공하여 익힌 제수오(製首烏)의 효능과 비슷하다. 그러나, 문헌에서 제시한 하수오(何首烏)는 현재 붉은 색의 괴근(塊根)인 하수오(何首烏) 즉 현재 속명(俗名)인 적하수오(赤何首烏)로 불리고 있는 약재이므로, 이 약재를 사용하는 것이 옳다고 할 수 있다.

【포제】 잡질을 제거하고 절편(切片)하여 사용하거나, 제하수오(製何首烏)를 만들어서 활용한다.

제수오(製首烏)는 생수오편(生首烏片) 혹은 괴(塊)를 취하여 흑두즙(黑豆汁)으로 잘 섞은 다음 윤습(潤濕)한다. 그 다음 재질이 철로 만들어지지 않은 증제(蒸製) 용기 내에 넣고 밀폐(密閉)하여 증(蒸)하거나 혹은 돈(炖)하여 즙액이 모두 흡수되고 약물이 종갈색(棕褐色)을 나타내게 되면 꺼내어 건조한다. 보료용량은 매회 하수오(何首烏) 100kg마다 흑두(黑豆) 10kg을 사용한다.

【용량과 용법】 8~25g.

【금기증】 대변당설(大便溏泄)자 및 습담(濕痰)이 있는 자는 복용을 하지 말아야 한다.

【임상응용】 ① 학질(瘧疾)이 오래전부터 발생하였는데 그치지 않고, 기혈(氣血)이 모두 허(虛)하여 얼굴색이 위황(萎黃)하고, 설(舌)은 담(淡)하며, 맥(脈)은 완대(緩大)하면서도 허(虛)한 증상이 나타나는 경우에는 인삼(人蔘), 당귀(當歸), 진피(陳皮) 등을 배합하여 보기혈(補氣血), 치허학(治虛瘧)한다(예 : 하인음(何人飮)[경악전서(景岳全書)]).

② 간신(肝腎)의 정혈부족(精血不足)으로 인하여 수발조백(鬚髮早白), 치아동요(齒牙動搖), 몽유활정(夢遺滑精), 붕루대하(崩漏帶下), 신허불육(腎虛不育), 요슬산연(腰膝酸軟)하는 경우에는 하수오(何首烏), 복령(茯苓), 당귀(當歸), 구기자(枸杞子) 등을 배합하여 자신수(滋腎水), 익간혈(益肝血)한다(예 : 칠보미염단(七寶美髥丹)[의방집해(醫方集解)]이다.

③ 중풍탄탄(中風癱瘓), 위비담궐(痿痹痰厥), 구련동통(拘攣疼痛), 옹저유주(癰疽流注), 질복손상(跌扑損傷), 소아경통(小兒驚痛), 부인정경(婦人停經)을 치료하는 경우에는 오초사(烏梢蛇), 위령선(威靈仙), 초오(草烏) 등을 배합하여 부정거풍(扶正祛風), 온경지통(溫經止痛), 화담통락(化痰通絡)한다(예 : 대활락단(大活絡丹)[난대궤범(蘭臺軌范)]).

④ 혈허장조(血虛腸燥)로 인한 대변비결(大便秘結)에는 단미(單味)로 달여 먹거나 흑지마(黑脂麻)를 배합한다.

아교(阿膠) 【신농본초경(神農本草經)】 ASINI CORII COLLA

【기원】 말과(Equidae)에 속한 동물인 당나귀 *Equus asinus* L.의 껍질을 달여서 농축한 고체 형태의 교질(膠質)이다.

【성미】 성질은 평하고 독이 없으며, 맛은 달다.

【귀경】 폐, 간, 신경.

【효능 및 주치】 1. 보혈(補血) : 혈허(血虛)→위황(萎黃)·현훈(眩暈)·심계(心悸), 허로리수(虛勞羸瘦), 허풍내동(虛風內動)

2. 지혈 : 해수객혈(咳嗽咯血), 토혈(吐血), 뉵혈(衄血), 붕루(崩漏), 변혈(便血)

3. 자음윤조(滋陰潤燥) : 폐조해수(肺燥咳嗽), 장조변비(腸燥便秘), 오심번열(五心煩熱)

【해설】 본품은 맛이 달고 약성(藥性)이 평(平)하며 질이 끈적끈적하다. 간경(肝經)에 들어가 보혈(補血)하고 신경(腎經)에 들어가 자음(滋陰)하여 신체허약, 혈허위황(血虛萎黃)을 치료하고, 혈허음휴(血虛陰虧)로 인한 허번실면(虛煩失眠), 기위무력(肌痿無力), 허풍내동(虛風內動)을 치료하는데 자주 활용하는 좋은 약재가 되고, 폐경(肺經)에 들어가 윤폐(潤肺)하여 폐조(肺燥)를 윤(潤)하게 하므로, 건해소담(乾咳少痰), 허로객혈(虛勞咯血)을 치료한다.

또한 자보(滋補)하며 끈적끈적한 성질로 뚜렷한 지혈작용을 나타내어 토혈(吐血), 객혈(咯血), 뉵혈(衄血), 변혈(便血) 및 붕루(崩漏)나 자궁출혈(子宮出血) 등의 각종 출혈증에 자주 활용하고, 또한 장풍하리(腸風下痢)에도 적용한다.

본품은 성질이 점니(粘膩)하므로 몸 안에 어체(瘀滯)가 있는 경우에 사용하면 어혈(瘀血)이 류체(留滯)할 수 있고 비위(脾胃)가 허약하여 소화가 잘 안되거나 표증(表證)이 있는 경우에도 응용하지 말아야 한다.

본품의 지혈작용을 높이려면 포황초(蒲黃炒)하고, 자음강화(滋陰降火), 화담(化痰)의 작용을 높이려면 합분초(蛤粉炒)하여 사용하는 것이 좋다.

【제법(製法)】 당나귀의 가죽을 물에 담가 씻은 다음 털을 제거하고 작은 덩어리모양으로 썬 다음 다시 물로 깨끗이 씻는다. 깨끗이 씻은 당나귀 껍질을 물에 넣고 끓여 여과하고 여과액을 약한 불로 농축하여 끈적끈적한 고상(膏狀)으로 되었을 때 응고시켜 그늘에서 말린다.

【포제】 덩어리를 두들겨 부순 다음 초(炒)하여 아교주(阿膠珠)를 만들어 사용한다.

포황초(蒲黃炒)한 후에는 자니(滋膩)한 성질이 줄어들고, 좋지 않은 기미(氣味)가 제거된다. 포황(蒲黃)은 지혈(止血) 효능이 있으므로, 포황초(蒲黃炒)한 후에는 지혈(止血) 작용이 증강되고, 분쇄와 배제성약(配製成藥)이 편리하여, 주로 음허(陰虛)나 허로(虛勞)로 인한 해혈(咳血), 각혈(咯血), 토혈(吐血), 붕루(崩漏), 변혈(便血)의 증상에 적용된다.

합분초(蛤粉炒)한 후에는 자니(滋膩)한 성질이 줄어들고, 좋지 않은 기미(氣味)가 제거된다. 합분초(蛤粉炒)한 후에는 양음(養陰), 윤폐(潤肺)하는 효능이 좋아서 자음강화(滋陰降火), 화담(化痰)하는 효능이 있게 되어, 음허해수(陰虛咳嗽), 구해소담(久咳少痰) 혹은 담중대혈(痰中帶血) 등의 조해(燥咳)에 사용된다.

【용량과 용법】 12~20g.

【금기증】 성질이 점니(粘膩)하여 소화에 장애를 주므로 비위(脾胃)가 약하여 평소에 음식을 먹고 싶어 하지 않는 증상, 음식을 복용하면 소화가 잘 안 되는 경우 및 구토, 설사하는 자는 모두 복용을 하지 말아야 한다.

【임상응용】 ① 열병(熱病) 후기(後期)에 음혈(陰血)이 소모되어 심신실녕(心神失寧), 허번실면(虛煩失眠)하는 경우에는 황련(黃連), 계자황(鷄子黃), 작약(芍藥) 등을 배합하여 자음청열(滋陰淸熱)한다(예 : 황련아교탕(黃連阿膠湯)[상한론(傷寒論)]).

② 열병(熱病)으로 음액(陰液)이 작상(灼傷)되고 혈(血)이 근육을 영양하지 못하여 발생한 간풍내동(肝風內動), 근맥구련(筋脈拘攣), 수족연동(手足蠕動) 등의 증상이 있는 경우에는 구등(鉤藤), 계자황(鷄子黃), 생모려(生牡蠣) 등을 배합하여 유간식풍(柔肝熄風)한다(예 : 아교계자황탕(阿膠鷄子黃湯)[통속상한론(通俗傷寒論)]).

③ 폐로(肺癆)에 음허화왕(陰虛火旺)으로 허로조해(虛勞燥咳), 담중대혈(痰中帶血), 인후건통(咽喉乾痛)의 증상이 있는 경우에는 행인(杏仁), 마두령(馬兜鈴), 우방자(牛蒡子) 등을 배합하여 양음보폐(養陰補肺)한다(예 : 아교산(阿膠散)[소아약증직결(小兒藥證直訣)]).

④ 혈허조동(血虛燥動)으로 인한 각종 출혈증에는 생지황(生地黃), 포황(蒲黃)을 배합하여 보혈지혈(補血止血)한다(예 : 아교탕(阿膠湯)[성제총록(聖濟總錄)]).

⑤ 부인의 경수임리(經水淋漓), 태전(胎前), 산후(産後)의 하혈부지(下血不止) 및 임신복통의 경우에는 당귀(當歸), 천궁(川芎), 애엽(艾葉), 생지황(生地黃)을 배합하여 보혈안태(補血安胎)한다(예 : 교애탕(膠艾湯)[금궤요략(金匱要略)]).

⑥ 대변하혈(大便下血) 및 토혈(吐血), 붕루(崩漏)를 치료하는데, 혈색(血色)이 암담(暗淡)하고, 사지(四肢)가 따뜻하지 않으며, 면색(面色)은 위황(萎黃)하고, 설담태백(舌淡苔白)한 증상이 나타나는 경우에는 감초(甘草), 부자(附子), 복룡간(伏龍肝) 등을 배합하여 온양(溫陽), 건비(健脾), 수삽(收澀), 양혈지혈(養血止血)한다(예 : 황토탕(黃土湯)[금궤요략(金匱要略)]).

⑦ 폐열(肺熱)로 음(陰)을 상하여 폐허유열(肺虛有熱)이 되어 해수각혈(咳嗽咯血)하거나 담중대혈(痰中帶血)하는 경우에는 마두령(馬兜鈴), 우방자(牛蒡子), 행인(杏仁), 나미(糯米) 등을 배합하여 보폐청금(補肺淸金), 지혈(止血)한다(예 : 보폐아교탕(補肺阿膠湯)[소아약증직결(小兒藥證直訣)])

용안육(龍眼肉) 【신농본초경(神農本草經)】 LONGAN ARILLUS--

【기원】 무환자나무과(Sapindaceae)에 속한 상록교목인 용안(龍眼) *Euphoria longan* (Lour.) Steud.의 가종피(假種皮)로, 여름과 겨울에 과실이 성숙할 때 채취하여 과피(果皮)를 제거하고 가종피(假種皮)만 취하여 햇볕에 말린 것이다.

【성미】 성은 따뜻하고 독이 없으며, 맛은 달다.

【귀경】 심, 비경.

【효능 및 주치】 1. 양혈안신(養血安神) : 실면건망(失眠健忘), 경계정충(驚悸怔忡), 붕루(崩漏), 경행현훈(經行眩暈), 기혈부족증(氣血不足證)

2. 보익심비(補益心脾) : 건망(健忘), 심계(心悸), 정충(怔忡), 허로(虛勞), 설사, 소식체권(少食體倦)

【해설】 본품은 맛이 달고 약성(藥性)이 따뜻하며 질이 윤(潤)하다. 심(心)·비(脾) 2경(經)에 들어가 심비(心脾)를 보익(補益)하고 영혈(營血)을 자양(滋養)하는 효능이 있어 좋은 안신(安神)작용을 나타내므로, 심비혈허(心脾血虛)로 일어나는 심계불안(心悸不安), 실면(失眠)과 기억력 감퇴 등의 증상을 치료한다. 본품을 대조(大棗)와 같이 배합하여 달여 먹으면 신경성 심계항진(心悸亢進)을 치료한다. 또한 본품을 복용하게 되면 기혈(氣血)이 보해지고 정신(精神)이 충족되며 자연스럽게 귀와 눈이 밝아지게 된다.

이 외에 본품은 또한 지혈작용이 있어서 대변하혈(大便下血)과 부녀의 붕루(崩漏)에 효과가 있다. 다만 본품은 습(濕)이 중초(中焦)에 조체(阻滯)되어 있거나 정음담화(停飮痰火)가 있는 경우에는 복용하지 않는다.

【포제】 생것을 삼켜 먹거나 또는 자숙(煮熟)하여 사용한다.

【용량과 용법】 6~12g.

【금기증】 습사(濕邪)가 조체(阻滯)하여 중만(中滿)된 증상과 정음(停飮), 담(痰), 화

(火)가 있는 자는 복용을 하지 말아야 한다.

【임상응용】 ① 심비양허(心脾兩虛)하고 사려과도(思慮過度)로 심비(心脾)를 노상(勞傷)하고 기혈(氣血)이 부족하여 심계정충(心悸怔忡), 건망불면(健忘不眠), 도한(盜汗), 허열(虛熱), 식소체권(食少體倦), 면색위황(面色萎黃)하는 것을 치료하는 경우에는 당귀(當歸), 황기(黃芪), 백출(白朮) 등을 배합하여 익기보혈(益氣補血), 건비양심(健脾養心)한다(예 : 귀비탕(歸脾湯)[제생방(濟生方)]).

② 간비(肝脾)의 울노(鬱怒)로 인한 월경부조(月經不調)의 경우에는 당귀(當歸), 산조인(酸棗仁), 원지(遠志), 인삼(人參) 등을 배합한다(예 : 가미귀비탕(加味歸脾湯)[부인량방(婦人良方)]).

제 4 절 보음약(補陰藥)

음액(陰液)을 자양(滋養)하고, 생진윤조(生津潤燥)하여 여러 가지 장부(臟腑)의 음허증(陰虛證)을 개선하거나 없애는 약물을 보음약(補陰藥)이라고 한다.

음허(陰虛)는 체내의 음액(陰液)이 부족한 것을 의미하는데, 대부분 열병후기(熱病後期)와 질병을 오랫동안 앓아서 음액(陰液)이 모손(耗損)된 경우에 많이 나타난다. 신(腎)은 온 몸의 음(陰)을 주관하고, 신음(腎陰)과 간혈(肝血)은 서로 자생(資生)하고 전화(轉化)하므로 음액(陰液)의 래원(來源)은 또한 간장(肝臟)과 상관관계가 있다. 간(肝)은 혈(血)을 장(藏)하고, 신(腎)은 정(精)을 장(藏)한다. 간신(肝腎)의 음(陰)이 허(虛)하면 정혈(精血)이 모두 휴손(虧損)되고 근골(筋骨)이 영양을 제대로 받지 못하여 형체소수(形體消瘦), 요산퇴연(腰痠腿軟), 근골무력(筋骨無力)의 증상이 나타난다. 음정(陰精)이 부족하고 뇌수(腦髓)가 공허(空虛)하면 두훈이명(頭暈耳鳴), 안건삽혼화(眼乾澀昏花), 기억력 감퇴의 증상이 나타난다. 음허(陰虛)하면 수휴(水虧)하게 되어 화(火)를 제압하지 못하여 허화(虛火)가 망동(妄動)하게 되어 조열관홍(潮熱顴紅), 수족심열(手足心熱), 구조인건(口燥咽乾), 유정도한(遺精盜汗), 심계실면(心悸失眠)의 증상이 나타나거나 혹은 대변건조(大便乾燥), 설홍소태(舌紅少苔), 맥세삭(脈細數)의 증상이 나타난다.

음허(陰虛)한 증후(證候)는 또한 장부(臟腑)에 따라 다음과 같은 것이 있다. 폐음허(肺陰虛)는 구조인건(口燥咽乾), 건해담소(乾咳痰少), 객혈(咯血)이 있고, 위음허(胃陰虛)는 설홍소태(舌紅少苔), 진소구갈(津少口渴)하며, 신음허(腎陰虛)는 요슬산연(腰膝痠軟), 이명(耳鳴), 유정(遺精), 조열도한(潮熱盜汗)이 있고, 간음허(肝陰虛)는 안건목혼(眼乾目昏), 현훈(眩暈), 진전(震顫), 소매다몽(少寐多夢)이 있다. 간(肝)은 신음(腎陰)의 자양(滋養)에 힘입으므로 신음허(腎陰虛)는 종종 간음부족(肝陰不足)을 나타내어 간신음허(肝腎陰虛)한 증(證)이 된다. 이것들은 모두 보음약(補陰藥)의 적응 범위이다.

보음약(補陰藥)은 각각 특징을 지니고 있는데, 어떤 것은 폐(肺), 위(胃)의 음(陰)을 보하고, 어떤 것은 간(肝), 신(腎)의 음(陰)을 보하므로 증(證)에 따라서 적절하게 활용하여야 하며, 열병(熱病)으로 상음(傷陰)하고 열사(熱邪)가 아직 완전하게 제거되지 않은 경우에는 청열약(淸熱藥)을 같이 배합하여야 한다. 또 음허양항(陰虛陽亢)에는 잠양진정약(潛陽鎭靜藥)을 배합하고, 음허내열(陰虛內熱)에는 허열(虛熱)을 물리치는 약을 배합하며, 혈허(血虛)를 겸하면 보혈약(補血藥)을 배합하여 응용하여야 한다.

보음약(補陰藥)은 대부분 맛이 달고 성질이 차며 자니(滋膩)하므로, 비허기약(脾虛氣弱), 담습내조(痰濕內阻), 복만변당(腹滿便溏)한 경우에 사용하는 것은 적합하지 않다.

사삼(沙參)(남사삼(南沙參))【신농본초경(神農本草經)】ADENOPHORAE RADIX

【기원】 초롱꽃과(Campanulaceae)에 속한 여러 해 살이 풀인 잔대 *Adenophora triphylla* var. *japonica* Hara., 사삼(沙蔘) *A. stricta* Miq.의 뿌리를 건조한 것으로, 가을에 채취하여 건조한다. 그런데, 중국에서는 윤엽사삼(輪葉沙參) *A. tetraphylla* (Thunb.) Fisch.도 기원으로 사용하고 있다.

【성미】 성질은 약간 차고 독이 없으며, 맛은 달면서 약간 쓰다.

【귀경】 폐, 위경.

【효능 및 주치】 1. 양음청폐(養陰淸肺) : 폐열조해(肺熱燥咳), 폐음허해수(肺陰虛咳嗽), 허로구해(虛勞久咳), 건해조담(乾咳稠痰), 상음인건후통(傷陰咽乾喉痛), 폐위구해(肺痿久咳), 음허협통(陰虛脇痛)

2. 양위생진(養胃生津) : 음허진휴(陰虛津虧), 위음부족(胃陰不足)

3. 거담지해(祛痰止咳) : 해수(咳嗽), 폐창(肺脹)

4. 배농소종(排膿消腫) : 창양(瘡瘍), 악창(惡瘡)

5. 거풍지양(祛風止痒) : 개창(疥瘡), 신양(身痒)

【해설】 본품은 맛이 달고, 성질은 약간 차다. 단맛은 양음(養陰)하고 약간 차가운 성질은 청열(清熱)하며, 단맛과 약간 차가운 성질이 서로 합해져서 양음청열(養陰清熱)하는 좋은 약재가 된다. 본품은 폐위(肺胃) 2경(經)에 들어가 폐음부족(肺陰不足)을 보하고 폐조(肺燥)를 자윤(滋潤)하여 폐조건해(肺燥乾咳)와 폐음부족(肺陰不足)을 치료하며, 또한 위음부족(胃陰不足)을 양(養)하여 진액(津液)을 생성하게 하고 허열(虛熱)을 청(淸)하여 열병상음(熱病傷陰)으로 인한 위조인건구갈(胃燥咽乾口渴)에 자주 활용된다.

【약효감별】 사삼(沙參)에는 남(南), 북사삼(北沙蔘)의 두 종류가 있는데, 모두 폐위(肺胃)를 청(淸)하게 하고 양(養)하는 작용이 있지만, 북사삼(北沙蔘)은 양음윤폐(養陰潤肺)작용이 강하고, 남사삼(南沙參)은 그 효능이 약하지만 겸하여 거담(祛痰)작용을 지니고 있다. 또 남사삼(南沙參)의 신선한 것은 청열양음(清熱養陰) 효능이 비교적 좋아서 열병상음(熱病傷陰)의 증(證)에 항상 활용한다.

【포제】 잡질을 제거하고, 세정(洗淨)한 후 후편(厚片)으로 절편(切片)하여 건조해서 사용한다.

【용량과 용법】 12~20g.

【금기증】 허한증(虛寒證)에는 복용을 하지 말아야 한다. 폐한(肺寒)이나 풍한(風寒)으로 인한 해수(咳嗽)에는 복용을 하지 말아야 한다.

【임상응용】 ① 조사(燥邪)가 폐위(肺衛)의 음분(陰分)을 상하여 열(熱)하거나 해(咳)하는 경우에는 옥죽(玉竹), 생감초(生甘草), 맥문동(麥門冬) 등을 배합한다(예 : 사삼맥동탕(沙參麥冬湯)[온병조변(溫病條辨)]).

② 폐조해수(肺燥咳嗽), 담조해토불상(痰稠咳吐不爽)의 경우에는 패모(貝母) 등을 배합하여 윤조화담(潤燥化痰) 효능을 강화한다.

사삼(沙參)(북사삼(北沙蔘)) 【신농본초경(神農本草經)】 GLEHNIAE RADIX

【기원】 미나리과(Umbelliferae)에 속한 여러 해 살이 풀인 갯방풍 *Glehnia littoralis* F. Schmidt. et Miq.의 뿌리이다. 여름에서 가을철에 걸쳐 채취하여 줄기와 잔뿌리를 제거하고 흙을 씻어 끓는 물 중에 탕침(燙浸)한 후에 외피(外皮)를 벗겨내고 햇볕에 말리거나

온돌에 말린다.

【성미】 성질은 약간 차고, 독이 없으며, 맛은 달고 슴슴하다.

【귀경】 폐, 비, 위경.

【효능 및 주치】 1. 양음익위(養陰益胃) : 위통(胃痛), 소갈(消渴), 구토, 애역(呃逆), 허로(虛勞)

2. 양음청폐(養陰清肺) : 해수(咳嗽), 폐로(肺勞), 폐위(肺痿), 실음(失音), 위증(痿症)

【해설】 맛은 달고 약성(藥性)은 약간 차며 폐경(肺經)에 들어간다. 효능은 남사삼(南沙參)과 비슷하나 효력은 강하며, 자음윤폐(滋陰潤肺)를 잘 할 뿐만 아니라 또한 폐열(肺熱)을 청해(清解)할 수 있으므로 조해(燥咳)에 사용할 수 있다. 그러나 이 약은 남사삼(南沙參)처럼 경청상부(輕清上浮)하는 성질이 없기 때문에 온조(溫燥)로 신열(身熱), 미오풍한(微惡風寒)의 증(證)을 겸하고 있는 경우에는 반드시 상엽(桑葉), 두시(豆豉), 행인(杏仁), 절패모(浙貝母) 등 청선온조(清宣溫燥), 윤폐지해(潤肺止咳) 등의 약을 같이 사용해야 한다.

북사삼(北沙蔘)은 청폐열(清肺熱)할 수 있어서 또한 폐열해수(肺熱咳嗽)를 치료하는데, 자음(滋陰)을 잘 하기 때문에 음허화염(陰虛火炎)으로 담황점조(痰黃粘稠)한 경우에 사용하는 것이 적합하다.

음허로수(陰虛勞嗽)는 건해무담(乾咳無痰)하거나 혹은 담소(痰少)하고 심하면 객혈(喀血) 등의 증상을 지니고 있다. 북사삼(北沙蔘)은 자음청폐(滋陰清肺)의 힘이 비교적 강해서 이러한 증(證)의 치료에 적절하게 사용할 수 있고, 증(證)이 음허화왕(陰虛火旺)에 속한 경우에는 더욱 적합하다.

북사삼(北沙蔘)은 위(胃)에 들어가서 위음(胃陰)을 자양(滋養)하고 생진(生津)하므로, 위음(胃陰)이 휴허(虧虛)한 경우에 외감열병(外感熱病)의 후기(後期)이거나 구병(久病)으로 위음(胃陰)이 상(傷)해서 발생한 것을 막론하고, 모두 적절히 사용할 수 있다.

이 외에 이 약의 자음(滋陰)의 힘을 취해서, 간신음허(肝腎陰虛), 혈조기울(血燥氣鬱)로 인한 흉완협통(胸脘脇痛), 탄산토고(呑酸吐苦), 인건구조(咽乾口燥), 설홍소진(舌紅少津) 등증(等症)에도 사용할 수 있다.

【용량과 용법】 10~15g, 신선한 것은 20~30g. 전탕(煎湯)하거나 환산제(丸散劑)에 넣거나 혹은 오고(熬膏)해서 복용한다.

【금기증】 풍한(風寒)으로 기침하는 경우와 폐위허한(肺胃虛寒)의 증(證)에는 복용을 하지 말아야 한다.

【임상응용】 ① 간신음허(肝腎陰虛)하고 간기(肝氣)가 불서(不舒)하여 흉완협통(胸脘脇痛), 탄산(呑酸), 구고(口苦), 인건구조(咽乾口燥), 설홍소진(舌紅少津), 맥세약(脈細弱) 혹은 허현(虛弦)하는 증상이 나타나는 것을 치료하는 경우에는 생지황(生地黃), 맥문동(麥門冬), 당귀(當歸) 등을 배합하여 자양간신(滋養肝腎), 소간이기(疏肝理氣)한다(예 : 일관전(一貫煎)[유주의화(柳洲醫話)]). 또한 이 처방은 산기(疝氣), 가취(瘕聚)를 치료한다. 혹은 간음부족(肝陰不足)하고 위액(胃液)이 휴모(虧耗)하여 구건(口乾), 설광강(舌光絳), 흉협불서(胸脇不舒) 혹은 동통(疼痛)이 발생하는 경우를 치료한다.

② 열병(熱病) 후기의 음액모손(陰液耗損)으로 구건인조(口乾咽燥), 설홍태광(舌紅苔光)하는 것을 치료하는 경우에는 천문동(天門冬), 맥문동(麥門冬), 생지(生地) 등을 배합한다(예 : 익위탕(益胃湯)[온병조변(溫病條辨)]).

맥문동(麥門冬) 【신농본초경(神農本草經)】
LIRIOPIS SEU OPHIOPOGONIS TUBER

【기원】 백합과(Liliaceae)에 속한 여러 해 살이 풀인 맥문동 *Liriope platyphylla* Wang et Tang. 또는 소엽맥문동 *Ophiopogon japonicus* Ker-Gawl.의 덩이뿌리를 건조한 것으로, 봄이나 가을에 채취하여 건조한다.

【성미】 성질은 약간 차고 독이 없으며, 맛은 달고 약간 쓰다.

【귀경】 심, 비, 위, 폐경.

【효능 및 주치】 1. 윤폐양음(潤肺養陰) : 폐조건해(肺燥乾咳), 음허로수(陰虛勞嗽), 해수(咳嗽), 조사상폐(燥邪傷肺)

2. 익위생진(益胃生津) : 위음부족(胃陰不足), 열병상진(熱病傷津), 소갈(消渴), 장조변비(腸燥便秘)

3. 청열제번(淸熱除煩) : 심번(心煩), 실면(失眠), 일포조열(日晡潮熱), 심폐허열(心肺虛熱)

【해설】 본품은 맛이 달고 약간 쓰며, 약성(藥性)이 약간 차다. 맛이 달고 성질이 차며

질(質)이 윤(潤)하므로, 양음생진(養陰生津)하고 윤조(潤燥)하며, 맛이 쓰고 약성(藥性)이 차서 청열(淸熱)하는 효능이 있어서, 폐(肺)·위(胃)·심(心) 3경(經)에 들어가 양음청열(養陰淸熱)하는 효능을 발휘하는데, 열병(熱病)으로 상음(傷陰)하여 일어나는 구갈(口渴)과 심흉(心胸)의 번열(煩熱)을 없앤다.

폐(肺)의 음부족(陰不足)을 보하여 윤폐양음(潤肺養陰)함으로써 폐조건해(肺燥乾咳), 건해조담(乾咳燥痰), 음허로수(陰虛勞嗽)를 치료하고, 생진윤조(生津潤燥)하여 진액부족(津液不足)으로 인한 구갈(口渴), 장조(腸燥)로 인한 변비를 치료하며, 청심제번(淸心除煩)하므로 심번구갈(心煩口渴) 등을 치료하는데 자주 활용한다.

본품은 약성(藥性)이 차고 질(質)이 윤(潤)하므로 허한설사(虛寒泄瀉)에는 복용을 금해야 하고 외감해수(外感咳嗽)나 외감표사(外感表邪)가 아직 풀리지 않은 경우에도 복용하는 것은 마땅치 않다.

【포제】 생품(生品)은 양음생진윤조(養陰生津潤燥)하는 효능이 있고, 또 청열(淸熱)할 수 있으므로 윤폐양위(潤肺養胃), 청심생진(淸心生津)하는 효능이 있다. 주자(酒炙)하면 쓴맛과 차가운 성질이 약간 줄어들고 선산(宣散)하는 효능이 증가하므로, 폐위(肺胃)의 음액(陰液)의 손상이 심하지 않으면서 해수기단(咳嗽氣短), 담다색백(痰多色白) 등의 증상이 있는 경우에 많이 활용한다. 밀자(蜜炙)하면 그 윤조(潤燥)하는 성질을 증강시키므로 폐허조열(肺虛燥熱)로 해수기단(咳嗽氣短), 담소인건(痰少咽乾)하는 경우에 많이 활용한다. 주사반맥문동(朱砂拌麥門冬)은 청심제번(淸心除煩)하는 효능이 주가 되며, 임상에서는 주로 심번실면(心煩失眠), 심번조동(心煩躁動) 등의 증상에 사용된다.

【용량과 용법】 4~16g.

【금기증】 비위허한(脾胃虛寒)으로 인한 설사와 위(胃)에 담음습탁(痰飮濕濁)이 정체되었거나 외감풍한(外感風寒)이나 풍열(風熱)로 인한 외감해수(外感咳嗽)의 경우에는 복용을 하지 말아야 한다.

【임상응용】 ① 열(熱)이 폐음(肺陰)을 작(炸)하고, 폐로(肺癆)로 조열(潮熱), 해수소담(咳嗽少痰) 혹은 건해무담(乾咳無痰)하는 등의 증상을 치료하는 경우에는 행인(杏仁), 석고(石膏), 아교(阿膠) 등을 배합한다(예 : 청조구폐탕(淸燥救肺湯)[의문법률(醫門法律)]).

② 폐위조열(肺胃燥熱)로 담삽해수(痰澀咳嗽)하는 것을 치료하는 경우에는 천문동(天

門冬)을 배합한다(예 : 이동고(二冬膏)[장씨의통(張氏醫通)]).

③ 폐위진상(肺胃津傷)으로 허화(虛火)가 상염(上炎)하여 해타연말(咳唾涎沫), 기역(氣逆)하면서 천(喘)하고, 인건구조(咽乾口燥)하는 등의 증상을 치료하는 경우에는 반하(半夏), 인삼(人參), 감초(甘草) 등을 배합한다(예 : 맥문동탕(麥門冬湯)[금궤요략(金匱要略)]).

④ 온열(溫熱), 서열(暑熱)로 열(熱)이 기(氣)와 음(陰)이 둘 다 상하여서, 한다(汗多), 구갈(口渴), 천급욕탈(喘急欲脫), 맥허무력(脈虛無力), 설(舌)은 건홍(乾紅)하면서 진액이 없는 증상을 치료하는 경우에는 인삼(人參), 오미자(五味子)를 배합하여 익기양음(益氣養陰), 렴한생맥(斂汗生脈), 렴음(斂陰)한다(예 : 생맥산(生脈散)[내외상변혹론(內外傷辨惑論)]).

⑤ 열병(熱病) 후기의 음액모손(陰液耗損)으로 구건인조(口乾咽燥), 설홍태광(舌紅苔光)하는 것을 치료하는 경우에는 천문동(天門冬), 생지(生地), 사삼(沙參) 등을 배합한다(예 : 익위탕(益胃湯)[온병조변(溫病條辨)]).

⑥ 소갈(消渴)로 밤낮으로 물을 마시고 마시면 바로 소변으로 보게 되는 등의 증상을 치료하는 경우에는 황련(黃連), 동과(冬瓜)를 배합한다(예 : 맥문동탕(麥門冬湯)[성제총록(聖濟總錄)]).

⑦ 허로(虛勞), 노심과도(勞心過度)로 기음(氣陰)이 둘 다 허하여 면색무화(面色無華), 두발탈락(頭髮脫落)하는 증상을 치료하는 경우에는 원지(遠志), 황금(黃芩), 생지황(生地黃) 등을 배합한다(예 : 맥문동탕(麥門冬湯)[제생방(濟生方)]).

⑧ 소갈(消渴)로 체열번민(體熱煩悶), 두통, 불능식(不能食)하는 경우에는 노근(蘆根), 천화분(天花粉), 백모근(白茅根) 등을 배합한다(예 : 맥문동산(麥門冬散)[태평성혜방(太平聖惠方)]).

천문동(天門冬) 【신농본초경(神農本草經)】 ASPARAGI TUBER

【기원】 백합과(Liliaceae)에 속한 반원상(攀援狀)의 여러 해 살이 풀인 천문동 *Asparagus cochinchinensis* Merr.의 덩이뿌리를 건조한 것이다. 가을과 겨울에 채취하여 증숙(蒸熟)하고 외피(外皮)를 제거하여 햇볕에 말린다.

【성미】 성은 차고 독이 없으며, 맛은 달고 쓰다.

【귀경】 폐, 신경.

【효능 및 주치】 1. 청폐강화(清肺降火) : 폐옹(肺癰), 폐위(肺痿), 조열해수(燥熱咳嗽), 허로해수(虛勞咳嗽), 열병상음(熱病傷陰), 내열소갈(內熱消渴)

2. 자음윤조(滋陰潤燥) : 폐신음허증(肺腎陰虛證), 장조변비(腸燥便秘), 인후종통(咽喉腫痛)

【해설】 본품은 맛이 달고 쓰며, 약성(藥性)이 차고, 청윤(清潤)하여 양음청열(養陰清熱)하고 윤조생진(潤燥生津)하는 효능이 있으며, 폐신(肺腎)의 음(陰)이 허하고 열(熱)이 있는 증상을 치료하는 중요한 약이 된다. 따라서, 본품은 윤폐지해(潤肺止咳)하여 폐열상음(肺熱傷陰)으로 조해담점(燥咳痰粘), 노수객혈(勞嗽咯血)하는 증상에 적용하고, 음허(陰虛)로 해수(咳嗽)하고 해토탁말(咳吐濁沫)하는 폐위증(肺痿症)을 치료하며, 청열(清熱)하는 효능이 있어 폐옹(肺癰), 폐열천해(肺熱喘咳)의 증상도 치료한다. 또, 자신양음(滋腎養陰)하여 음허내열(陰虛內熱)로 진액이 손상되어 나타나는 소갈(消渴), 진고구갈(津枯口渴)을 치료하며, 장조변비(腸燥便秘)에 적용한다.

【포제】 잡질을 제거하고 물로 깨끗이 씻어, 속심과 외피(外皮)를 없앤 다음 절단(切斷)하여 햇볕에 말려서 사용한다.

【용량과 용법】 6~12g.

【금기증】 비위허한(脾胃虛寒)으로 인한 식소변당(食少便溏)인 경우와 외감풍한(外感風寒)으로 인한 해수(咳嗽)에는 모두 복용을 하지 말아야 한다. 해수(咳嗽)초기와 만성장염에도 사용을 하지 말아야 한다.

【임상응용】 ① 간신부족(肝腎不足)으로 안목(眼目)이 혼암(昏暗)하고 흑화(黑花)가 늘 보이며 냉루(冷淚)가 많이 흐르는 것을 치료하는 경우에는 당귀(當歸), 생지황(生地黃), 토사자(兎絲子) 등을 배합한다(예 : 명목장수환(明目壯水丸)[고금의감(古今醫鑑)]).

② 폐위조열(肺胃燥熱)로 담삽해수(痰澀咳嗽)하는 것을 치료하는 경우에는 맥문동(麥門冬)을 배합한다(예 : 이동고(二冬膏)[장씨의통(張氏醫通)]).

③ 오로칠상(五勞七傷), 제허백손(諸虛百損), 하원허랭(下元虛冷), 남자양위(男子陽痿), 부인불잉(婦人不孕)을 치료하는 경우에는 맥문동(麥門冬), 숙지황(熟地黃), 파극천(巴戟天) 등을 배합한다(예 : 연령고본단(延齡固本丹)[증보만병회춘(增補萬病回春)]). 이

처방은 늙어가면서 팔다리의 힘이 약해지며 머리털이 일찍 희어지고 기억력이 낮아지며 시력이 약해지고 귀에서 소리가 나며, 중년기 음위(陰痿) 등이 있는데 사용한다.

④ 상소(上消)로 구갈, 다음(多飮)하는 경우에는 맥문동(麥門冬), 천화분(天花粉), 황금(黃芩) 등을 배합한다(예 : 이동탕(二冬湯)[의학심오(醫學心悟)]).

⑤ 음허해수(陰虛咳嗽), 노채구수(勞瘵久嗽)에는 천문동(天門冬), 생지황(生地黃), 맥문동(麥門冬) 등을 배합하여 자음보폐(滋陰保肺), 소담지해(消痰止咳)한다(예 : 월화환(月華丸)[의학심오(醫學心悟)]).

석곡(石斛) 【신농본초경(神農本草經)】 DENDROBII CAULIS

【기원】 난초과(Orchidaceae)에 속한 여러 해 살이 부생(附生) 풀인 환초석곡(環草石斛) *Dendrobium loddigesii* Rolfe., 마편석곡(馬鞭石斛) *D. fimbriatum Hook.* var. *oculatum* Hook., 황초석곡(黃草石斛) *D. chysanthum* Wall., 철피석곡(鐵皮石斛) *D. candicum* Wall. ex Lindl. 혹은 금차석곡(金釵石斛) *D. nobile* Lindl. 등의 줄기를 건조한 것이다. 가을 이후에 채취하여 햇볕에 말린다.

【성미】 성질은 약간 차고 독이 없으며, 맛은 달다.

【귀경】 위, 폐, 신경.

【효능 및 주치】 1. 익위생진(益胃生津) : 열병상진(熱病傷津), 위음부족(胃陰不足)

2. 자음청열(滋陰清熱) : 음허진휴(陰虛津虧), 음허발열(陰虛發熱), 소갈(消渴), 병후허열(病後虛熱), 음상목암(陰傷目暗)

3. 명목강요(明目强腰) : 음허시물혼화(陰虛視物昏花), 요슬연약증(腰膝軟弱證)

【해설】 본품은 맛이 달고 성질이 약간 차며, 폐(肺)·위(胃)·신(腎) 3경(經)에 들어가 양음생진(養陰生津)하여 위음(胃陰)을 자양(滋養)하고 허열(虛熱)을 청(淸)하는 주약이 되어 온열병(溫熱病)으로 나타나는 상음증(傷陰證)을 치료하는 중요한 약이 된다.

본품은 온열(溫熱)의 사기(邪氣)가 음액(陰液)을 손상하여 열병상진(熱病傷津)으로 발생한 구건조갈(口乾燥渴) 혹은 열병후기(熱病後期)에 음허진휴(陰虛津虧)로 여열(餘熱)이 아직 완전히 제거되지 않고 야열조량(夜熱早凉)하며 설강소진(舌絳少津)한 증상 등을 치료한다. 다만, 단용(單用)하면 약력(藥力)이 약하므로, 대부분 자음강화(滋陰降火), 청열생진(淸熱生津)하는 약을 같이 배합하여 사용한다.

간(肝)은 눈으로 개규(開竅)하고, 간신(肝腎)은 동원(同源)이다. 신음(腎陰)이 허손(虛損)하면 간음(肝陰)이 반드시 허하게 되고 눈이 영양을 제대로 받지 못하게 되어 시력감퇴 등의 증상이 나타난다. 석곡(石斛)은 맛이 달아서 신음(腎陰)을 자보(滋補)하므로 항상 보간익신명목(補肝益腎明目)하는 약을 배합하여 이러한 증상을 치료한다.

본품의 신선한 것인 선석곡(鮮石斛)은 건석곡(乾石斛)에 비하여 청열생진(淸熱生津)하는 효능이 비교적 강하다. 일반적으로 열병(熱病)으로 인하여 진액(津液)이 손상된 경우에는 선석곡(鮮石斛)을 많이 활용하며, 음허(陰虛)로 설건(舌乾)한 경우에는 건석곡(乾石斛)을 많이 활용한다.

【포제】 건조한 석곡(石斛)을 물에 윤투(潤透)시켜 잔뿌리와 검은 가지를 제거하고 절단(切斷)하여 박막(薄膜)을 두들겨서 제거하고 햇볕에 말려서 사용한다.

【용량과 용법】 8~20g, 선석곡(鮮石斛) 20~40g.

【금기증】 온열병(溫熱病)이 아직 조증(燥證)이 되지 않은 자, 습온병(濕溫病), 허(虛)하되 화(火)가 없는 자는 복용을 하지 말아야 한다.

【임상응용】 ① 간신양휴(肝腎兩虧)하고, 음허화왕(陰虛火旺)으로 내장목암(內障目暗), 시물혼화(視物昏花), 두훈목현(頭暈目眩)하는 경우에는 인삼(人參), 복령(茯苓), 천문동(天門冬), 감국(甘菊) 등을 배합하여 자음보신(滋陰補腎), 청간명목(淸肝明目)한다(예 : 석곡야광환(石斛夜光丸)[원기계미(原機啓微)]).

② 열병(熱病)으로 기음(氣陰)이 둘 다 상하여 번권구갈(煩倦口渴) 등이 나타나는 경우에는 선생지(鮮生地), 맥문동(麥門冬), 서양삼(西洋參) 등을 배합하여 청열익기(淸熱益氣), 양음생진(養陰生津)한다.

옥죽(玉竹) 【신농본초경(神農本草經)】 POLYGONATI ODORATI RHIZOMA

【기원】 백합과(Liliaceae)에 속한 여러 해 살이 풀인 둥굴레 *Polygonatum odoratum* var. *pluriflorum* Ohwi. 및 왕둥굴레 *P. robustum* Nak., 옥죽(玉竹) *P. odoratum* (Mill) Druce.의 뿌리줄기를 건조한 것이다. 봄과 가을에 채취하여 햇볕에 말린다.

【성미】 성질은 약간 차고 독이 없으며, 맛은 달다.

【귀경】 폐, 위경.

【효능 및 주치】 1. 양음윤조(養陰潤燥) : 소갈(消渴), 폐조건해(肺燥乾咳), 음허로수(陰虛勞嗽), 허로발열(虛勞發熱)

2. 생진지갈(生津止渴) : 설건(舌乾), 소식(少食), 소갈(消渴), 심번구갈(心煩口渴), 열상위음(熱傷胃陰)

【해설】 본품은 맛이 달고 즙액(汁液)을 많이 지니고 있으며, 질(質)이 유윤(柔潤)하여 양음(養陰)하는 특징이 있다. 보(補)하되 이체(膩滯)하지 않고 보양(補養)하되 사기(邪氣)를 붙잡아 두지 않는 장점이 있어 폐(肺)와 위(胃)의 조열증(燥熱證)을 치료하여 폐조(肺燥)로 인한 건해조담(乾咳燥痰)과 위열상진(胃熱傷津)으로 인한 번갈이기(煩渴易飢)를 치료하는데 적용한다. 다만 본품의 성질은 부드러우므로 오랫동안 복용하여야 비로소 효과를 볼 수 있다. 이 외에도 본품에 박하(薄荷)·백미(白薇)·두시(豆豉)·길경(桔梗) 등을 배합하면 음허외감(陰虛外感)으로 발열, 해수(咳嗽)하는 경우에도 응용할 수 있는데, 처방으로는 가감위유탕(加減葳蕤湯)이 있다.

본품을 생용(生用)할 경우에는 청열양음(淸熱養陰)작용이 비교적 좋고, 숙용(熟用)할 경우에는 오로지 자보양음(滋補養陰)하는 효능이 있다.

【약효감별】 본품은 천문동(天門冬), 맥문동(麥門冬)과 효능이 비슷하지만, 천문동(天門冬)은 신수(腎水)를 왕성하게 하고, 맥문동(麥門冬)은 양심(養心)하며, 본품은 주로 상중초(上中焦)의 폐위(肺胃)에 작용하여 폐조건해(肺燥乾咳), 위열번갈(胃熱煩渴)을 치료한다.

【포제】 대나무로 만든 칼로 피절(皮節)를 벗겨내고 깨끗이 씻은 후 햇볕에 말려서 사용한다. 발산풍열약(發散風熱藥)에 넣어서 청열양음(淸熱養陰)의 효과로 사용할 경우나 음허외감(陰虛外感)으로 발열(發熱), 해수(咳嗽)하는 증상에 활용하는 경우에는 생용(生用)하는 것이 적합하다. 보약(補藥)에 넣어 자보양음(滋補養陰)하는 경우에는 증(蒸)하거나 밀자(蜜炙)하여 사용한다.

옥죽(玉竹)을 생 것 그대로 먹으면 목이 아리게 하는 부작용이 있어서 먹기 좋게 하기 위해서 법제(法製)한다. 증제옥죽(蒸製玉竹)은 맛이 달아서 자보양음(滋補養陰)하는 효능이 좋아진다. 밀자옥죽(蜜炙玉竹)은 약간 차가운 성질이 줄어들고, 감완윤조(甘緩潤

燥)하는 효능이 증강되며, 아울러 비위(脾胃)를 보하는 작용이 있고, 기침을 멈추는 작용을 더 도와줄 수 있다.

【용량과 용법】 12~20g.

【금기증】 성질이 화평(和平)하지만 자음윤조(滋陰潤燥)하므로, 폐허(肺虛)로 습담(濕痰)이 있는 자는 복용을 하지 말아야 한다.

【임상응용】 ① 음허(陰虛)한데 외사(外邪)를 감수(感受)하여 두통, 신열(身熱), 미오풍한(微惡風寒), 해수인건(咳嗽咽乾), 구갈(口渴), 심번(心煩), 설적(舌赤), 맥삭(脈數)하는 경우에는 길경(桔梗), 백미(白薇), 담두시(淡豆豉) 등을 배합하여 자음청열(滋陰淸熱), 발한해표(發汗解表)한다(예 : 가감위유탕(加減葳蕤湯)[통속상한론(通俗傷寒論)]).

② 음허외감풍열(陰虛外感風熱)로 발열, 두통, 인건설조(咽乾舌燥), 기천유한(氣喘有汗), 흉완비민(胸脘痞悶)하는 경우에는 석고(石膏), 마황(麻黃), 백미(白薇), 행인(杏仁) 등을 배합하여 자음해표(滋陰解表)한다(예 : 위유탕(萎蕤湯)[비급천금요방(備急千金要方)]).

③ 조사상진(燥邪傷津)하여 구건설조(口乾舌燥)하거나 또는 위화치성(胃火熾盛)으로 번갈선기(煩渴善飢)하는 경우에는 사삼(沙參), 맥문동(麥門冬), 감초(甘草)를 배합하여 양음윤조(養陰潤燥), 생진지갈(生津止渴)한다(예 : 옥죽맥동탕(玉竹麥冬湯)[온병조변(溫病條辨)]).

황정(黃精) 【명의별록(名醫別錄)】 POLYGONATI RHIZOMA

【기원】 백합과(Liliaceae)에 속한 여러 해 살이 풀인 층층갈고리둥굴레 *Polygonatum sibiricum* Redoute., 전황정(滇黃精) *P. kingianum* Coll et Hemsl., 다화황정(多花黃精) *P. cyrtonema* Hua. 및 진황정 *P. falcatum* A. Gray.의 뿌리줄기를 건조한 것으로, 가을에 채취해서 그대로 또는 외피(外皮)를 벗겨 쪄서 햇볕에 말린다.

【성미】 성질은 평하고 독이 없으며, 맛은 달다.

【귀경】 비, 폐, 신경.

【효능 및 주치】 1. 윤폐자음(潤肺滋陰) : 음허로수(陰虛勞嗽), 신허정휴(腎虛精虧), 폐조해수(肺燥咳嗽), 소갈(消渴)

2. 보비익기(補脾益氣) : 비위허약(脾胃虛弱)

3. 익정(益精), 장근골(壯筋骨) : 신허정휴(腎虛精虧)로 인한 요산(腰痠)·두훈(頭暈)·족연(足軟) 등증

【해설】 본품은 맛이 달고 약성(藥性)이 평(平)하며, 질(質)이 윤(潤)하여 보비윤폐(補脾潤肺)하고 익기생진(益氣生津)하는 효능이 있어 보기(補氣)하고 양음익정(養陰益精)하므로 비(脾)·폐(肺)의 기음(氣陰)이 모두 상한 병증(病證)에 활용할 수 있는 중요한 약이 된다. 따라서 온열병(溫熱病)의 후기에 사열(瀉熱)이 이미 제거되었는데도 기(氣)와 음(陰)이 회복되지 못한 자에게 적합하며, 장부(臟腑)가 허손(虛損)한 노상병(勞傷病) 예를 들면 비위허약(脾胃虛弱), 폐허해수(肺虛咳嗽) 및 소갈(消渴) 등의 증상을 치료한다.

다만 본품은 성질이 자니(滋膩)하여 쉽게 습사(濕邪)를 도와주므로, 비허습성(脾虛濕盛), 해수담다(咳嗽痰多)의 경우에는 사용하지 않는 것이 좋다.

【포제】 생황정(生黃精)은 인후(咽喉)를 자극하고, 맛이 달고 질(質)이 윤(潤)하므로 비위(脾胃)의 운화(運化)를 방해할 수 있다. 그런데, 주제(酒製)를 거친 후에는 인후(咽喉)를 자극하는 부작용이 제거되고, 더불어 술의 힘을 빌려 약력(藥力)을 도우며, 자니(滋膩)한 성질이 줄어들어서 습(濕)을 조장하는 폐해가 없어지게 된다. 따라서 보중익기(補中益氣), 양비위(養脾胃), 윤폐(潤肺), 익신(益腎)하는 효능을 높이는데, 특히 보신익혈(補腎益血)의 작용을 높여준다.

증황정(蒸黃精)은 아린 맛을 없앨 수 있다. 황정(黃精)을 찌면 맛이 달고 약성(藥性)은 평(平)해져서 보중익기(補中益氣)할 뿐 아니라, 양음윤폐(養陰潤肺), 익신(益腎)하는 효능이 증강된다.

【용량과 용법】 10~20g.

【금기증】 성질이 자니(滋膩)하여 습(濕)을 조장하기 쉬우므로, 비허유습(脾虛有濕), 해수담다(咳嗽痰多) 및 중한변당(中寒便溏)의 경우에는 모두 복용을 하지 말아야 한다.

【임상응용】 ① 폐신정휴(腎虛精虧)로 인한 두훈(頭暈), 요산(腰痠), 족연무력(足軟無力)의 증상에는 구기자(枸杞子)를 배합한다(예 : 구기환(枸杞丸)[기효양방(奇效良方)]).

② 조사(燥邪)가 폐음(肺陰)을 상하게 하여 해수(咳嗽), 구건설조(口乾舌燥)하는 경우에는 사삼(沙參), 지모(知母), 패모(貝母) 등을 배합하여 윤폐자음(潤肺滋陰)한다.

③ 비위허약(脾胃虛弱)으로 권태핍력(倦怠乏力), 식욕부진, 맥허연(脈虛軟)하는 경우

에는 인삼(人參), 복령(茯苓), 백출(白朮) 등을 배합하여 보비익기(補脾益氣)한다.

④ 소갈증(消渴證)으로 구갈다음(口渴多飮)하는 경우에는 황기(黃芪), 천화분(天花粉), 맥문동(麥門冬), 생지황(生地黃) 등을 배합하여 생진지갈(生津止渴)한다.

백합(百合) 【신농본초경(神農本草經)】 LILII BULBUS

【기원】 백합과(Liliaceae)에 속한 여러 해 살이 풀인 참나리 *Lilium lancifolium* Thunb., 백합(百合) *L. brownii* F.E. Brown var. *viridulum* Baker. 혹은 큰솔나리(세엽백합(細葉百合)) *L. pumilum* DC.의 육질(肉質) 비늘줄기의 인편(鱗片)을 건조한 것이다. 가을에 채취하여 끓는 물에 약간 삶아서 햇볕에 말린다.

【성미】 성질은 약간 차고 독이 없으며, 맛은 달고 약간 쓰다.

【귀경】 심, 폐경.

【효능 및 주치】 1. 윤폐지해(潤肺止咳) : 폐허로수(肺虛勞嗽), 해타담혈(咳唾痰血)

2. 청심안신(淸心安神) : 실면(失眠), 다몽(多夢), 허번경계(虛煩驚悸), 심신불안(心神不安), 백합병(百合病), 심통(心痛), 후비(喉痺)

【해설】 본품은 맛이 달고 약간 쓰고, 성질은 서늘하다. 달고 윤기가 있어서 보(補)하고, 쓰고 약간 차가운 성질은 청열(淸熱)하는 효능이 있다. 심(心)·폐(肺) 2경(經)에 들어가 윤폐지해(潤肺止咳)하고 청심안신(淸心安神)하는 효능이 있어 폐조건해(肺燥乾咳)와 노수토혈(勞嗽吐血) 및 열병후기(熱病後期)에 허번경계(虛煩驚悸)하고 실면다몽(失眠多夢)하며 정신이 불안한 증상을 치료하는데, 금궤요략(金匱要略)에서는 본품으로 백합병(百合病)을 치료하였다. 또한 본품은 이뇨(利尿)작용이 있어 부종(浮腫)을 치료하고, 청열해독(淸熱解毒)효과가 있어 옹저(癰疽) 등 외증(外證)에도 내복(內服)할 수 있다.

【포제】 생용(生用)하면 청심안신(淸心安神)시키는 효능이 있어 열병(熱病)을 앓은 후에 여열(餘熱)이 아직 완전히 제거되지 못하여 신지(神志)가 황홀하고 심번(心煩)한 등의 증상에 적용한다. 밀자(蜜炙)하면 윤폐지해(潤肺止咳)의 효능이 증강되므로, 음허조해(陰虛燥咳)의 증상을 치료하는데 응용된다.

【용량과 용법】 10~30g.

【금기증】 성질이 차고 윤기가 있는 약물이므로 풍한해수(風寒咳嗽)와 중한변당(中

寒便溏)의 경우에는 복용을 하지 말아야 한다.

【임상응용】 ① 백합병(百合病)과 음허내열(陰虛內熱)로 신지황홀(神志恍惚), 심번불안(心煩不安)한 경우에는 생지황(生地黃)을 배합하여 청심안신(淸心安神)한다(예 : 백합지황탕(百合地黃湯)[금궤요략(金匱要略)]).

② 폐신음휴(肺腎陰虧), 허화상염(虛火上炎)하여 폐로(肺癆)에 걸려서 인후조통(咽喉燥痛), 해수기천(咳嗽氣喘), 담중대혈(痰中帶血)하는 경우에는 생지황(生地黃), 숙지황(熟地黃), 패모(貝母) 등을 배합하여 윤폐지혈(潤肺止血)한다(예 : 백합고금탕(百合固金湯)[의방집해(醫方集解)]).

구기자(枸杞子) 【신농본초경(神農本草經)】 LYCII FRUCTUS

【기원】 가지과(Solanaceae)에 속한 덩굴성 관목인 구기자나무 *Lycium chinense* Mill. 또는 녕하구기(寧夏枸杞) *L. barbarum* L.의 성숙한 과실을 건조한 것이다. 여름부터 가을에 걸쳐 성숙한 것을 채취하며 햇볕에 말린다.

【성미】 성질은 평하고 독이 없으며, 맛은 달다.

【귀경】 간, 신, 폐경.

【효능 및 주치】 1. 자보간신(滋補肝腎), 명목(明目) : 허로(虛勞), 정혈부족(精血不足), 요산(腰痠), 족연(足軟), 양위(陽痿), 유정(遺精), 소갈(消渴), 간신음허(肝腎陰虛)로 인한 두훈(頭暈)·목혼(目昏)·다루(多淚)·혼화(昏花)·시물불청(視物不淸)

2. 윤폐(潤肺) : 음허로수(陰虛勞嗽)

【해설】 본품은 맛이 달고 약성(藥性)이 평(平)하며, 질(質)이 윤(潤)하고, 간(肝)·신(腎) 2경(經)에 들어가 신(腎)을 보하여 생정(生精)하고 간혈(肝血)을 양(養)하여 명목(明目)하므로 간신(肝腎)을 보익(補益)하는 중요한 약이 된다. 따라서 신허(腎虛)로 인한 양위(陽痿), 유정(遺精), 요슬산연(腰膝痠軟)과 간신음허(肝腎陰虛)로 인한 두훈목현(頭暈目眩), 시물모호(視物模糊) 등의 증상을 치료한다. 또한 윤폐(潤肺)작용이 있어 허로해수(虛勞咳嗽)를 치료한다.

본품은 간신휴허(肝腎虧虛)나 신양부족(腎陽不足)을 막론하고 사용할 수 있고, 정휴혈허(精虧血虛)한 증(證)에도 적용할 수 있으며, 토사자(菟絲子), 사원자(沙苑子)와 효능이 유사하여 음양(陰陽)을 평보(平補)한다. 그러나 토사자(菟絲子), 사원자(沙苑子)는 보양(補陽)작용이 보음(補陰)작용보다 우수하고, 본품은 보음(補陰)작용이 보양(補陽)작용보다 우수하다.

【포제】 잡질을 체로 쳐서 깨끗이 하고, 남은 경(梗)과 꼭지를 제거하고 생용(生用)한다.

【용량과 용법】 6~12g.

【금기증】 외사실열(外邪實熱), 비허유습(脾虛有濕) 및 설사(泄瀉)의 경우에는 복용을 하지 말아야 한다.

【임상응용】 ① 심신부족(心腎不足)으로 안목혼암(眼目昏暗)하는 것을 치료하는 경우에는 당귀(當歸), 숙지황(熟地黃), 복분자(覆盆子) 등을 배합하여 양심익신(養心益腎), 보혈명목(補血明目)한다(예 : 사물오자환(四物五子丸)[의방유취(醫方類聚)]).

② 간신(肝腎)의 정혈부족(精血不足)으로 인한 수발조백(鬚髮早白), 치아동요(齒牙動搖), 몽유활정(夢遺滑精), 붕루대하(崩漏帶下), 신허불육(腎虛不育), 요슬산연(腰膝酸軟)하는 경우에는 하수오(何首烏), 복령(茯苓), 당귀(當歸), 우슬(牛膝) 등을 배합하여 자신수(滋腎水), 익간혈(益肝血)한다(예 : 칠보미염단(七寶美髯丹)[의방집해(醫方集解)]이다.

③ 간신음허(肝腎陰虛)로 인한 목혼암(目昏暗)에는 국화(菊花), 숙지황(熟地黃) 등을 배합하여 양간명목(養肝明目), 보익간신(補益肝腎)한다(예 : 기국지황환(杞菊地黃丸)[의급(醫級)]).

④ 양(陽)이 쇠하여 음(陰)이 승(勝)하는 경우에는 숙지황(熟地黃), 산약(山藥), 두충(杜冲), 산수유(山茱萸), 부자(附子) 등을 배합한다(예 : 우귀음(右歸飮)[경악전서(景岳全書)]).

상심자(桑椹子)【신수본초(新修本草)】 MORI FRUCTUS

【기원】 뽕나무과(Moraceae)에 속한 낙엽교목인 뽕나무 *Morus alba* L. 및 같은 속 근연식물의 열매이다. 여름 · 가을에 홍자색을 나타낼 때 채취하여 햇볕에 말린다.

【성미】 성은 차고 독이 없으며, 맛은 달고 시다.

【귀경】 심, 간, 신경.

【효능 및 주치】 1. 보혈자음(補血滋陰) : 현훈이명(眩暈耳鳴), 심계실면(心悸失眠),

수발조백(鬚髮早白)

2. 생진(生津), 윤조(潤燥) : 진상구갈(津傷口渴), 내열소갈(內熱消渴), 혈허변비(血虛便秘)

【해설】 본품은 맛이 달고(혹은 달고 시며), 약성(藥性)이 차서 양음윤조(養陰潤燥) 및 보혈(補血)하는 효능이 있어 음혈부족(陰血不足)으로 인한 두훈목현(頭暈目眩), 실면다몽(失眠多夢), 수발조백(鬚髮早白) 등의 증상을 치료하며, 생진지갈(生津止渴)하는 효능이 있어서 음허진상(陰虛津傷)으로 입과 혀가 건조한 증상 및 내열(內熱)로 인한 소갈(消渴)을 치료한다.

아울러 본품은 광물이나 금석약(金石藥)의 조성(燥性)을 풀어주는 효능이 있으며, 외용(外用)하면 머리털이 일찍 희어지는 증상에 염색약으로 활용할 수도 있다. 또 본품과 화마인(火麻仁), 생지황(生地黃), 생하수오(生何首烏), 지각(枳殼) 등의 윤장통변(潤腸通便)약을 같이 사용하면 진상장조(津傷腸燥)로 대변비결(大便秘結)한 증상을 치료할 수 있다.

본품은 약성(藥性)이 차므로 중초(中焦)가 허한(虛寒)하여 변당(便溏)한 경우에는 복용을 금하여야 한다.

【포제】 잡질을 제거하고 생용(生用)하거나 봉밀(蜂蜜)을 가하고 오고(熬膏)하여 사용한다.

【용량과 용법】 12~20g.

【금기증】 비위허한(脾胃虛寒)으로 인한 설사와 소화불량이 있는 자는 복용을 하지 말아야 한다.

【임상응용】 ① 간신부족(肝腎不足)으로 인한 시력감퇴, 목암불명(目暗不明)하는 경우에는 숙지황(熟地黃), 상심자(桑椹子), 여정자(女貞子), 구기자(枸杞子) 등을 배합하여 보신익정(補腎益精), 양간명목(養肝明目)한다(예 : 주경환(駐景丸)[천금방(千金方)]).

② 간신허약(肝腎虛弱)으로 수발조백(鬚髮早白) 등의 경우에는 하수오(何首烏) 등을 배합한다.

한련초(旱蓮草)【신수본초(新修本草)】ECLIPTAE HERBA

【기원】 국화과(Compositae)에 속한 1년생 풀인 한련초 *Eclipta prostrata* L.의 전초(全草)를 건조한 것이다. 여름과 가을에 채취하여 햇볕에 말리거나 혹은 그늘에서 말린다.

【성미】 성은 차고 독이 없으며, 맛은 달고 시다.

【귀경】 간, 신경.

【효능 및 주치】 1. 보간신음(補肝腎陰) : 아치송동(牙齒鬆動), 수발조백(鬚髮早白), 현훈이명(眩暈耳鳴), 요슬산연(腰膝痠軟)

2. 양혈지혈(凉血止血) : 음허혈열(陰虛血熱)이나 혈열(血熱)로 인한 토혈(吐血)·뉵혈(衄血)·뇨혈(尿血)·혈리(血痢)·붕루하혈(崩漏下血), 외상출혈(外傷出血)

【해설】 본품은 맛이 달고 시며, 성질이 차다. 단맛은 보(補)하고, 신맛은 거두어들이며, 차가운 성질은 청열(淸熱)한다. 간신(肝腎) 2경(經)에 들어가 보신자음(補腎滋陰)하고, 생수흑발(生鬚黑髮)하는 효능이 있어 간신음허(肝腎陰虛)로 인한 두훈목현(頭暈目眩)과 수발조백(鬚髮早白), 수발탈락(鬚髮脫落)을 치료한다. 양혈지혈(凉血止血)하는 효과가 있어 음허혈열(陰虛血熱)로 인한 각종 출혈증, 적리(赤痢)와 변혈(便血)에도 응용한다.

이 외에도 도란(搗爛)하여 손이나 발에 문지르면 피부염에도 좋은 효과가 있다.

【포제】 신선한 것을 사용하거나 또는 햇볕에 말려서 절단(切斷)해서 사용한다.

【용량과 용법】 8~20g. 신선한 것은 용량을 2배로 사용한다.

【금기증】 비위허한(脾胃虛寒)으로 인한 설사하는 자는 복용을 하지 말아야 한다.

【임상응용】 ① 간신음허(肝腎陰虛)로 인한 구고인건(口苦咽乾), 두혼안화(頭昏眼花), 실면다몽(失眠多夢), 요슬산연(腰膝酸軟), 수발조백(鬚髮早白) 등의 증상에는 여정자(女貞子), 상심(桑椹)을 배합하여 보간(補腎養肝)한다(예 : 이지환(二至丸)[의방집해(醫方集解)]).

② 백탁(白濁) 혹은 외음부 습진이 있는 경우에는 차전자(車前子), 금은화(金銀花), 토복령(土茯苓)을 배합한다.

여정자(女貞子) 【신농본초경(神農本草經)】 LIGUSTRI LUCIDI FRUCTUS

【기원】 물푸레나무과(Oleaceae)에 속한 상록 소교목인 제주광나무 *Ligustrum lucidum* Ait. 및 광나무 *L. japonicum* Thunb.의 성숙한 과실을 건조한 것이다. 겨울철에 과실을 채취하여 햇볕에 말린다.

【성미】 성은 서늘하고 독이 없으며, 맛은 달고 쓰다.

【귀경】 간, 신경.

【효능 및 주치】 1. 자보간신(滋補肝腎) : 현훈이명(眩暈耳鳴), 요슬산연(腰膝痠軟), 두훈(頭暈), 목혼(目昏)

2. 명목(明目), 오발(烏髮) : 수발조백(鬚髮早白), 목암불명(目暗不明)

3. 퇴허열(退虛熱) : 음허발열(陰虛發熱)

【해설】 본품은 맛이 달고 쓰며, 약성(藥性)이 서늘하여 청보(淸補)하는 좋은 약이 되므로, 간신(肝腎)의 음(陰)을 자양(滋養)하고 허열(虛熱)을 청(淸)하게 하며, 수발(鬚髮)을 검게 하고 명목(明目)하며, 근골(筋骨)을 강건(强健)하게 하는 효능이 있어 간신음허(肝腎陰虛)로 인한 두목현운(頭目眩暈), 이명(耳鳴), 양목혼호(兩目昏糊), 요슬산연무력(腰膝痠軟無力), 수발조백(鬚髮早白) 및 골증로열(骨蒸勞熱) 등을 치료하는데 자주 활용하는 약물이 된다.

본품은 보음(補陰)작용이 숙지황(熟地黃) 보다 떨어지지만 보하되 이체(膩滯)하지 않고, 보(補)하는 가운데 청열(淸熱)하는 특징이 있다. 본품은 성질이 화평(和平)하고 그 작용이 완만하여 비교적 오랫동안 복용하여야 효과가 나타난다.

다만, 본품을 너무 많이 복용하게 되면 비양(脾陽)이 상하기 쉬워지므로, 비위허한(脾胃虛寒)으로 인한 설사와 양허(陽虛)한 자는 복용을 하지 말아야 한다.

【포제】 잡질을 제거하여 사용한다. 자음윤조(滋陰潤燥), 청간명목(淸肝明目)에는 생용(生用)하며, 간신(肝腎)을 자보(滋補)하는 데는 주증(酒蒸)하여 사용한다.

【용량과 용법】 6~12g.

【금기증】 본품은 보(補)하되 이체(膩滯)하지 않지만, 성질이 서늘한 쪽으로 치우치기 때문에 비위허한(脾胃虛寒)으로 인한 설사와 양허(陽虛)한 경우에는 복용을 하지 말아야 한다.

【임상응용】 ① 간신음허(肝腎陰虛)로 인한 구고인건(口苦咽乾), 두혼안화(頭昏眼花), 실면다몽(失眠多夢), 요슬산연(腰膝酸軟), 수발조백(鬚髮早白), 등의 증상에는 한련초(旱蓮草), 상심(桑椹)을 배합하여 보간(補腎養肝)한다(예 : 이지환(二至丸)[의방집해(醫方集解)]).

② 중심시망막염(中心視網膜炎) 혹은 조기노년성백내장(早期老年性白內障)이 간신휴손(肝腎虧損)으로 발생되어 시력감퇴, 안목혼화(眼目昏花)하는 경우에는 육미지황환(六味地黃丸)에 구기자(枸杞子), 여정자(女貞子)를 배합한다.

귀판(龜板) 【신농본초경(神農本草經)】
TESTUDINIS CHINEMIS PLASTRUM ET CARAPAX

【기원】 남생이과(Testudinidae)에 속한 동물인 남생이 *Chinemys reevesii*(Gray.)의 복갑(腹甲) 또는 배갑(背甲)을 채취하여 남아 있는 고기 살을 제거하고 햇볕에 말린 것이다.

【성미】 성질은 약간 차고 독이 없으며, 맛은 짜고 달다.

【귀경】 간, 신경.

【효능 및 주치】 1. 자음청열(滋陰清熱), 잠양(潛陽) : 음허양항(陰虛陽亢), 허풍내동(虛風內動), 신허발열(腎虛發熱)

2. 익신(益腎), 건골(健骨) : 신허골연(腎虛骨軟), 요산각연(腰痠脚軟), 근골위연(筋骨痿軟)

3. 양혈(養血), 보심(補心) : 심허경계(心虛驚悸), 실면건망(失眠健忘)

4. 양혈지혈(凉血止血) : 혈열붕루(血熱崩漏), 월경과다

【해설】 본품은 맛이 달고 짜며, 성질은 약간 차다. 신경(腎經)에 들어가 자음익신(滋陰益腎)하고, 질(質)이 무거워서 부양(浮陽)을 잠렴(潛斂)하는 효능이 있어 신음부족(腎陰不足)으로 인한 골증로열(骨蒸勞熱)과 도한(盜汗) 및 음허양항(陰虛陽亢)의 현훈이명(眩暈耳鳴)과 음허풍동(陰虛風動)으로 인한 수족계종(手足瘈瘲) 등에 자주 활용하는 중요한 약이 된다. 익신건골(益腎健骨)하는 효능이 있으므로 신음휴허(腎陰虧虛)로 인한 요슬연약(腰膝軟弱)과 근골불건(筋骨不健) 및 소아의 신문불합(顖門不闔) 등의 증후(證

候)에 더욱 적합하다.

본품은 이 외에도 신음(腎陰)을 보익(補益)하여 임맥(任脈)을 통(通)하게 하고 지혈하는 효능이 있는데, 약성이 서늘하므로, 음허혈열(陰虛血熱)로 인한 부녀의 붕루(崩漏)와 월경과다(月經過多)에 적용하여 좋은 효과를 나타낸다.

【포제】 생품(生品)은 자음잠양(滋陰潛陽)의 효력이 비교적 강하지만, 생품(生品)은 질이 단단하고 비린내가 나는 단점이 있다. 사초초쉬제(砂炒醋淬製)(귀판(龜板) 10kg에 미초(米醋) 2kg을 사용) 후에는 약재의 재질이 파삭파삭하여 부서지기 쉽게 되며, 유효성분을 전출(煎出)하는 데 유리하고, 비린 냄새도 제거되어 향(香)이 좋게 되므로 응용하기 편리하다. 초쉬(醋淬)는 또한 간(肝)으로 들어가게 하고, 익음(益陰)의 작용을 강하게 한다.

【용량과 용법】 12~40g.

【금기증】 비위(脾胃)가 허한(虛寒)한 자는 복용을 하지 말아야 한다.

【임상응용】 ① 열사(熱邪)가 오랫동안 머물러 진음(眞陰)을 작상(灼傷)하여 허풍내동(虛風內動)으로 신권(神倦), 계종(瘛瘲) 등의 증상이 발생하는 경우에는 백작약(白芍藥), 아교(阿膠), 모려(牡蠣), 별갑(鱉甲) 등을 배합하여 자음식풍(滋陰熄風)한다(예 : 대정풍주(大定風珠)[온병조변(溫病條辨)]).

② 음허양항(陰虛陽亢)으로 인한 두목현훈(頭目眩暈), 뇌중열통(腦中熱痛)에는 회우슬(懷牛膝), 대자석(代赭石), 백작약(白芍藥), 모려(牡蠣) 등을 배합하여 자음잠양(滋陰潛陽), 평간식풍(平肝熄風)한다(예 : 진간식풍탕(鎭肝熄風湯)[의학충중참서록(醫學衷中參書錄)]).

③ 음허양항(陰虛陽亢)으로 열(熱)이 충임(衝任)을 상하여 월경이 그치지 않거나 혹은 붕중루하(崩中漏下)하는 경우에는 황백(黃柏), 향부자(香附子), 백작약(白芍藥) 등을 배합하여 자음제양(滋陰制陽), 지혈고경(止血固經)한다(예 : 고경환(固經丸)[醫學入門]).

④ 신음허(腎陰虛)로 허화(虛火)가 상염(上炎)하여 골증조열(骨蒸潮熱), 도한(盜汗), 해수객혈(咳嗽咯血)하는 경우에는 황백(黃柏), 지모(知母), 숙지황(熟地黃) 등을 배합하여 자음강화(滋陰降火)한다(예 : 대보음환(大補陰丸)[단계심법(丹溪心法)]).

⑤ 간신(肝腎)이 부족하고 정혈(精血)이 휴허(虧虛)하여 근골(筋骨)이 위연(萎軟)한 경우에는 호골(虎骨), 숙지황(熟地黃), 백작약(白芍藥) 등을 배합하여 자음강화(滋養降火), 강장근골(强壯筋骨)한다(예 : 호잠환(虎潛丸)[단계심법(丹溪心法)].

별갑(鱉甲) 【신농본초경(神農本草經)】 PELODISCIS CARAPAX

【기원】 자라과(Trionychidae)에 속한 동물인 자라 *Pelodiscus sinensis* Wiegmann.의 등딱지이다. 등딱지를 취하여 붙어 있는 고기 살을 제거하고 햇볕에 말린다.

【성미】 성질은 약간 차고 독이 없으며, 맛은 짜다.

【귀경】 간, 신, 비경.

【효능 및 주치】 1. 자음잠양(滋陰潛陽) : 음허발열(陰虛發熱), 노열(勞熱), 골증(骨蒸), 허풍내동(虛風內動)

2. 연견산결(軟堅散結) : 경폐(經閉), 징가(癥瘕), 구학학모(久瘧瘧母), 흉협적취작통(胸脇積聚作痛)

【해설】 본품은 맛이 짜고 성질이 약간 차다. 신음(腎陰)을 자보(滋補)하고 잠양(潛陽)하며, 퇴열(退熱)하는 효능이 있어 음허발열(陰虛發熱)과 골증도한(骨蒸盜汗) 및 음허양항(陰虛陽亢)으로 인한 동풍(動風)을 치료한다. 또한 간비혈분(肝脾血分)에 들어가 혈맥(血脈)을 통하게 하여 산결소비제징(散結消痞除癥)하는 효능으로 학모(瘧母), 간비종대(肝脾腫大)와 복부의 어괴(瘀塊) 및 부녀의 혈어경폐(血瘀經閉) 등을 치료한다. 이 외에 소종(消腫)하여 어혈(瘀血)이 있는 옹종(癰腫)을 치료한다.

【포제】 별갑(鱉甲)의 생품(生品)은 질이 단단하고, 비린내가 있다. 양음청열(養陰淸熱), 잠양식풍(潛陽熄風)하는 효력이 강하다. 사초초쉬제(砂炒醋淬製)(별갑(鱉甲) 10kg에 미초(米醋) 2kg)한 후에는 약재의 재질이 느슨하며 파삭파삭하여 분쇄하기에 쉽고 유효성분의 전출(煎出)에도 유리하며, 냄새도 제거된다. 또한 약물을 간(肝)으로 들어가 작용하게 하여 소적(消積), 연견산결(軟堅散結)하는 효능을 강하게 한다.

【용량과 용법】 10~20g. 본품은 선전(先煎)해서 사용한다.

【금기증】 비위(脾胃)가 허한(虛寒)하여 식소변당(食少便溏)한 자와 임신부는 복용을 하지 말아야 한다.

【임상응용】 ① 음허내열(陰虛內熱) 혹은 골증조열(骨蒸潮熱), 도한(盜汗) 등의 경우에는 백미(白薇), 지골피(地骨皮), 청호(靑蒿) 등을 배합하여 청열양혈(淸熱涼血)한다.

② 음허(陰虛)로 인한 조열(潮熱) 혹은 저열(低熱)을 치료하는 경우에는 청호(菁蒿), 생

지황(生地黃), 지모(知母) 등을 배합하여 양음(養陰), 투열(透熱), 양혈(涼血), 청열생진(淸熱生津)한다(예 : 청호별갑탕(靑蒿鱉甲湯)[온병조변(溫病條辨)]). 예를 들면 열병(熱病)의 후기에 사열(邪熱)이 아직 완전히 제거되지 않고 음액(陰液)은 이미 손상되어 저열(低熱)이 물러가지 않는 경우를 치료한다. 또한 폐로(肺癆) 혹은 기타 만성 질병의 진행과정 중에 나타나는 조열골증(潮熱骨蒸), 혹은 기타 음허화왕(陰虛火旺)으로 인한 허열(虛熱), 골증(骨蒸), 도한(盜汗), 심번불면(心煩不眠), 설홍소태(舌紅少苔), 맥세삭(脈細數) 등의 증상이 나타나는 경우를 치료한다.

③ 체혈불소(滯血不消) 혹은 월경폐색(月經閉塞)으로 소복동통(少腹疼痛)하는 경우에는 대황(大黃), 호박(琥珀)을 배합하여 거어통경(祛瘀通經)한다(예 : 별갑환(鱉甲丸)[태평성혜방(太平聖惠方)]).

④ 허로(虛勞), 음허화왕(陰虛火旺)으로 인한 조열골증(潮熱骨蒸), 도한(盜汗), 신체리수(身體羸瘦), 설홍소태(舌紅少苔), 맥세삭(脈細數) 등의 증상이 나타나는 것을 치료하는 경우에는 은시호(銀柴胡), 청호(靑蒿), 지골피(地骨皮) 등을 배합하여 청허열(淸虛熱), 퇴골증(退骨蒸), 양음(養陰), 청화(淸火)한다(예 : 청골산(淸骨散)[증치준승(證治準繩)]). 이 처방은 또한 폐결핵과 같은 만성 질병의 경과과정 중에 나타나는 저열(低熱) 혹은 조열(潮熱), 수족심열(手足心熱), 및 관홍승화(顴紅升火), 전신소수(全身消瘦), 설질홍(舌質紅), 태박(苔薄), 맥세삭(脈細數) 혹은 유삭(濡數), 허삭(虛數) 등의 증상이 나타나는 것을 치료한다. 또한 온병(溫病)이 오래 되어 상음(傷陰)하여 오후저열(午後潮熱), 면홍권적(面紅顴赤), 형체소수(形體消瘦)하는 등의 증상을 치료한다.

⑤ 어혈폐조(瘀血閉阻)로 인한 간비종대(肝脾腫大), 복중포괴(腹中包塊) 등의 경우에는 초자충(炒蟅蟲), 시호(柴胡), 단피(丹皮), 초사간(炒射干) 등을 배합하여 소징화적(消癥化積)한다(예 : 별갑전환(鼈甲煎丸)[금궤요략(金匱要略)]).

⑥ 심복징가(心腹癥瘕), 현벽견경(痃癖堅硬), 학모(瘧母)를 치료하는 경우에는 초과인(草果仁), 후박(厚朴), 황기(黃芪) 등을 배합하여 연견산결(軟堅散結), 절학(截瘧)한다(예 : 별갑음(鱉甲飮)[제생방(濟生方)]).

⑦ 온사(溫邪)가 하초(下焦)에 깊이 들어와서 열(熱)이 깊어지고, 궐(厥)이 심하여 심중담담대동(心中憺憺大動)하고, 심하면 더러 심흉동통(心胸疼痛)하며, 맥세촉(脈細促)한 증상이 나타나는 것을 치료하는 경우에는 건지황(乾地黃), 생귀판(生龜板), 생모려(生牡

蠣), 아교(阿膠) 등을 배합하여 육음(育陰), 잠양(潛陽), 양혈(養血), 식풍(熄風)한다(예 : 삼갑복맥탕(三甲復脈湯)[온병조변(溫病條辨)]). 이 처방은 또한 열병(熱病) 후기에 음(陰)이 상하여 설(舌)이 건강(乾絳)하고, 맥세삭무력(脈細數無力), 수족심열(手足心熱), 경궐(痙厥), 수지연동(手指蠕動)하는 것을 치료한다. 또한 잡병(雜病)으로 음허양항(陰虛陽亢)하여서, 출혈(出血), 심계(心悸), 두통(頭痛), 현훈(眩暈), 이명(耳鳴), 인건(咽乾), 맥세현(脈細弦), 설건(舌乾), 태광박(苔光剝) 등의 증상이 나타나는 것을 치료한다.

흑지마(黑脂麻)【신농본초경(神農本草經)】SESAMI SEMEN NIGRUM

【기원】참깨과(Pedaliaceae)에 속한 1년생 풀인 참깨 *Sesamum indicum* L.의 검은색 종자를 건조한 것이다. 8~9월에 채취하여 햇볕에 말린다.

【성미】성질은 평하고 독이 없으며, 맛은 달다.

【귀경】간, 신, 대장경.

【효능 및 주치】1. 보익간신(補益肝腎) : 두훈안화(頭暈眼花), 이명이롱(耳鳴耳聾)

2. 보익정혈(補益精血) : 수발조백(鬚髮早白), 병후탈발(病後脫髮)

3. 윤조통변(潤燥通便) : 장조변비(腸燥便秘)

【해설】본품은 맛이 달고 약성(藥性)이 평(平)하며, 질(質)이 윤(潤)하다. 간(肝), 신(腎), 대장(大腸) 3경(經)에 들어가 효능을 발휘한다. 본품은 숙용(熟用)하여 내복(內服)하면 간신(肝腎)을 보(補)하고 정혈(精血)을 보익(補益)하는 효능이 있어 두훈안화(頭暈眼花)와 이명이롱(耳鳴耳聾)을 치료하고, 정혈부족(精血不足)으로 인한 수발조백(鬚髮早白)을 치료하며, 열병(熱病) 또는 오래된 병으로 모발(毛髮)이 탈락하는 것을 방지한다. 또한 근골(筋骨)을 견강(堅强)하게 하고 힘이 있게 하는 효능이 있다. 그런데, 본품을 생용(生用)하면 종독악창(腫毒惡瘡)에 외부(外敷)할 수 있다.

이 외에 대장(大腸)을 윤활(潤滑)하게 하여 노인, 출산 후 및 질병을 앓은 후의 진액(津液)부족으로 인한 변비를 치료한다.

【포제】잡질을 제거하고 사용한다. 현재는 생품을 사용하는 경우가 드물며, 생용(生用)하면 활담(滑痰)하고, 양혈해독(凉血解毒)하는 효능이 있어서 소아나력(小兒瘰癧), 침음악창(浸淫惡瘡), 소아두창(小兒痘瘡) 등을 치료할 수 있다. 또한 종독악창(腫毒惡瘡)에

외부(外敷)할 수 있다. 초(炒)한 후에는 향기가 짙어지게 되며, 간신(肝腎)과 정혈(精血)을 보익(補益)하고, 윤조통변(潤燥通便)할 수 있게 된다.

【용량과 용법】 12~20g.

【금기증】 대변당설(大便溏泄)의 경우에는 복용을 하지 말아야 한다.

【임상응용】 ① 간신부족(肝腎不足)으로 양쪽 눈이 혼암(昏暗)하고 피부가 조삽(燥澀)하는 등의 증상이 나타나는 경우에는 상엽(桑葉)을 같은 량으로 배합하여 가루로 만들어 나미반(糯米拌)하고 짓찧어서 환(丸)을 만들면 보익간신(補益肝腎), 양혈윤조(養血潤燥)한다(예 : 쌍마환(桑麻丸)[의급(醫級)]).

② 수발조백(鬚髮早白), 두훈안화(頭暈眼花)의 경우에는 하수오(何首烏) 등을 배합한다.

저실자(楮實子)【명의별록(名醫別錄)】BROUSSONETIAE FRUCTUS

【기원】 뽕나무과(Moraceae)에 속한 낙엽교목인 꾸지나무 *Broussonetia papyrifera* (L.) Vent. 또는 닥나무 *B. kazinoki* Sieb.의 과실을 건조한 것이다. 8~10월 사이에 과실이 붉은 색을 띨 때 채취하여 햇볕에 말린다. 그런데, 우리나라와는 달리, 중국에서는 저실자(楮實子)의 기원으로 닥나무를 활용하지 않는다.

【성미】 성은 차고 독이 없으며, 맛은 달다.

【귀경】 간, 비, 신경.

【효능 및 주치】 1. 보신청간(補腎淸肝) : 요슬산연(腰膝痠軟), 허로골증(虛勞骨蒸)

2. 명목퇴예(明目退翳) : 두훈(頭暈), 목혼(目昏), 목생예막(目生翳膜)

3. 이뇨삼습(利尿滲濕) : 수종창만(水腫脹滿)

【해설】 본품은 맛이 달고, 기(氣)가 차며, 간(肝), 비(脾), 신(腎) 3경(經)에 들어가 신(腎)을 보하여 강근골(强筋骨)하는 작용이 있어 신허(腎虛)로 인한 양위(陽痿), 근골연약(筋骨軟弱), 요슬산연(腰膝痠軟)을 치료하고, 아울러 간(肝)을 자양(滋養)하여 명목(明目)하여 양목혼암(兩目昏暗), 시물모호불청(視物模糊不淸) 및 혈허(血虛)로 인한 두훈(頭暈)과 목현(目眩) 등의 증상을 치료한다.

본품은 비(脾)를 보익(補益)하여 삼습이수(滲濕利水)하는 작용도 있으며, 수종(水腫)에 적용하여 비교적 좋은 효과를 나타낸다.

【포제】 회백색의 막상(膜狀)의 묵은 꽃받침과 잡질를 제거하고 깨끗이 씻어서 햇볕에 말려서 사용하거나 주침(酒浸)하여 증숙(蒸熟)한 다음 배용(焙用)하기도 한다. 초(炒)한 후에는 효능이 생품(生品)과 같으나, 차가운 성질이 줄어들고, 종자의 육(肉)이 팽창되어 있으며 종피(種皮)가 터져 갈라지고, 두들겨 부수어서 환(丸)·산제(散劑)로 만들기가 쉬워지며, 아울러 유효성분이 잘 우러나오게 되어 약효가 높아지게 된다. 초(炒)한 후에는 비위허약(脾胃虛弱)한 경우에도 적용되며, 또한 양위(陽痿)에도 사용할 수 있다.

【용량과 용법】 4~16g.

【금기증】 비위허한(脾胃虛寒)의 경우에는 복용을 하지 말아야 한다.

【임상응용】 ① 간신부족(肝腎不足)으로 시물혼화(視物昏花)하는 경우에는 구기자(枸杞子), 여정자(女貞子), 제수오(製首烏), 토사자(菟絲子), 밀몽화(密蒙花), 숙지(熟地) 등을 배합하여 자음보신(滋陰補腎), 양간명목(養肝明目)한다.

② 간화상염(肝火上炎)으로 인한 목혼(目昏)에는 지골피(地骨皮), 형개수(荊芥穗)를 배합한다[유문사친(儒門事親)].

제 18 장 수삽약(收澀藥)

수렴고삽(收斂固澀)시키는 작용이 주요한 효능이 되어 각종 활탈불금(滑脫不禁)한 증후(證候)를 치료하는데 사용하는 약물을 수삽약(收澀藥)이라 부르며, 달리 고삽약(固澀藥)이라고도 한다.

수삽약(收澁藥)은 대부분 시거나 떫은맛을 가지고 있어 고섭수렴(固攝收斂)에 장점을 발휘한다. 주로 심(心), 폐(肺), 간(肝), 신(腎), 대장(大腸) 등 여러 경(經)에 작용한다. 렴한고표(斂汗固表), 삽장지사(澀腸止瀉), 렴폐지해(斂肺止咳), 고정(固精), 축뇨(縮尿), 고붕(固崩), 지대(止帶), 수렴지혈(收斂止血) 등의 작용을 갖고 있으며, 구병체허(久病體虛)와 원기불고(元氣不固)로 인한 자한(自汗), 도한(盜汗), 구사구리(久瀉久痢), 탈항(脫肛), 유정(遺精), 조설(早泄), 유뇨(遺尿)와 소변림리(小便淋漓), 대하일구(帶下日久), 실혈(失血), 붕루(崩漏) 및 구수부지(久嗽不止), 허천(虛喘) 등 기능이 실조(失調)되어 나타나는 활탈(滑脫) 증후(證候)에 적용한다.

선인(先人)들은 이러한 병증(病證)을 기탈(氣脫), 정탈(精脫), 혈탈(血脫) 등으로 귀납(歸納)했으며, 아울러 여기에 해당되는 약물의 수삽성능(收澀性能)에 근거하여 "삽가고탈(澀可固脫)"의 치법(治法) 개념을 확립하였다. 만일 활탈(滑脫)의 여러 가지 증(證)을 수삽(收澀)을 시키지 못하면, 원기(元氣)를 날로 쇠퇴하게 하여 다른 증(證)으로 변생(變生)하게 한다.

활탈(滑脫) 증후(證候)의 근본적인 원인은 정기허약(正氣虛弱)이며, 수렴고삽(收斂固澀)은 치표(治標)하는 응급의 방법에 속해서 활탈제증(滑脫諸證)의 병기(病機)를 근본적으로 제거할 수 없기 때문에, 임상에서는 항상 보익약(補益藥)을 같이 사용하여 표본(標本)을 같이 살펴서 치료하여야 하며, 구체적인 증후(證候)의 병기(病機)에 근거해서 응용하고, 적당한 배합응용을 선택하여야 한다. 예를 들면, 기허자한(氣虛自汗)이나 음허도한(陰虛盜汗)에는 마땅히 보기약(補氣藥) 혹은 양음약(養陰藥)을 적절히 구분하여 배합하여야 하며, 비신허약(脾腎虛弱)으로 구사부지(久瀉不止)하거나 혹은 대하부지(帶下不止)하는 경우에는 보비고신약(補脾固腎藥)을 같이 사용하며, 신허유정(腎虛遺精)과 유뇨(遺尿)에는 보신약(補腎藥)을 배합하며, 붕루출혈(崩漏出血)에는 마땅히 간신(肝腎)을 보

(補)하는 약과 고충임(固衝任)하는 약물을 배합하며, 구수부지(久嗽不止)에는 보폐익신(補肺益腎)시키고 지해화담(止咳化痰)시키는 약물을 배합하여 사용한다.

무릇 외감(外感) 사실(邪實)에 속하는 자는 마땅히 사용을 금해야 하거나 혹은 사용을 삼가하여 사기(邪氣)가 정체되어 머물게 되는 것을 피해야 하는데, 예를 들면 열병한출(熱病汗出), 담다해천(痰多咳喘), 화동정류(火動精流), 식체사리(食滯瀉痢), 혈열붕중(血熱崩中), 어혈루하(瘀血漏下) 및 열림(熱淋), 뇨빈(尿頻) 등증(等症)에는 수삽약(收澀藥)을 사용하지 말아야 한다.

허극욕탈증(虛極欲脫證)의 경우 또한 수렴약(收斂藥)을 단용(單用)해서는 안 되며, 마땅히 그 근본되는 원인을 찾아서 치료하여야 한다.

제 1 절 지한약(止汗藥)

여기에서 열거하는 몇 종류의 지한약(止汗藥) 약물은 고표렴한(固表斂汗)에 주요하게 사용하는 약물이다.

이들 약은 온몸의 기표(肌表)에 행(行)하고, 밖으로는 위분(衛分)에 작용하여 주리(腠理)를 고밀(固密)하게 하며, 자한(自汗), 도한(盜汗) 등 주리(腠理)가 고밀(固密)하지 않는 경우에 적용된다.

자한(自汗)과 도한증(盜汗證)은 많은 질병의 과정 중에 나타나며, 병인(病因)과 병기(病機)도 매우 복잡하다. 약을 사용할 때에는 하나 하나의 병정(病情)을 전면적으로 고려하여야 하며 단순히 지한약(止汗藥)만 취하여서는 효과를 바랄 수 없다. 예를 들면 기허(氣虛)와 비허(脾虛)의 자한(自汗)에는 통상 황기(黃芪), 백출(白朮) 등을 배합하여 익기고표(益氣固表)하며, 음허(陰虛)와 혈허(血虛)로 인한 도한(盜汗)에는 당귀(當歸), 백작(白芍), 생지(生地) 등을 고려하여 배합하여 양혈자음(養血滋陰)하며, 조열도한(潮熱盜汗)이 아울러 나타나는 허열증(虛熱證)에는 마땅히 지골피(地骨皮), 지모(知母)와 같은 종류의 약을 배합한다.

한(汗)은 심(心)의 액(液)이므로, 심허(心虛)한 자는 양심약(養心藥)을 배합하며, 심화(心火)가 항성(亢盛)한 자는 사화청심(瀉火淸心)하여야 한다. 기타 담음(痰飮), 위열(胃熱) 등 많은 질병에도 자한증(自汗證)을 동반할 수 있어 일반적으로 그 주증(主證)을 치료하여야 하고 지한약(止汗藥)을 단독으로 사용해서는 안 되며, 망양허탈(亡陽虛脫)의 궐역한출증(厥逆汗出證)에 이르렀을 때는 마땅히 그 본(本)을 치료해야 하며, 여기에 해당되는 약물로 효과를 발휘할 수 없다.

부소맥(浮小麥)【본초강목(本草綱目)】TRITICI FRUCTUS LEVIS

【기원】 벼과(Gramineae)에 속한 1년생 또는 2년생 풀인 밀 *Triticumaes tivum* L.의 익지 않아 물에 뜨는 종자를 햇볕에 말린 것이다.

【성미】 성은 서늘하고 독이 없으며, 맛은 달다.

【귀경】 심경.

【효능 및 주치】 1. 익기제열(益氣除熱) : 음허발열(陰虛發熱), 골증로열(骨蒸勞熱), 부인장조(婦人臟躁)

2. 지한(止汗) : 기허자한(氣虛自汗), 음허도한(陰虛盜汗)

【해설】 본품의 단맛은 보기(補氣)하고, 서늘한 성질은 제열(除熱)하며, 지한(止汗)하는 효능이 있어 양허자한(陽虛自汗)과 음허도한(陰虛盜汗)을 치료하며, 골증로열(骨蒸勞熱)에 적용한다.

【비고】 소맥(小麥 ; 밀)은 맛이 달고 약성(藥性)이 서늘하다. 양심제번(養心除煩)하는 작용이 있어 부녀의 심음부족(心陰不足)으로 정신이 실상(失常)한 장조증(臟躁症)을 치료하는데, 항상 대조(大棗), 감초(甘草) 등과 배합(예 : 감맥대조탕(甘麥大棗湯))되어 사용된다.

【포제】 잡질을 가려서 제거하고, 표세(漂洗)한 후 햇볕에 말려서 사용한다.

【용량과 용법】 12~20g.

【금기증】 외감표증(外感表證)이 아직 완전히 제거되지 않은 경우에는 복용을 하지 말아야 한다.

【임상응용】 ① 기허자한(氣虛自汗)의 경우에는 생황기(生黃芪) 등을 배합한다.

② 심음혈허(心陰血虛)로 인한 장조(臟躁)에는 대조(大棗), 감초(甘草)를 배합한다.

마황근(麻黃根)【명의별록(名醫別錄)】EPHEDRAE RADIX ET RHIZOMA

【기원】 마황과(麻黃科)(Ephedraceae)에 속한 여러 해 살이 초본상(草本狀)의 소관목인 초마황(草麻黃) *Ephedra sinica* Stapf.과 중마황(中麻黃) *E. intermedia* Schrenk et C.A. Mey. 혹은 목적마황(木賊麻黃) *E. equisetina* Bge.의 뿌리와 뿌리줄기를 건조한 것이다. 입추 후에 채취하여 남아 있는 줄기와 잔뿌리 및 흙을 제거하고 건조한다.

【성미】 성질은 평하고, 독이 없으며, 맛은 달다.

【귀경】 심, 폐경.

【효능 및 주치】 1. 수렴지한(收斂止汗) : 기허자한(氣虛自汗), 음허도한(陰虛盜汗), 출산후의 허한부지(虛汗不止), 허한(虛汗)

【해설】 본품은 단맛이 있고 수렴지한(收斂止汗)하여 복방(複方) 중에 배합하여 기허자한(氣虛自汗), 음허도한(陰虛盜汗), 출산 후의 허한부지(虛汗不止), 허한(虛汗)을 치료하는데 적용된다. 이 외에도 발한(發汗)이 태과(太過)하여 다른 병증(病證)을 유발할 경우 그 병인(病因)을 자세히 살펴 치표약(治標藥)인 본품을 사용하면 좋다. 일반적인 용량은 12~20g이다.

【포제】 잡질과 남아있는 줄기를 제거하고 물에 침포(浸泡)하여 윤투(潤透)시킨 후 절편(切片)하여 햇볕에 말려서 사용한다.

【용량과 용법】 12~20g.

【금기증】 오로지 지한(止汗)하는 효능을 가지므로 표사(表邪)가 있는 자는 복용을 하지 말아야 한다.

【임상응용】 ① 제허부족(諸虛不足)으로 위기(衛氣)가 치밀하지 못하여 자한(自汗)이 때때로 나는 경우를 치료하는 경우에는 황기(黃芪), 모려(牡蠣)를 배합하여 고표렴한(固表斂汗)한다(예 : 모려산(牡蠣散)[화제국방(和劑局方)]).

② 산후(産後) 허한부지(虛汗不止)에는 당귀(當歸), 황기(黃芪)를 배합한다(예 : 마황근산(麻黃根散)[성혜방(聖惠方)]).

나도근(糯稻根)【본초구원(本草求原)】ORYZAE RHIZOMA ET RADIX

【기원】 벼과(Gramineae)에 속한 1년생 초본(草本) 식물인 찰벼 *Oryza sativa* L. var. *glutinosa* Matsum.의 뿌리와 뿌리줄기를 건조한 것으로, 9~10월에 나도(糯稻)를 베어낸 후 채취하여 햇볕에 말린다.

【성미】 성질은 평하고 독이 없으며, 맛은 달다.

【귀경】 심, 간경.

【효능 및 주치】 1. 지한(止汗) : 자한(自汗), 도한(盜汗)

2. 익위생진(益胃生津), 퇴허열(退虛熱) : 골증조열(骨蒸潮熱), 병후(病後)의 음허구갈(陰虛口渴), 허열불퇴(虛熱不退)

【해설】 본품은 맛이 달아서 익위생진(益胃生津)시키고 지한(止汗)하는 작용이 있어 기허(氣虛)로 인한 자한(自汗)이나 음허도한(陰虛盜汗)을 치료하며, 구갈(口渴)이 있는 자에게 더욱 좋은 효과가 있다. 또 본품은 허열(虛熱)이 물러가지 않는 병증(病證)에 적용하여 허열불퇴(虛熱不退)를 치료한다. 일반적인 용량은 20~40g이다.

【포제】 잡질을 제거하고 세정(洗淨)하여 햇볕에 말리고 세절(細切)하여 사용한다.

【용량과 용법】 20~40g.

【금기증】 외감(外感)으로 표증(表證)이 있는 자는 복용을 하지 말아야 한다.

【임상응용】 ① 유미뇨(乳糜尿)에는 나도근(糯稻根) 4량을 달여서 20일 동안 복용한다[중화약해(中華藥海)].

제 2 절 지사약(止瀉藥)

지사약(止瀉藥)은 수삽약(收澀藥) 중 비교적 삽장지사(澀腸止瀉)의 작용에 장점을 발휘하여 구사(久瀉)와 구리부지(久痢不止)에 상용(常用)하는 약물을 말한다.

이들 약물은 대다수가 뚜렷하게 시고 떫은맛을 가지고 있으며, 그 산삽수렴(酸澀收斂)의 성질은 여기에 해당되는 약물에 있어서 지사(止瀉)의 효능을 발휘하는 기초가 된다.

사리(瀉痢)가 오래되어 그치지 않으면 정기(正氣)가 소모되기 쉬우므로 적당한 때에 합당한 지사약(止瀉藥)을 투여하여 사리(瀉痢) 증상을 개선하고 정기고호(正氣固護)에

도움을 주어 질병의 치유(治癒)를 촉진하여야 한다.

구사(久瀉)로 정기(正氣)가 이미 상(傷)하여 비위(脾胃)가 허약한 경우에는 비위(脾胃)를 보익(補益)시키는 약물을 같이 사용하며, 만약에 비신양쇠(脾腎陽衰)로 운화(運化)가 실사(失司)되어 된 구사(久瀉), 오경사(五更瀉), 노인허사(老人虛瀉) 등의 경우에는 또한 비신(脾腎)을 온보(溫補)시키는 약물을 같이 응용하며, 지사약(止瀉藥)의 수렴고장(收斂固腸)시키는 약효만으로는 효과를 얻을 수 없다.

습열구리(濕熱久痢)로 사기(邪氣)가 이미 쇠약한 경우에는 청열거습약(淸熱祛濕藥)을 배합하여 사용하며, 만약 사열치성(邪熱熾盛)한데 지사약(止瀉藥)을 투여하는 것은 옳지 않은데, 사기(邪氣)를 머물러서 정체(停滯)하게 하는 폐해가 있기 때문이다.

이들 약물 중 어떤 것은 지혈작용을 겸하고 있으므로 구사변혈(久瀉便血)하는 자는 더욱 더 적절하게 선택하여 사용함이 마땅하다.

가자(訶子) 【신수본초(新修本草)】 TERMINALIAE FRUCTUS

【기원】 사군자과(使君子科)(Combretaceae)에 속한 낙엽교목인 가자(訶子) *Terminalia chebula* Retz. 또는 융모가자(絨毛訶子) *T. chebula* Retz. var. *tomentella* Kurt.의 성숙한 과실을 건조한 것이다. 가을과 겨울에 채취하여 햇볕에 말린다.

【성미】 성은 평하고, 독이 없으며, 맛은 쓰고 시면서 떫다.

【귀경】 폐, 위, 대장경.

【효능 및 주치】 1. 렴폐지해(斂肺止咳) : 폐허천수(肺虛喘嗽), 구해실음(久咳失音)

2. 삽장지사(澀腸止瀉) : 허한구사(虛寒久瀉), 구사탈항(久瀉脫肛), 장풍하혈(腸風下血)

3. 고붕(固崩), 지대(止帶) : 붕루(崩漏), 대하

4. 하기(下氣) : 분돈신기(奔豚腎氣)

【해설】 본품은 맛이 시고 쓰면서 떫은데, 신맛은 수렴하고 쓴맛은 강기(降氣)하여 폐(肺)와 대장(大腸)에 들어가 삽장지사(澀腸止瀉)하고 렴폐지해(斂肺止咳)하며 하기강화(下氣降火)하는 효능이 있어 설사(泄瀉), 이질(痢疾) 등이 사기(邪氣)가 이미 물러갔으나 그치지 않는 증후(證候)와 구사(久瀉)로 일어나는 탈항(脫肛), 폐허해수(肺虛咳嗽) 및 구수실음(久嗽失音) 등에 적용하여 치료한다. 또한 과루피(瓜蔞皮), 패모(貝母), 길경(桔

梗), 생감초(生甘草) 등과 배합되면 담화(痰火)가 폐(肺)에 울체(鬱滯)되어 발생하는 구해실음(久咳失音)을 치료한다.

본품은 적리균(赤痢菌)에 대해 억제작용이 있어 만성 이질(痢疾)로 인해 설사에 점액이나 농혈(膿血)이 섞인 것을 치료할 수 있다.

본품은 수렴(收斂)하는 작용이 강하여 담수(痰嗽)나 사리초기(瀉痢初起)에 실사(實邪)가 성(盛)한 증상에 사용하는 것은 마땅하지 않다.

【포제】 마땅히 거핵(去核)하고 사용한다. 생품(生品)은 성질이 약간 서늘한 쪽으로 치우치며, 렴폐강화개음(斂肺降火開音)과 이인(利咽)하는 데에 장점을 지니고 있어 대부분 폐허구해(肺虛久咳), 인통(咽痛), 실음(失音)의 경우에 많이 사용된다. 초(炒)하거나 외(煨)하면, 성질은 약간 따뜻한 쪽으로 치우치며, 또한 위(胃)를 자극하는 성질이 줄어들게 되어서, 삽장지사(澁腸止瀉)하는 효과가 더 우수하여 구사(久瀉), 구리(久痢)에 사용된다. 특히, 외가자(煨訶子)는 능히 지방유가 많이 제거되면서 기타 성분의 파괴를 적게 하여 장도(腸道)의 자극을 감소할 뿐만 아니라, 삽장지사(澁腸止瀉)의 효능을 증가시키며, 떫은맛을 감소시키고 위(胃)에 장애를 주지 않게 한다.

【용량과 용법】 4~12g.

【금기증】 외사(外邪)가 아직 완전히 풀리지 않았거나 몸 안에 온열화사(溫熱火邪)가 있는 자, 세균성 이질(痢疾)에 걸린 자는 복용을 하지 말아야 한다.

【임상응용】 ① 구사부지(久瀉不止)에는 백반(白礬)을 배합하여 가루로 만들어 미탕(米湯)으로 먹으면 삽장지사(澀腸止瀉)한다(예 : 가려륵산(訶黎勒散)[태평성혜방(太平聖惠方)]).

② 허한(虛寒)으로 설사, 장명복통(腸鳴腹痛)하고, 더러는 탈항(脫肛)하는 증상을 치료하는 경우에는 앵속각(罌粟殼), 진피(陳皮), 포건강(炮乾薑)을 배합하여 온중거한(溫中祛寒), 고삽(固澀)한다(예 : 가자피산(訶子皮散)[난실비장(蘭室秘藏)]).

육두구(肉豆蔻) 【본초습유(本草拾遺)】 MYRISTICAE SEMEN

【기원】 육두구과(肉豆蔻科)(Myristicaceae)에 속한 상록교목인 육두구수(肉豆蔻樹) *Myristica fragrans* Houtt.의 성숙한 과실의 종자를 건조한 것이다. 4~6월 또는 11~12월

에 과실이 성숙했을 때 채취하여 과피(果皮)를 벗겨버리고 종인(種仁)을 취하여 약한 불로 배건(焙乾)한다.

【성미】 성은 따뜻하고 독이 없으며, 맛은 맵다.

【귀경】 비, 위, 대장경.

【효능 및 주치】 1. 온중(溫中), 행기(行氣) : 식적복통(食積腹痛), 한응기체(寒凝氣滯)→완복창통(脘腹脹痛), 비위허한(脾胃虛寒)→복통·복창(腹脹)·구토·식소(食少), 신허두통(腎虛頭痛), 비허두통(脾虛頭痛), 비허담음(脾虛痰飮)

2. 삽장지사(澀腸止瀉) : 비허설사(脾虛泄瀉), 신허설사(腎虛泄瀉)

3. 성주해독(醒酒解毒) : 주독(酒毒)

【해설】 본품은 맛이 맵고 약성(藥性)이 따뜻하며, 방향(芳香)이 있고 삽성(澁性)이 있다. 매운맛은 행기(行氣)하고, 따뜻한 성질은 비위(脾胃)를 온난(溫暖)하게 하며, 떫은맛은 고장(固腸)하여 온중행기(溫中行氣)하고 삽장지사(澀腸止瀉)하는 효능이 있어 비위허한(脾胃虛寒)으로 기(氣)가 정체되어 완복(脘腹)이 창만(脹滿)하고, 식욕이 부진(不振)하며, 활탈불고(滑脫不固)한 구사구리(久瀉久痢) 등의 증상을 치료하는 중요한 약이 된다.

본품은 삽장(澀腸), 조화(助火)하는 약물로서 사리초기(瀉痢初起)와 습체적열(濕滯積熱)의 증상에는 복용을 금해야 한다.

【포제】 육두구(肉豆蔻)는 대량의 유지(油脂)를 함유하고 있으므로, 활장(滑腸)하는 폐해가 있으며, 아울러 비교적 강한 자극성을 지니고 있으므로, 일반적으로는 포제(炮製)하여 사용된다. 또한 육두구(肉豆蔻) 생품(生品)을 과량으로 복용하면 중독되어 혼미(昏迷), 동공산대(瞳孔散大) 및 경궐(驚厥) 등의 증상이 발생할 수도 있다. 면과외(麵裹煨), 맥부외(麥麩煨), 활석분외(滑石粉煨) 등 외제(煨製)한 후에는 유분(油分)을 부분적으로 줄일 수 있고 신산(辛散)의 성질이 감소되며 고삽(固澀)작용이 증강되므로 고장지사(固腸止瀉) 효능이 증강되어 사리부지(瀉痢不止)를 치료하는 효능이 증강된다.

【용량과 용법】 2~8g.

【금기증】 대장(大腸)에 화열(火熱)이 있거나 중서(中暑)하여 열설(熱泄)이 심하게 쏟아지는 경우, 장풍하혈(腸風下血), 위화(胃火)로 인한 치통 및 습열적체(濕熱積滯)가 왕성하여 나타나는 대하의 초기에는 복용을 하지 말아야 한다. 또 생육두구(生肉豆蔻)에는 활설(滑泄)하는 작용이 있으므로 너무 많은 양을 복용하면 중독을 일으킬 수 있다.

【임상응용】 ① 사리(瀉痢)가 오랫동안 계속되고 기혈허약(氣血虛弱)하여 활탈불금(滑脫不禁)하는 것을 치료하는데, 심한 경우에는 탈항(脫肛)으로 추하(墜下)하고, 복통희안(腹痛喜按), 식소(食少), 설태백(舌苔白), 맥지세(脈遲細) 등의 증상이 나타나는 경우에는 앵속각(罌粟殼), 인삼(人蔘), 백출(白朮) 등을 배합하여 온중보허(溫中補虛), 삽장고탈(澀腸固脫), 지사(止瀉)한다(예 : 진인양장탕(眞人養臟湯)[화제국방(和劑局方)]).

② 비신허한(脾腎虛寒)으로 구사(久瀉)하거나 오경설사(五更泄瀉)하며, 음식을 먹을 생각이 나지 않고, 먹어도 소화가 안 되며, 혹은 복통(腹痛)하고, 지랭肢冷), 신피(神疲), 핍력(乏力), 맥침지(脈沈遲), 설담(舌淡), 태박백(苔薄白) 등의 증상이 나타나는 경우에는 보골지(補骨脂), 오미자(五味子), 오수유(吳茱萸)를 배합하여 온보비신(溫補脾腎), 삽장지사(澁腸止瀉)한다(예 : 사신환(四神丸)[내과적요(內科摘要)]).

적석지(赤石脂)【신농본초경(神農本草經)】HALLOYSITUM RUBRUM

【기원】 삼사정계(三斜晶系)에 속한 규산염류(硅酸鹽類) 광물인 다수고령토(多水高嶺土) Halloysite로 함수규산(含水硅酸)알루미늄 [$Al_4(Si_4O_{10})\cdot(OH)_8\cdot 4H_2O$]을 함유한 일종의 홍색덩어리를 채취하여 잡질을 제거한 것이다.

【성미】 성은 따뜻하고 독이 없으며, 맛은 달고 시며 떫다.

【귀경】 비, 위, 대장경.

【효능 및 주치】 1. 수삽고탈(收澁固脫) : 구사(久瀉), 탈항(脫肛), 유정(遺精), 대하

2. 수렴지혈(收斂止血) : 토혈(吐血), 뉵혈(衄血), 장풍하혈(腸風下血), 월경과다(月經過多), 붕루(崩漏)

3. 수습렴창(收濕斂瘡) : 궤양불렴(潰瘍不斂), 습진불렴(濕疹不斂), 구리(久痢), 개선(疥癬)

【해설】 본품은 맛이 달고 시며 떫고,약성(藥性)이 따뜻하다. 질(質)이 중(重)하고 성질이 내려가며, 산삽수렴(酸澀收斂)하는 작용이 있어 위(胃)와 대장경(大腸經)에 들어가 고하(固下)하고 삽장지사(澀腸止瀉)하는 약이 되어 설사와 이질(痢疾)이 오래되고 활탈불금(滑脫不禁)하는 증상을 치료한다. 또 본품은 생기렴창(生肌斂瘡)하는 효과가 있어 옹저창양(癰疽瘡瘍)이 천파(穿破)한 후에 오래도록 창구(瘡口)가 아물지 못하는 증상과

습진습창(濕疹濕瘡)에 농수(膿水)가 침음(浸淫)하는 증상에 외부(外敷)하며, 위궤양에도 사용한다.

이 외에도 삽정(澀精)하여 유정(遺精), 활정(滑精)을 치료하며, 지혈작용이 있어서 자궁출혈 및 백대(白帶) 등의 증상을 치료한다.

【포제】 잡질을 제거하고 타쇄(打碎)하거나 가는 분말로 만들어서 사용하거나(수비(水飛)), 혹은 화단(火煅), 초단(醋煅)으로 포제(炮製)하여 사용한다. 초단적석지(醋煅赤石脂)를 포제(炮製)하는 방법은 적석지(赤石脂) 세분(細粉)을 취하여 식초로 잘 섞어서 손으로 비벼 가늘고 길게 만들어 절단(切段)해서 무연(無烟)의 노화(爐火) 위에 두거나 적당한 용기 내에서 단(煅)하여 홍투(紅透)되면 꺼내어 서늘한 곳에서 식힌다. 사용할 때 도쇄(搗碎)하여 수비(水飛)한다.

수비(水飛), 화단(火煅), 초단(醋煅)의 포제법(炮製法)의 작용은 비슷하다. 다만, 초단제(醋煅製)한 후에는 수습생기(收濕生肌)하는 작용이 증강하여 창양불합(瘡瘍不合), 외상출혈(外傷出血)에 많이 활용하고, 고삽지사(固澀止瀉)하는 작용이 증강하여 변혈(便血), 붕루(崩漏), 구리(久痢), 구사(久瀉), 유정(遺精), 대하(帶下) 등의 증상에 사용한다.

【용량과 용법】 12~30g.

【금기증】 습열적체(濕熱積滯), 습관성 변비, 급성 장염이 있는 자는 복용을 하지 말아야 한다.

【임상응용】 ① 사리일구(瀉痢日久), 활설불금(滑泄不禁)하는 경우에는 우여량(禹餘糧)을 배합한다(예 : 적석지우여량탕(赤石脂禹餘糧湯)[주해상한론(注解傷寒論)]).

② 허한구사(虛寒久瀉)의 경우에는 백출(白朮), 인삼(人參), 복령(茯苓), 건강(乾薑) 등을 배합하여 온중삽장지사(溫中澀腸止瀉)한다.

③ 허한구리(虛寒久痢)의 경우에는 건강(乾薑), 갱미(粳米)를 배합하여 온중삽장지리(溫中澀腸止痢)한다(예 : 도화탕(桃花湯)[주해상한론(注解傷寒論)]).

④ 하리농혈(下痢膿血), 복통부지(腹痛不止)를 치료하는 경우에는 포강(炮薑), 포부자(炮附子), 당귀(當歸), 작약(芍藥)을 배합한다(예 : 적석지산(赤石脂散)[보제방(普濟方)]).

⑤ 외상출혈(外傷出血)에는 오배자(五倍子), 송향(松香) 등을 배합하여 가루로 만들어 외부(外敷)하여 수렴지혈(收斂止血)한다.

⑥ 하초습열(下焦濕熱)로 인한 하리농혈(下痢膿血)의 경우에는 오매(烏梅), 치자(梔

子), 백출(白朮), 승마(升麻) 등을 배합한다(예 : 적석지탕(赤石脂湯)[비급천금요방(備急千金要方)]).

⑦ 부인의 루하(漏下)가 임력부지(淋瀝不止)하는 경우에는 오적골(烏賊骨), 측백(側柏)을 배합하여 고삽지혈(固澀止血)한다(예 : 적석지산(赤石脂散)[성제총록(聖濟總錄)]).

⑧ 화상으로 적란열통(赤爛熱痛)하는 경우에는 한수석(寒水石), 대황(大黃)을 배합하여 가루로 만들어 청수(清水)로 잘 개어서 상처에 바른다(예 : 적석지산(赤石脂散)[의방대성(醫方大成)]).

⑨ 창양(瘡瘍)이 궤란(潰爛)하여도 오랫동안 낫지 않는 경우에는 노감석(爐甘石), 오적골(烏賊骨)을 가루 내어 외부(外敷)하여 흡습생기(吸濕生肌)한다.

오매(烏梅) 【신농본초경(神農本草經)】 MUME FRUCTUS

【기원】 장미과(Rosaceae)에 속한 낙엽 소교목인 매화나무 *Prunus mume* Sieb. et Zucc.의 미성숙한 과실을 채취하여 매연에 훈증하여 건조한 것이다.

청매(青梅)를 40℃ 내외의 저온으로 2~3시간 불에 쬐어 건조하되, 일반적으로 과육(果肉)이 황갈색을 띠면서 주름이 생길 때까지 말린 다음, 2~3일 뚜껑을 덮고 열을 가하면 흑색으로 변한다. 또는 청매(青梅)를 볏짚이나 왕겨를 태우는 매연 속에서 훈증(熏蒸)하여 흑색이 되도록 건조하여 핵(核)을 제거하고 사용한다.

【성미】 성은 따뜻하고 독이 없으며, 맛은 시고 떫다.

【귀경】 간, 비, 폐, 대장경.

【효능 및 주치】 1. 렴폐지해(斂肺止咳) : 폐허구해(肺虛久咳)

2. 삽장지사(澀腸止瀉) : 구사(久瀉), 구리(久痢)

3. 수렴지혈(收斂止血) : 변혈(便血), 붕루(崩漏), 뇨혈(尿血)

4. 생진지갈(生津止渴) : 허열소갈(虛熱消渴), 서열번갈(暑熱煩渴), 기음양허(氣陰兩虛)→번열(煩熱)·구갈

5. 안회(安蛔) : 회궐증(蛔厥證), 회충증(蛔蟲證), 담도회충증(膽道蛔蟲證)

【해설】 본품은 맛이 시고 떫으며 약성(藥性)이 따뜻하여 렴폐지해(斂肺止咳)하고 삽장지사(澀腸止瀉)하는 효능이 있어 폐허구해(肺虛久咳)와 구사부지(久瀉不止), 구리(久

痢)의 증상을 치료한다. 또한 맛이 달고 찬 성질의 약물을 같이 배합하면 신맛과 단맛이 화음(化陰)하는 작용을 나타내어 생진지갈(生津止渴)하여 진액(津液)이 부족한 소갈(消渴)을 치료한다. 본품은 매우 신맛인데, 회충은 신맛을 만나면 잠복하기 때문에 안회(安蛔)하는 좋은 약이 되어 회충으로 인한 구토와 복통을 치료한다. 또한 담도회충으로 인한 담산통(膽疝痛)과 위산결핍으로 인한 식욕부진 및 소화불량 등에 비교적 좋은 치료효과를 나타낸다.

본품은 신맛이 있어 수렴하는 성질이 강하므로 외감해수(外感咳嗽)와 사리초기(瀉痢初起)에 실사(實邪)가 있는 자는 복용을 금해야 한다.

【포제】 원약재(原藥材)를 취하여 잡질을 제거하고, 세정(洗淨)하여 수윤(水潤)하여 부드럽게 하거나 증연(蒸軟)하여 핵(核)을 제거하면 바로 오매육(烏梅肉)이 된다. 본품을 초탄(炒炭)하면 삽장지사(澁腸止瀉)하는 효능이 강해져서 비허구사(脾虛久瀉), 구리(久痢) 등에 적용하는 것이 좋고, 수렴지혈(收斂止血)하는 효능도 강해져서 붕루(崩漏), 변혈(便血), 뇨혈(尿血), 대하(帶下) 등에 적용하면 좋다.

【용량과 용법】 8~16g.

【금기증】 실사(實邪)가 있는 자, 열증(熱證), 풍한초기(風寒初起)에는 복용을 하지 말아야 한다. 돼지고기를 금해야 하고, 위산과다자는 복용을 금해야 한다. 본품을 많이 먹으면 치아와 근육을 상하게 한다.

【임상응용】 ① 회궐(蛔厥)로 인하여 완복통(脘腹痛)이 진발성(陣發性)으로 때때로 있다가 그치다가 하고, 심하(心下)에 작열감(灼熱感)이 있으며, 오심구토(惡心嘔吐)하거나 혹은 토회(吐蛔)하고, 사지궐랭(四肢厥冷), 냉한(冷汗)이 나오고, 맥(脈)은 복(伏)하거나 현긴(弦緊)하며, 혹은 구리(久痢)가 그치지 않는 등의 증상이 있는 경우에는 건강(乾薑), 부자(附子), 황련(黃連), 촉초(蜀椒) 등을 배합하여 온장(溫臟), 안회(安蛔), 지통(止痛)한다(예 : 오매환(烏梅丸)[상한론(傷寒論)]).

② 오랫동안 설사를 하고 그 증상이 심하면 활탈불금(滑脫不禁)하는 경우에는 가자(訶子), 앵속각(罌粟殼), 인삼(人參), 목향(木香), 육두구(肉豆蔻) 등을 배합하여 삽장지사(澀腸止瀉), 익기리비(益氣理脾)한다(예 : 고장환(固腸丸)[증치준승(證治準繩)]).

③ 소갈증(消渴證)으로 번갈다음(煩渴多飮)하는 경우에는 천화분(天花粉), 인삼(人參), 맥문동(麥門冬), 황기(黃芪), 갈근(葛根) 등을 배합하여 생진지갈(生津止渴)한다

(예 : 옥천환(玉泉丸)[심씨존생서(沈氏尊生書)]).

앵속각(罌粟殼) 【개보본초(開寶本草)】 PAPAVERIS PERICARPIUM

【기원】 양귀비과(Papaveraceae)에 속한 1년생 또는 2년생 풀인 양귀비 *Papaver somniferum* L.의 성숙한 삭과(蒴果)의 외각(外殼)을 건조한 것이다. 4~6월에 채취하여 종자를 제거하고 햇볕에 말린다.

【성미】 성질은 평(혹은 약간 차고)하고 독이 없으며, 맛은 시고 떫다.

【귀경】 폐, 신, 대장경.

【효능 및 주치】 1. 렴폐지해(斂肺止咳) : 폐허구해(肺虛久咳), 구해부지(久咳不止)

2. 삽장지사(澀腸止瀉) : 구사(久瀉), 구리(久痢), 탈항(脫肛)

3. 삽정(澀精), 지대(止帶) : 활정(滑精), 활설(滑泄), 다뇨(多尿), 백대(白帶)

4. 진정지통(鎭靜止痛) : 위통(胃痛)·근골통(筋骨痛) 등의 모든 통증, 완복동통(脘腹疼痛)

5. 지혈 : 변혈(便血)

【해설】 본품은 맛이 시고 떫으며 성질은 약간 차다. 폐(肺), 대장(大腸), 신(腎) 3경(經)에 들어가 수렴작용으로 렴폐지해(斂肺止咳)하고 삽장지사(澀腸止瀉)하는 효능이 있어 폐허(肺虛)로 인한 구해(久咳)와 구사구리(久瀉久痢) 등을 치료한다.

또한 지통작용이 뚜렷하므로 위통(胃痛), 복통, 근골기육(筋骨肌肉)의 동통(疼痛) 및 암증(癌症)으로 인한 극렬한 동통(疼痛)을 치료하는데 좋은 효과가 있다.

이 외에도 본품은 고정지유(固精止遺)의 효과가 있어 신허불고(腎虛不固)로 인한 유정활설(遺精滑泄)에 사용된다.

본품은 수렴고삽(收斂固澀)작용으로 치표(治標)하는 약물이기 때문에, 사리(瀉痢)와 해수초기(咳嗽初起) 및 한열(寒熱)이 완전히 없어지지 않은 경우에는 사용하지 말아야 하고, 만일 본품을 사용하여 외사(外邪)가 체류(滯留)되어 풀리지 않게 되면 피해가 극도로 커져서 심하면 치료할 수 없게 된다. 또한 구사(久瀉), 구해(久咳)에 사용할 때도 많이 복용하거나 오랫동안 복용하는 것은 마땅하지 않다. 또한 본품에는 morphine이 함유되어 있어 중독을 일으킬 수 있으므로 주의해야 하며, 또한 체내축적작용이 있어 소아에게는 사용하지 말아야 한다.

【중독증상과 해독법】 급성 중독인 경우 혼수(昏睡), 동공축소 및 호흡억제 등의 3대 특징이 있다. 해독하기 위해서는 인공호흡을 하거나 산소(순수 산소는 적합하지 않음)를 공급해 줘야 하며, 중추 흥분약인 coramine을 사용하거나 morphine 길항약(拮抗藥)인 naloxone을 사용할 수 있다.

【포제】 여름철에 채취하여 수세(水洗)하여 꼭지와 종자를 제거하고 외막(外膜)을 취하여 세절(細切)하여 햇볕에 말려서 사용한다. 생품(生品)은 지통이 우수하고, 수렴작용 또한 강하다. 밀자(蜜炙)한 후에는 윤폐지해(潤肺止咳)의 작용이 증강된다. 초자(醋炙)는 능히 삽장지사(澀腸止瀉)의 작용을 증강한다.

【용량과 용법】 4~12g.

【금기증】 이질(痢疾), 해수초기(咳嗽初起)에는 복용을 하지 말아야 한다. 또한 본품을 지속적으로 복용하거나 과량으로 복용하면 중독될 수 있으므로 주의해야 한다.

【임상응용】 ① 사리(瀉痢)가 오랫동안 계속되고 기혈허약(氣血虛弱)하여 활탈불금(滑脫不禁)하는 것을 치료하는데, 심한 경우에는 탈항(脫肛)으로 추하(墜下)하고, 복통희안(腹痛喜按), 식소(食少), 설태백(舌苔白), 맥지세(脈遲細) 등의 증상이 나타나는 경우에는 인삼(人蔘), 백출(白朮), 육두구(肉荳蔻) 등을 배합하여 온중보허(溫中補虛), 삽장고탈(澀腸固脫), 지사(止瀉)한다(예 : 진인양장탕(眞人養臟湯)[화제국방(和劑局方)]).

② 허한(虛寒)으로 설사, 장명복통(腸鳴腹痛)하고, 더러는 탈항(脫肛)하는 증상을 치료하는 경우에는 가자(訶子), 진피(陳皮), 포건강(炮乾薑)을 배합하여 온중거한(溫中祛寒), 고삽(固澀)한다(예 : 가자피산(訶子皮散)[난실비장(蘭室秘藏)]).

③ 설사가 심하여 멈추지 않는 경우에는 인삼(人參), 백출(白朮), 육두구(肉荳蔻), 건강(乾薑) 등을 배합한다(예 : 팔주산(八柱散)[만병회춘(萬病回春)]).

우여량(禹餘糧) 【신농본초경(神農本草經)】 LIMONITUM

【기원】 사방정계(斜方晶系) 갈철광(褐鐵礦) Limonite의 일종으로, 천연 분말상(粉末狀)의 광석이다. 광석 내에 수산화제이철의 상태로 황색 또는 황갈색, 자색을 띠고 있는 것을 채취해서 건조한다.

【성미】 성질은 평(혹은 약간 차고)하고 독이 없으며, 맛은 달고 떫다.

【귀경】 간, 위, 대장경.

【효능 및 주치】 1. 삽장지사(澀腸止瀉) : 구사(久瀉), 구리(久痢), 활탈구리(滑脫久痢), 양허설사(陽虛泄瀉)

2. 수렴지혈(收斂止血) : 붕루하혈(崩漏下血), 신허대하(腎虛帶下), 변혈(便血), 탈항(脫肛)

【해설】 본품은 맛이 달고 떫으며, 질(質)이 중(重)하여 하초(下焦)를 고삽(固澀)하는 좋은 약이 되어 삽장지사(澀腸止瀉)하는데, 활탈불수(滑脫不收)하여 오래도록 낫지 않는 구사구리(久瀉久痢)를 치료하며, 그 작용은 적석지(赤石脂)와 유사하여 서로 배합하여 치료효과를 높인다. 또한 수렴지혈(收斂止血)하는 작용을 겸하여 신체허약으로 인한 붕루대하(崩漏帶下), 오래도록 낫지 않는 변혈(便血) 등의 증상을 치료한다.

다만, 본품은 수렴작용이 비교적 강해서 실사(實邪)가 있는 증(證)에는 사용하지 말아야 한다.

【포제】 잡질을 세정(洗淨)하여 건조하거나, 단(煅)하여 초쉬(醋淬)하여 수비(水飛)하고 건조하여 사용한다. 생품(生品)과 단제품(煅製品)의 효능은 기본적으로 같다. 다만, 단쉬(煅淬)한 후에는 질이 성글어지고, 분쇄하여 약에 넣는데 편리하게 되며, 유효성분의 쉽게 우러나오게 되고, 아울러 수렴고삽(收斂固澀)하는 효능이 좋아진다.

【용량과 용법】 12~20g.

【금기증】 실증(實證)에는 복용을 금해야 하고, 임신부는 사용을 삼가야 한다.

【임상응용】 ① 사리일구(瀉痢日久), 활설불금(滑泄不禁)하는 경우에는 적석지(赤石脂)를 배합한다(예 : 적석지우여량탕(赤石脂禹餘糧湯)[주해상한론(注解傷寒論)]).

② 장위허한(腸胃虛寒)으로 인한 활설불금(滑泄不禁)에는 단적석지(煅赤石脂), 용골(龍骨), 필발(蓽撥), 외가자(煨訶子), 포강(炮薑), 외육두구(煨肉豆蔻), 포부자(炮附子)를 배합한다(예 : 우여량환(禹餘糧丸)[의방유취(醫方類聚)]).

③ 대변하혈(大便下血)이 자색이거나 혹은 대변이 백유상(柏油狀)과 같은 경우에는 해표초(海螵蛸), 건강(乾薑), 종려탄(棕櫚炭) 등을 배합하여 수렴지혈(收斂止血)한다.

④ 충임(衝任)이 부족하고 혈해(血海)가 공허(空虛)하여 월경부조(月經不調), 요복랭통(腰腹冷痛), 혹은 붕루(崩漏)가 나타나는 경우에는 용골(龍骨), 애엽(艾葉), 적석지(赤石脂), 단모려(煅牡蠣), 지유(地楡) 등을 배합한다(예 : 자계환(紫桂丸)[증치준승(證治準繩)]).

석류피(石榴皮)【명의별록(名醫別錄)】GRANATI PERICARPIUM

【기원】 석류과(Punicacea)에 속한 낙엽 소교목인 석류나무 *Punica granatum* L.의 성숙한 과실을 건조한 것이다. 가을에 채취하여 과피(果皮)를 수집하여 햇볕에 말린다.

【성미】 성은 따뜻하고 독이 없으며, 맛은 시고 떫다.

【귀경】 위, 대장, 신경.

【효능 및 주치】 1. 삽장지사(澀腸止瀉) : 구사(久瀉), 구리부지(久痢不止), 탈항

2. 고붕(固崩), 지유(止遺), 지혈(止血) : 유정(遺精), 붕루(崩漏), 백대하, 대변출혈

3. 구회정통(驅蛔定痛) : 구충, 조충, 충적복통(蟲積腹痛)

4. 살충지양(殺蟲止痒) : 개라(疥癩), 창선(瘡癬)

【해설】 본품은 시고 떫은맛으로 인하여 수렴삽장(收斂澀腸)하는 효능이 있어 구사(久瀉), 구리(久痢)를 치료한다. 또한 고정(固精)하는 효능이 있어 몽유(夢遺), 활정(滑精) 및 정액이 저절로 흘러내리는 증상, 하혈(下血) 등의 활탈증(滑脫證)을 치료한다. 또한 머리털과 수염을 염색할 수 있는데 흰털을 검게 만든다.

본품은 탕제(湯劑)에 넣을 경우에는 생용(生用)해도 좋으나, 산제(散劑)에는 초(炒)하여 사용하는 것이 좋으며, 지혈(止血)에 사용하는 경우에는 초탄(炒炭)하여 사용한다.

다만 본품은 맛이 시고 떫어서 수렴하므로 몸안에 실화(實火)가 있는 경우에는 적합하지 않으며, 본품을 사용할 때는 유지(油脂)가 있는 사하약(瀉下藥)이나 유량(油量)이 많은 음식물을 복용하지 않도록 해서 중독을 피해야 하고, 독성이 있으므로 대량으로 사용하지는 말아야 한다.

【약효감별】 본품의 뿌리껍질인 석류근피(石榴根皮)는 성미(性味)와 효능이 본품과 같으나 효능이 오로지 살충하는 데에 편중되어 촌백충, 조충과 회충을 없애는데 좋은 효과가 있다.

【포제】 잡질을 제거하고 세정(洗淨)하여 절괴(切塊)해서 건조하여 사용한다. 초탄(炒炭)한 후에는 수삽(收澀) 효력이 증강되어 구사구리(久瀉久痢), 붕루(崩漏)의 경우에 많이 사용된다.

【용량과 용법】 4~6g.

【금기증】 사리초기(瀉痢初起), 대변이 단단하여 보기 어려운 경우에는 복용을 하지

말아야 한다.

【임상응용】 ① 비위허한(脾胃虛寒)으로 설사, 복통, 불사음식(不思飮食)하는 경우에는 부자(附子), 건강(乾薑), 가자(訶子), 육두구(肉豆蔻) 등을 배합하여 온중산한(溫中散寒), 삽장지사(澀腸止瀉)한다(예 : 대단하환(大斷下丸)[양씨가장방(楊氏家藏方)]). 이 처방에서 석류피(石榴皮)를 초탄(炒炭)하거나, 초침(醋浸)한 후에 초탄(炒炭)하면 좋다.

② 탈항(脫肛)에는 진벽토(陳壁土), 백반(白礬)을 배합하여 진하게 달여서 훈세(熏洗)하고, 다시 초오배자(炒五倍子)를 가하여 갈아서 부탁(敷托)한다[의초류편(醫鈔類編)].

저근백피(樗根白皮)【신수본초(新修本草)】AILANTHI CORTEX

【기원】 소태나무과(Simaroubaceae)에 속한 낙엽교목인 가죽나무 *Ailanthus altissima* Swingle.의 뿌리껍질이나 몸통의 줄기 껍질을 벗겨 낸 것이다. 바깥층의 조피(粗皮)를 벗겨 제거해 버린 다음 건조한 것이다.

【성미】 성은 차고 독이 없으며, 맛은 쓰고 떫다.

【귀경】 대장, 위, 간경.

【효능 및 주치】 1. 청열조습(淸熱燥濕) : 습열사리(濕熱瀉痢), 적백대하(赤白帶下), 구사구리(久瀉久痢)

2. 수삽지혈(收澀止血) : 변혈(便血), 붕루(崩漏)

3. 삽정(澀精) : 정활몽유(精滑夢遺), 유정(遺精)

4. 살충 : 감적(疳積), 회충

【해설】 본품은 맛이 쓰고 떫으며 약성(藥性)이 차서 청열조습(淸熱燥濕)하고, 떫은맛은 수렴고삽(收斂固澀)하여 지대(止帶), 지사(止瀉), 지혈(止血)하여 적백대하, 자궁의 대출혈, 대변하혈(大便下血), 월경과다(月經過多), 구사구리(久瀉久痢) 및 치루출혈(痔漏出血) 등의 증상에 응용하고, 외용(外用)하여 개선습창(疥癬濕瘡)을 치료한다. 아울러 삽정(澀精)하여 유정(遺精), 활정(滑精)을 치료한다.

【포제】 바깥층의 조피(粗皮)를 제거하고, 부초(麩炒)한다. 부초(麩炒)한 후에는 효능은 생품(生品)과 서로 같지만, 그 쓰고 차가운 성미(性味)는 완화되고, 아울러 생품(生品)에서 나는 냄새를 바로 잡을 수 있다.

【용량과 용법】 8~12g.

【금기증】 비위(脾胃)가 허한(虛寒)한 자, 붕대(崩帶)가 신(腎)의 진음(眞陰)이 허쇠(虛衰)하여 된 경우와 이질(痢疾)이 적체(積滯)가 전부 제거되지 않아서 발생한 자는 복용을 하지 말아야 한다.

【임상응용】 ① 혈열붕루(血熱崩漏)의 경우에는 귀판(龜板), 백작약(白芍藥), 황백(黃柏), 향부(香附)를 배합하여 청열지혈고경(淸熱止血固經)한다(예 : 고경환(固經丸)[의학입문(醫學入門)]).

오배자(五倍子) 【본초습유(本草拾遺)】 CHINENSIS GALLA

【기원】 배아과(倍蚜科) 곤충 각배아(角倍蚜)(오배자 진드기) *Melaphis chinensis* (Bell) Baker. 혹은 배단아(倍蛋蚜) *Melaphis peitan* Tsai et Tang.이 옻나무과(Anacardiaceae)에 속한 낙엽 소교목인 붉나무 *Rhus chinensis* Mill., 청부양(靑麩楊) *Rhus potaninii* Maxim., 혹은 홍부양(紅麩楊) *Rhus punjabensis* Stew. var. *sinica* (Diels) Rehd. et Wils. 등에 기생(寄生)하여 발생한 잎 위의 충영(蟲癭)이다. 입추에서 백로 전에 벌레집의 외벽(外壁)이 청색에서 황갈색으로 변할 때 채취하여 끓는 물에 넣어 약간 삶는다든가 또는 겉 표면이 회색으로 될 때까지 쪄서 내부에 아충(蚜蟲)이 죽으면 꺼내어 햇볕에 말리고, 두배(肚倍)와 각배(角倍)로 분류한다.

【성미】 성은 차고 독이 없으며, 맛은 시고 떫다.

【귀경】 폐, 위, 대장, 신경.

【효능 및 주치】 1. 렴폐강화(斂肺降火) : 폐허구해(肺虛久咳), 해혈(咳血)

2. 삽장지사(澀腸止瀉) : 구사(久瀉), 탈항, 구사구리(久瀉久痢)
3. 고정축뇨(固精縮尿) : 유정(遺精), 유뇨(遺尿), 자궁탈수(子宮脫垂)
4. 수렴지한(收斂止汗) : 자한(自汗), 도한(盜汗)
5. 수렴지혈(收斂止血) : 비뉵(鼻衄), 붕루(崩漏), 하혈(下血), 변혈(便血)
6. 해독소종(解毒消腫) : 서절(暑癤), 습창(濕瘡), 구내염, 치조염(齒槽炎)
7. 수습렴창(收濕斂瘡) : 습창류수(濕瘡流水), 창양불렴(瘡瘍不斂)

【해설】 본품은 맛이 시고 떫으며 성질은 차다. 수렴하는 효능이 있어 내복(內服)하면

삽장지사(澀腸止瀉), 렴폐지해(斂肺止咳), 고정축뇨(固精縮尿), 지혈(止血), 지한(止汗) 등의 작용이 있어 폐허(肺虛)로 인한 구해(久咳)와 구사(久瀉), 구리(久痢)로 인한 활탈증(滑脫證)을 치료하고, 허한(虛寒), 변혈(便血), 탈항(脫肛), 하혈(下血), 유정(遺精), 유뇨(遺尿) 등의 증상에 적용한다.

외용(外用)하면 수렴, 살충하는 효능이 있어 잇몸이 가렵고 궤란(潰爛)하여 출혈이 있는 감닉(疳䘌)을 치료하고, 치창(痔瘡), 옹저(癰疽), 습창(濕瘡)이 궤란(潰爛)하여 오래도록 아물지 않는 증상에 외용(外用)하여 치료한다. 또한 풍열(風熱)을 없애는 작용을 겸하여 지니고 있다.

본품은 시고 떫은맛이 있어서 수렴하므로, 외감(外感)으로 인한 해수(咳嗽)나 습열적체(濕熱積滯)로 인한 사리(瀉痢)에는 마땅하지 않다.

【포제】 두들겨 부수어서 펼친 다음 잡질을 제거하고 사용한다.

【용량과 용법】 4~8g.

【금기증】 외감풍한(外感風寒)과 폐(肺)에 실열(實熱)이 있는 해수(咳嗽) 및 적체(積滯)가 아직 완전하게 제거되지 않은 사리(瀉痢)에는 복용을 하지 말아야 한다.

【임상응용】 ① 일체(一切) 종독(腫毒)에는 대황(大黃), 황백(黃柏)을 배합하여 상처부위에 발라준다(예 : 오배자산(五倍子散)[성제총록(聖濟總錄)]).

② 정이(聤耳)에는 솜에 가루를 묻혀서 귀 속에 넣어둔다[보제방(普濟方)].

③ 탈항불수(脫肛不收)에는 백반(白礬)을 배합하여 물로 달여서 씻어준다[삼인방(三因方)].

제 3 절 삽정(澀精)·축뇨(縮尿)·지대약(止帶藥)

삽정(澀精)·축뇨(縮尿)·지대약(止帶藥)은 특히 정기(精氣)를 굳건하게 붙잡아 주고 소변을 덜 보게 거두어 들이며 백대(白帶)를 감소하는 등의 작용을 가지고 있는 약물을 말한다.

이들 약은 달고 떫은맛을 가지고 있어 그 수렴고삽(收斂固澀)작용이 간신(肝腎)에 작용해서 하초(下焦)를 고삽(固澀)하기 때문에 유정(遺精), 활정(滑精), 소변빈삭(小便頻數), 유뇨(遺尿), 소변백탁(小便白濁) 및 대하(帶下) 등의 여러 가지 증후(證候)에 항상 활용된다.

그런데, 정관불고(精關不固)와 뇨빈(尿頻)한 것은 신허(腎虛)로 섭납(攝納)하지 못하여 된 것이며, 대하증은 비신허약(脾腎虛弱)과 하초습열(下焦濕熱)로 되는 등 병기(病機)가 같지 않기 때문에 이들 약물은 병의 정황에 서로 대응하는 복합처방 중에 배합하여 응용해야 하며, 단순히 수삽(收澀)에 의존하여 효과를 얻고자 하는 것은 안 된다.

오미자(五味子) 【신농본초경(神農本草經)】 SCHIZANDRAE FRUCTUS

【기원】 목련과(Magnoliaceae)에 속한 낙엽 덩굴성 관목인 오미자(북오미자(北五味子)) *Schizandra chinensis* (Turcz.) Baill. 또는 화중오미자(華中五味子)(남오미자(南五味子)) *S. sphenanthera* Rehd. et Wils.의 완전히 익은 과실을 건조한 것이다. 상강 후에 채취하여 햇볕에 말리거나 또는 증숙(蒸熟)하여 햇볕에 말린다.

【성미】 성은 따뜻하고 독이 없으며, 맛은 시고 달다.

【귀경】 폐, 대장, 심, 신경.

【효능 및 주치】 1. 렴폐자신(斂肺滋腎) : 폐허구해(肺虛久咳), 폐신허해(肺腎虛咳)

2. 삽정(澀精) : 몽유(夢遺), 정활(精滑), 유정(遺精)

3. 생진지갈(生津止渴) : 구건작갈(口乾作渴), 소갈(消渴)

4. 렴폐지한(斂肺止汗) : 자한(自汗), 도한(盜汗)

5. 삽장지사(澀腸止瀉) : 구사(久瀉), 구리(久痢)

6. 녕심안신(寧心安神) : 심계(心悸), 실면(失眠), 다몽(多夢), 심신불안(心神不安)

7. 기타 : 만성간염(트랜스아미나제가 높은 경우)에 가루로 만들어 내복(內服)한다.

【해설】 본품은 다섯 가지 맛을 가지고 있으나, 특히 신맛이 주가 된다. 약성(藥性)이 따뜻하지만 조(燥)하지 않아서 폐(肺), 심(心), 신(腎) 3경(經)에 들어가 위로는 폐기(肺氣)를 거두어들이고 아래로는 신음(腎陰)을 자(滋)하며, 아울러 삽정지사(澁精止瀉), 생진(生津), 지한(止汗) 등의 효능을 나타낸다.

본품은 자보폐신(滋補肺腎)하고 생진지갈(生津止渴)하는 효능이 있어 폐신부족(肺腎不足)으로 인한 노수기천(勞嗽氣喘)을 치료하며, 진고구갈(津枯口渴) 및 폐신양허(肺腎兩虛)로 정기(精氣)가 모산(耗散)된데 응용한다. 이 외에도 본품은 삽정(澀精)효능이 있어 신허(腎虛)로 인한 유정활정(遺精滑精)을 치료하며, 지한(止汗)효능이 있어 신체허약으로 인한 양허자한(陽虛自汗), 음허도한(陰虛盜汗)을 치료하며, 지사(止瀉)효능이 있어 구사부지(久瀉不止)를 치료한다.

본품은 맛이 시고 떫어서 수렴하므로 표사(表邪)가 아직 전부 풀리지 않았거나 실열(實熱)이 있는 자 및 사진(痧疹 ; 성홍열(猩紅熱))초기의 사람에게는 사용해서는 안 된다.

【포제】 주증(酒蒸)한 후에는 익신고정(益腎固精)하는 작용이 증강되므로, 신허(腎虛)로 인한 몽유활정(夢遺滑精)의 경우에 많이 활용된다. 밀자(蜜炙)한 후에는 폐신(肺腎)을 보익(補益)하는 작용이 증강되므로, 구해허천(久咳虛喘)의 경우에 많이 활용된다. 초증(醋蒸)한 후에는 산삽(酸澀)하여 수렴작용이 증강되므로, 삽정(澀精), 지사(止瀉) 작용이 강해져서 유정(遺精), 활설(滑泄), 구사부지(久瀉不止)에 사용되고, 또한 구해(久咳)로 폐기(肺氣)가 모손(耗損)된 경우에도 사용된다.

【용량과 용법】 2~8g.

【금기증】 표사(表邪)가 있는 자, 실열(實熱)이 있는 자, 해수(咳嗽)초기, 사진(痧疹)이 처음 발생한 사람의 경우에는 복용을 하지 말아야 한다.

【임상응용】 ① 폐신음허(肺腎陰虛)로 인한 해수기천(咳嗽氣喘), 조열(潮熱), 도한(盜汗)의 경우에는 숙지황(熟地黃), 산수유(山茱萸), 산약(山藥), 맥문동(麥門冬) 등을 배합하여 보신렴폐(補腎斂肺), 납기평천(納氣平喘)한다(예 : 맥미지황환(麥味地黃丸)[의급(醫級)]).

② 내열상진(內熱傷津)으로 인한 소갈(消渴)의 경우에는 천화분(天花粉), 갈근(葛根), 산약(山藥), 지모(知母) 등을 배합하여 자음윤조(滋陰潤燥), 생진지갈(生津止渴)한다(예 : 옥액탕(玉液湯)[의학충중참서록(醫學衷中參書錄)]).

③ 비신허한(脾腎虛寒)으로 구사(久瀉)하거나 오경설사(五更泄瀉)하며, 음식을 먹을 생각이 나지 않고, 먹어도 소화가 안 되며, 혹은 복통(腹痛)하고, 지랭(肢冷), 신피(神疲), 핍력(乏力), 맥침지(脈沈遲), 설담(舌淡), 태박백(苔薄白) 등의 증상이 있는 경우에는 육두구(肉荳蔻), 보골지(補骨脂), 오수유(吳茱萸)를 배합하여 온보비신(溫補脾腎), 삽장지사(澁腸止瀉)한다(예 : 사신환(四神丸)[내과적요(內科摘要)]).

연자육(蓮子肉)【신농본초경(神農本草經)】NELUMBINIS SEMEN

【기원】 수련과(Nymphaceae)에 속한 여러 해 살이 수생(水生) 풀인 연꽃 *Nelumbo nucifera* Gaertn.의 성숙한 종자를 건조한 것이다. 가을에 과실이 성숙할 때 채취하여 연방(蓮房)을 쪼개어 종인(種仁)을 취하여 건조한다.

【성미】 성질은 평하고 독이 없으며, 맛은 달고 떫다.

【귀경】 비, 신, 심경.

【효능 및 주치】 1. 보비지사(補脾止瀉) : 비허구사(脾虛久瀉)

2. 익신지유삽정(益腎止遺澀精) : 유정(遺精), 대하, 붕루(崩漏)(인비허(因脾虛) · 신허(腎虛))

3. 양심안신(養心安神) : 심계(心悸), 경계(驚悸), 실면(失眠), 허번(虛煩)

【해설】 본품은 맛이 달고 떫으며, 약성(藥性)이 평(平)하고 독이 없다. 비경(脾經)에 들어가 보비지사(補脾止瀉)하여 비허(脾虛)로 인한 설사, 구리(久痢)를 치료하고, 신경(腎經)에 들어가 익신고정(益腎固精)하여 신휴허(腎虧虛)로 나타나는 유정(遺精), 활정(滑精), 대하(帶下)를 치료하며, 심경(心經)에 들어가 양심안신(養心安神)하는 효능이 있어 심계실면(心悸失眠) 등의 증상을 치료한다.

【약효감별】 본품의 배아(胚芽)인 연심(蓮心)은 맛이 쓰고 성질이 차서 청심제열(淸心除熱)하고 제번(除煩)하는 효능이 있어 심화항성(心火亢盛)으로 인한 번조불안(煩躁不安)을 치료하고, 온병(溫病)에 열이 심포(心包)로 들어가서 번열신혼(煩熱神昏)하는 증상에 서각(犀角), 현삼(玄參) 등과 배합되어 이용된다.

또한 본품의 꽃술인 연수(蓮鬚)는 맛이 달고 떫으며, 약성(藥性)이 평(平)하고 독이 없어서 청심고신(淸心固腎)하고 삽정지혈(澀精止血)하는 효능이 있어 신허활정(腎虛滑精), 유정(遺精), 뇨의빈삭(尿意頻數), 유뇨(遺尿) 및 토혈(吐血), 붕루(崩漏) 등을 치료한다.

【포제】 거심(去心)하고 증숙(蒸熟)하거나 또는 배용(焙用)한다. 생품(生品)은 약성(藥性)이 서늘한 쪽으로 치우치며, 양심안신(養心安神)하는 데 장점을 발휘하고, 보비지사(補脾止瀉), 익신삽정(益腎澀精)하는 효능은 약한 편이다. 그런데, 초(炒)한 후에는 맛이 달고 향기가 나며, 약성(藥性)이 따뜻한 성질로 치우치게 되며, 보비지사(補脾止瀉), 익신삽정(益腎澀精)하는 데에 장점을 발휘하게 된다.

【용량과 용법】 8~20g.

【금기증】 중만비창(中滿痞脹)과 대변이 조결(燥結)한 경우에는 복용을 하지 말아야 한다.

【임상응용】 ① 심화(心火)가 편왕(偏旺)하여 기음(氣陰)이 모두 허(虛)하고 습열(濕熱)이 하주(下注)하여 된 유정(遺精), 임탁(淋濁) 및 피로하면 혈붕대하(血崩帶下)가 발생하는 증상과 혹은 신음(腎陰) 부족으로 구건설조(口乾舌燥)하며 번조(煩燥), 발열하는 경우에는 황금(黃芩), 맥문동(麥門冬), 황기(黃芪), 인삼(人參) 등을 배합하여 익기자음(益氣滋陰), 청심화(淸心火)한다(예 : 청심연자음(淸心蓮子飮)[화제국방(和劑局方)]).

② 심계(心悸), 실면(失眠), 정충(怔忡), 건망(健忘)의 경우에는 산조인(酸棗仁) 등을 배합한다.

③ 비허(脾虛)로 인한 구사(久瀉), 구리(久痢)에는 인삼(人參), 포강(炮薑), 금앵자(金櫻子), 육두구(肉豆蔲), 목향(木香), 오수유(吳茱萸) 등을 배합하여 온중보비(溫中補脾), 고장지사(固腸止瀉)한다.

④ 대병(大病)을 앓은 후에 비위(脾胃)를 도와주고자 하는 경우에는 인삼(人參), 백출(白朮), 복령(茯苓), 산약(山藥), 감초(甘草) 등을 배합하여 건비지사(健脾止瀉)한다(예 : 삼령백출산(參苓白朮散)[화제국방(和劑局方)]).

검실(芡實)【신농본초경(神農本草經)】EURYALES SEMEN

【기원】 수련과(Nymphaceae)에 속한 1년생 수생(水生) 풀인 가시연꽃 *Euryale ferox* Salisb.의 성숙한 종인(種仁)을 긴조한 것이다. 8~9월에 성숙한 과실을 채취하여 과피(果皮)를 제거하고 세정(洗淨)한 후 다시 외종피(外種皮)를 제거하고 햇볕에 말린다.

【성미】 성질은 평하고 독이 없으며, 맛은 달고 떫다.

【귀경】 비, 신경.

【효능 및 주치】 1. 고신삽정(固腎澀精) : 유정(遺精), 뇨의빈삭(尿意頻數), 소변불금(小便不禁), 비신휴허(脾腎虧虛)→노림(勞淋)·고림(膏淋)

2. 보비지사(補脾止瀉) : 비허구사(脾虛久瀉), 노리(勞痢), 비위허약(脾胃虛弱)→설사

3. 거습지대(祛濕止帶) : 백탁(白濁), 비기허(脾氣虛)→대하, 착비(着痺)

【해설】 본품은 맛이 달고 떫어서 건비(健脾)하여 습사(濕邪)를 없애고 수렴하여 고삽(固澀)하므로 비허(脾虛)로 습사(濕邪)가 정체되어 나타나는 설사, 구리(久痢)와 백대하에 적용된다. 아울러 화습(化濕)하는 효능이 있으므로 습비(濕痺)로 관절통이 있는 경우를 치료할 수 있다.

본품은 보신익정(補腎益精)하는 효능이 있어 신허(腎虛)로 인한 요슬산통(腰膝酸痛)을 치료하며, 떫은맛으로 고정축뇨(固精縮尿)하므로 정관불고(精關不固)로 인한 몽유(夢遺), 정활(精滑)이나 방광실약(膀胱失約)으로 인한 소변실금(小便失禁) 등의 증상을 치료한다.

다만 본품은 자보(滋補)하고 또한 수렴하므로 대소변이 불리(不利)한 경우에는 사용하지 말아야 한다.

【포제】 잡질을 제거하고 문화(文火)로 미황색(微黃色)이 되도록 초(炒)하여 사용하거나 부초(麸炒)하여 사용한다. 초(炒)한 후에는 성질이 따뜻한 쪽으로 치우치며, 보비(補脾)와 고삽(固澀) 작용이 증강되어서 허증(虛證)과 허(虛)가 심하고 실(實)이 적은 증(證)에 적용된다. 청초검실(清炒芡實)과 부초검실(麸炒芡實)은 효능이 비슷하여 모두 보비고삽(補脾固澀)하는 효능이 우수하며, 비허설사(脾虛泄瀉)와 신허(腎虛)로 정관(精關)이 단단하지 못하여 발생하는 활정(滑精), 비허대하(脾虛帶下)의 경우에 많이 활용된다. 다만, 일반적으로 비허설사(脾虛泄瀉)에는 부초(麸炒)를 사용하고, 정관불고(精關不固)로 인한 활정(滑精)이 그치지 않는 경우에는 청초(清炒)한 것을 사용하는 것이 좋다.

【용량과 용법】 12~20g.

【금기증】 외감병(外感病) 전후(前後)와 학질(瘧疾), 감(疳), 치(痔), 기비창(氣痞脹), 뇨적(尿赤), 변비 등에는 복용을 하지 말아야 한다.

【임상응용】 ① 신허(腎虛)로 정관(精關)이 불고(不固)하여 유정(遺精)하는 것을 치료하는 경우에는 연수(蓮鬚), 용골(龍骨) 등을 배합하여 정관(精關)을 고삽(固澀)하고, 보신(補腎)한다(예 : 금쇄고정환(金鎖固精丸)[의방집해(醫方集解)]). 이 처방은 또한 신허정휴(腎虛精虧)로 유정(遺精), 활설(滑泄), 신피(神疲), 핍력(乏力), 사지산연(四肢酸軟), 요산(腰酸), 이명(耳鳴)의 증상이 있는 것을 치료한다.

② 비허습열(脾虛濕熱)로 인하여 대하(帶下)가 점조(粘稠)하고 량이 많으며 백색(白色)에 황색(黃色)을 겸하고 비린내가 나며, 두현(頭眩), 두중(頭重), 핍력(乏力), 설태백

(舌苔白), 맥유삭(脈濡數)하는 경우에는 백과(白果), 차전자(車前子), 산약(山藥), 황백(黃柏)을 배합하여 건비제습(健脾除濕), 청열지대(淸熱止帶)한다(예 : 역황탕(易黃湯)[부청주여과(傅靑主女科)]).

③ 신허불섭(腎虛不攝)으로 인한 유정(遺精), 백탁(白濁) 혹은 대하(帶下)를 치료하는 경우에는 금앵자(金櫻子)를 배합하여 고정(固精)한다(예 : 수륙이선단(水陸二仙丹)[홍씨험방(洪氏驗方)]).

산수유(山茱萸)【신농본초경(神農本草經)】CORNI FRUCTUS

【기원】 층층나무과(Cornaceae)에 속한 낙엽 소교목인 산수유나무 *Cornus officinalis* Sieb. et. Zucc.의 성숙한 과실을 건조한 것이다. 늦은 가을과 초겨울에 과피(果皮)가 홍색으로 변한 것을 채취하여 끓는 물에 약간 삶아 핵인(核仁)을 제거하고 햇볕에 말린다.

【성미】 성질은 약간 따뜻하고 독이 없으며, 맛은 시고 떫다.

【귀경】 간, 신경.

【효능 및 주치】 1. 보익간신(補益肝腎) : 현훈이명(眩暈耳鳴), 요슬산통(腰膝痠痛), 내열소갈(內熱消渴), 경계(驚悸), 양위(陽痿), 오경설(五更泄)

2. 수렴고삽(收斂固澀) : 유정활설(遺精滑泄), 유뇨(遺尿), 뇨의빈삭(尿意頻數), 붕루대하(崩漏帶下), 자한(自汗), 대한허탈(大汗虛脫)

【해설】 본품은 맛이 시고 떫으며, 약성(藥性)이 약간 따뜻하며, 독이 없고 질(質)이 윤(潤)하다. 간(肝), 신(腎) 2경(經)에 들어가며, 시고 떫은맛은 수렴하여 삽정지한(澁精止汗)하고, 온윤(溫潤)한 성질은 보(補)하여 간신(肝腎)을 보익(補益)하는 작용을 나타낸다.

본품은 간신(肝腎)의 기능부족으로 인한 병증(病證)에 사용되어, 간신(肝腎)을 보익(補益)하고 또한 신맛으로 수렴시키는 효능이 있어 신허(腎虛)로 인한 유정(遺精), 활설(滑泄), 뇨의빈삭(尿意頻數), 이명(耳鳴) 등의 증상을 치료하며, 간신(肝腎) 기능의 부족으로 근골(筋骨)이 영양을 제대로 받지 못하여 발생한 요슬산연(腰膝痠軟), 지체무력(肢體無力) 등을 치료한다. 또한 지한(止汗)하는 효능이 있어 자한(自汗), 도한(盜汗) 및 대한허탈(大汗虛脫) 등의 증상을 치료한다. 본품은 간신(肝腎)을 평보(平補)하는 약물이 되어 양허

(陽虛)나 음허(陰虛)를 막론하고 고루 배합하여 응용할 수 있는데, 맛이 달고 약성(藥性)이 차가우며 자윤(滋潤)한 약물을 배합하면 음혈(陰血)을 보(補)하고, 맛이 달고 따뜻하거나 맵고 뜨거운 약성(藥性)을 지닌 약물을 배합하면 양기(陽氣)를 보(補)한다.

본품은 방사선치료 등으로 인해 백혈구가 감소된 증상에 적용하면 좋은 효과가 있다.

【포제】 잡질과 남아 있는 핵인(核仁)을 제거하고 과육(果肉)을 취하여 주증(酒蒸)하면 간신(肝腎)을 온보(溫補)하고, 삽정(澀精), 축뇨(縮尿)하는 작용이 증강된다. 반면에 생용(生用)하면 렴음지한(斂陰止汗)의 작용이 우수하다.

【용량과 용법】 8~16g.

【금기증】 명문화치(命門火熾)로 양강불위(陽强不痿)한 자와 평소에 습열(濕熱)이 있어 소변이 불리(不利)한 자는 복용을 하지 말아야 한다.

【임상응용】 ① 신음부족(腎陰不足)이나 간신음허(肝腎陰虛)로 요슬산연(腰膝酸軟), 두훈목현(頭暈目眩), 이명이롱(耳鳴耳聾), 자한(自汗), 도한(盜汗), 유정(遺精), 몽설(夢泄), 소갈(消渴), 수족심열(手足心熱), 설조(舌燥), 후통(喉痛), 치아동요(齒牙動搖), 족근작통(足跟作痛), 설홍소태(舌紅少苔), 맥침세삭(脈沈細數) 등의 증상이 나타나는 것을 치료하는 경우에는 숙지황(熟地黃), 산약(山藥) 등을 배합하여 자음(滋陰), 보신(補腎)한다(예 : 육미지황환(六味地黃丸)[소아약증직결(小兒藥證直訣)]).

② 신양부족(腎陽不足), 명문화쇠(命門火衰)로 인한 증(證)을 치료하는데, 년로(年老) 혹은 구병(久病)으로 기쇠신피(氣衰神疲)하고, 외한(畏寒), 지냉(肢冷), 양위(陽痿), 유정(遺精), 활정(滑精), 요슬산연(腰膝痠軟) 혹은 음식감소, 대변부실(大便不實), 혹은 소변자유(小便自遺), 설담태백(舌淡苔白), 맥침지(脈沈遲) 등의 증상이 나타나는 것을 치료하는 경우에는 숙지황(熟地黃), 산약(山藥), 두중(杜仲), 육계(肉桂) 등을 배합하여 온보신양(溫補腎陽), 전정(塡精), 익수(益髓)한다(예 : 우귀환(右歸丸)[경악전서(景岳全書)]).

③ 신수부족(腎水不足), 간열상승(肝熱上升)으로 두목현훈(頭目眩暈), 이명중청(耳鳴重聽)하는 경우에는 귀판(龜板), 숙지황(熟地黃), 자석(磁石), 용담초(龍膽草) 등을 배합하여 자음잠양(滋陰潛陽), 청간사열(淸肝瀉熱)한다.

④ 대한림리(大汗淋漓)로 혹은 정충(怔忡)하거나 욕탈(欲脫)하려고 하는 경우에는 용골(龍骨), 모려(牡蠣), 백작약(白芍藥) 등을 배합하여 렴한고탈(斂汗固脫)한다(예 : 래복탕(來復湯)[의학충중참서록(醫學衷中參書錄)]).

금앵자(金櫻子) 【촉본초(蜀本草)】 ROSAE LAEVIGATAE FRUCTUS

【기원】 장미과(Rosaceae)에 속한 상록 반원(攀援) 관목인 금앵자나무 *Rosa laevigata* Michx.의 성숙한 과실을 건조한 것이다. 10~11월 사이에 과실이 붉게 익을 때 채취하여 건조한 후 모자(毛刺)를 제거한다.

【성미】 성질은 평하고 독이 없으며, 맛은 시고 떫다.

【귀경】 신, 방광, 폐, 대장경.

【효능 및 주치】 1. 고정축뇨(固精縮尿), 지대(止帶), 지한(止汗) : 유정활정(遺精滑精), 유뇨(遺尿), 뇨의빈삭(尿意頻數), 붕루대하(崩漏帶下), 허한(虛汗)

2. 삽장지사(澀腸止瀉) : 비허구사(脾虛久瀉), 구리(久痢)

3. 수렴고탈(收斂固脫) : 자궁탈수(子宮脫垂), 탈항

4. 렴폐평천(斂肺平喘) : 폐허천해(肺虛喘咳)

【해설】 본품은 맛이 시고 떫으며, 약성(藥性)이 평(平)하고 독이 없다. 맛이 시고 떫어서 그 효능이 오로지 수렴하는 작용이 있어 신(腎) · 방광경(膀胱經)에 들어가 고정(固精), 축뇨(縮尿), 지대(止帶)하므로 신허(腎虛)로 정관(精關)이 불고(不固)하여 나타나는 유정(遺精)과 방광(膀胱)의 괄약근이 약하여 나타나는 유뇨(遺尿)와 뇨의빈삭(尿意頻數) 및 부녀의 대하(帶下) 등을 치료한다. 또한 대장경(大腸經)에 작용하여 수삽고장지사(收澁固腸止瀉)하는 효능이 있어 비허구사(脾虛久瀉)와 구리(久痢)를 치료한다.

본품은 수삽(收澀)시키는 약물이므로 실화(實火)와 실사(實邪)가 있는 경우에는 복용을 하지 말아야 한다.

【포제】 잡질을 제거한 후 햇볕에 말리고, 핵인(核仁)과 자(刺)를 제거하고 사용한다.

생품(生品)은 융모(絨毛)가 점막을 자극해서 해수(咳嗽)를 일으키고, 핵(核)에는 활리(滑利)하는 작용이 있으므로, 활정(滑精)의 폐해가 있을 수 있다. 따라서 응용할 때에는 융모(絨毛)와 핵(核)을 제거한 금앵자육(金櫻子肉)을 사용한다.

밀자(蜜炙)한 후에는 맛이 달고 떫어지며, 성질은 따뜻하다. 보비(補脾)하는 중에서 삽장(澀腸)하고, 아울러 생품(生品)을 먹으면 발생할 수 있는 복통(腹痛)의 부작용을 피할 수 있다. 주로 비허구사(脾虛久瀉), 구리(久痢)에 많이 활용된다. 염증(鹽蒸)한 후에는 약을 신경(腎經)으로 인경(引經)하여 보신(補腎) 작용이 증강된다.

【용량과 용법】 8~16g.

【금기증】 실화(實火)와 사열(邪熱)이 있는 자는 복용을 하지 말아야 한다.

【임상응용】 ① 신허불섭(腎虛不攝)으로 인한 유정(遺精), 백탁(白濁) 혹은 대하(帶下)를 치료하는 경우에는 검실(芡實)을 배합하여 고정(固精)한다(예 : 수륙이선단(水陸二仙丹)[홍씨험방(洪氏驗方)]).

② 신허(腎虛)로 요산이명(腰痠耳鳴), 백대청희량다(白帶淸稀量多), 소복발량(小腹發凉)하는 경우에는 토사자(兎絲子), 검실(芡實), 육계(肉桂), 복령(茯苓), 녹각(鹿角) 등을 배합하여 온신고삽(溫腎固澀)한다.

③ 비허(脾虛)로 인한 구사(久瀉), 구리(久痢)에는 인삼(人參), 포강(炮薑), 연자육(蓮子肉), 육두구(肉豆蔲), 목향(木香), 오수유(吳茱萸) 등을 배합하여 온중보비(溫中補脾), 고장지사(固腸止瀉)한다.

상표초(桑螵蛸) 【신농본초경(神農本草經)】 MANTIDIS OÖTHECA

【기원】 사마귀과(Mantidae)에 속한 곤충인 사마귀 *Paratenodara sinensis* Saussure., 좀사마귀 *Statilia maculata* Thunb. 및 넓은배 사마귀 *Hierodula patellifera* (Serville)의 난초(卵鞘 ; 알집)를 건조한 것이다. 9월부터 다음 해 2월 사이에 채취하여 나뭇가지와 흙을 제거하고 대바구니에 넣어 쪄서 충란(蟲卵)을 죽인 다음 햇볕에 말린다.

【성미】 성질은 평하고 독이 없으며, 맛은 달고 짜며 떫다.

【귀경】 간, 신경.

【효능 및 주치】 1. 보신조양(補腎助陽) : 양위(陽痿)

2. 고정축뇨지대(固精縮尿止帶) : 유정(遺精), 활정(滑精), 조설(早泄), 유뇨(遺尿), 뇨의빈삭(尿意頻數), 소변실금(小便失禁), 소아의 유뇨(遺尿), 백탁(白濁), 적백대하(赤白帶下)

【해설】 본품의 맛은 달고 짜며 떫고, 성질은 평(平)하다. 본품의 단맛은 보(補)하고, 짠맛은 신(腎)으로 들어가게 하며, 떫은맛은 수렴하여 보신조양(補腎助陽)하고 고정축뇨(固精縮尿)하여 고하(固下)하는 약이 된다. 신(腎)과 방광(膀胱)은 표리(表裏)가 되어 신

장(腎臟)이 자양(滋養)되면 방광(膀胱)이 스스로 견고(堅固)하여 지므로 신양부족(腎陽不足)으로 인한 유뇨(遺尿)와 소변빈삭(小便頻數), 임탁(淋濁), 오래된 백대하(白帶下)에 현저한 효과가 있으며, 신양(腎陽)이 쇠미(衰微)하여 정관(精關)이 불고(不固)함으로써 나타나는 양위(陽痿), 조설(早泄), 활정(滑精)에 적용한다. 아울러 신양(腎陽)이 허하여 발생하는 산기(疝氣), 요통에도 적용할 수 있다.

【포제】 잡질을 제거하고 청수(淸水)로 깨끗하게 씻은 후 증제(蒸製) 용기에 넣어 무화(武火)로 약 한 시간 동안 찐 다음 꺼내 햇볕에 말린다.

상표초(桑螵蛸)를 생용(生用)하면 설사하게 하며 알이 부화하여 유충(幼蟲)이 될 수 있으므로, 생용(生用)을 하지 않는다. 증제(蒸製)한 후에는 설사하게 하는 부작용이 없어지고, 충란(蟲卵)을 죽일 수 있으므로 저장하는 데에도 편리하다. 염자(鹽炙)나 염증(鹽蒸)한 후에는 충란(蟲卵)을 죽여서 알이 부화하여 유충(幼蟲)이 되는 것을 막을 수 있으며, 약을 신경(腎經)으로 작용하게 하여서 익신고정(益腎固精), 축뇨(縮尿), 지유(止遺)의 작용을 증강할 수 있다.

【용량과 용법】 6~12g.

【금기증】 음허화왕(陰虛火旺)과 방광(膀胱)에 열(熱)이 있는 자는 복용을 하지 말아야 한다.

【임상응용】 ① 신허(腎虛)로 양위(陽痿), 정관불고(精關不固), 몽유활정(夢遺滑精)하는 경우에는 포부자(炮附子), 오미자(五味子), 용골(龍骨)을 배합하여 익신고정(益腎固精)한다(예 : 상표초환(桑螵蛸丸)[양씨가장방(楊氏家藏方)]).

② 심신양허(心腎兩虛)로 인하여 건망(健忘), 뇨빈(尿頻), 유뇨(遺尿)하는 경우에는 원지(遠志), 창포(菖蒲), 용골(龍骨), 인삼(人參) 등을 배합하여 보익심신(補益心腎)한다(예 : 상표초산(桑螵蛸散)[본초연의(本草衍義)]).

③ 양허기약(陽虛氣弱)으로 인한 뇨빈(尿頻), 유뇨(遺尿)를 치료하는 경우에는 인삼(人參), 황기(黃芪), 두중(杜仲), 보골지(補骨脂) 등을 배합한다(예 : 가미상표초환(加味桑螵蛸丸)[장씨의통(張氏醫通)]).

복분자(覆盆子)【명의별록(名醫別錄)】RUBI FRUCTUS

【기원】 장미과(Rosaceae)에 속한 낙엽관목인 복분자딸기 *Rubus coreanus* Miq.의 미성숙한 과실을 건조한 것이다. 초여름에 과실이 녹색에서 녹황색으로 변할 때 채취하여 과경(果梗)을 제거하고 끓는 물에 2~4분 정도 익힌 다음 햇볕에 말린다. 중국에서는 화동복분자(華東覆盆子) *R. chingii* Hu.의 과실을 기원으로 한다.

【성미】 성질은 약간 따뜻하고 독이 없으며, 맛은 달고 시다.

【귀경】 간, 신, 방광경.

【효능 및 주치】 1. 보신고정축뇨(補腎固精縮尿) : 신허유정(腎虛遺精), 양위조설(陽萎早泄), 활설(滑泄), 유뇨(遺尿), 뇨빈(尿頻), 불잉(不孕), 두발고위(頭髮枯萎), 두발조탈조백(頭髮早脫早白)

2. 보간명목(補肝明目) : 목암불명(目暗不明), 목예내장(目翳內障), 야맹증

【해설】 본품은 맛이 달고 시며, 약성(藥性)이 따뜻하고, 독이 없다. 단맛은 보익(補益)하고 신맛은 수렴하며, 약성(藥性)이 따뜻하되 조열(燥熱)하지 않아 그 효능이 신양(腎陽)을 보(補)하면서도 상음(傷陰)하는 폐해가 없고, 고탈(固脫)하되 응체하지 않고 익하봉장(益下封藏)의 효능이 있어 신허(腎虛)로 인한 하초불고(下焦不固)에 좋은 약이 된다. 따라서, 본품은 신허(腎虛)로 정관(精關)이 불고(不固)하여 발생되는 유정(遺精), 활정(滑精)의 증상을 치료하며, 신허(腎虛)로 소변이 빈삭(頻數)하는 증상을 치료한다. 또한 간신(肝腎)을 보하고 명목(明目)하는 효능이 있으므로, 숙지황(熟地黃), 구기자(枸杞子), 여정자(女貞子) 등 간신(肝腎)을 보하고 명목(明目)하는 약과 배합되어 목암불명(目暗不明)을 치료한다. 또한 머리털을 검게 하는 효능도 있다.

【포제】 주자(酒炙)하면 온신(溫腎) 작용이 증강되므로, 신허(腎虛)로 양위불육(陽痿不育)하는 경우에 많이 활용된다. 염증(鹽蒸)하면 생품(生品)과 효능은 거의 같으며, 신경(腎經)으로 약을 이끌고 들어가서 보신(補腎)하는 효능이 약간 더 강하게 되고, 보신고삽(補腎固澀)하는 효능이 증강된다.

【용량과 용법】 8~16g.

【금기증】 따뜻한 성질의 약으로 오줌을 농축하므로, 뇨량감소나 음허양항(陰虛陽亢)에 사용해서는 안 된다. 성욕이 심하게 일어나는 경우에도 사용을 금해야 한다.

【임상응용】 ① 심신부족(心腎不足)으로 안목혼암(眼目昏暗)하는 것을 치료하는 경우에는 당귀(當歸), 숙지황(熟地黃), 구기자(枸杞子) 등을 배합하여 양심익신(養心益腎), 보혈명목(補血明目)한다(예 : 사물오자환(四物五子丸)[의방유취(醫方類聚)]).

② 간신구허(肝腎俱虛), 신양허쇠(腎陽虛衰)로 양위불거(陽痿不擧), 소변빈삭(小便頻數), 유정(遺精), 도한(盜汗)하는 경우에는 육종용(肉蓯蓉), 숙지황(熟地黃), 오미자(五味子), 토사자(菟絲子), 모려(牡蠣) 등을 배합하여 보신조양(補腎助陽), 보익간신(補益肝腎), 고삽수렴(固澀收斂)한다(예 : 파극환(巴戟丸)[의학발명(醫學發明)]).

③ 정휴(精虧)로 인하여 양위(陽痿), 요슬산연(腰膝酸軟), 두훈이명(頭暈耳鳴), 구무자사(久無子嗣)하는 경우에는 구기자(枸杞子), 토사자(兎絲子), 오미자(五味子), 차전자(車前子)를 배합하여 보신익정(補腎益精)한다(예 : 오자연종환(五子衍宗丸)[섭생중묘방(攝生衆妙方)]).

④ 남자불육(男子不育), 정청정랭(精清精冷)을 치료하는 경우에는 토사자(菟絲子), 녹용(鹿茸), 천웅(天雄), 구자(韮子), 육종용(肉蓯蓉), 상기생(桑寄生), 석곡(石斛) 등을 배합한다(예 : 양기석환(陽起石丸)[제생방(濟生方)]).

해표초(海螵蛸) 【신농본초경(神農本草經)】 SEPIAE ENDOCONCHA

【기원】 오징어과(Sepiidae)에 속한 동물인 무침오적(無鍼烏賊) *Sepielia maindroni* de Rochebrune.와 갑오징어 *Sepia esculenta* Hoyle.의 내각(內殼)을 건조한 것이다.

【성미】 성질은 약간 따뜻하고 독이 없으며, 맛은 짜고 떫다.

【귀경】 간, 비, 신경.

【효능 및 주치】 1. 수렴지혈(收斂止血) : 토혈(吐血), 뉵혈(衄血), 붕루하혈(崩漏下血), 변혈(便血), 외상출혈(外傷出血)

2. 고정(固精), 지대(止帶) : 대하과다(帶下過多), 조설(早泄), 유정(遺精)

3. 제산지통(制酸止痛) : 위산과다, 위통탄산(胃痛呑酸)

4. 수습렴창생기(收濕斂瘡生肌) : 궤양구불유합(潰瘍久不愈合), 창다농즙(瘡多膿汁), 소화기궤양, 습진, 음식란창(陰蝕爛瘡)

5. 삽장지사(澀腸止瀉) : 허한하리(虛寒下痢)

【해설】 본품은 맛이 짜고 떫으며, 약성(藥性)이 따뜻하다. 본품은 떫은맛으로 수렴하는 효능이 있어 수렴지혈(收斂止血), 지대고정(止帶固精), 삽장지사(澀腸止瀉)하여 부녀의 간신부족(肝腎不足)으로 충임맥(衝任脈)이 불고(不固)하여 나타나는 자궁출혈과 대하를 치료하므로, 부인과의 중요한 약이 되며, 또한 남자의 유정(遺精)과 활정(滑精)을 치료하는 보조약물이 된다. 또한 폐위출혈(肺胃出血), 비뉵(鼻衄), 변혈(便血), 외상(外傷)출혈 및 허한하리(虛寒下痢)에 효과가 있다.

또한 본품은 제산지통(制酸止痛)과 수렴생기(收斂生肌)의 효능이 있어 위·십이지장궤양에서 나타나는 위통(胃痛), 범산토산(泛酸吐酸), 궤양(潰瘍)으로 인한 출혈을 치료한다. 외용(外用)하면 피부습진과 만성궤양이 아물지 않는 증상에 현저한 효과가 있다.

이 외에 또한 혈맥(血脈)을 통(通)하게 하고, 한습(寒濕)을 없애는 효능이 있어 복중혈괴(腹中血塊), 산기복통(疝氣腹痛) 및 음부종통(陰部腫痛) 등의 증상을 치료한다.

【포제】 잡질을 제거하고 세정(洗淨)하여 건조하거나 초용(炒用)한다. 초제(炒製)한 후에는 수렴지혈(收斂止血), 삽정지대(澀精止帶)하는 효능이 증강되며, 혈붕(血崩), 적백대하(赤白帶下), 습진소양(濕疹瘙痒)에 많이 활용된다.

【용량과 용법】 6~12g. 가루 내어서 탄복(呑服)하는 경우에는 매회 1.5~3g. 외용(外用)하는 경우에는 적당량을 가루로 만들어서 사용한다.

【금기증】 자궁내막염에 의한 출혈과 혈열(血熱)로 인한 출혈 및 위산부족으로 인한 위통(胃痛)에는 복용을 하지 말아야 한다.

【임상응용】 ① 위통탄산(胃痛呑酸)하거나 혹은 구토산수(嘔吐酸水)하거나 혹은 위중조잡(胃中嘈雜)하는 경우에는 절패모(浙貝母)를 배합하여 제산지통(制酸止痛)한다(예 : 오패산(烏貝散), (방약합편해설(方藥合篇解說)).

② 창양(瘡瘍)이 오래도록 낫지 않고, 농수(膿水)가 계속 흐르는 경우에는 노감석(爐甘石), 적석지(赤石脂), 황단(黃丹) 등을 배합하여 가루로 갈아서 외부(外敷)하여 수습렴창(收濕斂瘡)한다.

③ 폐위출혈(肺胃出血), 뇨혈(尿血) 및 혈붕(血崩)에는 천초(茜草), 진종탄(陳棕炭), 백급(白芨) 등을 배합하여 수렴지혈(收斂止血)한다.

④ 충임불고(衝任不固)로 인한 붕루하혈(崩漏下血)에는 용골(龍骨), 모려(牡蠣), 종려(棕櫚) 등을 배합하여 수렴지혈(收斂止血)한다.

⑤ 습진소양(濕疹瘙痒)이 반복적으로 발생하고 잘 낫지 않는 경우에는 황백(黃柏), 황련(黃連), 청대(靑黛) 등을 배합하여 청열조습(淸熱燥濕), 지양렴창(止痒斂瘡)한다.

⑥ 부녀(婦女)의 경수(經水)가 행(行)할 때에 많고 오래되며, 그 기간이 지나도 그치지 않거나 혹은 때가 아닌데도 누하(漏下)하고, 색(色)은 담(淡)하고 질(質)은 박(薄)하며, 청희(淸稀)하여 물과 같고, 얼굴색은 광백(㿠白)하며, 심계(心悸), 정충(怔忡), 기단(氣短), 나언(懶言), 소복공추(小腹空墜), 지연무력(肢軟無力), 설질담(舌質淡), 태박윤(苔薄潤), 맥(脈)은 허(虛)하고 힘이 없는 증상이 나타나는 것을 치료하는 경우에는 백출(白朮), 황기(黃芪), 용골(龍骨) 등을 배합하여 보기양혈(補氣養血), 안충지혈(安冲止血)한다(예 : 안충탕(安冲湯)[의학충중참서록(醫學衷中參書錄)]).

⑦ 적백대하(赤白帶下)를 치료하는 경우에는 산약(山藥), 용골(龍骨), 모려(牡蠣) 등을 배합하여 건비(健脾), 고삽(固澀), 지대(止帶)한다(예 : 청대탕(淸帶湯)[의학충중참서록(醫學衷中參書錄)]).

백반(白礬) 【신농본초경(神農本草經)】 ALUMEN

【기원】 황산염류(黃酸鹽類) 광물인 명반석(明礬石) Alunitum을 전련(煎煉)하여 만든 것으로 황산알루미늄 칼륨[$KAl(SO_4)_2 \cdot 12H_2O$]을 함유한다.

【성미】 성은 차고 독이 없으며, 맛은 시고 떫다.

【귀경】 폐, 비, 위, 대장경.

【효능 및 주치】 1. 해독살충(解毒殺蟲), 조습지양(燥濕止痒) : 창양종독(瘡瘍腫毒), 개선(疥癬), 습진소양(濕疹瘙痒), 중이염, 황수창(黃水瘡), 소아의 아구창(鵝口瘡), 일체충독사견소상(一切蟲毒蛇犬所傷), 요충병(蟯蟲病), 습열황달(濕熱黃疸), 습열대하(濕熱帶下)

2. 삽장지사(澀腸止瀉) : 구사(久瀉), 구리(久痢), 휴식리일구부지(休息痢日久不止)

3. 수렴지혈(收斂止血) : 토뉵혈(吐衄血), 붕루하혈(崩漏下血), 창상출혈(創傷出血), 외상출혈(外傷出血)

4. 청열소담(淸熱消痰) : 풍담전간(風痰癲癎), 풍담전광(風痰癲狂), 풍담혼궐(風痰昏厥), 담열해수(痰熱咳嗽)

【해설】 본품은 맛이 시고 떫으며, 약성(藥性)이 차다. 성질이 수삽(收澀)하여 내복(內服)하면 지사(止瀉), 지혈(止血), 조습거담(燥濕祛痰)의 효능이 있어 구사(久瀉), 변혈(便血), 붕루(崩漏) 및 풍담(風痰)으로 인한 전간(癲癎)을 치료하고, 외용(外用)하면 조습지양(燥濕止痒)하고 해독살충(解毒殺蟲)하는 효능이 있어 습진(濕疹), 개선(疥癬) 등의 피부병과 입과 귀 부위의 여러 가지 질환을 치료한다.

본품은 과량(過量)을 내복(內服)하면 구토, 복사(腹瀉)가 일어날 수 있으며, 심하면 허탈(虛脫)에 빠지게 되므로 주의해야 한다.

【포제】 백반(白礬)은 잡질을 제거하고 파쇄(破碎)하여 복용한다. 고백반(枯白礬)은 잡질을 제거한 백반(白礬)을 사과(砂鍋)안에 넣고 가열하여 용화(熔化)시키고 아울러 단(煅)하여 고건(枯乾)하고 푸석푸석하게 되면 꺼내어 덩어리로 부수어서 사용한다.

본품을 생용(生用)하면 풍담(風痰)을 잘 제거하므로, 풍담(風痰)이 옹성(壅盛)하여 발생하는 전간(癲癎), 광란(狂亂) 등의 증상을 치료하는데 좋다. 단제(煅製)하면 결정수를 잃어버리게 되고 고백반(枯白礬)이 되는데, 시고 떫으며 차가운 성미(性味)가 약화되고, 용토(涌吐) 작용이 줄어들며, 수삽렴창(收澀斂瘡), 생기(生肌), 지혈(止血), 지사(止瀉), 화부(化腐)의 효능이 강해져서, 습창(濕瘡), 습진, 변혈(便血), 구사(久瀉) 등의 증상을 치료하는데 좋다. 고백반(枯白礬)을 외용(外用)하면 단백질과 화합하여 물에 녹기 어려운 단백질을 만들어 침전하고, 창면(瘡面)의 삼출물(滲出物)을 감소하여서 기육(肌肉)을 생기게 하고 보호하는 작용을 발휘한다.

【용량과 용법】 내복(內服)하는 경우에는 1~3g을 사용하며, 대부분 환산제(丸散劑)에 넣는다. 외용(外用)은 적당량을 가루로 만들어 뿌리거나 조부(調敷)하거나 물에 녹여서 외세(外洗)한다.

【금기증】 체허위약(體虛胃弱)자와 습열(濕熱)이 없는 자는 복용을 하지 말아야 한다. 또한 백반(白礬)을 많은 량 먹으면 위장에 염증을 일으키고 부작용을 나타내므로 주의하여야 한다.

【임상응용】 ① 담조심규(痰阻心竅)로 인하여 전광발광(癲狂發狂), 번조불안(煩躁不安), 신지불청(神志不淸)하는 경우에는 울금(鬱金)을 배합하여 활담안신(豁痰安神)한다(예 : 백금환(白金丸)[외과증치전생집(外科證治全生集)]).

② 정이류농(聤耳流膿)에는 빙편(冰片), 오배자(五倍子)를 배합하여 같이 갈아서 귀속

으로 불어넣는다.

③ 구사부지(久瀉不止)에는 가자(訶子)를 배합하여 가루로 만들어 미탕(米湯)으로 먹으면 삽장지사(澀腸止瀉)한다(예 : 가려륵산(訶黎勒散)[태평성혜방(太平聖惠方)]).

④ 후비담옹(喉痹痰壅)을 치료하는 경우에는 담반(膽礬)을 배합하여 가루 내어 취후(吹喉)하면 소담거옹(消痰祛壅)한다(예 : 취후산(吹喉散)[보제방(普濟方)]).

⑤ 모든 옹저악창(癰疽惡瘡), 혹은 독충(毒蟲), 사충교상(蛇蟲咬傷)을 치료하는 경우에는 웅황(雄黃)을 배합한다(예 : 웅반환(雄礬丸)[의방집해(醫方集解)]).

⑥ 토혈(吐血), 뉵혈(衄血), 변혈(便血), 붕루(崩漏) 등 각종 출혈증에는 오배자(五倍子), 혈여탄(血餘炭) 등을 배합하여 수삽지혈(收澀止血)한다.

제 19 장 용토약(涌吐藥)

구토(嘔吐)를 촉진시키는 것을 주요 작용으로 하는 약물을 용토약(涌吐藥) 이라고 하며, 또한 최토약(催吐藥)이라 부른다. 여기에 해당되는 약물은 승산용설(升散涌泄)에 장점을 가지고 있어서 병사(病邪)를 입으로부터 용설(涌泄)하게 하여 제거한다. 이른 바 《내경(內經)》에서 말하고 있는 "재상자용지(在上者涌之)", "재고자인이월지(在高者因而越之)"라고 말하고 있는 것과 같은 의미이다. 따라서, 용토약(涌吐藥)은 인체의 상부(上部), 즉 인후(咽喉)와 흉완(胸脘)에 독물이나 숙식(宿食) 및 담연(痰涎) 등이 정체(停滯)하여 나타나는 병증(病證)에 토법(吐法)을 적용하여 사기(邪氣)를 제거함으로써 질병을 치료할 수 있다.

따라서 독물을 잘못 먹어 위(胃) 중에 정체되어 아직 흡수되지 않았거나, 혹은 숙식(宿食)이 정체불화(停滯不化)하여 아직 장(腸)에 들어가지 않아 완부(脘部)가 창통(脹痛)하거나, 또는 담연옹성(痰涎壅盛)으로 호흡이 조애(阻碍)되거나 전간(癲癎), 발광(發狂)하는 등 증(證)에 용토약(涌吐藥)을 응용하여 치료한다.

용토약(涌吐藥)은 그 작용이 강렬하고 모두 독성을 가지고 있으며, 또한 구토(嘔吐)는 극렬한 동작으로 내부의 다른 장기(臟器)에 영향을 미치게 되므로 잘못 투여하면 부작용을 일으키게 된다. 그러므로 용토약(涌吐藥)은 다만 기(氣)가 장실(壯實)하고 사기(邪氣)가 실(實)한 병증(病證)에 적용해야 하며, 체질이 쇠약한 자나 소아, 부녀의 임신과 출산의 전후 및 실혈(失血)로 인한 두현(頭眩), 심계(心悸), 노수천해(勞嗽喘咳) 등 증(證)에는 복용을 금하여야 한다.

용토약(涌吐藥)을 투여할 때는 용량과 용법 및 해독방법 등에 주의하여야 한다. 일반적으로 용토약(涌吐藥)을 적용할 때는 소량으로부터 점진적으로 량을 증가하여 중독이나 구토가 지나치지 않게 하여야 한다. 또한 약을 복용한 후에는 뜨거운 물을 많이 마시거나 혹은 새의 깃털로 인후(咽喉)를 자극하여 구토의 작용을 보조해 주어야 하며, 구토가 멎지 않을 경우에는 해독시켜 회복시켜야 한다. 그러므로 장자화(張子和)는 얼음물이나 얼음물이 없으면 찬물을 먹이면 해독된다 하였고, 여로(藜蘆)로 용토(涌吐)시켜 구토가 멎지 않을 경우에는 총백탕(葱白湯)으로 해독하고, 석약(石藥)으로 용토(涌吐)시켜 멎지 않으면 감초(甘草)나 관중(貫衆)으로 해독하며, 초목(草木)으로 용토(涌吐)시켜 멎지 않으면 사향(麝香)으로 해독(解毒)하여야 한다고 하였다.

이상과 같이 용토(涌吐)시킨 후에는 절대 안정을 취하고 소화되기 어려운 음식을 먹게 하는 것은 좋지 않으며, 장위(腸胃)의 기능이 회복되어 가는 정도를 살펴 유동식이나 소화가 잘되는 음식을 먹여 위기(胃氣)를 회복시켜야 한다.

과체(瓜蒂)【신농본초경(神農本草經)】MELONIS PEDICELLUS

【기원】 박과(Cucurbitaceae)에 속한 1년생 초질(草質) 등본(藤本)인 참외 *Cucumis melo* L.의 덜 익은 과실의 꼭지를 절취(切取)하여 그늘에서 말린 것이다.

【성미】 성은 차고 독이 있으며, 맛은 쓰다.

【귀경】 비, 위경.

【효능 및 주치】 1. 용토담식(涌吐痰食) : 오식독물(誤食毒物), 담열울우흉중(痰熱鬱于胸中)→전간(癲癎)·발광(發狂)·혹은 후비천식(喉痺喘息), 풍간(風癎), 전후풍(纏喉風), 숙식정체위중(宿食停滯胃中)→위완창통(胃脘脹痛)·번민불식(煩悶不食)·애부(噯腐) 등의 증상

2. 거습퇴황(祛濕退黃) : 습열황달(濕熱黃疸), 신면사지부종(身面四肢浮腫)

【해설】 본품은 맛이 쓰고 약성(藥性)이 차며, 독이 있고, 최토(催吐)하는 약이다. 내복(內服)하면 위부(胃腑)에 들어가 열담(熱痰)을 용토(涌吐)하게 하여 담연숙식(痰涎宿食)이 상완(上脘)에 옹색(壅塞)하여 흉중(胸中)이 비경(痞硬)한 것과 풍열담연(風熱痰涎)이 옹색(壅塞)하여 된 전간(癲癎)을 용토(涌吐)시켜 치료하며, 혹은 숙식(宿食)이 불소(不消)하여 위완(胃脘)이 창통(脹痛)한 것을 치료한다. 또한 가루로 만들어서 콧속에 불어 넣으면 습열(濕熱)을 제거하는 효능이 있어 습열황달(濕熱黃疸)에 본품을 가루로 만들어 콧속에 불어 넣으면 코에서 황수(黃水)가 흘러나오면서 습열(濕熱)이 밖으로 빠져나와서 치료된다.

본품을 과량으로 복용하면 중독증상이 일어나며, 이로 인해 구토가 멎지 않으면 사향(麝香) 0.1~0.15g을 사용하여 풀어줄 수 있다. 다만, 체허(體虛), 실혈(失血) 및 상완부(上脘部)에 실사(實邪)가 없는 경우에 본품을 사용해서는 안 된다.

【용량과 용법】 2.5~5g. 환산제(丸散劑)에 들어가는 경우에는 0.3~1g. 외용(外用)으로는 소량을 가루로 갈아서 콧속에 불어 넣어 콧속에서 황수(黃水)가 흘러나오면 약 넣기를 그만 둔다.

【금기증】 몸이 허약한 자, 실혈(失血)하는 자, 심장질환이 있는 자 및 상부(上部)에 실사(實邪)가 없는 자는 복용을 하지 말아야 한다. 본품을 많이 사용하면 설사하며, 기허증(氣虛證)과 임신부도 사용해서는 안 된다.

【임상응용】 ① 담연(痰涎), 숙식(宿食)이 흉완(胸脘)에 옹체(壅滯)한 증(證)을 치료한다. 흉중(胸中)이 비경(痞鞕)하고, 오뇌불안(懊憹不安)하며, 토할 것 같으나 나오지는 않고, 기(氣)는 인후(咽喉)로 상충(上冲)하여 숨을 쉬기 곤란하며, 촌맥(寸脈)이 미부(微浮)한 증상이 나타나는 경우에는 적소두(赤小豆), 두시(豆豉)를 배합하여 담연(痰涎), 숙식(宿食)을 용토(涌吐)하게 한다(예 : 과체산(瓜蒂散)[상한론(傷寒論)]).

상산(常山) 【신농본초경(神農本草經)】 DICHROAE RADIX

【기원】 범의귀과(Saxifragaceae)에 속한 낙엽관목인 황상산 *Dichroa febrifuga* Lour.의 뿌리를 건조한 것이다. 가을에 채취하여 잔뿌리를 제거하고 세정(洗淨)하여 햇볕에 말린다.

【성미】 성은 차고 독이 있으며, 맛은 쓰고 맵다.

【귀경】 폐, 간, 심경.

【효능 및 주치】 1. 용토담연(涌吐痰涎), 거담(祛痰) : 흉중담음적취(胸中痰飮積聚), 전광(癲狂)

2. 절학(截瘧) : 학질(瘧疾)

【해설】 본품은 매운맛으로 개(開)하고 쓴맛으로 설(泄)하여 흉중(胸中)의 담수(痰水)를 용토(涌吐)하게 하고 협하(脇下)의 담(痰)을 행(行)하게 하여 거담절학(祛痰截瘧)하는 효능이 있으며, 또한 청열(淸熱)하여 상한(傷寒)의 발열을 풀어주는 효능이 있다.

본품을 생용(生用)하면 그 효력이 강하여 구토를 일으키고, 초초(醋炒)하면 그 작용이 더 강해지며, 주증(酒蒸)이나 주초(酒炒)하면 그 작용이 감소된다. 따라서 본품은 소량을 사용하면 구토를 일으키지 않으며, 절학(截瘧)에 응용할 때는 주제(酒製)하여야 하고 용량을 많이 써서는 안 된다.

【포제】 생용(生用)하거나 주상산(酒常山)으로 만들어 사용한다. 주상산(酒常山)은 잡질을 제거하고 박편(薄片)으로 만들어 황주(黃酒)를 골고루 잘 섞은 다음 황주(黃酒)가 모두 흡수되면 문화(文火)로 초(炒)하여 짙은 황색이 될 때 꺼내 서늘한 곳에서 건조한다.

생품(生品)은 비교적 강한 겁담(劫痰) 효과를 가지고 있으나 구토(嘔吐)를 일으키게 하는 부작용이 있다. 주자(酒炙)한 후에는 고한(苦寒)한 성질이 완화되고 독성이 저하되어서, 구토(嘔吐) 등의 부작용을 줄어들게 하며, 지학(止瘧)하게 하는 효능을 증강한다.

【용량과 용법】 5~10g. 용토(涌吐)하는 경우에는 생용(生用)하고, 절학(截瘧)하는 경우에는 주초(酒炒)해서 사용한다.

【금기증】 정기(正氣)가 허약한 자나 질병을 오랫동안 앓아서 몸이 허약한 자는 복용을 하지 말아야 한다.

【임상응용】 ① 구학부지(久瘧不止)하여 정기(正氣)가 이미 쇠약해진 경우에는 당삼(黨參), 하수오(何首烏) 등을 배합하여 기혈(氣血)을 보익(補益)하면서 절학(截瘧)한다.

② 학질(瘧疾)이 한다열소(寒多熱少)의 담습증(痰濕證)인 경우에는 초과(草果), 후박(厚朴), 청피(靑皮) 등을 배합하여 화담습절학(化痰濕截瘧)한다(예 : 절학칠보음(截瘧七寶飮)[양씨가장방(楊氏家藏方)]).

담반(膽礬) 【신농본초경(神農本草經)】 CHALCANTHITUM

【기원】 황산염류(黃酸鹽類)의 광물인 담반(膽礬) Chalcanthite의 결정체(結晶體) 또는 인공적으로 제조한 함수황산동(含水黃酸銅 ; $CuSO_4 \cdot 5H_2O$))이다.

【성미】 성은 차고, 독이 있으며, 맛은 시고 떫으며 맵다.

【귀경】 간, 담경.

【효능 및 주치】 1. 용토열담독물(涌吐熱痰毒物) : 풍담전간(風痰癲癎), 후비담용(喉痺痰涌), 내복독물(內服毒物)

2. 조습해독(燥濕解毒) : 아감(牙疳), 구창(口瘡), 난현풍안(爛弦風眼), 치창(痔瘡), 종독(腫毒), 열종(熱腫)

3. 식창거부(蝕瘡祛腐) : 종독불파(腫毒不破), 노육(胬肉)이 제거되지 않고 동통(疼痛)

이 있는 경우

【해설】 본품은 맛이 시고 떫으며 맵고, 약성(藥性)은 차며, 독이 있다. 내복(內服)하면 풍열담연(風熱痰涎)과 독물을 용토(涌吐)시키는 강렬한 효능이 있어 풍담옹색(風痰壅塞)으로 인한 인후종통(咽喉腫痛), 전간(癲癇) 및 독물을 잘 못하여 먹은 증후(證候)에 적용하여 최토(催吐)하여 치료한다.

본품은 식창거부(蝕瘡祛腐)하여 종독(腫毒)이 파괴되지 않았거나 노육(胬肉)이 제거되지 않아 동통(疼痛)이 있는 증상에 본품을 증량(增量)하여 연말(研末)하여 외용(外用)한다. 또한 본품은 해독하고 조습수렴(燥濕收斂)하는 효능이 있어 포탕(泡湯)한 물에 씻어서 풍안적란(風眼赤爛)을 치료하며, 구창(口瘡), 아감(牙疳) 등에 가루 내어 외부(外敷)하면 치료할 수 있다.

본품은 독이 있으므로 내복(內服)할 경우에는 용량(일반적인 용량은 0.3~0.6g, 최토(催吐)하는 경우에는 0.9g까지 가능)을 지켜서 중독되지 않도록 해야 하며, 몸이 허약한 사람은 복용하지 말아야 한다.

【포제】 잡질을 제거하고 연말(研末)하여 사용한다.

【용량과 용법】 내복(內服)하는 경우에는 0.1~0.3g을 온탕(溫湯)으로 복용한다. 외용(外用)하는 경우에는 적당량을 가루로 만들어서 살포(撒布)하거나 조부(調敷)하거나 혹은 물에 녹여서 외세(外洗)한다.

【금기증】 몸이 허약한 자는 복용을 하지 말아야 한다.

【임상응용】 ① 후비담옹(喉痹痰壅)을 치료하는 경우에는 백반(白礬)을 배합하여 가루 내어 취후(吹喉)하면 소담거옹(消痰祛壅)한다(예 : 취후산(吹喉散)[보제방(普濟方)]).

② 액취(腋臭)에 담반(膽礬)을 반은 생(生)으로 반은 숙(熟)으로 하고, 경분(輕粉)을 약간 넣어 가루로 만들어 매회 1.5g을 생강즙으로 잘 개어서 겨드랑이에 바르고 10분 동안 있다가 씻어낸다. 며칠에 한 번 실시하여 나을 때까지 한다[간이방(簡易方)].

여로(藜蘆) 【신농본초경(神農本草經)】 VERATRI NIGRI RHIZOMA ET RADIX

【기원】 백합과(Liliaceae)에 속한 여러 해 살이 풀인 참여로 *Veratrum nigrum* L. 또는 박새 *V. oxysepalum* Turcz.의 뿌리와 뿌리줄기를 건조한 것이다. 5~6월에 꽃대가

나오지 않았을 때 채취하여 묘엽(苗葉)을 제거하고 햇볕에 말리거나 탕침(燙浸)한 후 햇볕에 말린다.

【성미】 성은 차고 독이 있으며, 맛은 쓰고 맵다.

【귀경】 폐, 위, 간경.

【효능 및 주치】 1. 용토풍담(涌吐風痰) : 중풍담용(中風痰涌), 풍담전질(風痰癲疾), 오식독물(誤食毒物)

2. 청열해독(清熱解毒) : 후비(喉痺), 이질(痢疾)

3. 살충료창지양(殺蟲療瘡止痒) : 개선(疥癬), 독창(禿瘡), 문승(蚊蠅) 및 그 유충(幼蟲)

【해설】 본품은 맛이 맵고 쓰며, 약성(藥性)이 차고 독이 있으며, 풍담(風痰)을 잘 토(吐)하게 하므로, 풍담(風痰)으로 담연(痰涎)이 상용(上涌)하는 중풍(中風), 담연(痰涎)이 폐색(閉塞)되어 발생한 전간(癲癇) 및 후비(喉痺)를 치료하고, 살충지양(殺蟲止痒)하는 효능이 있어 본품의 전탕액(煎湯液)을 사용하여 개선(疥癬), 독창(禿瘡), 악창(惡瘡), 백전풍(白癜風) 등에 외용(外用)하여 치료한다.

본품은 독성이 강하여 내복(內服)하는 경우에는 주의를 기울여야 한다.

【포제】 쌀뜨물에 수표(水漂)한 감제(泔製)나 초자(醋炙)를 한 후에는 독성이 완화된다.

【용량과 용법】 내복(內服)하는 경우에는 0.3~0.9g을 사용하며, 환(丸), 산제(散劑)로 복용한다. 외용(外用)하는 경우에는 가루로 만들어 유(油)로 잘 섞어서 바른다.

【금기증】 몸이 허약한 자나 실혈(失血) 및 임신부는 복용을 하지 말아야 한다.

【임상응용】 ① 모든 과창(瘑瘡)이 오래될 것 같으면 생충(生蟲)하는데, 이 경우에는 백반(白礬), 송지(松脂), 고삼(苦蔘) 등을 배합하여 살충료창(殺蟲療瘡)한다(예 : 여로산(藜蘆散)[태평성혜방(太平聖惠方)]).

제 20 장 외용약(外用藥)

외용약(外用藥)은 주로 약물을 외용(外用)으로 활용하는 약재를 말하는데, 이 중에서는 내복(內服)할 수 있는 약재도 많이 있지만, 내복(內服)으로 사용하는 경우가 드물다.

외용약(外用藥)은 그 종류가 아주 복잡한데, 광물, 식물, 동물류 약재가 모두 있다. 약성(藥性)이 각기 다르고, 독이 강렬한 경우가 비교적 많으며, 그 효능은 복잡하고 다양하다. 대략적으로 말하면, 해독(解毒), 공독(攻毒), 살충, 소종(消腫), 정통(定痛), 발포(發泡), 화부(化腐), 배농(排膿), 렴창(斂瘡), 생기(生肌), 활혈(活血), 수습(收濕), 지양(止痒) 및 지혈(止血) 등의 작용을 지니고 있다.

외용약(外用藥)은 인체에 외용(外用)함으로써 가장 먼저 피부, 점막 혹은 병괴(病壞) 조직의 국소부위에 치료효과를 발휘한다. 그 다음으로는 약물이 국소 부위를 자극하거나 약물의 성분이 피부, 점막, 창면(創面) 조직의 흡수를 통하여 혈액의 순환을 따라서 전신의 각 부위로 순환되어 인체의 기능을 조리(調理)하여서 전신에 그 효과를 발휘한다. 그 적응증은 주로 외과(外科)의 창양옹저(瘡瘍癰疽), 개선(疥癬), 습진(濕疹), 수화탕상(水火燙傷), 사충교상(蛇蟲咬傷), 상과(傷科)의 질타손상(跌打損傷) 및 오관과(五官科), 구강과(口腔科) 등의 여러 가지 질환을 치료한다. 또한 내과, 부인과, 소아과 등의 각종 질병 예를 들면 풍습비통(風濕痺痛), 학질(瘧疾), 황달(黃疸), 수종(水腫) 및 설사 등의 증상도 치료한다.

외용약(外用藥)은 용약(用藥)의 형식이나 방법이 다양하여 고첩(膏貼), 도부(塗敷), 훈세(熏洗), 취후(吹喉), 적비(滴鼻), 점안(點眼) 등의 방법이 있는데, 병증(病證)에 따라 적절하게 활용할 수 있다.

여기에 해당되는 약물들은 대부분 정도의 차이는 있으나, 독성을 가지고 있으므로, 사용할 때에는 신중하게 응용해야 하며, 외용(外用)할 때는 수치(修治)를 한 후에 사용하고, 내복할 때는 환(丸), 산제(散劑)로 만들어 복용해야 하는데, 용량에 주의하여 중독증상이 일어나지 않도록 해야 한다.

유황(硫黃)【신농본초경(神農本草經)】SULFUR

【기원】 유황광(硫黃鑛)이나 황화(黃化)광물을 채취하여 가열해서 융해한 다음 상층의 액체상의 유황(硫黃)을 취하여 냉각한 것이다.

【성미】 성은 따뜻하거나 혹은 뜨겁고, 독이 있으며, 맛은 맵고 시다.

【귀경】 신, 대장경.

【효능 및 주치】 1. 살충지양(殺蟲止痒), 해독료창(解毒療瘡) : 개선(疥癬), 습진, 피부소양(皮膚瘙痒), 옹저(癰疽)

2. 보화조양통변(補火助陽通便) : 허랭변비(虛冷便秘), 신화허쇠(腎火虛衰), 허한복통(虛寒腹痛), 요슬랭약(腰膝冷弱), 신허한천(腎虛寒喘), 양위(陽痿)

【해설】 본품은 맛이 시고, 약성(藥性)이 뜨거우며 독이 있다. 외용제(外用劑)로 많이 활용하는데, 이것은 독으로 독을 치료하는 작용을 이용한 것이다. 본품은 살충력이 강하여 개선(疥癬), 습창(濕瘡), 소양(瘙痒) 등 피부병을 치료하는데 좋은 효과가 있다. 또한 백전풍(白癜風)에 외용(外用)하면 좋은 효과가 있는데 질환 부위가 흑색(黑色)이 되면서 치유된다.

본품을 내복(內服)하면 보화장양(補火壯陽)하고 구한축랭(驅寒逐冷)하며, 대변을 통리(通利)하는 작용이 있어 양허(陽虛)로 인한 요슬(腰膝)의 냉약(冷弱)과 양위(陽痿), 활정(滑精) 및 노인의 허랭(虛冷)으로 발생하는 변비에 적용할 수 있다.

본품은 약성이 뜨겁고 독이 있어 내복(內服)에는 삼가서 사용해야 하고, 가능하면 수치(修治)를 거친 유황(硫黃)을 이용하여야 한다. 또한 오랫동안 복용해서도 안 되며, 음허양항(陰虛陽亢)의 질환이 있는 자, 임신부는 복용을 금해야 한다.

【포제】 외용(外用)에는 잡질을 제거하고 작은 덩어리로 만들어 사용한다. 내복(內服)에는 제유황(製硫黃)을 만들어 사용하는데, 깨끗한 유황(硫黃) 덩어리와 두부를 함께 24시간 삶아 두부가 흑색이나 흑록색이 될 때 꺼내고 두부를 제거한 후 물에 1~2일 동안 담갔다가 꺼내 그늘에서 말린다. 보료용량(輔料用量)은 유황(硫黃) 100kg에 두부 200kg을 사용한다.

생품(生品)은 외용(外用)으로만 사용하는데, 이독공독(以毒攻毒)하여 해독, 살충, 요창(療瘡)하는 효능을 지닌다. 포제(炮製)한 후에는 독성이 감소되고 약성(藥性)이 완화되므로 내복(內服)할 수 있으며, 환(丸)·산제(散劑)에 들어가서 보화조양(補火助陽), 통변(通便)하는 효능을 지니게 된다.

【용량과 용법】 내복 2~4g. 외용(外用)하는 경우에는 적당량을 사용한다.

【금기증】 음허화왕자(陰虛火旺者)나 임신부는 복용을 하지 말아야 한다.

【임상응용】 ① 신양쇠약(腎陽衰弱), 하원허랭(下元虛冷), 신불납기(腎不納氣)로 인하여 흉중담옹(胸中痰壅), 상기천촉(上氣喘促)하는 경우에는 부자(附子), 육계(肉桂), 보골지(補骨脂) 등을 배합하여 온신산한(溫腎散寒), 진역정천(鎭逆定喘)한다(예 : 흑석단(黑錫丹)[화제국방(和劑局方)]).

② 노인의 허랭변비(虛冷便秘) 혹은 한습구사(寒濕久瀉)의 경우에는 반하(半夏), 생강(生薑)을 배합하여 온양통변(溫陽通便)한다(예 : 반류환(半硫丸)[화제국방(和劑局方)]).

③ 개창(疥瘡), 습진(濕疹), 건선(乾癬)을 치료하는 경우에는 고삼(苦蔘), 웅황(雄黃), 백지(白芷), 사상자(蛇床子), 화초(花椒) 등을 배합하여 외부(外敷)하여 살충지양(殺蟲止痒)의 효과를 증강한다.

비석(砒石) 【개보본초(開寶本草)】 ARSENICUM SUBLIMATUM

【기원】 산화물류(酸化物類)의 광물인 비화(砒華) Arsenolite인데, 현재는 대개가 유비철광(硫砒鐵鑛) Arsenopyrite와 계관석(鷄冠石) Realgar 등에 함유된 비광석(砒鑛石)을 가공한 제품(製品)이다.

【성미】 성은 뜨겁고 독이 있으며, 맛은 맵고 시다.

【귀경】 폐, 간, 대장, 위경.

【효능 및 주치】 1. 거한겁담평천(祛寒劫痰平喘) : 한담효천(寒痰哮喘), 한성해수(寒性咳嗽)

2. 공독살충(攻毒殺蟲), 식창거부(蝕瘡祛腐) : 휴식리(休息痢), 치창(痔瘡), 나력(瘰癧), 주마아감(走馬牙疳), 선창(癬瘡), 궤양부육불탈(潰瘍腐肉不脫)

3. 절학(截瘧) : 학질(瘧疾)

【해설】 본품을 내복(內服)하면 한담(寒痰)을 제거하여 평천(平喘)하므로 폐(肺)에 한사(寒邪)가 있어서 발생하는 한성효천(寒性哮喘)에 담다청희(痰多淸稀)한 것을 치료하

며, 또한 절학(截瘧)에도 응용한다. 또 후중(喉中)에 담성(痰聲)이 있고 호흡이 급촉(急促)하며, 제대로 누울 수가 없고 오랫동안 낫지 않는 효천병(哮喘病)을 치료하는데 비교적 좋은 효능을 지니고 있다.

본품을 외용(外用)하면 부육(腐肉)을 없앨 수 있으므로, 치창(痔瘡), 아감(牙疳), 나력(瘰癧), 옹저(癰疽), 정독(疔毒) 등의 여러 가지 증상을 치료하는데, 이것은 독으로써 독을 치료하는 작용이며, 효과가 비교적 좋다.

본품에는 매우 큰 독이 있어 내복(內服)에 사용할 때는 두부, 녹두와 자(煮)한 후 사용하며, 주제(酒劑)로 만들어서는 안 되고, 환제(丸劑)에는 극소량으로 응용해야 하며, 병증(病證)이 치유되면 복용을 중지하고 오랫동안 복용해서는 안 된다. 외용(外用) 또한 너무 많은 량을 사용하거나 지속적으로 사용하면 국소적으로 중독될 우려가 있으니 주의해야 한다. 본품은 임신부에게 사용해서는 안 되며, 적응증(適應症)에 응용하면 효과가 빠르지만, 과량(過量)이나 잘못 복용하게 되면 생명에 위험이 있다.

비상(砒霜)은 비석(砒石)을 가공하여 만든 것으로, 약성이 크게 뜨겁고 매우 독성이 강한 약물이며, 약이 순수해지므로, 독성이 비석(砒石)보다 더 크다. 반드시 수치(修治)를 거친 후에야 비로소 내복(內服)이 가능하다.

【포제】 비석(砒石)은 많은 양의 독이 있는 약물이므로, 내복(內服)할 때는 외제(煨製)나 두부제(豆腐製)를 활용하여 포제(炮製)한 후에야 응용할 수 있다.

만일 비석(砒石)을 상(霜)으로 만들면 약이 순수해지므로, 독성이 더욱 커진다. 내복(內服)하면 거담절학(祛痰截瘧), 평천(平喘)하여서 한담해천(寒痰哮喘), 구학(久瘧), 구리(久痢)를 치료하고, 외용(外用)하면 식창거부살충(蝕瘡祛腐殺蟲)의 효능을 지니게 되어 나력(瘰癧), 선창(癬瘡), 궤양(潰瘍) 등의 증상을 치료한다.

【용량과 용법】 외용(外用)하는 경우에는 연말(研末)하여 살부(撒敷)하지만, 직접 창면(創面)에 뿌릴 경우에는 극렬한 통증을 일으킬 수 있으므로, 복방(複方)으로 하여 조부(調敷)하고, 산제(散劑), 유제(油劑)로 사용하거나 혹은 고약(膏藥) 중에 넣어서 첩(貼)한다. 내복(內服)하는 경우에는 대부분 환(丸), 산(散)에 넣는데, 1회 용량으로 0.002-0.004g을 복용할 수 있으나, 지속적인 복용은 중독의 우려가 있으므로 피하여야 한다. 비석(砒石)의 하루 용량은 0.01-0.15g을 넘지 말아야 한다.

【금기증】 큰 독이 있으므로 사용할 때에 주의를 필요로 하며, 몸이 허약한 자나 임신

부는 복용을 하지 말아야 한다.

【임상응용】 ① 구학(久瘧)의 경우에는 비상(砒霜)에 유향(乳香), 반하(半夏)를 배합한다(예 : 구학환(久瘧丸)[기효양방(奇效良方)]).

② 학질(瘧疾)을 치료하는 경우에는 비석(砒石)에 백편두(白扁豆) 등을 배합하여 산제(散劑)로 만들어서 거담절학(祛痰截瘧)한다(예 : 불이산(不二散)[단계심법(丹溪心法)]).

③ 치창(痔瘡)을 치료하는 경우에는 비상(砒霜)에 홍비(紅砒), 고반(枯礬), 오매(烏梅), 백령약(白靈藥)을 배합하여 가루로 갈아서 치(痔) 위에 바른다(예 : 고치산(枯痔散)[선념집(仙拈集)]).

④ 선창(癬瘡)에는 비상(砒霜)에 유황(硫黃), 밀타승(密陀僧), 이분(膩粉)을 배합하여 가루로 만들어 말라 있는 경우에는 생유(生油)에 잘 개어서 바르고, 습(濕)한 경우에는 약가루를 뿌린다(예 : 비상산(砒霜散)[증치준승(證治準繩)]).

⑤ 나력정창(瘰癧疔瘡), 궤양부육불탈(潰瘍腐肉不脫)의 경우에는 비석(砒石)에 백반(白礬), 웅황(雄黃), 유향(乳香) 등을 배합하여 비벼서 조(條)로 만들어 외용(外用)한다(예 : 삼품일조창(三品一條槍)[외과정종(外科正宗)]).

웅황(雄黃) 【신농본초경(神農本草經)】 REALGAR

【기원】 황화물류(黃化物類)의 광물인 웅황족(雄黃族)의 웅황(雄黃)으로 황화비소(黃化砒素) As_2S_2를 함유하였으며, 채취 후 잡질을 제거한 것이다.

【성미】 성은 따뜻하고 독이 있으며, 맛은 맵고 쓰다.

【귀경】 간, 대장, 심, 위, 폐경.

【효능 및 주치】 1. 조습거담(燥濕祛痰) : 효천(哮喘), 소아의 담연옹성(痰涎壅盛)→경간(驚癎)

2. 해독(解毒) : 개선(疥癬), 습진, 옹저창양(癰疽瘡瘍), 충사교상(蟲蛇咬傷), 매독, 유행성시선염(流行性腮腺炎), 파상풍, 후비(喉痺)

3. 살충 : 구충, 회충, 요충→항문소양(肛門瘙痒), 장내기생충→충적복통(蟲積腹痛)

4. 절학(截瘧) : 학질(瘧疾)

【해설】 본품은 맛이 맵고 쓰며, 약성(藥性)은 따뜻하고 독이 있다. 해독작용이 비교

적 강하고 살충하여 정창종독(疔瘡腫毒), 습진개선(濕疹疥癬) 및 사충교상(蛇蟲咬傷) 등에 많이 사용하여 외과(外科)의 중요한 약이 된다. 또 본품을 외용(外用)하여 항문주위에 도포(塗布)하면 요충이 그 독성으로 인해 구살(驅殺)된다. 본품을 내복(內服)하면 독성으로 회충을 구살(驅殺)하여 충적복통(蟲積腹痛)을 치료할 수 있으나 독성이 강하므로 내복(內服)은 하지 않는 것이 좋다. 이 외에 본품은 식육(瘜肉)을 없애는 효능도 지니고 있다.

내복(內服)하면 소담(消痰)효과가 있어 인후종통(咽喉腫痛), 호흡급촉(呼吸急促), 담다옹색(痰多壅塞)한 후풍(喉風)을 치료할 수 있다. 또 상산(常山)과 배합되어 학질(瘧疾)을 치료하는데도 이용된다.

본품을 화(火)로 포제(炮製)할 경우 분해되고 산화하여 삼산화비소(비석((砒石)의 주성분)가 되어 치명적일 수 있으므로 화(火)를 이용하여 포제(炮製)하거나 달여서는 안 된다. 본품은 피부로 흡수되므로, 외용(外用)할 경우에도 넓은 면적으로 바른다거나 장기적으로 사용하여서는 안 된다.

【포제】 연말(研末)하여 사용하거나 수비(水飛)하여 햇볕에 말려서 사용한다. 본품을 수비(水飛)하면 독성이 저하되고, 내복(內服)이나 외용(外用)하기에 편리해진다.

【용량과 용법】 0.3~0.9g.

【금기증】 음허혈허자(陰虛血虛者)와 임신부는 복용을 하지 말아야 한다.

【임상응용】 ① 옹저종경동통(癰疽腫硬疼痛)에는 유향(乳香), 몰약(沒藥), 사향(麝香) 등을 배합하여 해독소종(解毒消腫)한다(예 : 성소환(醒消丸)[외과전생집(外科全生集)]이다.

② 습진(濕疹)이나 대상포진(帶狀疱疹)을 치료하는 경우에는 고반(枯礬)과 같이 배합하여 가루로 갈아 외부(外敷)한다.

③ 모든 옹저악창(癰疽惡瘡), 혹은 독충(毒蟲), 사충교상(蛇蟲咬傷)을 치료하는 경우에는 백반(白礬)을 배합한다(예 : 웅반환(雄礬丸)[의방집해(醫方集解)]).

경분(輕粉) 【본초습유(本草拾遺)】 CALOMELAS

【기원】 수은과 기타 물질(담반(膽礬), 식염(食鹽), 홍토(紅土))을 혼합하여 가공제조한 염화제일수은(鹽化第一水銀) Hg_2Cl_2의 결정체이다.

【성미】 성은 차고 독이 있으며, 맛은 맵다.

【귀경】 대장, 소장, 폐경.

【효능 및 주치】 1. 공독렴창(攻毒斂瘡), 살충지양(殺蟲止痒)(외용(外用)) : 매독, 개선(疥癬), 습진, 창양궤란(瘡瘍潰爛), 주사(酒皻), 피부궤양(皮膚潰瘍)

2. 이수통변(利水通便)(내복(內服)) : 수창(水脹), 팽창(膨脹), 이변불리(二便不利), 변비, 소변불통(小便不通), 수종(水腫)

【해설】 본품은 공독살충(攻毒殺蟲)의 효능이 비교적 강하고 아울러 지양(止痒)하는 효능이 있어 외과(外科)의 중요한 약이 되어 개선(疥癬), 습창(濕瘡), 악창(惡瘡)과 매독을 치료하며, 내복(內服)하면 이변(二便)을 통(通)하게 하고 하담(下痰)하고, 수종(水腫)을 축(逐)하여 담연적체(痰涎積滯), 실증성(實證性) 수종(水腫), 고창(臌脹), 이변비결(二便秘結)을 치료한다.

본품은 고대(古代)에는 매독을 치료하는 중요한 약으로 사용되었는데, 매독균에 대해 미약하지만 억제작용을 지니고 있음이 증명되었다. 그러므로 매독환자들의 항병력(抗病力)을 증가시키고 매독으로 인한 피부증상을 경감시키며 임파종대를 축소시킬 수 있다.

본품은 수은, 담반(膽礬), 식염(食鹽) 등을 가공하여 편상(片狀)의 결정으로 만든 약이므로, 성질이 강렬하고 독성이 아주 강하다. 따라서 주로 외용(外用)하고 내복(內服)에는 사용을 삼가야 하며, 과량이나 장기복용은 금해야 하고 임신부도 복용하지 말아야 한다. 만일 내복(內服)하는 경우에는 일반적으로 용량을 0.1~0.2g 정도로 제한하는 것이 좋으며, 환산제(丸散劑)로만 사용하는 것이 좋다.

【포제】 연말(研末)하여 사용한다.

【용량과 용법】 내복(內服)하는 경우에는 매회 0.06~0.15g을 사용하며, 하루에 2회를 초과하지 않는다. 외용(外用)의 경우에는 적당량을 가루 내어 조부(調敷)하거나 뿌린다.

【금기증】 내복(內服)을 가능하면 삼가야 하고, 몸이 약하거나 임신부의 경우에는 복용해서는 안 된다.

【임상응용】 ① 수종수창(水腫水脹), 복부창만견경(腹部脹滿堅硬), 이변불리(二便不利), 맥침유력(脈沈數有力) 등 수열(水熱)이 내옹(內壅)하여 기기(氣機)가 조체(阻滯)되고 유형(有形)의 실사(實邪)와 기체(氣滯)로 인한 증후(證候)가 나타나는 경우에는 원화(芫花), 감수(甘遂), 대극(大戟) 등을 배합한다(주차환(舟車丸)[상한론(傷寒論)]).

② 창양궤후(瘡瘍潰後)에 창구불렴(瘡口不斂)하는 경우에는 용골(龍骨), 우황(牛黃),

진주(珍珠), 단노감석(煅爐甘石) 등을 배합하여 거부생기(祛腐生肌), 해독소종(解毒消腫)한다(예 : 팔보단(八寶丹)[양의대전(瘍醫大全)]).

연단(鉛丹) 【신농본초경(神農本草經)】 MINIUM

【기원】 순수한 연(鉛)을 가공하여 제조한 사산화삼연(四酸化三鉛) Pb_3O_4이다.

【성미】 성질은 차고 독이 있으며, 맛은 맵고 짜다.

【귀경】 심, 비, 간경.

【효능 및 주치】 1. 발독생기(拔毒生肌) : 옹저(癰疽)(옹저(癰疽)초기, 농성미궤(膿成未潰), 파궤류농(破潰流膿), 구불수구(久不收口))

2. 수습렴창(收濕斂瘡) : 금창출혈(金瘡出血), 습창(濕瘡), 구강미란(口腔糜爛), 탕화소상(湯火燒傷)

3. 타담진경(墮痰鎭驚) : 경간(驚癎), 전광(癲狂), 담화요심(痰火擾心)→경계(驚悸)·실면(失眠)

4. 절학(截瘧) : 학질(瘧疾)

5. 살충료선(殺蟲療癬) : 선질(癬疾), 개창(疥瘡)

【해설】 본품은 맛이 맵고 짜며, 약성(藥性)이 차고, 독이 있다. 질(質)이 중(重)하여 산제(散劑)나 고약(膏藥)에 넣어 외과(外科)질환에 적용하는 중요한 약이 된다. 본품을 식물성 유(油)로 조화(調和)하여 고약(膏藥)으로 만들어 외첩(外貼)하면 발독(拔毒), 수렴, 생기(生肌)의 작용이 비교적 좋아서 창양초기(瘡瘍初起)나 성농미궤(成膿未潰)하였을 때는 농궤소종(膿潰消腫)하고, 이미 농궤(膿潰)하였을 때는 발독생기(拔毒生肌)하여 외과(外科)에 자주 활용한다. 또한 살충지양(殺蟲止痒)하여 피부습창(皮膚濕瘡)을 치료한다.

본품을 내복(內服)하면 타담진경(墮痰鎭驚)의 효능이 있어 전간(癲癎), 학질(瘧疾) 등의 증상을 치료하나, 독이 있으므로 연(鉛) 중독에 주의를 기울여야 한다. 본품을 대신하여 타담진경(墮痰鎭驚)에 생철락(生鐵落)과 청몽석(靑礞石)을 사용하면 중독의 우려를 없앨 수 있다.

【포제】 연말(硏末)하여 사용하거나 초용(炒用)한다.

【용량과 용법】 내복(內服)하는 경우에는 매회 0.3~0.6g을 환산제(丸散劑)에 넣거나

연말(研末)하여 충복(沖服)한다. 외용(外用)하는 경우에는 적당량을 가루로 만들어 뿌리거나 조부(調敷)하거나 오고(熬膏)하여 첩부(貼敷)한다.

【금기증】 본품은 납의 화합물이어서 독이 있으므로 지속적으로 복용하여서는 안 된다. 또, 넓은 면적으로 장기간 외용(外用)하여도 납중독을 일으킬 수 있으므로 장기적으로 사용해서는 안 된다. 내복(內服)하면 중독을 더 쉽게 일으킬 수 있으므로 삼가야 한다.

【임상응용】 ① 금창(金瘡), 악창(惡瘡)에는 단석고(煅石膏)와 배합하여 가루로 갈아서 환처(患處)에 뿌린다(예 : 도홍산(桃紅散)[백일선방(百一選方)]).

② 옹저발배(癰疽發背), 동통부지(疼痛不止), 대갈번란(大渴煩亂), 종경불가인(腫硬不可忍)의 경우에는 백렴(白蘞), 랍(蠟), 유향(乳香), 황련(黃連), 행인(杏仁), 생유(生油)를 배합하여 약을 오(熬)하고 찌꺼기를 없애고, 황단(黃丹)을 넣어서 오(熬)하여 고약(膏藥)으로 만들어 첩부(貼敷)한다(예 : 황단고(黃丹膏)[태평성혜방(太平聖惠方)]).

③ 소상(燒傷), 탕상(燙傷)에는 용뇌(龍腦)를 배합하여 가루로 만들어 꿀로 잘 섞어서 환처(患處)에 바른다([양의대전(瘍醫大全)]).

④ 습진(濕疹)에는 황백(黃柏)을 같은 량으로 배합하여 가루로 갈아서 환처(患處)에 삼출액(滲出液)이 많은 경우에는 약 가루를 창면(瘡面)에 뿌린다. 만일 삼출액(滲出液)이 적으면 마유(麻油)로 잘 개어서 환처에 발라준다.

노감석(爐甘石) 【본초강목(本草綱目)】 CALAMINA

【기원】 탄산염류(碳酸鹽類)광물인 방해석족(方解石族)의 능아연석(능자광(菱鋅鑛)) Smithsonite을 채취한 후 잡석을 제거하고 세정하여 햇볕에 말린 것이다.

【성미】 성은 따뜻하고 독이 없으며, 맛은 달다.

【귀경】 간, 비, 폐경.

【효능 및 주치】 1. 해독명목퇴예(解毒明目退翳) : 목적종란(目赤腫爛), 목예(目翳), 난현풍안(爛弦風眼), 풍안유루부지(風眼流淚不止)

2. 수렴생기렴창(收斂生肌斂瘡) : 습진, 음한습양(陰汗濕痒), 하감음창(下疳陰瘡), 정이출농(聤耳出膿), 궤양불렴(潰瘍不斂), 농수림리(膿水淋漓), 피부습창(皮膚濕瘡)

【해설】 본품은 외용(外用)하면 명목퇴예(明目退翳)하는 효능이 있어 눈 질환을 치료

하는데 항상 활용하여 목적(目赤), 목예(目翳), 풍안(風眼)으로 눈물이 계속 흐르는 증상 등의 증후(證候)를 치료하고, 또한 생기렴창(生肌斂瘡)하는 효능이 있어 창궤(瘡潰)가 오랫동안 수렴되지 못하는 증상을 치료한다. 이 외에 조습지양(燥濕止痒)하는 효능이 있어 습창소양(濕瘡瘙痒)을 치료한다.

【포제】 단로감석(煅爐甘石)으로 만들어서 사용한다. 깨끗한 노감석(爐甘石)을 부스러뜨려 불에 견디는 용기에 넣고 연기가 나지 않는 화로로 가열하는데 새빨갛게 태웠을 때 꺼내어 곧바로 물에 넣고 침쉬(浸淬)하여 잘 저어서 현탁액(懸濁液)을 부어내고, 아직 홍투(紅透)되지 않은 잔사(殘渣)는 물기를 똑똑 떨어뜨려 없애어 말리고 또 단(煅)하여 쉬(淬)하는데, 반복적으로 3~4회 단침쉬(煅浸淬)한다. 그리고 현탁액(懸濁液)을 합쳐서 가만히 두고 상층(上層)에 맑은 물을 버린 다음 밑에 가라앉은 흐린 물을 건조하여 가루를 내고 건조한 곳에 보관하는데 먼지를 방지해야 한다.

생품(生品)은 약용(藥用)으로 잘 사용하지 않고, 주로 포제(炮製)한 후에 사용하며, 내복(內服)으로도 잘 사용하지 않고, 오로지 외용(外用)하며, 일반적으로 외부제(外敷劑)에 많이 들어가서 이용된다. 본품을 단쉬(煅淬)한 후에는 깨끗하고 고운 분말이 되어 점막이나 창면(瘡面)에 자극성이 없어지게 되며, 외용(外用)하기에 편리하므로 안과(眼科)와 창양(瘡瘍), 피부과에서 상용(常用)한다. 또한 약성(藥性)이 순해지고 질(質)이 순수해지며 치료효과를 높여주고 자극성을 낮춰준다.

일반적으로 생품(生品)으로 잘 사용하지 않고, 주로 포제(炮製)한 후에 사용하며, 내복(內服)으로도 잘 사용하지 않고, 오로지 외용(外用)하며, 일반적으로 외부제(外敷劑)에 많이 들어가서 이용된다.

【용량과 용법】 외용(外用)은 적당량을 가루로 만들어 유조(油調)하거나 건참(乾摻)하고, 점안(點眼)하는 경우에는 수비(水飛)해서 사용한다.

【금기증】 본품은 포제(炮製)한 후 사용하여야 하고, 외용(外用)만 하지 내복(內服)은 하지 않는다.

【임상응용】 ① 외장(外障), 난현풍안(爛弦風眼)의 경우에는 황련(黃連), 빙편(氷片)를 배합하여 명목거예(明目祛翳), 퇴적제풍(退赤除風), 요습열(療濕熱)한다(예 : 노감석산(爐甘石散)[증치준승(證治準繩)]).

② 목폭적종(目暴赤腫)을 치료하는 경우에는 풍화초(風化硝)를 같은 량으로 배합하여

물에 녹여서 점안(點眼)한다(예 : 신응산(神應散)[어약원방(御藥院方)]).

③ 습한(濕汗) 및 음경, 음낭궤란(陰囊潰爛)을 치료하는 경우에는 합분(蛤粉), 황련(黃連), 오배자(五倍子)를 배합하여 가루로 만들어 복부(扑敷)한다(예 : 노감석산(爐甘石散)[보명가괄(保命歌括)]).

④ 난현풍안(爛弦風眼)에는 빙편(冰片), 사향(麝香)을 배합하여 가루 내어 점안(點眼)한다(예 : 노감석산(爐甘石散)[의학강목(醫學綱目)]).

붕사(硼砂)【일화자본초(日華子本草)】BORAX

【기원】 단사정계(單斜晶系)의 광물인 붕사(硼砂) Borax를 채취하여 정제(精製)한 결정체이다.

【성미】 성은 서늘하고 독이 없으며, 맛은 달고 짜다.

【귀경】 폐, 위경.

【효능 및 주치】 1. 청열해독(清熱解毒), 소종방부(消腫防腐) : 인후종통(咽喉腫痛), 구강궤양(口腔潰瘍), 구설생창(口舌生瘡), 아구창(鵝口瘡), 후간궤란(喉間潰爛), 후감(喉疳), 주마아감(走馬牙疳), 목적예장(目赤翳障), 습창소양(濕瘡瘙痒), 인후종양(咽喉腫瘍)

2. 청폐화담(清肺化痰) : 담열옹폐(痰熱壅肺)→객담불상(喀痰不爽), 담간(痰癎), 식체담조(食滯痰阻)

【해설】 본품은 구강(口腔)의 병과 후과(喉科)에 중요한 약재가 되는데, 맛이 달고 약성(藥性)이 서늘하여 청열(清熱)하고 해독(解毒), 소종(消腫)하며, 상처면(傷處面)의 부패를 방지하는 작용이 있고, 짠맛은 연견(軟堅)하고 소담(消痰)하는 효능이 있어 외용(外用)하면 인후종통(咽喉腫痛), 치은부란(齒齦腐爛), 구설생창(口舌生瘡) 및 목적종통(目赤腫痛)을 치료한다. 아울러 흉격(胸膈) 위쪽의 열담(熱痰)을 청제(清除)하는 효능이 있어 입속에 넣어서 머금으면 빠른 시일에 효과를 보게 된다.

본품은 만성궤양으로 조직이 괴사하거나 농(膿)의 분비가 많을 경우에 새로운 육아(肉芽)의 생성을 촉진하고 배농(排膿)을 촉진하며 창구(瘡口)를 수렴하고 환부(患部)를 건조하게 한다.

본품을 내복(內服)하여 담열옹체(痰熱壅滯)를 치료하기는 하지만, 임상에서 내복(內

服)으로는 많이 응용하지 않으며, 내복(內服)하는 량은 1.5~3g 정도에 불과하다.

【포제】 붕사(硼砂)는 대부분 생용(生用)하고 외용(外用)을 많이 한다. 청열제(淸熱劑)에 들어가면 생품(生品)을 사용해야 하며, 외용(外用)하면 약성(藥性)이 서늘하여 청열소종방부(淸熱消腫防腐)할 수 있어 구설생창(口舌生瘡)을 치료할 수 있다. 내복(內服)하면 청폐화담(淸肺化痰)할 수 있어서 인후종통(咽喉腫痛), 목적예장(目赤翳障), 해수담조(咳嗽痰稠)의 증상을 치료할 수 있다. 또한 생품(生品)은 소독제로 사용할 수 있고, 1~2% 용액은 함수제(含漱劑) 혹은 안염(眼炎)의 세척제로 사용할 수 있다.

단붕사(煅硼砂)는 깨끗한 붕사(硼砂)를 솥에 넣고 약한 불로 가열하면서 저어 용화(熔化)한 후, 기포가 생기면 계속 볶아서 수분을 완전히 없애고 운백색(雲白色)의 느슨한 분편상(粉片狀)이 나타나면 꺼내 시원한 그늘에 넌다. 단제(煅製) 후에는 결정수(結晶水)를 잃어서 느슨해지고 성질이 조(燥)하게 되며, 수습렴창(收濕斂瘡)하고 궤양의 유합(癒合)을 촉진시키며, 항상 흡습제(吸濕劑) 중에 보조하는 것으로 사용되어 궤양 창면(創面)에 삼출물(滲出物)이 있는 경우를 치료하는데, 국부(局部)의 삼출물(滲出物)을 흡수하고 자극성을 감소하며, 후과(喉科)의 산약(散藥)으로 이용된다.

【용량과 용법】 외용(外用)으로는 적당량을 이용하며, 극세말(極細末)로 갈아서 건살(乾撒)하거나 조도(調塗)한다. 혹은 끓는 물에 녹여서 따뜻하게 되면 창면(創面)에 충세(沖洗)하기도 한다. 내복(內服)하는 경우에는 1.5~3g 정도 사용하는데, 환산제(丸散劑)에 넣는다.

【금기증】 주로 외용(外用)으로 사용하며, 내복(內服)하는 경우에는 조심해서 사용해야 한다. 화담(化痰)에는 생용(生用)하고, 외부(外敷)에는 단용(煅用)한다. 임신부는 내복(內服)하지 말아야 한다.

【임상응용】 ① 아구창(鵝口瘡)에는 빙편(冰片), 웅황(雄黃), 감초(甘草)를 배합하여 가루로 만들어 꿀물로 잘 개어서 바르거나 건참(乾摻)한다(예 : 사보단(四寶丹)[양의대전(瘍醫大全)]).

② 아구창(鵝口瘡), 혹은 인후(咽喉), 아은(牙齦), 구설종통(口舌腫痛) 등 인후(咽喉)와 구치(口齒)의 신구(新久) 종통(腫痛)을 치료하는 경우에는 빙편(冰片), 주사(朱砂), 현명분(玄明粉)을 배합하여 청화(淸火), 해독(解毒), 산결(散結), 소종지통(消腫止痛)한다(예 : 빙붕산(冰硼散)[외과정종(外科正宗), 의종금감(醫宗金鑒)]). 이 처방은 또한 구수담

수(久嗽痰水), 인아작통(咽啞作痛)을 치료한다. 가루로 갈아서 불어넣어 환처(患處)를 문지르거나, 1-2% 용액으로 수구(漱口)하여 구강 소독제로 활용할 수 있다.

③ 전후풍(纏喉風), 풍열후비(風熱喉痹)에는 백반(白礬), 우황(牛黃) 등을 배합하여 청열해독(淸熱解毒)한다(예 : 붕사단(硼砂丹)[장씨의통(張氏醫通)]).

④ 목적종통(目赤腫痛) 혹은 예막노육(翳膜胬肉)이 생성된 경우에는 노감석(爐甘石), 빙편(冰片), 현명분(玄明粉) 등을 배합하여 점안제(點眼劑)로 사용한다(예 : 백룡단(白龍丹)[증치준승(證治準繩)]).

반모(斑蝥)【신농본초경(神農本草經)】MYLABRIS

【기원】 가뢰과(Meloidae)에 속한 곤충인 남방대반모(南方大斑蝥) *Mylabris phalerata* Palk. 또는 황흑소반모(黃黑小斑蝥) *M. cichorii* L.의 몸체를 건조한 것으로, 여름과 가을에 채취하여 탕사(燙死)시킨 다음 햇볕에 말린다.

【성미】 성은 차고 큰 독이 있으며, 맛은 맵다.

【귀경】 간, 위, 신경.

【효능 및 주치】 1. 청열공독식창(淸熱攻毒蝕瘡)(외용(外用)) : 광견교상(狂犬咬傷), 악창정종(惡瘡疔腫), 완선(頑癬), 우피선(牛皮癬), 나력(瘰癧), 아장풍(鵝掌風), 옹저종경불파(癰疽腫硬不破)

2. 파어산결(破瘀散結)(내복(內服)) : 징가(癥瘕), 기체혈어(氣滯血瘀), 경폐(經閉), 구안괘사(口眼喎斜)(외용(外用)), 암증(癌症)(원발성 간암, 폐암, 식도암, 유암(乳癌) 등)

【해설】 본품은 맛이 맵고 약성(藥性)이 차가우며, 큰 독이 있다. 본품을 외용(外用)하면 독이 있어서 공독(攻毒)하므로 각종 창독(瘡毒), 악창(惡瘡), 개선(疥癬), 나력(瘰癧), 구안와사(口眼喎斜), 광견교상(狂犬咬傷)에 외부(外敷)하여 치료한다.

본품을 내복(內服)하면 신산(辛散)하여 파혈산결(破血散結)하므로 어혈(瘀血)로 인한 경폐(經閉)와 징가(癥瘕)를 치료하는데 삼릉(三棱), 봉출(蓬朮)을 같이 사용한다. 또한 현대에 와서는 아다(兒茶), 삼칠(三七), 사향(麝香) 등과 배합되어 식관암(食管癌)이나 분문암(噴門癌)의 치료에 이용된다.

본품은 독성이 강하므로 내복(內服)에는 세심한 주의가 필요하며, 사용량을 아주 적게 사용해야 하는데(0.03~0.06g), 항상 뚜렷한 비뇨기계 계통과 위장도(胃腸道)의 자극증상이 나타난다. 개별 환자의 경우에는 복약기간 중에 짧은 기간 동안 심장의 운동이 빨라지며, 피부나 점막에는 강렬한 자극성이 있어 발적(發赤), 기포(起泡)를 유발하므로 외용(外用)할 경우에도 도부(塗敷)하는 면적이 넓어서는 안 되며, 주의해야 한다. 따라서, 본품은 몸이 허약한 자나 임신부의 경우에는 복용해서는 안 된다.

【포제】 포제(炮製)할 때 머리, 날개, 다리 및 잡질을 제거하고 사용한다. 미반모(米斑蝥)는 쌀과 잘 섞어 가면서 황종색(黃棕色)이 될 때까지 초(炒)한 것이다. 생품(生品)은 많은 량의 독이 있어서 단지 외용(外用)으로만 사용하고 내복(內服)하지 않는다. 미초(米炒)한 후에는 독성이 줄어들고, 그 기미(氣味)를 바로 잡을 수 있으므로 내복(內服)할 수 있다.

【용량과 용법】 외용(外用)하는 경우에는 적당량을 가루로 만들어 부첩(敷貼)하여 발포(發泡)하거나 주(酒), 초침(醋浸)하여 도(塗)한다. 내복(內服)하는 경우에는 초(炒)하여 가루로 만들어 0.03~0.06g 정도 사용하는데, 환산제(丸散劑)에 넣는다.

【금기증】 매우 독성이 강한 약이므로 내복(內服)하는 경우에는 삼가는 것이 좋고, 몸이 약한 사람 및 임신부의 경우에는 복용하지 말아야 한다.반모

【임상응용】 ① 계란에 하나의 작은 구멍을 뚫어서 깨끗한 반모(斑蝥) 3마리를 넣고 고숙(烤熟)하여 반모(斑蝥)를 없애고 그 계란을 매일 1개씩 먹는다. 간암, 위암 등 여러 종류의 암증을 치료한다.

② 완선(頑癬)이 잘 치료가 되지 않은 경우에는 천근피(川槿皮), 경분(輕粉), 웅황(雄黃) 등을 배합한다(예 : 완선필효방(頑癬必效方)[외과정종(外科正宗)]).

③ 어혈조체(瘀血阻滯)로 인한 경폐(經閉), 징가비괴(癥瘕痞塊)의 경우에는 도인(桃仁), 대황(大黃) 등을 배합하여 파혈통경(破血通經), 소징산결(消癥散結)한다(예 : 반묘통경환(斑猫通經丸)[제음강목(濟陰綱目)]).

노봉방(露蜂房) 【신농본초경(神農本草經)】 VESPAE NIDUS

【기원】 말벌과(Vespidae)에 속한 곤충인 어리별쌍상벌 *Polistes mandarinus* Saussure et Geer.의 벌집을 건조한 것이다. 중국에서는 과마봉(果馬蜂) *Polistes olivaceous* (De Geer)., 일본장각호봉(日本長脚胡蜂) *P. japonicus* Saussure. 혹은 뱀

허물쌍살벌(이복호봉(異腹胡蜂)) *Parapolybia varia* Fabricius.을 기원으로 하고 있다. 가을과 겨울에 채취하여 햇볕에 말리거나 약간 삶아 죽은 벌이나 번데기를 제거하고 건조한다.

【성미】 성질은 평하고 독이 있으며, 맛은 달고 맵다.

【귀경】 위, 간경.

【효능 및 주치】 1. 공독소종(攻毒消腫) : 옹저(癰疽), 유옹초기(乳癰初起), 급성유선염, 나력(瘰癧), 저증(疽症), 정종(疔腫)

2. 거풍(祛風) : 경풍(驚風), 계종(瘛瘲), 풍비(風痺), 풍진소양(風疹瘙痒), 은진(癮疹), 완선(頑癬)

3. 살충지양(殺蟲止痒) : 풍충아통(風蟲牙痛), 두선(頭癬), 개창(疥瘡)

【해설】 본품은 맛이 달고 약성(藥性)이 평(平)하며 독이 있고, 그 독성을 취하여 해독공독(解毒攻毒)하여 옹종창독(癰腫瘡毒), 나력(瘰癧), 유방옹종동통(乳房癰腫疼痛) 등의 증상을 치료한다. 또한 거풍지통(祛風止痛)하는 효능이 있어 풍습비통(風濕痺痛), 경풍(驚風), 전간(癲癇), 수족추축(手足抽搐)을 치료하며, 공독살충(攻毒殺蟲)하는 효과가 있어 주아작통(蛀牙作痛)의 증상도 치료한다.

【포제】 잡질을 제거하고 쪄서 작은 덩어리로 잘라 사용하거나, 또는 밀폐단법(密閉煅法)을 활용하거나 혹은 미황색(微黃色)이 되도록 초(炒)하여 사용한다. 생품(生品)은 일반적으로 외용(外用)으로 활용되며, 포제품(炮製品)은 대부분 내복(內服)으로 활용된다. 단(煅)한 후에는 독성이 줄어들고 치료효과가 증강되며 분쇄와 제제(製劑)에 편리하다. 초(炒)한 후에는 분쇄하여 가루로 만드는 데 편리해진다.

【용량과 용법】 외용(外用)하는 경우에는 적당량을 사용하며, 전탕(煎湯)하여 수세(漱洗)하거나 연말(研末)하여 조부(調敷)하거나 혹은 소회(燒灰)하고 연말(研末)하여 조부(調敷)한다. 내복(內服)하는 경우에는 2.5~4.5g 달여 복용하거나 혹은 환산제(丸散劑)에 넣는 경우에는 1~2g을 하루에 2회 복용한다.

【금기증】 기혈(氣血)이 허약한 사람은 조심해서 복용해야 하며, 옹저(癰疽)가 허물어진 후 원기(元氣)가 핍갈(乏竭)된 경우에는 복용해서는 안 된다.

【임상응용】 ① 나력(瘰癧)으로 농수(膿水)가 계속 나오고 아픔을 참을 수 없는 경우에는 사태(蛇蛻), 현삼(玄參), 황기(黃芪) 등을 배합하여 해독지통(解毒止痛)한다(예 : 봉

방고(蜂房膏)[태평성혜방(太平聖惠方)]).

② 열독옹성(熱毒壅盛)으로 유옹(乳癰), 악옹종독(惡癰腫毒)이 있거나 혹은 창독(瘡毒)이 오랫동안 아물지 않는 경우에는 오공(蜈蚣), 명반(明礬)을 배합하여 가루로 갈아서 마유(麻油)로 잘 개어서 환처(患處)에 바르거나, 달여서 그 물로 외세(外洗)하면 해독료창(解毒療瘡)한다.

대풍자(大風子) 【본초품회정요(本草品匯精要)】 HYDNOCARPI SEMEN

【기원】 대풍자과(大風子科)(Flacourtiaceae)에 속한 상록 교목인 대풍자수(大風子樹) *Hydnocarpus anthelmintica* Pier.의 성숙한 종자를 건조한 것이다. 4~6월에 채취하여 과피(果皮)를 제거하고 종자만 취하여 햇볕에 말린다.

【성미】 성은 뜨겁고 독이 있으며, 맛은 맵다.

【귀경】 간, 비, 신경.

【효능 및 주치】 1. 거풍조습(祛風燥濕) : 마풍(麻風), 개선(疥癬), 양매창(楊梅瘡), 풍선(風癬), 습독창(濕毒瘡), 은진(癮疹)

2. 공독살충(攻毒殺蟲) : 개창(疥瘡), 주사비(酒齇鼻), 백독창(白禿瘡)

【해설】 본품은 맛이 맵고 약성(藥性)이 뜨거우며, 독이 있고, 마풍(麻風)을 치료하는 중요한 약이다. 본품은 거풍조습(祛風燥濕)하고 이독공독(以毒攻毒)하여 살충하는 효능이 있으므로 외용(外用)하여 양매독창(楊梅毒瘡) 및 개선(疥癬) 등의 피부병을 치료할 수 있다. 그러나 내복(內服)에는 주의해야 하며 과량을 복용해서는 안 된다.

【포제】 대풍자상(大風子霜)을 만들어 사용한다. 깨끗한 대풍자인(大風子仁)을 취하여 부수고, 흡유지(吸油紙)를 이용하여 단단히 둘러싼 다음 압착하여 거유(去油)하고, 반복한다. 종이를 바꾼 다음 여러 번 같은 동작을 되풀이하여 유(油)가 모두 제거될 때까지 한다. 혹은 대풍자인(大風子仁)을 맷돌로 부순 다음, 포(布)로 단단히 싸고 뜨겁게 찐 다음 압착해서 거유(去油)하고 잘게 간다. 더러는 건조한 인(仁)을 취하여 냉압법(冷壓法)으로 취유(取油)하여 대풍자유(大風子油)를 이용하기도 한다.

생품(生品)은 독성이 비교적 강하고 작용이 강렬하기 때문에 주로 짓찧어서 진흙처럼 만들거나 혹은 전탕(煎湯)하여 고약(膏藥)으로 만든 후 외용(外用)으로만 사용하며, 내복

(內服)으로 사용하는 것은 불가능하다. 외용(外用)하면 대부분 개선(疥癬), 마풍(麻風), 양매독창(楊梅毒瘡) 등의 증상에 활용된다. 제상(製霜)한 후에는 독성이 저하되어 환제(丸劑)나 산제(散劑)에 넣어 내복(內服)할 수 있다. 그 용도는 생대풍자(生大風子)와 같다.

【용량과 용법】 외용(外用)하는 경우에는 적당량을 도부(塗敷)하거나 존성(存性)이 되도록 단(煅)하여 연부(研敷)하거나 산(散), 고제(膏劑)로 만들어 외용(外用)한다. 내복(內服)하는 경우에는 1회 0.3~1g 정도로 하여 환제(丸劑)에 넣는다.

대풍자유(大風子油)의 경우는 외용(外用)으로 도찰(塗擦)하며, 내복(內服)하는 경우에는 다른 약과 잘 섞어서 환약(丸藥)으로 만든다.

【금기증】 독이 있으므로 내복(內服)은 삼가야 하고, 부득이한 경우에는 소량을 사용하여야 한다. 과량을 지속적으로 복용하면 안 되며, 중독증상으로는 두훈두통(頭暈頭痛), 발열, 복통, 구토, 심하면 단백뇨까지 나타난다. 임신부, 몸이 허약한 자, 간신(肝腎)의 기능이 좋지 않은 자, 음허혈열(陰虛血熱)한 자는 모두 복용을 하지 말아야 한다.

【임상응용】 ① 모든 창개농과(瘡疥膿瘑)에는 고반(枯礬), 경분(輕粉)을 배합하여 가루로 만들어 백유(柏油)와 잘 섞어서 바른다(예 : 대풍자고(大風子膏)[역양기요(癧瘍機要)]).

② 대풍(大瘋)으로 미목(眉目)과 온 몸이 예란(穢爛)하는 경우에는 천궁(川芎), 강활(羌活), 고삼(苦蔘), 전갈(全蝎), 우황(牛黃) 등을 배합하여 수풍조습(搜風燥濕), 살충해독(殺蟲解毒)한다(예 : 대풍환(大風丸)[해위원수(解圍元藪)]).

목근피(木槿皮) 【본초습유(本草拾遺)】 HIBISCI CORTEX

【기원】 아욱과(Malvaceae)에 속한 낙엽관목인 무궁화 *Hibiscus syriacus* L.의 줄기의 껍질과 뿌리의 껍질을 건조한 것이다. 4~5월에 벗겨 세정(洗淨)한 다음 햇볕에 말린다.

【성미】 성은 서늘하고 독이 없으며, 맛은 달고 쓰다.

【귀경】 대장, 간, 비경.

【효능 및 주치】 1. 청열리습(清熱利濕) : 백대(白帶), 황달, 치창(痔瘡)

2. 살충지양(殺蟲止痒) : 개창(疥瘡), 면전선(面錢癬), 우피선(牛皮癬)

3. 청열해독(清熱解毒) : 이질(痢疾), 장풍하혈(腸風下血)

【해설】 본품은 약성(藥性)이 서늘하고 맛이 달고 쓰며, 내복(內服)하면 청열리습(淸熱利濕)하는 효능이 있어 습열(濕熱)로 인한 장풍하혈(腸風下血)과 이질(痢疾), 탈항(脫肛) 등을 치료하며, 살충지양(殺蟲止痒)하는 효능이 있어 개선(疥癬)과 치창(痔瘡)에 도부(塗敷) 또는 탕세(湯洗)하여 치료한다.

【포제】 세정(洗淨)하고 절편(切片)하여 사용한다.

【용량과 용법】 내복(內服)하는 경우에는 3~10g을 전탕(煎湯)한다. 외용(外用)하는 경우에는 적당량을 주침(酒浸)하여 그 우러난 물로 상처 부위를 문지르거나 전수(煎水)로 훈세(熏洗)한다.

【금기증】 습열(濕熱)이 없는 자는 복용하지 않는다.

【임상응용】 ① 대장(大腸) 탈항(脫肛)에는 근피(槿皮)를 달여서 훈세(熏洗)하고, 백반(白礬), 오배자(五倍子) 가루를 발라준다.

② 우피선(牛皮癬)에는 반하(半夏), 대풍자(大風子)를 배합하여 침(浸)하였다가 그 물로 씻어준다.

부록(附錄)

강향(降香)(강진향(降眞香)) 【해약본초(海藥本草)】
DALBERGIAE ODORIFERAE LIGNUM

【기원】 콩과(Leguminosae)에 속하는 낙엽교목인 강향단나무 *Dalbergia odorifera* T. Chen.의 뿌리의 심재(心材)이다.

【성미】 성은 따뜻하고, 독은 없으며, 맛은 맵다.

【귀경】 간, 비경.

【효능 및 주치】 1. 산어지혈(散瘀止血) : 객혈(喀血), 토혈(吐血), 질부좌상(跌仆挫傷), 외상출혈(外傷出血)

2. 산어지통(散瘀止痛) : 흉비심통(胸痺心痛), 흉협자통(胸脇刺痛)

3. 산어소옹(散瘀消癰) : 옹저초기(癰疽初起)

4. 활혈거풍(活血祛風) : 풍습비통(風濕痺痛)

5. 벽예화탁(辟穢化濁) : 한습예탁지기(寒濕穢濁之氣)→토사교작(吐瀉交作), 흉완비민(胸脘痞悶)

【해설】 강향(降香)의 맛은 맵고, 약성(藥性)은 따뜻하다. 자색(紫色)이어서 혈분(血分)으로 들어가서, 지혈하고 아울러 행어(行瘀)하며, 이기지통(理氣止痛)하는 효능이 있다. 따라서 기체혈어(氣滯血瘀)로 인한 흉협창통(胸脇脹痛)과 외상출혈(外傷出血) 등의 증상을 치료한다.

방향(芳香)이 있어 예악(穢惡)한 기(氣)를 잘 물리치고, 재질이 무거워서 강기(降氣)할 수 있으므로 예탁(穢濁)한 기(氣)가 내조(內助)하여 발생하는 구토, 복통의 증상을 치료한다.

【용량과 용법】 3~6g.

【금기증】 본품은 맵고 따뜻하며, 향조(香燥)하여 강기(降氣)하는 약이므로, 체약기허(體弱氣虛), 양열(陽熱), 음허화왕(陰虛火旺)에는 금해야 한다. 또한, 혈열망행(血熱妄行)으로 인한 출혈, 옹저(癰疽)가 허물어진 후에 농(膿)이 많은 여러 가지 창(瘡)의 경우에도 사용을 삼간다.

계관화(鷄冠花)【전남본초(滇南本草)】CELOSIAE CRISTATAE FLOS

【기원】 비름과(Amaranthaceae)에 속하는 맨드라미 *Celosia cristata* L.의 화서(花序)이다. 여름철에 꽃 이삭을 채취하여 그늘에서 말려서 사용한다.

【성미】 성은 서늘하고, 맛은 달다.

【귀경】 간, 대장경.

【효능 및 주치】 1. 양혈지혈(凉血止血) : 혈열(血熱)로 인한 변혈(便血), 치혈(痔血), 붕루(崩漏) 등 각종출혈

2. 삽장지사(澀腸止瀉), 지대(止帶) : 이질(痢疾), 백대하(白帶下)

【해설】 본품은 약성(藥性)이 서늘하여 양혈(凉血)하고 수렴성이 강하여 양혈수렴지혈(凉血收斂止血)시키는 효능이 있어 대변출혈, 치혈(痔血), 붕루(崩漏) 등의 각종 출혈증, 균리(菌痢)를 치료한다.

본품은 청열(淸熱)하고 삽장지사(澀腸止瀉), 지대(止帶)하는 효능이 있어 적백대하(赤白帶下), 이질(痢疾)을 치료한다.

【포제】 생품(生品)은 성질이 서늘하여 수삽(收澀)하는 가운데에 청열(淸熱)하여서, 주로 습열(濕熱)로 인한 대하(帶下), 이질(痢疾), 변혈(便血)과 치혈(痔血) 등의 증상에 많이 사용된다. 반면에 탄(炭)한 후에는 서늘한 성질이 줄어들고 수삽(收澀) 작용이 증강되어, 토혈(吐血), 변혈(便血), 붕루(崩漏)가 계속 반복되고 잘 낫지 않는 경우 및 대하(帶下), 구리부지(久痢不止)의 경우에 상용(常用)된다.

【용량과 용법】 3~15g.

【금기증】 이 약은 수삽(收澀)작용이 있기 때문에 적체(積滯)가 있는 경우에는 복용을 하지 말아야 한다.

【임상응용】 ① 구사구리(久瀉久痢)에는 황기(黃芪), 석류피(石榴皮)를 배합한다.

② 붕루(崩漏)가 오랫동안 그치지 않는 경우에는 인삼(人參), 혈여탄(血餘炭)을 배합한다.

③ 붕루하혈(腸風下血)에는 지유(地榆), 방풍탄(防風炭)을 배합한다.

곡정초(穀精草) 【개보본초(開寶本草)】 ERIOCAULI HERBA

【기원】 곡정초과(穀精草科)(Eriocaulaceae)에 속한 일년생 풀인 백약곡정초(白藥穀精草) *Eriocaulon sieboldianum* S. et Z.의 전초(全草) 또는 화서(花序)를 건조한 것으로, 가을철에 채취하여 햇볕에 말린다. 중국에서는 동속식물인 곡정초(穀精草) *E. buergerianum* Koern.을 사용하고 있다.

【성미】 성은 서늘하고, 독이 없으며, 맛은 맵고 달다.

【귀경】 간, 위경.

【효능 및 주치】 1. 소풍산열(疎風散熱) : 풍화치통(風火齒痛), 후비(喉痺), 풍열개창(風熱疥瘡), 비통(痺痛), 풍열두통(風熱頭痛)

2. 명목퇴예(明目退翳) : 풍열목예(風熱目翳), 풍열목적(風熱目赤)

【해설】 본품은 맛이 맵고 달며 약성(藥性)이 평(平)(서늘한 쪽으로 치우침)하다. 속이 비어 있어 몸체가 가볍고 성질이 떠서 오로지 상초(上焦)로 행(行)하고 전정(巓頂)에 직접 도달하여 머리부위의 풍열(風熱)을 소산(疏散)하고 머리와 눈을 청(淸)하게 하는 효능이 있으므로, 풍열(風熱)로 인하여 두통, 아통(牙痛), 구설생창(口舌生瘡), 인후종통(咽喉腫痛) 및 목생예막(目生翳膜) 등의 증상이 발생할 때 응용할 수 있다. 아울러 경청(輕淸)한 성질이 외달(外達)하여 풍기비통(風氣痺痛)을 치료한다.

【포제】 잡질을 제거하고 세절(細切)하여 사용한다.

【용량과 용법】 6~10g.

【금기증】 음허혈휴(陰虛血虧)로 인한 눈 질환에는 사용하지 않는다.

교이(膠飴)(이당(飴糖)) 【본초경집주(本草經集注)】 GRANORUM SACCARUM

【기원】 벼과(Gramineae)에 속한 1년생 풀인 찰벼와 메벼의 성숙한 종자인 찹쌀 혹은 멥쌀을 분말로 하여 자숙(煮熟)한 뒤 맥아(麥芽)를 가하여 약한 불로 달여서 졸여 만든 검은 엿이다.

【성미】 성은 따뜻하고 맛은 달다.

【귀경】 비, 위, 폐경.

【효능 및 주치】 1. 완중보허(緩中補虛) : 노권상비(勞倦傷脾), 이급복통(裏急腹痛)

2. 생진윤조(生津潤燥) : 폐조해수(肺燥咳嗽), 구갈(口渴), 인통(咽痛), 토혈(吐血)

【해설】 본품은 약성(藥性)이 따뜻하고 맛이 달며, 비위경(脾胃經)에 들어가서 보허건중(補虛健中)하여 중기(中氣)의 허핍(虛乏)이나 노권상비(勞倦傷脾)를 치료하는 효능이 있다. 또 급통(急痛)을 완해(緩解)하고 통증(痛症)을 그치게 하는 효능이 있어 허한성(虛寒性)의 복중급통(腹中急痛)을 치료할 수 있다.

감윤(甘潤)으로 윤폐화담지해(潤肺化痰止咳)하는 효능이 있으므로, 폐허해수(肺虛咳嗽)를 치료할 수 있다.

본품은 점성(粘性)이 강하여 다른 약과 함께 달이면 다른 약의 용출(溶出)을 막기 때문에 복용하기 전에 탕액(湯液)에 첨가하여 복용한다. 다만 습(濕)이 조체(阻滯)되어 중만(中滿)하거나, 습열내온(濕熱內蘊) 및 담습(痰濕)이 심한 경우에는 복용하지 말아야 한다.

【용량과 용법】 15~60g.

【금기증】 습열(濕熱)이 내울(內鬱)한 자, 중만(中滿)하여 토역(吐逆)하는 자는 복용을 하지 말아야 한다.

【임상응용】 ① 비위허한(脾胃虛寒)으로 인한 위완통(胃脘痛)을 치료하는 경우에는 작약(芍藥), 계지(桂枝) 등을 배합하여 온중보허(溫中補虛), 화리(和裏), 완급(緩急), 지통(止痛)한다(예 : 소건중탕(小建中湯)[상한론(傷寒論)]. 또한 이 처방은 허로(虛勞)로 양허발열(陽虛發熱)이 있고, 복통, 음식물의 섭취가 줄어드는 증상을 치료한다. 심기부족(心氣不足)으로 심계(心悸), 허번(虛煩), 불녕(不寧), 면색무화(面色無華)의 증상이 나타나는 것을 치료한다. 허로이급(虛勞裏急)으로 배가 때때로 아프고 온안(溫按)하는 것을 좋아하며 만져보면 통증이 줄어들고 설담태백(舌淡苔白)하는 증상이 나타나는 것을 치료한다.

구약(蒟蒻) 【개보본초(開寶本草)】 AMORPHOPHALI RHIZOMA

【기원】 천남성과(Araceae)에 속하는 여러 해 살이 풀인 구약(곤약) *Amorphophalus konjac* K. Koch.[=*A. rivieri* Durieu.]의 덩이줄기이다.

【성미】 성은 차고, 독이 있으며, 맛은 맵고 달다.

【귀경】 폐, 비, 위경.

【효능 및 주치】 1. 청열해독(清熱解毒) : 자시(痄腮), 노채(勞瘵), 노학(勞瘧), 소갈(消渴)

2. 소종산결(消腫散結) : 나력(瘰癧), 징가(癥瘕)

【해설】 본품은 매운 맛이 있고 성질이 차가우므로, 화담산적(化痰散積), 소종해독(消腫解毒)하는 효능이 있으므로, 옹절종독(癰癤腫毒), 단독(丹毒), 나력(瘰癧), 결핵(結核) 또는 독사교상(毒蛇咬傷) 등의 증(證)을 다스리며, 주로 외용(外用)하나 내복(內服)할 수도 있다. 그러나 내복(內服)하는 경우에는 본품이 독이 있으므로, 반드시 오래 달여야 하는데, 약 2시간 정도 먼저 달인 후에 다른 약물을 넣어서 달이는 것이 좋다.

본품은 근래에 각종 암종(癌腫), 뇌류(腦瘤) 등의 병증(病證)에도 응용되고 있다.

【용량과 용법】 6~15g. 모름지기 3시간 이상을 달여야 한다. 외용(外用)은 적당량을 이용한다.

【금기증】 생 것은 사람의 인후(咽喉)를 자극하여 출혈이 되게 할 수 있으므로 삼가는 것이 좋고, 냉기인(冷氣人)은 소식(少食)하는 경우에도 금해야 한다.

권삼(拳參) 【도경본초(圖經本草)】 BISTORTAE RHIZOMA

【기원】 본품은 여뀌과 식물 범꼬리 *Bistorta manshuriensis* Kom.[=*Polygonum bistorta* L.] 및 동속근연식물의 뿌리줄기이다.

【성미】 성질은 약간 차고, 맛은 쓰다.

【귀경】 심, 대장, 방광경.

【효능 및 주치】 1. 사열리습(瀉熱利濕), 지리(止痢), 지대(止帶) : 습열리(濕熱痢), 역독리(疫毒痢), 부녀대하(婦女帶下)

2. 청열해독소종(清熱解毒消腫) : 구설생창(口舌生瘡), 열독옹양(熱毒癰瘍), 나력(瘰癧)

3. 청열진경(清熱鎭驚) : 열병경축(熱病驚搐)

4. 양혈지혈(凉血止血) : 토혈(吐血), 뉵혈(衄血), 치창변혈(痔瘡便血), 적리(赤痢), 창상출혈(創傷出血)

【해설】 본품은 쓴맛이 있어서 강설(降泄)하고, 차가운 성질이 있어서 청열(清熱)하므로, 청열해독(清熱解毒)하는 효능이 있어서 열독(熱毒)으로 인한 옹종창독(癰腫瘡毒), 인후종통(咽喉腫痛) 등의 병증(病證)에 활용할 수 있다. 또한 임파선결핵이나 독사교상(毒

蛇咬傷)에도 외용(外用)하면 좋은 효능을 발휘한다.

차가운 성질로 양혈지혈(凉血止血)하는 효능이 있어서 혈열망행(血熱妄行)으로 인한 각종 출혈증을 치료하는데, 주로 토혈(吐血), 뉵혈(衄血)을 치료하는 경우에는 아교주(阿膠珠), 오매(烏梅), 감초(甘草) 등의 약물을 배합한다. 치창출혈(痔瘡出血)의 경우에는 본품을 단방(單方)으로 전탕(煎湯)하여 환처(患處)를 훈세(熏洗)한다.

맛이 쓰고 약성(藥性)이 차가우므로, 습열(濕熱)을 없앨 수 있어서 지대(止帶), 지사(止瀉)하는 효능이 있는데, 주로 습열(濕熱)로 인한 적리(赤痢), 소아(小兒) 설사(泄瀉), 대하(帶下) 등의 증상을 치료한다.

【용량과 용법】 3~10g. 외용(外用)은 적당량을 이용한다.

【금기증】 실화열독(實火熱毒)이 없는 경우에는 복용해서는 안 되며, 음증(陰證)의 외양(外瘍)인 경우에도 복용해서는 안 된다.

귀전우(鬼箭羽) 【신농본초경(神農本草經)】
EUONYMI LIGNUM SUBERALATUM

【기원】 노박덩굴과(Celastraceae)에 속한 낙엽 관목인 화살나무 *Euonymus alatus* (Thunb.) Sieb.의 날개모양의 것을 포함한 어린 가지이다. 1년 내내 아무 때나 채취하여 햇볕에 말려서 사용한다.

【성미】 성은 차고, 독은 없으며, 맛은 쓰다.

【귀경】 간경.

【효능 및 주치】 1. 파혈통경(破血通經) : 월경불통(月經不通), 경행복통(經行腹痛), 폐경(閉經), 산후복통, 간암, 자궁경암

2. 살충 : 충적복통(蟲積腹痛)

【해설】 귀전우(鬼箭羽)는 맛이 쓰고, 성질이 차다. 어혈(瘀血)을 파(破)하고, 월경(月經)을 통(通)하게 하며 풍사(風邪)를 산(散)하는 효능이 있어서 타태(墮胎)하고, 어혈(瘀血)의 결취(結聚)를 없애며, 능히 부녀의 어혈불행(瘀血不行)으로 인한 월경불통(月經不通)을 치료한다. 이 외에 살충하는 효과가 있고, 풍습관절통(風濕關節痛)을 치료한다.

【용량과 용법】 4.5~9g.

【금기증】 파혈통경(破血通經) 작용이 있으므로 임신부는 복용하지 않는 것이 좋다.

【임상응용】 ① 악주심통(惡疰心痛), 교자협통(絞刺脇脇), 혹 견배통무상처(肩背痛無常處)의 경우에는 도인(桃仁), 적작(赤芍), 진피(陳皮), 당귀(當歸) 등을 배합한다(예 : 귀전우산(鬼箭羽散)[태평성혜방(太平聖惠方)]).

② 산후에 패혈불산(敗血不散)으로 아침괴경(兒枕塊硬), 동통발헐(疼痛發歇)하는 경우 및 신산(新産)에 허(虛)한데 풍한(風寒)이 내박(內搏)하여 오로(惡露)가 완전하게 나가지 못하고 제복견창(臍腹堅脹)하거나 아픈 등의 증상이 나타나는 경우에는 홍람화(紅藍花), 당귀(當歸)를 배합한다(예 : 당귀산(當歸散)[화제국방(和劑局方)]).

금작근(金雀根)(골담초(骨痰草)) 【본초강목습유(本草綱目拾遺)】
CARAGANAE SINICAE RADIX

【기원】 콩과(Leguminosae)에 속하는 골담초 *Caragana sinica* (Buchoz.) Rehd.의 뿌리이다. 가을에 채취하여 잔뿌리 및 흑갈색의 코르크를 제거하고 목심(木心)을 쪼개서 햇볕에 말린다.

【성미】 성질은 평하고, 독은 없으며, 맛은 쓰고 맵다.

【귀경】 폐, 비, 간경.

【효능 및 주치】 1. 선폐지해(宣肺止咳) : 한해(寒咳), 폐로(肺癆)

2. 건비삼습(健脾滲濕) : 변당(便溏), 백대(白帶), 체허핍력(體虛乏力)

3. 활혈통맥(活血通脈) : 폐경(閉經), 통풍(痛風), 질타손상(跌打損傷)

4. 통유(通乳) : 산후의 유즙불하(乳汁不下)

5. 강혈압(降血壓) : 고혈압병

6. 이뇨(利尿) : 체허부종(體虛浮腫), 부종(浮腫)

【해설】 이 약은 건비(健脾), 보기(補氣)하고, 이뇨(利尿)하는 효능이 있어서 체허핍력(體虛乏力)의 경우에는 저실자(楮實子), 보골지(補骨脂) 등을 배합하여 치료하며, 부종에는 백출(白朮), 복령(茯苓) 등을 배합하여 다스린다.

매운맛은 행산(行散)하고, 쓴맛은 설폐(泄閉)하여 활혈통락(活血通絡), 지통하는 효능이 있어서 풍습비통(風濕痺痛)을 치료하는데, 주로 오가피(五加皮), 목과(木瓜), 상지(桑

枝) 등을 배합하여 사용된다. 이 외에도 유즙(乳汁)의 분비를 촉진하는 효능이 있어서 산후에 젖이 잘 나오지 않는 증상을 치료하며, 혈압강하작용이 있어서 고혈압을 치료한다. 고혈압의 경우에는 단방(單方)으로 21~30g을 달여서 하루 2~3회 차처럼 마시면 좋다.

【용량과 용법】 15~30g.

【금기증】 음허내열자(陰虛內熱者)는 사용을 삼가는 것이 좋다.

남과자(南瓜子) 【현대실용중약(現代實用中藥)】
CUCURBITAE MOSCHATAE SEMEN

【기원】 박과(Cucurbitaceae)에 속하는 1년생 만생(蔓生) 등본(藤本)인 호박 *Cucurbita moschata* Duch.의 성숙한 종자이다. 여름과 가을사이에 성숙한 종자를 채취하여 햇볕에 말린다.

【성미】 성질은 평하고, 맛은 달다.

【귀경】 폐, 신경.

【효능 및 주치】 1. 구충(驅蟲) : 조충(촌백충), 회충

2. 이뇨(利尿) : 산후의 수족(手足) 부종(浮腫), 얼굴과 눈 손발의 부종

3. 지해(止咳) : 백일해

4. 요치(療痔) : 내치(內痔)

【해설】 본품은 살충하여 조충, 회충, 요충 등의 증상을 치료하는데, 단미(單味)로 껍질째로 갈아 생용(生用)하거나 빈랑(檳榔)을 배합하여 진하게 달여서 먹으면 된다. 혈흡충(血吸蟲)의 경우에는 거유(去油)하고 분제(粉劑)로 만들어 매일 240~300g(만일 10세 이하이면 용량을 반으로 줄이고, 10~16세이면 160~200g을 복용)의 대제량(大劑量)으로 30일 정도 먹으면 일정한 효과가 있다.

【용량과 용법】 30~60g.

【금기증】 많이 먹으면 기(氣)를 막히게 하고 체격(滯膈)한다.

노관초(老鸛草)【강목습유(綱目拾遺)】GERANII HERBA

【기원】 쥐손이풀과(Geraniaceae)에 속한 1년생 풀인 국화쥐손이 *Erodium stephanianum* Willd., 쥐손이풀 *Geranium sibiricum* L., 세잎쥐손이 *Geranium wilfordii* Maxim. 및 동속 근연식물의 전초(全草)이다.

【성미】 성질은 평하고, 맛은 쓰고 맵다.

【귀경】 비, 방광경.

【효능 및 주치】 1. 거풍제습(祛風除濕), 통경활락(通經活絡) : 풍습동통(風濕疼痛), 사지구련(四肢拘攣)

2. 청열해독(淸熱解毒) : 설사, 소변불리(小便不利), 옹저창종(癰疽瘡腫)

【해설】 본품의 맛은 쓰고 매우며, 약성(藥性)은 평(平)하다. 효능은 산풍거습(散風祛濕)하고 활혈통락(活血通絡)하여 풍습(風濕)으로 인한 관절통, 기부마목(肌膚麻木), 근골산통(筋骨痠痛) 등의 증상을 치료한다.

이 외에 또한 청열해독(淸熱解毒)하는 효능이 있어 이질(痢疾), 장염을 치료하며, 또한 60g을 달여서 달인 물로 입을 가시면 인후종통(咽喉腫痛)을 치료한다.

【용량과 용법】 9~15g. 대제(大劑)로 복용하는 경우에는 30~60g.

【금기증】 비위(脾胃)가 허한(虛寒)한 사람은 복용을 해서는 안 된다.

다엽(茶葉)【본초편독(本草便讀)】CAMELLIAE FOLIUM

【기원】 차나무과(Theaceae)에 속하는 낙엽관목 및 소교목인 차나무 *Camellia sinensis* O. Ktze.[=*Thea sinensis* L.]의 어린 잎 및 싹 잎이다.

【성미】 성은 서늘하고, 맛은 쓰고 달며 맵다.

【귀경】 심, 폐, 위장, 간, 신경.

【효능 및 주치】 1. 청리두목(淸利頭目) : 두통, 다매(多寐)

2. 제번지갈(除煩止渴) : 심번(心煩), 구갈(口渴)

3. 이뇨(利尿) : 방광(膀胱)의 습열(濕熱)로 인한 소변불리(小便不利)

4. 청열해독(淸熱解毒) : 습열리(濕熱痢)

5. 하기소식(下氣消食) : 식정불화(食停不化)

6. 화담(化痰) : 담열울폐증(痰熱鬱肺證)

【해설】 맛이 쓰고, 약간 차가운 약성(藥性)으로 청열강화(淸熱降火)하는 효능이 있어 서열번갈(暑熱煩渴), 풍열상공(風熱上攻)으로 인한 두목현훈(頭目眩暈) 등의 증상을 치료하며, 소식(消食)하는 효능이 있어 식적불소(食積不消), 소화불량을 치료하며, 이뇨(利尿)효능이 있어 소변불리(小便不利)를 치료한다. 이 외에 정신기능을 흥분시켜주므로 정신피로, 기수(嗜睡) 등의 증상을 치료한다.

본품은 각성(覺醒) 효과가 있기 때문에 실면(失眠)환자가 복용해서는 안 된다. 또한 인삼(人蔘) 등의 자보약(滋補藥)을 먹을 때도 다엽(茶葉)을 먹지 않는 것이 좋다.

【용량과 용법】 3~9g.

【금기증】 잠을 잘 자지 못하는 사람은 복용해서는 안 되고, 오래 먹으면 사람을 야위게 하며, 잠을 자지 못하게 한다.

대모(玳瑁) 【개보본초(開寶本草)】 ERETMOCHELYOS CARAPAX

【기원】 바다거북과(Chelonidiae)에 속한 척추동물인 대모(玳瑁) *Eretmochelys imbricata* (L.)의 등딱지를 채취하여 건조한 것이다.

【성미】 성은 차고 독이 없으며, 맛은 달고 짜다.

【귀경】 심, 간경.

【효능 및 주치】 1. 평간정경(平肝定驚) : 열병경광(熱病驚狂), 섬어(譫語), 경궐(痙厥), 소아경간(小兒驚癎), 중풍

2. 청열해독(淸熱解毒) : 옹종창독(癰腫瘡毒), 두독(痘毒), 정창(疔瘡)

【해설】 본품은 맛이 달고 짜며, 성질이 차고, 심(心), 간(肝) 2경(經)에 들어가서 진심안신(鎭心安神)하고 평간정경(平肝定驚)하는 효능이 있어 온열병(溫熱病)으로 고열번조(高熱煩躁)하고 신혼섬어(神昏譫語)하는 것과 중풍, 경간(驚癎), 소아경풍(小兒驚風), 신혼경궐추축(神昏痙厥抽搐) 등의 증상을 치료하는데 응용한다. 이 외에 청열해독(淸熱解毒)하는 효능이 있어 두독(痘毒)과 열독옹종(熱毒癰腫)을 치료한다.

【포제】 잡질을 제거하고 온수(溫水)에 침윤(浸潤)하여 세절(細切)하여 사용한다. 혹

은 활석분탕초(滑石粉燙炒)한다. 활석분(滑石粉)으로 초(炒)한 후에는 질이 바삭바삭하여 부수기 쉽고, 아울러 비린내를 없앨 수 있다.

【용량과 용법】 3~6g.

【금기증】 병(病)이 실열(實熱)로 인하지 않은 자는 복용을 하지 말아야 한다.

【임상응용】 ① 중서(中暑), 중악(中惡), 중풍(中風) 및 온병(溫病)에 담열(痰熱)이 내폐(內閉)하여 신혼(神昏), 불어(不語), 경궐(痙厥), 담성기조(痰盛氣粗), 신열(身熱), 번조(煩躁), 설홍태황구니(舌紅苔黃垢膩), 맥활삭(脈滑數) 등의 증상이 나타나는 경우에는 서각(犀角), 우황(牛黃), 안식향(安息香), 용뇌(龍腦) 등을 배합하여 거담(祛痰), 개규(開竅), 진경(鎭痙), 청열해독(淸熱解毒)한다(예 : 지보단(至寶丹)[화제국방(和劑局方)·소침량방(蘇沈良方)]). 또한 이 처방은 담열(痰熱)이 내폐(內閉)한 소아의 경궐(驚厥)을 치료한다.

② 급풍중악(急風中惡)으로 신지불청(神志不淸), 면색발청(面色發靑), 사지궐랭(四肢厥冷) 등의 증상이 나타나는 경우에는 안식향(安息香), 주사(朱砂), 사향(麝香), 용뇌(龍腦) 등을 배합한다(예 : 대모환(玳瑁丸)[태평성혜방(太平聖惠方)]).

③ 영풍유루(迎風流淚)가 있는 경우에는 영양각(羚羊角), 석련자(石連子), 박하(薄荷) 등을 배합하여 심신(心腎)의 허열(虛熱)을 청(淸)한다.

대산(大蒜) 【본초경집주(本草經集注)】 ALLII SATIVI BULBUS

【기원】 나리과(Liliaceae)에 속한 1년생 혹은 2년생 풀인 마늘 *Allium sativum* L.의 땅속 비늘줄기이다.

【성미】 성은 따뜻하고, 맛은 맵다.

【귀경】 비, 위, 폐경.

【효능 및 주치】 1. 행기소체(行氣消滯) : 숙식정류(宿食停留), 기결복창(氣結腹脹)

2. 난위건비(暖胃健脾) : 완복랭통(脘腹冷痛), 한사(寒瀉)

3. 벽예구사(辟穢驅邪) : 학질(瘧疾), 이질(痢疾), 곽란(霍亂)

4. 해독살충(解毒殺蟲) : 옹종(癰腫), 사충교상(蛇蟲咬傷), 치창(痔瘡), 백독선창(白禿癬瘡), 어해중독(魚蟹中毒), 면생우췌(面生疣贅)

【해설】 본품은 건비온위(健脾溫胃)하고 육식(肉食)의 적체(積滯)를 삭이는 효능이

있어 완복랭통(脘腹冷痛), 음식불소(飮食不消), 식욕감퇴 등의 증상을 치료한다. 살충하는 효능이 있어 구충, 요충 및 충적복통(蟲積腹痛)을 치료하고, 폐로해수(肺癆咳嗽), 백일해를 치료하며, 살충지리(殺蟲止痢)하여 설사, 이질(痢疾)을 치료한다.

본품을 외용(外用)하면 해독소종(解毒消腫)하고 산옹종(散癰腫)하는 효과가 있어 옹종정독(癰腫疔毒)에 붙이거나 개선(疥癬), 소양(瘙癢)에 외부(外敷)하여 효과를 볼 수 있다.

【용량과 용법】 9~15g.

【금기증】 음허화왕(陰虛火旺)한 경우, 눈 질환, 입과 치아, 목과 혀의 모든 질환과 유행성질병을 앓은 후에는 복용을 금해야 한다.

루고(螻蛄)【신농본초경(神農本草經)】GRYLLOTALPA

【기원】 땅강아지과(Gryllotalpidae)에 속한 곤충인 땅강아지 *Gryllotalpa africana* Palisot. et Besurois. 또는 같은 속 근연곤충을 건조한 것으로 여름과 가을에 채취하여 끓는 물에서 데쳐서 죽인 다음 햇볕에 말리거나 홍건(烘乾)한다.

【성미】 성은 차고, 독이 없으며, 맛은 짜다.

【귀경】 방광, 대장, 소장, 위경.

【효능 및 주치】 1. 이수소종(利水消腫) : 소변불통(小便不通), 석림(石淋)

2. 청열해독산결(清熱解毒散結) : 나력(瘰癧), 옹종(癰腫), 악창(惡瘡)

3. 청위화열(清胃火熱) : 위화상염(胃火上炎)→구설생창(口舌生瘡)·아은종통(牙齦腫痛)

【해설】 본품은 맛이 짜고 약성(藥性)이 차가우며, 소장(小腸), 방광경(膀胱經)에 들어가 이수소종(利水消腫)하는데, 그 작용이 강력하여 두신부종(頭身浮腫)과 대복수종(大腹水腫) 및 소변불리(小便不利)의 실증(實證)에 적용된다. 또한 통림(通淋)하는 효능이 있으므로 석림(石淋)으로 인해 뇨로(尿路)가 아픈 증상을 치료할 수 있다. 또한 외부(外敷)하면 해독효능이 있어서 나력(瘰癧)과 옹종(癰腫), 악창(惡瘡)을 치료할 수 있다.

【포제】 날개와 다리를 제거하고 미초(微炒)하여 사용한다.

【용량과 용법】 4~6g.

【금기증】 몸이 허약한 경우, 기약(氣弱)한 경우 및 임신부는 복용을 하지 말아야 한다.

마발(馬勃)【명의별록(名醫別錄)】LASIOSPHAERA SEU CALVATIA

【기원】회포과(灰包科)(Lycoperdaceae)에 속한 담자균류(擔子菌類) 식물인 탈피마발(脫皮馬勃) *Lasiosphaera fenzlii* Reich., 대마발(大馬勃) *Calvatia gigatea* (Batsch ex Pers.) Lloyd. 또는 자색마발(紫色馬勃) *C. lilacina* (Mont. et Berk.) Lloyd.의 자실체(字實體)를 건조한 것으로, 봄과 가을에 자실체(字實體)가 성숙할 때 채취하여 흙을 제거하고 건조한다.

【성미】성질은 평하고 독이 없으며, 맛은 맵다.

【귀경】폐, 위경.

【효능 및 주치】1. 청폐리인(淸肺利咽) : 풍열울폐(風熱鬱肺)·사열울폐(邪熱鬱肺)→인후종통(咽喉腫痛), 풍열해수(風熱咳嗽), 성음시아(聲音嘶啞)

2. 지혈 : 비뉵(鼻衄), 창상출혈(創傷出血)(외용(外用)), 토혈(吐血)

3. 청열해독(淸熱解毒) : 경후생옹(頸後生癰), 습독창양(濕毒瘡瘍), 겸창불렴(臁瘡不斂)

【해설】본품은 맛이 맵고 재질이 가벼우며, 폐경(肺經)에 들어가 풍열(風熱)을 산(散)하고 청폐리인소종(淸肺利咽消腫)하는 특징이 있어 풍열(風熱)이 온폐(蘊肺)하여 발생하는 해수(咳嗽), 실음(失音) 및 인후종통(咽喉腫痛)을 치료하는 중요한 약이 된다.

또한 본품은 지혈하는 작용이 있어 외용(外用)하면 비출혈(鼻出血), 외상출혈을 치료할 수 있으며, 복용하면 토혈(吐血)을 치료할 수 있다.

【포제】잡질을 제거하고 잘라 작은 덩어리로 만들어 사용한다.

【용량과 용법】3~6g. 달여 먹는 경우에는 포전(包煎)해야 하며, 혹은 환산제(丸散劑)로 사용한다. 외용(外用)하는 경우에는 적당량을 연말(研末)하여 조부(調敷)하거나 혹은 취약(吹藥)으로 사용한다.

【금기증】풍한(風寒)과 노상(勞傷)으로 인한 해수실음(咳嗽失音)의 경우에는 복용을 금해야 한다.

【임상응용】① 역후미란(疫喉糜爛)에는 금은화(金銀花), 산치(山梔), 박하(薄荷), 우방자(牛蒡子) 등을 배합하여 청폐리인(淸肺利咽)한다(예 : 청인소독음(淸咽消毒飮)[역후천론방(疫喉淺論方)]).

② 이내유농(耳內流膿)에는 박하(薄荷), 행인(杏仁), 연교(連翹) 등을 배합하여 청열해독(淸熱解毒)한다(예 : 마발산(馬勃散)[심씨존생서(沈氏尊生書)]).

마편초(馬鞭草) 【명의별록(名醫別錄)】 VERBENAE HERBA

【기원】 마편초과(馬鞭草科)(Verbenaceae)에 속한 여러 해 살이 풀인 마편초 *Verbena officinalis* L.의 전초(全草)를 건조한 것으로, 6~8월 꽃이 필 때 채취하여 햇볕에 말린다.

【성미】 성은 서늘하고, 독이 없으며, 맛은 쓰고 맵다.

【귀경】 간, 비, 방광경.

【효능 및 주치】 1. 활혈산어(活血散瘀) : 징가적취(癥瘕積聚), 경폐(經閉), 통경(痛經), 질타손상(跌打損傷)

2. 절학(截瘧) : 학질(瘧疾)

3. 이수소종(利水消腫) : 수종(水腫), 열림(熱淋), 복수창만(腹水脹滿)

4. 청열해독(清熱解毒) : 외감발열(外感發熱), 습열황달(濕熱黃疸), 습열리질(濕熱痢疾), 인후백부(咽喉白腐), 옹종(癰腫)

【해설】 본품은 맛이 맵고 쓰며, 약성(藥性)이 서늘하고, 간경(肝經)에 들어가 활혈화어(活血化瘀)하고 통경산결(通經散結)시켜 징가적취(癥瘕積聚)와 경폐통경(經閉痛經)을 치료하는데 효과가 비교적 좋다.

본품은 절학(截瘧)하는 효능이 있어 학질(瘧疾)의 발작을 억제시키므로 발작 전 2~3시간 전에 복용하면 일정한 절학(截瘧)효과가 있고, 청열소종(清熱消腫) 효능이 있어 옹저창독(癰疽瘡毒)과 아은종통(牙齦腫痛) 및 후비(喉痺) 등을 치료한다.

본품은 방광경(膀胱經)에 들어가 이수소종(利水消腫)하는 효능이 있어 뇨량을 증가시켜 수종(水腫)을 치료하는데, 실증(實證)에 속한 수종(水腫)에 많은 량을 투여하면 좋은 효과가 있다.

【포제】 잡질을 제거하고 절단하여 사용한다.

【용량과 용법】 12~40g.

【금기증】 비위(脾胃)가 허한(虛寒)한 자와 임신부는 복용을 하지 말아야 한다.

맹충(虻蟲) 【신농본초경(神農本草經)】 TABANUS

【기원】 등에과(Tabanidae)에 속한 곤충인 복대맹(復帶虻) *Tabanus bivittatus* Mats. 및 같은 속 근연 곤충의 암컷의 몸체를 건조한 것으로, 5~6월에 잡아 끓는 물에 데쳐서 죽이거나 또는 쪄서 햇볕에 말린다.

【성미】 성질은 약간 차고, 약간의 독이 있으며, 맛은 쓰다.

【귀경】 간경.

【효능 및 주치】 1. 파혈축어(破血逐瘀), 통경소징(通經消癥) : 징가적취(癥瘕積聚), 축혈(蓄血), 복손어혈(扑損瘀血), 혈체경폐(血滯經閉)

【해설】 본품은 간경혈분(肝經血分)에 들어가 파혈축어(破血逐瘀)와 산결소징가(散結消癥瘕)하는 효능이 있어서 어혈징결(瘀血癥結)로 인한 경폐(經閉), 징가(癥瘕), 축혈발광(蓄血發狂) 및 복손어혈종통(扑損瘀血腫痛) 등의 증상을 치료한다.

본품은 성질이 사나워서 복용한 후에 복통, 설사를 일으킬 수 있어, 과량을 복용하면 안 된다. 본품의 파혈(破血)작용은 수질(水蛭)보다 강하다.

【포제】 잡질과 날개와 다리를 없애고, 생용(生用)하거나 미초(微炒)하여 사용한다. 생품(生品)은 적은 양의 독이 있고, 비린 맛이 비교적 강하며, 파혈(破血)하는 효력이 맹렬하고, 아울러 설사하게 하는 부작용이 있어서 생용(生用)하는 경우는 드물다. 배(焙)와 미초(米炒)한 후에는 독성과 비린내와 맛이 줄어들고, 부수고 복용하기에 편리하다.

【용량과 용법】 탕제(湯劑)에 넣는 경우에는 1~1.5g. 가루로 만들어 탄복(呑服)하는 경우에는 매회 0.3g.

【금기증】 몸이 허약한 자와 임신부, 빈혈이 있는 자, 설사하는 자는 복용을 금해야 한다. 마황(麻黃)을 오(惡)한다.

【임상응용】 ① 복중(腹中)에 어혈(瘀血)이 결괴(結塊)하고, 내부에 건혈(乾血)이 있으며, 경폐(經閉)하는 경우에는 수질(水蛭), 대황(大黃), 도인(桃仁) 등을 배합하여 파혈통어(破血通瘀)한다(예 : 대황자충환(大黃蟅蟲丸)[금궤요략(金匱要略)]).

② 월경불행(月經不行), 혹은 산후오로(産後惡露)로 인한 제복작통(臍腹作痛)을 치료하는 경우에는 숙지황(熟地黃), 수질(水蛭), 도인(桃仁)을 배합한다(예 : 지황통경환(地黃通經丸)[교주부인양방(校注婦人良方)]).

③ 학모징결(瘧母癥結)이 흩어지지 않는 경우, 질타손상(跌打損傷), 어혈종통(瘀血腫痛 등)의 경우에는 수질(水蛭), 유향(乳香), 몰약(沒藥) 등을 배합하여 활혈산어(活血散瘀)한다(예 : 화징회생단(化癥回生丹)[온병조변(溫病條辨)]).

목별자(木鼈子)【일화자본초(日華子本草)】MOMORDICAE SEMEN

【기원】 박과(Cucurbitaceae)에 속한 덩굴성 풀인 목별자 *Momordica cochinchinensis* (Lour.) Sprengel.의 성숙한 종자이다.

【성미】 약성은 차갑고 독이 있으며, 맛은 쓰고 약간 달다.

【귀경】 간, 비, 위경.

【효능 및 주치】 1. 청열료창(淸熱療瘡) : 유옹(乳癰), 악창(惡瘡), 나력(瘰癧), 치루(痔漏), 옹저종독(癰疽腫毒), 정창(疔瘡) 등 일체종독(一切腫毒)

2. 소종지통(消腫止痛) : 요통, 질타손상(跌打損傷)이나 골절(骨折) 등의 어체동통(瘀滯疼痛)

【해설】 목별자(木鱉子)의 맛은 쓰고 약간 달며, 약성(藥性)은 차갑고, 독이 있다. 혈열(血熱)을 청(淸)하고, 창독(瘡毒)을 삭이는 효능이 있어 유옹(乳癰)과 질타손상(跌打損傷)으로 인한 요통에 적용하는데, 소종지통(消腫止痛)하는 효과가 아주 빠르다. 본품은 또한 악창종독(惡瘡腫毒)과 나력(瘰癧) 등의 증상에도 사용한다.

【포제】 생목별자(生木鱉子)는 유독(有毒)하여 대부분 외용(外用)으로 많이 활용하며, 내복(內服)하는 경우에는 신용(愼用)해야 한다. 목별자(木鼈子)는 제상(製霜)한 후에는 독성이 저하되어 환산제(丸散劑)로 활용되어 내복(內服)할 수 있다.

【용량과 용법】 내복은 0.6~1.2g. 외용(外用)의 경우에는 적당량을 사용하면 된다.

【금기증】 비위(脾胃)가 허한(虛寒)한 사람, 임신부, 허약한 사람의 경우에는 복용을 해서는 안 된다. 또한 오랫동안 복용하거나 과량을 복용하지 않는 것이 좋다.

【임상응용】 ① 기혈어체(氣血瘀滯)로 인한 근골제통(筋骨諸痛) 및 부인의 혈기어통(血氣瘀痛)으로 참을 수 없는 경우에는 천산갑(穿山甲), 몰약(沒藥), 유향(乳香)을 배합하여 행기지통(行氣止痛)한다(예 : 몰약산(沒藥散)[선명론방(宣明論方)]).

② 담(痰)이 경락(經絡)에 체(滯)하여 견비지체(肩臂肢體)가 동통(疼痛)하고 마비되

는 것이 때때로 발생하였다가 그치는 증상을 치료하는 경우에는 백개자(白芥子), 계심(桂心), 몰약(沒藥), 목향(木香) 등을 배합하여 이기통락(利氣通絡)한다(예 : 백개자산(白芥子散)[증치준승(證治準繩)]).

무화과(無花果)【구황본초(救荒本草)】FICI FRUCTUS

【기원】 뽕나무과(Moraceae)에 속하는 낙엽 관목 혹은 소교목인 무화과나무 *Ficus carica* L.의 화탁(花托)이다.

【성미】 성은 차고, 맛은 달고 시다.

【귀경】 폐, 위, 대장경.

【효능 및 주치】 1. 건위청장(健胃淸腸) : 설사, 이질(痢疾), 변비

2. 청열소종(淸熱消腫) : 후통(喉痛), 옹종(癰腫), 치창(痔瘡)

3. 통유(通乳) : 젖이 잘 나오지 않는 증상

【해설】 본품은 맛이 달고 약성(藥性)이 차가워서 청열해독(淸熱解毒), 소종(消腫)하는 효능이 있어 인후종통(咽喉腫痛), 치창출혈(痔瘡出血), 옹창(癰瘡), 개선(疥癬) 등의 병증(病證)을 치료한다. 임상에서는 후통(喉痛)을 치료하는 경우 주로 금은화(金銀花)와 배합되며, 치창(痔瘡)을 치료하는 경우에는 본품을 단방(單方)으로 10~20개를 달여 먹거나 혹은 무화과나무의 신선한 잎을 물에 달여서 훈세(熏洗)하여도 좋다.

건위청장(健胃淸腸)의 효과가 있으므로 설사, 이질(痢疾), 혹은 변비가 있는 경우에 활용된다.

【용량과 용법】 30~60g.

【금기증】 소음인통(少陰咽痛)이나 복사(腹瀉)가 허한(虛寒)으로 일어나는 경우에는 사용해서는 안 된다.

문합(文蛤)【신농본초경(神農本草經)】MERETRICIS CONCHA

【기원】 참조개과(Veneridae)에 속한 연체동물인 무명조개(문합(文蛤)) *Meretrix meretrix* L.와 모시조개(청합(靑蛤)) *Cyclina sinensis* Gmelin.의 조개껍질로, 봄과 가

을에 채취하여 조갯살을 제거한 다음 세정(洗淨)하여 건조한다.

【성미】 성은 차고, 맛은 쓰고 짜다.

【귀경】 폐, 위, 신경.

【효능 및 주치】 1. 청폐화담(淸肺化痰) : 담열울결(痰熱鬱結)→흉협동통(胸脇疼痛), 열담해천(熱痰咳喘)

2. 연견산결(軟堅散結) : 영류(癭瘤), 담핵(痰核)

3. 이수소종(利水消腫) : 수종(水腫), 복수(腹水), 두면부종(頭面浮腫)

4. 제산지통(制酸止痛) : 위통범산(胃痛泛酸)

【해설】 본품의 맛은 쓰고 성질은 차며, 폐경(肺經)에 들어가 폐열(肺熱)을 청설(淸泄)하고 조담(稠痰)을 화(化)하여 폐열(肺熱)로 인한 담조천해(痰稠喘咳)와 흉협동통(胸脇疼痛)을 치료하고, 짠맛은 연견산결(軟堅散結)하여 영류라력(癭瘤瘰癧)과 담핵(痰核)을 치료하는데 상용(常用)한다. 또한 이수소종(利水消腫)하는 효능이 있어 수종(水腫), 소변불리(小便不利)를 치료하며, 본품을 단(煅)하면 수렴성이 강해지고 제산지통(制酸止痛)하게 되어 위통범산(胃痛泛酸)과 탕상(燙傷), 습진(濕疹) 등에 응용하여 치료하며, 이 외에도 지혈하는 효능이 있어 자궁의 대출혈(大出血)을 치료한다.

본품은 내복(內服)하는 경우에는 생용(生用)하고, 제산(制酸)이나 생기렴창(生肌斂瘡)의 효능으로 외용(外用)하는 경우에는 단용(煅用)한다.

【포제】 잡질을 제거하고 사용하는데, 일반적으로는 생용(生用)하며, 제산(制酸)과 생기렴창(生肌斂瘡)에는 단용(煅用)한다.

【용량과 용법】 8~16g(환산제(丸散劑) : 1~3g).

【금기증】 비허유한(脾虛有寒)으로 인한 해수(咳嗽)와 중기부족자(中氣不足者)는 복용을 하지 말아야 한다.

【임상응용】 ① 열담옹성(熱痰壅盛)으로 인격(咽膈)이 불리(不利)하고 해수기급(咳嗽氣急)하며 흉민협통(胸悶脇痛)하거나 혹은 담중대혈(痰中帶血)이 있는 경우에는 강반하(薑半夏), 단한수석(煅寒水石), 감초(甘草) 등을 배합하여 청폐화담(淸肺化痰)한다(예 : 천금산(千金散)[성제총록(聖濟總錄)]).

② 습진양상(濕疹瘍傷)의 창구(瘡口)가 궤파(潰破)되어 오랫동안 아물지 않고 삼출물이 많이 나오는 경우에는 경분(輕粉), 황백(黃柏), 단석고(煅石膏) 등의 약을 배합하여 가

루로 만들어 외부(外敷)하여 렴습생기(斂濕生肌)한다.

③ 습열내조(濕熱內阻)로 인한 소변불리(小便不利), 지체부종(肢體浮腫), 수종발열(水腫發熱)을 치료하는 경우에는 활석(滑石), 목통(木通), 저령(豬苓) 등을 배합하여 소수(消水)한다(예 : 해합탕(海蛤湯)[양씨가장방(楊氏家藏方)]).

④ 간위불화(肝胃不和)로 위통(胃痛), 범산(泛酸)하거나 담음심통(痰飮心痛)이 있는 경우에는 과루(瓜蔞), 연호색(延胡索), 와릉자(瓦楞子) 등을 배합하여 제산지통(制酸止痛)한다.

밀타승(密陀僧)【뇌공포자론(雷公炮炙論)】LITHARGYRUM

【기원】 연(鉛)이나 방연광(方鉛礦)을 제련(製鍊)하여 은(銀)·연(鉛)이 침적(沈積)될 때의 노저(爐底)의 부산물인 산화연(酸化鉛)이다.

【성미】 성질은 평하고, 독이 있으며, 맛은 짜고 맵다.

【귀경】 간, 비경.

【효능 및 주치】 1. 수습렴창(收濕斂瘡) : 습독창(濕毒瘡), 서창(鼠瘡), 각습기(脚濕氣), 호취(狐臭), 치창(痔瘡)

2. 수렴지혈(收斂止血) : 구리(久痢)

3. 타담진경(墮痰鎭驚) : 경간(驚癎)

4. 절학(截瘧) : 학질(瘧疾)

【해설】 밀타승(密陀僧)은 맛이 짜고 매우며, 약성(藥性)이 평(平)하고, 독이 있어서 현재 임상에서는 내복약(內服藥)으로는 극히 드물게 사용되고 있는 약이다. 수렴작용이 있어서 내복(內服)하면 구리(久痢)를 치료한다. 외용(外用)하면 치창(痔瘡), 백전풍(白癜風)을 치료하고, 개선(疥癬)이나 습창(濕瘡)으로 소양(瘙痒)하고 진물이 흐르는 등의 증상을 치료한다.

【포제】 사용할 때 세분(細粉)으로 갈아서 사용한다.

【용량과 용법】 외용(外用)하는 경우에는 적당량을 가루로 만들어서 상처 부위에 뿌리거나 조도(調塗)한다. 내복(內服)하는 경우에는 환산제(丸散劑)에 넣어서 사용하는데, 매일 0.3~1g을 사용한다.

【금기증】 대부분 외부(外敷)하고, 내복(內服)은 잘 하지 않는다. 몸이 허약한 자는 복용을 하지 말아야 한다.

【임상응용】 ① 한반(汗斑), 면지(面痣), 자백전풍(紫白癜風), 흑백반흔(黑白斑痕), 작반분자(雀斑粉刺)를 치료하는 경우에는 웅황(雄黃), 사상자(蛇床子), 경분(輕粉), 유황(硫黃) 등을 배합하여 식초에 잘 개어서 환처(患處)에 차부(搽敷)하여 청혈화어(淸血化瘀)한다(예 : 밀타승산(密陀僧散)[외과정종(外科正宗)]).

② 습진에는 황백(黃柏), 빙편(冰片)을 함께 가루로 갈아서 향유(香油)에 잘 개어서 환처(患處)에 바른다.

반지련(半枝蓮) 【강소식물지(江蘇植物誌)】 SCUTELLARIAE BARBATAE HERBA

【기원】 꿀풀과(Labiatae)에 속한 1년생 혹은 여러 해 살이 풀인 치솔골무꽃 *Scutellaria barbata* D. Don.의 전초(全草)이다.

【성미】 성질은 평하고, 맛은 맵고 약간 쓰다.

【귀경】 심, 폐, 간, 신경.

【효능 및 주치】 1. 청열해독(淸熱解毒) : 이질(痢疾), 인후종통(咽喉腫痛), 무명종독(無名腫毒), 황달, 후아(喉蛾), 사상(蛇傷), 정창(疔瘡), 폐옹(肺癰), 배옹(背癰)

2. 지혈 : 토혈(吐血), 뉵혈(衄血), 뇨혈(尿血), 변혈(便血)

3. 산어지통(散瘀止痛) : 나력담핵(瘰癧痰核), 매핵기(梅核氣)

4. 행기리수(行氣利水) : 기체협통(氣滯脇痛), 고창(臌脹), 대복수종(大腹水腫), 족면부종(足面浮腫)

【해설】 본품의 맛은 맵고 약성(藥性)은 차갑다. 본품은 청열해독(淸熱解毒)하고 이뇨소종(利尿消腫)하는 효능이 있어 간염, 간종대(肝腫大), 간경화로 인한 복수(腹水)를 치료하고, 옹종창독(癰腫瘡毒), 독사교상(毒蛇咬傷)을 치료한다.

본품은 항암작용이 있다고 밝혀져서 초기의 폐암, 간암, 또는 위장암 등의 증(證)에 많이 활용되고 있으며, 백화사설초(白花蛇舌草)와 각각 60g을 물로 달여서 복용하면 초기의 폐암, 간암, 직장암을 치료할 수 있다.

【용량과 용법】 9~30g.

【금기증】 임신부는 복용을 삼가는 것이 좋고, 혈허(血虛)에는 사용하는 것이 적합하지 않다.

발계(菝葜) 【명의별록(名醫別錄)】 SMILACIS CHINAE RHIZOMA

【기원】 백합과(Liliaceae)에 속하는 여러 해 살이 낙엽 반원관목(攀援灌木)인 청미래덩굴 *Smilax china* L.의 뿌리줄기를 건조한 것으로, 봄이나 가을에 채취하여 햇볕에 말린다.

【성미】 성질은 평하고, 독이 없으며, 맛은 달고 시며 습습하다.

【귀경】 간, 신경.

【효능 및 주치】 1. 거풍제습(祛風除濕) : 풍비(風痺), 요배산통(腰背酸痛), 피부풍선(皮膚風癬), 임탁대하(淋濁帶下)

2. 해독소종(解毒消腫) : 악창(惡瘡), 충독(蟲毒), 시질온장(時疾瘟瘴)

3. 이수통림(利水通淋) : 석림(石淋), 노림(勞淋)

【해설】 본품은 맛이 달고 시며, 약성은 평하고, 간(肝), 신(腎) 2경(經)에 들어가 거풍리습(祛風利濕)하여 풍습비통(風濕痺痛)과 관절불리(關節不利)와 요배산통(腰背酸痛)을 치료한다. 또한 해독산종(解毒散腫)하는 효능이 있어 이질(痢疾), 창옹(瘡癰), 자궁경미란(子宮頸糜爛), 소탕상(燒燙傷)을 치료하며, 소화기(식도, 위, 직장)암에 종양(腫瘍)의 증식을 억제하는 효과를 나타낸다.

청미래덩굴의 뿌리줄기와 잎의 효능이 서로 비슷하여 옹창(癰瘡)과 피부풍선(皮膚風癬) 및 탕상(燙傷)에 적용된다.

【포제】 잡질을 제거하고 윤투(潤透)시켜 절편(切片)하여 햇볕에 말려서 사용한다.

【용량과 용법】 12~40g.

【금기증】 간신(肝腎)의 음(陰)이 부족한 사람은 복용을 하지 말아야 한다.

백굴채(白屈菜) 【구황본초(救荒本草)】 CHELIDONII HERBA

【기원】 양귀비과(Papaveraceae)에 속하는 여러 해 살이 풀인 애기똥풀(젖풀)

Chelidonium majus var. *asiaticum* (Hara.) Ohwi.의 전초(全草)이다.

【성미】 성은 따뜻하고, 독이 있으며, 맛은 맵고 쓰다.

【귀경】 폐, 심, 신경.

【효능 및 주치】 1. 행기지통(行氣止痛) : 장위(腸胃)의 동통(疼痛)

2. 화담지해(化痰止咳) : 한담해수(寒痰咳嗽)

3. 이수소종(利水消腫) : 소변불리(小便不利), 수종창만(水腫脹滿)

4. 해독살충(解毒殺蟲) : 완선(頑癬), 창종(瘡腫), 개창(疥瘡), 독충교상(毒蟲咬傷)

【해설】 본품은 음식이 소화되지 않아서 발생하는 위완복통(胃脘腹痛), 하리복통(下痢腹痛)을 치료하는데, 흔히 본품에다 목향(木香), 감초(甘草) 등의 약물을 배합하여 응용할 수 있으며, 진통효과가 있어서 위궤양, 위암, 췌장암 등에 사용되고 있다.

또 지해(止咳) 효과가 있어 폐결핵으로 인한 해수(咳嗽)나 백일해를 치료하며, 해독살충(解毒殺蟲)하여 개선(疥癬), 창종(瘡腫), 사충교상(蛇蟲咬傷), 편평우(扁平疣) 등에 외용(外用)할 수 있으며, 이뇨(利尿)효과가 있어 수종(水腫), 황달에 인진(茵蔯), 택사(澤瀉) 등과 배합되어 응용된다.

【용량과 용법】 3~6g.

【금기증】 본품은 독이 있으므로, 조심해서 사용해야 한다.

번백초(翻白草) 【구황본초(救荒本草)】 POTENTILLAE DISCOLORIS HERBA

【기원】 장미과(Rosaceae)에 속한 여러 해 살이 풀인 솜양지꽃 *Potentilla discolor* Bge.의 뿌리 또는 뿌리가 붙어 있는 전초(全草)를 건조한 것으로, 봄과 여름에 꽃이 피기 전에 채취하여 햇볕에 말린다.

【성미】 성질은 평(서늘한 쪽으로 치우침)하고, 독이 없으며, 맛은 달고 약간 쓰다.

【귀경】 간, 대장경.

【효능 및 주치】 1. 청열해독소종(清熱解毒消腫) : 나력결핵(瘰癧結核), 개선(疥癬), 겸창(臁瘡), 폐옹(肺癰), 옹종(癰腫), 정독(疔毒), 이질(痢疾)

2. 양혈지혈(凉血止血) : 위열(胃熱)→토혈(吐血), 뉵혈(衄血), 하혈(下血), 혈열붕중(血熱崩中)

【해설】 본품은 맛이 달고 약간 쓰며, 약성(藥性)은 평(平)하다. 간(肝), 대장(大腸) 2경(經)에 들어가 청열해독(淸熱解毒)하고 지혈소종(止血消腫)하는 효능이 있어 이질(痢疾)과 학질(瘧疾)을 치료하며, 정독(疔毒), 옹종(癰腫)을 치료한다. 양혈지혈(凉血止血)하는 작용이 있어 혈열(血熱)로 인한 월경과다(月經過多)와 치종출혈(痔腫出血) 및 여러 가지 출혈증을 치료한다. 또한 본품을 백두옹(白頭翁)의 대용(代用)으로 사용하기도 한다.

【포제】 잡질을 제거하고 세절(細切)하여 사용한다.

【용량과 용법】 뿌리 12~20g, 전초(全草) 20~40g.

【금기증】 비위(脾胃)가 허한(虛寒)한 사람과 혈허(血虛)한 사람은 복용을 금해야 한다.

복룡간(伏龍肝) 【명의별록(名醫別錄)】 TERRA FLAVA USTA

【기원】 부제(釜臍)의 진하(眞下)에 오랫동안 훈소(熏燒)된 조저중심(竈底中心)의 황토로서 초흑부(焦黑部)와 잡질을 제거한 것이다.

【성미】 성은 따뜻하고, 독이 없으며, 맛은 맵다.

【귀경】 비, 위, 간경.

【효능 및 주치】 1. 온경지혈(溫經止血) : 토혈(吐血), 뉵혈(衄血), 뇨혈(尿血), 대변하혈(大便下血), 붕루(崩漏), 대하(帶下)

2. 화위지구(和胃止嘔) : 비위허한(脾胃虛寒)→구토, 임신오조(妊娠惡阻)→구토

3. 온비삽장(溫脾澀腸) : 비허구사(脾虛久瀉)

【해설】 본품은 맛이 맵고, 성(性)이 따뜻하다. 비위(脾胃) 2경(經)에 들어가 온중화위(溫中和胃)하는 효능이 있으므로, 중기(中氣)를 온화(溫和)하게 하면서 지혈(止血), 지구(止嘔)하고, 또한 삽장고하(澀腸固下)의 작용이 있어 허한(虛寒)에 속한 토혈(吐血), 비혈(鼻血), 대변출혈, 자궁출혈 등 각종 출혈증을 치료하고, 허한성(虛寒性) 구토, 임신구토에 항상 사용된다.

본품은 출혈과 구토가 열(熱)에 속한 자에게는 마땅하지 않으며, 전제(煎劑)에 넣을 때는 본품을 먼저 달이고 찌꺼기를 제거하여 침전된 후에 맑은 약물만 취하여 나머지 약을 달인다.

【포제】 가루로 만들어 포대(布袋)에 싸서 사용한다.

【용량과 용법】 15~30g.

【금기증】 음허실혈(陰虛失血)과 열증(熱證), 구토반위(嘔吐反胃)의 경우에는 복용을 하지 말아야 한다.

【임상응용】 ① 대변하혈(大便下血) 및 토혈(吐血), 붕루(崩漏)를 치료하는데, 혈색(血色)이 암담(暗淡)하고, 사지(四肢)가 따뜻하지 않으며, 면색(面色)은 위황(萎黃)하고, 설담태백(舌淡苔白)한 증상이 나타나는 경우에는 감초(甘草), 부자(附子), 아교(阿膠) 등을 배합하여 온양(溫陽), 건비(健脾), 수삽(收澀), 양혈지혈(養血止血)한다(예 : 황토탕(黃土湯)[금궤요략(金匱要略)]).

복신(茯神) 【본초강목(本草綱目)】 PORIA

【기원】 구멍쟁이버섯과(Polyporaceae)에 속하는 복령(茯苓) *Poria cocos* Wolf.의 균핵이 중간에 천연적으로 송근(松根)(복신목(茯神木))을 싸고 있는 백색 부분이다. 본품은 송근(松根)의 진기(津氣)가 왕성하지 않고 단지 본근(本根)에 덧붙여서 맺혀 있으며 밖으로 발설(發泄)할 수 없어 맺혀서 복령(茯苓)이 된 것이다.

【성미】 성질은 평하고, 맛은 달고 슴슴하다.

【귀경】 심, 비경.

【효능 및 주치】 1. 양심안신(養心安神) : 실면(失眠), 경간(驚癎), 건망

2. 이수소종(利水消腫) : 수종

【해설】 본품은 맛이 달고 약성(藥性)이 평(平)하며, 양심안신(養心安神)하고 진경정계(鎭驚定悸)하는 작용이 있어 심도불안(心跳不安), 실면(失眠)과 머리가 맑지 않은 증상, 건망 등의 증상을 치료한다. 겸하여 심신불녕(心神不寧), 분노조번(忿怒躁煩)을 풀어준다.

【금기증】 백렴(白蘞)을 오(惡)하고, 미초(米醋), 산물(酸物), 웅황(雄黃)을 같이 복용하지 말아야 한다.

사과락(絲瓜絡)【본초강목(本草綱目)】LUFFAE FRUCTUS RETINERVUS

【기원】 박과(Cucurbitaceae)에 속한 1년생 덩굴성 식물인 수세미오이 *Luffa cylindrica* (L.) Roem.의 성숙한 과실 속의 그물모양의 섬유질을 건조한 것으로, 가을에 채취하여 바깥 껍질과 과육을 제거한 그물모양의 섬유질을 햇볕에 말린다.

【성미】 성질은 평(혹은 약간 차고)하고, 독이 없으며, 맛은 달다.

【귀경】 폐, 위, 간경.

【효능 및 주치】 1. 통경활락(通經活絡) : 흉협동통(胸脇疼痛), 복통, 요통, 경폐(經閉), 유즙불통(乳汁不通)

2. 청열화담(淸熱化痰) : 폐경유열(肺經有熱)→효천(哮喘)·기천(氣喘)·해담(咳痰)·담천(痰喘), 급만성기관지염

3. 양혈지혈(凉血止血) : 혈열망행(血熱妄行)→변혈(便血)·붕루(崩漏)

4. 해독소종(解毒消腫) : 옹저창종(癰疽瘡腫)

【해설】 본품은 맛이 달고 약성(藥性)이 평(平)하며, 경락(經絡)을 통행하게 하여 기혈조체(氣血阻滯)로 경락(經絡)이 불통(不通)하여 흉협동통(胸脇疼痛), 관절산통(關節酸痛) 등의 증상이 나타나는 것을 치료하고, 양혈해독(凉血解毒)하는 효능이 있어서 열독옹종창양(熱毒癰腫瘡瘍) 등의 증상을 치료한다. 본품은 그물모양의 구조를 가지고 있어 쉽게 통경활락(通經活絡)한다. 또한 청열화담(淸熱化痰)하는 효능이 있어 가래가 많은 기침을 치료한다.

본품은 양혈지혈(凉血止血)의 효능을 겸하고 있는데, 지혈의 목적으로 사용할 경우에는 초탄(炒炭)하여 사용하기도 한다.

【포제】 생용(生用)하거나 부초(麩炒)하여 사용하고, 지혈의 목적으로 사용하는 경우에는 소존성(燒存性)으로 만들어 사용한다. 탄제(炭製)를 거친 후에는 약간의 떫은 성질을 지니게 되며, 그 지혈(止血)하는 작용이 증강되어 붕중루하(崩中漏下), 장풍하혈(腸風下血)에 사용된다.

【용량과 용법】 10~15g.

【금기증】 비위(脾胃)가 허한(虛寒)한 사람, 한담(寒痰), 한효(寒哮)의 질환을 앓는 사람의 경우에는 복용을 하지 말아야 한다.

서과(西瓜) 【신농본초경(神農本草經)】 CITRULLI FRUCTUS

【기원】 박과(Cucurbitaceae)에 속한 1년생 덩굴성 풀인 수박 *Citrullus rulgaris* Schrad 의 과실의 속이다.

【성미】 성은 차고 맛은 달다.

【귀경】 심, 위, 방광경.

【효능 및 주치】 1. 청열해서(淸熱解暑) : 서열번갈(暑熱煩渴), 후비(喉痺), 구창(口瘡)

2. 제번지갈(除煩止渴) : 열성진상(熱盛津傷)

3. 청리소변(淸利小便) : 소변불리(小便不利)

4. 청열지통(淸熱止痛) : 대장(大腸)의 습열(濕熱)로 인한 대변농혈(大便膿血)

【해설】 본품은 약성(藥性)이 차고 맛이 달아서 서열(暑熱)을 소(消)하고 번갈(煩渴)을 풀어주는 작용이 있으며, 관중하기(寬中下氣)하고 소변을 통리(通利)한다. 본품은 이뇨제가 되어 신장염으로 인한 부종과 당뇨병, 황달 등을 치료하고, 더불어 주독(酒毒)을 풀어 줄 수 있다.

【비고】 수박 과실의 껍질을 서과피(西瓜皮)라고 하는데, 맛은 달고 성질은 서늘하며, 독이 없다. 효능은 서과(西瓜)와 유사하여 청열해서(淸熱解暑)하고 생진이뇨(生津利尿)하며 척서해갈(滌暑解渴)하므로 서열번갈(暑熱煩渴), 소변단소(小便短少), 수종(水腫), 구설생창(口舌生瘡) 등을 치료할 수 있다.

【용량과 용법】 즙을 취하여 적당량을 마신다.

【금기증】 중한(中寒)하고 습(濕)이 왕성한 사람은 복용을 해서는 안 된다.

서장경(徐長卿) 【신농본초경(神農本草經)】 CYNANCHI PANICULATI RADIX

【기원】 박주가리과(Asclepiadaceae)에 속한 여러 해 살이 풀인 산해박 *Cynanchum paniculatum* Kitag.의 뿌리와 뿌리줄기를 건조한 것으로, 여름에 채집하여 햇볕에 말린다.

【성미】 성은 따뜻하고, 독이 없으며, 맛은 맵다.

【귀경】 간, 위경.

【효능 및 주치】 1. 거풍지통(祛風止痛) : 풍습비통(風濕痺痛), 위완통(胃脘痛), 아통

(牙痛), 경기복통(經期腹痛)(월경통), 질타손상(跌打損傷)

2. 거풍지양(祛風止痒) : 피부소양(皮膚瘙痒), 풍진(風疹), 습진, 완선(頑癬)

3. 활혈해독(活血解毒) : 독사교상(毒蛇咬傷)

【해설】 본품은 맛이 맵고 약성(藥性)이 따뜻하며, 간(肝)·위(胃) 2경(經)에 들어가 거풍통락(祛風通絡)하여 풍습(風濕)이나 한응기체(寒凝氣滯) 또는 혈어(血瘀)로 인한 풍습비통(風濕痺痛)과 요통, 질타손상동통(跌打損傷疼痛), 완복통(脘腹痛) 및 치통 등 각종 통증을 치료한다. 또한 거풍지양(祛風止痒)시키는 효능이 있어 풍진, 습진, 피부소양과 완선(頑癬) 등 피부질환을 치료하는데 내복(內服) 또는 달여서 세척한다.

본품은 사독(蛇毒)을 해독하여 독사교상(毒蛇咬傷)을 치료하며, 최근에는 수술 후에 발생하는 통증과 암종(癌腫)으로 인한 통증에 지통의 목적으로 단독으로 사용하거나 증(證)에 따라서 적절히 배합하여 응용한다.

【포제】 잡질을 제거하고 세절(細切)하여 사용한다.

【용량과 용법】 4~12g.

【금기증】 몸이 허약한 사람은 복용을 삼가는 것이 좋다.

선황련(鮮黃連)(모황련(毛黃連)) 【동북약식지(東北藥植誌)】
JEFFERSONIAE RHIZOMA

【기원】 매자나무과(Berberidaceae)에 속하는 여러 해 살이 풀인 깽깽이풀 *Jeffersonia dubia* (Max.) Benth et Hook.의 뿌리줄기이다.

【성미】 성은 차고, 맛은 쓰다.

【귀경】 심, 간, 위, 대장경.

【효능 및 주치】 1. 청열해독(淸熱解毒) : 열독옹성(熱毒壅盛), 심화항성(心火亢盛)

2. 양혈지혈(凉血止血) : 토혈(吐血), 뉵혈(衄血)

3. 청열조습지사(淸熱燥濕止瀉) : 습열설사(濕熱泄瀉)

【해설】 이 약은 맛이 쓰고 약성(藥性)이 차가운데, 차가운 성질은 청열(淸熱)하고, 쓴 맛은 해독하여 청열해독(淸熱解毒)하는 효능을 지니게 되어 열독옹성(熱毒壅盛)으로 인한 각종 질환과 심화항성(心火亢盛)으로 인한 여러 가지 증상을 치료한다. 또한 차가운

약성(藥性)으로 혈분(血分)으로 들어가서 양혈지혈(凉血止血)하는 효능이 있으며, 맛이 쓰고 성질이 차가워서 청열조습(淸熱燥濕)하여 습열(濕熱)로 인한 설사를 치료한다.

【용량과 용법】 3~6g을 달여서 복용한다.

【금기증】 음허번열(陰虛煩熱), 위허구오(胃虛嘔惡), 비허설사(脾虛泄瀉), 오경설사(五更泄瀉)에는 복용해서는 안 된다.

수우각(水牛角) 【명의별록(名醫別錄)】 BUBALI CORNU

【기원】 소과(Bovidae)에 속하는 물소 *Bubalus bubalis* L.의 뿔을 약으로 사용한다.

【성미】 성은 차고, 맛은 짜다.

【귀경】 심, 간, 위경.

【효능 및 주치】 1. 청열해독(淸熱解毒) : 온병열입영혈증(溫病熱入營血證), 고열번조(高熱煩躁), 경궐추축(驚厥抽搐)

2. 양혈지혈(凉血止血) : 혈열망행(血熱妄行)→토혈(吐血)·뉵혈(衄血) 등증

【해설】 본품은 맛이 짜고 성질이 차가우며, 양혈(凉血)하여 혈열망행(血熱妄行)으로 인한 토혈(吐血), 뉵혈(衄血) 등의 증상을 치료한다. 청열해독(淸熱解毒)하여 온병(溫病)에 열(熱)이 영혈(營血)로 침입하여 발생하는 신열번조(身熱煩躁), 신혼섬어(神昏譫語) 혹은 반진(斑疹) 등의 증상을 치료하며, 고열(高熱)로 경궐(驚厥), 추축(抽搐)하는 등의 증상을 치료한다.

【포제】 온수(溫水)를 이용하여 침포(浸泡)한 다음 꺼내어 방편(鎊片)으로 만들거나, 건조시킨 후 좌(銼)하여 조분(粗粉)으로 만든다.

【용량과 용법】 서각(犀角)에 비해서 5~10배를 사용한다.

【금기증】 비위(脾胃)가 허한(虛寒)한 경우에는 사용하지 않는다.

【임상응용】 ① 습열(濕熱)이 혈분(血分)으로 들어가서 장열불퇴(壯熱不退), 신혼섬어(神昏譫語) 등의 증상이 있는 경우에는 생지황(生地黃), 현삼(玄參), 금은화(金銀花), 연교(連翹) 등을 배합하여 양혈해독(凉血解毒)한다.

② 혈열망행(血熱妄行)으로 인한 토혈(吐血), 뉵혈(衄血) 등 각종 출혈증에는 생지황(生地黃), 목단피(牧丹皮), 적작약(赤芍藥) 등을 배합하여 양혈지혈(凉血止血)한다.

식염(食鹽) 【명의별록(名醫別綠)】 SAL MARITIMUS

【기원】 식용 소금이다.

【성미】 성은 차고, 맛은 짜다.

【귀경】 위, 대장, 소장, 신경.

【효능 및 주치】 1. 용토숙식(涌吐宿食)·담연(痰涎)·독물(毒物)(대량) : 숙식정체(宿食停滯)→심복창통(心腹脹痛), 담연옹성(痰涎壅盛), 오식독물(誤食毒物)

2. 소식(消食)(소량) : 음식불화(飮食不化)

3. 인경약(引經藥)(소량) : 신경(腎經)으로 인경(引經)하는 약으로 이용.

【해설】 식염(食鹽)은 맛이 짜고 성질이 차다. 최토(催吐)작용이 있어 위중(胃中)의 숙식(宿食)이나 담수(痰水)가 쌓여 있는 것을 토(吐)하게 하며, 흉복(胸腹)의 갑작스러운 통증을 그치게 할 수 있다. 그러나, 많이 먹게 되면 혈액을 모상(耗傷)하고 아울러 사람의 피부와 안색(顔色)을 상하게 한다.

【용량과 용법】 대량(大量)으로는 9~18g, 소량(少量)으로는 0.6~1.5g을 사용한다.

【금기증】 수종(水腫)에는 복용하지 말아야 한다.

아담자(鴉膽子) 【본초강목습유(本草綱目拾遺)】 BRUCEAE FRUCTUS

【기원】 소태나무과(Simaroubaceae)에 속한 상록 관목(大灌木) 혹은 소교목(小喬木)인 아담자(鴉膽子) *Brucea javanica* (L.) Merr.의 성숙한 과실을 건조한 것으로, 가을에 과실이 성숙할 때 채취하여 햇볕에 말린다.

【성미】 성은 차고, 약간의 독이 있으며, 맛은 쓰다.

【귀경】 대장, 간경.

【효능 및 주치】 1. 청열해독(淸熱解毒) : 정독(疔毒), 치창(痔瘡), 복사(腹瀉), 장회충(腸蛔蟲), 음양(陰痒)

2. 절학(截瘧) : 학질(瘧疾)

3. 지리(止痢) : 이질(痢疾), 열독혈리(熱毒血痢), 휴식리(休息痢)

4. 부식췌우(腐蝕贅疣)(외용(外用)) : 췌우(贅疣), 계안(鷄眼)

【해설】본품은 맛이 쓰고 성질이 차며, 약간의 독이 있다. 청열해독(淸熱解毒)하고, 제습살충(除濕殺蟲)하는 효능이 있어 이질(痢疾)과 학질(瘧疾)을 치료하는 중요한 약이 되며, 아메바성 이질(痢疾)을 치료하는데 비교적 좋은 효과가 있고, 또한 말라리아 원충을 죽이는 작용이 있어서 학질(瘧疾)을 치료한다. 또한 부식(腐蝕)작용이 있어 췌우(贅疣)에 짓찧어서 바르면 좋은 효과가 있다.

본품은 독성이 있어 메스꺼움, 구토, 혈압강하 등의 부작용을 일으킬 수 있다.

【포제】잡질과 열매의 껍질을 제거하고 사용한다.

【용량과 용법】1.5~2g을 복용한다. 학질(瘧疾)을 치료하는 경우에는 10~15알, 이질(痢疾)을 치료하는 경우에는 10~30알을 사용한다. 본품은 껍질을 없애고 인(仁)만을 약으로 사용하는데, 쓴맛이 매우 강하여 탕제(湯劑)에는 넣지 않으며, 캡슐에 넣어 삼키거나 용안육(龍眼肉)에 싸서 복용하는 것이 좋으며, 혹은 압거유(壓去油)하여 환제(丸劑)나 편제(片劑)로 활용한다.

【금기증】비위(脾胃)가 허약한 사람과 구토(嘔吐)하는 사람은 복용을 하지 말아야 한다. 또한 본품은 인체에 대하여 부작용을 유발할 수 있으므로, 위궤양, 만성장염, 간신(肝腎)의 기능쇠퇴, 임신부, 유아(乳兒)의 경우에는 모두 복용을 하지 않는 것이 좋다.

아위(阿魏)【당본초(唐本草)】FERULAE RESINA

【기원】미나리과(Umbelliferae)에 속한 여러 해 살이 풀인 아위초(阿魏草) *Ferula assafoetida* L. 및 같은 속 근연식물의 수지(樹脂)이다.

【성미】성은 따뜻하고, 독이 없으며, 맛은 맵고 쓰다.

【귀경】간, 비, 위, 대장경.

【효능 및 주치】1. 제취지취(除臭止臭) : 구취, 한취(汗臭), 액취

2. 행기화어(行氣化瘀) : 간기울체(肝氣鬱滯), 식체담조(食滯痰阻), 기체혈조(氣滯血阻)→비괴(痞塊), 어혈내결(瘀血內結)

3. 살충(殺蟲) : 회충, 조충, 구충, 요충, 강편충(姜片蟲)

4. 소적산징(消積散癥) : 육식(肉食)에 상(傷)하여 발생하는 식적정체(食積停滯), 혈적(血積), 징가(癥瘕)

5. 벽예해독(辟穢解毒) : 오식독심(誤食毒蕈), 오식사축취육(誤食死畜臭肉)

6. 온중지통(溫中止痛) : 한응완복동통(寒凝脘腹疼痛)

7. 절학(截瘧) : 학질(瘧疾)

【해설】 아위(阿魏)의 맛은 맵고 쓰며, 약성(藥性)은 따뜻하다. 육적(肉積)을 소화시키는 작용이 있어 육식소상(肉食所傷)으로 인한 식적정체(食積停滯)를 치료한다. 소비산징(消痞散癥)하는 효능이 있어 징가결취(癥瘕結聚), 비괴(痞塊), 공탱작통(攻撑作痛)을 치료하며, 살충하는 효능이 있어 폐결핵을 치료한다. 그 외에 절학치리(截瘧治痢)하는 효능이 있어 학질(瘧疾), 이질(痢疾)을 치료하는 처방에 가미(加味)하여 응용하기도 한다.

다만 본품은 냄새가 심하여 위장에 영향을 주고, 산징파혈(散癥破血)하는 효능이 있어서 비위(脾胃)가 허약한 사람이나 임신부는 사용을 하지 말아야 한다.

【포제】 존성(存性)이 있게 하면서 회흑색(灰黑色)이 될 때까지 초(炒)한다. 잡질을 제거하고, 약물을 깨끗하게 하며, 조제(調劑)와 제제(製劑)에 편리하다. 또한 특이한 냄새가 줄어든다.

【용량과 용법】 2.4~3g. 너무 이상한 냄새가 나서 탕제(湯劑)로 사용하는 것은 적합하지 않다.

【금기증】 많이 복용하면 기(氣)를 소모한다. 비위(脾胃)가 허약한 사람 및 임신부는 복용을 하지 말아야 한다.

【임상응용】 ① 소아의 식적(食積)으로 복부가 지주상(蜘蛛狀)과 같고, 두통(肚痛), 소변백탁(小便白濁) 등의 증상이 있으면 황련(黃連), 화초(花椒), 산사육(山査肉) 등을 배합하여 건위소적(健胃消積)한다(예 : 아위환(阿魏丸)[의학강목(醫學綱目)]).

압척초(鴨跖草) 【본초습유(本草拾遺)】 COMMELINAE HERBA

【기원】 닭의장풀과(Commelinaceae)에 속한 일년생 풀인 닭의장풀 *Commelina communis* L.의 땅윗부분의 전초(全草)를 건조한 것으로, 여름과 가을에 채취하여 햇볕에 말린다.

【성미】 성은 차고, 독이 없으며, 맛은 달고 슴슴하다.

【귀경】 심, 간, 비, 신, 대장, 소장경.

【효능 및 주치】 1. 청열리습리수(淸熱利濕利水) : 황달, 열리(熱痢), 대하, 수종각기(水腫脚氣), 소변불리(小便不利), 복수(腹水), 임증(淋症)

2. 양혈지혈(凉血止血) : 뉵혈(衄血), 토혈(吐血), 뇨혈(尿血), 혈붕(血崩)

3. 청열해독(淸熱解毒) : 시선염(腮腺炎), 단독(丹毒), 정창(疔瘡), 인후종통(咽喉腫痛), 장학(瘴瘧)

【해설】 본품은 성질이 차서 청열(淸熱)하고, 맛이 슴슴하여 이뇨(利尿)하는 효능이 있다. 본품을 달여서 복용하면 고열(高熱)이 점차 물러가고 뇨량이 증가한다. 그러나 복용을 중단하면 체온이 상승하는 현상이 나타난다.

본품의 해독작용은 강하지 않기 때문에 다른 청열해독약(淸熱解毒藥)을 배합하여야 하며, 민간에서는 당뇨에 응용하기도 하는데 이때는 6개월 이상 장복(長服)해야 효과가 나타난다.

【약효감별】 본품은 담죽엽(淡竹葉)과 청열리뇨(淸熱利尿)작용을 함께 가지고 있지만, 본품의 작용이 더 강하다.

【포제】 잡질을 제거하고, 절단(切斷)하여 햇볕에 말린다.

【용량과 용법】 10~15g(신선한 것은 60~90g을 복용하며, 대제(大劑)의 경우에는 50~200g을 사용할 수 있다).

【금기증】 비위(脾胃)가 허한(虛寒)한 사람은 복용을 금한다.

야명사(夜明砂) 【신농본초경(神農本草經)】 VESPERTILII EXCTREMENTUM

【기원】 척추동물 포유류의 애기박쥐과(Vespertilionidae)에 속하는 애기박쥐 *Vespertilio superans* Thomas. 혹은 국두박쥐과(Rhinolo phi nae)에 속하는 국두박쥐 *Rhinolophus ferrumequinum* Shreber.의 똥이다.

【성미】 성은 차고 맛은 맵고 약간 쓰다.

【귀경】 심, 비, 간경.

【효능 및 주치】 1. 청간명목(淸肝明目) : 야맹증, 내외장예(內外障瞖), 목적(目赤), 백정일혈(白睛溢血), 소아청맹(小兒青盲)

2. 산어소적(散瘀消積) : 소아감적(小兒疳積), 질박손상(跌撲損傷), 면흑간(面黑皯)

3. 연견산결(軟堅散結) : 나력(瘰癧)

4. 절학(截瘧) : 학질(瘧疾)

【해설】 본품의 맛은 맵고 약성(藥性)은 차갑다. 매운맛은 선산(宣散)하여 어혈(瘀血)을 산(散)하고, 사태(死胎)를 내리는 작용이 있으며, 또한 소아감적(小兒疳積)을 치료하고, 나력(瘰癧)을 소산(消散)하는 효능이 있다.

차가운 성질은 청열(淸熱)작용이 있어 청간명목(淸肝明目)하는 효능이 있으므로, 간화(肝火)로 인한 목적종통(目赤腫痛), 청맹(靑盲), 목생예막(目生翳膜), 안충혈(眼充血)이나 야맹증 등을 치료한다.

【포제】 생품은 부탁오예(腐濁汚穢)할 수 있으므로, 문화(文火)로 미초(微炒)한 후에 소독이 되고, 교미(矯味)가 되며, 부예(腐穢)한 것을 없앨 수 있어 복용하기 편하다.

【용량과 용법】 3~9g.

【금기증】 임신부는 사용해서는 안 된다.

【임상응용】 ① 청맹(靑盲), 내외예장(內外翳障) 등에는 백엽(柏葉), 우담즙(牛膽汁)을 배합하여 청간명목(淸肝明目)한다(예 : 명목백엽환(明目柏葉丸)[태평성혜방(太平聖惠方)]).

양유(羊乳) 【강목습유(綱目拾遺)】 CODONOPSIS LANCEOLATAE RADIX

【기원】 도라지과(Campanulaceae)에 속한 여러 해 살이 덩굴성 풀인 더덕 *Codonopsis lanceolata* Benth et Hook.의 뿌리이다.

【성미】 성질은 평하고, 맛은 달고 맵다.

【귀경】 폐, 대장, 간경.

【효능 및 주치】 1. 배농생기(排膿生肌) : 유옹(乳癰), 폐옹(肺癰), 장옹(腸癰)

2. 해독소종(解毒消腫) : 악창(惡瘡), 후아(喉蛾), 종독(腫毒), 사충교상(蛇蟲咬傷)

3. 거담산결(祛痰散結) : 담응기체(痰凝氣滯)로 인한 나력(瘰癧)

4. 최발유즙(催發乳汁) : 간울기체(肝鬱氣滯)로 인하여 젖이 잘 안나오는 증상

5. 양음윤폐(養陰潤肺) : 질병을 앓은 후 몸이 허약한 경우, 폐음부족(肺陰不足)으로 인한 기침

【해설】 본품은 소종해독(消腫解毒)과 거담배농(祛痰排膿) 작용을 지니고 있으므로 폐옹(肺癰), 장옹(腸癰), 창양종독(瘡瘍腫毒), 사충교상(蛇蟲咬傷), 나력(瘰癧) 등의 증상에 응용한다. 또 젖을 잘 통하게 하므로 출산 후에 몸이 허약한 증상, 젖의 분비 부족 등의 증상에 저제(豬蹄), 통초(通草) 등과 배합되어 응용된다.

그런데, 중국문헌과는 달리 특이하게도 우리나라 문헌에 의하면 더덕이 양음윤폐(養陰潤肺)하는 효능이 있어 질병을 앓은 후의 몸이 허약한 증상, 폐음부족(肺陰不足)으로 인한 기침을 치료하는 것으로 기재되고 있어 좀 더 깊은 연구가 필요한 것으로 생각된다.

【용량과 용법】 15~60g.

【금기증】 비위(脾胃)가 허약한 사람은 너무 장기간 복용해서는 안 된다.

연자심(蓮子心) 【식성본초(食性本草)】 NELUMBINIS EMBRYO

【기원】 연꽃과(Nymphaeaceae)에 속하는 여러 해 살이 풀인 연꽃 *Nelumbo nucifera* Gaertn.의 성숙한 자실(子實) 중에 있는 푸르고 연약한 배아(胚芽)이다.

【성미】 성은 차고, 맛은 쓰다.

【귀경】 심, 폐, 신경.

【효능 및 주치】 1. 청심안신(清心安神) : 열입심영(熱入心營)으로 신혼섬어(神昏譫語)하는 증상, 습열림탁(濕熱淋濁), 혈열토뉵(血熱吐衄), 심번불매(心煩不寐), 오심번열(五心煩熱), 다몽(多夢).

2. 지혈삽정(止血澀精) : 유정(遺精), 혈열토뉵(血熱吐衄), 붕루(崩漏)

3. 강혈압(降血壓) : 고혈압

【해설】 본품은 맛이 쓰고 차가운 약성(藥性)이므로 심경(心經)의 열사(熱邪)를 제거하는 작용이 좋아서 온열병(溫熱病)으로 인한 신혼섬어(神昏譫語)의 증(證)을 다스리는데 주로 응용되는데, 이 경우에는 주로 현삼(玄參), 맥문동(麥門冬), 죽엽권심(竹葉卷心) 등과 배합된다. 또한 지혈삽정(止血澀精)하는 효능이 있어서 양혈지혈약(凉血止血藥)과 배합되어 혈열토뉵(血熱吐衄) 및 붕루(崩漏) 등의 증상을 치료하며, 상표초(桑螵蛸), 사원자(沙苑子), 금앵자(金櫻子)를 배합하면 신허활설유정(腎虛滑泄遺精)을 치료한다.

【용량과 용법】 1.5~3g.

【금기증】 맛이 쓰고 약성(藥性)이 차가우며 성질이 삽(澀)하므로, 심화부족(心火不足), 비위허약(脾胃虛弱), 대변건결(大便乾結)자는 복용해서는 안 된다.

와릉자(瓦楞子) 【명의별록(名醫別錄)】 ARCAE CONCHA

【기원】 대합과(Arcidae)에 속한 연체동물인 꼬막조개 *Arca inflata* Reeve.와 니감(泥蚶) *A. granosa* L. 및 모감(毛蚶) *A. subcrenata* Lischke.의 조개껍질을 건조한 것으로, 봄과 가을에 채취하여, 진흙과 조갯살을 제거하고 깨끗이 씻은 다음 햇볕에 말린다.

【성미】 성질은 평하고, 맛은 짜다.

【귀경】 폐, 위, 간경.

【효능 및 주치】 1. 연견산결(軟堅散結) : 담핵(痰核), 영류(癭瘤)

2. 소담화어(消痰化瘀) : 징가(癥瘕), 비증(痞症)

3. 제산지통(制酸止痛) : 위산과다, 위십이지장 궤양

【해설】 본품은 성질이 평(平)하고, 맛이 짜다. 혈분(血分)에 들어가 연견(軟堅)하므로 능히 견담(堅痰)을 화(化)하고 어혈(瘀血)을 소(消)하며 산결지통(散結止痛)하는 효능이 있으므로 징가비괴(癥瘕痞塊)와 노담견적(老痰堅積) 및 영류(癭瘤), 나력(瘰癧) 등에 적용하여 치료한다. 또한 부인의 혈괴징가(血塊癥瘕)와 남자의 담벽적취(痰癖積聚)에 중요한 약이 된다.

그런데, 본품을 단(煅)하면 제산지통(制酸止痛)하는 효능이 있으므로, 위산과다로 인한 산통(酸痛)을 치료한다.

【포제】 잡질을 제거하고 생용(生用)하거나 단용(煅用)한다. 본품은 소담산결(消痰散結)할 경우에는 생용(生用)하고, 단제(煅製)한 후에는 재질이 부드럽고 느슨하게 되어 부수기가 좋고, 유효성분이 잘 우러나오게 되며, 제산지통(制酸止痛)의 효능이 증강된다.

【용량과 용법】 4~8g.

【금기증】 어혈(瘀血)이 없는 자와 위산이 부족한 자는 복용을 하지 말아야 한다.

【임상응용】 ① 담핵(痰核), 경항나력(頸項瘰癧)의 경우에는 해조(海藻), 곤포(昆布), 절패모(浙貝母) 등을 배합하여 화담연견(化痰軟堅)한다(예 : 함화환(含化丸)[증치준승(證治準繩)]).

② 어혈내조(瘀血內阻)로 인한 징가비괴(癥瘕痞塊), 혹은 간비종대 및 소화도(消化道) 종류(腫瘤)를 치료하는 경우에는 삼릉(三棱), 도인(桃仁), 별갑(鼈甲) 등을 배합하여 화어산결(化瘀散結)한다(예 : 와릉자환(瓦楞子丸)[만씨가초방(萬氏家抄方)]).

③ 간위기체(肝胃氣滯)로 위완(胃脘)이 동통(疼痛)하고, 구토산수(嘔吐酸水)하는 등의 증상이 나타나는 경우에는 해표초(海螵蛸), 목향(木香), 연호색(延胡索) 등을 배합하여 제산지통(制酸止痛)한다(예 : 감릉산(甘楞散)[기효양방(奇效良方)]).

④ 위열내요(胃熱內擾)로 조잡(嘈雜)하여 배가 고픈 것과 같은 증상을 치료하는 경우에는 치자(梔子), 죽여(竹茹), 백출(白朮) 등을 배합하여 청위열(淸胃熱), 제조잡(除嘈雜)한다.

와송(瓦松) 【당본초(唐本草)】 OROSTACHYOS HERBA

【기원】 돌나물과(Crassulaceae)에 속한 여러 해 살이 육질 풀인 바위솔 *Orostachys japonicus* A. Berger. 및 둥근 바위솔 *O. malacophyll* us Fisch.의 전초(全草)이다.

【성미】 성은 서늘하고, 맛은 시고 쓰다.

【귀경】 간, 폐경.

【효능 및 주치】 1. 청열해독(淸熱解毒) : 옹종(癰腫), 정창(疔瘡)

2. 양혈지혈(凉血止血) : 토혈(吐血), 비뉵(鼻衄)

3. 청열리습(淸熱利濕) : 황달, 습열리(濕熱痢)

【해설】 본품은 청열리습(淸熱利濕)하는 효능이 있어 습열(濕熱)로 인한 황달, 열림(熱淋)을 치료하고, 청열해독(淸熱解毒)하여 치창(痔瘡), 옹종(癰腫), 정창(疔瘡) 등의 병증(病症)을 치료한다.

약성(藥性)이 서늘하므로 양혈지혈(凉血止血)하는 효능이 있어 열성(熱盛)으로 인한 토혈(吐血)·뉵혈(衄血) 및 혈리(血痢) 등의 증상을 치료한다.

이 외에 습진, 탕화상(燙火傷) 등에도 효과가 있어 외용(外用)한다. 또, 초(炒)하여 가루로 만들어 뿌려주면 피부의 잘 낫지 않는 궤양의 상처가 오래도록 아물지 않는 증상에 효과가 좋다.

【용량과 용법】 15~30g.

【금기증】 본품은 맛이 쓰고 약성(藥性)이 서늘하므로, 비위(脾胃)가 허한(虛寒)한 경우에는 복용을 금해야 한다.

용규(龍葵) 【신수본초(新修本草)】 SOLANI NIGRI HERBA

【기원】 본품은 가지과(Solanaceae)에 속하는 1년생 풀인 까마중(까마종이) *Solanum nigrum* L.의 전초(全草)이다.

【성미】 성은 차고, 약간의 독이 있으며, 맛은 쓰고 약간 달다.

【귀경】 폐, 간, 위경.

【효능 및 주치】 1. 청열해독(清熱解毒) : 정창(疔瘡), 옹종(癰腫), 발배(發背)

2. 활혈소종(活血消腫) : 단독(丹毒), 나력(瘰癧), 질타뉴상(跌打扭傷)

3. 화담해경(化痰解痙) : 소아풍증(小兒風症), 열경풍(熱驚風)

4. 청간명목(清肝明目) : 목적종통(目赤腫痛), 예막차정(翳膜遮睛)

5. 거풍지양(祛風止痒) : 개선양통(疥癬痒痛)

6. 이뇨통림(利尿通淋) : 습열(濕熱)로 인한 소변불리(小便不利), 열림(熱淋), 부종

【해설】 본품은 맛이 쓰고 성질이 차서 청열해독(清熱解毒) 작용이 있으며, 아울러 산결소종(散結消腫)하는 효능이 있어서 주로 인후종통(咽喉腫痛), 옹종(癰腫), 정독(疔毒) 등에 응용된다.

또한 이뇨통림(利尿通淋) 효과도 있어서 습열(濕熱)로 인한 소변불리(小便不利), 열림(熱淋), 혹은 부종 등의 증상을 치료한다. 이 외에도 거습지양(祛濕止痒)의 효능도 있어서 습진, 피부 가려움증, 옴 등의 증(證)을 다스린다.

현대에 와서는 각종 암종에 사용되는데, 주로 백화사설초(白花蛇舌草), 사매(蛇莓), 반지련(半枝蓮), 포공영(蒲公英) 등의 약물을 배합하여 응용한다.

【용량과 용법】 9~15g. 대제(大劑)는 30g.

【금기증】 비위(脾胃)가 허약한 사람은 복용해서는 안 된다.

우담(牛膽)【신농본초경(神農本草經)】BOS FEL

【기원】 소과에 속하는 소 *Bos taurus domesticus* Gmelin. 혹은 물소 *Bubalus bubalis* L.의 담낭이다.

【성미】 성질은 매우 차고, 맛은 쓰다.

【귀경】 간, 담, 폐경.

【효능 및 주치】 1. 청간명목(淸肝明目) : 풍열(風熱)로 인한 눈질환, 소아경풍(小兒驚風)

2. 해독소종(解毒消腫) : 옹(癰), 치창(痔瘡)

3. 이담통장(利膽通腸) : 황달, 변비

4. 청열생진(淸熱生津) : 소갈(消渴)

【해설】 본품은 맛이 쓰고 성질이 차서 해독소종(解毒消腫)하는 효능이 있어서 옹(癰)이나 치창(痔瘡)을 치료하며, 간경(肝經)에 들어가서 청간명목(淸肝明目)하는 효능이 있어서 간경(肝經)의 풍열(風熱)이나 간화(肝火)로 인한 눈 질환이나, 간화(肝火)가 심하여서 발생하는 경풍(驚風)을 치료한다.

또한 이담작용이 있어서 황달을 치료하며, 대변을 잘 통하게도 한다.

【용량과 용법】 내복(內服)하는 경우에는 건조 분말을 1~3푼 정도 이용하거나 혹은 환(丸)이나 산제(散劑)에 넣어 활용한다. 외용(外用)하는 경우에는 즙을 취하여 바르거나 눈에 넣는다.

【금기증】 본품은 맛이 쓰고 성질이 매우 차므로, 비위(脾胃)가 허한(虛寒)한 경우에는 사용해서는 안 되며, 열(熱)로 인하지 않은 병에 사용해서는 안 된다.

유기노(劉寄奴)【신수본초(新修本草)】ARTEMISIAE ANOMALAE HERBA

【기원】 국화과(Compositae)에 속한 여러 해 살이 풀인 기호(奇蒿) *Artemisia anomala* S. Moore.의 전초(全草)(남유기노(南劉寄奴))를 건조한 것으로, 8~9월에 채취하여 햇볕에 말린다. 그런데, 일부 지역에서는 현삼과(Scrophulariaceae) 음행초(陰行草) *Siphonostegia chinensis* Benth.의 전초(全草)를 북유기노(北劉寄奴)라고 하여 활용하고 있는 지역도 있다.

【성미】 성은 따뜻하고 독이 없으며 맛은 쓰다.

【귀경】 심, 간, 비경.

【효능 및 주치】 1. 파혈통경지통(破血通經止痛) : 혈체경폐(血滯經閉), 산후어조복통(産後瘀阻腹痛), 징가비괴(癥瘕痞塊), 소복동통(小腹疼痛), 월경부조(月經不調), 질타손상(跌打損傷)

2. 성비소식(醒脾消食) : 식적불화(食積不化), 완복창만(脘腹脹滿)

3. 지혈 : 금창출혈동통(金瘡出血疼痛)

【해설】 본품은 맛이 쓰고 성질이 따뜻한데, 쓴맛은 강설(降泄)하고 따뜻한 성질은 통행(通行)하여 파혈통경(破血通經)하고 산어지통(散瘀止痛)하며, 소종창(消腫脹)하므로 어혈(瘀血)이 조체(阻滯)하여 된 증상에 적용하여 치료하고, 특히 부녀의 혈체경폐(血滯經閉)와 산후에 어혈(瘀血)이 조체(阻滯)하여 나타나는 복통을 치료하는데 많이 활용된다. 또한 질타손상(跌打損傷)으로 어혈종통(瘀血腫痛)하는 데에도 좋은 효과를 나타낸다. 또한 외부(外敷)하면 지혈하는 효능이 있어 금창출혈(金瘡出血)을 치료하고 탕화소상(燙火燒傷)을 치료한다.

본품은 효능이 공파(攻破)에 있으므로 혈어조체(血瘀阻滯)가 아닌 증상에 사용하는 것이 마땅하지 않고, 본품을 15g 이상 대량으로 복용하면 구토, 설사를 유발하므로 주의해야 한다.

【포제】 잡질을 제거하고, 세절(細切)하여 사용한다.

【용량과 용법】 내복(內服)하여 탕제(湯劑)에 넣는 경우에는 3~10g을 사용한다. 외용(外用)하는 경우에는 적당량을 사용한다.

【금기증】 임신부는 복용을 하지 말아야 한다. 또한 본품을 15g이상 대량으로 복용하면 설사하기 쉬우며, 기혈(氣血)이 모두 허(虛)하거나 비위(脾胃)가 허약하여 설사하는 사람은 복용하지 말아야 한다.

【임상응용】 ① 산후 오로부진(惡露不盡)으로 제복창통(臍腹脹痛), 장열증한(壯熱憎寒), 인건번갈(咽乾煩渴)하는 경우에는 당귀(當歸), 지모(知母), 도인(桃仁) 등을 배합하여 파혈통경(破血通經), 거어지통(祛瘀止痛)한다(예 : 유기노탕(劉寄奴湯)[성제총록(聖濟總錄)]).

유백피(楡白皮)【약성론(藥性論)】ULMI PUMILAE CORTEX

【기원】 느릅나무과(Ulmaceae)에 속하는 낙엽교목인 개느릅나무(비술나무) *Ulmus pumila* L.[=*Ulmus mandshurica* Nakai.]의 줄기껍질 및 뿌리껍질이다.

【성미】 성질은 평하고, 맛은 달고 슴슴하다.

【귀경】 대장, 위, 소장경.

【효능 및 주치】 1. 이수통림(利水通淋) : 소변불리(小便不利), 오림종만(五淋腫滿), 수종(水腫), 천창불면(喘脹不眠)

2. 해독소종(解毒消腫) : 습열옹창(濕熱癰瘡)

【해설】 이 약은 맛이 달고, 약성(藥性)이 평(平)하다. 소변을 통리(通利)하여 소변단소열통(小便短少熱痛)하는 임병(淋病)과 소변이 불리(不利)하여 발생하는 부종을 치료한다. 아울러 관절을 통리(通利)하여 관절종통(關節腫痛)을 치료한다. 또한 외부(外敷)하면 소종지통(消腫止痛)하는 효능이 있어 옹저발배(癰疽發背), 단독, 개선(疥癬), 백독창(白禿瘡), 풍열종독(風熱腫毒)을 치료한다.

【용량과 용법】 4.5~9g.

【금기증】 비위(脾胃)가 허한(虛寒)한 자는 복용을 삼간다.

율초(葎草)【명의별록(名醫別錄)】HUMULI HERBA

【기원】 삼과(Cannabinaceae)에 속한 1년생 덩굴성 풀인 한삼덩굴 *Humulus japonicus* S. et Z.[=*H. scandens* (Lour.) Merr.]의 전초(全草)이다.

【성미】 성은 차고, 독이 없으며, 맛은 달고 쓰다.

【귀경】 폐, 신, 대장경.

【효능 및 주치】 1. 청퇴허열(清退虛熱) : 상한후허열(傷寒後虛熱)

2. 이뇨 : 임병(淋病), 소변불리(小便不利)

3. 청열해독(清熱解毒) : 폐결핵, 폐농양(肺膿瘍), 치창(痔瘡)

4. 절학(截瘧) : 학질(瘧疾)

5. 지사리(止瀉痢) : 설사, 이질(痢疾)

【해설】 본품은 약성(藥性)이 차고 맛이 달고 써서 허열(虛熱)을 청(淸)하며, 이뇨통림(利尿通淋)하는 작용이 있어 혈림(血淋), 고림(膏淋), 소변불리(小便不利) 등을 치료한다. 또한 학질(瘧疾)을 치료하는 작용을 겸하고 있으며, 맛이 쓰고 약성(藥性)이 차가워서 설강(泄降)하여 청열해독(淸熱解毒)하여 폐결핵, 폐농양, 치창(痔瘡) 등의 증상을 치료한다. 또한 지사(止瀉), 지리(止痢)의 효과가 있어서 설사, 이질(痢疾) 등의 증상을 다스린다.

【약리작용】 광범위한 항균작용이 있는데, 예를 들면 황색포도구균, 폐렴쌍구균, 대장간균(大腸杆菌), 녹농간균(綠膿杆菌), 결핵간균(結核杆菌), 백후간균(白喉杆菌), 고초간균(枯草杆菌), 탄저간균(炭疽杆菌) 등에 대하여 모두 억제작용이 있다.

【용량과 용법】 9~18g. 신선한 경우에는 60~120g을 사용한다.

【금기증】 비위(脾胃)가 허한(虛寒)한 사람은 복용을 하지 말아야 한다.

인뇨(人尿) 【명의별록(名醫別錄)】 HOMINIS URINAE

【기원】 건강한 어린 사람의 소변이다.

【성미】 성은 차고 맛은 짜다.

【귀경】 폐, 간, 신경.

【효능 및 주치】 1. 자음강화(滋陰降火) : 음허발열(陰虛發熱)

2. 지혈(止血), 소어(消瘀) : 노상해혈(勞傷咳血), 토혈(吐血), 뉵혈(衄血), 산후혈어(産後血瘀), 혈훈(血暈), 질타손상(跌打損傷), 혈어작통(血瘀作痛)

【해설】 본품의 짠맛은 연견행산(軟堅行散)하고, 서늘한 성질은 강화량혈(降火凉血)하여 양혈지혈(凉血止血)하고, 소어산결(消瘀散結)하는 효능이 있어 노상해혈(勞傷咳血), 산후혈훈(産後血暈), 토혈(吐血), 뉵혈(衄血), 어혈작통(瘀血作痛)을 치료한다. 또 자음강화(滋陰降火)하는 효능이 있어 음허발열(陰虛發熱)을 치료한다.

본품 중에서 10세 이전의 아동의 것을 동변(童便)이라 하는데, 그 효과가 더욱 우수하다.

【용량과 용법】 내복(內服)하는 경우에는 신선한 것을 1~2잔 따뜻하게 해서 마시거나 혹은 탕약 안에 잘 섞어 사용한다.

【금기증】 비위허한자(脾胃虛寒者), 대변당설자(大便溏泄者), 양허무화자(陽虛無火者), 음식이 소화되지 않는 자는 복용을 금해야 한다.

인삼로(人參蘆)【본초몽전(本草蒙筌)】GINSENG PEDICELUS

【기원】 두릅나무과(Araliaceae)에 속한 여러 해 살이 풀인 인삼 *Panax ginseng* C.A Mey.의 노두(蘆頭)를 건조한 것이다.

【성미】 성은 따뜻하고, 맛은 달고 쓰다.

【귀경】 위경.

【효능 및 주치】 1. 용토담음(涌吐痰飮) : 흉중담음축적(胸中痰飮蓄積)

【해설】 인삼(人參)의 노두(蘆頭)인 인삼로두(人參蘆頭)는 맛이 달고 쓰며, 약성(藥性)이 따뜻하고 독이 없으며, 담연(痰涎)을 용토(涌吐)하게 할 수 있어 흉중(胸中)에 담음(痰飮)이 축적된 증상을 다스린다. 주로 체질이 허약한 사람이라도 용토(涌吐)시켜야 할 경우에 응용하는 것으로, 특히 강렬한 용토약(涌吐藥)을 사용하기 어려울 때 이용한다. 따라서, 몸이 허약한 자에 과체(瓜蒂)를 대신하여 사용할 수 있다.

【용량과 용법】 4~8g을 전탕(煎湯)하거나 분말로 만들어서 물에 타서 복용하거나, 죽력(竹瀝)으로 복용한다.

【금기증】 기허화염(氣虛火炎)으로 천(喘), 구(嘔), 수혈(嗽血)이 있는 경우에 사용해서는 안 된다.

저마근(苧麻根)【명의별록(名醫別錄)】BOEHMERIAE RADIX

【기원】 쐐기풀과(Urticaceae)에 속한 여러 해 살이 풀인 모시풀 *Boehmeria nivea* (L.) Gaudich.의 뿌리를 건조한 것으로, 겨울에서 이듬해 봄 사이에 캐어 흙과 잡질을 제거하고 깨끗이 씻은 다음 햇볕에 말린다.

【성미】 성은 차고, 독이 없으며, 맛은 달고 슴슴하다.

【귀경】 심, 간경.

【효능 및 주치】 1. 양혈지혈(凉血止血) : 자전(紫癜), 뇨혈(尿血), 붕루(崩漏)

2. 청열안태(淸熱安胎) : 태동불안(胎動不安), 태루하혈(胎漏下血)

3. 청열리뇨(淸熱利尿) : 습열림증(濕熱淋症), 소변림력불창(小便淋瀝不暢), 융폐(癃閉)

4. 청열해독(淸熱解毒) : 열병대갈(熱病大渴), 옹저(癰疽), 사충교상(蛇蟲咬傷)

【해설】 본품은 약성(藥性)이 차서 양혈설열(凉血泄熱)하여 지혈시키는 효능이 있어 뉵혈(衄血)이나 토혈(吐血), 객혈(喀血), 뇨혈(尿血), 혈붕(血崩) 및 자반(紫斑) 등의 출혈이 혈분(血分)의 열로 인한 병증(病證)에 적용하여 치료한다.

본품은 청열안태(淸熱安胎)하는 효능이 있어 임신 중에 온열(蘊熱)로 인한 임신기의 복통, 태동불안과 태루하혈(胎漏下血) 등의 증상을 치료하며, 청열리뇨(淸熱利尿)하여 습열(濕熱)이 하주(下走)하여 발생하는 소변림력불창(小便淋瀝不暢) 등의 증상을 치료한다.

본품은 청열해독(淸熱解毒)하여 열독(熱毒)으로 인하여 발생한 창옹(瘡癰), 옹저(癰疽)초기와 사충교상(蛇蟲咬傷) 등의 증상에 청열해독약(淸熱解毒藥)을 배합하여 짓 찧어서 외부(外敷)하거나 내복(內服)하여 치료한다. 본품의 청열(淸熱)작용은 열병(熱病)으로 인한 대갈(大渴)과 광증(狂症)에도 적용할 수 있다.

【포제】 잡질을 제거하고 윤투(潤透)시킨 후 절편(切片)하여 햇볕에 말려서 사용한다.

【용량과 용법】 12~40g.

【금기증】 위(胃)가 약하여 설사하는 자는 복용하지 말아야 하고, 여러 가지 질병이 혈열(血熱)로 인하지 않은 자는 복용을 말아야 한다.

【임상응용】 ① 노손(勞損)으로 태동하추(胎動下墜), 소복통(小腹痛), 음도출혈(陰道出血)이 있는 경우에는 건지황(乾地黃), 당귀(當歸), 작약(芍藥), 아교(阿膠), 자감초(炙甘草)를 배합한다(예 : 저근탕(苧根湯)[외대비요(外臺秘要)]).

② 습관성 유산인 경우에는 연자육(蓮子肉), 산약(山藥)을 배합한다.

제니(薺苨) 【명의별록(名醫別錄)】 ADENOPHORAE REMOTIFLORI RADIX

【기원】 초롱꽃과(桔梗科 : Campanulaceae)에 속한 여러 해 살이 풀인 모시대(제니(薺苨)) *Adenophora remotiflora* Miquel.의 뿌리를 건조한 것이다.

【성미】 성은 차고, 독이 없으며, 맛은 달다.

【귀경】 폐, 비경.

【효능 및 주치】 1. 윤조화담지해(潤燥化痰止咳) : 폐열조해(肺熱燥咳), 폐열해수(肺熱咳嗽), 급만성 기관지염,

2. 청열해독(淸熱解毒) : 인후염, 인후종통(咽喉腫痛), 정창종독(疔瘡腫毒)

3. 생진지갈(生津止渴) : 소갈증(消渴症)

4. 자음강화(滋陰降火) : 강중(强中)(양거불쇠(陽擧不衰))

5. 해백약독(解百藥毒) : 약물중독

【해설】 본품은 담(痰)을 삭이는 효능이 있으면서 감한(甘寒)한 성미(性味)로 생진자음(生津滋陰)하는 효능이 있으므로, 폐열조해(肺熱燥咳)나 폐열해수(肺熱咳嗽)를 모두 치료할 수 있다. 또한 본품은 맛이 달아서 완화하여 해독하고 성질이 차서 청열(淸熱)하여 청열해독(淸熱解毒)하는 효능이 있어서, 옹종(癰腫)이 생기는 증상을 치료한다.

본품은 단맛으로 독을 완화하여 해독하는 효능이 있어 약물중독을 치료한다.

【포제】 줄기와 잎을 제거하고, 세정(洗淨)한 다음, 쇄건(曬乾)해서 사용한다.

【용량과 용법】 내복(內服)하려면 전탕(煎湯)하는 경우에는 5~10g을 활용한다. 외용(外用)하는 경우에는 적당량을 짓찧어서 부(敷)한다.

【금기증】 폐한(肺寒)의 경우에는 사용을 해서는 안 된다.

제조(蠐螬) 【신농본초경(神農本草經)】 HOLOTRICHIA

【기원】 풍뎅이과(Scarabacidae)에 속하는 곤충인 검은풍뎅이 *Holotrichia diomphalia* Bates. 및 같은 속 근연 곤충의 유충인 굼벵이이다. 봄, 여름에 오래된 초가지붕이나 두엄자리에서 잡아 끓은 물에 잠깐동안 담가 데쳐 죽인 다음 햇볕에 말린다.

【성미】 성은 따뜻하고, 독이 있으며, 맛은 짜고 쓰다.

【귀경】 간경.

【효능 및 주치】 1. 행혈화어(行血化瘀) : 징가적취(癥瘕積聚), 혈체경폐(血滯經閉), 질타손상(跌打損傷), 유즙불행(乳汁不行)

2. 해독통폐(解毒通閉) : 후비(喉痺), 파상풍

【해설】 이 약은 쓴맛으로 설폐(泄閉)하고, 따뜻한 약성(藥性)으로 통(通)하게 하여 행혈화어(行血化瘀)하고, 산결소종(散結消腫)하는 효능이 있으며, 주로 절손어통(折損瘀痛), 통풍(痛風), 파상풍, 후비(喉痺), 목예(目翳), 단독(丹毒), 옹저(癰疽), 치루(痔漏) 등의 병증(病證)을 다스린다.

현재 민간에서는 이 약을 단방(單方)으로 간암에 응용하고 있다.

【용량과 용법】 6~9g.

【금기증】 몸이 허약하고 어혈(瘀血)이 없는 경우 및 임신부는 사용을 해서는 안 된다.

진주모(珍珠母) 【해약본초(海藥本草)】 MARGARITIFERA USTA CONCHA

【기원】 진주조개과(Pteriidae)에 속한 연체동물인 진주패(珍珠貝) *Pteria margaritifera* (L.)와 마씨진주패(馬氏珍珠貝) *P. martensii* (Dun ker.) 및 같은 속 근연동물의 조개껍질 중 진주층을 건조한 것이다.

【성미】 성은 차고, 독이 없으며, 맛은 짜다.

【귀경】 간, 심경.

【효능 및 주치】 1. 평간잠양(平肝潛陽) : 두통현훈(頭痛眩暈), 번조실면(煩躁失眠)

2. 청간명목(淸肝明目) : 간허목혼(肝虛目昏), 간열목적(肝熱目赤)

3. 안신정경(安神定驚) : 전광(癲狂), 경간(驚癎), 심계(心悸), 실면(失眠)

4. 청열지혈(淸熱止血) : 혈열성(血熱性)의 각종 출혈

5. 조습수렴(燥濕收斂) : 습창소양(濕瘡瘙痒)

【해설】 본품은 맛이 짜고 성질이 차며, 간(肝)·심(心) 2경(經)에 들어가 평간잠양(平肝潛陽)하는 효능이 있어 간음부족(肝陰不足)으로 간양(肝陽)이 항성(亢盛)되어 나타나는 두통현훈(頭痛眩暈)과 이명(耳鳴), 번조(煩躁), 실면(失眠) 등을 치료한다. 또한 청간명목(淸肝明目)하는 효능이 있어 간허(肝虛)로 인한 목적수명(目赤羞明)이나 간열(肝熱)로 인한 목적종통(目赤腫痛), 수명다루(羞明多淚) 등의 증상을 치료한다.

다만, 본품의 청간명목(淸肝明目)의 작용은 진주(珍珠)보다 약하다. 본품은 작용이 석결명(石決明)과 유사하여 대용품으로 사용하기도 한다. 일반적인 용량은 15~30g이며, 조개껍질 류 약재이므로 선전(先煎)해야만 약효를 제대로 볼 수 있다.

【포제】 잡질을 제거하고, 두들겨 부수어서 생용(生用)하거나 혹은 단(煅)하여 사용한다. 단(煅)한 후에는 질이 파삭파삭하게 되어 잘게 갈아서 먹기가 편리하며, 수삽제산(收澀制酸)하는데 효능이 치우치게 되어 위산과다, 습창(濕瘡), 출혈 등의 증상에 사용된다.

【용량과 용법】 15~30g(선전(先煎)).

【금기증】 비위(脾胃)가 허한(虛寒)한 자는 복용을 하지 말아야 한다.

【임상응용】 ① 간양상항(肝陽上亢)으로 두통, 두훈(頭暈), 목현이명(目眩耳鳴), 번조실면(煩躁失眠)하는 경우에는 주백작(酒白芍), 생지황(生地黃) 등을 배합하여 평간잠양(平肝潛陽)한다(예 : 갑을귀장탕(甲乙歸藏湯)[의순잉의(醫醇剩義)]).

② 습창궤란(濕瘡潰爛), 소양불감(瘙痒不堪), 구불수구(久不收口) 등의 증상에는 청대(靑黛), 빙편(冰片)을 배합하여 가루 내어 조부(調敷)하여 수습지양(收濕止痒)한다.

진창미(陳倉米) 【식성본초(食性本草)】 ORYZAE FRUCTUS

【기원】 벼과(Gramineae)에 속한 1년생 풀인 메벼의 성숙한 과실인 멥쌀이 3년 이상 오래 묵은 것이다. 혹은 찰벼의 과실인 찹쌀을 대용(代用)하기도 한다.

【성미】 성질은 평하고, 맛은 달고 슴슴하다.

【귀경】 비, 위, 심경.

【효능 및 주치】 1. 보중익기(補中益氣) : 비위허약(脾胃虛弱)으로 인한 음식부진(飮食不振)·식상복통(食傷腹痛)·구토·설사·하리(下痢)

2. 양위지갈(養胃止渴) : 위음(胃陰)부족으로 인한 번갈증(煩渴症)

【해설】 본품은 보비양위(補脾養胃)하고 제번지갈(除煩止渴)하는 효능이 있어 질병을 앓은 후에 비위허약(脾胃虛弱)으로 소화가 불량하고 식후(食後)에 창만(脹滿)하는 증상을 치료하고, 번갈(煩渴) 혹은 설사, 이질(痢疾) 등의 증상을 치료한다.

【용량과 용법】 9~15g, 대제(大劑)는 30g.

【금기증】 금기증은 별로 없으나, 본품은 오래 묵을 수록 효과가 좋기 때문에 신선한 것은 부적당하다.

태자삼(太子參) 【중국약용식물지(中國藥用植物誌)】
PSEUDOSTELLARIAE RADIX

【기원】 본품은 석죽과(石竹科)(Caryophyllaceae)에 속하는 여러 해 살이 풀인 개별꽃 *Pseudostellaria heterophylla* Paxexpax et Hoffm. 및 같은 속 근연식물의 덩이뿌리이다. 가을에 잎이 노랗게 물들었을 때 채취하여 잔뿌리를 제거하고, 끓는 물 속에 3-5분

간 담갔다가 햇볕에 말리거나 그대로 말린다.

【성미】 성질은 평(혹은 미량(微凉))하고, 맛은 달고 약간 쓰다.

【귀경】 폐경, 비경, 심경.

【효능 및 주치】 1. 보익비폐(補益脾肺) : 해수(咳嗽), 노권(勞倦), 음식감소(飮食減少), 심계(心悸), 정충(怔忡), 실면(失眠)

2. 익기생진(益氣生津) : 소갈(消渴), 기음양상증(氣陰兩傷證)

【해설】 태자삼(太子參)은 맛이 달고 쓰며, 약성(藥性)이 평(平)하지만 약간 서늘한 쪽으로 치우진다. 본품은 단맛으로 보기양위(補氣養胃)하는 효능이 있어 병후허약(病後虛弱), 식소무력(食少無力)의 증상을 치료한다.

본품은 맛이 달고 쓰며, 성질이 약간 서늘하여 청열생진지갈(清熱生津止渴)하는 효능이 있어서 기음(氣陰)부족으로 인한 진상구갈(津傷口渴), 심계실면(心悸失眠)을 치료하며, 음허조해(陰虛燥咳)도 치료한다.

본품의 효능은 인삼(人參)과 비슷하지만, 약력(藥力)이 박약(薄弱)하여 대제량(大劑量)(10~30g)을 사용하여야만 비로소 효과가 나타난다.

이 밖에 최근에는 옥미수(玉米鬚)를 배합하여 급, 만성의 간염을 다스리기도 한다.

【용량과 용법】 내복(內服)하는 경우에는 전탕(煎湯)하는데, 8-16g을 사용한다.

【금기증】 본품은 보기약(補氣藥)이므로 쉽게 조화(助火)하기 때문에 표실사성(表實邪盛)에는 사용해서는 안 된다. 또한 본품은 약력(藥力)이 박약(薄弱)하므로 대제량(大劑量)을 지속적으로 복용해야 비로소 효과를 볼 수 있다.

택칠(澤漆) 【신농본초경(神農本草經)】 EUPHORBIAE HELIOSCOPIAE HERBA

【기원】 대극과(Euphorbiaceae)에 속한 1년생 또는 2년생 풀인 등대풀 *Euphorbia helioscopia* L.의 전초(全草)를 건조한 것으로 4~5월에 꽃이 필 때 채취하여 건조한다.

【성미】 성질은 약간 차고, 독이 있으며, 맛은 맵고 쓰다.

【귀경】 폐, 대장, 소장경.

【효능 및 주치】 1. 이수소종(利水消腫) : 대복수종(大腹水腫), 소변불리(小便不利)

2. 소담산결(消痰散結) : 나력(瘰癧)

3. 화담지해(化痰止咳) : 폐열해천(肺熱咳喘)

4. 청열해독(清熱解毒) : 균리(菌痢), 결핵성루관(結核性瘻管), 골수염

5. 살충지양(殺蟲止痒) : 선창(癬瘡)

6. 절학(截瘧) : 학질(瘧疾)

【해설】 본품은 약성(藥性)이 약간 차고 독이 있으며, 맛이 쓰고 매운데, 폐경(肺經)에 들어가 비교적 강렬하고 효과가 빠른 축수퇴종(逐水退腫) 효능을 지니고 있어 복수창만(腹水脹滿)과 사지면목(四肢面目) 등의 부종(浮腫)을 치료한다.

본품은 화담지해(化痰止咳)하고 평천(平喘)하는 효능이 있어 폐열해수(肺熱咳嗽)와 담음천해(痰飮喘咳) 등의 실증(實證)을 치료한다. 또한 오고(熬膏)하여 외부(外敷)하면 나력결핵(瘰癧結核)과 선창(癬瘡) 등을 치료할 수 있다.

다만 본품은 환자가 체격이 장실(壯實)하고 실증(實證)이 아니면 사용을 하지 말아야 한다.

【포제】 잡질을 제거하고 세절(細切)하여 사용한다.

【용량과 용법】 4~12g.

【금기증】 기혈(氣血)이 허약한 사람의 경우에는 복용을 하지 말아야 한다.

【임상응용】 ① 해수천급(咳嗽喘急), 좌와부득(坐臥不得), 면목부종(面目浮腫)하는 경우에는 감초(甘草), 상근백피(桑根白皮), 복령(茯苓), 목통(木通) 등을 배합한다(예 : 택칠산(澤漆散)[태평성혜방(太平聖惠方)]).

② 골수염(骨髓炎)의 경우에는 목단피(牧丹皮), 포공영(蒲公英), 감초(甘草) 등을 배합한다.

피마자(蓖麻子) 【당본초(唐本草)】 RICINI SEMEN

【기원】 대극과(Euphorbiaceae)에 속한 1년생 풀인 아주까리 *Ricinus communis* L.의 성숙한 종자를 건조한 것으로, 가을철에 종자가 성숙하면 채취하여 햇볕에 말린다.

【성미】 성질은 평하고, 독이 있으며, 맛은 맵고 달다.

【귀경】 대장, 위경.

【효능 및 주치】 1. 소종발독(消腫拔毒) : 옹저종독(癰疽腫毒), 후비(喉痺), 나력(瘰癧)

2. 윤장리수(潤腸利水) : 장조변비(腸燥便秘), 수종창만(水腫脹滿)

3. 활혈통체(活血通滯) : 편풍실음(偏風失音), 구금(口噤), 구안와사(口眼喎斜), 두풍(頭風)

4. 승양거함(升陽擧陷) : 자궁탈하(子宮脫下), 탈항(脫肛), 위하수 등 각종 장기하수증(臟器下垂證)

【해설】 통변축수(通便逐水)의 효능이 있어서 수기창만(水氣脹滿), 소변불통(小便不通), 장내적체(腸內積滯) 등의 증상을 치료하며, 또한 발독배농(拔毒排膿), 거부지통(祛腐止痛)의 효능이 있으므로 여러 가지 옹저(癰疽), 창종(瘡腫), 정절종독(疔癤腫毒)으로 궤양이 되었을 때, 나력(瘰癧), 후중창종(喉中瘡腫) 등의 증상을 치료한다.

본품은 주로 외용(外用)하는 경우가 많으며, 통락제비(通絡除痺)의 효능이 있어서 외첩제(外貼劑)로 활용되는데, 예를 들면 구안와사(口眼喎斜)에는 입이 돌아간 반대 부위인 마비된 근육부위에 발라주며, 자궁하수에는 두정(頭頂)에 외첩(外貼)하여 흡인력(吸引力)을 이용한다.

아주까리씨의 독성분은 피를 응고시킨다. 아주까리씨의 독성물질은 리친과 리치닌인데, 어른이 리친 7㎎, 리치닌 0.16g을 먹으면 죽으며, 어린이의 경우에는 아주까리씨 5~6알을 먹으면 죽을 수 있다. 그런데, 가열하면 독성분이 파괴되므로 가열처리를 하지 않은 아주까리씨나 아주까리는 먹지 말아야 한다.

【포제】 생품(生品)은 외용(外用)을 주로 한다. 내복(內服)은 환제(丸劑)로 만들어 먹거나 혹은 생연(生研) 혹은 초식(炒食)한다. 초(炒)한 후에는 독성이 줄어들고, 내복(內服)하여 기천해수(氣喘咳嗽), 나력(瘰癧)을 치료한다. 제상(製霜)한 후에는 환제(丸劑)에 넣어서 복용할 수 있으며, 사하작용(瀉下作用)이 없다.

【용량과 용법】 1.5~4.5g. 외용(外用)하는 경우에는 적당량을 사용한다.

【금기증】 임신부 및 설사에 가까운 대변을 보는 사람, 비위(脾胃)가 허약한 사람의 경우에는 사용하지 않는다.

【임상응용】 ① 포의불하(胞衣不下)에는 피마자인(蓖麻子仁)을 갈아서 고(膏)처럼 만들어 각저심(脚底心)에 바르면 신속히 내려 온다[해상집험방(海上集驗方)].

② 갑작스럽게 발생한 탈항(脫肛)에는 피마자인(蓖麻子仁)을 짓찧어서 고(膏) 상태로 만들로 비벼서 병자(餠子)로 만들어 정수리 위에 붙인다[활유심서(活幼心書)].

③ 구안와사(口眼喎斜)에는 피마인(蓖麻仁)을 짓찧어서 입이 돌아가는 반대쪽의 부위

에 붙이면 통락(通絡) 효과가 있다.

④ 피마인(蓖麻仁)을 짓찧어서 고제(膏劑)로 만들어 백회혈(百會穴)에 붙이면 자궁탈수(子宮脫垂)와 위하수(胃下垂)를 치료한다.

하엽(荷葉) 【식료본초(食療本草)】 NELUMBINIS FOLIUM

【기원】 수련과(Nymphaceae)에 속한 여러 해 살이 풀인 연꽃 *Nelumbo nucifera* Gaertn.의 잎을 건조한 것이다. 여름과 가을에 채취하여 햇볕에 말린다.

【성미】 성은 서늘하고, 맛은 쓰고 떫으며 맵고 약간 짜다.

【귀경】 심, 간, 신, 비, 위경.

【효능 및 주치】 1. 청서리습(淸暑利濕) : 설사, 부종(浮腫)

2. 승발양기(升發陽氣) : 뇌두풍(雷頭風), 현훈(眩暈)

3. 거어지혈(祛瘀止血) : 토뉵(吐衄), 붕루(崩漏), 포의불하(胞衣不下), 산후혈훈(産後血暈)

4. 고정삽유(固精澀遺) : 유정(遺精)

【해설】 하엽(荷葉)은 서열(暑熱)을 청제(淸除)하는 효능이 있어 서열(暑熱)에 감수(感受)되어 두창(頭脹), 흉민(胸悶), 구갈(口渴), 소변단적(小便短赤) 등의 증상이 있을 때에 곽향(藿香)·백편두(白扁豆)·패란(佩蘭) 등과 배합되어 이용된다. 본품은 청열해서(淸熱解暑)작용과 함께 비위(脾胃)의 청양(淸陽)을 승발(升發)하는 작용이 있어 서습사리(暑濕瀉痢), 습열설사(濕熱泄瀉) 및 비허(脾虛)하여 청양(淸陽)이 하함(下陷)하여 나타나는 설사 등의 증상을 치료한다.

이 외에 지혈산어(止血散瘀)하는 효능이 있어 산후(産後)의 오로불하(惡露不下) · 복통번민(腹痛煩悶)을 치료하고, 토혈(吐血), 자궁출혈 등의 각종 출혈증상을 치료한다.

【포제】 탄제(炭製)는 수삽화어지혈(收澀化瘀止血)하는 효능이 강해진다.

【용량과 용법】 3~9g. 신선한 경우에는 15~30g을 사용한다.

【금기증】 승산(升散)하여 소모하므로 허(虛)한 경우에 사용해서는 안 되며, 상초(上焦)에 사기(邪氣)가 왕성한 경우에는 청강(淸降)해야 하며, 절대로 본품을 사용해서는 안 된다.

【임상응용】 ① 혈열망행(血熱妄行)으로 인한 객혈(喀血), 토혈(吐血), 뉵혈(衄血)에 혈색(血色)이 선홍(鮮紅)하고, 구건(口乾), 인조(咽燥), 설홍(舌紅), 맥현삭(脈弦數) 등의 증상이 같이 나타나는 경우에는 선애엽(鮮艾葉), 선측백엽(鮮側柏葉), 생지황(生地黃)을 배합하여 양혈지혈(凉血止血)한다(예 : 사생환(四生丸)[부인양방(婦人良方)]).

② 서온(暑溫)인데 발한(發汗)한 후에 여사(餘邪)가 불해(不解)하여 두목혼창불청(頭目昏脹不淸)하는 경우에는 선금은화(鮮金銀花), 서과(西瓜), 사과피(絲瓜皮), 선죽엽(鮮竹葉)을 배합하여 청열해서(淸熱解暑)한다(예 : 청락음(淸絡飮)[온병조변(溫病條辨)]).

한수석(寒水石) 【신농본초경(神農本草經)】 GLAUBERITUM

【기원】 황산염류(黃酸鹽類) 광물인 석회망초(石灰芒硝) Glauberite $Na_2Ca(SO_4)$의 천연결정체이다.

현재 중국에서 유통되고 있는 한수석(寒水石)으로는 홍석고(紅石膏)와 방해석(方解石)이 있는데, 전자(前者)는 북방에서 많이 활용하고, 후자(後者)는 남방에서 많이 활용하나, 이 두 가지는 본초문헌에 기록된 한수석(寒水石)과는 다르다.

【성미】 성은 차고, 독이 없으며, 맛은 맵고 짜다.

【귀경】 심, 위, 신경.

【효능 및 주치】 1. 청열강화(淸熱降火) : 시행열병(時行熱病), 위열구갈(胃熱口渴), 적열번갈(積熱煩渴)

2. 청열리뇨(淸熱利尿) : 습열수종(濕熱水腫), 뇨폐(尿閉), 비뇨기감염

3. 해독소종(解毒消腫) : 수화탕상(水火燙傷), 단독(丹毒), 정창종독(疔瘡腫毒)

【해설】 본품은 약성(藥性)이 매우 차고 맛이 맵고 짜다. 청열사화(淸熱瀉火)하고 제번지갈(除煩止渴)하며 겸하여 이뇨(利尿)하는 효능이 있어 온열병(溫熱病)으로 장열번갈(壯熱煩渴), 소변불리(小便不利), 맥홍대(脈洪大)하는 증상을 치료한다. 또한 소종(消腫)하는 효능이 있어 단독(丹毒)이나 탕화상(燙火傷)에 외용(外用)한다.

본품은 수치(修治)할 때에 생강즙(生薑汁)과 자(煮)하는데, 이렇게 하면 생강(生薑)의 따뜻한 약성(藥性)과 해독작용을 이용하여 한수석(寒水石)의 강한 성질을 줄일 수 있다.

【포제】 갈아서 가루로 만들어서 생용(生用)하거나, 생강즙(生薑汁)과 자(煮)하기도

하며, 단용(煅用)하기도 한다. 단(煅)한 후에는 함한(鹹寒)한 성질이 완화되고, 비양(脾陽)을 상하는 부작용이 없어지며, 청열사화(淸熱瀉火)하는 효능이 완화되고, 수렴고삽(收斂固澀) 작용이 증강된다. 또한, 그 질이 성글어져서 분쇄하기 쉽게 하고고 유효성분을 잘 우러나오게 할 수 있다.

【용량과 용법】 10~15g. 두들겨 부수어서 선전(先煎)해야 한다. 외용(外用)하는 경우에는 적당량을 사용한다.

【금기증】 비위(脾胃)가 허한(虛寒)한 사람은 복용을 금한다.

【임상응용】 ① 온열병(溫熱病)에 열(熱)이 기분(氣分)으로 들어가서, 고열번조(高熱煩躁), 구갈욕음(口渴欲飮), 맥홍대(脈洪大)하는 경우에는 석고(石膏), 활석(滑石), 행인(杏仁), 금은화(金銀花) 등을 배합하여 청열사화(淸熱瀉火), 제번지갈(除煩止渴)한다(예 : 삼석산(三石散)[온병조변(溫病條辨)]).

② 열병(熱病)으로 발광(發狂)하거나 혹은 기의분주(棄衣奔走)하는 경우에는 한수석(寒水石), 황련(黃連)을 같은 량으로 배합하여 가루로 만들어서 진하게 달인 감초탕(甘草湯)으로 복용한다(예 : 작석산(鵲石散)[보본(普本)]).

③ 모든 창종독(瘡腫毒)의 경우에는 한수석(寒水石)을 단(煅)하여 가루로 만든 다음 물로 잘 개어서 환처에 바른다(예 : 발독산(拔毒散)[유문사친(儒門事親)]).

④ 수화탕상(水火燙傷)에는 노감석(爐甘石), 석고(石膏) 등을 배합하여 가루로 만들어 창면(瘡面)에 외부(外敷)하면 창면(瘡面)의 진물과 통증을 감소한다.

해부석(海浮石)【일화자본초(日華子本草)】PUMEX

【기원】 화산에서 분출된 암석이 녹아 응고하여 이루어진 구멍이 많은 광물질을 말한다. 그런데, 별도로 포공과(胞孔科)에 속한 동물인 척돌태충(脊突苔蟲) *Costazia aculeata* Canu et Bassler.의 골격을 건조한 것을 해부석(海浮石)으로 사용하기도 하며, 이것을 별도로 석화(石花)라고도 한다. 우리나라에서는 석화(石花)를 위품(僞品)으로 규정하고 있다.

【성미】 성은 차고, 맛은 짜다.

【귀경】 폐, 신, 방광경.

【효능 및 주치】 1. 사열통림(瀉熱通淋) : 혈림(血淋), 열림(熱淋), 석림(石淋)

2. 청폐화담(淸肺化痰) : 열담천수(熱痰喘嗽), 해담조점(咳痰稠粘)

3. 연견산결(軟堅散結) : 나력(瘰癧), 영류(癭瘤), 결핵(結核)

【해설】 본품은 맛이 짜고, 약성(藥性)이 차며, 재질이 가벼워, 위로 폐(肺)에 들어가 청폐화담(淸肺化痰)하는 특징이 있어 담열(痰熱)로 인한 해수(咳嗽)를 치료하는 중요한 약이 되고, 짠맛은 연견산결(軟堅散結)하여 나력담핵(瘰癧痰核)을 치료하지만, 그 효능이 비교적 약한 편이다.

본품은 수(水)의 상원(上源)인 폐(肺)에 들어가 열(熱)을 없애어서 폐기(肺氣)를 청숙(淸肅)하게 하여 수도(水道)를 통리(通利)하게 하므로, 사림(砂淋), 석림(石淋), 혈림(血淋) 등을 치료하는데 응용한다.

【포제】 잡질을 제거하고 잘게 부수어서 사용하거나 수비(水飛)하여 사용한다. 만일 단제(煅製)한 후에는 재질이 바삭바삭하여져 분쇄가 쉬워지고 유효성분이 잘 우러나오게 되고, 차가운 약성(藥性)이 완화되며, 함유되어 있는 탄산칼슘을 산화칼슘으로 변화시킨다. 또한 연견산결(軟堅散結)하는 힘도 강해진다.

【용량과 용법】 8~14g.

【금기증】 한담(寒痰)인 경우에는 사용하지 말아야 한다.

【임상응용】 ① 담(痰)이 화(火)로 인하여 동(動)하여 기옹천만(氣壅喘滿), 내열번갈(內熱煩渴) 등의 증상이 나타나는 경우에는 진피(陳皮), 패모(貝母), 담남성(膽南星), 백개자(白芥子), 목통(木通)을 배합한다(예 : 청격전(淸膈煎)[경악전서(景岳全書)]).

② 폐화(肺火)가 락(絡)을 상하여 해수담중대혈(咳嗽痰中帶血)하는 경우에는 청대(靑黛), 과루인(瓜蔞仁), 치자(梔子), 가자(訶子)를 배합하여 소열화담(消熱化痰), 지해지혈(止咳止血)한다(예 : 해혈방(咳血方)[단계심법(丹溪心法)]).

③ 사림(砂淋), 소변삽통(小便澁痛)하는 경우에는 생감초(生甘草) 달인 물로 해부석(海浮石)을 가루를 복용한다(예 : 해금산(海金散)[인재직지방(仁齋直指方)]).

④ 징가비괴(癥瘕痞塊)를 치료하는 경우에는 와릉자(瓦楞子), 삼릉(三棱), 천산갑(穿山甲), 도인(桃仁)을 배합하여 활혈화어(活血化瘀), 연견산결(軟堅散結)한다(예 : 화비환(化痞丸)[양의대전(瘍醫大全)]).

⑤ 나력결핵(瘰癧結核)에는 모려(牡蠣), 절패모(浙貝母), 해조(海藻), 곤포(昆布) 등을 배합하여 연견산결(軟堅散結)한다.

해삼(海蔘) 【본초종신(本草從新)】 STICHOPUS

【기원】 해삼과(Holothuridae)에 속한 극피동물인 해삼 *Stichopus japonicus* Selenka., 푸른해삼 *Stichopus chloronotus* Brandt. 및 같은 속 근연 동물의 내장을 제거한 전체이다.

【성미】 성은 차고, 맛은 짜고 달다.

【귀경】 심, 신경.

【효능 및 주치】 1. 보신익정(補腎益精) : 양위(陽痿), 유정(遺精), 뇨빈(尿頻)

2. 양혈윤조(養血潤燥) : 허약노손(虛弱勞損), 장조변비(腸燥便秘)

【해설】 그 자보(滋補)하는 효능이 인삼(人參)과 비슷하다고 하여 해삼(海蔘)이라고 부르게 되었다고 한다.

이 약은 검은 색을 띠고 있어서 신수(腎水)를 자보(滋補)하기 때문에 양위(陽痿)를 다스리며, 또한 백맥(白脈)의 혈(血)을 생성하고 진액(津液)을 윤(潤)하게 하므로 부인들에게 더욱 더 좋은 약재가 된다. 이 약은 또한 성장기의 발육기와 임신부에게 좋은 약재가 되는데, 치아와 골격의 형성, 근육의 정상적 수축에 도움을 주며, 실혈과다(失血過多)로 오는 빈혈 등의 증상을 다스리는 효과가 대단히 좋기 때문이다.

【약리작용】 푸른해삼의 산성(酸性) 점다당(粘多糖)은 여러 동물의 이식성(移植性) 종류(腫瘤)에 대한 억제 작용을 하는데, 소서(小鼠)의 S180, S37, 임파육류(淋巴肉瘤), 흑색소류(黑色素瘤), 유선육류(乳腺肉瘤) MA-737에 대하여 모두 효능을 발휘한다. 또 이 산성 점다당(粘多糖)은 복강주사한 후에 마우스의 탐식세포의 탐식기능과 T 임파세포의 활성을 촉진하여 면역계통의 기능을 회복시키거나 증강시킨다.

푸른해삼의 추출물은 진통작용과 해경(解痙)작용을 지니고 있다.

【포제】 내장을 제거하고 깨끗하게 씻어 적당한 소금물에 담가 약 1시간 정도 졸였다가 꺼내서 식혀 햇볕이나 온돌에 말린다. 이것을 다시 쑥즙액 속에 넣고 졸여서 검게 되었을 때 꺼내어 햇볕에 말린다.

만일 소금에 말린 채로 유통되는 경우에는 냉수에 담가 소금물을 우려내고 햇볕에 말려서 사용한다.

【용량과 용법】 내복(內服)하는 경우에는 전탕(煎湯), 자식(煮食)하거나 환제(丸劑)에

넣어 복용한다. 9~15g.

【금기증】 비약불운(脾弱不運), 담다변당(痰多便溏), 객사미진(客邪未盡)의 경우에는 먹어서는 안 된다.

해풍등(海風藤) 【본초재신(本草再新)】 PIPERIS FUTOKANDSURAE CAULIS

【기원】 후추과(Piperaceae)에 속한 상록 목질(木質) 등본(藤本)인 세엽청위등(細葉靑萎藤)(풍등(風藤)) *Piper futo-kadsura* Sieb. et Zucc.의 등경(藤莖)을 건조한 것으로, 여름과 가을에 채취하여 뿌리와 잎을 제거하고 햇볕에 말린다.

【성미】 약성은 약간 따뜻하고, 독이 없으며, 맛은 맵고 쓰다.

【귀경】 간경.

【효능 및 주치】 1. 거풍습(祛風濕), 통경락(通經絡) : 행비(行痺), 통비(痛痺), 착비(着痺)

2. 서근골(舒筋骨), 이관절(利關節) : 근맥구련(筋脈拘攣), 관절불리(關節不利)

3. 활혈통맥(活血通脈) : 질타손상(跌打損傷)

4. 행기관흉(行氣寬胸) : 효천(哮喘), 습담(濕痰)→구해부지(久咳不止)

【해설】 본품은 맛이 맵고 쓰며, 약성(藥性)은 약간 따뜻하여 풍습(風濕)을 제거하고 경락(經絡)을 통하게 하여 비통(痺痛)을 치료하는 효능이 있어 풍한습비(風寒濕痺)로 사지(四肢)의 관절이 아프고 근맥(筋脈)이 구련(拘攣)하여 굴신(屈伸)이 불리(不利)한 증상을 치료하고, 질타손상(跌打損傷)을 치료한다.

【포제】 잡질을 제거하고 윤투(潤透)한 다음, 절편(切片)하여 햇볕에 말려서 사용한다.

【용량과 용법】 8~20g.

【금기증】 기혈부족(氣血不足)으로 인한 비통(痺痛)과 어혈(瘀血)이 없는 경우에는 복용을 하지 말아야 한다.

혈여(血餘) 【본초몽전(本草蒙筌)】 CRINUS CARBONISATUS

【기원】 사람의 머리털이다.

【성미】 성질은 평하고, 맛은 쓰다.

【귀경】 간, 위경.

【효능 및 주치】 1. 지혈산어(止血散瘀) : 해혈(咳血), 토혈(吐血), 뉵혈(衄血), 뇨혈(尿血), 변혈(便血), 붕루하혈(崩漏下血) 등의 내외출혈(內外出血), 질타손상(跌打損傷)

2. 보음(補陰), 이뇨(利尿) : 소변불리(小便不利)

3. 생기렴창(生肌斂瘡) : 창양궤후(瘡瘍潰後) 구불수구(久不收口)

【해설】 본품은 수렴지혈(收斂止血)의 효능이 있어 토혈(吐血), 비출혈(鼻出血) 및 출혈과다로 인한 혼궐(昏厥)을 치료하며, 소변을 통리(通利)하여 소변불통(小便不通), 혈림삽통(血淋澁痛)을 치료한다. 그 외에 풍열(風熱)로 인한 경간(驚癎)을 치료하는 효능이 있다.

본품은 임상에서는 밀폐단법(密閉煅法)을 활용하여 초탄(炒炭)한 후에 지혈약으로 이용하는 경우가 많다.

【용량과 용법】 3~9g.

【금기증】 위(胃)가 허한 자에게 이것을 사용하면 대부분 구토, 설사하는 폐해가 있다.

【임상응용】 ① 혈허유어(血虛有瘀)의 토혈(吐血), 뉵혈(衄血), 각혈(咯血) 등의 경우에는 백모근(白茅根), 화예석(花蕊石), 선학초(仙鶴草) 등을 배합하여 지혈소어(止血消瘀)한다(예 : 삼기산(三奇散)[태평성혜방(太平聖惠方)]).

② 신목발황(身目發黃), 소변불리(小便不利), 소복구급(少腹拘急)을 치료하는 경우에는 활석(滑石), 금전초(金錢草), 저고(猪膏) 등을 배합하여 보음리뇨(補陰利尿)한다(예 : 저고발전(猪膏髮煎)[금궤요략(金匱要略)]).

③ 혈림(血淋), 변혈(便血), 붕루(崩漏) 등의 각종 출혈증에는 진종탄(陳棕炭), 괴각탄(槐角炭) 등을 배합하여 수렴지혈(收斂止血)한다.

호이초(虎耳草) 【본초강목(本草綱目)】 SAXIFRAGAE HERBA

【기원】 범위귀과(Saxifragaceae)에 속하는 여러 해 살이 상록 풀인 바위취 *Saxifraga stolonifera* (L.) Meerb.의 전초(全草)이다.

【성미】 성은 차고, 약간의 독이 있으며, 맛은 약간 쓰고 맵다.

【귀경】 폐, 비, 대장경.

【효능 및 주치】 1. 거풍청열(祛風淸熱) : 열수(熱嗽), 풍진(風疹), 습진

2. 해독소종(解毒消腫) : 단독(丹毒), 농이(膿耳), 치창(痔瘡), 폐옹(肺癰)

3. 양혈지혈(凉血止血) : 토혈(吐血), 붕루(崩漏)

【해설】 본품의 맛은 약간 쓰고 매우며, 약성(藥性)은 차고, 약간의 독이 있다. 본품은 청열해독(淸熱解毒)하고 소종지통(消腫止痛)하며, 양혈지혈(凉血止血)하는 효능이 있다. 신선한 약에 식염(食鹽)을 약간 가하여 짓찧어서 즙을 낸 것을 급·만성 중이염에 몇 방울 떨어뜨릴 수가 있으며, 외상출혈(外傷出血)이나 옹종창독(癰腫瘡毒) 및 독사교상(毒蛇咬傷) 등의 증상에 신선품을 짓찧어서 상처 부위에 바를 수 있으며, 치창종통(痔瘡腫痛)에는 달여서 상처 부위를 훈세(熏洗)한다. 이 외에도 탕상(燙傷), 화상에도 응용이 가능하다.

【용량과 용법】 9~15g. 신선한 것은 15~30g.

【금기증】 본품은 독이 있으므로, 과량을 복용해서는 안 된다.

홍화자(紅花子) 【본초도경(本草圖經)】 CARTHAMI SEMEN

【기원】 국화과(Compositae)에 속한 1년생 풀인 잇꽃 *Carthamus tinctorius* L.의 종자를 건조한 것이다.

【성미】 성은 따뜻하고, 독이 없으며, 맛은 맵고 약간 쓰다.

【귀경】 심, 간경.

【효능 및 주치】 1. 활혈행어(活血行瘀) : 경통(經痛), 경폐(經閉), 산후어조복통(産後瘀阻腹痛), 징가(癥瘕), 손상어종(損傷瘀腫)

2. 소종산결(消腫散結) : 창옹절종(瘡癰癤腫)

3. 활혈해독(活血解毒) : 두출불쾌(痘出不快), 창독불출(瘡毒不出)

【해설】 본품은 맛이 맵고 약간 쓰며, 약성(藥性)이 따뜻하다. 효능이 홍화(紅花)와 거의 같으며, 거어생신(祛瘀生新)하는 효능으로 골절(骨折)에 사용되며 골다공증에도 응용할 수 있다. 또한 활혈산결(活血散結), 활혈해독(活血解毒)하는 효능이 있어 두창(痘瘡)과 창독불출(瘡毒不出)에 적용한다.

【용량과 용법】 전탕(煎湯)하거나 환산제(丸散劑)로 활용한다.

화예석(花蕊石)【가우본초(嘉祐本草)】OPHICALCITUM

【기원】변질암류(變質岩類)에 속한 사문대리암(蛇紋大理岩) Ophicalcite의 돌덩어리이다.

【성미】성질은 평하고, 독이 없으며, 맛은 시고 떫다.

【귀경】간, 심경.

【효능 및 주치】1. 수렴지혈(收斂止血) : 토혈, 뉵혈(衄血), 변혈(便血)

2. 거어지혈(祛瘀止血) : 붕루(崩漏), 산후혈훈(產後血暈), 태사(胎死), 포의불하(胞衣不下), 금창출혈(金瘡出血)

【해설】본품의 맛은 시고 떫으며, 성질은 평(平)하다. 본품은 화어지혈(化瘀止血)의 효능이 강하여 내외출혈(內外出血)의 모든 증상을 치료하고, 특히 출혈에 어체(瘀滯)를 겸한 자에게 마땅하며, 토혈증(吐血證)에 많이 사용된다.

본품은 출혈증에 몸이 허약하고 어체(瘀滯)가 없는 자에게는 마땅하지 않다. 본품은 깔깔한 성질이 강하기 때문에 대량으로 사용하는 것은 피해야 한다. 본품을 전제(煎劑)에 넣을 경우 선전(先煎)해야 한다.

【포제】화단(火煅)하여 연세(研細)하고 수비(水飛)하여 사용한다. 생품은 질(質)이 견경(堅硬하)여서 분쇄하기가 어렵다. 단제(煅製) 후에는 재질이 느슨해져 부수기가 쉬워지며, 또한 산삽(酸澀)한 성질이 완화되고, 상비벌위(傷脾伐胃)의 부작용이 없어지며, 내복(內服)에 유리하므로, 일반적으로 단(煅)해서 많이 사용한다.

【용량과 용법】6~12g.

【금기증】혈(血)이 허한 자는 복용을 금해야 하고, 본품은 석약(石藥)으로 성질이 표한(慓悍)하여 많이 복용하는 것과 오랫동안 복용하는 것은 마땅하지 않다.

【임상응용】① 악창천궤(惡瘡穿潰) 및 옹저궤란(癰疽潰爛)하여 농(膿)이 마르지 않은 경우에는 황백(黃柏), 황련(黃連)을 배합하여 가루 내어 도부(塗敷)한다(예 : 화예산(花蕊散)[보제방(普濟方)]).

② 해혈(咳血), 토혈(吐血), 뉵혈(衄血) 및 이변하혈(二便下血) 등 각종 내출혈(內出血)의 경우에는 혈여탄(血餘炭)을 배합하여 지혈(止血) 작용을 증강한다(예 : 화혈단(化血丹)[의학충중참서록(醫學衷中參書錄)]).

③ 각혈(咯血), 변혈(便血), 위 및 십이지장 등 상소화도출혈(上消化道出血)을 치료하는 경우에는 화예석(花蕊石) 단독으로 응용한다(예 : 화예산(花蕊散)[십약신서(十藥神書)]).

화피(樺皮)(화목피(樺木皮)) BETULAE CORTEX

【기원】 자작나무과(Betulaceae)에 속한 낙엽교목인 자작나무 *Betula platyphylla* Suk. var. *japonica* (Sieb.) Hara. 및 만주자작나무 *Betula platyphylla* Suk.의 나무껍질이다.

【성미】 성은 차고, 맛은 쓰다.

【귀경】 폐, 위경.

【효능 및 주치】 1. 청열조습(清熱燥濕) : 습열설리(濕熱泄痢), 습열황달(濕熱黃疸), 습열림탁(濕熱淋濁)

2. 해독소옹(解毒消癰) : 옹종(癰腫), 유옹(乳癰), 피부습열풍독(皮膚濕熱風毒)

3. 거담평천(祛痰平喘) : 담열옹폐(痰熱壅肺)로 인한 해천(咳喘)

4. 염발흑수(染髮黑鬚) : 화목피(樺木皮)를 태운 재로 수염과 머리털을 염색함.

【해설】 본품은 맛이 쓰고 약성(藥性)이 차가워서 청열리습(清熱利濕)의 효과가 있기 때문에, 습열(濕熱)로 인한 이질(痢疾), 복사(腹瀉), 황달, 신염 등의 증(證)을 치료한다.

거담지해(祛痰止咳)의 작용을 하므로 폐열(肺熱)로 인한 해수(咳嗽) 또는 구수(久嗽)를 치료하며, 또한 소종해독(消腫解毒) 작용이 있으므로 급성편도선염, 급성유선염, 절종(癤腫), 양진(痒疹), 탕상(燙傷) 등의 증(證)을 치료한다. 특히 폐장풍독(肺臟風毒)으로 인한 온 몸의 창개(瘡疥) 및 은진소양(癮疹瘙痒), 또는 얼굴의 풍자(風刺) 및 여성의 분자(粉刺) 등의 증(證)에는 행인(杏仁), 형개(荊芥), 지각(枳殼), 감초(甘草) 등의 약물을 배합하여 응용하면 효과가 좋다.

【용량과 용법】 9~30g.

【금기증】 비위(脾胃)가 허약한 자는 복용해서는 안 되며, 복용량이 너무 많으면 구건(口乾), 오심(惡心) 등의 증상이 일어날 수 있다.

참고문헌

1. 辛民教. 臨床本草學, 永林社, 서울, 1997.
2. 徐富一, 朴芝河, 卞晟僖, 金相贊. 韓藥臨床要訣, 慶山大學校出版部, 慶山, 2000.
3. 康秉秀, 高雲彩, 金先熙, 盧昇鉉, 朴涌基, 徐富一 등. 本草學. 訂正4版. 서울, 永林社, 1998.
4. 冉善德. 中華藥海, 哈介濱出版社, 1993.
5. 申載鏞. 方藥合編解設, 서울, 成輔社, 1991.
6. 顔正華. 中藥學, 人民衛生出版社, 北京, 1991.
7. 徐富一, 金相贊 監修. 本草集成, 목과 토, 서울, 2000.
8. 新文風出版公司. 新編中藥大辭典, 新文風出版公司, 臺北, 중화민국71년.
9. 이상인, 안덕균, 신민교, 노승현, 이영종, 김선희. 한약임상응용, 전통의학연구소, 서울, 1993.
10. 서부일. 알기 쉬운 방제학. 대원당기획출판사. 대구. 2008.
11. 서부일, 변성희. 국역본초비요. 일중사. 1999.
12. 김선희, 김호철, 서부일. 본초학 용어사전, 일중사, 서울, 1996.
14. 李 梴著, 安秉國譯. 國譯編註醫學入門, 南山堂, 서울, 1984.
15. 김상찬, 김선희, 노승현, 박선동, 변성희, 서부일 등. 방제학. 서울 : 영림사. 1999 : 21-62.
16. 서부일, 최호영. 임상한방본초학. 서울 : 영림사. 2004.
17. 윤길영. 동의학의 방법론 연구. 서울 : 성보사. 1983 : 119-143.
18. 서부일, 최호영. 한약명의 유래. 대구 : 벤엘기획. 2003 : 1-8.
19. 강병수, 서부일, 최호영. 한약포제와 임상응용. 서울 : 영림사. 2003 : 15-69.
20. 서부일, 차언명. 생활동의보감. 대구 : 벤엘기획. 2007 : 38-45, 113-115.

21. 동의학연구소 편저. 동약학개론. 서울 : 여강출판사. 1994 : 13-79.
22. 이영종. 귀경론. 한국 본초의학 연구회지. 1998 ; 1 : 118-126.
23. 허준 저. 동의문헌연구실 편역. 동의보감. 서울 : 법인문화사. 2005.
24. 전국 생약학 교수 협의회. 한약자원유통 및 저장학. 서울 : 정담. 1997 : 221-257.
25. 주영승. 운곡 본초학(총론). 서울 : 성림재. 2002.
26. 신길구. 신씨본초학(총론). 서울 : 수문사. 1988. pp.31-37.
27. 高曉山. 中藥藥性論. 北京 : 人民衛生出版社. 1992.
28. 楊軍宣, 蒲曉東. 常用有毒中藥現代硏究與應用. 北京 : 科學出版社. 2014 : 10-14.
29. 楊倉良. 毒藥本草. 北京 : 中國中醫藥出版社. 1993 : 10-11.
30. 전국한의과대학 공동교재편찬위원회 편. 본초학. 서울 : 영림사. 2011 : 101-103.
31. 國家中醫藥管理局 <中華本草>編委會. 中華本草. 上海 : 上海科學技術出版社. 1999.
32. 葉定江, 張世臣 : 中藥炮製學, 人民衛生出版社, 2000.
33. 서부일, 박지하, 노성수, 신순식. 최신 한약포제학. 대구 : 경북프린팅. 2019.
34. 國家藥典委員會. 中華人民共和國藥典(2020년판). 中國醫藥科技出版社.
35. 서부일. 알기 쉬운 본초학 총론. 대구 : 대원당기획출판사. 2008.
36. 한의방제학 공동교재 편찬위원회. 한의방제학. 군자출판사. 2020.
37. 陳存仁. 圖說 韓方醫藥大事典<中國藥學大典>. 講談社. 1982.
38. 서부일, 주영승, 최호영, 박지하, 노성수. 신편 한방약용식물도감. 중문출판사. 2024.

색인

ㄱ

ㄴ

ㄷ

ㄹ

ㅁ

ㅂ

ㅅ

ㅇ

ㅈ

ㅊ

ㅌ

최신 본초학

THE NEWEST HERBOLOGY

초판 발행 2025년 9월 24일

지은이 서부일, 박지하, 노성수

Seo Bu IL, Park Ji Ha, Roh Seong Soo

펴낸이 변창훈

펴낸곳 대구한의대학교 출판부

주소 38610 경상북도 경산시 한의대로 1

전화 053-819-1577, 1578

등록 1987년 11월 21일

ISBN 979-11-86788-57-8(93510)

정가 **45,000**원